Kundalini-Yoga-Parampara

Für meinen Guru

She said...
«I am older than the mountains and the seas, older even than the stars;
yet I am yours; and you are mine forever.
And I shall make Thee beautiful in mine eyes.»

Kundalini-Yoga-Parampara

Die lebendige Tradition des Kundalini-Yoga

von Reinhard Gammenthaler

Simowa

Verlag ***Simowa Verlag, Bern***
Lektorat ***Dr. Reinhard Palm, Margarethe Brunner***
Gestaltung ***Syl Hillier***
Fotografie ***Serge Nyfeler***
Modelle ***Hagar Geless, Vanessa Meijer, Tanja Brunner,***
Tigran Abovian, Reinhard Gammenthaler

2., überarbeitete Auflage (Taschenbuch)

Die bibliografische Information der Deutschen Nationalbibliografie ist über www.d-nb.de abrufbar.

ISBN 978-3-908152-44-6
Printed in Switzerland

Inhaltsverzeichnis

Teil II – Reinigung des Körpers

Teil III – Yogische Anatomie und Zentrierung des Körpers

Teil IV – Yogasana Vijnana

Teil VI – Mudra

Epilog: Raja-Yoga

Zu diesem Buch

Dieses Werk über die authentischen Praktiken des Hatha-Yoga ist das Vermächtnis meines Gurus Dhirendra Brahmachari, das er mir im Verlauf einer jahrzehntelangen Sadhana anvertraut hat. Es ist die Fortsetzung und der Abschluss einer Trilogie, die von ihm mit den Werken «Yogic Sukshma Vyayama» und «Yogasana Vijnana» vor mehr als 50 Jahren begonnen wurde, deren dritter Band «Mudra & Pranayama» jedoch nie veröffentlicht wurde. Es hat mit zum Vermächtnis meines Gurus gehört, sein angefangenes Werk zu ergänzen, zu erweitern und zu vollenden, und mit diesem Buch versuche ich, dieser Aufgabe Genüge zu tun. Mit seiner Fertigstellung habe ich mir selber einen langjährigen, innigen Wunsch erfüllt, denn trotz intensivem Suchen habe ich ausser den Büchern meines Gurus nie ein Werk gefunden, das den Ansprüchen einer methodischen und fundierten Sadhana genügt. Zweifellos ist es so, dass im traditionellen Yoga Bücherwissen einen sekundären Stellenwert hat, da nur der Guru über das umfassende Wissen verfügt und dem Schüler hilft, diese uralte Weisheit auch in sich selbst zu finden. Trotzdem kann ein niedergeschriebenes, umfassendes Werk über die vielfältigen Übungen und Feinheiten der komplexen Yoga-Wissenschaft für jeden nach Transformation und Verwirklichung strebenden Menschen von grösstem Nutzen sein, denn das gedruckte Wort hilft Zweifel ausräumen, und ein Buch wie das vorliegende erfüllt in gehobener Form den Zweck eines integralen Nachschlagewerks.

Das Buch ist systematisch gegliedert, und die Übungen sind so beschrieben, dass keinerlei Missverständnisse über ihre korrekte Ausführung entstehen sollten. Es kann jedoch nicht die persönlichen Anleitungen eines vollendeten Lehrers ersetzen, und einige der anspruchsvolleren Praktiken sollten nur unter Aufsicht von jemandem ausgeführt werden, der die Risiken und Gefahren des Yoga-Wegs kennt.

Die Sanskrit-Begriffe und Namen, viele Fremdwörter sowie die wichtigsten Yoga-Praktiken und anatomischen Ausdrücke sind im Glossar am Ende des Buches auf einfache und verständliche Art erläutert. Das Glossar bildet in sich ein kleines Lexikon, in dem man in knapper Form die wichtigsten Begriffe, die für einen Übenden von Bedeutung sind, erklärt findet. Im Besonderen sind es anatomische Ausdrücke und Zusammenhänge, die zum besseren Verständnis der Wirkung vieler Yoga-Übungen aufgeführt sind. Der Besitz eines Werks über die Anatomie des Menschen ist selbstverständlich Voraussetzung für alle, die diese Dinge auch bildlich verstehen wollen.

Im Index findet man alle Suchbegriffe, um sich gezielt zu den betreffenden Textstellen bewegen zu können. Sanskrit-Namen und -Ausdrücke sind ohne Betonungszeichen und teilweise in einer phonetisch der englischen Sprache angeglichenen, international gebräuchlichen Form geschrieben (zum Beispiel sh = sch; ja = dscha; ca = tscha).

Für Mängel, die dieses Werk trotz aller Sorgfalt des Verfassers aufweisen sollte, bitte ich um Entschuldigung. In dieser Welt der Dualitäten wird es wahrscheinlich nie möglich sein, etwas wirklich Vollkommenes zu schaffen. Dennoch kann das Buch allen Suchenden helfen, die Vollkommenheit des eigenen göttlichen Wesens zu entdecken.

Ich hatte das grosse Glück, Menschen um mich zu haben, die mich bei dieser Arbeit unterstützten. Vor ihnen allen verneige ich mich, und ich danke für jede Form der Hilfe bei der Fertigstellung. Ganz besonderen Dank schulde ich der Gestalterin Syl Hillier für das ansprechende Layout, Hagar Geless, Vanessa Meijer, Tanja Brunner und Tigran Abovian für die Ausführung einiger Asanas, Dr. Reinhard Palm und Margarethe Brunner für das Lektorat, Serge Nyfeler für die Fotos und Jonas Leu für die technische Unterstützung.

Vor allem aber verneige ich mich vor meinem unvergleichlichen Guru Shri Dhirendra Brahmachari, der mich in die schönste Wissenschaft einweihte, die es in diesem Universum gibt. Anlässlich unseres letzten Beisammenseins im Bergdorf Mantalai (Jammu & Kashmir) ermahnte er mich, das von ihm begonnene Werk weiterzuführen und ermächtigte mich, grundlegendes Bild- und Textmaterial aus den beiden Büchern «Yogic Sukshma Vyayama» und «Yogasana Vijnana» für dieses Buch zu verwenden, um so eine vollständige und umfassende Abhandlung über alle wichtigen Stufen des Ashtanga-Yoga zu verfassen. Mit einigen der alten Fotos aus seinen Büchern möchte ich die Erinnerung an ihn und die Yogis des Vishwayatan-Yogashram aufrechterhalten. Und ich verneige mich tief vor seinem Guru Maharshi Kartikeya und damit vor all den grossen Seelen, die seit Urzeiten das Wissen vom Yoga bewahrt und weitergegeben haben, und vor der unendlichen Macht der grossen Göttin und Shakti, ohne deren Wirken es alle diese Wunder und Geheimnisse gar nicht gäbe.

Reinhard Gammenthaler
Mai 2015
Bern, Schweiz

Prolog

Für jeden Menschen kommt einmal der Tag der Wahrheit, an dem das Schicksal mit Gewalt an die Tür klopft und seinen Tribut fordert. Bei den meisten geschieht das im Alter, wenn das Sündenregister länger wird und die Auswirkungen von Lust und Leid sich in Form von geistigem und körperlichem Niedergang bemerkbar machen. Einigen schlägt die Stunde des Erwachens bereits früher, und der Rausch einer wilden Jugend wird jäh unterbrochen durch die Forderung einer höheren Macht, den Sinn des Lebens neu zu überdenken und das Dasein diesem anzupassen.

Als ich im Alter von 25 Jahren vor dem Scherbenhaufen meiner zügellosen Jugendjahre stand, ahnte ich noch nicht, dass das Schicksal meinem Treiben Einhalt geboten hatte, um mir eine Chance zu geben und mich ins grösste Abenteuer meiner Existenz zu führen. Im Leben eines jeden Menschen geht es grundsätzlich um Evolution und die Verwirklichung des Göttlichen. Da wir aber unter dem Siegel der Verblendung geboren werden, neigen wir dazu, unsere wahre Bestimmung zu vergessen und uns dem Unwesentlichen zuzuwenden, indem wir das Dasein mit dem Streben nach vergänglichen Illusionen verbringen. Ich selber pflegte einen starken, selbstzerstörerischen Hang zu Ausschweifungen und berauschenden Substanzen, und meine jungen Jahre waren geprägt von rastlosen Reisen durch Asien, Arabien, Afrika und Amerika, die sich als traumhafte, verworrene, delirierende Träume in meine Erinnerungen eingegraben haben. Ausgehöhlt und verängstigt stand ich in der Blüte meiner Jugend in einer Sackgasse dem Gespenst meiner eigenen Verblendungen gegenüber, und mir wurde vom Leben eine Rezeptur des Innehaltens und der Umkehr verordnet, ansonsten der Zerfall sich unerbittlich in die Kerben fressen würde, die eine unstete und ungesunde Lebensweise mir beigebracht hatte.

Das Schicksal entwickelt für jedes Individuum eine ganz eigene Dynamik, und meines wollte mich damals zwingen, den göttlichen Plan zu erfüllen, der nicht unbedingt mit meinen persönlichen Wünschen und Vorstellungen übereinstimmte. Ich sollte lernen, die mir innewohnende höhere Bestimmung und die daraus resultierenden Gesetzmässigkeiten zu erkennen, meine inneren Anlagen umfassend zu leben und diese Lebensspanne für das Wesentliche zu nutzen. Durch diese Erkenntnis verflüchtigte sich der heftige Konflikt zwischen meinem ausgeprägten Eigensinn und der göttlichen Vorsehung, und Schritt für Schritt bereitete ich mich darauf vor, den mir zugedachten Platz im Leben einzunehmen. Ich begann zu lesen und stiess dabei auf die Philosophie des Yoga, deren Essenz sich wie Balsam in meine wunde Seele ergoss. Ich lernte über die Gesetzmässigkeiten, die unser individuelles Dasein bestimmen und von den Yogis Dharma und Karma genannt werden, und darüber, dass ihr bewusstes Befolgen den Menschen zu Selbstverwirklichung führen kann. «Dharma» bezeichnet das, was unser eigentliches wahres Wesen ausmacht. Es ist einerseits die gesetzliche Ordnung des gesamten Universums, anderseits die Basis unserer persönlichen Ethik und Moral, die sich harmonisch in die universalen Gesetzmässigkeiten einfügen sollte. «Karma» ist das Gesetz von Ursache und Wirkung und somit die Summe aller Konsequenzen unseres Tuns in diesem oder einem früheren Leben, dessen Früchte wir in Form von Freude und Leid ernten. Es entsteht laufend aus unseren

Samskaras, prägenden Eindrücken in unserem Bewusstsein, die aus Handlungen und Gedanken aus der Gesamtheit unserer Existenzen entstanden sind und aus denen sich entsprechend unser persönlicher Charakter konstituiert. Unser Charakter formt und bestimmt demnach unser Schicksal, in welchem Dharma und Karma als untrennbare gewaltige Kräfte wirksam sind. Gelenkt werden diese Schicksalsmächte von einem höheren Bewusstsein, das Anfang und Ende kennt und den Menschen aus dem Urzustand paradiesischer Seligkeit und Unbewusstheit herausreisst, damit er von Geburt zu Geburt und von Tod zu Tod in einen Zustand bewusster, erleuchteter Glückseligkeit zurückfindet.

Ich war stets ein Sucher gewesen, der den Sinn des Lebens ergründen wollte, und durch das Lesen der indischen Weisheitsbücher nahm diese Sinnsuche plötzlich eine konkrete Form an. Mit glühendem Eifer las ich das wohl berühmteste Werk Indiens, die «Bhagavad-Gita», diesen erhabenen Gesang Gottes, in dem der Gott Krishna als Wagenlenker des Königssohns Arjuna diesem die Wege des Karma-, Jnana- und Bhakti-Yoga als Mittel zur Befreiung erklärt. Ich verschlang das Heldenepos «Mahabharata», auf dessen Kraft der indische Staat «Bharata» aufgebaut ist, und ich fieberte mit Arjuna, dem heldenhaften Krieger aus dem Geschlecht der Pandavas, der in der Schlacht von Kurukshetra gegen die Kauravas kämpfen musste. Damals fiel mir per Zufall auch eine zerfledderte alte Ausgabe der «Hathayoga-Pradipika» in die Hand, deren Inhalt mehr als eine verborgene Saite in meinem Innern zum Erklingen brachte und in mir den glühenden Wunsch weckte, selber ein richtiger Yogi zu werden.

In dieser Zeit der beginnenden Transformation entdeckte ich die zwei Werke von Swami Dhirendra Brahmachari, «Yoga hilft heilen» und «Yoga Progressiv», die von einer deutschen Yoga-Lehrerin aus dem Englischen übersetzt worden waren. Ich war fasziniert von ihnen, denn sie enthielten in klarer Sprache die genaue, praktische Anleitung zum Beschreiten des Weges, wie er in der «Hathayoga-Pradipika» vom Yogi Svatmarama vorgezeichnet worden war. Sie gingen weit über philosophische Theorien hinaus zu den essentiellen Praktiken des Hatha-Yoga, die dem Menschen dazu verhelfen sollen, den Prozess der Selbstverwirklichung durch Bewusstseinserweiterung kraftvoll in Gang zu setzen.

Das Sanskrit-Wort «Hatha» heisst «Gewalt, Kraft, Anstrengung» und weist auf die Schwierigkeit dieser archaischsten und wirkungsvollsten Form des Yoga hin, die auch unter den Bezeichnungen Ashtanga-Yoga, Kundalini-Yoga oder Raja-Yoga bekannt ist. In der Shastra wird Hatha die Wurzel und der Stamm des Baumes genannt, an dem die goldenen Früchte des Raja-Yoga wachsen. Ashtanga-Yoga ist der Pfad der acht Stufen, die vom Hatha- zum Raja-Yoga führen, das heisst zu Samadhi, der göttlichen Selbstverwirklichung und Erleuchtung. Dieser wahre Yoga ist ein Geschenk von Shiva, der das höchste kosmische Bewusstsein verkörpert, an alle inkarnierten Lebewesen, die sich nach einer Beschleunigung der Evolution sehnen, um die Rückkehr in den göttlichen Urgrund voranzutreiben. Der Schlüssel dazu ist die Kundalini-Shakti, die Schlangenkraft, in der sich die ganze Macht des Unter- und Überbewusstseins vereinigt. Sie ist das Potential aller überhaupt existierenden Bewusstseinsebenen und damit Herrscherin über Materie, Geist, Raum, Zeit, Leben und Tod. Wird sie in Bewegung gesetzt,

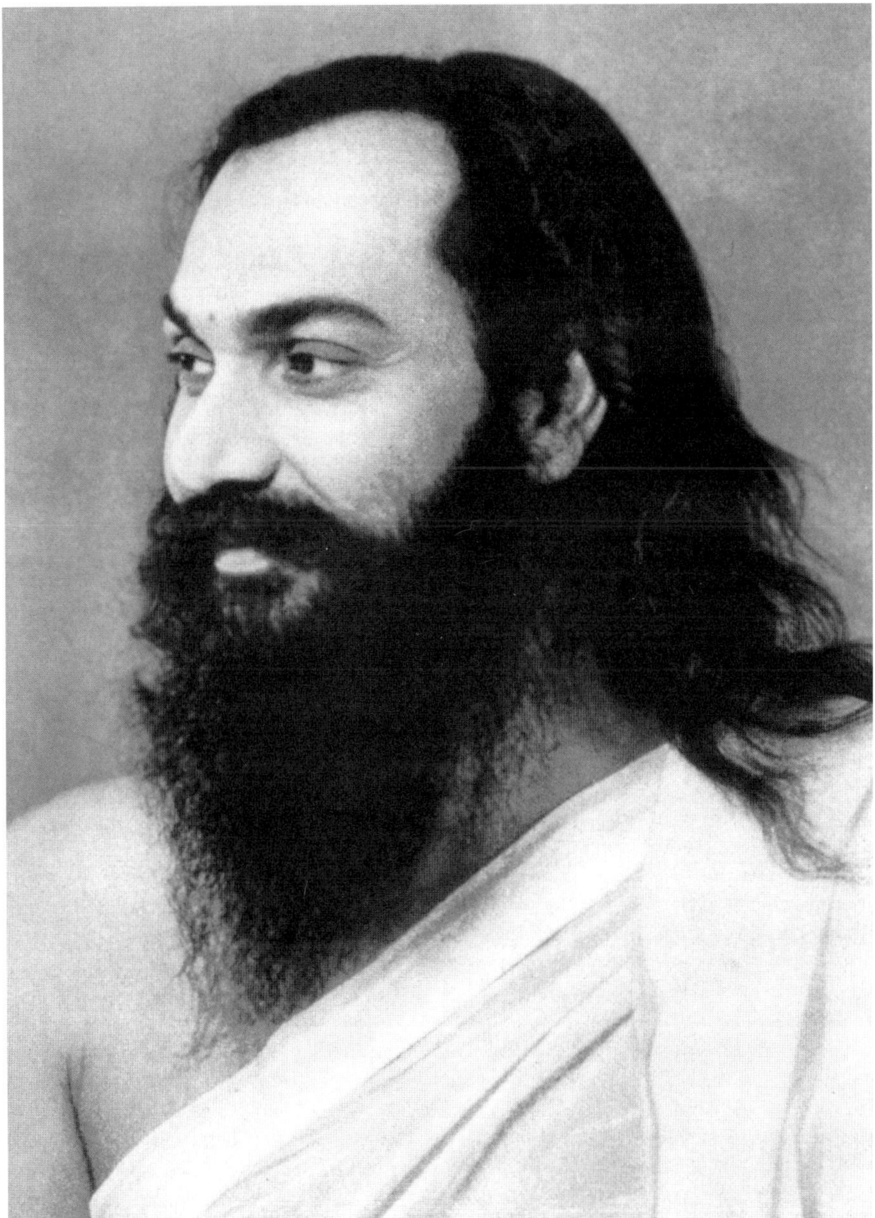

Swami Dhirendra Brahmachari

verbündet sich das Staubkorn Mensch mit dem gesamten Universum und entdeckt schlussendlich dieses Universum in sich selbst, wodurch es dieselbe Grösse und Unendlichkeit annimmt. Das Ziel aller Evolution ist Bewusstheit, denn sie allein kann den illusionären Schleier der manifestierten Natur durchtrennen und das menschliche Wesen aus den Fesseln der Dualität befreien. Eine so gewaltige Aufgabe birgt in sich ebensolche Gefahren, und die überlieferten Schriften des Yoga, die Yoga-Shastra, weisen darauf hin, dass es dazu eines Führers bedarf, eines Gurus, der die Risiken der Praxis kennt und den Schüler auf dem Weg ins Labyrinth seines eigenen Wesens begleitet.

Dieser Eintritt in die verwinkelten Schluchten der eigenen Persönlichkeit hat Parallelen zur Geschichte des griechischen Helden Theseus, der im Labyrinth des kretischen Königs Minos dem Minotaurus begegnet und diesen tötet. Den Rückweg aus diesem Irrgarten findet er nur dank eines Fadens, den Ariadne, die Tochter des Minos, ihm als Orientierungshilfe gesponnen hat. Der Minotaurus symbolisiert die dumpfe, dunkle Triebgewalt im Menschen, die es auf dem Weg zur Selbstverwirklichung zu überwinden gilt, und der rote Faden der Ariadne symbolisiert die Kraft der Liebe, die den Helden aus der Umklammerung des tödlichen Labyrinths errettet.

Vom Adepten des Hatha-Yoga werden ebenfalls heldenhafte Qualitäten verlangt, um die Aufgabe der Selbstverwirklichung bewältigen zu können. Er wird Vira (Held) genannt und sollte frei sein von Anhaftung, Zorn, Eifersucht, Verblendung und dem Hang zu schädlichen Genüssen. Er steht damit im Gegensatz zum normalen Menschen, dem Pashu (Tier), der seinem Wesen nach ein «Herdentier» ist, ohne genügend Charakterstärke, um das Wagnis der Selbstfindung bestehen zu können. Der ideale Sadhaka sollte mutig sein und genügend Selbstvertrauen haben, um nur auf seine eigene innere Stimme und diejenige seines Gurus zu hören. Er sollte keine Angst davor haben, sich einsam und allein auf den Weg zu machen und zu seinen Eigenheiten zu stehen. Im Gegensatz zu vielen Sekten, die dem Menschen Einheit durch Uniformierung und Unterdrückung individueller Merkmale und Neigungen vorgaukeln wollen, geht es im Yoga um das Erkennen der Einheit in der Vielfalt, und durch Individualisierung entwickelt der Yogi das Bewusstsein vollkommener Identität allen Seins. Damit erweist Yoga sich als Philosophie wahrer Befreiung, in der jegliche faschistoide Tendenzen keinen Raum finden.

Auf diesem Nährboden von Freiheit und Unsterblichkeit begann mein verkümmerter Lebensbaum, schnell Wurzeln zu bilden und wieder prächtig zu gedeihen. Die regelmässige Praxis von «Yogic Sukshma Vyayama» füllte die leeren Speicher meiner vitalen Energien wieder mit Prana, und mit grossem Interesse begann ich mich in die Schatzkammern der Yogis vorzupirschen. Der in den beiden Büchern abgebildete Meister-Yogi erschien mir ungemein vertraut, und ich wünschte mir, einen solchen vollendeten Menschen als Guru zu haben. Ich wurde ein eifriger und hingebungsvoller Schüler, zog mich zurück und übte regelmässig mit grösstmöglicher Sorgfalt, Hingabe und Konzentration. Schon bald schien es mir, dass dieser ferne, unbekannte Swami Dhirendra Brahmachari silberne Fäden in die Schweiz spannte, an denen angesichert ich mich tatkräftig der täglichen Praxis widmete. Ich fühlte eine starke Präsenz des Meisters und vermeinte in meinem Herzen deutlich seine Stimme zu hören. Oft hatte ich das Gefühl, dass dieser Guru für mich eine ganz besondere Botschaft bereithielt und dass ich nur zu dem Zweck geboren worden war, diese zu empfangen. Ich war überglücklich, endlich meine Lebensaufgabe gefunden zu haben, und schwor, dass ich diesen starken, uralten Yoga nie mehr aufgeben würde.

Mein Guru verfügte über wunderbare Qualitäten, die er mir im Laufe meiner intensiven Sadhana immer wieder offenbarte. Obwohl ich in den ersten Jahren als sein Schüler nicht die finanziellen Mittel besass, um die Schweiz zu verlassen, zeigte Dhirendra Brahmachari eine häufige astrale Präsenz in meiner bescheidenen Behausung und bewies damit, dass er ein wahrer Siddha war und seine übernatürlichen Kräfte zum Wohl seiner Schüler einsetzte. In dieser Zeit fokussierte sich mein ganzes Tun und Trachten auf die Erweckung des Muladhara-Cakras. Mein Guru unterwies mich darin, dass die Erde, auf der ich lebe, ein Abbild meines Körpers ist und dass jeder der sechs Kontinente von einem der sechs im Astralkörper befindlichen Cakras auf die Erdoberfläche projiziert wird, während das siebte, oberhalb des Scheitels liegende Cakra das ganze Weltall mit allen Planeten auf die unendliche kosmische Leinwand abbildet. Der afrikanische Kontinent birgt als Manifestation des Muladhara-Cakras den Schlüssel zur Erweckung der Kundalini-Shakti in sich, und so wurde ich angewiesen, eine Reise dorthin anzutreten. Ich war damals bettelarm, und das Reisegeld reichte nur bis Marokko. Da es sich um eine für mich schicksalshafte Mission handelte, gab ich nicht auf, und so wurde die Weiterfahrt gen Süden zu einem abenteuerlichen, entbehrungsreichen Trip, zu einer Expedition an die Grenzen meiner physischen und psychischen Belastbarkeit. Sie führte mich kreuz und quer durch verschiedene Länder an Afrikas Westküste, vom Senegal über Mali an die Elfenbeinküste, dann von dort nach Ghana und Togo, bis ich schlussendlich als abgerissener Pilger in der Stadt Benin City, mitten im Herzen von Nigeria und im spirituellen Zentrum meines Muladharas, strandete. Dort wurde mir das Privileg zuteil, mit Seiner Hoheit Omo N'Oba Erediauwa, dem 38. Oba des uralten Königreichs von Benin, in Kontakt zu kommen. Dieser hochgebildete, weise König, der in seiner Jugend in Cambridge studiert hatte, nahm wie mein Guru Dhirendra Brahmachari Anteil an meiner Entwicklung und erteilte mir fundamentale Lehren über mein geistiges und körperliches Wesen. Dadurch gelang es mir, die an der Basis der Wirbelsäule schlummernde Energie in Bewegung zu setzen, die mich tief ins Labyrinth meiner eigenen Persönlichkeit hineinführte. Afrika ist ein Kontinent voller Magie, voller Vitalität und Anmut, aber auch reich an Gefahren, Schrecken und dunklen Geheimnissen. Der Guru war ständig präsent, denn die Mission war gefährlich und der Weg gespickt mit Fallen und Hindernissen, und ich erhielt seine Anweisungen in Träumen und Meditationen, damit ich nicht fehlging.

Nach einigen Jahren war ich bereit, den Swami endlich in Indien aufzusuchen. Es war zu Beginn des Jahres 1989, und in den grössten indischen Tageszeitungen war zu lesen, dass der populäre, von der damaligen Staatspräsidentin Indira Gandhi hochverehrte Shri Dhirendra Brahmachari seine zahlreichen Ashrams geschlossen hatte, um fortan in vollkommener Abgeschiedenheit in einer unterirdischen Höhle in Mantalai (Jammu & Kashmir) Samadhi zu praktizieren. Er war enttäuscht über die Tatsache, dass im Laufe seiner jahrzehntelangen weltweiten Tätigkeit als Lehrer nie ein Schüler aufgetaucht war, der den aufrichtigen Willen und die Fähigkeit hatte, ein Yogi zu werden. Der Swami war sehr anspruchsvoll, was den Begriff «Yogi» betraf, und wie alle echten Yogis war er ein Verkünder von Brahmacarya, der vollkommenen Kontrolle der

Sexualkraft, und Samenzurückhaltung bezeichnete er als einziges und wirksamstes Mittel, um Kundalini-Shakti wecken zu können. Damit reihte er sich unter all die grossen Meister-Yogis und Eingeweihten der Vergangenheit, die Hatha-Yoga als Weg zu einer göttlichen Erotik lehren und als Essenz aller Tantras. Sie fordern von ihren Schülern Enthaltsamkeit, um sie so in ein Reich der verfeinerten Erotik und sinnlichen Kraft zu führen, wo Kundalini die unumschränkte Herrscherin ist. Er begnügte sich nicht mit der vielerorts in indischen Ashrams gängigen Praxis, seine Schüler mit klangvollen Namen und einem farbigen Gewändlein auszustatten und sie dadurch in den fiktiven Status von «Sadhakas» und «Yogis» zu erheben. Wenn er von hohen Begriffen wie Samadhi, Initiation, Meditation oder Kundalini sprach, war stets spürbar, welchen überragenden Stellenwert er der tiefgreifenden, authentischen Praxis beimass und was er von den modernen weichgespülten Yoga-Stilen hielt, deren Urheber ihre Neuerfindungen patentieren und die Welt mit «diplomierten» Yoga-Lehrern überschwemmen. Er war der Tradition verpflichtet, durch und durch ein Yogi von grossem Kaliber, und er brüstete sich nie damit, die letzten Wahrheiten des Lebens zu kennen oder mit übernatürlichen Kräften gesegnet zu sein. Er sprach von sich stets als Kind und als Schüler, obwohl er seinem Wesen nach ein Meister war, der grossen Respekt genoss und sich jenseits der Dualitäten befand, was seine Unempfindlichkeit gegen Hitze und Kälte bewies. In der Yoga-Shastra steht geschrieben, dass dieser Zustand erst eintritt, nachdem ein Yogi Samadhi erreicht hat. Daraus lernte ich, dass der wahre Adept nicht durch Worte, sondern durch Bescheidenheit, Taten und Verwirklichungen glänzt, und ich erkannte, wie sich ein Grossteil der Menschheit von der Anmassung und Ignoranz selbsternannter Gottverkünder blenden lässt.

Als ich den Swami im Frühherbst 1989 zum ersten Mal in seinem Haus in der Friends Colony in New Delhi aufsuchte und er mich in seinem Übungs- und Wohnraum empfing, hatte ich das Gefühl, endlich nach Hause gekommen zu sein. Es roch nach Haritaki, dessen Geruch ich seither als «Heimat» empfinde, und der Guru fragte mich, ob ich ein richtiger Yogi werden wolle. Ich musste ihm Khecari-Mudra vorführen, deren Beherrschung ich in der Schweiz gelernt hatte, indem ich mir in monatelanger akribischer Hingabe das Zungenbändchen soweit eingeschnitten hatte, dass ich die Zunge in den Nasenraum stecken konnte. Diese anspruchsvolle Mudra erschien mir in diesem Moment wie der Schlüssel zu seinem Herzen. Ich sagte ihm, dass es mein allergrösstes Verlangen und Bestreben sei, ein Yogi zu werden, und so nahm er mich als seinen letzten Schüler an und schickte mich für einige Monate in das kleine Bergdorf Mantalai im indischen Kashmir, wo ich in einem verlassenen Ashram Kriya, Asana, Pranayama und Mudra praktizierte. Diese Monate der Initiation waren sehr hart, denn ich durfte nur drei Stunden pro Nacht schlafen und musste rund um die Uhr praktizieren. Die Einsamkeit und Abgeschiedenheit trugen das ihre dazu bei, diese Zeit zusammen mit der aufkommenden Winterkälte zu einem Kraftakt zu gestalten.

Als ich damals meinen persönlichen Guru fand, war es fast so, als ob der Himmel endlich seine Tore etwas öffnete und einen Lichtstrahl in meine dunkle und unwirtliche Welt hinuntersandte. Als ich dem Swami gegenüberstand, hatte ich das Gefühl, Gott selber gegenüberzustehen, denn ich ahnte, dass dieser hochgewachsene Mann mit dem rabenschwarzen langen Haar und Bart

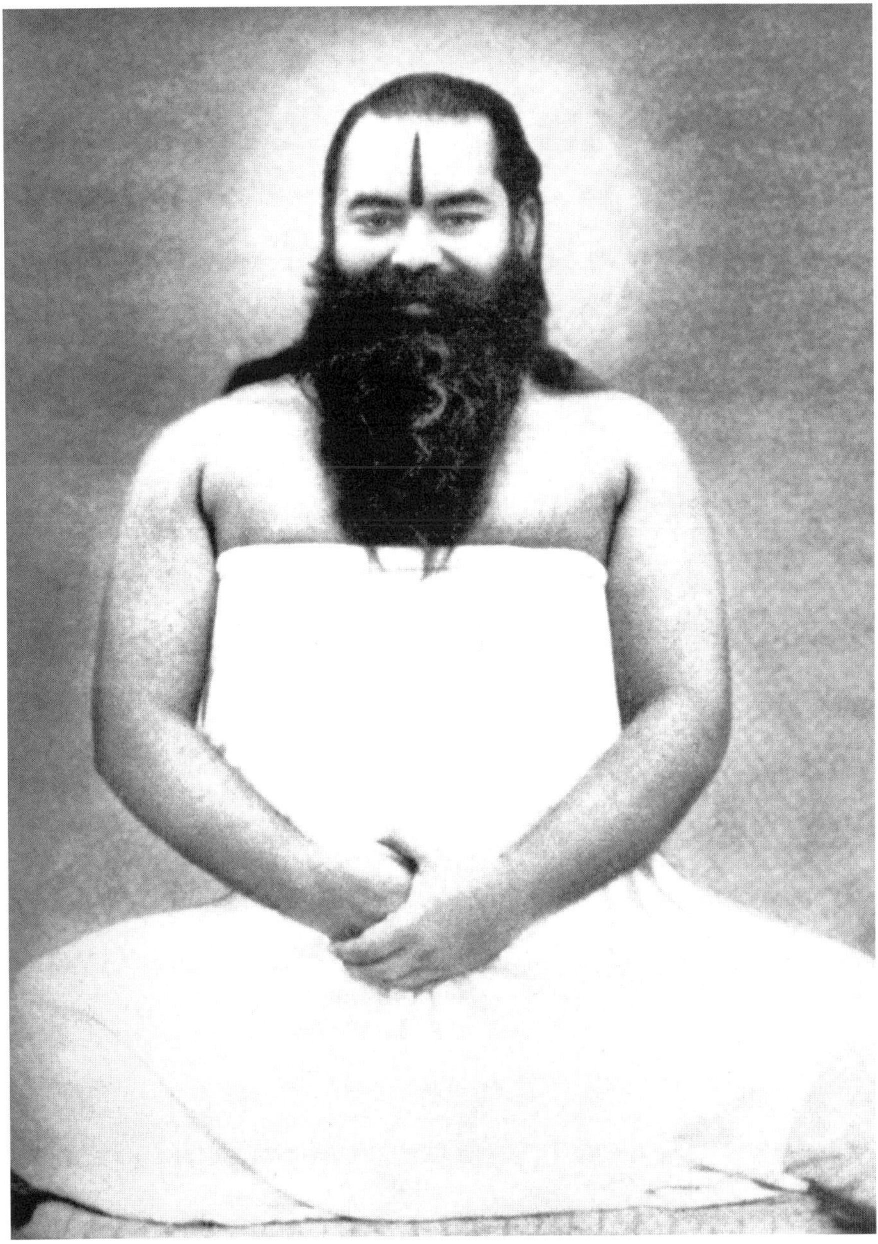

Maharshi Kartikeya

alles über mich wusste, selbst Dinge, die mir selber verborgen waren. Ich erinnerte mich an die Worte in der Yoga-Shastra, wo geschrieben steht, dass der Guru Gott in Person sei und es weniger schlimm ist, wenn man sich den Zorn Gottes zuzieht, als denjenigen des Gurus; denn Gott vergibt, der Guru aber nicht.

Solche Gefühle überströmender geistiger Freude und einen solchen Aufruhr aller Sinne, wie ich sie in diesem Moment empfand, musste der junge Dhirendra Brahmachari ebenfalls erlebt haben, als er seinem Guru Maharshi Kartikeya in dessen Ashram in Gopal Khera, einem kleinen Dorf bei Lucknow im nordindischen Bundesstaat Bihar, zum ersten Mal gegenüberstand. Er hatte Indien jahrelang auf der Suche nach einem Yoga-Meister durchwandert, war Scharlatanen begegnet, lebte mit Sadhus zusammen, suchte Ashrams und Klöster auf, aber nirgends fand er den echten Yogi, nach dem er sich sehnte, um von ihm die Grundlagen authentischer Yoga-Praxis erlernen zu können. Maharshi Kartikeya war ein Siddha, ein Erleuchteter, der die meiste Zeit in tiefster Meditation verbrachte. Er war zu diesem Zeitpunkt bereits über drei Jahrhunderte auf dieser Welt als Lehrer tätig und kannte die verborgensten Geheimnisse der verschiedenen Yoga-Wege. Er weihte den jungen Dhirendra in die Praktiken des Ashtanga-Yoga ein, und dieser sog das Wissen begierig in sich auf und begann mit voller Hingabe zu üben. Er praktizierte mit einer derartigen Intensität, dass er schon nach kurzer Zeit alle anderen Anhänger von Maharshi Kartikeya an Wissen und Kraft überflügelte. Dies weckte den Neid einiger langjähriger Bewohner des Ashrams, und sie begaben sich zu Maharshi, um zu erfahren, wieso er seine Gunst ausschliesslich diesem jungen neuen Schüler schenkte. Maharshi erwiderte ihnen, dass ein Guru seine Kraft gleichmässig unter allen seinen Schülern aufteilt und dass es einzig und allein das Verdienst eines Sadhakas ist, wenn er durch besonderen Einsatz und Fleiss viel von dieser Kraft in sich aufnimmt. Dhirendra Brahmacharis Eifer liess nicht nach, und als Maharshi Kartikeya 1953 im biblischen Alter von 336 Jahren in Ayodhya, dem Geburtsort des Götterhelden Rama, während einer Abendandacht am Flusse Sarayu in Maha-Samadhi einging, wurde er dessen Nachfolger und begann, in Indien und der ganzen Welt das Wissen um die alte Tradition des Yoga zu verbreiten.

Das charismatische Wesen von Dhirendra Brahmachari, seine Autorität, sein Wissen, die um ihn herum spürbare Kraft, Freude und Liebe magnetisierten mich. Ich war damals das pure Gegenteil eines strahlenden Yogi, verkörperte eher ein verängstigtes, gebeuteltes und gedemütigtes Tier, das sich in der vom Schicksal aufgestellten Falle wand. Aber der strahlende Guru stellte mir die Möglichkeit in Aussicht, den Käfig von Angst und Verzweiflung verlassen zu können, wenn ich mich nach Kräften darum bemühte. Der Same zur Freiheit war in «Brahmacarya» enthalten, der vollkommenen Zügelung und Kontrolle der Sexualkraft, die bis zum heutigen Tag die Basis jeder tiefgreifenden Sadhana bildet. Das Leben hat sich im Verlauf der Jahrtausende verändert, die Disziplin des Yoga mit ihren grundlegenden Vorschriften von Yama-Niyama ist in ihrem Wesenskern aber gleich geblieben und passt sich nahtlos allen Lebensbedingungen an, ungeachtet von Ort, Zeit, Rasse oder Geschlecht.

Der Grund, weshalb Yogis sexuelle Enthaltsamkeit als Rückgrat fundierter Yoga-Praxis betrachten, liegt nicht darin, dass sie die Sexualität oder den Sexualakt als etwas Verwerfliches ansehen. Im Gegenteil stellt Maithuna, die sexuelle Vereinigung, eines der hohen Ideale hathayogischer Bemühungen dar, und asketische Hatha-Yogis sind in ihrem Wesenskern sehr erotische Männer. Denn der Gott Shiva ist nicht nur der Quell des Yoga, sondern auch die Verkörperung sexueller Potenz, was in seiner Darstellung als Linga, das heisst als Phallus-Symbol, oder in seiner Erscheinungsform als Kameshvara, als Herr des lustvollen Verlangens, zum Ausdruck kommt. Eigentlich geht es einem Yogi einzig und allein darum, seinen Samen immer und unter allen Umständen zurückzuhalten. Da dies aber einem normalen Mann seiner animalischen Natur gemäss unmöglich ist, verlangt der Guru den radikalen Verzicht auf jegliche sexuelle Aktivität, womit er von seinem Schüler das grösste Opfer fordert, das ein Mensch zu bringen imstande ist. Durch diese Aufgabe der sexuellen Befriedigung und den daraus resultierenden inneren Druck entstehen automatisch fundamentale Veränderungen des Lebensstils. Wer enthaltsam leben will, möchte allen Versuchungen möglichst ausweichen, und so nimmt der Sadhaka unter dem Druck von Tapas, der Askese, eine einsame, zurückgezogene und ruhige Lebensweise an, damit er die in Yama und Niyama enthaltenen Gelübde problemlos erfüllen kann.

Auch die Ernährungsvorschriften haben sich von alters her nicht verändert, und nach wie vor bildet Vollmilch die Basis einer soliden yogischen Ernährung. Milch sollte reichlich getrunken werden, da sie unter allen sattvischen Nahrungsmitteln dem Körper am meisten Prana zuführt. Allen Unkenrufen moderner Veganer und Ernährungsphilosophen zum Trotz spielt es dabei keine Rolle, ob die Milch frisch ab Kuh, pasteurisiert oder sogar ultrahochtemperiert ist. Zweifellos ist frische Kuhmilch der prozessierten Milch vorzuziehen, aber einem Stadtmenschen dürfte es unmöglich sein, diesen besonderen Saft direkt ab Hof zu beziehen. Milch ist ein Göttergetränk, und sogar im Milchpulver findet sich zur Not noch genügend pranische Potenz, um eine Sadhana wirkungsvoll zu unterstützen. Wer an Milchunverträglichkeit leidet, kann diese Fehlfunktion der Verdauung durch regelmässige Praxis von Kriyas und Asanas in kurzer Zeit kurieren.

In Mantalai empfing ich von meinem Guru Diksha und wurde in die Parampara des Ashtanga-Yoga initiiert, deren Linie auf Hiranyagarbha, den uranfänglichen Yogi, zurückgeht. Die mündlich und durch geistige Übertragung von Swamiji an mich weitergegebene Tradition (Parampara) und die damit verbundene mystische Einweihung war einer der Höhepunkte in meinem Leben. Ich wurde ein hingebungsvoller Jünger und passte meine Lebensweise in jeder Beziehung den yogischen Geboten an. Aus der Askese, dem Tapas der Sadhus und Yogis, entstanden Gefühle starker, erregender Energien in meinem Körper, wodurch der Verzicht auf erotische Abenteuer leichter gemacht wurde.

Transformation ist ein schmerzhafter Prozess, und wer sich von einer Raupe in einen Schmetterling verwandeln will, wird dies am eigenen Leib erfahren. Nicht umsonst wird Hatha-Yoga in der Shastra auch «der nasse Weg» genannt, weil dort grosse Mengen an Schweiss und Tränen fliessen. Ich merkte schnell, dass im echten Yoga die kleinen Unterschiede und Details eine grosse Rolle spielen und über die Wirkung einer Übung entscheiden. Mein Guru

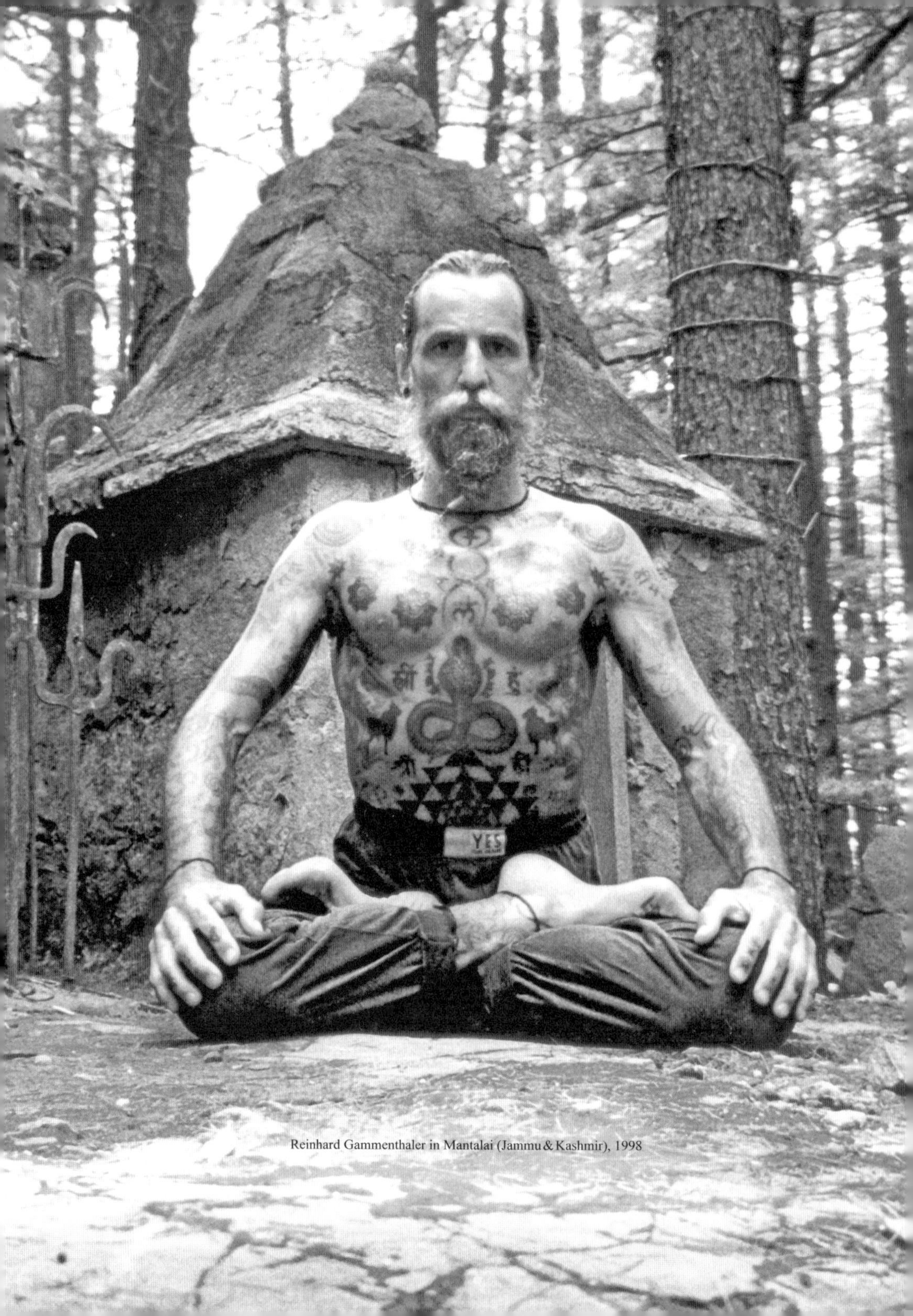

Reinhard Gammenthaler in Mantalai (Jammu & Kashmir), 1998

unterwies mich in solchen feinen Nuancen, und insbesondere beim Kopfstand und bei der Ausführung einiger Pranayamas und Mudras legte er grossen Wert auf gewisse Details. Um diesen trägen, erdgebundenen physischen Körper in ein Raumschiff zu verwandeln und damit den ganzen Kosmos durchreisen zu können, bedarf es einer akribisch genauen Anleitung, die nur ein vollendeter Guru vermitteln kann. Mein Meister verlangte von mir absolute Hingabe, Vertrauen, Sorgfalt, Glauben, Aufrichtigkeit und Geduld, und indem ich seine Ratschläge zu beherzigen lernte, durfte ich in zunehmendem Masse die wundersamen Auswirkungen der Übungen am eigenen Leib erfahren, woraus ein unerschütterliches Selbstvertrauen, innere Ruhe und Ausgeglichenheit erwuchsen.

Oft legte er mir ans Herz, nicht danach zu streben, ein Yoga-Lehrer zu werden, sondern ein Yogi. Anfänglich verstand ich den Grund dieser Ermahnung nicht ganz, denn der Beruf eines Yoga-Lehrers hat seinen besonderen Reiz und ist in der heutigen Zeit Traumberuf vieler sinnsuchender Menschen geworden. Mit der Zeit aber begriff ich die tiefere Bedeutung seiner gutgemeinten Aufforderung, und ich erkannte, dass es nicht dasselbe ist, ob man Yoga im Hinblick auf eine berufliche Karriere erlernen will oder ob man sich dieser Disziplin hingibt, um die Shakti zu wecken. Menschen sind stets besessen vom Wunsch, etwas zu besitzen, nicht aber, sich besitzen zu lassen. Ein solcher Berufswunsch entsteht aus diesem Besitzenwollen und schmälert das den Übungen innewohnende Potential gewaltig. Unter Umständen wird man dann Lehrer, ohne die Essenz des Yoga je wirklich gekostet zu haben, und eine gehaltvolle, göttliche Lebensaufgabe wird so zu einem ganz profanen Beruf degradiert. Versucht man aber, ein richtiger Yogi zu werden, lässt man sich von der Shakti besitzen, und die Kraft des Yoga sorgt stets dafür, dass man im Leben genau an den Platz gestellt wird, der einem entspricht und an dem man sich bestmöglichst entfalten kann. Wenn die schicksalshafte Vorsehung es dann möchte, dass man ein Lehrer werden soll, so wird man mit Leib und Seele zu einem solchen gemacht, und man wird dadurch in der Lage sein, diese höchste aller Wissenschaften so weiterzugeben, dass die Schüler das Wesen und die Kraft des Yoga wirklich spüren können.

In diesem Sinne wurde ich auch dahin gehend ermahnt, mich so weit wie möglich von allen Wünschen und Vorstellungen zu befreien, da diese eine Beschränkung des latenten göttlichen Potentials im Menschen darstellen. Mein Guru drückte das so aus: *«Wenn du Gott verehrst und ihn gläubig um etwas bittest, wirst du es mit grosser Wahrscheinlichkeit auch erhalten. Aber eben nicht mehr als das, worum du gebeten hast. Beugst du aber deinen Geist zu Füssen der Gottheit in Liebe, Vertrauen und Hingabe, weil du in ihr die Allmacht, die universelle Liebe, das unfassbare Absolute verehrst, dann kann dir diese Gottheit alles geben, was du brauchst, und ihrer Güte sind keine Grenzen gesetzt, denn die Grenzen setzt der Mensch. Deine Wünsche sind solche Grenzen, bitte also um nichts, wenn du dein persönliches Gebet verrichtest.»*

Es gibt heutzutage auf der ganzen Welt allzu viele Prediger ohne echte praktische Yoga-Erfahrung, denn der Esoterik- und Yoga-Boom hat die menschliche Sehnsucht nach Selbstverwirklichung zu einem lukrativen Geschäft gemacht, von dem sich gerissene Charismatiker ihren Teil abschneiden wollen. Aber die Shakti lässt sich weder institutionalisieren noch monopolisieren, und weder Diplome, Goldmedaillen noch grosse Reden werden aus unechten Yogis Eingeweihte machen. Wie in der Shastra geschrieben steht, ist die Shakti keine käufliche Dirne, und sie lässt sich nur durch wahre Hingabe und Anstrengung erwecken und bewegen. Obwohl die Basis aller Yoga-Praxis aus festgelegten Regeln besteht und die Zurückhaltung der Sexualkraft oberstes Gebot für jeden ernsthaften Aspiranten ist, weist echter Yoga dennoch keinen dogmatischen Charakter auf, sondern ist eine empirische Wissenschaft, deren Weisheit auf der Erfahrung der alten Meister beruht. Die strengen Vorschriften dienen einzig und allein der Erweckung der Schlangenkraft, damit sie den Sadhaka aus allen Fesseln und Zwängen befreien kann. Indem der Schüler sich von seinem Guru das Joch der Göttin auflegen lässt, begibt er sich in die Knechtschaft derjenigen Macht, die ihn gewaltsam in die Freiheit treibt.

Im Jahre 1980 wurde Shri Dhirendra Brahmachari anlässlich eines Interviews von Journalisten gefragt, ob er gedenke, wie sein Guru Maharshi Kartikeya in hohem Alter den Körper bewusst in Maha-Samadhi zu verlassen. Auf diese Frage antwortete der Swami: *«Wenn ich nicht bei einem Flugzeugabsturz ums Leben komme, werde ich meinen Körper wie ein Yogi verlassen.»* Zu diesem Zeitpunkt ahnte niemand, dass der Swami damals bereits seinen eigenen Tod prophezeite. Auch ich war mir nicht bewusst, dass mir nur wenige Jahre vergönnt waren, um zu Füssen meines Gurus zu lernen. Von 1989 bis 1993 wurde ich von ihm regelrecht gedrillt und buchstäblich pulverisiert, denn alle scharfen Ecken und Kanten meiner Persönlichkeit sollten geschliffen und abgerundet werden. Ich wurde ein zweites Mal nach Afrika geschickt, wo ich mich meiner Gier, meinem Suchtverhalten und meinen Ängsten stellen musste. In dieser Zeit geriet ich einige Male in grosse Gefahr, und nur dank der Obhut und Intervention meines Meisters blieb ich von nicht wieder gutzumachenden Konsequenzen verschont. In diesen Jahren verband sich mein Inneres so stark mit dem Wesen meines Gurus, dass ich mich als Teil von ihm zu empfinden begann. Im Sommer 1993 verbrachte ich mit ihm zum letzten Mal einige Wochen im Bergdorf Mantalai und genoss das Gefühl seines Wohlwollens, seiner Zufriedenheit und seiner Anerkennung, das an Stelle der früheren Strenge und Härte getreten war. Ich spürte, dass er meine Anstrengungen schätzte und über meine Fortschritte erfreut war. In einem letzten Gespräch legte er die Saat zum vorliegenden Werk in mein Inneres, worauf wir zusammen auf einen Hügel zum Tempel der Göttin Naina Devi pilgerten, der «Göttin mit den schönen Augen», einer Emanation der Durga, wo mein Guru für mich eine Puja abhielt. In diesem feierlichen Moment spürte ich seine Liebe und das unzerreissbare Band, das zwischen uns bestand. Ich ahnte damals nicht, dass dieser rituelle Akt ein Abschied war.

Ein paar Monate später verkündete der Swami in Delhi seinen endgültigen Weggang aus der indischen Metropole, und kurz darauf stürzte er mit seiner einmotorigen Maschine in der Nähe von Mantalai ab.

Mein Guru war Zeit seines Lebens ein sehr ungewöhnlicher und schwer fassbarer Mann gewesen, und so passt die Art seines Todes zu seinem enigmatischen Wesen. Für mich änderte sich dadurch nur insofern etwas, als ich jetzt bewusst das Erbe meines Meisters antreten musste, der so lebendig wie immer aus meinem Herzen zu mir sprach. Ich vertiefte mich in den kommenden Jahren mit noch grösserem Eifer in meine Sadhana und besuchte weiterhin das Dörfchen Mantalai, wo ich alljährlich einige Monate in grosser Zurückgezogenheit verbrachte und mich mit Haut und Haar der Shakti hingab, was sich nicht nur in intensiver Praxis, sondern auch in einer Ganzkörpertätowierung äusserte. Es schien mir richtig und angebracht, in dieser Welt des ewigen Wandels etwas Beständiges zu schaffen, das wenigstens während der Lebensdauer meines Körpers als Zeichen meiner absoluten Hingabe sichtbar sein würde.

Nach Anbruch des neuen Jahrtausends brach auch in meinem Leben ein neuer Abschnitt an, denn ich begann als Lehrer zu wirken, um den grossartigen Yoga aus alter Zeit am Leben zu erhalten und Suchenden aus aller Welt das Wesen der Shakti näherzubringen. Damit trat ich endgültig das Erbe von Shri Dhirendra Brahmachari an, der auf seine unvergleichliche Art den glanzlosen Rohdiamanten meines Wesens zu einem funkelnden Edelstein geschliffen hatte. Sein Vermächtnis liegt zwischen den Seiten dieses Buches, mit dem ich mich tief vor der unendlichen Weisheit der Yoga-Shakti verbeuge. Wer sich ernsthaft auf das Abenteuer der Selbstverwirklichung einlassen will, wird darin alles Notwendige finden, um den steilen Aufstieg zu den mystischen Gipfeln zu wagen, wo die Götter von alters her in unendlicher Glückseligkeit verweilen. Wer seine Praxis auf Vertrauen, Hingabe, äusserste Sorgfalt, Glauben, Aufrichtigkeit, Geduld und Durchhaltevermögen stützt, wird zwischen den Zeilen den Hauch der Ewigkeit spüren, und der Geist der echten Gurus wird die Sadhana unterstützen. Wer einmal den Duft der Shakti eingeatmet hat, wird sich davon Zeit seines Lebens anziehen und leiten lassen, denn es ist der befreiende Duft von Moksha.

Einleitung

Yoga ist eine körperlich-geistige Disziplin, die nicht nur für einen kleinen esoterischen Kreis gedacht ist. Seine Ausübung verlangt nicht, dass man Eremit wird und sich in die Einsamkeit der Berge zurückzieht. Yoga ist für den gewöhnlichen Menschen da, der ein völlig normales Alltagsleben führt, ganz gleich, welchem Berufsstand, welcher Klasse, Religion, Nationalität oder Altersstufe er angehört. Yoga ist keine Sammlung religiöser Meinungen oder Praktiken und behauptet auch nicht, den letzten Sinn des Lebens erklären zu wollen. Sein Ziel ist es, den Geist allmählich so weit zu entwickeln, dass – vermittels einer gesunden Funktion von Körper, Geist und Gefühl – die Wirklichkeit wahrgenommen und Selbsterkenntnis erlangt werden kann. Das lässt sich über mehrere Entwicklungsstufen erreichen, die unter dem Namen Ashtanga-Yoga (achtfacher Yoga-Pfad) bekannt sind:

1. **Yama, *die Regeln sozialen Verhaltens***
2. **Niyama, *der Kodex persönlicher Lebensführung***
3. **Asana, *Körperstellungen und Übungen***
4. **Pranayama, *rhythmischer Atem***
5. **Pratyahara, *Loslösung der Sinne von der Aussenwelt***
6. **Dharana, *Konzentration***
7. **Dhyana, *Meditation***
8. **Samadhi, *Erleuchtung oder Selbstverwirklichung***

Yoga vertritt den Standpunkt, dass ein gesunder Körper für geistige und spirituelle Entwicklung unerlässlich ist. Ob man dabei die mystischen Inhalte und Ziele des Yoga versteht und an sie glaubt, ist nicht so wichtig, man kann trotzdem aus diesem wohldurchdachten System von Körper- und Atemübungen ungeheuren Nutzen ziehen.

Die alten Weisen und Seher, die Rishis, waren sich über alle lebenswichtigen Funktionen des Körpers im Klaren, und Yoga basiert auf Erkenntnissen, die der modernen Wissenschaft weit voraus sind. Die Übungen sind so aufgebaut, dass sie nicht nur die Muskulatur entwickeln, was sich auch durch andere Körperübungen erreichen liesse, sondern gleichzeitig auch das Knochengerüst stärken und einen bedeutenden Einfluss auf die nicht willentlich kontrollierbaren Organe ausüben, zu denen zum Beispiel das Verdauungs- und Nervensystem und die endokrinen Drüsen gehören. Yoga lehrt, dass neben dem physischen Körper noch ein Astralkörper existiert und dass durch die Koordination von Atmung und Stellung beide unter vollständige Kontrolle gebracht werden können, was die wesentliche Voraussetzung für geistige Weiterentwicklung ist.

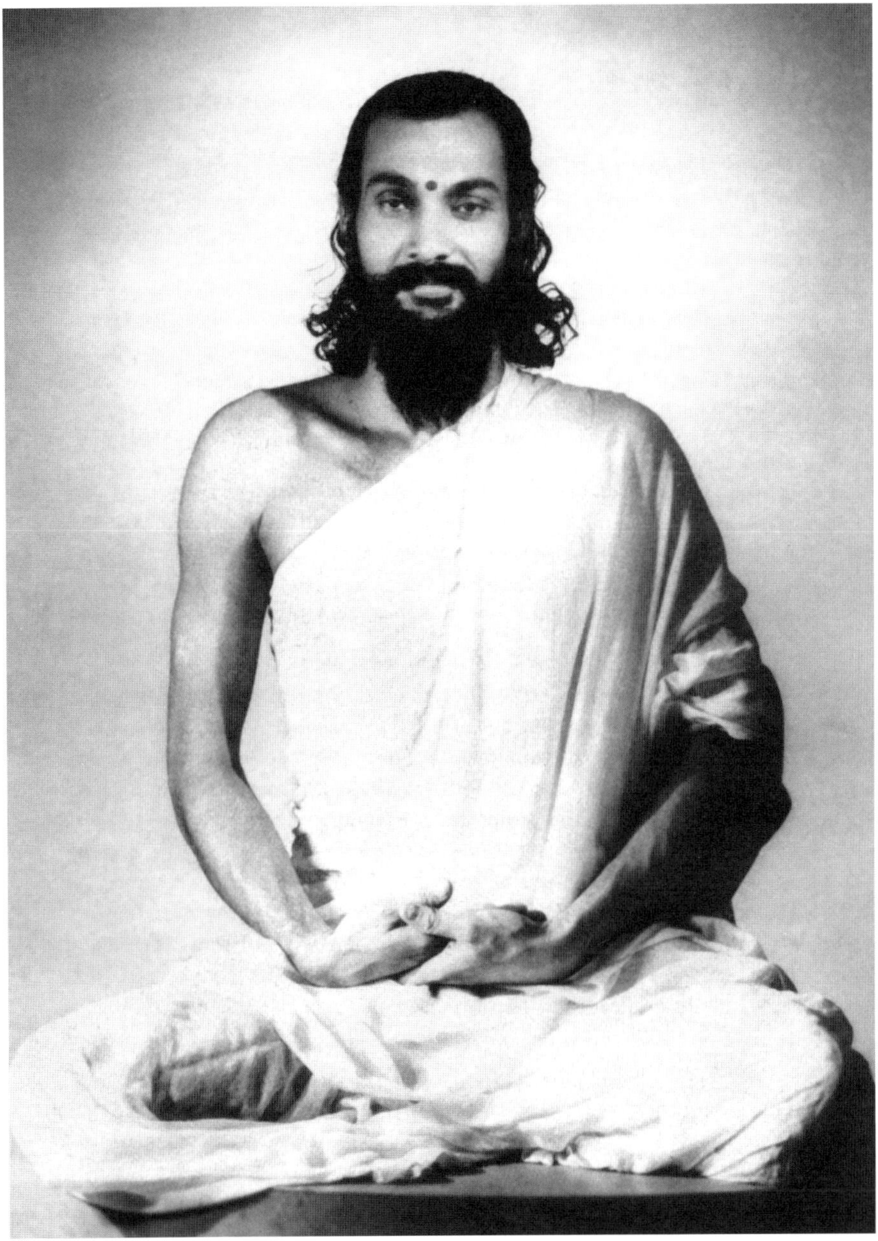

Dhirendra Brahmachari in Siddhasana

Grundregeln der Yoga-Praxis

1. Yoga-Übungen sollten am besten frühmorgens praktiziert werden. Bei schönem Wetter ist es ideal, in den Strahlen der aufgehenden Sonne im Freien zu üben. Wer dazu keine Gelegenheit hat, sollte die Übungen in einem ruhigen, gut gelüfteten und beheizbaren Raum ausführen.

2. Vor Beginn der Übungen sollten Blase und Darm entleert und ein Bad genommen werden, denn die Shakti mag saubere und wohlriechende Körper. Nach dem Üben sollte während zwei bis drei Stunden nicht gebadet oder geduscht werden. Vier Stunden vor Beginn der Reinigungsübungen sollte man weder essen noch trinken, damit der Magen vollkommen leer ist. Ein leerer Bauch ist auch für die Asana-Praxis wichtig, und man sollte mindestens zwei Stunden vorher nichts essen oder trinken. Vor intensiven Pranayama-Sitzungen darf ein Glas Vollmilch mit Zucker oder Honig getrunken oder ein Löffel voll Butter oder Ghee gegessen werden.

3. Die Bekleidung muss leicht und locker sein, und man sollte barfuss üben. Ideale Unterlagen sind Teppiche oder Baumwollmatten, die auf hartem, ebenem Boden liegen.

4. Viele der Stellungen und Übungen wird man zu Beginn nicht perfekt ausführen können. Aber mit Geduld und regelmässigem Einsatz lassen sich die meisten bald beherrschen. Obschon die Praxis eine gewisse Kraft und Anstrengung voraussetzt, sollte man nie allzu viel Gewalt anwenden, und die Übungen müssen sich ohne akute Beschwerden oder Schmerzen ausführen lassen. An einige Stellungen, Übungen und Reinigungsprozesse sollte man sich auf keinen Fall ohne fachmännische Beratung wagen. Im Text wird jeweils unmissverständlich darauf hingewiesen, wenn eine Übung Risiken enthält.

5. Gewisse Prozeduren, zum Beispiel die Reinigungsübungen von Shat-Karma in Teil II dieses Buches, mögen vielen Menschen überflüssig und unangenehm erscheinen. Entgegen der Auffassung vieler moderner Verkünder einer «zeitgemässen» Yoga-Praxis sind diese Kriyas aber ein wesentlicher Bestandteil dieses archaischen Systems körperlich-geistiger Entwicklung. Wer richtig in die Geheimnisse des Yoga eindringen möchte, sollte sie ebenfalls ausführen, nachdem der Körper mit den Übungen in Teil I entsprechend vorbereitet wurde. Die Yoga-Praxis bedarf in ihren Grundstrukturen keiner Anpassung an das moderne Leben, denn die Existenz eines Übenden wird sich zu jeder Zeit und an jedem Ort nahtlos an dieses geniale, zeitlose System anpassen, sei es in einer Höhle im Himalaya oder in einem Wolkenkratzer in einer Grossstadt.

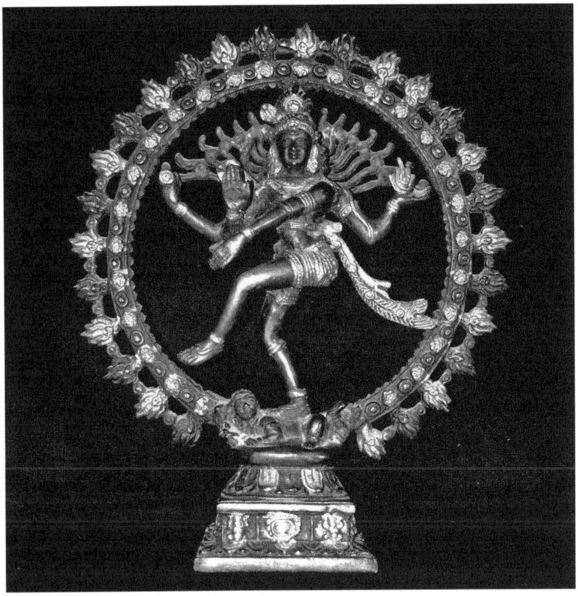

Shiva Nataraja

6. Die Atmung sollte in allen Stellungen und Übungen regelmässig, tief und sanft durch die Nase erfolgen. Beginnende Meisterschaft in fast allen Asanas zeigt sich zuallererst darin, dass die Atmung fein, leise und fast unmerklich wird. Bei Auftreten von Atembeschwerden oder Atemnot sollte man eine Stellung stets abbrechen. Wenn bei einigen Übungen andere Atemtechniken wie Blasebalgatmung (Bhastrika) oder Atemanhalten (Kumbhaka) erforderlich sind, wird jeweils darauf hingewiesen. Wenn die Nase verstopft ist, sollte nicht geübt werden; mindestens ein Nasenloch muss ganz frei sein.

«Verehrung sei Adinatha, dem uranfänglichen Gott Shiva, aus dessen Mund die Lehre des Hatha-Yoga strömte. Gleich einer Leiter leuchtet sie dem, welcher den hohen Raja-Yoga zu erreichen sucht.» (Hathayoga-Pradipika, Kapitel I, Vers 1)

«Übermässiges Essen, Überanstrengung, Geschwätzigkeit, das Beachten allzuvieler (dem Yoga entgegengesetzter) Vorschriften, der Umgang mit vielen Menschen, Unbeständigkeit, durch diese sechs Untugenden wird der Yoga vereitelt. – Ausdauer, Mut, Entschlossenheit, Erkenntnis des Wahren, Glaube, Vermeidung von allzuviel Umgang mit Menschen, diese sechs Tugenden verhelfen zum Gelingen im Yoga.» (Hathayoga-Pradipika, Kapitel I, Verse 15–16)

Teil I – Vorbereitung des Körpers

Yogic Sukshma Vyayama (subtile Yoga-Übungen)

Die folgenden Übungen dienen dazu, über die Arbeit am physischen Körper das energetische System des Astralkörpers (Sukshma Sharira) zu beeinflussen und eine innige Verbindung von grob- und feinstofflichem Körper herzustellen. Sie wurzeln in der uralten, geheimen Yoga-Tradition und wurden in früheren Jahrhunderten mündlich vom Guru an geeignete Shishyas weitergegeben, um sie für den anspruchsvollen spirituellen Weg des Hatha-Yoga vorzubereiten.

Dhirendra Brahmachari hat die Praktiken von Sukshma Vyayama als Erster aufgeschrieben, da sie für die gesamte Menschheit von überragendem Nutzen sind.

Sie erfordern wenig körperliche Anstrengung, haben eine tiefgreifende, wohltuende Wirkung auf den ganzen Organismus und sind eine ideale und notwendige Vorbereitung auf die höhere Yoga-Praxis.

Menschen aller Altersstufen können sie ausführen, ausserdem sind sie selbst für körperlich Schwache oder Gebrechliche unschädlich.

1. Prarthana *(Gebet)*

Stellung: aufrecht stehen, Füsse geschlossen, Augen zu. Legen Sie Ihre Hände mit festem Druck aneinander, so dass die Daumen am oberen Brustbeinende ruhen. Pressen Sie Hände und Unterarme gegen den Oberkörper.

Diese Handhaltung wird Anjali-Mudra genannt (S. 396), die Stellung Pranamasana (Respekthaltung).

Übung: Konzentrieren Sie Ihren Geist auf das allerhöchste, göttliche Prinzip. Sobald Sie diesen Gemütszustand erreicht haben, lockern Sie die Haltung Ihrer Unterarme und Hände. Solange es Ihnen aber nicht gelingt, diese geistige Konzentrationsstufe zu erlangen, müssen Sie den Druck der Hände und Unterarme aufrechterhalten.

Entsprechend den Überlieferungen des Yoga hilft diese Übung durch ihre Wirkung auf Manovaha-Nadi, den Sexualtrieb zu sublimieren und die Konzentrationskraft zu erhöhen. Sie ist ein unfehlbares Mittel, die Verbindung mit dem eigenen, innersten Selbst herzustellen. Dem Ratschlag eines unbekannten Heiligen folgend, gelang es Buddha, mit Hilfe dieser Übung den absoluten Frieden zu erreichen, während er unter dem Bodhi-Baum sass. Diese Übung war es auch, die ihm die Kraft gab, über weltliche Leidenschaften zu triumphieren.

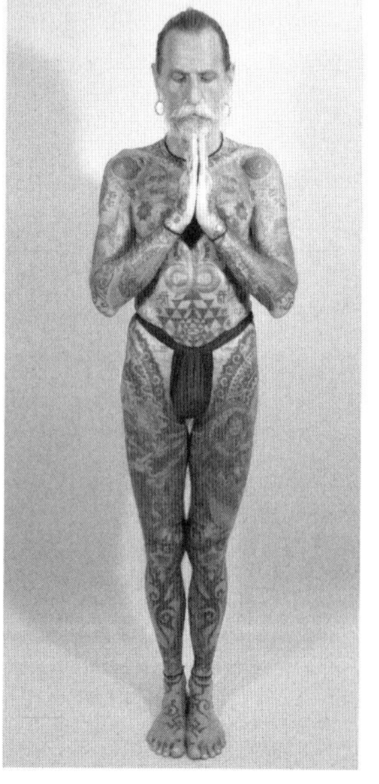

1. Gebet

2. Uccarana-Sthala-tatha-Vishuddha-Cakra-Shuddhi
(Reinigung von Rachen und Vishuddha-Cakra)

Stellung: aufrecht stehen, Füsse geschlossen, Kopf ganz wenig nach hinten geneigt, Augen weit offen, Mund zu. Das Kinn soll etwa 4 cm über dem oberen Brustbeinende gehalten werden, wobei man es etwas zurückzieht, so dass Augen, Kinn und Brustbein auf einer geraden Linie liegen und der Nacken gerade und angespannt ist.

Übung: Konzentrieren Sie sich auf Kehlkopf und Stimmbänder, atmen Sie tief durch die Nase ein und dann nach der Blasebalgmethode (Bhastrika) tief und schnell durch beide Nasenlöcher aus und ein, wobei Sie beim Ausatmen die Bauchdecke zurück und beim Einatmen nach vorn drücken. – Zu Anfang 25 Mal.

Die schnelle, forcierte Atmung, bei der ein Geräusch entsteht, als würde ein Blasebalg betätigt, säubert, trocknet und durchlüftet die Atemwege. Der Rachen wird von schlechtem Atem gereinigt. Lispeln und Stottern kann überwunden werden und die Stimme wird kräftiger und volltönender. Diese Übung ist besonders gut für Sänger, Redner und Schauspieler.

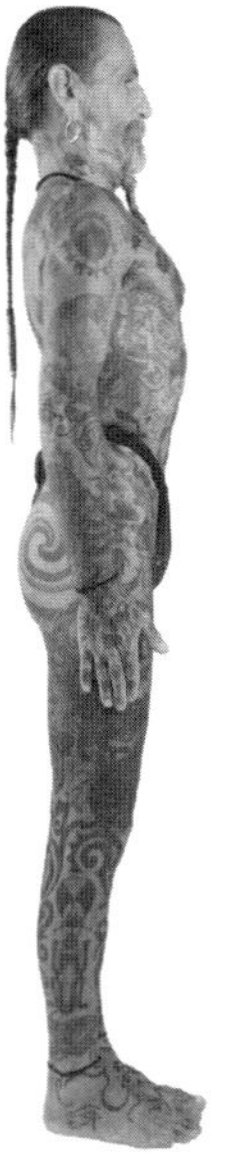
2. Reinigung von Rachen und Vishuddha-Cakra

3. Buddhi-tatha-Dhrti-Shakti-Vikasaka
(Entfaltung der Geistes- und Willenskraft)

Stellung: aufrecht stehen, Füsse geschlossen, Mund zu. Beugen Sie Ihren Kopf so weit wie möglich nach hinten und halten Sie die Augen offen.

Übung: Konzentrieren Sie sich auf den hinteren Bereich des Scheitels, den die Yogis Shikha (Haarbüschel) nennen, atmen Sie tief durch die Nase ein und dann nach der Blasebalgmethode (Bhastrika) tief und schnell durch beide Nasenlöcher aus und ein, wobei Sie beim Ausatmen die Bauchdecke zurück und beim Einatmen nach vorn drücken. – Zu Anfang 25 Mal.

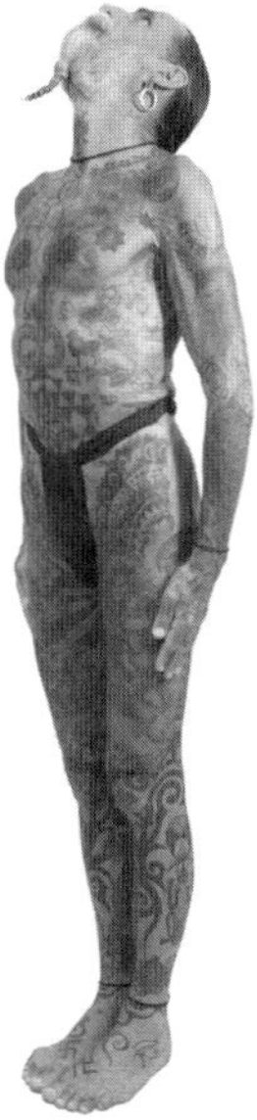
3. Entfaltung der Geistes- und Willenskraft

4. Smarana-Shakti-Vikasaka
(Entfaltung der Gedächtniskraft)

Stellung: genau wie bei Übung Nr. 3. Aber anstatt den Kopf nach hinten zu drücken, halten Sie ihn in seiner normalen Lage, wobei die Augen, ohne zu blinzeln, einen Punkt etwa 1,5 m vor Ihren Zehen fixieren müssen.

Übung: Konzentrieren Sie sich auf Brahma-Randhra; das ist die Yoga-Bezeichnung für den Punkt genau unter der grossen Fontanelle, auch Sahasrara-Cakra (Tausendblättriger Lotos) genannt. Dabei atmen Sie nach der Blasebalg-Methode heftig durch die Nase aus und ein. – Zu Anfang 25 Mal.

Diese Übung ist besonders empfehlenswert bei geistiger Ermüdung. Das Gedächtnis verbessert sich merklich. Sie wird speziell all denjenigen von Nutzen sein, deren Arbeit geistige Anstrengung und nervöse Erschöpfung mit sich bringt.

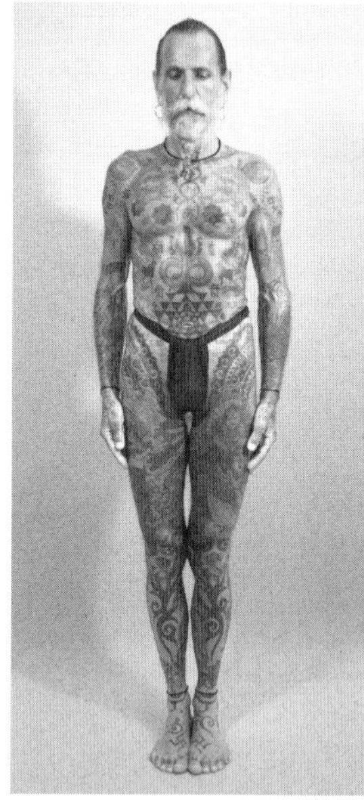

4. Entfaltung der Gedächtniskraft

5. Medha-Shakti-Vikasaka
(Entfaltung des Intellekts)

Stellung: Augen geschlossen, Füsse zusammen, Rücken gerade. Nun senken Sie Ihr Kinn, bis es auf dem oberen Brustbeinende ruht, das von den Yogis Kantha-Kupa genannt wird. Diese Kopfhaltung ist einer der drei Bandhas (Verschlüsse) und wird in der Yoga-Terminologie Jalandhara-Bandha (Hals-Verschluss) genannt.

Übung: Gemäss der Yoga-Wissenschaft liegt das Zentrum der Geisteskraft in der Mulde hinten am Kopf, wo die Wirbelsäule aufhört. Konzentrieren Sie sich mit aller Ihnen zur Verfügung stehenden Kraft auf diesen Punkt. Dann beginnen Sie mit der Blasebalgatmung, indem Sie gleichmässig stark aus- und einatmen. – Zu Anfang 25 Mal.

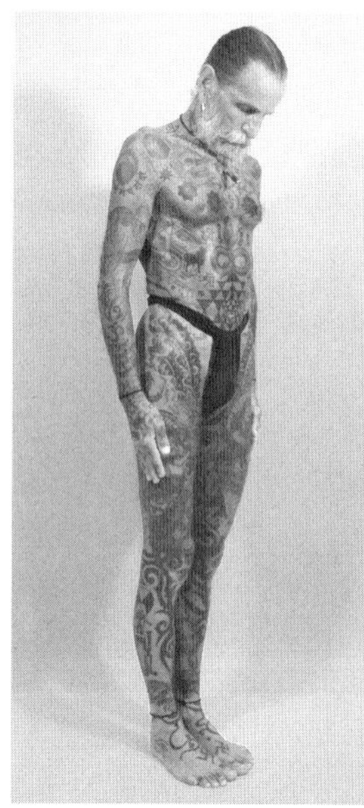

5. Entfaltung des Intellekts

In der Lehrschrift «Yogacudamanyupanishad» heisst es in Vers 51: *«Wenn man die Jalandhara-Bandha-Übung ausführt, bei der die Kehle zusammengedrückt wird, dann verbrennt der Nektar, der aus dem tausendblättrigen Lotos (Sahasrara-Cakra) tropft, nicht im Verdauungssystem, sondern weckt durch Kontrolle der Lebenskraft die Kundalini.»*

Diese fünf Übungen erweisen sich in den verschiedensten Fällen und Stadien geistiger oder nervöser Überanstrengung und Schwäche als äusserst hilfreich. Bei den Übungen Nr. 3 und Nr. 5 wird der venöse Blutrückstrom infolge der scharfen Abknickung des Halses abgebremst, was zu einer Verlangsamung des Blutflusses in Kopf und Gehirn führt. Da sich die Sauerstoffzufuhr im Blut durch die spezielle Atmung aber gleichzeitig steigert, garantiert dies eine bessere Versorgung der Gewebe im Gehirn.

Das Strecken und Biegen bei den Übungen Nr. 3 und Nr. 5 wirkt sich auf die gesamten Nackennerven, den oberen Teil des Rückenmarks und die peripheren Nerven, welche die Halsorgane versorgen, aus. Durch die starke Dehnung oder Krümmung von Hals und Genick bei der Jalandhara-Bandha-Übung werden die Nervenimpulse und der Blutfluss an dieser Stelle stark beeinflusst, was zu einem Blutandrang im Schädelinnern und damit zu einer zeitweiligen besseren Versorgung der endokrinen Drüsen im Kopfbereich führt (S. 344).

Die Hirnanhangsdrüse (Hypophyse), die Zirbeldrüse (Epiphyse) und die Schilddrüse werden von den Yogis oft «Schicksalsdrüsen» genannt, da sie einen weitreichenden Einfluss auf die Entwicklung, Verhaltensweise, Veranlagung und Begabung eines Menschen ausüben.

Deshalb darf man von diesen Übungen eine bedeutende Beeinflussung des Metabolismus erwarten. Die Auswirkungen erstrecken sich auf die allgemeine Entwicklung des Menschen, seine Verdauung, das Sexualleben und die Fruchtbarkeitsveranlagung. Die im Hals gelegene Schilddrüse mit den Nebenschilddrüsen wird mechanisch, hämodynamisch und neurologisch angeregt. Bedenkt man, welchen Einfluss die Schilddrüse auf die allgemeinen chemischen Vorgänge im Körper und die Funktion des Gehirns ausübt – wie die Nebenschilddrüsen auf den Knochenbau und die Kalziumverwertung –, dann wird deutlich, welch wichtige Prozesse im Körperhaushalt von hier aus gesteuert werden.

6. Netra-Shakti-Vikasaka *(Verbesserung der Sehkraft)*

Stellung: aufrecht stehen, die Füsse eng geschlossen, Rücken gerade, Kopf so weit wie möglich nach hinten gebogen.

Übung: Fixieren Sie mit beiden Augen, ohne zu blinzeln, den Punkt zwischen Ihren Augenbrauen, wobei Sie natürlich schielen müssen. Konzentrieren Sie sich mit aller Willenskraft darauf! Sobald Ihre Augen ermüden oder zu tränen beginnen, brechen Sie die Übung ab und fangen nach einer kurzen Pause neu an. – Zu Anfang fünf Minuten.

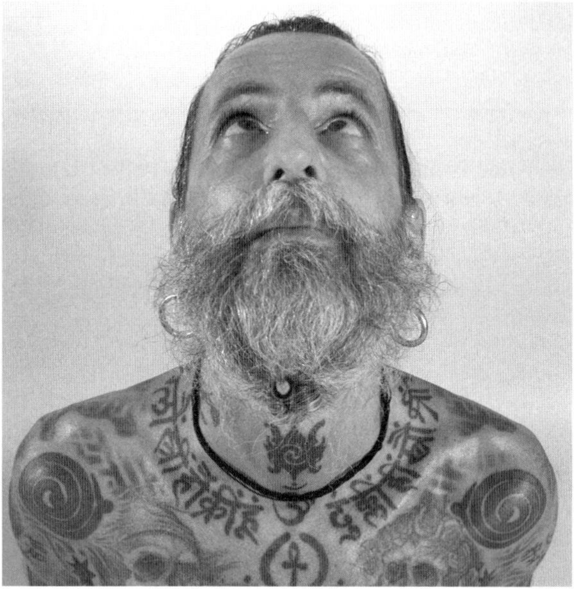

6. Verbesserung der Sehkraft

Die Übung Nr. 6 stimuliert den Plexus nasociliaris, ein Nervengeflecht des autonomen Nervensystems, das von der Nasenhöhle aus die Nasen- und Augenmuskeln versorgt. Sie beeinflusst die Nervenfasern, welche die Bewegungen der Augäpfel sowie die ganze innere Struktur des Auges kontrollieren. Sie verbessert die Kraft und das harmonische Zusammenspiel der diversen Muskeln, die den Augapfel bewegen. Sie ist zudem eine gute Übung für die Muskeln der Iris, die um die Pupille herum liegen und dazu dienen, die Stärke des Lichteinfalls auf die Netzhaut zu steuern. Das Fixieren eines Punktes hilft bei der Aktivierung der Muskeln, die um die Augenlinse herum liegen und die – je nachdem, ob sie sich zusammenziehen oder entspannen – die Linsenöffnung verändern, was erforderlich ist, um eine exakte Schärfeneinstellung für das Licht auf der Netzhaut zu erreichen, damit ein genaues Bild des betrachteten Objekts entsteht. Auf diese Art werden die gesamten Nerven und Muskeln des Augapfels zu besserer und stärkerer Funktion angeregt, wodurch Sehfehler geheilt und die Sehschärfe verbessert werden. Abgesehen von dem unmittelbaren Nutzen für die Augen hat diese Übung fast noch grössere Bedeutung für verschiedene Methoden geistiger Konzentration (S. 113).

In der «Hathayoga-Pradipika», Teil II, Vers 32, heisst es dazu: *«Diese Trataka genannte Übung heilt alle Augenkrankheiten und verhindert Trägheit. Man sollte sie geheimhalten wie einen wohlgehüteten Schatz.»*

Zusammen mit einigen anderen Übungen lassen sich dadurch viele Augenkrankheiten heilen. Wenn man sie 40 Tage lang hintereinander regelmässig praktiziert, werden Brillengläser überflüssig, und die normale Sehkraft wird wiederhergestellt.

Jede der bisher beschriebenen sechs Übungen wirkt sich auf die Funktionen des vegetativen Nervensystems aus, die normalerweise nicht dem Willen untergeordnet sind. Dieses autonome Nervensystem hält gemeinsam mit dem endokrinen Drüsensystem das Gleichgewicht aller Systeme des Organismus aufrecht. Das zentrale Nervensystem, das heisst Gehirn und Rückenmarksnerven, wird dabei ebenfalls einbezogen. Die verschiedenen Kopfhaltungen, verbunden mit Atmung und Konzentration, regen einerseits die autonomen Nervenplexus an und aktivieren anderseits einige willkürliche Muskelnerven, die dem Willen untergeordnet sind oder auf Sinnesreize reagieren. Das ganze System wird derart in Einklang gebracht, dass jede Aktion im bewussten Nervensystem automatisch auch zu einer Stimulierung und Reaktion des entsprechenden Teils im autonomen Nervensystem führt. Der gesamte Nervenapparat unterliegt dadurch allmählich der Kontrolle des Willens, was ein Ziel des Hatha-Yoga ist.

7. Kapola-Shakti-Vardhaka *(Verjüngung der Wangen)*

Stellung: aufrecht stehen, Füsse eng geschlossen. Legen Sie die Fingerspitzen Ihrer beiden Hände aneinander und verschliessen Sie mit den Daumen die Nasenlöcher.

Übung: Lassen Sie die Augen offen, spitzen Sie Ihre Lippen zum Krähenschnabel (Kaki-Mudra; S.406), saugen Sie die Luft mit einem zischenden Geräusch kräftig durch den Mund ein und blasen Sie dann die Wangen auf. Jetzt schliessen Sie die Augen, senken Ihr Kinn auf das obere Brustbeinende und halten den Atem solange wie möglich an. Dann heben Sie den Kopf wieder in seine normale Haltung, öffnen die Augen und atmen durch die Nase langsam und zwanglos aus. – Zu Anfang fünf Mal.

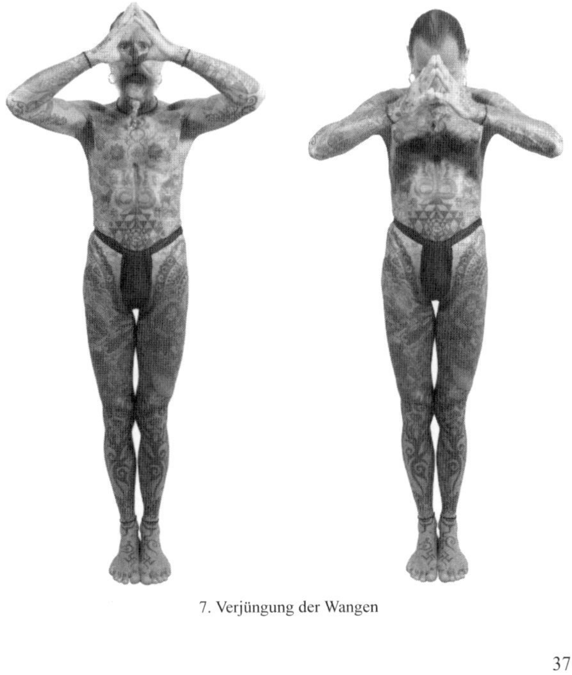

7. Verjüngung der Wangen

Die Wirkung der Kaki-Mudra (S. 406) beruht auf einer besseren Durchlüftung und Sauerstoffversorgung der Mundhöhle. Da bei normaler Atmung der Mund geschlossen bleibt und somit keine frische Luft eindringt, können sich Krankheitskeime ungehindert vermehren. Wenn jedoch des Öfteren ein starker Luftstrahl auf Zunge und Gaumen trifft, wirkt sich das sehr positiv aus und verhindert oder heilt viele Mundinfektionen.

Wenn der Mund eine Zeitlang gespitzt und die Wangen aufgeblasen bleiben, wird ein grosser Teil all der Gesichtsmuskeln aktiviert, die normalerweise kaum benutzt werden, sofern man von der beschränkten Beanspruchung derselben beim Essen und Sprechen absieht. Die gewohnheitsmässige Ruhigstellung dieser Muskeln lässt sie erschlaffen. Übung Nr. 7 trägt dieser Tatsache Rechnung und stärkt die Spannkraft und Gesundheit der Gesichtsmuskulatur. Ihre Wangen erhalten neue Frische, und die Zähne werden gestärkt. Parodontose, Karies und Halitosis lassen sich dadurch heilen. Eingesunkene Wangen werden langsam wieder voller und gewinnen ihr jugendliches Aussehen zurück. Pickel, Furunkel und andere Hautkrankheiten verschwinden.

8. Karna-Shakti-Vardhaka *(Verbesserung des Gehörs)*

Stellung: aufrecht stehen, Füsse geschlossen.

Übung: Schliessen Sie den Mund, verstopfen Sie die Ohren mit den Daumen, legen Sie die Zeigefinger auf die geschlossenen Augen und die Mittelfinger an die Nase. Ring- und kleine Finger umfassen den Mund, der zum Krähenschnabel gespitzt wird.

Jetzt saugen Sie die Luft durch den Mund ein, halten den Atem an, blasen die Backen auf und senken Ihr Kinn auf das Brustbeinende.

In der Lehrschrift «Goraksha Paddhati» wird diese Haltung «Shanmukhi-Mudra» genannt (S. 407).

Halten Sie diese Stellung so lange wie möglich, heben Sie dann den Kopf wieder in seine normale Lage zurück,

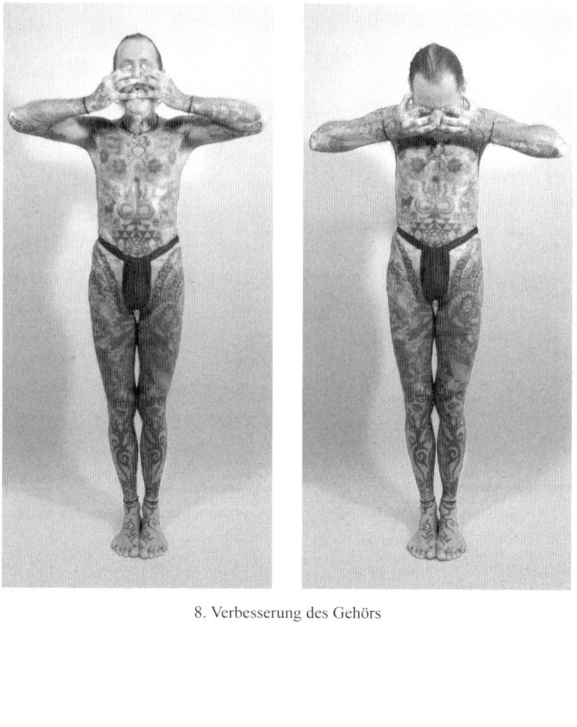

8. Verbesserung des Gehörs

und öffnen Sie dabei langsam die Augen, während Sie gleichzeitig sachte durch die Nase ausatmen.

Achten Sie darauf, dass beide Wangen voll aufgeblasen bleiben, solange Sie den Atem anhalten. – Zu Anfang fünf Mal.

Neben den für Übung Nr. 7 geltenden Anweisungen hängt die Wirkung der Übung Nr. 8 auf die Ohren von dem Druck ab, der dabei im Mund entsteht und die Luft in die eustachische Röhre (Ohrtrompete) drängt, die Mundhöhle und Mittelohr miteinander verbindet. Die gesunde Funktion dieser Röhre ist für den Druckausgleich innerhalb und ausserhalb des Ohres von Bedeutung. Sie garantiert eine freie Vibration des Trommelfells, wodurch Hörfehler vermieden werden. Durch Jalandhara-Bandha und die damit verbundene starke Krümmung des Nackens werden die endokrinen Drüsen sowie die verschiedenen dort liegenden willkürlichen und autonomen Nervenstränge angeregt. Die Übung hilft bei schlechtem Gehör und heilt viele Ohrkrankheiten, zum Beispiel Tinnitus.

9. Griva-Shakti-Vikasaka 1 *(Stärkung des Genicks)*

Stellung: aufrecht stehen, Füsse geschlossen.

Übung a: Entspannen Sie Ihren Nacken, und drehen Sie den Kopf ruckartig erst zur linken, dann zur rechten Schulter. – Zu Anfang zehn Mal.

Übung b: Gleiche Stellung wie bei Übung a, nur dass Sie den Kopf abwechselnd ruckartig nach vorn und hinten werfen. Hinten sollte er dabei den Nacken berühren und vorn das Brustbein. Atmung normal. – Zu Anfang zehn Mal.

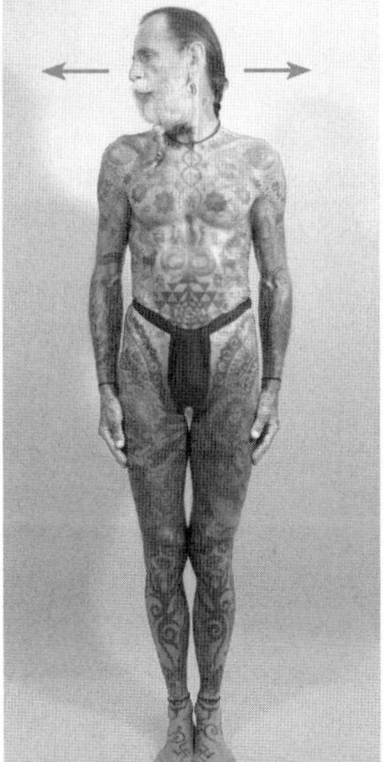

9 a. Stärkung des Genicks

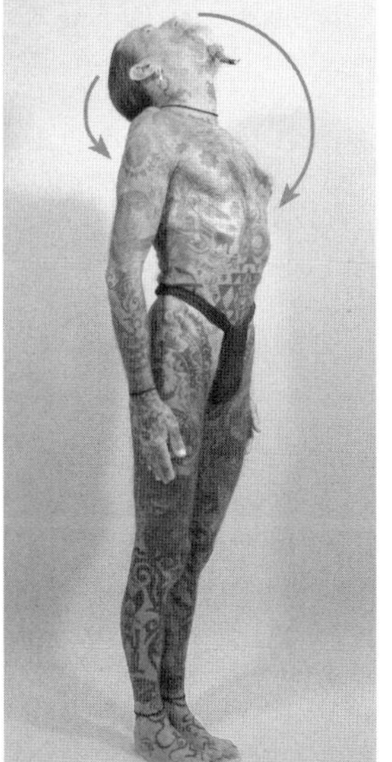

9 b. Stärkung des Genicks

10. Griva-Shakti-Vikasaka 2 *(Stärkung des Genicks)*

Stellung: Halten Sie Ihre Füsse eng geschlossen, den Rücken gerade, Mund zu und Augen weit offen.

Übung: Ziehen Sie Ihr Kinn etwas zurück und drehen Sie den Kopf abwechselnd im Kreis von rechts nach links und umgekehrt. Normale Atmung. Versuchen Sie, mit dem Ohr jeweils die Schulter zu berühren, heben Sie aber keinesfalls die Schulter selbst. Diese wechselseitige Drehbewegung des Kopfes muss ganz langsam ausgeführt werden. – Zu Anfang fünf Mal.

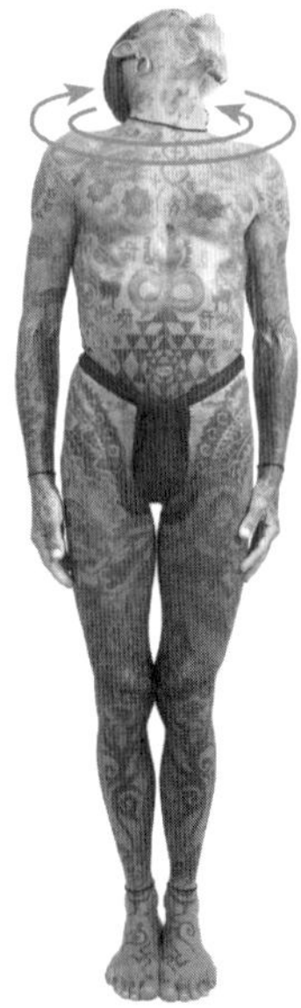

10. Stärkung des Genicks

11. Griva-Shakti-Vikasaka 3 *(Stärkung des Genicks)*

Stellung: aufrecht stehen, Füsse eng geschlossen.

Übung: Öffnen Sie den Mund ein wenig und ziehen Sie die Mundwinkel nach unten, so dass sich der Platysma-Muskel an der Unterseite des Kiefers fächerförmig spannt. Atmen Sie dann ein und beginnen Sie mit der Blasebalgatmung, wobei Sie beim Ausatmen den Bauch einziehen und beim Einatmen vorwölben. – Zu Anfang 25 Mal.

Diese Dreifachübung stärkt vor allem den Hals und macht ihn schön. Für den Rachenraum typische Krankheiten wie Angina, Laryngitis oder Pharyngitis können dadurch verhindert werden. Die Stimme wird volltönender, und Sprachfehler wie Lispeln oder Stottern lassen sich beheben. Bei genügend Ausdauer vermögen diese Übungen, zusammen mit einigen andern, auch bei Stummen erstaunlich gute Resultate zu erzielen. Sänger werden grossen Nutzen davon haben.

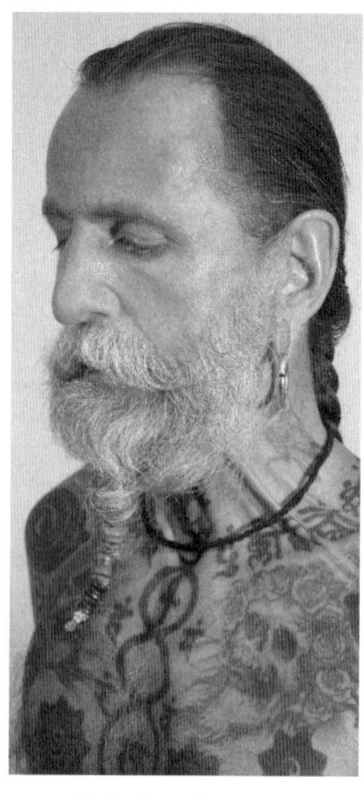

11. Stärkung des Genicks

12. Skandha-tatha-Bahu-Mula-Shakti-Vikasaka *(Stärkung der Schulterblätter und Gelenke)*

Stellung: aufrecht stehen, Füsse geschlossen, Rücken gerade, Hände zu Fäusten geballt, Daumen nach innen. Diese Handhaltung wird Sambodhini-Mudra genannt (S. 401).

Übung: Mit zum Krähenschnabel gespitzten Mund wird die Luft eingesogen. Dann Backen aufblasen, Luft anhalten und

Kopf senken, so dass das Kinn am Brustbeinende ruht. Während nun der Rücken gerade bleiben muss, werden die Schultern in heftigen, steifen Pumpbewegungen angehoben und fallen gelassen. Die Arme bleiben dabei gerade und starr, die Augen geschlossen. Nun hebt man den Kopf in die Ausgangsstellung zurück, lässt die Wangen wieder einfallen, öffnet die Augen und atmet langsam durch die Nase aus. Die Übung soll zu Anfang fünf Mal wiederholt werden.

Die Knochen, Blutgefässe, Muskeln und Nerven in den Schulterpartien werden gestärkt.

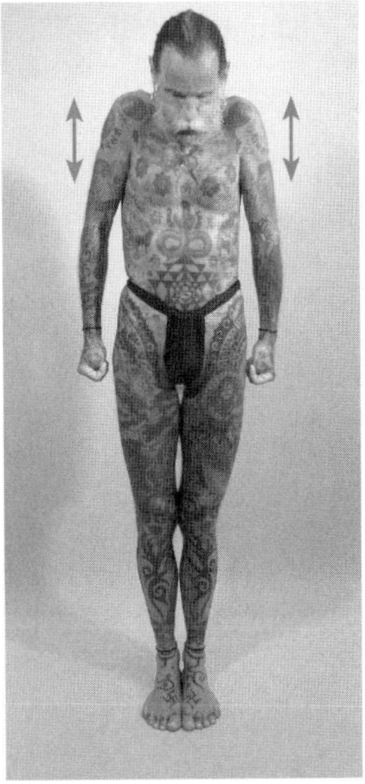

12. Stärkung der Schulterblätter und Gelenke

13. Bhuja-Bandha-Shakti-Vikasaka
(Stärkung der Oberarme)

Stellung: Füsse eng geschlossen, Hände zu Fäusten geballt, Daumen nach innen. Beugen Sie die Ellbogen, und heben Sie die Unterarme in einem Winkel von 90° nach vorn hoch.

Übung: Stossen Sie Ihre Arme energisch in Schulterhöhe vorwärts und rückwärts. Die Ellbogen dürfen dabei aber jeweils nur bis zu ihrer Ausgangsposition am Körper zurückkehren. Beim Ausstrecken sollen die Arme parallel zum Boden sein. Atmung normal. – Zu Anfang 25 Mal.

Unterentwickelte Arme mit eher schwachem Bizeps werden muskulös, zu starke Arme mit schlaffem Fleisch werden schlanker und straffer. Die Ellbogengelenke werden gekräftigt und Deformationen an Armen und Schultern geheilt. Bei ständiger Übung werden die Arme stark und gelenkig wie Elefantenrüssel.

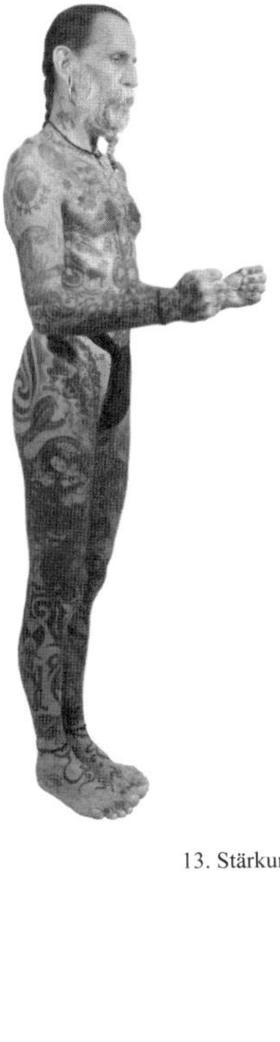

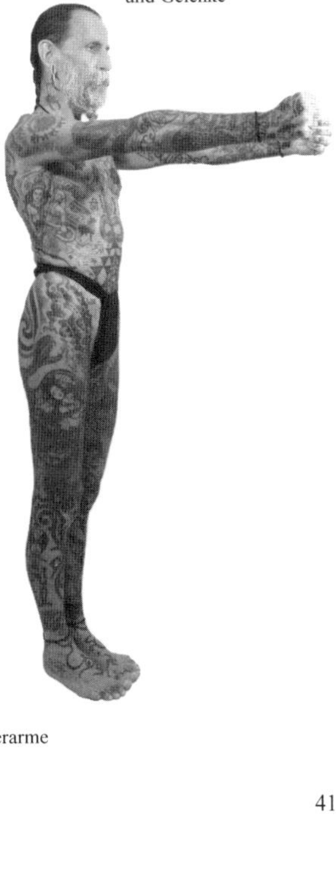

13. Stärkung der Oberarme

14. Kaphoni-Shakti-Vikasaka *(Kräftigung der Ellbogen)*

Stellung a: Aufrecht stehen, Füsse eng geschlossen, Hände zu Fäusten geballt, Daumen nach innen.

Übung a: Mit angespannten Armmuskeln heben Sie Ihre geballten Fäuste ruckartig nach oben in Schulterhöhe, wobei aber die Oberarme steif am Körper liegen bleiben. Dann entspannen Sie die Muskulatur und senken die Unterarme wieder in die Ausgangsposition. – Zu Anfang 25 Mal.

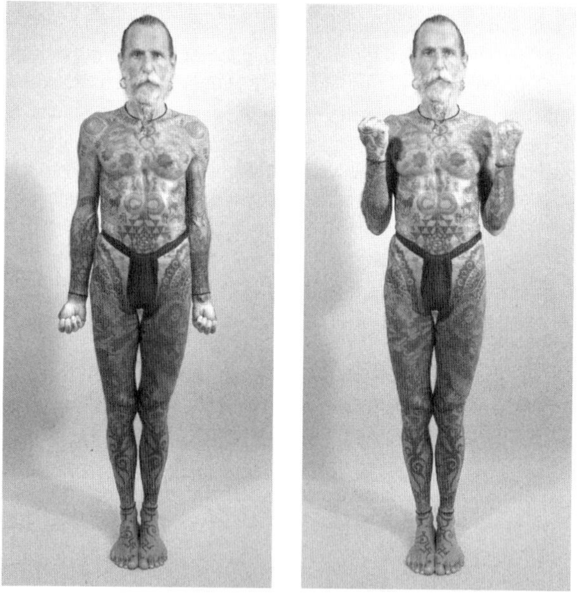

14a. Kräftigung der Ellbogen

Stellung b: aufrecht stehen, Füsse geschlossen, Arme nach unten gestreckt, offene Handflächen nach vorn gedreht, Finger eng aneinander.

Übung b: Wiederholen Sie dasselbe wie in Übung a, indem Sie Ihre Unterarme ruckartig auf- und abwärts bewegen, unter Beachtung der Spannung und Entspannung wie oben beschrieben. – Zu Anfang 25 Mal.

Bei dieser Übung müssen die Fäuste oder Handflächen bis zur Schulterhöhe aufwärtsgehen und dann ganz gerade wieder hinunter. Die Oberarme bleiben unbeweglich an der Seite. Die Fäuste oder

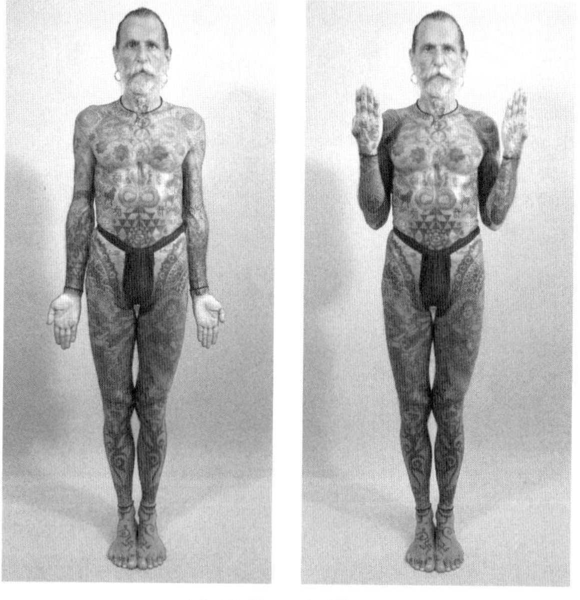

14b. Kräftigung der Ellbogen

Handflächen dürfen bei der Aufwärtsbewegung die Schultern ebenso wenig berühren wie bei der Abwärtsbewegung die Oberschenkel.

Dadurch werden Missbildungen an den Ellbogen geheilt und die Gelenke gestärkt. Die Blutzirkulation in den Arterien wird beschleunigt und gibt dem ganzen Unterarm vom Ellbogen abwärts neue Kraft. Ständiges Üben schenkt den Frauen wohlgeformte, straffe Arme, während sie bei Männern stark und symmetrisch werden.

15. Bhuja-Balli-Shakti-Vikasaka *(Kräftigung der Arme)*

Stellung: aufrecht stehen, Füsse geschlossen, die Arme hängen herab.

Übung a: Lassen Sie die Arme herabhängen, und spannen Sie die Muskeln leicht an. Dann atmen Sie tief ein, halten den Atem an und heben den linken Arm bis zum Kopf hoch, wobei die Handfläche immer nach aussen zeigt, und senken ihn dann genauso wieder. Der Arm darf weder oben den Kopf noch die Hand unten den Oberschenkel berühren. Die Handfläche muss offen und gestreckt sein und die Finger geschlossen. Wiederholen Sie diese Auf- und Abwärtsbewegung zehn Mal, dann atmen Sie sachte durch die Nase wieder aus.

Übung b: Wiederholen Sie die Übung mit dem rechten Arm.

Übung c: Jetzt machen Sie dasselbe mit beiden Armen zusammen. Achten Sie darauf, dass beim Hochheben weder die Oberarme den Kopf noch die Hände sich gegenseitig berühren.

Ständiges Üben schenkt den Armen und Schultern grosse Kraft und ein besseres Aussehen.

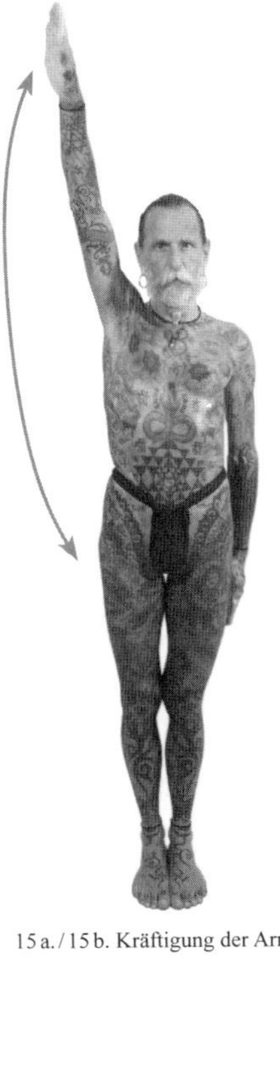

15 a. / 15 b. Kräftigung der Arme

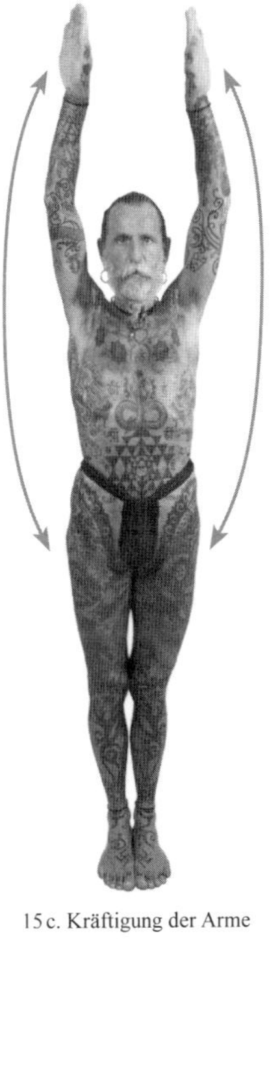

15 c. Kräftigung der Arme

16. Purna-Bhuja-Shakti-Vikasaka
(Stärkung der Arme)

Stellung: Füsse geschlossen, Körper gerade, Arme gestreckt, Hände zu Fäusten geballt, Daumen nach innen.

Übung a: Atmen Sie durch die Nase tief ein, und halten Sie die Luft an. Lassen Sie nun Ihren gestreckten rechten Arm zehn Mal von vorn nach hinten kreisen. Dann halten Sie an, wobei der Arm nach vorn angewinkelt bleibt, atmen kräftig durch die Nase aus und stossen gleichzeitig den Arm in Schulterhöhe nach vorn.

Übung b: genau wie bei Übung a, nur lassen Sie den Arm andersherum von hinten nach vorn kreisen.

Übung c: wie Übung a, nur mit dem linken Arm.

Übung d: wie Übung b, nur mit dem linken Arm.

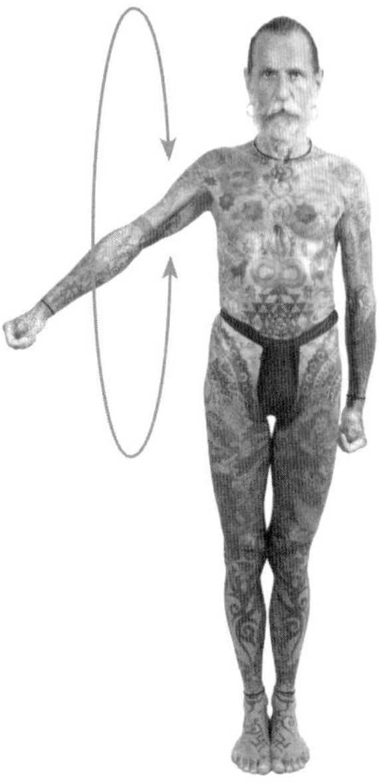

16a.–16d. Stärkung der Arme

Übung e: Mit zu Fäusten geballten Händen und versteiften Armen beschreiben Sie nach der Einatmung mit beiden Armen zehn Mal einen vollen Aufwärtskreis und stossen dann beide Arme zusammen nach vorn, während Sie kräftig durch die Nase ausatmen.

Übung f: wie bei Übung e, nur dass beide Arme andersherum kreisen.

Diese Übungsserie stärkt insbesondere die Nerven. Arme und Hände werden gekräftigt und erhalten bessere Proportionen. Brustkorb und Herz werden mit neuer Energie versorgt.

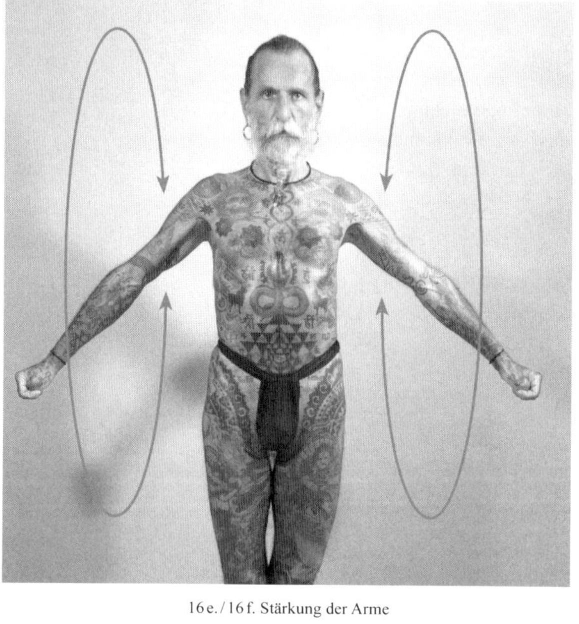

16e./16f. Stärkung der Arme

17. Mani-Bandha-Shakti-Vikasaka *(Stärkung der Handgelenke)*

Stellung: aufrecht stehen, Füsse eng geschlossen, Arme in Schulterhöhe parallel zum Boden gerade nach vorn gestreckt. Hände zu Fäusten geballt, Daumen nach innen.

Übung a: Atmen Sie tief ein, halten Sie den Atem an, und biegen Sie die Fäuste aus dem Handgelenk energisch nach oben, indem Sie versuchen, Ihren Unterarm zu berühren. Die Arme selbst müssen so steif wie möglich bleiben. Nach einer Weile atmen Sie aus, wobei Sie die Fäuste in die Ausgangslage senken. Atmen Sie erneut tief ein, halten den Atem wieder an und biegen die Fäuste so weit wie möglich energisch nach unten. Beim Ausatmen werden die Fäuste wieder in die Ausgangslage zurückbewegt. – Zu Anfang fünf Mal.

Übung b: Knicken Sie die Arme im Ellbogen ein, und heben Sie sie seitlich in Schulterhöhe an. Dann atmen Sie wie in Übung a tief ein und wiederholen dasselbe, indem Sie die Fäuste zuerst energisch nach oben und dann nach unten drücken. – Zu Anfang fünf Mal.

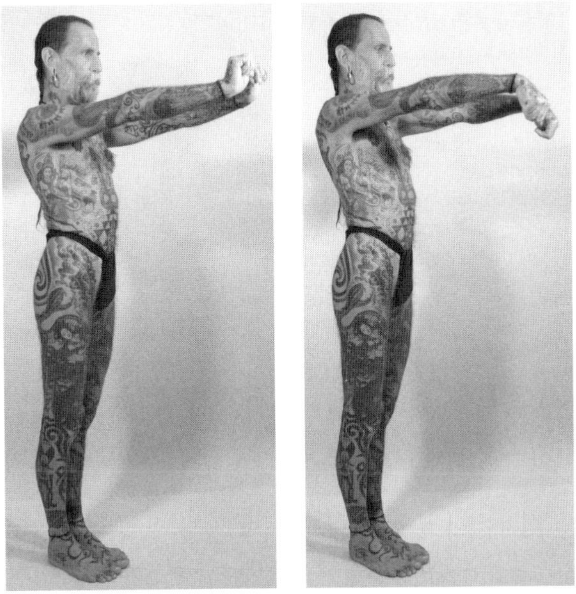

17a. Stärkung der Handgelenke

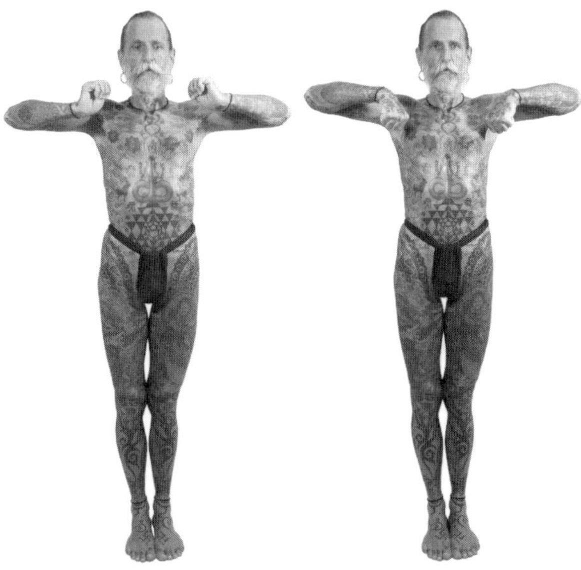

17b. Stärkung der Handgelenke

18. Kara-Prishtha-Shakti-Vikasaka *(Stärkung des Handrückens)*

Stellung: aufrecht stehen, Füsse geschlossen, Arme in Schulterhöhe parallel zum Boden nach vorn ausgestreckt, Hände offen, Finger eng aneinandergedrückt.

Übung a: Biegen Sie Ihre Hände aus dem Handgelenk wieder nach oben und unten, indem Sie genau wie bei Übung Nr. 17 den Atem anhalten. – Zu Anfang fünf Mal.

Übung b: Genau wie bei Übung Nr. 17b, nur dass die Hände offen sind und die Finger aneinanderliegen. – Zu Anfang fünf Mal.

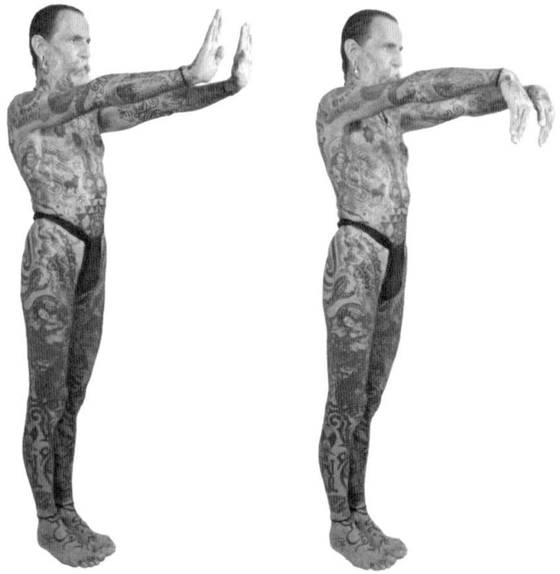

18a. Stärkung des Handrückens

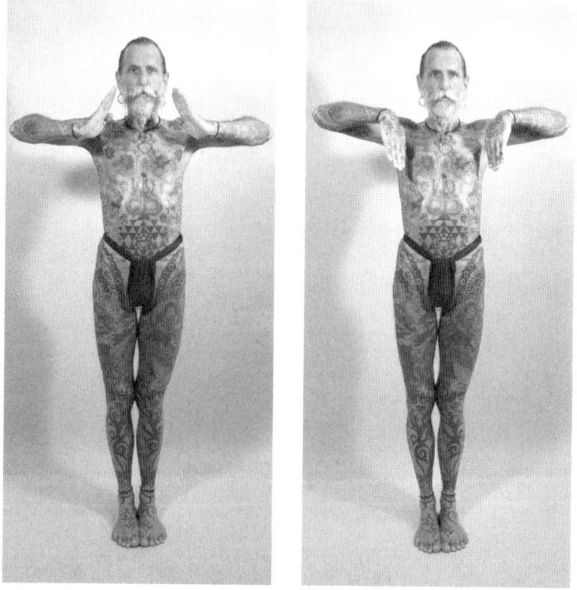

18b. Stärkung des Handrückens

19. Kara-Tala-Shakti-Vikasaka *(Stärkung der Handflächen)*

Stellung: aufrecht stehen, Füsse eng geschlossen, Arme in Schulterhöhe parallel zum Boden ausgestreckt, wobei die Hände offen sind und die Finger so weit wie möglich gespreizt werden.

Übung a: Atmen Sie wiederum tief ein, halten den Atem an und biegen Sie dann gleich wie in den Übungen Nr. 17 und Nr. 18 die Hände nach oben und unten. Bemühen Sie sich, mit den Fingern jeweils den Unterarm zu berühren. – Zu Anfang fünf Mal.

Übung b: Mit möglichst weit auseinandergespreizten Fingern winkeln Sie die Ellbogen seitlich an. Die Finger sollten die Brust nicht berühren. Dann bewegen Sie wie oben die Hände mit angehaltenem Atem auf und ab, als ob Sie mit den Fingern den Unterarm berühren wollten. – Zu Anfang fünf Mal.

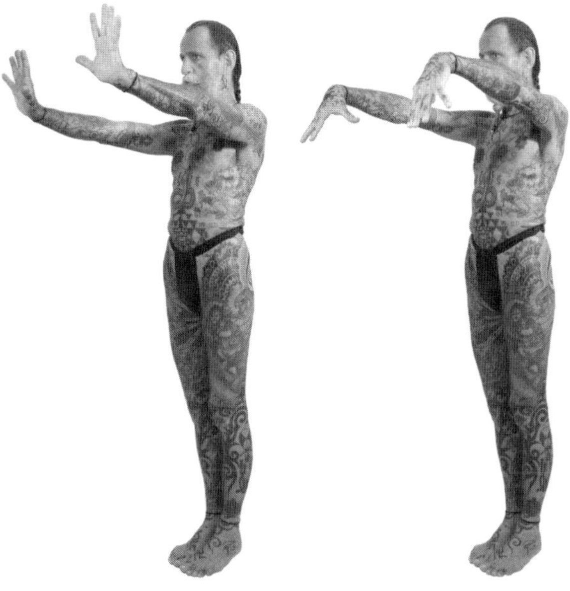

19 a. Stärkung der Handflächen

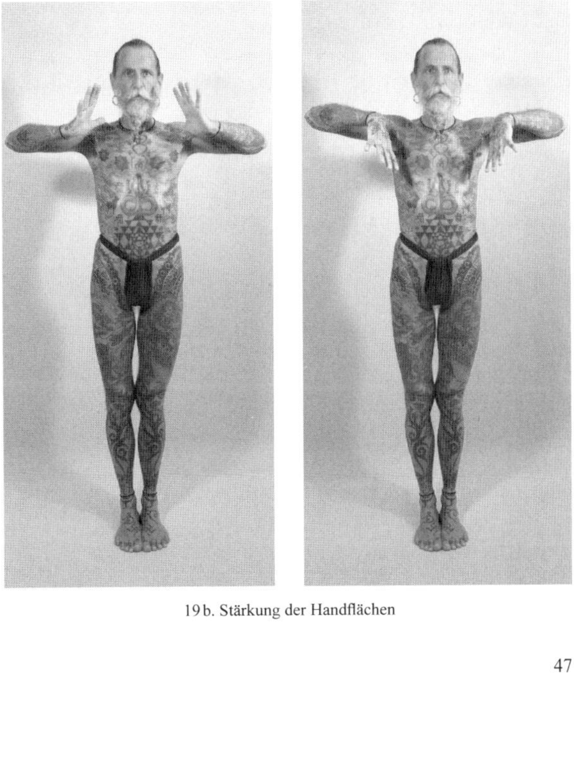

19 b. Stärkung der Handflächen

20. Anguli-Mula-Shakti-Vikasaka *(Stärkung der Fingergelenke)*

Stellung: aufrechte, entspannte Körperhaltung, Füsse geschlossen, Arme in Schulterhöhe parallel zum Boden nach vorn gestreckt. Die Hände sollten vom Handgelenk ab entspannt sein und schlaff nach unten hängen.

Übung a: Atmen Sie normal und regelmässig durch die Nase. Während die Hände vollkommen entspannt bleiben, versteifen Sie die Arme in ihrer gesamten Länge von den Handgelenken bis hinauf zu den Schultern. Versuchen Sie dann, in dieser Position fünf Minuten zu verharren.

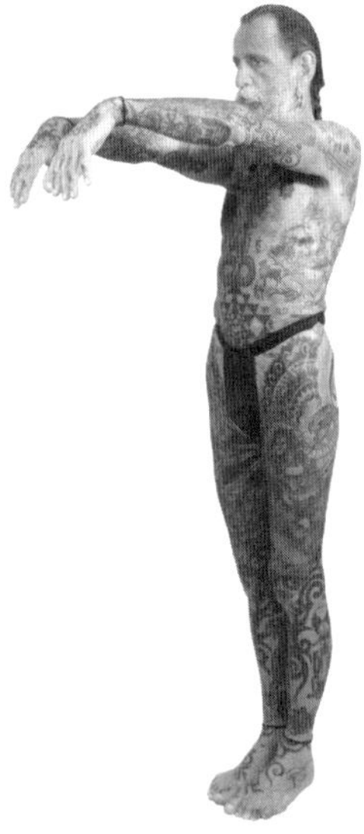

20 a. Stärkung der Fingergelenke

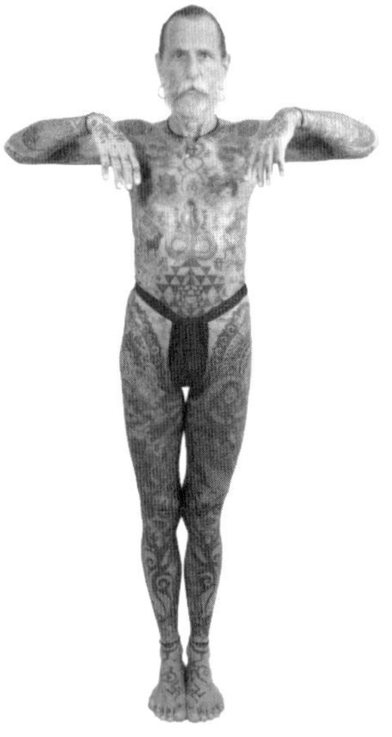

20 b. Stärkung der Fingergelenke

Übung b: genau wie bei Übung a, nur dass die Arme in den Ellbogen wieder seitlich angewinkelt sind. Versuchen Sie, diese Stellung mindestens fünf Minuten zu halten.

21. Anguli-Shakti-Vikasaka *(Stärkung der Finger)*

Stellung: aufrecht stehen, Füsse eng geschlossen, Arme in Schulterhöhe parallel zum Boden nach vorn ausgestreckt.

Übung a: Spreizen Sie die Finger, und drücken Sie die Handrücken nach oben, wobei Sie mit den Fingern die «Haube» einer Kobra formen. Atmen Sie möglichst normal und bemühen Sie sich, Ihre Arme von den Schultergelenken bis zu den Fingerspitzen so stark wie möglich anzuspannen. Versuchen Sie, die Arme so intensiv wie möglich zu versteifen, bis sie zu zittern beginnen, sonst ist die Übung wirkungslos. – Zu Anfang fünf Minuten.

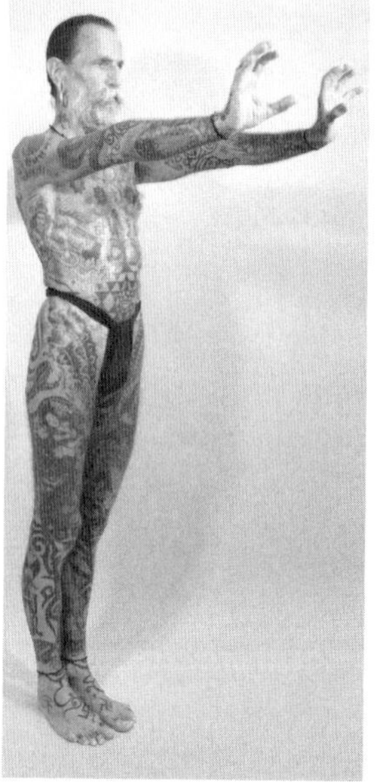

21 a. Stärkung der Finger

Übung b: Wiederholen Sie dieselbe Übung mit angewinkelten Ellbogen. Die Finger sind erneut zu einer «Kobra-Haube» gespreizt, und die Anspannung sollte wiederum fünf Minuten gehalten werden.

Die fünf Übungen Nr. 17 bis Nr. 21 kräftigen die Handgelenke, Knöchel, Handflächen und Finger. Ausserdem regen sie die Herztätigkeit an. Das Herz wird gestärkt, wodurch sich eine ganze Reihe von Unpässlichkeiten auskurieren lässt. Diese Übungen sind besonders empfehlenswert für Menschen, die manuelle Arbeit leisten, aber auch für alle diejenigen, die am Computer tätig sind. Musiker, Weber, Bildhauer und andere Künstler können ebenfalls davon profitieren.

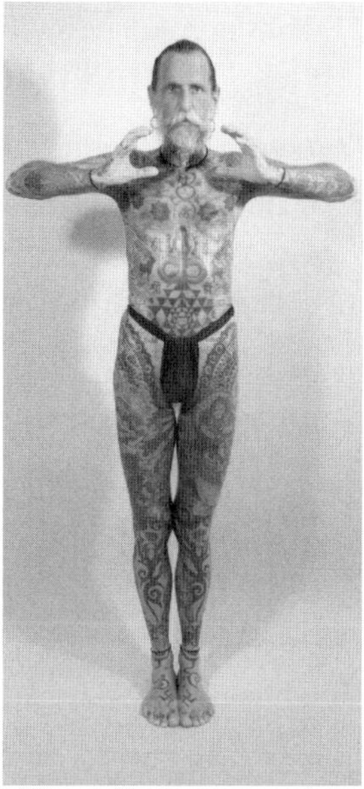

21 b. Stärkung der Finger

22. Vaksha-Sthala-Shakti-Vikasaka 1
(Kräftigung des Brustkorbs)

Stellung: aufrecht stehen, Füsse geschlossen, Arme hängen an den Seiten herab, Handflächen nach hinten gedreht, Finger liegen aneinander.

Übung: Atmen Sie tief durch die Nase ein, und schwingen Sie dabei die Arme in einem Halbkreis von vorn nach hinten hoch. Halten Sie den Atem an, und lehnen Sie sich aus der Taille so weit wie möglich zurück, wobei die Beine und Knie gestreckt bleiben müssen. Verharren Sie in dieser Stellung so lange wie möglich. Atmen Sie aus, während Sie wieder in die Ausgangsposition zurückkehren. – Zu Anfang fünf Mal.

Diese Übung hilft bei vielen Brustkrankheiten. Der Brustkorb wird elastisch und kräftig. Tuberkulose, Asthma und chronische Bronchitis können damit wirksam behandelt werden. Für Menschen, die an Herzschwäche leiden, ist die Übung aufgrund ihrer anregenden und belebenden Wirkung besonders von Nutzen, wenn sie jeden Morgen fünf Minuten lang praktiziert wird.

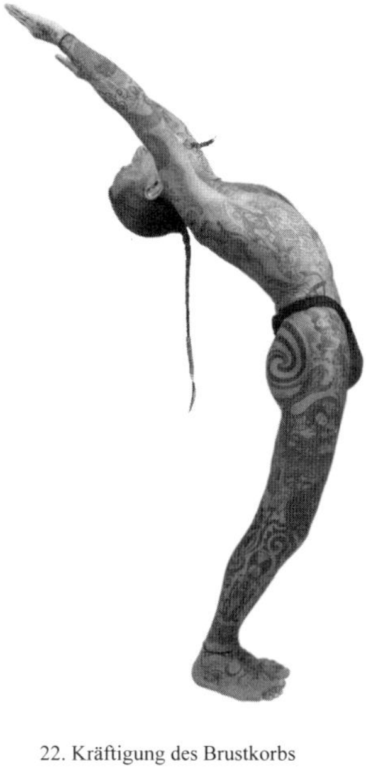

22. Kräftigung des Brustkorbs

23. Vaksha-Sthala-Shakti-Vikasaka 2
(Kräftigung des Brustkorbs)

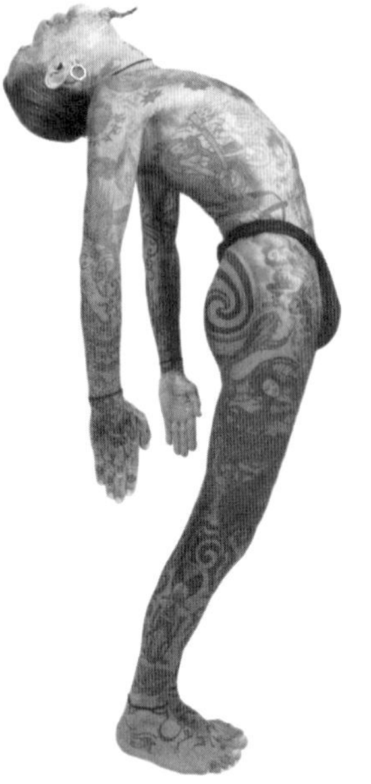

23. Kräftigung des Brustkorbs

Stellung: aufrecht stehen, Füsse geschlossen. Die Arme hängen mit den Handflächen nach innen seitlich herab.

Übung: Atmen Sie tief durch die Nase ein, und biegen Sie dabei Ihren Oberkörper von der Taille aufwärts möglichst weit zurück. Gleichzeitig heben Sie Ihre gestreckten Arme so hoch es geht, von unten nach hinten. Bleiben Sie, solange Sie können, mit angehaltenem Atem in dieser Stellung. Während Sie dann in die Ausgangsposition zurückkehren, atmen Sie langsam aus. – Zu Anfang fünf Mal.

Diese Übung bietet dieselben Vorteile wie Übung Nr. 22, schenkt aber ausserdem Brust und Rücken neue Kraft und Vitalität. Die Arme werden ebenfalls gestärkt. Wer zu dick ist, wird erfreut feststellen, dass Fettablagerungen an den Hüften verschwinden, während zu magere Menschen bemerken werden, dass sich hervorstehende Knochen mit gesundem Fleisch überziehen. Wird die Übung regelmässig durchgeführt, hält sie den Rücken eines Menschen während seines ganzen Lebens gerade.

Die Übungen Nr. 22 und Nr. 23 verbinden die heilsame Wirkung von Pranayama mit dem physiotherapeutischen Effekt eines Muskel-Gelenk-Trainings des gesamten Brustkorbs. Dadurch ist schon durch die dabei erforderliche grosse Dehnung der Rippen eine bessere Atmung garantiert. Der Erfolg beider Übungen hängt aber hauptsächlich von der Art ab, wie ein- und ausgeatmet wird.

Man bemüht sich erstens, so tief wie möglich einzuatmen, und versucht dann zweitens, den Atem anzuhalten. Dieser Prozess ist im Hatha-Yoga als Puraka und Kumbhaka bekannt. Die tiefe Atmung erlaubt es den Lungen, eine grössere Menge frischer Luft einzusaugen, wodurch das Blut reichlich mit Sauerstoff versorgt wird. Da der normale Gegendruck des Brustkorbs bei der Einatmung durch diese Übung verringert wird, strömt auch viel mehr Blut zum Herzen als sonst. Gleichzeitig entstehen durch das starke Dehnen der Alveolen in der Lunge Impulse, die ihrerseits das Zentrum des Nervus vagus im Gehirn anregen. Dieser Nerv steuert den Parasympathikus des vegetativen Nervensystems, und seine Stimulierung bewirkt eine Verlangsamung des Herzschlags, was dem Herzen wiederum mehr Zeit zur Erholung nach jeder Kontraktion gibt. Dieses längere Intervall der Entspannung verbessert die Durchblutung des Herzens und gibt ihm die Fähigkeit, sich wieder kraftvoller zusammenzuziehen, wodurch diesem ununterbrochen beanspruchten Organ eine dringend benötigte Ruhepause gewährt wird. Gleichzeitig wird durch die Verlangsamung des Herzschlags der Blutstrom im

Gehirn verlangsamt, wodurch die Hirnzellen mehr frisches, sauerstoffreiches Blut erhalten, was wiederum dem gesamten Organismus zugute kommt.

Die hier beschriebene Methode, nach der Einatmung eine Weile ohne Atem zu verharren, dehnt die Lungenflügel stark aus, um sich dann nach der Ausatmung wieder enger zusammenzuziehen. Alle Übungen aber, bei denen das Lungengewebe einmal dazu gebracht wird, sich zu dehnen, um sich dann wieder zusammenzuziehen, helfen, die Elastizität dieses Gewebes zu erhalten.

Der Plexus cardiacus und die willkürlichen Nerven des Brustkorbs werden durch solche Übungen gleichermassen angeregt, wodurch eine Verbindung im Zusammenspiel der vom Willen beeinflussbaren und normalerweise nicht beeinflussbaren Nerven entsteht. Der Plexus cardiacus wirkt in hohem Masse auch auf die Funktion des Nervus vagus ein, von dem Fachleute annehmen, dass er eine wichtige Rolle zu spielen hat, wenn die latenten Kräfte eines Menschen geweckt werden sollen. Durch diese Verbindung der verschiedenen Teile des Nervensystems werden nicht nur Stoffwechselkrankheiten, sondern auch Störungen des zentralen Nervensystems, zum Beispiel Vertigo, wirksam bekämpft.

24. Udara-Shakti-Vikasaka 1
(Kräftigung der Bauchmuskeln)

Stellung: aufrecht stehen, Füsse geschlossen, Kopf ganz wenig nach hinten geneigt, Augen weit offen, Mund zu. Das Kinn soll etwa 4 cm über dem oberen Brustbeinende gehalten werden, wobei man es etwas zurückzieht, so dass Augen, Kinn und Brustbein auf einer geraden Linie liegen und der Nacken gerade und angespannt ist.

Übung: Atmen Sie tief ein und dann nach der Blasebalgmethode schnell und heftig durch die Nase aus und ein. Beim Ausatmen muss Ihr Bauch so weit wie möglich eingezogen werden und beim Einatmen nach vorn schnellen. Achten Sie besonders darauf, dass Sie mit voller Konzentration den Bauch so extrem wie möglich einziehen und vorstrecken, wobei die Aus- und Einatmung rhythmisch verlaufen sollte. – Zu Anfang 25 Mal.

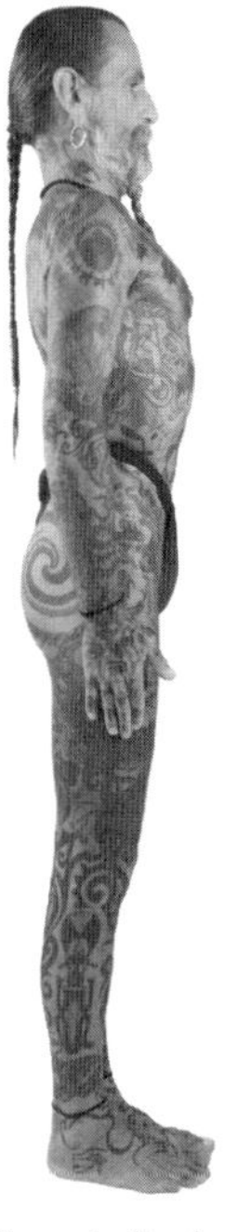

24. Kräftigung der Bauchmuskeln

25. Udara-Shakti-Vikasaka 2
(Kräftigung der Bauchmuskeln)

Stellung: aufrecht stehen, Füsse geschlossen, Kopf so weit wie möglich nach hinten gebogen.

Übung: Atmen Sie nach der Blasebalgmethode schnell aus und ein, wobei Sie wieder in derselben Art und Weise wie vorher Ihren Bauch einziehen und nach vorn drücken und sich voll auf diese Bauchbewegung konzentrieren. – Zu Anfang 25 Mal.

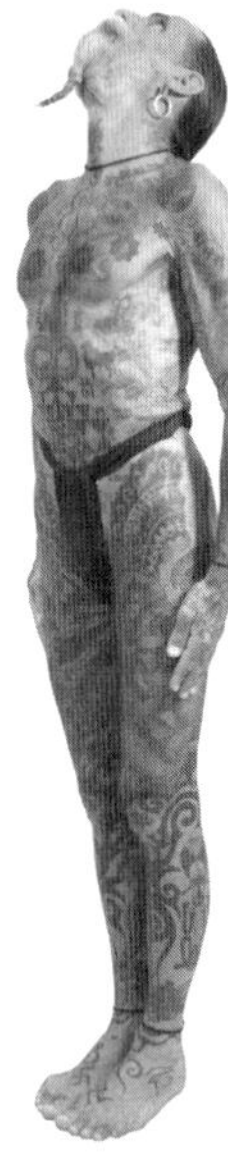

25. Kräftigung der Bauchmuskeln

26. Udara-Shakti-Vikasaka 3
(Kräftigung der Bauchmuskeln)

Stellung: aufrecht stehen, Füsse geschlossen, Kopfhaltung normal, die Augen fixieren, ohne zu blinzeln, einen Punkt etwa 1,5 m vor den Zehen.

Übung: Atmen Sie nach der Blasebalgmethode heftig aus und ein, wobei Sie wieder mit voller Konzentration Ihren Bauch einziehen und rausdrücken. – Zu Anfang 25 Mal.

Hinweis: Anscheinend besteht zwischen den Übungen Nr. 24 bis Nr. 26 und den Übungen Nr. 2 bis Nr. 4 kaum ein Unterschied. Trotzdem unterscheiden sie sich durch die Tatsache, dass die drei Übungen am Anfang des Buches von Ihnen keine besondere Beanspruchung der Bauchmuskeln oder Konzentration auf dieselben verlangen und Sie den Bauch auch nicht so extrem bewegen müssen. Zu diesen speziellen Bauchübungen gehört aber unbedingt das Zusammenspiel von Atmung und Bauchbewegung, also Einatmung und Bauchvorstrecken, Ausatmung und Baucheinziehen. Somit ist der durch die beiden Übungsserien erzielte Nutzeffekt auch verschieden.

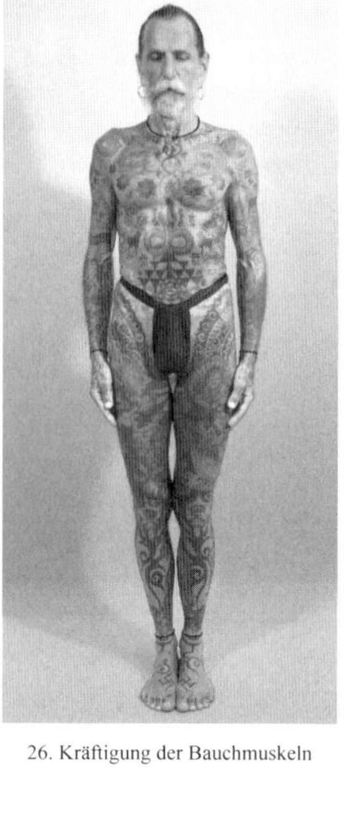

26. Kräftigung der Bauchmuskeln

27. Udara-Shakti-Vikasaka 4
(Kräftigung der Bauchmuskeln)

Stellung: aufrecht stehen, Füsse geschlossen.

Übung: Saugen Sie die Luft durch den zum Krähenschnabel gespitzten Mund ein, und halten Sie den Atem an. Dann schliessen Sie die Augen, blasen die Backen auf, senken Ihr Kinn zum Brustbeinende und wölben die Bauchdecke so stark wie möglich nach vorn. Haben Sie das Bedürfnis auszuatmen, heben Sie den Kopf, öffnen die Augen und atmen langsam und geräuschlos durch die Nase aus, wobei Sie gleichzeitig Wangen und Bauch wieder einsinken lassen.

Sollten Sie den Atem längere Zeit angehalten haben, achten Sie besonders darauf, dass die Ausatmung keinesfalls heftig erfolgt, denn das wäre schädlich. – Zu Anfang fünf Mal.

Das Herausdrücken der Bauchdecke wird Udara-Bandha genannt und bildet zusammen mit Uddiyana, dem Einziehen der Bauchdecke, den «vollen Bauch-Verschluss» (Purna-Uddiyana), der auch als «Ajagari» bekannt ist (S. 57).

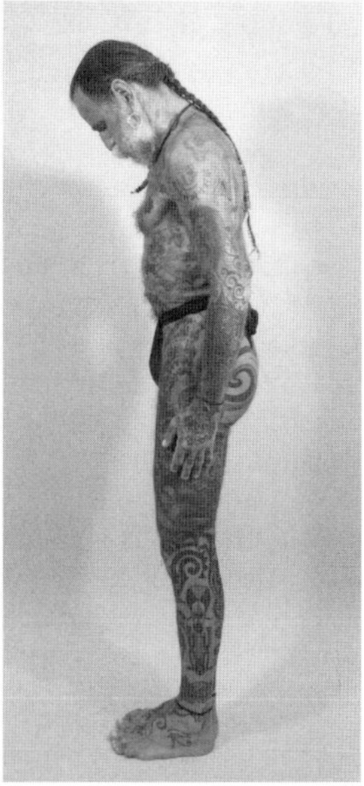

27. Kräftigung der Bauchmuskeln

28. Udara-Shakti-Vikasaka 5
(Kräftigung der Bauchmuskeln)

Stellung: aufrecht stehen, Füsse geschlossen. Beugen Sie Ihren Oberkörper aus der Taille in einem Winkel von 45° nach vorn, legen Sie die Hände an die Hüften, die Finger nach hinten, die Daumen nach vorn, den Kopf angehoben und den Blick starr geradeaus gerichtet.

Übung: Atmen Sie nach der Blasebalgmethode durch die Nase heftig aus und ein, wobei die Bauchdecke wieder so stark wie möglich eingezogen und vorgestreckt wird und Sie sich voll auf diese Bauchbewegung konzentrieren. – Zu Anfang 25 Mal.

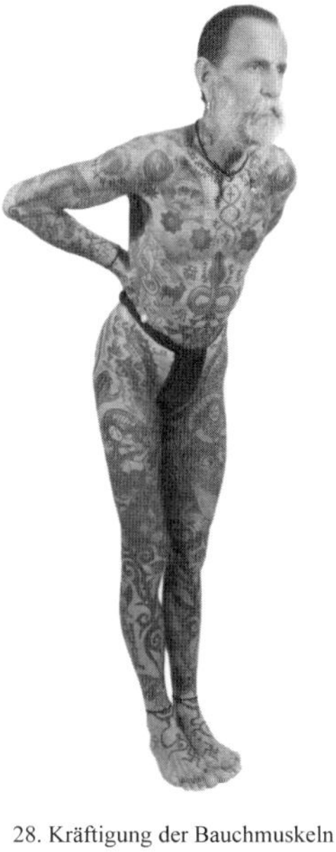

28. Kräftigung der Bauchmuskeln

29. Udara-Shakti-Vikasaka 6 *(Kräftigung der Bauchmuskeln)*

Stellung: aufrecht stehen, Füsse geschlossen, Hände an den Hüften wie bei Übung Nr. 28. Nun beugen Sie den Oberkörper in einem Winkel von 90° nach vorn, den Kopf angehoben, die Augen starr geradeaus gerichtet.

Übung: Atmen Sie nach der Blasebalgmethode heftig aus und ein. Beim Ausatmen muss der Bauch eingezogen werden, beim Einatmen schnellt er nach vorn. – Zu Anfang 25 Mal.

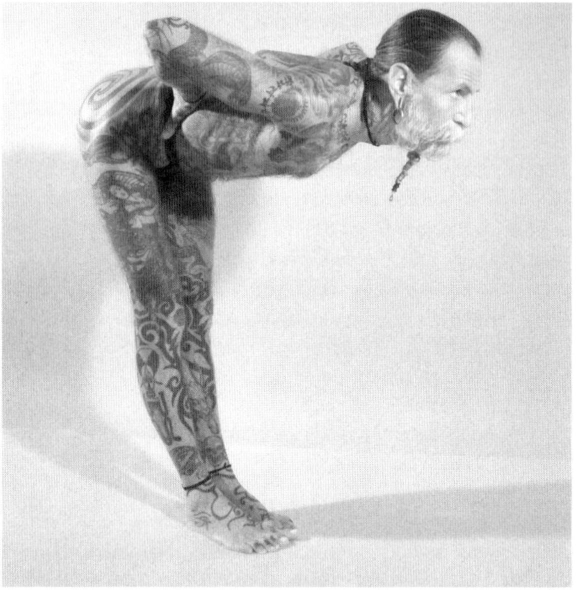

29. Kräftigung der Bauchmuskeln

30. Udara-Shakti-Vikasaka 7 *(Kräftigung der Bauchmuskeln)*

Stellung: aufrecht stehen, Füsse geschlossen. Beugen Sie Ihren Oberkörper in einem Winkel von 45° nach vorn, und legen Sie die Hände an die Hüften, die Finger nach hinten, die Daumen nach vorn, den Kopf angehoben und den Blick starr geradeaus gerichtet.

Übung: Atmen Sie tief durch die Nase ein, dann ganz tief wieder aus. Ohne nun wieder einzuatmen, praktizieren Sie in schneller Folge das Vorstrecken und Einziehen des Bauches. Haben Sie die Atmung bis zur Grenze Ihrer Fähigkeiten ausgesetzt, atmen Sie langsam wieder ein. Dann atmen Sie erneut vollständig aus und wiederholen die intensive rhythmische Bauchbewegung. Achten Sie darauf, dass während dieses Bauchtrainings keine Einatmung erfolgt. – Zu Anfang fünf Mal.

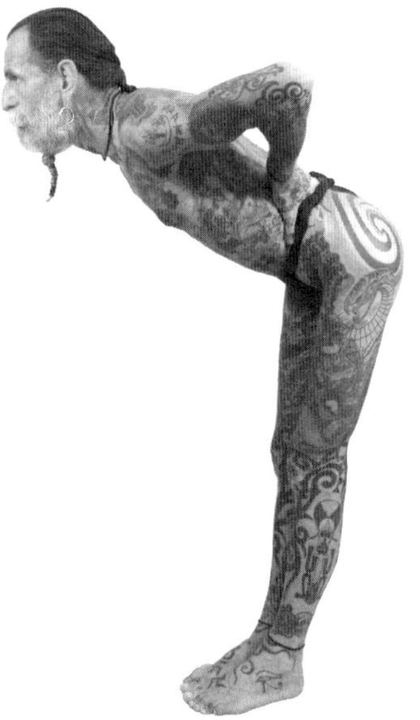

30. Kräftigung der Bauchmuskeln

31. Udara-Shakti-Vikasaka 8 *(Kräftigung der Bauchmuskeln)*

Stellung: genau wie bei Übung Nr. 30, nur dass Sie sich mit angehobenem Kopf und starr nach vorn gerichtetem Blick in einem Winkel von 90° vorbeugen.

Übung: genau wie bei Übung Nr. 30, nur dass Sie in einem Winkel von 90° vorgebeugt stehen.

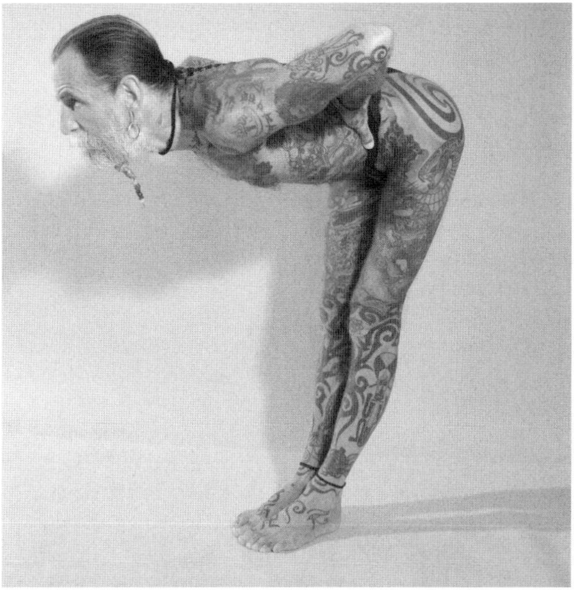

31. Kräftigung der Bauchmuskeln

32. Udara-Shakti-Vikasaka 9 – Uddiyana-Bandha *(Kräftigung der Bauchmuskeln)*

Stellung: Stehen Sie aufrecht, die Füsse geschlossen, der Körper entspannt.

Übung: Atmen Sie zuerst tief ein, dann atmen Sie vollkommen aus und ziehen den Bauch so weit wie möglich ein und hoch. Halten Sie den Bauch so lange wie möglich angehoben, dann atmen Sie wieder tief ein und aus, um die Übung zu wiederholen. – Zu Anfang fünf Mal.

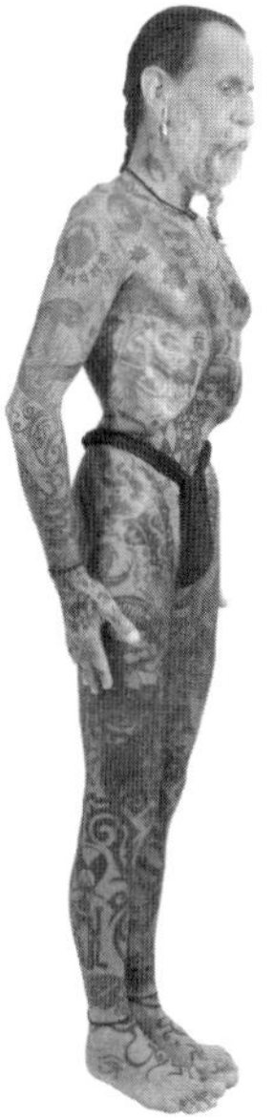

32. Uddiyana-Bandha

Dieses Baucheinziehen bildet die Grundlage zu Uddiyana-Bandha, dem Bauch-Verschluss, und Agnisara (S. 342), dem Erwecken des inneren Feuers. Es muss so extrem wie möglich ausgeführt werden, so dass man mit zunehmender Übung mit der Bauchdecke fast die Wirbelsäule berühren kann. Perfektion in dieser Muskelkontraktion führt zur Beherrschung des vorderen geraden Bauchmuskels und ist Voraussetzung, um Nauli erlernen zu können. Diese Rotation des Bauchmuskelstrangs ist eine der elementarsten Techniken des Hatha-Yoga und ihre Meisterschaft ist für jeden Sadhaka Pflicht (S. 92).

Der Name «Uddiyana» kommt von «uddina», was «auffliegen» bedeutet. Er bezieht sich auf den «grossen Vogel der Lebenskraft» (Prana), der durch diese Muskelkontraktion zum Aufsteigen durch Sushumna-Nadi gebracht wird.

Die Wirksamkeit dieser Bauchübungen hängt von drei Vorgängen ab:

1. Zusammenziehen der Bauchwandmuskeln, insbesondere des Musculus rectus abdominis.
2. Stimulierung des gesamten Unterleibs und der Plexus des autonomen Nervensystems.
3. Bauchatmung.

Im normalen Alltagsleben werden die Bauchmuskeln nur wenig beansprucht, was dazu führt, dass die meisten erschlaffen. Durch die hier beschriebenen Übungen werden diese Muskeln wieder gekräftigt, und es entsteht langsam eine bewusste Kontrolle über den Musculus rectus abdominis, durch die er unabhängig von den anderen Muskeln zusammengezogen werden kann. Das ermöglicht nicht nur ein Training und eine Massage aller Eingeweide, sondern schafft auch ein Vakuum im Unterleib. Dies ist für einen Yogi von grösster Bedeutung, da dadurch das Einsaugen von Flüssigkeit durch Darm und Harnröhre ermöglicht wird (Vasti, Vajroli). All dies wiederum steigert die Blutversorgung der Eingeweide und verbessert die Beweglichkeit der verschiedenen Organe. Das Sonnengeflecht und die Nervenplexus im Unterleib, die den Verdauungstrakt und die endokrinen und digestiven Drüsen des Unterleibs (zum Beispiel die Nebennieren oder die Bauchspeicheldrüse) versorgen, werden ebenfalls stimuliert, weshalb die Übungen speziell für Diabetiker von Nutzen sind.

Jalandhara-Bandha (S. 344) und Uddiyana-Bandha (S. 341), die beide im Rahmen dieser Bauchübungen ausgeführt werden, stimulieren ebenfalls die Schilddrüse, die Nebenschilddrüsen, die Bauchspeicheldrüse und das Adrenalsystem der Nebennierenrinde, was dem ganzen Körper zugute kommt.

Durch Einbeziehung des Unterleibs in den Atmungsprozess wird die Atmung vertieft. Die ständige Massage der Bauchwände durch die Muskelbewegungen verbessert die Blutzirkulation und verhindert Fettansatz.

Die gleichzeitige Aktivierung des autonomen Nervensystems über Muskeln, die vom willkürlichen Nervensystem beeinflusst werden, gibt uns ein Mittel zur Koordination von bewusstem und unbewusstem Nervensystem, was ein wichtiges Ziel der Yoga-Disziplin ist.

33. Udara-Shakti-Vikasaka 10 *(Kräftigung der Bauchmuskeln – «Ajagari» – die Riesenschlange)*

Das Sanskrit-Wort «Ajagara» bedeutet «einer Riesenschlange gleich» und ist die Bezeichnung für eine Python, eine Boa oder eine Anakonda. Die Schlange ist ein Symbol des Unbewussten, und die Riesenschlange bezieht sich bei der Ajagari-Übung auf das unendliche Potential des Unbewussten in unserem Körper, das durch das Aufblähen und Zusammenziehen des Bauches und den damit einhergehenden Prana-Fluss im Unterleib geweckt wird.

Gelegentlich wird die Übung auch als «Cheetah-Kriya» bezeichnet, als Panther-Übung, weil ihre Wirkung den Übenden wie eine Raubkatze anspringt und gleichzeitig dadurch die feinen Instinkte eines Panthers geweckt werden. Wird sie in Padmasana oftmals hintereinander ausgeführt, nennen Yogis dies «Agnisara», die Erweckung des inneren Feuers (S. 342).

Stellung: aufrecht stehen, Füsse geschlossen.

Übung: Atmen Sie langsam und tief durch die Nase ein. Halten Sie nun den Atem an und blähen Sie dann Ihren Bauch so weit wie möglich auf. Halten Sie diese Stellung, solange Sie können, dann lassen Sie den Atem langsam wieder entweichen. Nach vollständiger Ausatmung ziehen Sie den Bauch so stark wie möglich zurück und hoch. – Wiederholen Sie diese Übung ununterbrochen etwa drei bis fünf Mal.

Ajagari besteht aus den beiden Teilen des vollen Bauch-Verschlusses (Purna-Uddiyana), nämlich aus dem Herausdrücken der Bauchwand (Udara-Bandha) und dem Ein- und Hochziehen des Bauches (Uddiyana-Bandha). Dadurch werden die Nerven des Bauches und das Sonnengeflecht so stark in ihrer Funktion stimuliert, dass die feinen Instinkte einer Raubkatze geweckt werden. In Bauch und Unterleib verbergen sich latente intuitive Kräfte, deren Erwachen zu verstärkten, raubtierähnlichen Sinneswahrnehmungen führen können.

Beim Vorwölben des Bauches wird vom Solarplexus aus der Nervus vagus aktiviert, worauf sich der Herzschlag und der Blutfluss im Gehirn verlangsamen. Dadurch werden sämtliche Hirnzellen vermehrt mit Sauerstoff und Prana versorgt.

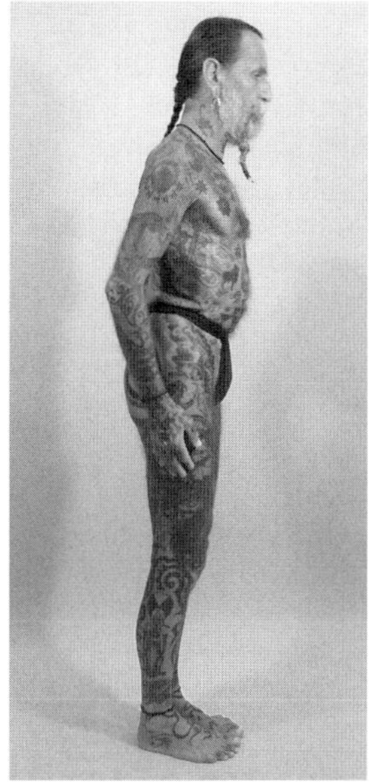

33. Ajagari – Udara-Bandha

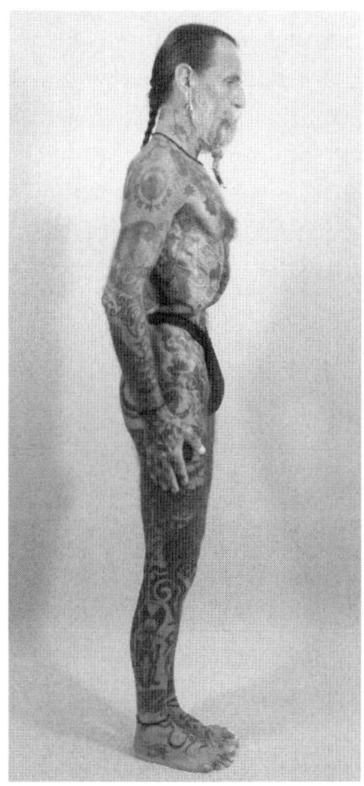

33. Ajagari – Uddiyana-Bandha

Die Panther-Übung ist eine Wohltat für den andauernd arbeitenden Herzmuskel, der sich durch die Verlangsamung des Herzschlags erholen kann. Dadurch profitiert auch das Gehirn und mit ihm der gesamte Körper, der von einer Welle vitaler Energie durchströmt wird. Durch die Panther-Übung wird der Parasympathikus des vegetativen Nervensystems stimuliert, das sein Zentrum im Unterleib und im Solarplexus hat. Durch die daraus resultierende Verlangsamung gewisser Körperfunktionen kann der Metabolismus Energie speichern, wodurch im Körper Hitze entsteht. Der Nervus vagus (der sogenannte 10. Hirnnerv), der die Tätigkeit von Herz, Blutgefässen, Lunge und Verdauung steuert, steht wiederum in innigem Kontakt mit dem Hypothalamus, einer Region des Zwischenhirns, von dem die wesentlichen Impulse zur Steuerung des autonomen Nervensystems und des Metabolismus ausgehen. Folglich ist die Ajagari-Atemtechnik ein wirksames Instrument, um auf Bereiche des Menschen einzuwirken, die normalerweise ausserhalb der bewussten Beeinflussung liegen, wie die Wärmeregulation des Körpers, den Wach- und Schlafrhythmus, die Blutbeschaffenheit, die Schweissabsonderung, den Körpergeruch, den Wasserhaushalt, die Nahrungsaufnahme und die Sexualfunktionen. Somit können Impulse zur Bekämpfung von als unheilbar geltenden Krankheiten gegeben werden, und der Mensch vermag latente Kräfte zu wecken, die massgeblich am Prozess der Selbstverwirklichung beteiligt sind.

Ajagari ist ein essentieller Bestandteil von höheren Yoga-Praktiken wie Tadagi-Mudra (S. 430), Tribandhasana (S. 349) und Bhastra-Kumbhaka (S. 386). Man sollte Ajagari sehr konzentriert ausführen, damit ihre Wirkung kontrollierbar bleibt.

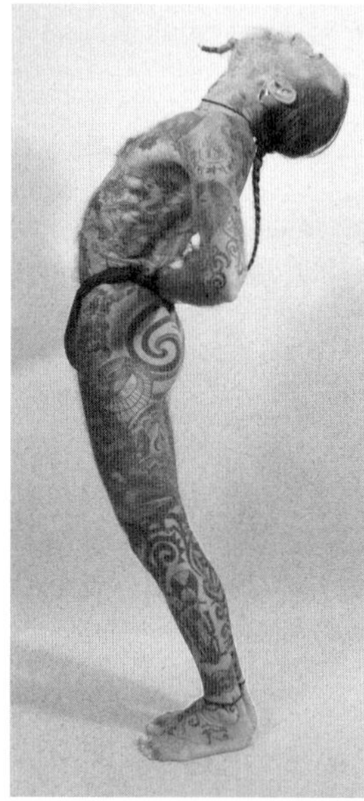

34 a. / 34 b. Kräftigung des Rückens

34. Kati-Shakti-Vikasaka 1 *(Kräftigung des Rückens)*

Stellung a: aufrecht stehen, Füsse geschlossen. Die linke Hand wird mit dem Daumen nach innen zur Faust geballt und auf den Rücken gelegt. Die rechte Hand umfasst das linke Handgelenk. Beide Hände müssen den Rücken berühren.

Übung a: Halten Sie die Beine und Knie gestreckt. Atmen Sie tief durch die Nase ein, und biegen Sie dabei Ihren Oberkörper von der Taille an so weit wie möglich nach hinten. Verharren

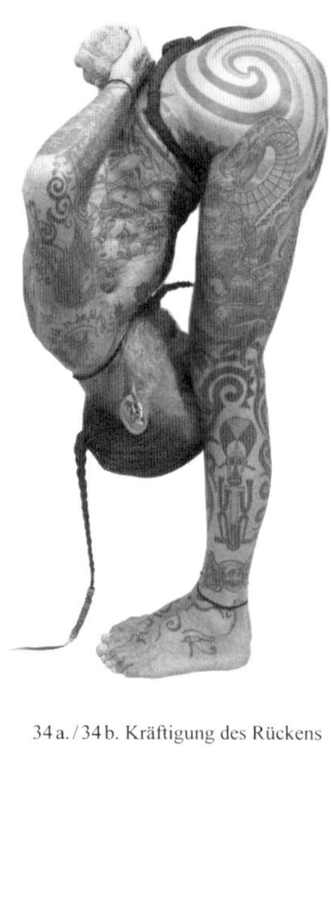

34 a. / 34 b. Kräftigung des Rückens

Sie einige Augenblicke mit angehaltenem Atem in dieser Stellung. Daraufhin beugen Sie sich während der Ausatmung nach vorn und bemühen sich, mit Ihrem Kopf die Knie zu berühren. Atmen Sie nun wieder ein, während Sie hochkommen und das Ganze wiederholen. – Zu Anfang fünf Mal.

Stellung b: Genau wie bei Stellung a, nur dass die rechte Hand zur Faust geballt wird und die linke Hand das rechte Handgelenk umfasst.

Übung b: Wiederholen Sie fünf Mal dasselbe wie in Übung a.

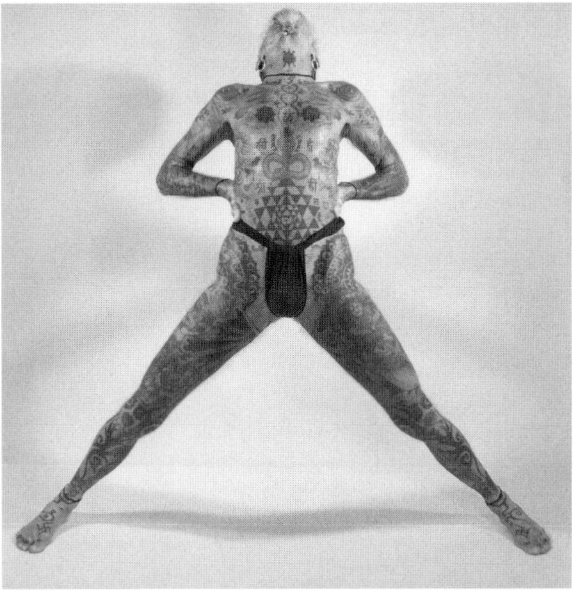

35. Kräftigung des Rückens

35. Kati-Shakti-Vikasaka 2 *(Kräftigung des Rückens)*

Stellung: Spreizen Sie Ihre nach vorn gerichteten Füsse so weit wie möglich auseinander. Nun legen Sie die Hände an die Hüften, die Finger nach hinten und die Daumen nach vorn.

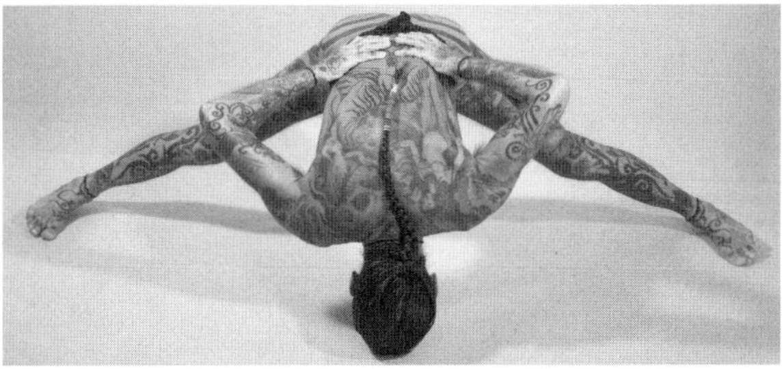

35. Kräftigung des Rückens

Übung: Beim Einatmen biegen Sie Ihren Oberkörper taillenaufwärts so weit wie möglich nach hinten. Verharren Sie mit angehaltenem Atem eine Weile in dieser Stellung, dann atmen Sie allmählich aus und beugen sich dabei nach vorn, bis der Kopf den Boden berührt. – Zu Anfang fünf Mal.

36. Kati-Shakti-Vikasaka 3
(Kräftigung des Rückens)

Stellung a: aufrecht stehen, Füsse geschlossen, Arme seitlich ausgestreckt, Handflächen nach unten.

Übung a: Atmen Sie tief durch die Nase ein, halten Sie den Atem an und biegen Sie dann Ihren Oberkörper mit den ausgebreiteten Armen so weit wie möglich nach links und verharren Sie eine Weile so. Dann atmen Sie aus, während Sie hochkommen, atmen Sie dann wieder tief ein, halten den Atem an und wiederholen den Vorgang auf die rechte Seite. – Zu Anfang fünf Mal.

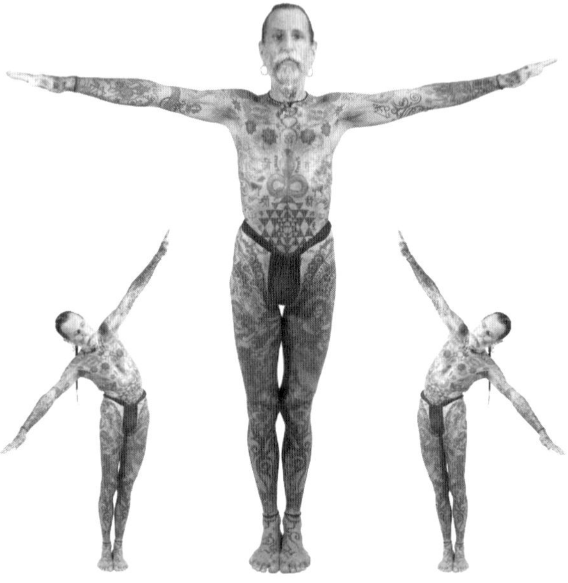

36 a. Kräftigung des Rückens

Stellung b: wie bei Stellung a, nur dass Sie die Handflächen nach oben gedreht halten.

Übung b: wie bei Übung a, jedoch mit nach oben gedrehten Händen.

Bei dieser Übung sollten Sie besonders darauf achten, dass Ihre Arme steif und unbeweglich bleiben und der Oberkörper dabei weder nach vorn noch nach hinten geneigt wird. Bei der Beugung nach links und rechts müssen Sie sich so weit strecken, bis Ihre Hände die Waden berühren.

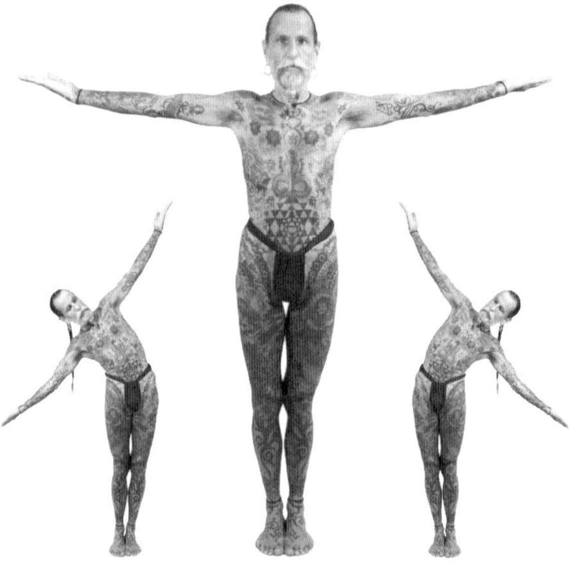

36 b. Kräftigung des Rückens

37. Kati-Shakti-Vikasaka 4 *(Kräftigung des Rückens)*

Stellung a: aufrecht stehen, Arme seitlich ausgestreckt, Handflächen nach unten gedreht, Füsse etwa 60 cm auseinandergespreizt. Die Füsse müssen schön gerade nach vorne gerichtet auf dem Boden stehen.

Übung a: Atmen Sie tief durch die Nase ein, halten Sie den Atem an, biegen Sie dann Ihren Oberkörper mit den ausgebreiteten Armen so weit wie möglich nach links, und verharren Sie eine Weile so. Dann atmen Sie aus und kommen dabei hoch, atmen wieder ein, wenn Sie oben sind, und wiederholen den Vorgang auf der rechten Seite. – Zu Anfang fünf Mal.

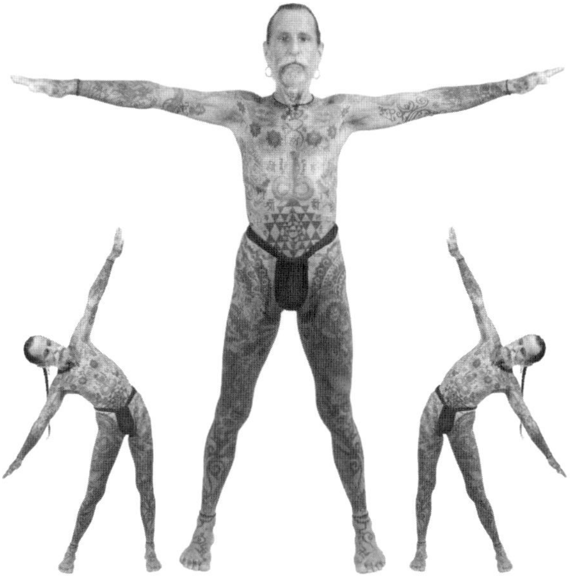

37 a. Kräftigung des Rückens

Stellung b: wie bei Stellung a, nur dass Sie die Handflächen nach oben gedreht halten.

Übung b: wie bei Übung a, jedoch mit nach oben gedrehten Händen.

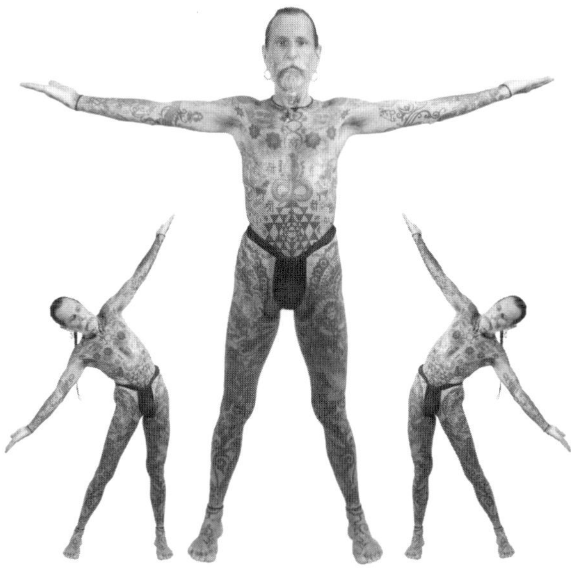

37 b. Kräftigung des Rückens

38. Kati-Shakti-Vikasaka 5 *(Kräftigung des Rückens)*

Stellung: aufrecht stehen, Füsse 60 cm auseinandergestellt und schön gerade nach vorn gerichtet. Die Arme sind nach vorne gestreckt, die Handflächen zueinander gedreht.

Übung: Atmen Sie normal durch die Nase ein und aus. Drehen Sie langsam Ihren Oberkörper aus der Hüfte heraus in einem Halbkreis nach links. Der rechte Arm wird dabei angewinkelt, bis die Hand die Brust berührt. Der Kopf und die Augen folgen der Bewegung des ausgestreckten linken Arms. Haben Sie den äussersten Punkt der Drehung erreicht, verharren Sie einen Moment in dieser Stellung. Dann drehen Sie sich in der gleichen Weise nach rechts, wobei der linke Arm angewinkelt wird und der ausgestreckte rechte Arm in einem Halbkreis nach rechts gedreht wird. Achten Sie darauf, dass die Füsse fest am Boden bleiben und die Knie immer durchgestreckt sind. Diese Übung wird auch Kati-Cakrasana (Lendenschwung) genannt und ist eine der vier Asanas, die für die Praxis von Shankha-Prakshalana (Muschelreinigung; S. 108) verwendet werden. – Zu Anfang fünf Mal.

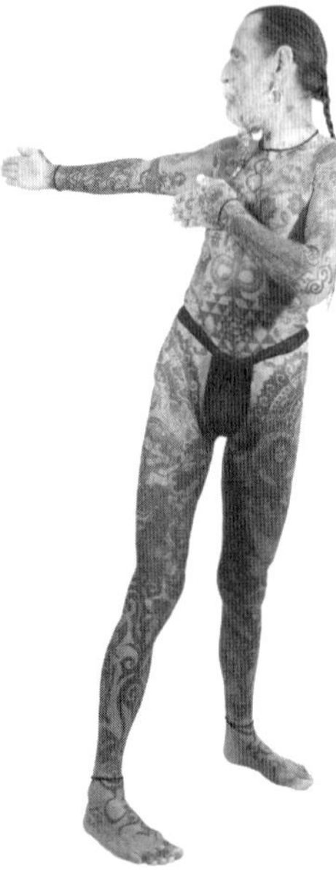
38. Kräftigung des Rückens

Diese fünf Übungen für den Rücken machen ihn geschmeidig und symmetrisch. Wenn sie regelmässig durchgeführt werden, verschwinden alle kleineren Missbildungen, und sogar Skoliose kann wirksam bekämpft werden. Bei Frauen und Männern unter 25 Jahren kann dadurch das Wachstum gefördert werden. Auch diejenigen unter 30 Jahren werden nach längerem Üben feststellen, dass ihre Grösse zugenommen hat. Die Übungen sind ein Segen für zu kleine Menschen. Besonders gut eignen sie sich zur Kräftigung des Rückens, aber auch der gesamte Brustkorb wird dadurch vergrössert und elastischer, was sich dann wiederum auf die Atmung und dadurch auf den ganzen Körperhaushalt (Metabolismus) auswirkt. Erschlaffte Rückenpartien straffen sich, und bei regelmässiger Ausführung der Übungen wird der gesamte Körper ebenmässig und stark. Diese Übungen sind allen Menschen sehr zu empfehlen, insbesondere Künstlern, Schauspielerinnen und Schauspielern.

39. Muladhara-Cakra-Shuddhi *(Reinigung von Unterleib und Muladhara-Cakra)*

Stellung: aufrecht stehen, Füsse geschlossen, Oberschenkel aneinandergepresst, Hals- und Nackenpartien entspannt.

Übung: Pressen Sie Ihre Hinterbacken fest zusammen und spannen Sie die Muskeln des Rektums, das heisst von After und Mastdarm, derart an, als ob Sie Luft hochziehen wollten. Dabei können Sie ruhig normal atmen, obgleich die Übung meist dazu führt, dass die Atmung angehalten wird und der Körper wegen der grossen Anstrengung zu zittern beginnt. – Zu Anfang fünf Mal.

Spreizen Sie dann die Füsse etwa um eine Fussbreite (8 cm) auseinander, und wiederholen Sie dieselbe Übung. – Zu Anfang fünf Mal.

Da diese Übung sich gezielt auf innere Organe richtet, lässt sie sich nur ansatzweise illustrieren.

Das Nervengeflecht im Becken wird angeregt, wodurch alle Funktionsstörungen des Darms geheilt werden und anhaltende Linderung bei Krankheiten wie Diabetes, Hämorrhoiden und Fisteln erzielt wird. Gemäss der Yoga-Philosophie befindet sich im Astralkörper des Menschen im Unterleib an der Basis der Wirbelsäule das Muladhara-Cakra, ein Energiezentrum, das durch diese Übung aktiviert wird (S. 127).

In Vers 46 und 47 der «Yogacudamanyupanishad» heisst es von dieser speziellen Übung: *«Wenn man die Luft im Mastdarm – Apana genannt – hochzieht, wird er blockiert. Und Apana beginnt sich dank dieser Yoga-Übung mit dem Lebenshauch Prana zu vermischen. Durch die so entstandene Fusion werden alle Abfallstoffe und Gifte, die von Nieren und Eingeweiden produziert werden, aufgelöst. Ein schlaffer, weicher Körper wird wieder elastisch und schlank.»*

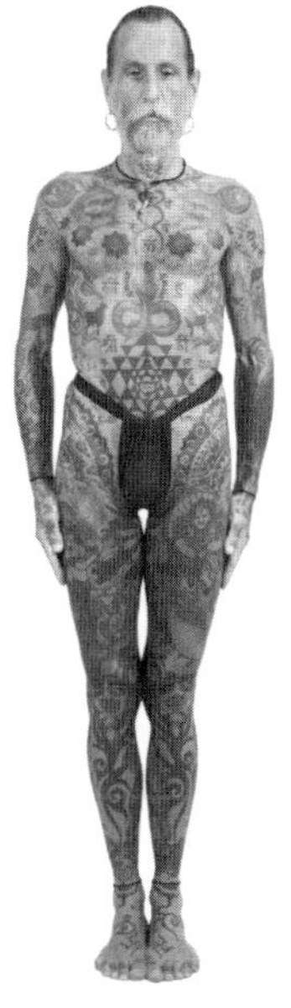

39. Reinigung des Unterleibs

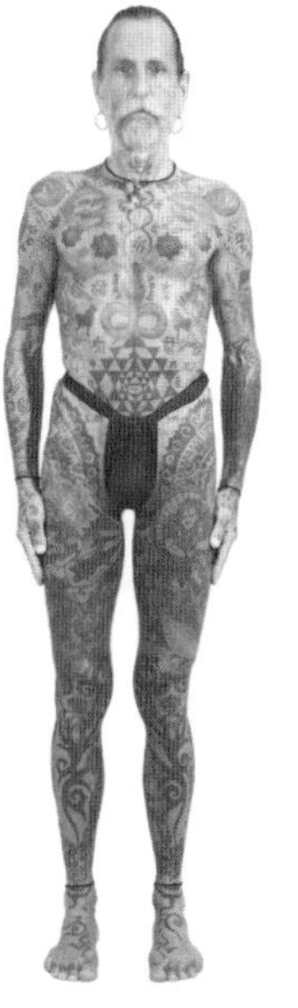

39. Reinigung des Unterleibs

40. Upastha-tatha-Svadhishthana-Cakra-Shuddhi *(Reinigung und Kräftigung der Geschlechtsorgane und des Svadhishthana-Cakras)*

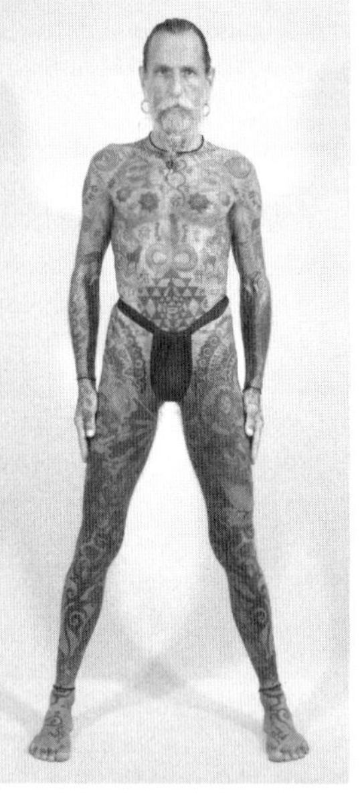

40. Reinigung der Geschlechtsorgane

Stellung: aufrecht stehen, Füsse um etwa 50 cm gespreizt.

Übung: Konzentrieren Sie sich mit aller Kraft auf den Bereich des Perineums und auf die Genitalien, spannen Sie die dort liegenden Muskeln, und versuchen Sie, die Geschlechtsorgane so weit wie möglich hochzuziehen. Dabei werden sich ebenfalls ihre Hinterbacken und die Muskeln des Rektums anspannen. Der Atem wird dabei automatisch aussetzen, und Füsse, Knie und Oberschenkel werden anfangen zu zittern. Halten Sie diese Anspannung so lange wie möglich. Da diese spezielle Übung Ihre Energiereserven sehr stark beansprucht, muss besonders darauf geachtet werden, sie korrekt auszuführen.

Die Übung ist eine wichtige Grundlage zum Erlernen der Yoni-Mudra (S. 450). Sie bewirkt eine Stimulierung des Nervengeflechts im Unterleib, wodurch das im Astralkörper auf der Höhe der Genitalien gelegene Energiezentrum Svadhishthana-Cakra in seiner Funktion angeregt wird. Diese Unterleibsnerven führen in den unteren Teil des Verdauungstrakts, zu den Eingeweiden im Becken, den Schliessmuskeln der Harn- und Geschlechtswege sowie zum After. Obwohl diese Schliessmuskeln normalerweise unbewusst und automatisch funktionieren, ist es durch Übung möglich, Kontrolle über sie zu gewinnen und sie unter die Herrschaft des Willens zu bringen. Hier ist es genauso wie bei anderen Übungen das Ziel, das willkürliche Nervensystem mit dem autonomen Nervensystem zu koordinieren.

Es gilt heutzutage als allgemein anerkannt, dass die Ursache sehr vieler Fälle von Impotenz, Frigidität und ähnlichem sexuellem Fehlverhalten in einer mangelhaften Wechselwirkung zwischen dem Geist und jenen autonomen Zentren zu suchen ist, welche die Physiologie der inneren und äusseren Geschlechtsorgane beherrschen. Vollkommene Kontrolle über sie müsste sich daher als sehr positiv erweisen. Ausserdem stärken solche körperlichen Übungen die entsprechenden Muskeln und verbessern deren Durchblutung, was eine gesündere Funktion der Organe bewirkt.

Genitalstörungen bei Männern und Frauen wie Spermatorrhoe und Leukorrhoe lassen sich dadurch wirksam bekämpfen. Erkrankungen der Geschlechtsorgane können geheilt werden.

41. Kundalini-Shakti-Vikasaka *(Erweckung der mystischen Schlangenkraft «Kundalini»)*

Stellung: aufrecht stehen, Füsse etwa 5 cm auseinander.

Übung: Schlagen Sie mit Ihren Fersen abwechselnd heftig gegen das Gesäss.

Achten Sie darauf, dass Sie die Füsse immer wieder genau an derselben Stelle absetzen, wo sie vorher standen. – Zu Anfang 25 Mal.

Dieser Vorgang weckt die mystische Kundalini-Shakti, die in fast allen Yoga-Texten gepriesene Schlangenkraft. In den Upanishaden und den Lehrbüchern des Hatha-Yoga nimmt diese als Göttin beschriebene Kraft einen bedeutenden Platz ein.

In der Lehrschrift «Hathayoga-Pradipika» heisst es in Teil III, Vers 107: *«Im oberen Teil der Steissbeingegend schläft die mit enormer Kraft ausgestattete Kundalini. Diese mächtige Schlange ist die Ursache für die Knechtschaft der Unwissenden und die Emanzipation des Yogi. Wer sie kennt, kennt Yoga.»*

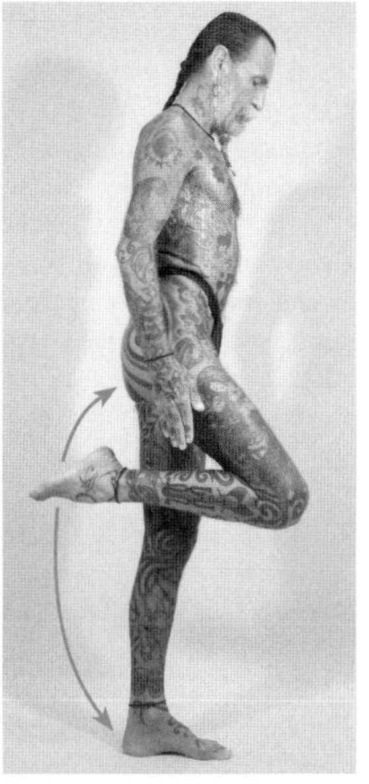
41. Erweckung der Kundalini

Und in der «Gheranda-Samhita» heisst es in Teil III, Vers 49–50: *«Die höchste Gottheit, genannt Kundalini, schlummert in Form einer zu 3½ Spiralen aufgerollten Schlange im Muladhara. Solange diese mächtige Schlange schläft, bleibt der Mensch unwissend wie ein Tier, und auch noch so viele Yoga-Übungen werden ihm keine Erleuchtung bringen.»*

In der «Hathayoga-Pradipika» steht weiter in Teil III, Vers 1: *«Wie die hydraköpfige Schlange (Ananta; Shesha) das Fundament der gebirgigen, mit Wäldern bedeckten Erde ist, so ist die Kundalini das Fundament aller Tantras.»*

Und in derselben Schrift steht in Teil III, Vers 108: *«Kundalini hat die Form einer Schlange. Wer sie in Bewegung setzt, findet Erlösung.»*

Es gibt verschiedene Wege und Methoden, um die Kundalini zu wecken. Die hier beschriebene Übung dient als solide Basis zu allen weiteren Übungen, die auf die Erweckung dieser zentralen Kraft abzielen.

«Kundalini» ist ein mysteriöser, abstrakter Yoga-Begriff, der so viel bedeutet wie «das grosse Potential». Es ist bisher nicht gelungen, ihn in die Terminologie der bekannten anatomischen Systeme oder physiologischen Prozesse einzuordnen, obgleich es in der Literatur darüber sehr viele Theorien und Vermutungen gibt. Trotz des grossen wissenschaftlichen, parapsychologischen und metaphysischen Interesses, das für dieses Gebiet aufgekommen ist, bleibt es der modernen Medizin immer noch ein Rätsel. Mit einfachen Worten ausgedrückt kann man sagen, dass die Verbindung des bewussten mit dem unbewussten Nervensystem diese schlafende, potentielle Macht weckt, wodurch die Reaktionen auf die äussere und die innere Welt miteinander verschmelzen. Das wiederum löst viele unerwartete und bisher nicht gekannte Fähigkeiten aus, die – in der Sprache des Yoga – zur Selbstverwirklichung führen können.

Es ist schwierig, zu erklären, wie die hier beschriebene Übung dieses einzigartige Phänomen bewirken kann, ausser vielleicht durch die Tatsache, dass ihre regelmässige Ausführung ein engeres Zusammenspiel der meisten unteren autonomen Nervengeflechte im Beckenraum mit den schwanzartigen Verästelungen der Rückenmarksnerven bewirkt.

42. Jangha-Shakti-Vikasaka 1 *(Kräftigung der Oberschenkel)*

Stellung: aufrecht stehen, Füsse geschlossen.

Übung: Strecken Sie Ihre Arme parallel zum Boden nach vorn aus. Atmen Sie tief durch die Nase ein, halten Sie den Atem an, und gehen Sie dann langsam in die Knie, bis Ihre Oberschenkel ebenfalls parallel zum Boden sind. Die Knie müssen geschlossen bleiben. Nun verharren Sie mit angehaltenem Atem so lange wie möglich in dieser Hockstellung. Achten Sie darauf, dass weder die Fersen noch die Zehen sich dabei vom Boden lösen. Während Sie durch die Nase wieder ausatmen, stehen Sie langsam auf. – Zu Anfang fünf Mal.

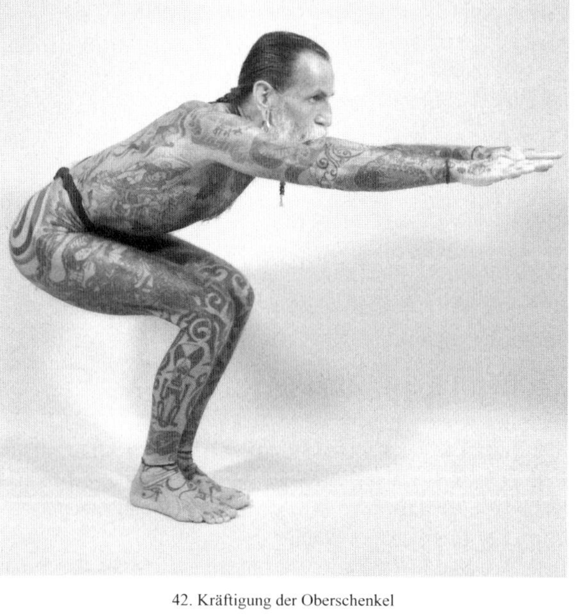

42. Kräftigung der Oberschenkel

43. Jangha-Shakti-Vikasaka 2 *(Kräftigung der Oberschenkel)*

Stellung: Stehen Sie auf Ihren Zehen, Füsse geschlossen, Körper gerade, Arme seitlich ausgestreckt. Ihr ganzes Gewicht muss auf den Zehen ruhen.

Übung: Bei der Einatmung hocken Sie sich mit auseinandergespreizten Knien nieder, ohne sich aber auf die Fersen zu setzen. In dieser Stellung halten Sie wieder den Atem an, solange Sie können. Beim Aufstehen atmen Sie langsam aus. – Zu Anfang fünf Mal.

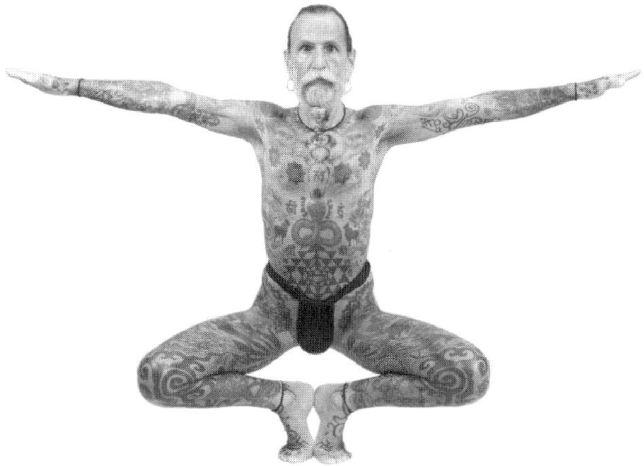

43. Kräftigung der Oberschenkel

Diese Übungen kräftigen und formen die Oberschenkel. Ohne zu ermüden, werden Sie lange Wegstrecken zurücklegen können. Bei zu dünnen Gliedmassen wird sich schnell gesundes Muskelfleisch bilden. Sind die Beine und insbesondere die Oberschenkel aber zu dick und schlaff, werden sie wohlgeformt und schlanker. Schon nach kurzer Zeit lassen sich bleibende, gute Resultate verzeichnen.

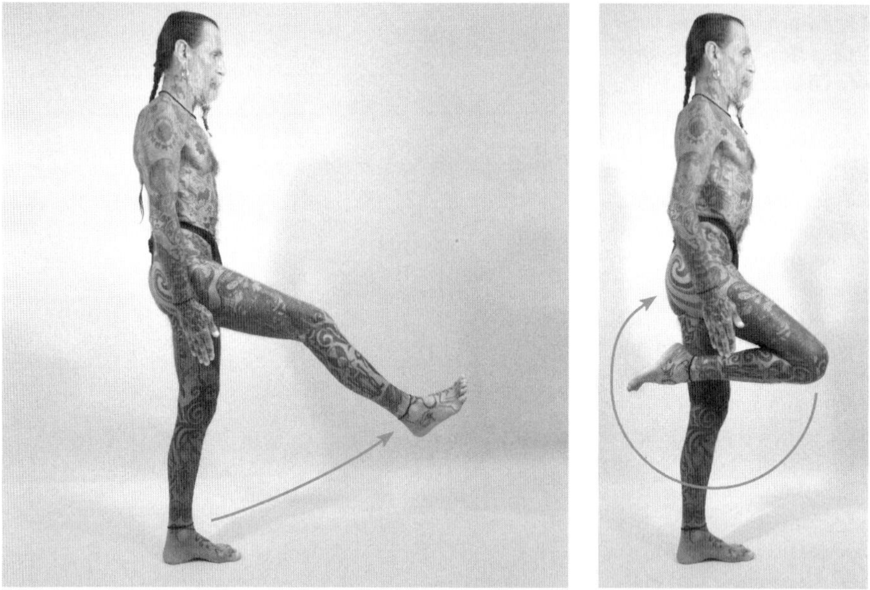

44. Stärkung der Knie

44. Janu-Shakti-Vikasaka *(Stärkung der Knie)*

Stellung: aufrecht stehen, Füsse geschlossen.

Übung: Strecken Sie einen Fuss aus dem Kniegelenk ruckartig nach vorn. Dann heben Sie ihn ebenso schnell nach hinten hoch, wobei Sie mit der Ferse an das Gesäss schlagen, und dann erneut mit einem Ruck nach vorn, bevor Sie ihn wieder genau am Ausgangspunkt am Boden aufsetzen. Ihr Körper muss dabei immer in derselben aufrechten Haltung verharren. Danach führen Sie dasselbe mit dem anderen Fuss aus. – Zu Anfang zehn Mal.

Diese Übung hat sich bei rheumatischen Erkrankungen der Knie gut bewährt, da sie für eine bessere Durchblutung dieser Gelenke sorgt. Sportler, vor allem Fussballer, werden sie als besonders nützlich empfinden.

45. Pindali-Shakti-Vikasaka *(Kräftigung der Waden)*

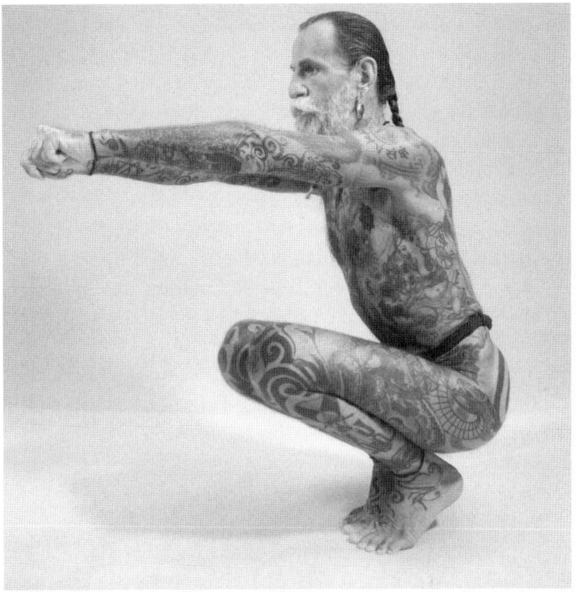

45. Kräftigung der Waden

Stellung: aufrecht stehen, Füsse geschlossen, Arme gerade nach vorne gestreckt, Hände mit den Daumen nach innen zu Fäusten geballt, Nackenpartie entspannt.

Übung: Atmen Sie tief durch die Nase ein, und gehen Sie dabei mit ganz geschlossenen Knien in die Hocke. Gehen Sie so tief wie möglich, und halten Sie dann so lange wie möglich den Atem an. Nun stehen Sie wieder auf, während Sie gleichzeitig mit beiden Armen einen Kreis von vorn nach hinten beschreiben. Wenn der Kreis sich schliesst, sollten Sie wieder gerade stehen und die Arme in den Ellbogen angewinkelt halten, so dass sich die geballten Fäuste vor der Brust berühren. Dann dehnen Sie den Brustkorb, indem Sie die Arme etwas zurückziehen, und stossen sie dann bei der sofort folgenden, scharfen Ausatmung ruckartig nach vorn. – Zu Anfang fünf Mal.

46. Pada-Mula-Shakti-Vikasaka *(Kräftigung der Fusssohlen)*

Stellung: Stehen Sie auf Ihren Zehen, den Körper gerade und entspannt.

Übung a: Verlagern Sie das ganze Körpergewicht auf die Zehen, und wippen Sie federnd auf und ab. Dabei müssen Fersen und Zehen zusammenbleiben. – Zu Anfang 25 Mal.

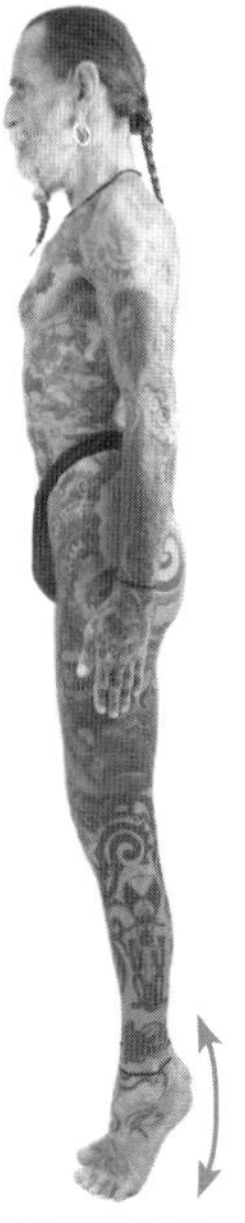

46 a. Kräftigung der Fusssohlen

Übung b: Balancieren Sie auf den Zehen und springen Sie dabei so hoch wie möglich. Beim Herunterkommen müssen Sie wieder auf den Zehen landen. Die Sprungbewegung sollte möglichst nur mit Hilfe der Zehen ausgeführt werden. Achten Sie auch darauf, dass Fersen und Zehen immer zusammenbleiben, und dass Sie wieder genau dort landen, wo Sie abgesprungen sind. – Zu Anfang 25 Mal.

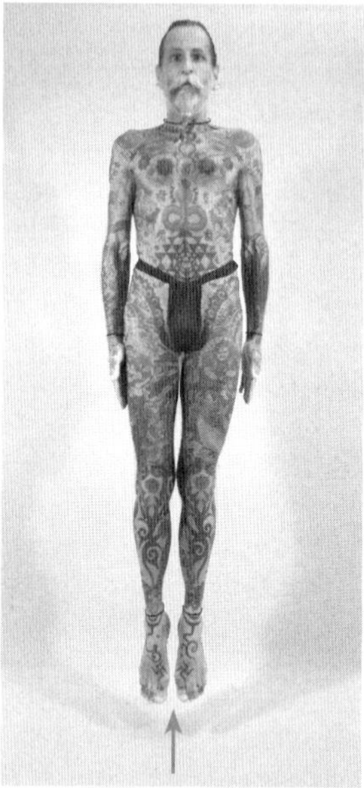

46 b. Kräftigung der Fusssohlen

Diese zwei Übungen machen die Waden und die Füsse stark und symmetrisch. Rheumatische Erkrankungen lassen sich heilen. Die Waden werden fest und die Fusssohlen gekräftigt.

47. Gulpha-Pada-Prishtha-Pada-Tala-Shakti-Vikasaka *(Kräftigung der Füsse und Fussknöchel)*

Stellung: aufrecht stehen, Füsse geschlossen.

Übung: Strecken Sie einen Fuss gerade nach vorn aus, halten Sie ihn etwa 25 cm über dem Boden und lassen Sie ihn aus dem Fussgelenk heraus wechselweise von rechts nach links und von links nach rechts kreisen. Wiederholen Sie die Übung mit dem anderen Fuss. – Zu Anfang zehn Mal.

Diese Übung heilt rheumatische Beschwerden in den Fussgelenken und kräftigt die Zehen und Füsse. Deformierte Füsse erhalten wieder ein besseres Aussehen.

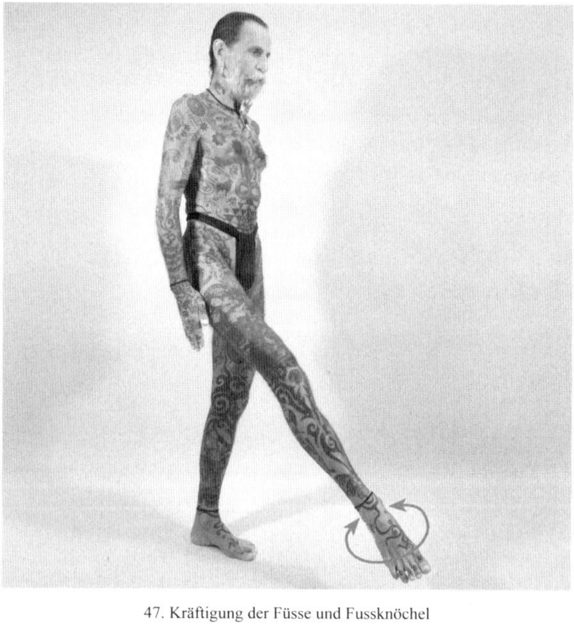

47. Kräftigung der Füsse und Fussknöchel

48. Padanguli-Shakti-Vikasaka *(Kräftigung der Zehen)*

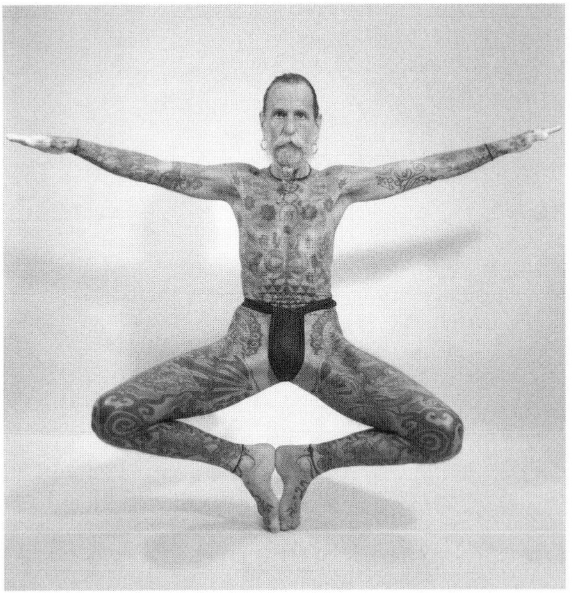

48. Kräftigung der Zehen

Stellung: Kauern Sie sich mit geschlossenen Füssen nieder. Nun stützen Sie sich mit den Händen am Boden ab und stellen sich wie beim Spitzentanz ganz auf die Zehenspitzen, wobei Sie Zehen und Fersen geschlossen halten.

Übung: Lösen Sie die Hände vom Boden, strecken Sie beide Arme seitlich aus und versuchen Sie nun, nur auf den Spitzen der Zehen balancierend den Körper in die Hocke hochzudrücken. Halten Sie in dieser Stellung so lange wie möglich die Balance. – Zu Anfang drei Minuten.

Diese Übung stimuliert die Nerven der Zehen und des ganzen Fusses. Die Füsse werden gekräftigt. Deformierte Zehen und Zehengelenke werden wieder elastisch und erhalten ein besseres Aussehen. Hallux valgus lässt sich wirksam bekämpfen. Die unteren Gliedmassen werden stark und belastbar. Sportler, insbesondere Läufer, können viel von dieser Übung profitieren, und sie empfiehlt sich allen, die viel gehen und stehen müssen.

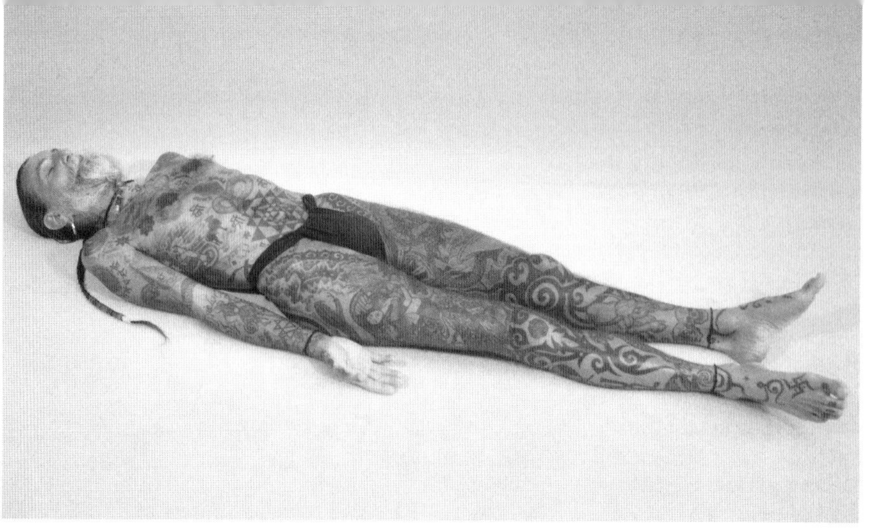

49. Leichenlage

49. Shavasana *(Leichenlage)*

Nachdem Sie alle 48 Übungen der Reihe nach ausgeführt haben, müssen Sie die «Leichenlage» (Shavasana) einnehmen. Das bedeutet nichts anderes, als dass Sie Ihrem Körper vollkommene Ruhe gönnen, während Sie ausgestreckt auf dem Rücken liegen. Halten Sie die Augen geschlossen, die Handflächen nach oben gedreht, die Arme nahe beim Körper, Fersen geschlossen. Das Blut wird nun schön gleichmässig durch die Adern fliessen und alle Gliedmassen erfrischen. Bleiben Sie so lange in dieser Stellung, bis Atmung und Herzschlag wieder normal sind.

Abschliessend kann zu den Übungen von Yogic Sukshma Vyayama noch gesagt werden, dass sie die Muskeln des ganzen Körpers stärken und die Beweglichkeit der Gelenke verbessern. Sie sind fast alle mit der Atmung gekoppelt, wodurch garantiert wird, dass für die körperliche Anstrengung stets genügend Sauerstoff vorhanden ist. Das im Sauerstoff vorhandene Prana wird über den Blutkreislauf im ganzen Körper verteilt und unterstützt die Heilung schwacher und angegriffener Organe. Ausserdem geht mit dieser leichten Form von Pranayama eine Reinigung des ganzen Nervensystems einher, was zu einem Anwachsen subtiler Energien im Körper führt.

Im Gegensatz zu den überall auf der Welt verbreiteten Kraftübungen, die hauptsächlich auf Muskelanspannung basieren und durch Überbelastung den Gelenken Schaden zufügen können, wird in diesem Yoga-System allen Muskeln Gelegenheit gegeben, sich rhythmisch zusammenzuziehen und wieder zu entspannen. Dies unterstützt die gleichmässige Blutversorgung aller Körperteile und verhindert, dass man während der Übungen ermüdet.

Dieses systematische Training sämtlicher Körperteile führt zu einer besseren Durchblutung aller Kapillargefässe und Arterien. Besonders günstig wirkt sich das auf die Venen in Beinen und Füssen aus, die normalerweise aufgrund der Schwerkraft in genau entgegengesetzter

Weise beeinflusst werden. Wenn man die Muskeln der Beine nicht entsprechend kräftigt, erweitern sich die Blutgefässe, und es kommt zu Krampfadern. Das wiederum verschlechtert die Durchblutung und somit den Gesundheitszustand der unteren Gliedmassen.

Yogic Sthula Vyayama (kraftvolle Yoga-Übungen)

Die nachfolgenden fünf Übungen sind etwas anstrengender und anspruchsvoller als die vorhergehenden und verlangen dem Körper mehr Leistung ab. Sie sind besonders geeignet als Aufbautraining für diejenigen Menschen, die wenig Zeit zum Üben haben und dennoch ein effizientes tägliches Programm absolvieren möchten. Die Übungen fördern gezielt die Muskelbildung, die Geschmeidigkeit der Glieder und die Aufnahme ausreichender Sauerstoffvorräte.

1. Rekha-Gati *(Schreiten in gerader Linie)*

Stellung: aufrecht stehen. Der linke Fuss bleibt am Boden, der rechte Fuss wird derart vor den anderen gesetzt, dass die rechte Ferse die linken Zehen berührt.

Übung: Halten Sie die Kniegelenke gestreckt und schreiten Sie 50 Schritte vorwärts, wobei jeweils die Ferse des einen Fusses die Zehen des anderen berühren muss. Achten Sie darauf, wie ein Seiltänzer die ganze Strecke in schnurgerader Linie zu gehen. Dann schreiten Sie dieselbe Strecke rückwärts, und zwar ebenfalls mit durchgestreckten Knien und in gerader Linie. Während der Übung müssen die Augen geradeaus blicken, sie dürfen keinesfalls auf die Füsse gerichtet sein.

Die Übung stärkt die Konzentrationsfähigkeit und verbessert zudem den Gleichgewichtssinn des Körpers, wodurch auch das mentale Gleichgewicht beeinflusst wird. Besonders nützlich ist sie für Akrobaten und Menschen, deren Beschäftigung Geschicklichkeit und Balance erfordert, zum Beispiel Bergsteiger, Dachdecker, Kellner und Tänzer. Bei regelmässiger Übung würde sie sogar das Schreiten auf einem dünnen Seil ermöglichen.

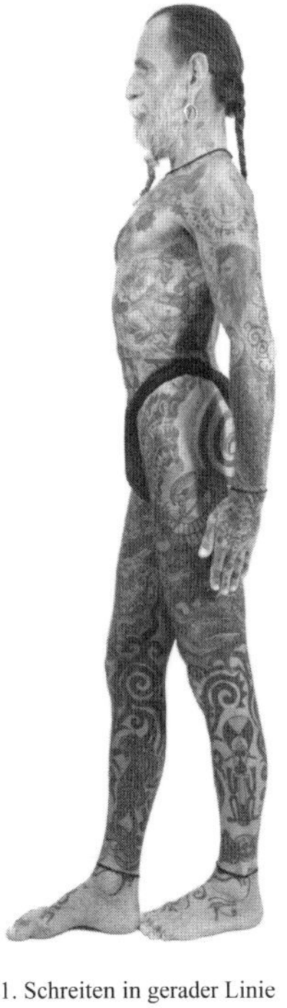

1. Schreiten in gerader Linie

2. Urdhva-Gati *(Aufwärtsschreiten)*

Stellung: aufrecht stehen, Füsse etwa 30 cm auseinander, ein Arm ist im Ellbogen seitlich um 90° angewinkelt, der andere gerade emporgestreckt. Beide Handflächen sind offen und nach vorn gerichtet, Finger geschlossen.

Übung: Heben Sie Ihren linken Fuss aus dem Kniegelenk ruckartig ans Gesäss hoch und strecken Sie den rechten Arm gerade nach oben. Wiederholen Sie den Vorgang, indem Sie den rechten Fuss heben und den linken Arm strecken. Synchronisieren Sie Ein- und Ausatmung mit der abwechselnden Bewegung Ihrer Glieder. – Zu Anfang 25 Mal.

Diese Übung ist ausgezeichnet für den Kreislauf und trainiert sämtliche Gliedmassen. Der durch die intensive Atmung aufgenommene Sauerstoff wird gleichmässig im ganzen Körper verteilt, wodurch wiederum alle Organe zu besserer Funktion angeregt werden. Sie ist dank der Steigerung der Verbrennungsprozesse wie die nachfolgende Lokomotiven-Übung ein Tonikum für untrainierte, übergewichtige Couch-Potatoes und Computer-Zombies.

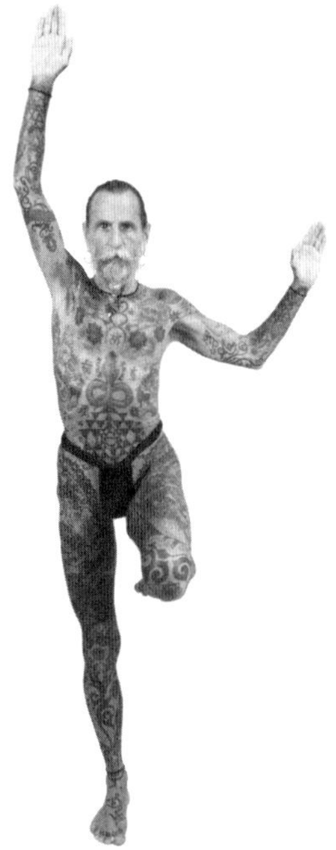

2. Aufwärtsschreiten

3. Hrid-Gati *(Herzschrittmacher)* oder Injana-Daura *(Lokomotiven-Übung)*

Diese Übung wird so genannt, weil der Bewegungsablauf demjenigen einer Lokomotive ähnelt.

Stellung: aufrecht stehen, Füsse geschlossen, Arme in den Ellbogen angewinkelt, Ellbogen an der Seite des Körpers, Hände zu Fäusten geballt, Daumen nach innen.

Übung: Rennen Sie an Ort und Stelle, wobei Sie rhythmisch durch die Nase Blasebalgatmung ausführen und dazu die Arme wie Maschinenkolben abwechselnd nach vorn stossen und zurückziehen. Während des Laufens müssen Ihre Füsse aus dem Kniegelenk heraus so weit nach hinten geworfen werden, dass die Fersen jeweils das Gesäss treffen. Wenn Sie den rechten Arm nach vorn stossen, muss die linke Ferse ans Gesäss schlagen und umgekehrt. Atmen Sie dabei scharf und

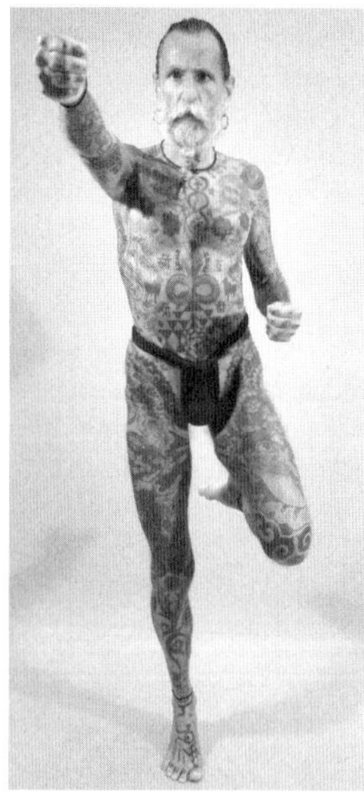

3. Lokomotiven-Übung

tief durch die Nase, was den zischenden Laut einer Maschine erzeugt. Achten Sie darauf, dass die Ellbogen beim Zurückziehen der Arme jeweils immer nur bis zu ihrer Ausgangsposition am Körper zurückkehren.

Wenn genügend Platz vorhanden ist, sollten Sie die Übung so ausführen, dass Sie auf den Zehen 50 kurze Schrittchen nach vorn rennen, während Sie die Arme abwechselnd und mit der Atmung koordiniert nach vorn stossen und zurückziehen und sich dabei mit den Fersen ans Gesäss schlagen. Dann rennen Sie in gleicher Weise dieselbe Strecke rückwärts.

Injana-Daura ist eine der wunderbarsten Leibesübungen. Sie belebt den ganzen Körper neu. Der Brustkorb wird gedehnt, und die Muskeln der Oberschenkel und Waden werden gekräftigt. Gleichzeitig ist sie eine Wunderkur für Fettleibige, die schon nach kurzer Zeit feststellen werden, dass sich Körperfülle und Gewicht reduzieren. Anderseits werden zu magere Menschen entdecken, dass ihre Glieder gesunde Muskelmasse ansetzen. Fünf Minuten lang ununterbrochen durchgeführt schenkt diese Übung die Energiemenge, die man für eine Rennstrecke von 40 km benötigen würde. Besonders empfehlenswert ist sie daher für alle, die fit und schlank bleiben wollen, insbesondere natürlich für Langläufer, Bergsteiger oder Triathleten.

4. Utkurdana *(Sprung-Übung)*

Stellung: aufrecht stehen, Füsse geschlossen, Hände zu Fäusten geballt, Daumen nach innen. Die Arme sind in den Ellbogen angewinkelt wie bei der Lokomotiven-Übung.

Übung: Atmen Sie tief durch die Nase ein. Lassen Sie dabei beide Arme eine volle Kreisbewegung von vorn nach hinten ausführen und zur Ausgangsstellung zurückkehren. Dann springen Sie, so hoch Sie können, wobei beide Fersen miteinander gegen das Gesäss schlagen müssen. Sobald Sie auf dem Boden landen, stossen Sie beide Arme ruckartig nach vorn und atmen dabei kräftig durch die Nase wieder aus. Diese drei Vorgänge spielen sich in wenigen Sekunden ab. – Zu Anfang fünf Mal.

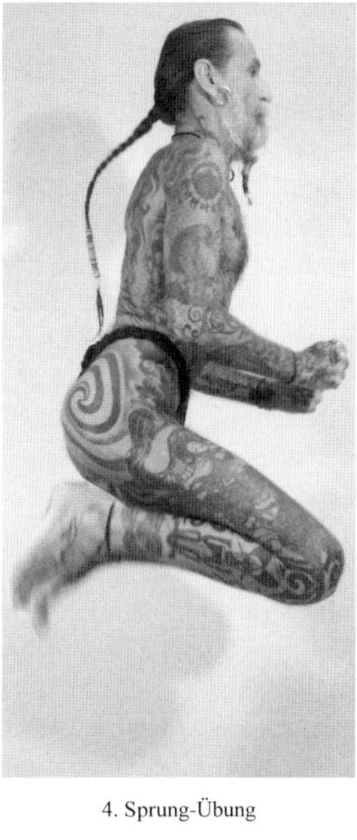

4. Sprung-Übung

5. Sarvanga-Pushthi
(Kräftigung des gesamten Körpers)

Stellung a: aufrecht stehen, Füsse geschlossen.

Übung a: Atmen Sie vollkommen aus. Dann atmen Sie tief durch die Nase ein, wobei Sie gleichzeitig die Arme seitlich hochschwingen, die Füsse im Sprung auseinanderspreizen und auf den Zehen landen müssen. Die Handflächen müssen beim Emporschwingen schön nach aussen gedreht bleiben. Während der nun folgenden Ausatmung senken Sie die Arme und bringen Ihre Füsse im Sprung wieder zusammen, wobei Sie erneut auf den Zehen landen müssen. Achten Sie darauf, dass die Handflächen beim Herunterkommen die Oberschenkel nicht berühren und Sie nicht in den Knien einknicken. – Zu Anfang 25 Mal.

Dann wiederholen Sie dieselbe Übung, indem Sie in entgegengesetzter Weise atmen. Vorhin haben Sie eingeatmet, als Sie die Arme hochwarfen und auseinandersprangen. Diesmal müssen Sie zuerst einatmen. Nun atmen Sie aus, wenn Sie die Arme emporschwingen und auseinanderspringen, und ein, wenn Sie zurückspringen und die Arme senken. – Ebenfalls 25 Mal.

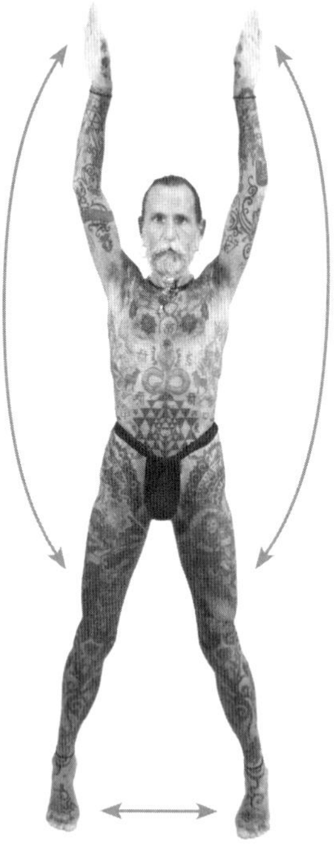

5 a. Kräftigung des gesamten Körpers

Stellung b: Stellen Sie Ihre Füsse so weit auseinander wie möglich. Achten Sie darauf, dass die Füsse schön gerade nach vorne gerichtet sind. Die Hände werden mit den Daumen nach innen zu Fäusten geballt. Legen Sie nun die Fäuste im Handgelenk übereinander.

Übung b: Atmen Sie aus. Nun atmen Sie tief durch die Nase ein, während Sie sich zum linken Fussknöchel niederbeugen und mit den Fäusten den Fuss berühren. Dann atmen Sie durch die

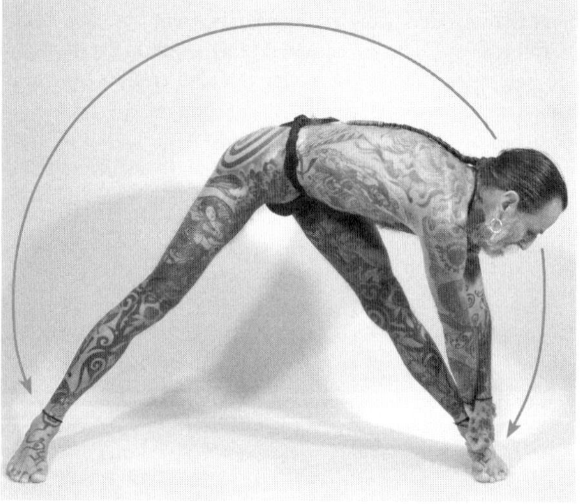

5 b. Kräftigung des gesamten Körpers

Nase aus, während Sie die gestreckten Arme hochheben, indem Sie mit Armen und Oberkörper einen Kreis beschreiben. Atmen Sie erneut ein, wenn Sie oben angekommen sind und beugen Sie sich dann zum rechten Fuss nieder, bis Ihre Handgelenke den Fussknöchel berühren. Atmen Sie jeweils ein, wenn Sie sich niederbeugen, und aus, wenn Sie sich aufrichten. – Zu Anfang zehn Mal.

Diese Übung muss sehr langsam ausgeführt werden!

Wiederholen Sie dieselbe Übung, indem Sie in genau entgegengesetzter Weise atmen. Atmen Sie aus, wenn Sie sich niederbeugen, und ein, wenn Sie sich aufrichten. – Ebenfalls zehn Mal.

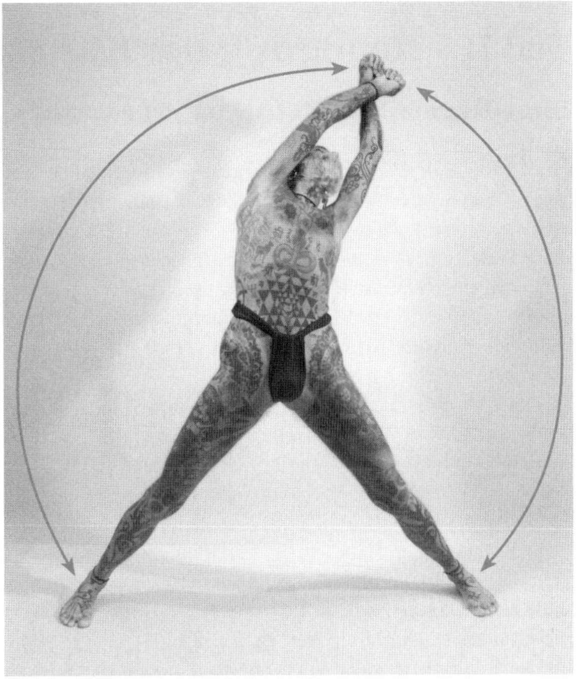

5 b. Kräftigung des gesamten Körpers

Bei Übung a wird für eine ausreichende Sauerstoffzufuhr des gesamten Organismus gesorgt. Dieser Vorrat an mit Prana gesättigter Atemluft wird durch die Dynamik der Bewegung im ganzen Körper verteilt, wodurch alle Gliedmassen, Organe, Gewebe und Fasern des ganzen Körpers gekräftigt werden.

Übung b heilt steife Rückenpartien und macht die Wirbelsäule beweglich und elastisch, wodurch der Alterungsprozess des Körpers gebremst wird. Die Übung hat einen sehr wohltuenden Effekt auf Brust und Lunge und kann wirksam Tuberkulose bekämpfen. Der Körper wird durch diese Doppelübung geschmeidig, jugendlich und stark.

Diese fünf etwas anstrengenderen Übungen des Yoga-Systems zielen primär auf die Kontrolle und Kräftigung der grösseren Muskelgruppen, um sie auf Prozeduren vorzubereiten, die noch weitaus höhere Ansprüche stellen.

Sie haben bestimmte Merkmale gemeinsam:

1. Entwicklung der Konzentrationskraft
2. rhythmische Betätigung verschiedener Muskelgruppen
3. Training aller Muskel-Gelenk-Gruppen
4. tiefe Atmung

Teil II – Reinigung des Körpers

Shat-Karma (die Reinigungsprozesse)

Die im folgenden Teil beschriebenen Prozeduren bilden einen der Grundpfeiler des Hatha-Yoga. Ohne regelmässige und gründliche Reinigung des gesamten Organismus (Shauca) lassen sich die in den anderen Übungen beschriebenen Ziele nur sehr beschränkt erreichen. Obwohl diese Praktiken unangenehm, überflüssig oder gar gefährlich erscheinen mögen, bergen sie in sich doch einen Nutzen, ohne den eine progressive Yoga-Praxis nicht möglich ist. Die Übungen sind in einer bestimmten Reihenfolge aufgeführt, deren Einhaltung jeweils auftretende Schwierigkeiten erleichtert. Um Probleme zu vermeiden, sollten sie systematisch entsprechend den Anweisungen durchgeführt werden.

Die Yoga-Wissenschaft legt neben den körperlichen Übungen auch auf die innere und äussere Sauberkeit grossen Wert. Dazu gehören einerseits das tägliche Bad, das vor Beginn einer Yoga-Sitzung genommen werden sollte, und anderseits eine Reihe von Reinigungsprozeduren, mit denen das Innere des Körpers von Verunreinigungen befreit wird (S. 498).

Yogis pflegen sich täglich mit Wasser und Seife von Kopf bis Fuss zu waschen, und dann den ganzen Körper, Haut und Haar, mit einem guten Öl, vorzugsweise Kokosöl, leicht einzuölen. Dieses rituelle Bad wird stets vor dem Üben genommen, denn ein echter Sadhaka würde nie Kulthandlungen wie Asanas und Pranayamas ausführen, wenn der Tempel des Körpers nicht sauber und wohlriechend ist.

Die Lehrschriften der Yoga-Shastra betonen die Wichtigkeit dieser Reinigungsprozesse, die gewöhnlich unter der Bezeichnung «Shat-Karma» (sechsfacher Prozess) beschrieben werden. Durch diese gründliche Reinigung des inneren Organismus wird Einfluss auf das gesunde Funktionieren von Nervensystem und Drüsen ausgeübt und damit die Basis zum gefahrlosen und wirkungsvollen Praktizieren von Asana und Pranayama geschaffen.

Die nachstehend aufgeführten sechs Prozeduren bilden den Kern der im Hatha-Yoga erforderlichen psychophysischen Reinigung:

1. ***Dhauti*** (Reinigung des Magens)
2. ***Vasti*** (Reinigung des Darms)
3. ***Neti*** (Reinigung von Nasen- und Rachenraum)
4. ***Nauli*** (Reinigung der Bauchorgane)
5. ***Trataka*** (Reinigung der Augen)
6. ***Kapalabhati*** (auch Bhastrika; Reinigung der Atemwege)

In der Yoga-Shastra werden noch weitere Reinigungsübungen erwähnt, worunter besonders Kunjala (auch Gajakarani, die Elefanten-Übung) zur Säuberung des Magens und Varisara (auch Shankha-Prakshalana, die Muschelreinigung) zur Säuberung des gesamten Verdauungstrakts eine bedeutende Rolle spielen. Diese Reinigungsprozesse machen den Yogi stark und gesund und schenken ihm einen göttlichen Körper.

Kunjala oder Gajakarani *(Elefanten-Übung)*

Diese Übung sollte am besten frühmorgens auf vollkommen nüchternen Magen und nachdem Sie bereits Stuhlgang hatten, ausgeführt werden. Nach der Übung sollte man mindestens zwei Stunden lang warten, bis man ein Bad nimmt.

Das Wort Kunjala kommt von «Kunjara», was Elefant bedeutet. Die Übung ist auch unter dem Namen «Gajakarani» oder «Gajakarma» bekannt.

In der Lehrschrift «Bhaktisagara-Grantha» heisst es darüber im «Ashtanga-Yogavarnana»: *«Was als Gajakarma bekannt ist und was den Körper gegen alle Krankheiten immun macht, ist das Füllen des Magens mit Wasser und das darauffolgende mühelose Erbrechen desselben. Wenn ein Elefant durch seinen Rüssel Wasser einsaugt, um es dann durch den Rüssel auch wieder herauszubringen, wobei er auf diese Weise seinen Körper von allen Krankheiten freihält, dann kann auch der Mensch auf die gleiche Art seinen Körper vor allen möglichen Gebrechen schützen. Wir säubern einen Topf mit Hilfe von Wasser, und ebenso können wir auch unseren Magen mit Hilfe von warmem Wasser reinigen.»*

Übung: Stellen Sie einen grossen Krug mit lauwarmem, ungesalzenem Wasser neben sich, und hocken Sie sich in die Kagasana-Stellung (Krähen-Sitz). In dieser Hockstellung trinken Sie langsam Wasser, bis Sie nichts mehr aufnehmen können oder bis Sie das Gefühl haben, Sie müssten sich übergeben.

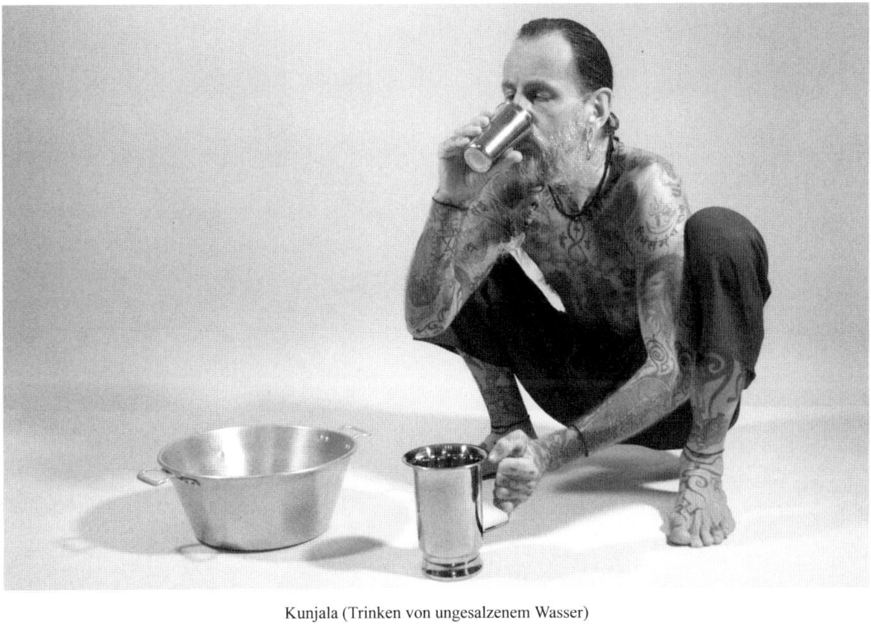

Kunjala (Trinken von ungesalzenem Wasser)

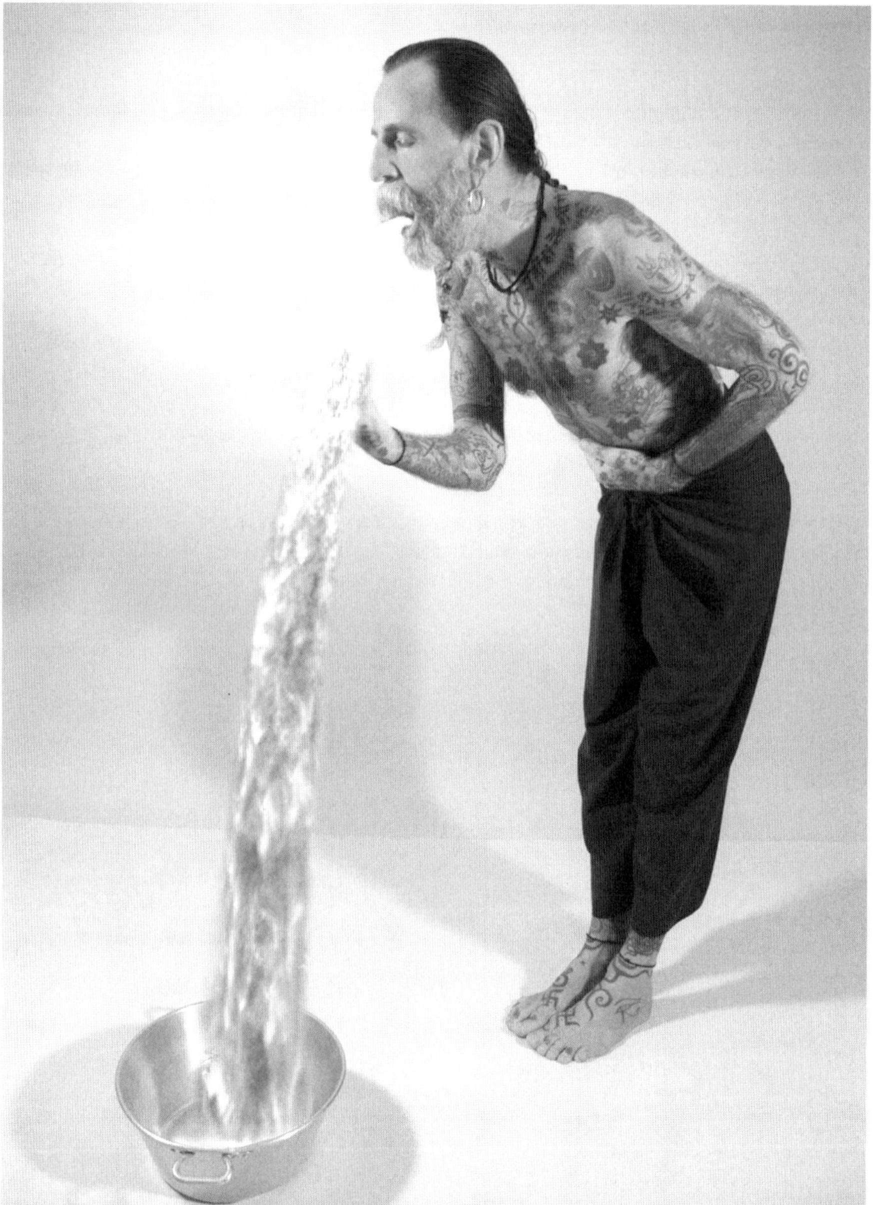

Kunjala (Wasser erbrechen)

Nun stehen Sie auf, Füsse geschlossen, und beugen sich über den Rand der Badewanne oder über ein grosses Becken in einem Winkel von 90° nach vorn. Legen Sie Ihre linke Hand mit etwas Druck auf den Magen. Mit dem Zeigefinger, Mittelfinger und Ringfinger der rechten Hand kitzeln Sie das Halszäpfchen hinten im Rachen. Sobald das Wasser hochkommt, nehmen Sie die Finger aus dem Mund und benutzen sie erst wieder, wenn das Wasser nicht mehr herausströmt. Dann allerdings müssen Sie die Finger wieder zu Hilfe nehmen. Wenn trotz der Bewegungen Ihrer Finger kein Wasser mehr kommt und Sie nur den Brechreiz auslösen, ohne Wasser auszuspucken, bedeutet dies, dass der Magen leer ist, und Sie können mit der Übung aufhören. Mit etwas Geschicklichkeit und der Hilfe von Uddiyana-Bandha kann man mit der Zeit versuchen, den Brechvorgang zu perfektionieren und das Wasser ohne Zuhilfenahme der Finger hochzubringen.

Schmeckt das erbrochene Wasser sauer oder bitter, trinken Sie zum Schluss noch ein oder zwei Gläser und wiederholen den Vorgang des Erbrechens.

Die ganze Prozedur reinigt die Haut und lässt Pickel, Furunkel und andere Hautkrankheiten verschwinden. Sie heilt Krankheiten der Zähne, reguliert die Herzfunktion, heilt Brusterkrankungen, Verstopfung und andere Verdauungsstörungen, Gallenbeschwerden, Husten, Asthma, Rachitis, Angina, Nachtblindheit und viele andere Leiden. Die zahlreichen Nerven des Nabelzentrums und insbesondere der Solarplexus werden stark stimuliert, und durch Aktivierung des Nervus vagus wird der Parasympathikus angeregt, was eine Wohltat für das Herz ist und gleichzeitig die wärmeerzeugenden Prozesse des Unterleibs in Gang setzt. Durch Kunjala wird der Brechreiz unter Kontrolle gebracht und so die Voraussetzung geschaffen, bei der folgenden Übung Sutra-Neti die Schnüre problemlos im Rachenraum zu ergreifen.

Vorsichtsmassnahmen: Achten Sie besonders darauf, während der ganzen Zeit des Erbrechens die vorgebeugte Stellung beizubehalten. Versuchen Sie nie, das Wasser in aufrechter Haltung herauszubringen, denn das wäre schädlich. Menschen mit langen Fingernägeln müssen darauf achten, Halszäpfchen und Rachen nicht zu verletzen.

Wer unter Herzkrankheiten oder hohem Blutdruck leidet, sollte sie keinesfalls ohne fachmännische Kontrolle und Beratung ausführen und erst damit beginnen, wenn solche Leiden einigermassen beseitigt sind.

Gesunde Menschen sollten sie zu Beginn bis zu 40 Tage lang hintereinander praktizieren und dann in etwa einmal pro Woche oder einmal pro Monat.

Sutra- und Jala-Neti *(Reinigung von Nasen- und Rachenraum)*

Für diese Übung benötigen Sie ein Paar Baumwollschnüre (Sutras), deren eines Ende mit etwas Bienenwachs behandelt ist, ein Nasenkännchen aus Messing (Lota), Salz, ein Becken und eine Rolle Klopapier. Die Schnüre werden vor dem ersten Gebrauch mit lauwarmem Wasser und Seife ausgewaschen und gut gespült. Nach Gebrauch werden sie ebenfalls mit Wasser und Seife ausgewaschen, gespült und getrocknet. Keinesfalls heisses Wasser verwenden, um das Bienenwachs nicht zu zerstören!

Stellung: Hocken Sie sich in die Kagasana-Stellung (Krähen-Sitz) und stellen Sie das Becken vor sich. Die Lota ist mit lauwarmem, gesalzenem Wasser gefüllt. Der Salzgehalt sollte etwa demjenigen einer gut gesalzenen Suppe entsprechen, er sollte also etwas höher sein als der Salzgehalt der Nasenschleimhäute, aber nicht so hoch, dass das Salzwasser ein Brennen verursacht. Die Schnüre werden in das Salzwasser eingelegt, damit sie ganz durchtränkt sind.

Übung: Nehmen Sie eine Schnur aus der Lota und schieben Sie sie mit dem gewachsten Ende zuerst durch das Nasenloch, das im Moment aktiv, das heisst geöffnet ist. Fassen Sie nun mit Zeige- und Mittelfinger hinter das Halszäpfchen in den Rachen, ergreifen Sie die Schnur und ziehen Sie diese ein Stücklein aus dem Mund heraus. Jetzt nehmen Sie die zweite Schnur, schieben sie durch das andere Nasenloch und ziehen das Ende ebenfalls aus dem Mund heraus. Halten Sie die gewachsten Enden der Schnüre, die aus dem Mund hängen, mit der einen Hand, während die andere Hand die offenen, aus der Nase hängenden Fäden ergreift. Nun ziehen Sie den baumwollenen Teil der beiden Schnüre schön langsam und vorsichtig sechsmal hin und her und holen sie dann der ganzen Länge nach durch den Mund heraus.

In der «Bhaktisagara-Grantha» findet sich im «Ashtanga-Yogavarnana» folgende Beschreibung: *«Dreh eine dicke Schnur aus dünnem, feinem Garn und durchtränke sie teilweise mit Wachs. Steh früh auf, schieb etwa 30 cm davon durch Nase, Hals und Mund, zieh sie mehrmals auf- und abwärts und schliesslich aus dem Mund heraus. Wenn Du das täglich machst, werden Nase, Ohren und Zähne von allen Krankheiten frei sein und Deine Augen in hellem Glanz strahlen.»*

Jetzt nehmen Sie die Kanne, stecken die Tülle in ein Nasenloch und neigen den Kopf langsam leicht nach vorn seitlich zum andern Nasenloch hin. Das Wasser wird sofort anfangen, durch das tieferliegende Nasenloch zu rinnen. Haben Sie den halben Inhalt der Kanne durch das eine Nasenloch gegossen, wiederholen Sie dasselbe mit dem andern.

Während dieser Übung muss der Mund leicht offen bleiben, und Sie dürfen nur durch den Mund atmen, keinesfalls durch die Nase! Denn sobald Sie Ihre Nase zum Atmen benutzen, gelangt das Wasser in den oberen Nasenraum, was unangenehm wäre.

Sind Sie mit der Übung fertig, stehen Sie auf, nehmen einen dicken Wisch Klopapier in die rechte Hand und halten diesen an die Nase. Die andere Hand nehmen Sie auf den Rücken, beugen sich in einem Winkel von 90° vor und blasen Sie durch die Nase in kurzen, heftigen

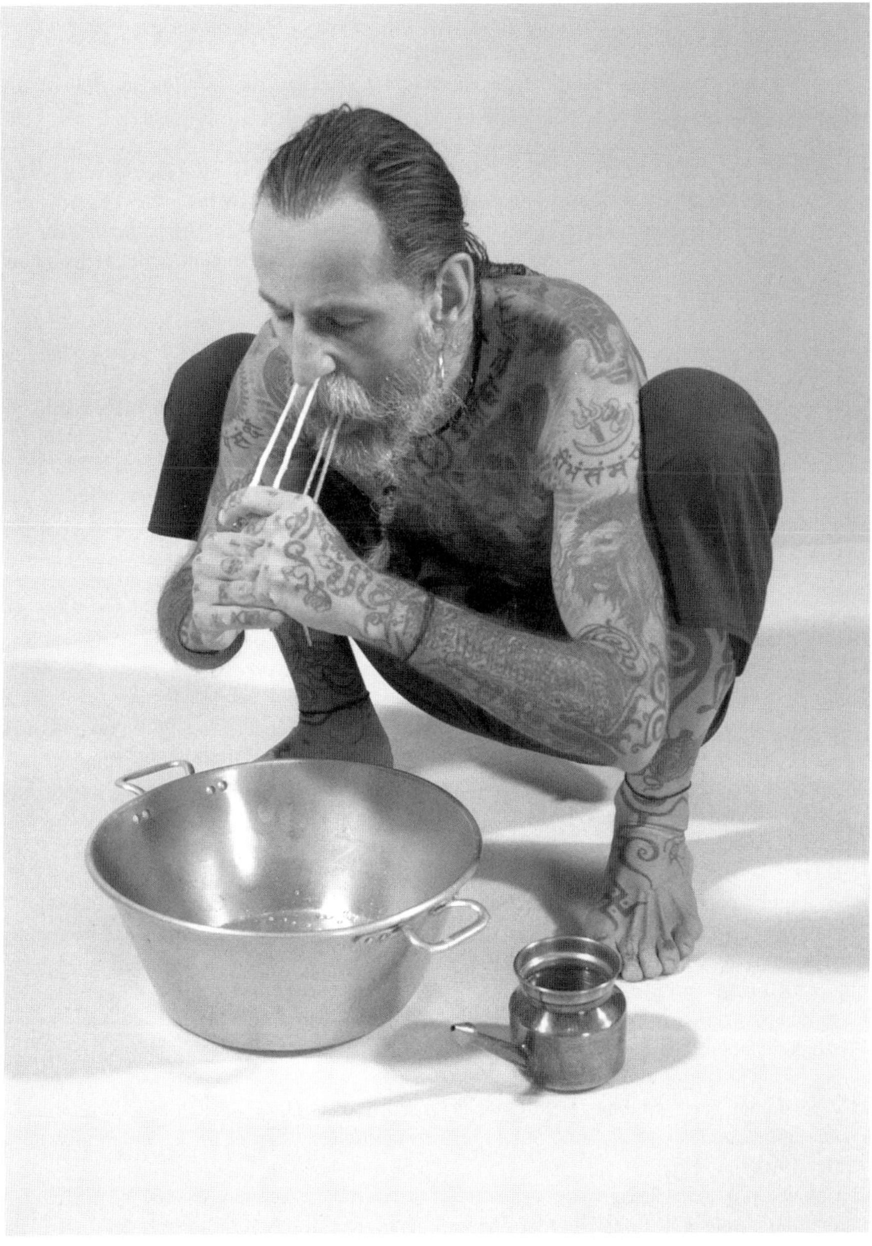

Sutra-Neti (Reinigung der Nase mit Schnüren)

Stössen aus, wobei Sie mit dem Kopf nicken und ihn von einer Seite zur andern drehen. Damit entfernen Sie jegliches Wasser aus den Nasengängen.

Nach Sutra- und Jala-Neti sollten Sie Kapalabhati, die Bhastrika-Atmung, ausführen, um die Nasengänge vollkommen zu trocknen (S. 91).

Eine Stunde danach sollte man sich auf dem Rücken liegend ein wenig Ghee (reines, ungesalzenes Butterfett) oder Kokosöl in jedes Nasenloch geben und das Fett nach hinten laufen lassen. Diese Nasentropfen haben einen sehr wohltuenden Einfluss auf die Schleimhäute, die dadurch genährt und gestärkt werden. Sie können auch abends vor dem Schlafengehen angewendet werden.

Diese Übung ist ein ganz ausgezeichnetes Hilfsmittel gegen chronische Kopfschmerzen, Schlaflosigkeit und Trägheit. Der Intellekt wird angeregt, und Haarausfall oder vorzeitiges Grauwerden lässt sich stoppen. Besonders wirkungsvoll ist die Übung gegen Vergesslichkeit. Krankheiten, die für die Nase charakteristisch sind, sowie Husten, lassen sich effektiv bekämpfen. Die Augen erhalten neuen Glanz, Augenerkrankungen, Entzündungen, Nachtblindheit, verschwommene Sicht, Erkrankungen der Ohren, beeinträchtigtes Hörvermögen und Absonderungen aus den Gehörgängen können dadurch geheilt werden. Kurz gesagt lassen sich mit Hilfe dieser Übung alle Krankheiten der Organe, die oberhalb der Schultern liegen, äusserst wirkungsvoll bekämpfen.

Der grosse Nutzen dieser Übung basiert auf der Massage, der Spülung sowie der Ölung der Nasenrachenschleimhaut. Sutra-Neti hängt hauptsächlich von den mechanischen und den physiologisch-chemischen Auswirkungen des Reibens ab, wodurch einerseits die eingetrockneten Sekretionen abgeschabt werden und anderseits eine milde Massage erfolgt. Da bei Sutra- und Jala-Neti Wasser mit erhöhtem Salzgehalt verwendet wird, führt das zudem zu einer leichten Reizung der Schleimhäute, was wiederum deren Durchblutung verstärkt und die Sekretion der Drüsenzellen steigert, wobei die Drüsenöffnungen ausgespült werden. Die wässrige Salzlösung bringt viele Ablagerungen zum Verschwinden, die sich dort entweder als Überreste nicht gänzlich ausgeschiedener Sekretionen oder als Bestandteile der eingeatmeten Luft festgesetzt haben. Diese reinigende Wirkung kommt aber nicht nur dem Nasenrachenraum zugute, sondern ebenfalls den Augen und diversen Sinussen, den luftgefüllten Hohlräumen der Gesichtsknochen. Ein Ende des Tränengangs mündet in die Nase. Eine Reinigung des Nasenkanals verbessert somit auch automatisch den Abfluss der Sekretionen der Augendrüsen und trägt zu ihrer Gesundheit bei. Die Spülung der Sinusse fördert gleichzeitig den Gesundheitszustand in diesen Regionen, da die Blutzirkulation durch den Reiz der salzigen Flüssigkeit angeregt wird.

In der «Hathayoga-Pradipika» steht darüber in Teil II, Vers 30: *«Die Neti-Übung reinigt die Gehirnzellen, schenkt göttliche Sicht und vernichtet alle Krankheiten in der Kopfregion.»*

Der Haupteffekt der Übung basiert jedoch auf der durch die Schnüre entstehenden Reibung und Stimulierung von zwei Nerven, die im oberen Teil des Nasenraums enden und ihren

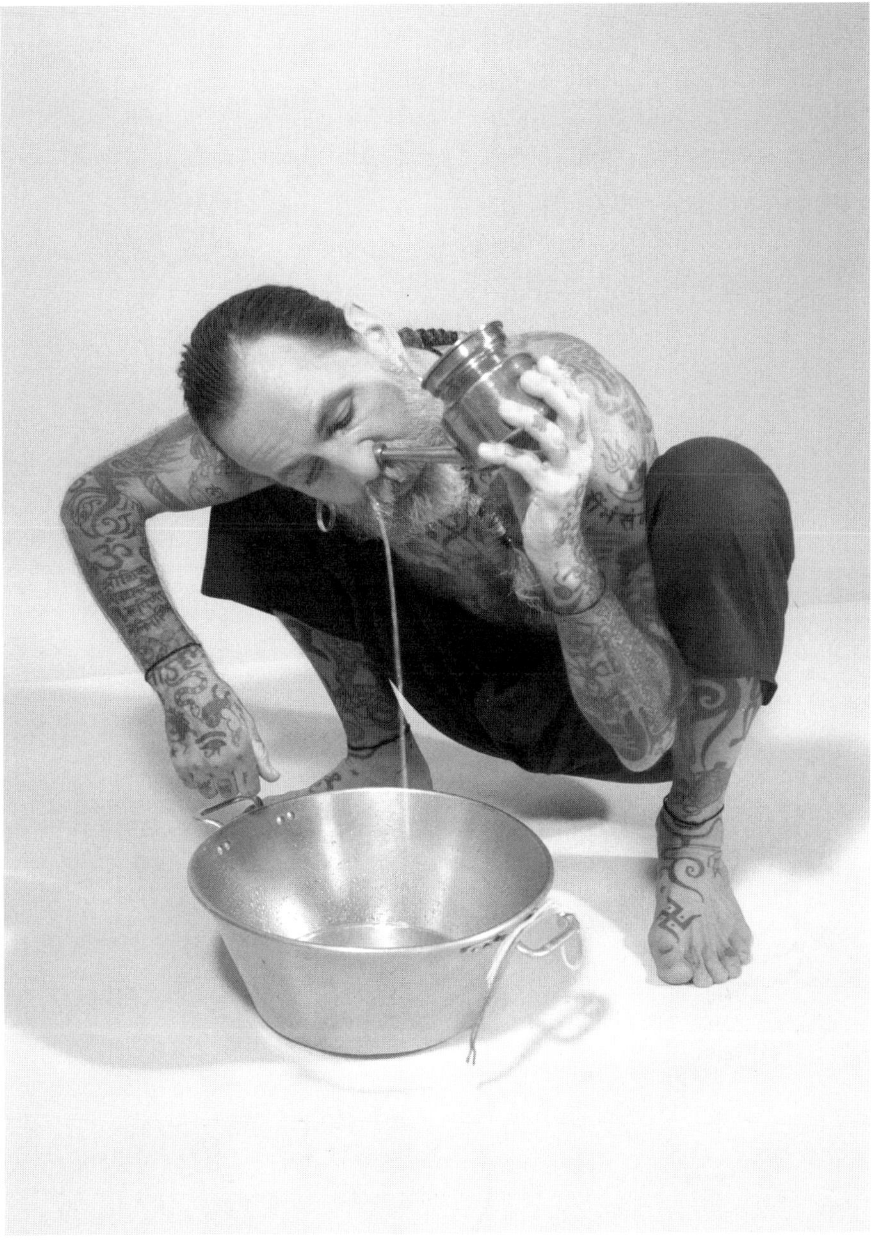

Jala-Neti (Spülen der Nase mit Salzwasser)

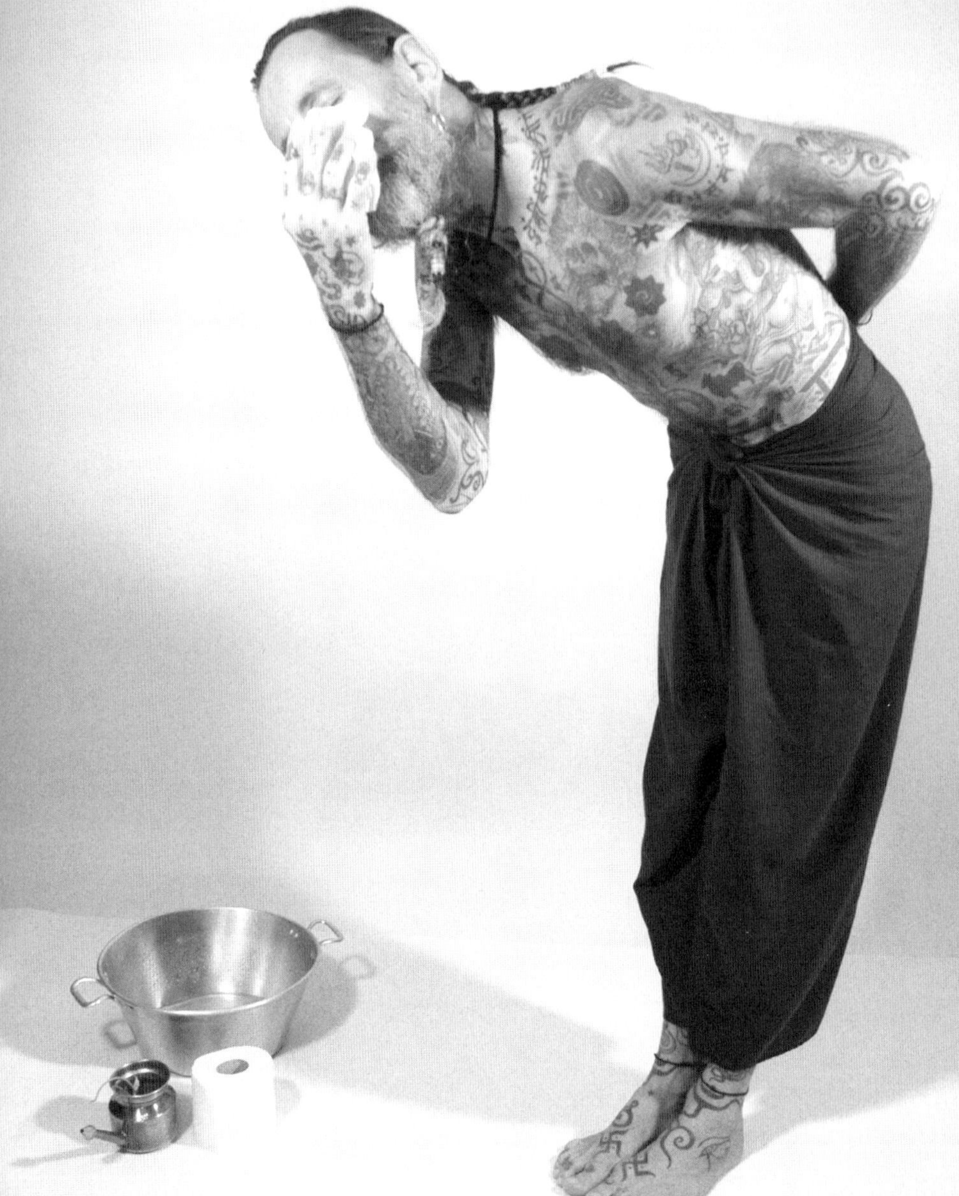

Jala-Neti (Ausblasen des Wassers)

Ursprung an der Basis der Wirbelsäule haben. Die Yoga-Wissenschaft lehrt, dass sich im Astralkörper des Menschen analog zu diesen Nerven zwei Nadis befinden, die Ida und Pingala genannt werden, und dass über die Arbeit am physischen Körper Einfluss auf diese feinstoffliche Ebene genommen werden kann. Durch diese Reizung der Nervenenden werden Impulse an die Wurzelregion im Unterleib gesandt, die dann ihrerseits wiederum Energien im Steissbeinbereich wecken. Daraus lässt sich folgern, dass die Gesundheit des Kopfes sehr direkt von der Gesundheit und Kraft des Unterleibs abhängig ist und die Yoga-Praxis darauf abzielt, Gegenpole im Menschen zu vereinigen. Sutra-Neti ist demnach ein wichtiges Instrument zur Erweckung der Kundalini.

Die heutzutage von vielen sogenannten «modernen Yogis» gelehrte Methode der Nasenreinigung mit Hilfe eines Gummikatheters ist wirkungslos und entbehrt jeglicher yogischen Authentizität. Da Gummi ein sehr glattes Material ist, entfällt dabei die gewünschte Friktion innerhalb des Nasenrachenraums, was diese Methode für Adepten und echte Yogis völlig uninteressant macht.

Da Sutra- und Jala-Neti Teile einer einzigen Übung sind, sollten sie immer zusammen ausgeführt werden. Um den vollen Nutzen zu erzielen, sollte man diese Prozedur immer in der Kagasana-Stellung ausführen, da in dieser Körperhaltung bei der Bewegung des Kopfes die Nacken- und Halsnerven auf gewünschte Art und Weise beeinflusst und stimuliert werden, was die Auswirkungen verstärkt und zudem auf andere Körperteile wie Brust, Schultern und Unterleib ausweitet.

Die bei den nachstehend erläuterten Varianten Dughda- und Ghrita-Neti verwendete Milch und Butter sorgen ausserdem für eine Ölung und Nährung der Nasen- und Rachenregion mit gesundem Milchfett. Dadurch werden Entzündungen der Nasenschleimhaut rasch gelindert und verstopfte Nasengänge werden frei.

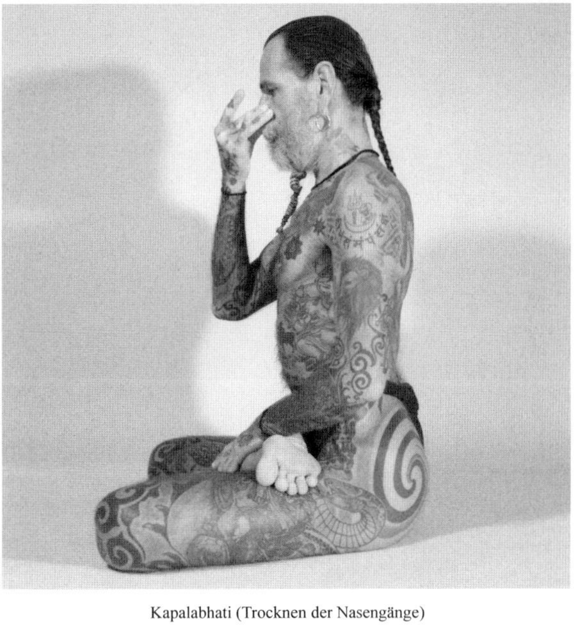

Kapalabhati (Trocknen der Nasengänge)

Dughda-Neti und Ghrita-Neti *(Reinigung der Nasengänge mit Milch und Butter)*

Für Menschen mit empfindlichen Nasenschleimhäuten oder für diejenigen, die unter Nasenbluten leiden, werden von den Yogis noch folgende Praktiken empfohlen, die erst ausgeführt werden sollen, nachdem man Jala-Neti und Bhastrika beendet hat:

Übung: In der Kagasana-Stellung giessen Sie sich lauwarme vollfette Kuhmilch durch jeweils ein Nasenloch, während Sie das andere Nasenloch mit den Fingern verschlossen halten. Das wird Dughda-Neti genannt. Der Kopf wird dabei leicht angehoben, damit die Milch Ihren Hals hinunterfliessen kann. Trinken Sie so etwa 2–3 dl Milch.

Ghrita-Neti wird genauso ausgeführt wie Dughda-Neti, nur dass Sie dazu leicht angewärmtes, flüssiges Butterfett (Ghee) nehmen. Trinken Sie so viel, wie Ihnen bekommt, und verwenden Sie nur ungesalzene Butter.

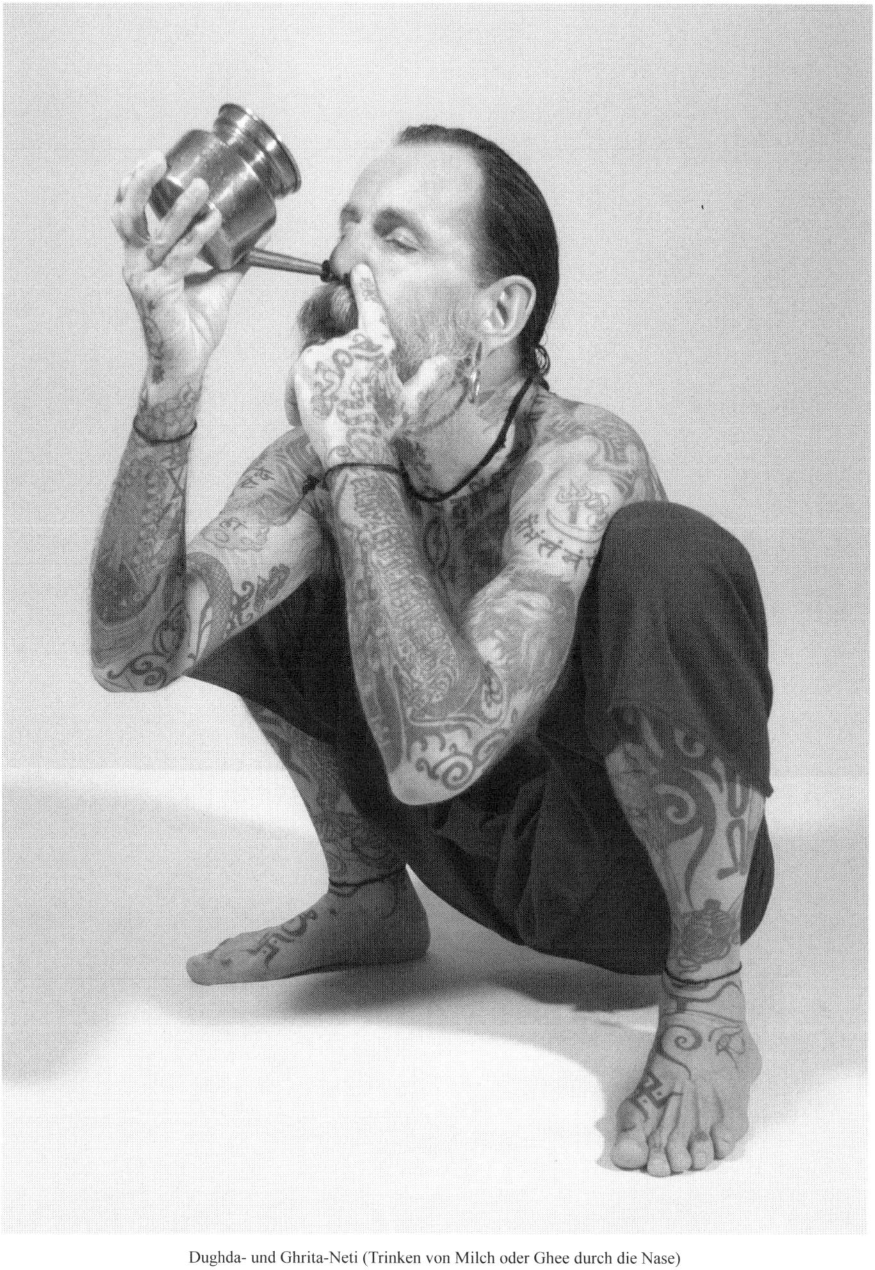

Dughda- und Ghrita-Neti (Trinken von Milch oder Ghee durch die Nase)

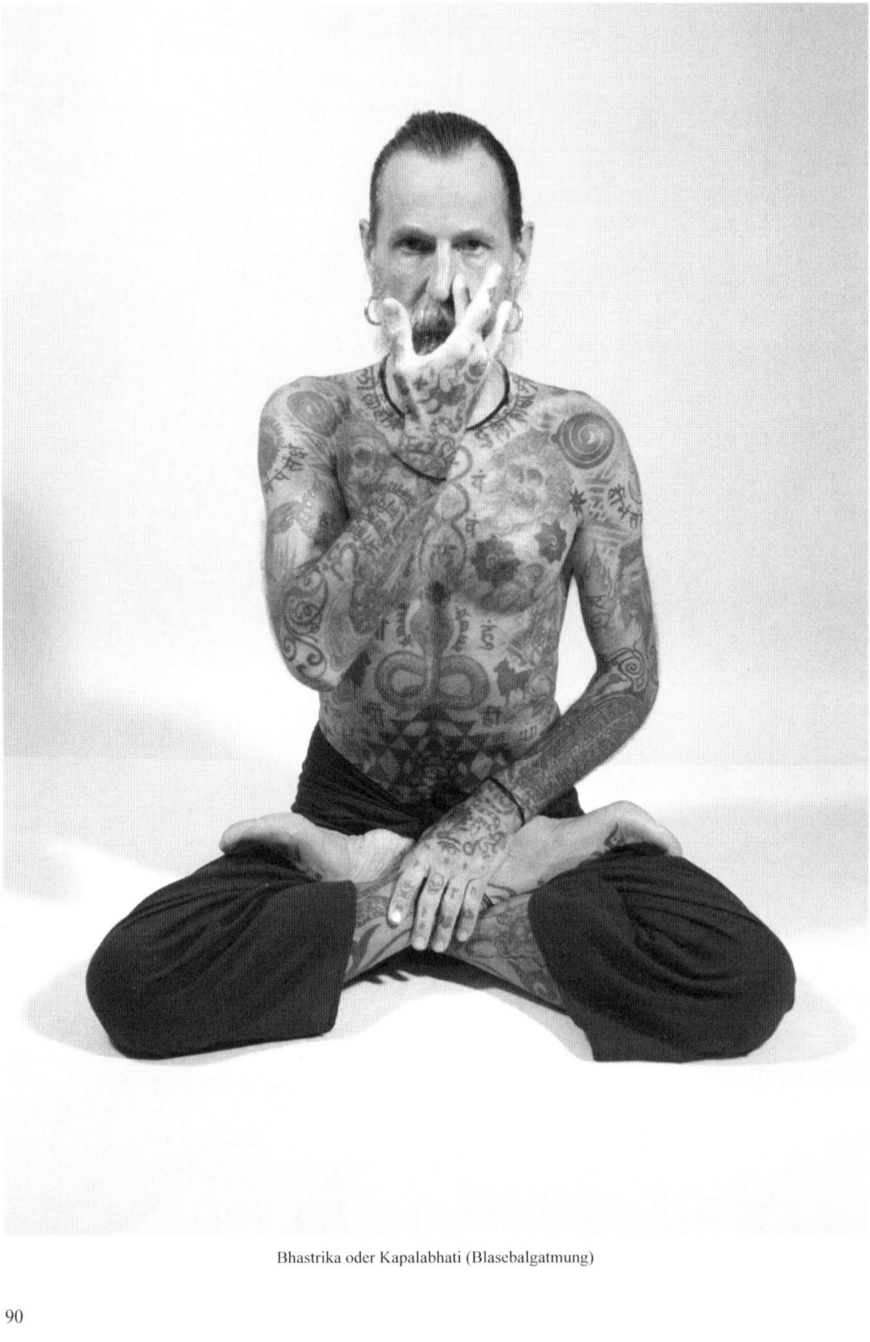

Bhastrika oder Kapalabhati (Blasebalgatmung)

Bhastrika oder Kapalabhati *(Blasebalgatmung)*

Obschon diese Atemtechnik je nach Quelle Bhastrika (Blasebalg) oder Kapalabhati (Schädel-Erleuchtung) genannt wird, handelt es sich dabei um ein- und dieselbe Übung, die beidseitig oder wechselseitig ausgeführt werden kann.

Stellung: Setzen Sie sich vorzugsweise in den Lotos-Sitz (Padmasana) oder einfach mit gekreuzten Beinen auf den Boden (Sukhasana), wobei Sie die Knie möglichst am Boden halten müssen. Mit Mittel- und Ringfinger der rechten Hand verschliessen Sie das linke Nasenloch und mit dem Daumen das rechte. Die linke Hand liegt im Schoss.

Übung: Lockern Sie den Druck der Finger auf die Nase und atmen Sie tief durch beide Nasenlöcher ein. Dann verschliessen Sie mit dem Daumen das rechte Nasenloch und atmen durch das linke einmal kräftig aus und ein. Jetzt schliessen Sie das linke Nasenloch wieder mit Mittel- und Ringfinger, öffnen das rechte und atmen erneut kräftig aus und ein. Die Atmung muss stets nach der Blasebalgmethode wechselseitig links und rechts erfolgen. Wiederholen Sie dies mehrmals rasch hintereinander in gleichmässigem Rhythmus. Dabei sollen Sie auch Ihren Bauch entsprechend bei der Ausatmung einziehen und bei der Einatmung vorstrecken. – Zu Anfang 25 Mal.

In der «Hathayoga-Pradipika» steht dazu in Teil II, Vers 35: *«Heftiges Luft-Ausstossen und Einziehen, wie der Blasebalg eines Schmiedes, das ist Kapalabhati. Dadurch werden alle durch übermässigen Schleim verursachten Krankheiten ausgetrocknet.»*

Diese Übung muss nach Jala-Neti ausgeführt werden, damit jede Feuchtigkeit, die noch in der Nase zurückgeblieben ist, entfernt wird.

Bhastrika ist im Wesentlichen ein System kraftvoller Atmung und verbindet somit die Vorteile verstärkter Sauerstoffzufuhr mit Durchblutung und Trocknung der Atemwege. In dieser Grundform der Übung wird kein Wert auf Kumbhaka, das heisst Atemanhalten, gelegt. Diese Atemtechnik hat dank der starken Auswirkung auf Sauerstoffhaushalt und -verbrauch einen äusserst belebenden Effekt und gilt als eine der wichtigsten Grundübungen zur Kräftigung des gesamten Organismus und zur Erweckung subtiler Energien im Menschen.

Es gibt eine Variante der Blasebalgatmung, bei der die Luft durch den zu einem runden Loch geformten Mund eingesogen und ausgestossen wird. Diese Technik findet bei Murccha-Kumbhaka (S. 380) Verwendung, da sie die Aufnahme ungeheurer Mengen an Sauerstoff und Prana ermöglicht, wodurch die Beeinflussung des Nervus vagus und des Hypothalamus und damit der gesamten autonomen Körperfunktionen unterstützt wird. Sie ähnelt in ihren Auswirkungen den beiden Pranayamas Sitkari (S. 375) und Shitali (S. 377).

Nauli *(Rotieren des vorderen geraden Bauchmuskelstrangs)*

Nauli gilt als «Krone» des Hatha-Yoga. Die Beherrschung des vorderen geraden Bauchmuskels ist ein unerlässliches Requisit zur Ausführung verschiedener Reinigungstsechniken wie Dhauti, Vasti und Ganesha-Kriya oder von Vajroli-Mudra. Deshalb sollte dieser Technik grosse Aufmerksamkeit geschenkt werden.

Madhya-Nauli *(mittleres Nauli)*

Stellung: Stellen Sie sich hin, die Füsse etwa 50 cm auseinander, die Hände oberhalb der Knie auf die Oberschenkel gestützt.

Übung: Atmen Sie nun tief ein und dann sofort wieder tief aus. Sobald alle Luft aus den Lungen rausgepresst ist, ziehen Sie Ihren Bauch vollständig ein und hoch.

Geben Sie gleichzeitig mit den Händen Druck auf die Oberschenkel, und zwingen Sie dadurch den Musculus rectus abdominis, im Yoga «Nala» genannt, nach vorn, so dass er isoliert heraustritt. Das wird Madhya-Nauli (mittleres Nauli) genannt. Wenn Sie das geschafft haben, lockern Sie die Muskelanspannung und atmen wieder langsam tief ein.

Wenn Sie dies immer wieder versuchen, werden Sie schliesslich Erfolg haben und der Bauchmuskelstrang wird nach der Ausatmung schön sichtbar hervortreten. Sie können während des Übens Ihren Bauch in einem Spiegel betrachten, um Fortschritte festzustellen. Lassen Sie sich durch anfängliche Misserfolge nicht entmutigen. Nach zehn bis zwölf Übungstagen werden Sie schliesslich in der Lage sein, diesen Muskelstrang zu kontrollieren. Wer Schwierigkeiten hat, diese Übung zu erlernen, sollte mehrere Tage lang nur Khichri, ein Reis-Linsen-Gericht (S. 338) oder Haferschleimgrütze ohne Salz, aber mit viel Ghee, zu sich nehmen.

Vama-Dakshina-Nauli *(linkes und rechtes Nauli)*

Ist es Ihnen gelungen, den Bauchmuskelstrang isoliert hervortreten zu lassen, müssen Sie nur das Gewicht auf den linken Arm verlagern, und der Nala-Muskel wird sich ebenfalls nach links bewegen (Vama-Nauli), dann geben Sie Druck mit der rechten Hand, worauf sich der Muskel nach rechts bewegt (Dakshina-Nauli). Nun ist es auch nicht mehr schwierig, ihn zum Kreisen zu bringen. Sobald Ihnen das ebenfalls gelungen ist, lassen Sie ihn 3 ½ Mal nach links und ebenso oft nach rechts rotieren. Damit haben Sie Nauli gemeistert.

In der «Hathayoga-Pradipika» steht dazu in Teil II, Vers 33 und 34: *«Man lasse den Yogi mit gebeugten Schultern in schneller Kreisbewegung den Bauchmuskel rotieren. Nauli, diese Krone aller Hatha-Übungen, entfacht das Verdauungsfeuer, schafft Wonne und trocknet alle Erkrankungen des Unterleibs aus.»*

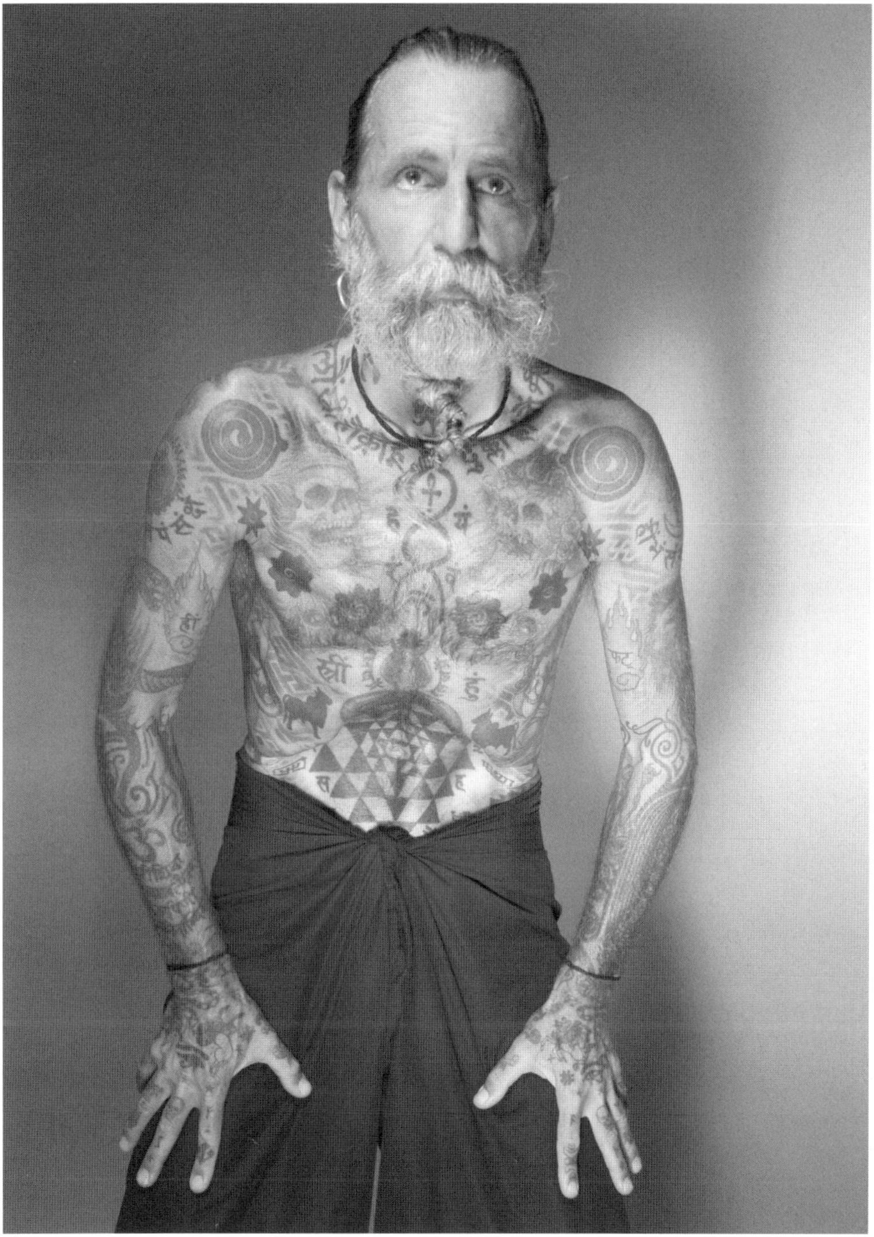

Nauli, 1. Schritt: Uddiyana-Bandha (Hochziehen des Bauches)

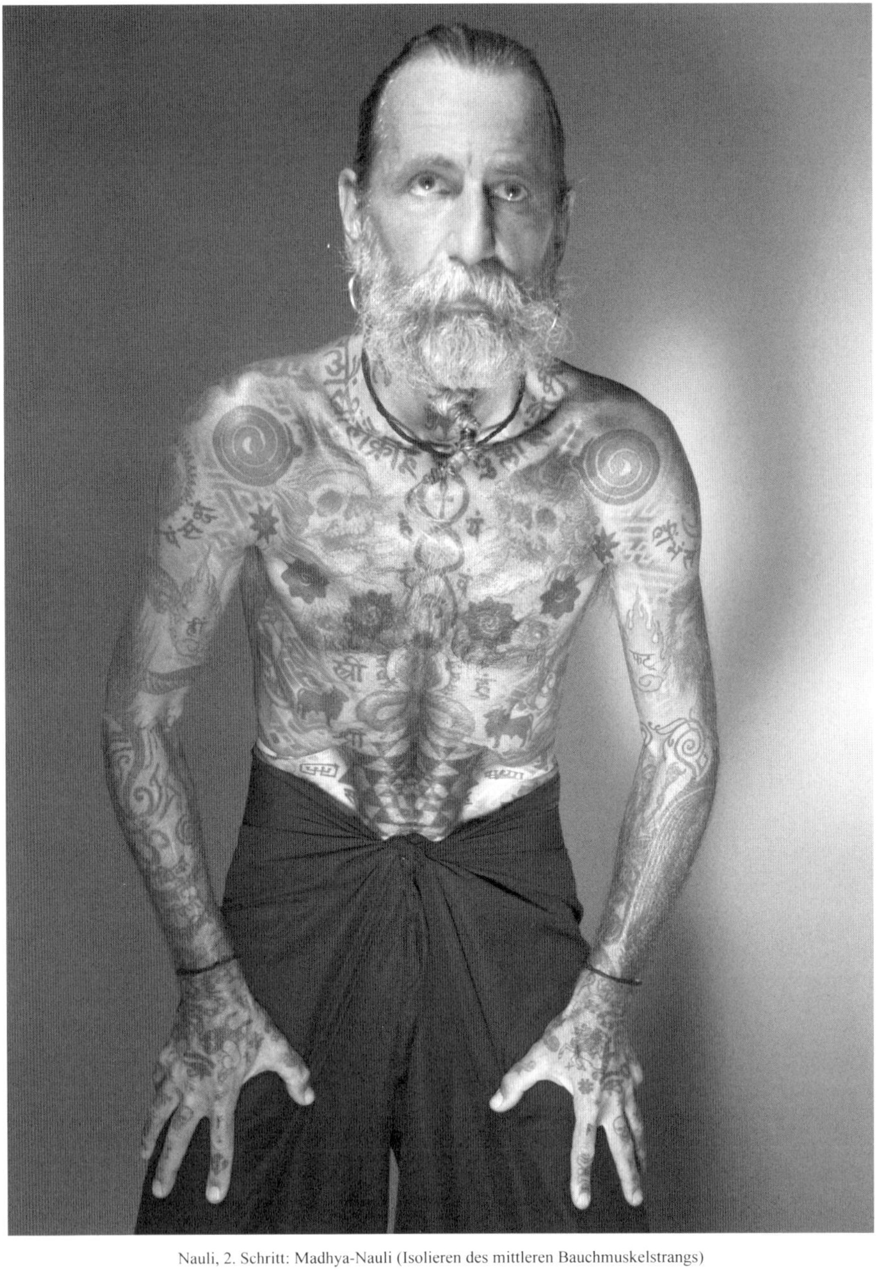

Nauli, 2. Schritt: Madhya-Nauli (Isolieren des mittleren Bauchmuskelstrangs)

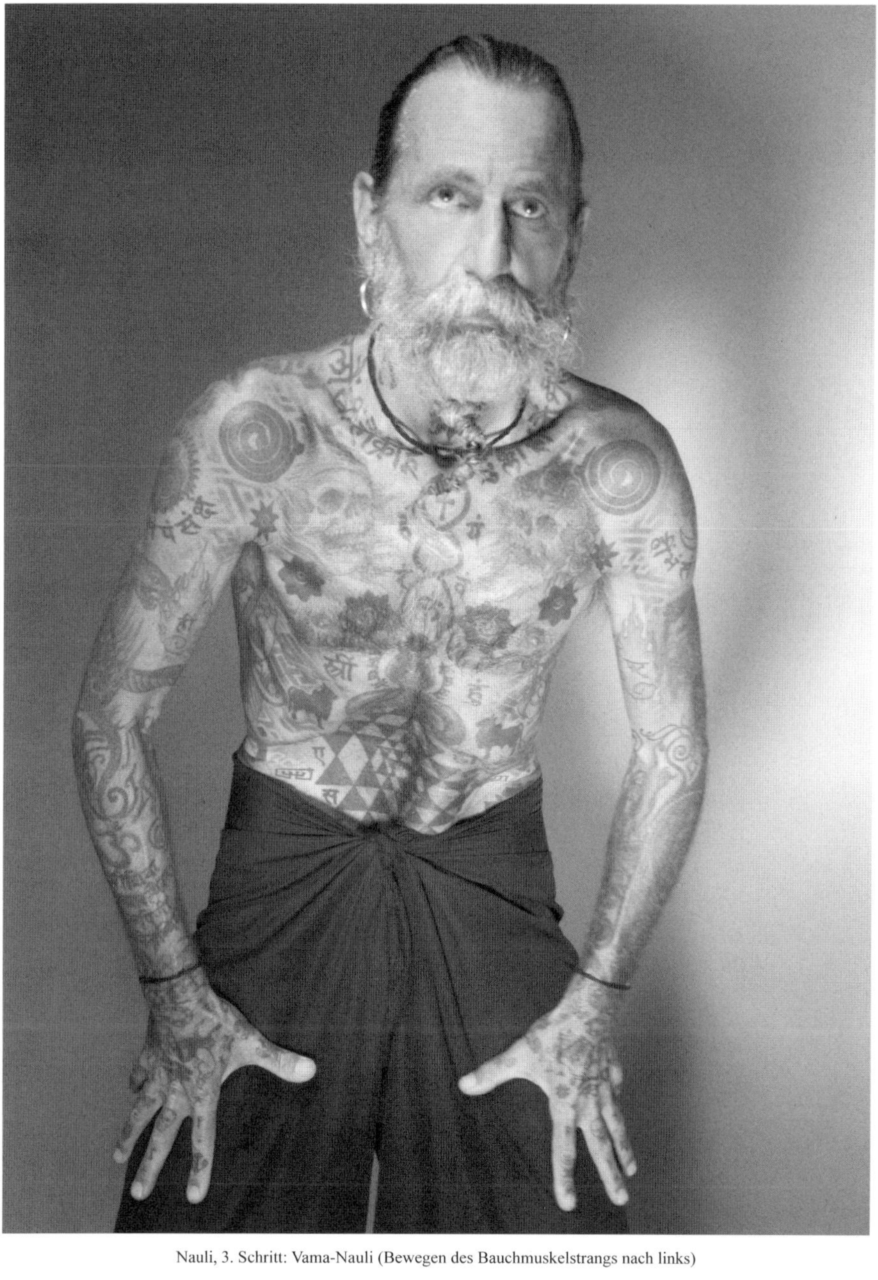
Nauli, 3. Schritt: Vama-Nauli (Bewegen des Bauchmuskelstrangs nach links)

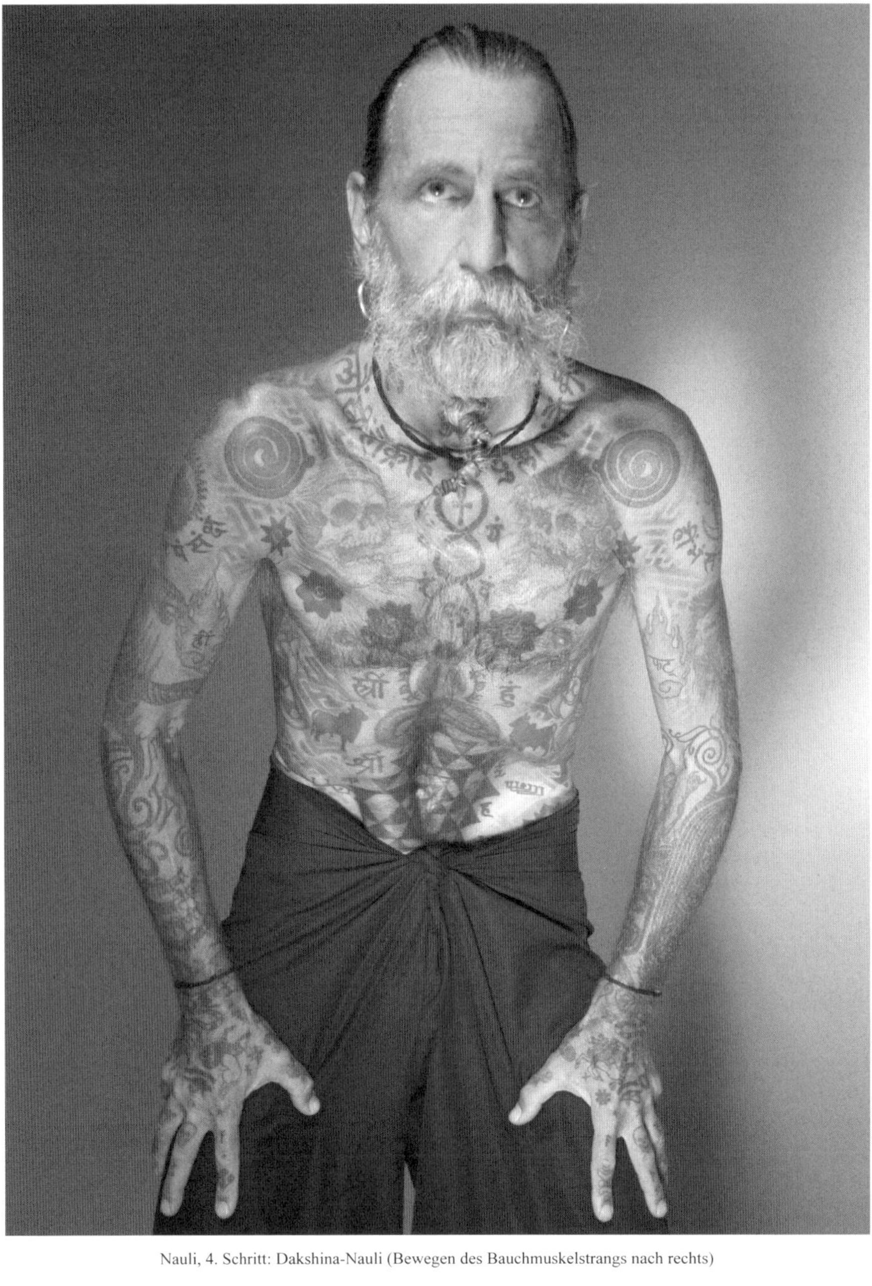

Nauli, 4. Schritt: Dakshina-Nauli (Bewegen des Bauchmuskelstrangs nach rechts)

Nauli ist ein ausgezeichnetes Beispiel dafür, wie man jene Muskeln unter Kontrolle bringt, die sonst kaum einzeln beansprucht werden und deren individuelle Existenz den meisten Menschen nicht einmal bewusst ist. Der Musculus rectus abdominis, der den vorderen, geraden Muskelstrang der Bauchhöhle bildet, wird gewöhnlich nur zusammen mit anderen Muskeln benutzt, zum Beispiel dem Musculus transversus abdominis, dem quer verlaufenden Bauchmuskel. Die Übung, diesen senkrecht verlaufenden Muskel einzeln und unabhängig anzuspannen, bedingt tatsächlich eine willentliche Trennung seiner Funktion von derjenigen aller anderen ihn umgebenden Muskelgruppen. Hat man diese Methode der individuellen Bewegung des Muskelstrangs gemeistert, kann man auch die Presskraft des Bauches sehr gut unter Kontrolle bringen. Durch die Rotation des Muskelstrangs wird die Beweglichkeit der verschiedenen Eingeweide erhöht und die Blutzirkulation in den Unterleibsorganen angeregt. Die zahlreichen Nerven des Bauches werden ebenfalls aktiviert, was zu einer besseren Zusammenarbeit der Funktionen dieser autonomen Nervenplexus führt. Die Übung hilft bei der Kontrolle des Nervus vagus, der den Parasympathikus des vegetativen Nervensystems steuert. Wird dieser Nerv stimuliert, wird einerseits die Funktion des Solarplexus angeregt und anderseits der Herzschlag verlangsamt, wodurch der Herzmuskel trainiert wird und das Gehirn gleichzeitig von der intensiveren, langsameren Blutversorgung profitiert.

Nauli ist ein wertvolles Instrument, um Blähungen zu beseitigen. Die Übung lässt mehr Blut in den Unterleib strömen und ermöglicht auch eine bessere Kontrolle über die Ausscheidungen verschiedener Substanzen aus den Hohlorganen des Beckens, zum Beispiel Kot, Urin und andere Sekretionen der Geschlechts- und Harnwege. Durch Nauli kommen sämtliche Bauchorgane in den Genuss einer gesunden und wirkungsvollen Massage.

Dhauti *(Reinigung von Magen und Speiseröhre)*

In der Yoga-Shastra werden unter der Bezeichnung Dhauti verschiedene Reinigungstechniken beschrieben, zum Beispiel Reinigung der Zähne, der Zunge, des Afters und des Magens. Einige dieser Techniken sind integrierte Bestandteile anderer Übungen, wie die Reinigung der Zunge (Jihva-Mula-Dhauti oder Jihva-Shodhana) von Khecari-Mudra oder die Reinigung des Rektums (Mula-Dhauti oder Mula-Shodhana) von Ganesha-Kriya.

Die Reinigung des Magens wird Hrid-Dhauti (Waschung des Herzens) genannt und besteht aus Vastra-Dhauti (Stoff-Schlucken), Danda-Dhauti (Kordelschlucken) und Vamana-Dhauti (Erbrechen von Wasser), was auch Baghi (Tiger-Übung) genannt wird.

Vastra-Dhauti *(Reinigung des Magens mit einem Stoffstreifen)*

Vastra-Dhauti muss frühmorgens auf vollkommen nüchternen Magen durchgeführt werden!

Für die Dhauti benötigen wir einen etwa 6–7 m langen und 8 cm breiten Streifen aus feinster Musseline, der vor dem ersten Gebrauch mit Wasser und Seife gut ausgewaschen wird. Lose Fäden an den Rändern werden entfernt und das Stück Tuch anschliessend in einer Pfanne mit heissem Wasser fünf Minuten lang ausgekocht. Dann wird die Dhauti getrocknet und wie eine Bandage zusammengerollt.

Die Tuchrolle wird jedes Mal nach beendeter Übung sorgfältig mit warmem Wasser und Seife ausgewaschen, dann getrocknet und wieder neu aufgerollt. Vor jedem Gebrauch wird sie in einem Pfännchen erneut fünf Minuten lang ausgekocht.

In der «Hathayoga-Pradipika» steht in Teil II, Vers 24 und 25: *«Man verschlucke langsam ein 4 Daumen breites und 15 Unterarme langes angefeuchtetes Stück Tuch auf die vom Guru vorgeschriebene Art und Weise. Dann ziehe man dasselbe wieder heraus. Dies wird Dhauti-Kriya genannt. Husten, Asthma, Krankheiten der Milz, Aussatz und zwanzig durch Schleim hervorgerufene Krankheiten müssen der Macht dieser Übung weichen. Daran besteht kein Zweifel.»*

Übung: Nehmen Sie die zusammengerollte Dhauti und geben Sie sie in eine Pfanne mit kochendem Wasser. Lassen Sie die Rolle fünf Minuten kochen, und nehmen Sie dann die Pfanne vom Feuer.

Jetzt kauern Sie sich in den Krähen-Sitz (Kagasana) und stellen die Pfanne mit der im heissen Wasser liegenden Tuchrolle vor sich auf den Boden. Nehmen Sie ein Ende der Dhauti zwischen Zeige- und Mittelfinger, so dass das Ende auf den Fingerspitzen ruht. Nun öffnen Sie weit den Mund und legen das Ende der Tuchrolle hinten in den Rachen. Nehmen Sie Ihre Finger langsam zurück, so dass das Tuchende auf der Zunge liegen bleibt. Mit Hilfe Ihrer Zunge ziehen Sie das Tuch nun weiter hinein. Es ist genau derselbe Vorgang wie beim Essen: Während Sie das Tuch Stückchen für Stückchen schlucken, füllt Ihre Zunge den Mund immer wieder von neuem. Achten Sie darauf, dass das Tuch den oberen Teil der Mundhöhle nicht berührt und auf der Zunge bleibt.

Am ersten Tag sollte man nur etwa einen halben Meter schlucken. Wenn Sie während der Übung das Gefühl haben, Sie müssten sich übergeben, schliessen Sie den Mund und bieten Ihre ganze Willenskraft dagegen auf. Wenn Sie das jeden Tag wiederholen und immer einen halben Meter mehr schlucken, werden Sie innerhalb von zwei Wochen fähig sein, die gesamte Länge von gut 7 m zu verschlingen.

Die letzten 20 cm schluckt man nicht, sondern lässt sie aus dem Mund hängen, damit man die Dhauti leicht wieder herausziehen kann.

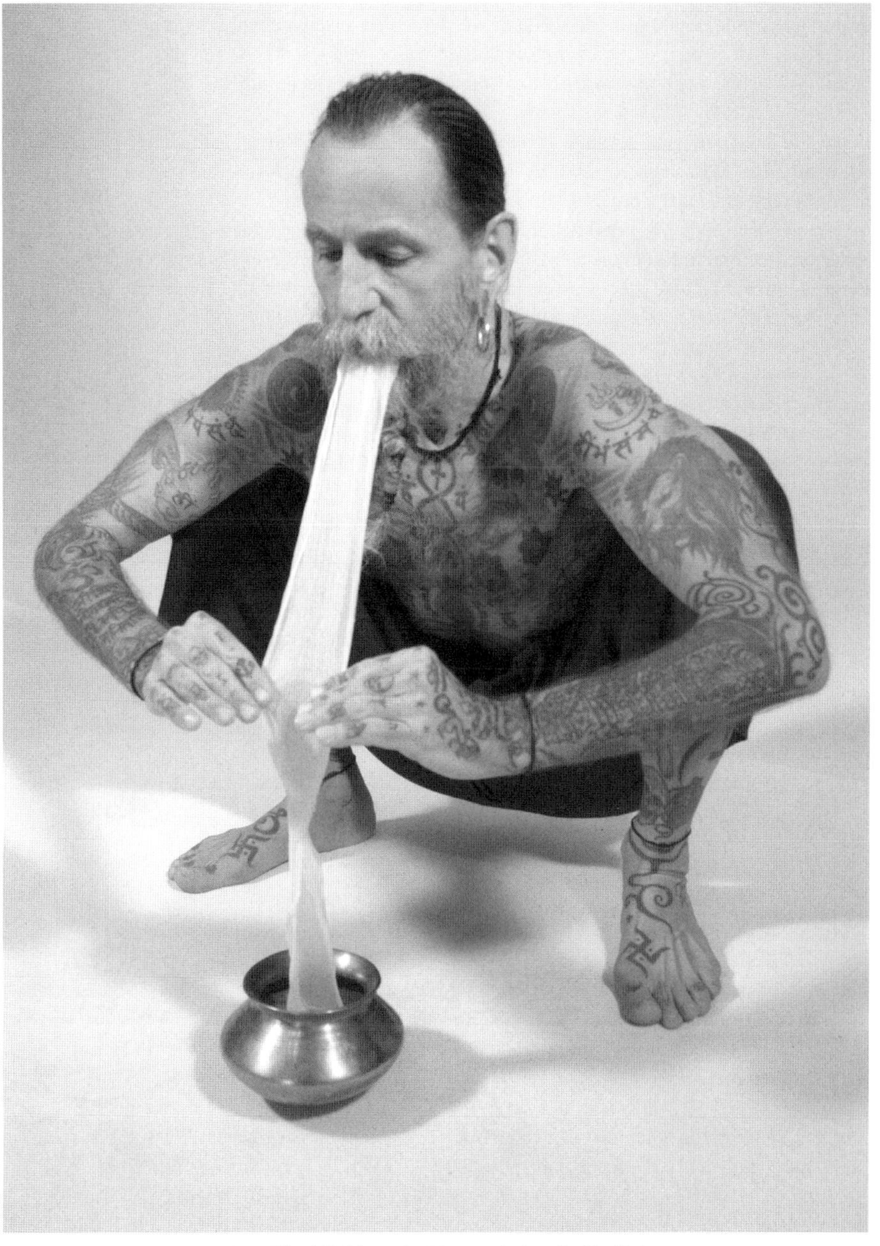

Vastra-Dhauti (Reinigung des Magens mit einem Stoffstreifen)

Wer gallenkrank ist, sollte seine Rolle in warme Milch anstatt warmes Wasser tauchen. Neigt man dazu, sich während des Prozesses übergeben zu müssen, kann man das Tuch mit etwas Honig präparieren oder das Wasser bzw. die Milch mit etwas Honig süssen.

Wenn Sie das Tuch ganz geschluckt haben, erheben Sie sich, stützen Ihre Hände oberhalb der Knie auf den Oberschenkeln ab und führen die Nauli-Übung durch. Lassen Sie den Bauchmuskelstrang auf jeder Seite 3½ Mal kreisen.

Um das Tuch wieder herauszuholen, hocken Sie sich wieder nieder und ziehen Sie einfach am herabhängenden Ende, bis Sie Unbehagen empfinden. In diesem Stadium kehren Sie den Prozess um, schlucken wieder zwei oder drei Mundvoll hinunter und fangen dann erneut an zu ziehen. Dadurch wird das Tuch geglättet und lässt sich leicht hervorholen.

Sollten sich dabei aber dennoch Komplikationen ergeben, zum Beispiel wenn Sie das ganze Tuch verschluckt haben oder sich der Stoffstreifen im Magen zu einem Knoten zusammenballt, dann trinken Sie so viel lauwarmes Wasser wie möglich, beugen sich aus dem Stand in der Taille vor und ziehen das Tuch heraus, wobei das Wasser mitkommt. Solche Fälle sind sehr selten und kein Grund zur Panik. Im Allgemeinen kommt das verschluckte Tuch leicht wieder heraus.

In der «Gheranda-Samhita» steht darüber in Teil I, Vers 41: *«Diese Prozedur befreit von Erkrankungen der Milz und Galle, von Drüsenerweiterungen im Magen, Fieber, Husten und Lepra. Der Mensch wird stark und gesund.»*

Auch Bronchitis, Asthma, Tuberkulose, Koliken, Verstopfung und viele andere Krankheiten sind durch dieses Verfahren heilbar.

In der «Bhaktisagara-Grantha» steht darüber im «Ashtanga-Yogavarnana»: *«Nimm ein Stück Tuch, gut 7 m lang und 8 cm breit. Tauch es in Wasser, spül es, schluck es und zieh es in seiner ganzen Länge wieder heraus. Dein Husten und Dein Gallenleiden, beides wird mit herauskommen, und Dein Körper wird gereinigt. Du wirst auch 18 verschiedene Arten der Lepra-Krankheit loswerden. Das ist es, was die Yogis tun; und das ist es, was man Dhauti-Kriya nennt.»*

Danda-Dhauti *(Reinigung von Speiseröhre und Magen mit einer Kordel)*

Die Kordel ist ein aus drei dicken Baumwollsträngen zusammengedrehtes Seil von etwa 40–66 cm Länge. Das Schlucken der Danda-Dhauti erfordert mehr Geschick und Überwindung als das Schlucken der Vastra-Dhauti, weshalb man sich zuerst mit der letzteren Übung vertraut machen sollte.

Übung: Nehmen Sie einen grossen Krug mit lauwarmem, ungesalzenem Wasser. Weichen Sie die Kordel darin ein, damit sie völlig durchtränkt wird. Kauern Sie sich nun in die Krähen-Stellung (Kagasana) nieder und trinken Sie aus dem Krug so viel Wasser, wie Sie können. Dann erheben Sie sich und nehmen eine um etwa 45°– 60° nach vorn gebeugte Stellung ein.

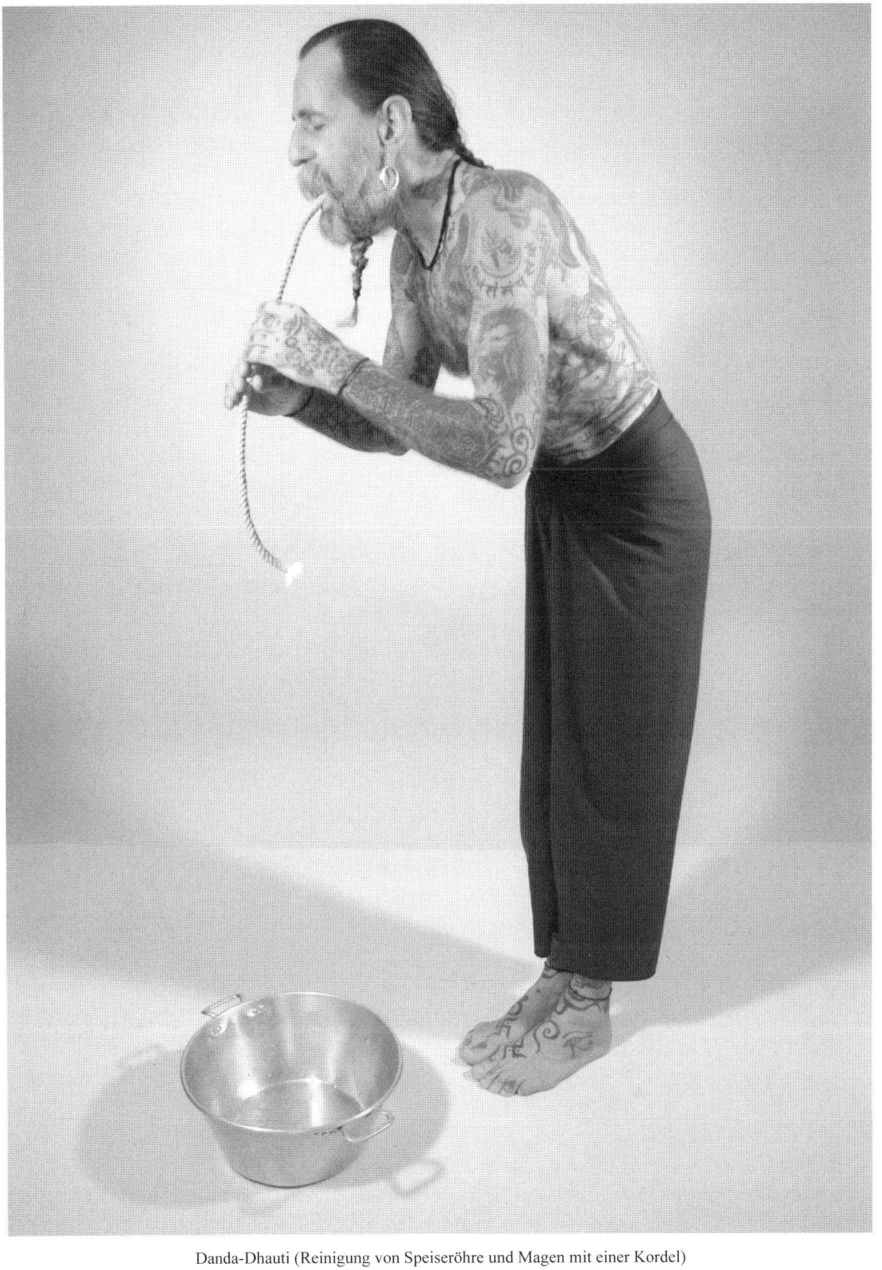

Danda-Dhauti (Reinigung von Speiseröhre und Magen mit einer Kordel)

Nun stecken Sie die Kordel in den Mund und versuchen, sie leicht seitlich im Hals hinunterzubringen, indem Sie Schluckbewegungen machen, als ob Sie essen würden. Das Schlucken der Kordel muss sehr langsam geschehen.

Wenn während des Schluckprozesses immer wieder Wasser aus dem Mund rinnt, so achten Sie nicht darauf, sondern fahren fort, die Kordel weiter hineinzuschieben. Durch ständiges Üben werden Sie schliesslich in der Lage sein, 35–45 cm der Kordel zu schlucken, so dass diese den Magen erreicht. Das Ende lässt man aus dem Mund heraushängen. Jetzt rütteln Sie etwas an der Kordel, was dazu führt, dass das Wasser reichlich zu fliessen beginnt. Sobald das Wasser anfängt, aus dem Mund zu laufen, beginnen Sie damit, die Kordel herauszuziehen. Die Kordel darf aber keinesfalls herausgezogen werden, wenn kein Wasser mehr mitfliesst! Die Kordel soll nur geschluckt werden, nachdem man ausreichend Wasser getrunken hat.

Diese Übung bietet denselben Nutzen wie Kunjala und Vastra-Dhauti. Wer an Gallenkrankheiten leidet, für den wird diese Übung sogar eine noch grössere Hilfe sein als Vastra-Dhauti.

Vamana-Dhauti *(Erbrechen von Wasser)* oder Baghi *(Tiger-Übung)*

Die Tiger-Übung darf erst drei Stunden, keinesfalls später als vier Stunden, nach dem Essen praktiziert werden. Man benötigt dazu genügend lauwarmes, ungesalzenes Wasser für eine drei- oder viermalige Wiederholung des Kunjala-Vorganges.

Da gleich anschliessend an diese Prozedur eine Portion Khir (Milchreis; S. 338) gegessen werden muss, sollte diese Mahlzeit bereits vor der Übung zubereitet werden: Ein Glas von etwa 2 dl Inhalt wird mit Reis gefüllt und dieser dann in einer Pfanne mit Vollmilch weichgekocht. Das Ganze wird nach Belieben mit etwas Zucker oder Honig gesüsst.

Hocken Sie sich in die Krähen-Stellung (Kagasana), und trinken Sie so viel Wasser, wie Sie können. Dann stehen Sie auf, beugen sich wie bei Kunjala über ein grosses Becken, die linke Hand auf den Magen gedrückt, die Finger der Rechten am Halszäpfchen, und erbrechen die gesamte Wassermenge, die Sie gerade getrunken haben, zusammen mit dem noch im Magen befindlichen Essen. Wenn Sie feststellen, dass die erbrochene Nahrung dick ist, trinken Sie sofort noch mehr Wasser, bewegen Ihren Magen einige Male rein und raus und erbrechen dann das Wasser mit den Essensresten wieder genau wie oben beschrieben. Wiederholen Sie das zwei bis drei Mal.

Wenn Sie feststellen, dass das erbrochene Wasser klar ist, hören Sie mit der Übung auf und essen den zu Beginn zubereiteten Milchreis. Das ist nötig, weil der Magen sonst wie ausgetrocknet bleibt, was schädliche Folgen hätte. Ebenso abträglich wäre es, den Reis nicht unmittelbar nach der Übung, sondern erst später zu essen. Daneben sollten Sie für mindestens drei Stunden keine andere Nahrung zu sich nehmen. Erst danach darf wieder normal gegessen werden.

Achten Sie genauestens darauf, dass die Tiger-Übung erst drei Stunden später, aber noch innerhalb von vier Stunden, nachdem Sie gegessen haben, ausgeführt wird. Dieser Zeitraum darf auf keinen Fall unter- oder überschritten werden.

Durch diese Prozedur werden die Eingeweide gründlich gereinigt. Sie wird Tiger-Übung genannt, weil der Tiger alles Überschüssige an Fleisch und Blut, das er gefressen hat, wieder erbricht, was ihn zum mächtigsten aller Raubtiere macht. Die Übung schenkt eine schlanke Taille, eine breite Brust und macht den Körper stark wie den eines Tigers. Eine neue Lebenswelle durchläuft alles. Besonders vorteilhaft ist diese Übung für Korpulente, die damit leicht abnehmen können.

Nerven und Arterien entziehen der Nahrung alle lebensspendenden Stoffe innerhalb von drei Stunden nach der Nahrungsaufnahme. Den Eingeweiden bleibt dann die grosse Arbeit, den Rest zu verarbeiten und zu verdauen. Durch die Tiger-Übung wird den Därmen diese Mühe erspart, wobei dem Körper aber dennoch alle Energie, die in den Nahrungsmitteln steckt, zugute kommt. Der grösste Vorteil des ganzen Vorgangs liegt darin, dass durch die Befreiung von überschüssigem Ballast alle Verdauungsbeschwerden behoben werden können. Zudem wird das Nervensystem der Verdauung aktiviert und gereinigt.

Ganesha-Kriya *(Reinigung von After und Mastdarm)*

Diese Reinigungsübung basiert auf der in der «Gheranda-Samhita» beschriebenen Mula-Dhauti oder Mula-Shodhana, wobei hier zusätzlich Nauli beherrscht werden muss, um eine Spülung des gesamten Mastdarms und des unteren Teils des Dickdarms zu gewährleisten. Solche Praktiken mögen den Uneingeweihten seltsam und unappetitlich erscheinen, beinhalten aber ein grosses Potential und können so die Kundalini-Erweckung unterstützen. Da alle Praktiken, bei denen latente Energien im Unterleib geweckt werden, mit gewissen Gefahren verbunden sind, ist es ratsam, sie unter der Anleitung eines vollendeten Gurus auszuführen.

Übung: Um Ganesha-Kriya auszuführen, benötigen Sie eine Wanne von etwa 35 cm Durchmesser und 15 cm Randhöhe sowie etwas Ghee (Butterfett).

Füllen Sie das Becken etwa zur Hälfte mit lauwarmem Wasser, und kauern Sie sich in die Krähen-Stellung (Kagasana) nieder, wobei Sie Ihren Hintern ins Wasser eintauchen. Nehmen Sie nun mit dem Mittelfinger der rechten Hand etwas Ghee und fetten Sie das Rektum damit gut ein, wobei Sie versuchen müssen, den untersten Teil des Mastdarms herauszudrücken. Waschen Sie den After und diesen Teil des Darms gut mit Wasser aus. Das ist als Mula-Dhauti oder Mula-Shodhana (Wurzelreinigung) bekannt.

Während Sie nun den Druck aufrechterhalten, damit der After geöffnet bleibt, atmen Sie tief ein, dann wieder aus, und ziehen den Bauch so weit wie möglich zurück und hoch. Nun isolieren Sie den vorderen geraden Bauchmuskelstrang (Madhya-Nauli), drücken ihn heraus und beginnen mit Hilfe dieses Nala-Muskels (Musculus rectus abdominis), im Unterleib ein Vakuum zu erzeugen. Dadurch wird das Wasser aus dem Becken in den Mastdarm hochgesaugt, wodurch dieser von Kot gereinigt wird. Durch den Wasserdruck wird die Peristaltik des Darms und damit der Ausscheidungsprozess stark angeregt.

Wiederholen Sie dieses Hochziehen des Wassers mehrere Male, bis der Mastdarm vollständig gereinigt ist. Achten Sie darauf, dass Sie während des ganzen Prozesses genug Ghee verwenden, damit das Rektum gut eingefettet und die empfindlichen Blutgefässe in dieser Region genährt werden.

Wirkung und Nutzen: Ganesha-Kriya ist sehr wirkungsvoll, um das Muladhara-Cakra zu aktivieren. Sie hat ihren Namen vom elefantenköpfigen Gott Ganapati oder Ganesha, der als Beseitiger aller Hindernisse und Hüter der Schwelle im Hinduismus grosse Verehrung geniesst. Als «Hüter der Schwelle» ist er für Yogis von besonderer Bedeutung, da er die Kraft symbolisiert, die dem Sadhaka den Zugang zum ersten Level yogischer Verwirklichung ermöglicht, dort wo die Kundalini-Shakti ihren Dornröschenschlaf schläft.

Die auf physischer Ebene stattfindende Reinigung und Stimulierung von Nervenzentren im Unterleib ist für den Sadhaka wie ein Eintreten in eine zweite anale Phase, welche die Geburt und Entwicklung eines neuen Menschen einläutet. Dadurch werden Urerinnerungen und Urinstinkte geweckt, die im Unterleib gespeichert sind. Das kann einen psychophysischen Bewusstseinsprozess auslösen, in dessen Folge der Übende mit archaischen Kräften konfrontiert wird, die seine innere «Unterwelt» bevölkern. Bildlich gesprochen könnte man sagen, dass der Yogi zum Herkules transformiert wird, der seinen eigenen Augiasstall ausmisten muss. Der Guru leitet während dieses Initiationsprozesses den Schüler an, dämonischen Energien im Unterleib mit Wachsamkeit zu begegnen und so sein Triebleben unter Kontrolle zu bringen.

Neben dieser auf der Bewusstseinsebene stattfindenden Läuterung hat der ganze Vorgang auch für die körperliche Gesundheit grosse Bedeutung. Anorektale Krankheiten werden beseitigt, wodurch der ganze Körper gesund und stark wird. Die meisten Krankheiten, auch Störungen im Kopfbereich, haben ihren Ursprung oft im Darm, was im Yoga treffend durch folgenden Ausspruch ausgedrückt wird: *«Unsaubere Eingeweide sind die Brutstätte aller Krankheiten.»*

Wenn wir die Wirbelsäule als Lebensbaum betrachten, so bilden die feinverästelten Nerven im Steissbeinbereich die Wurzeln, die durch solche yogische Praktiken zu gesundem Wachstum angeregt werden. Nicht umsonst bedeutet der Name Muladhara «Wurzelstütze», womit dieses aller menschlichen Entwicklung zugrunde liegende Energiezentrum treffend charakterisiert wird. Genauso, wie es unmöglich ist, einen Baum ohne Wurzeln zu pflanzen, genauso unmöglich ist es, den mystischen Prozess yogischer Selbstverwirklichung in Gang zu setzen, ohne die an der Basis der Wirbelsäule schlafende Kundalini zu wecken.

Vasti *(Reinigung des Darmtrakts)*

In alten Zeiten wurde diese Übung an einem Fluss ausgeführt, dessen Wasserstand niedrig war. Heutzutage ist dies aus gewässerschutztechnischen Gründen nicht mehr möglich, und man benutzt dazu eine mit lauwarmem Wasser gefüllte Wanne, deren Wassertiefe etwa 50 cm betragen sollte. Diese Wanne muss gross genug sein, damit man sich bequem hineinkauern kann.

Zum korrekten Ausführen dieser Darmspülung ist die Beherrschung von Nauli ebenfalls Voraussetzung, und man benötigt dazu ausser der wassergefüllten Wanne ein Bambusrohr und Butterfett (Ghee).

Übung: Nehmen Sie ein etwa 15 cm langes Bambusrohr, das den Durchmesser Ihres kleinen Fingers hat. Polieren Sie die Oberfläche des Holzes glatt, und schleifen Sie die Enden des Röhrchens so weit zurecht, bis die Schnittkante schön rund und von jeder Unebenheit frei ist.

Setzen Sie sich nun in die Wanne, hocken Sie sich in die Utkatasana, und drücken Sie den untersten Teil des Mastdarms heraus.

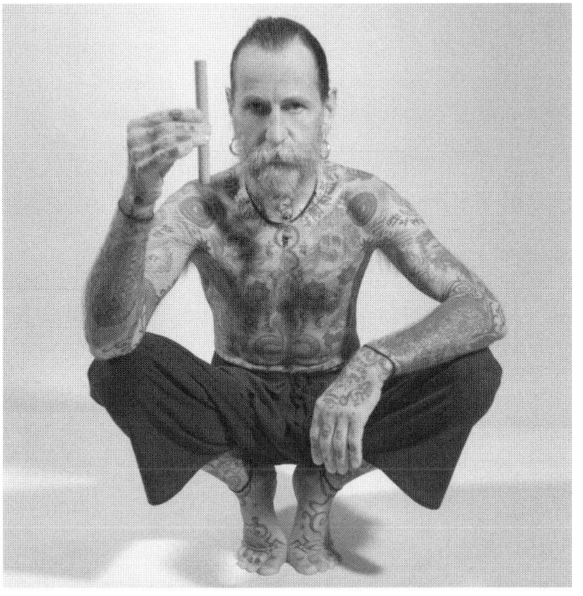

Vasti (Reinigung des Darmtrakts mit Hilfe eines Bambusrohrs)

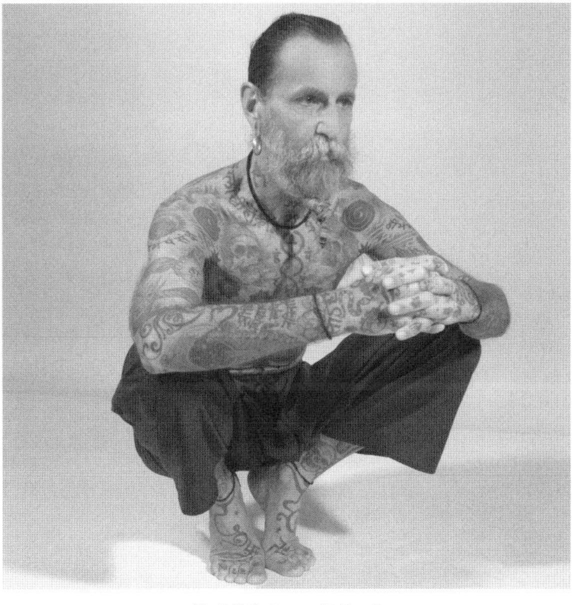

Vasti (Utkatasana-Stellung)

Dann tauchen Sie Ihren Mittelfinger der rechten Hand in Butter, stecken ihn in den After und beginnen, diesen von allen Exkrementen zu reinigen. Waschen Sie den After gründlich aus. Nun fetten Sie das eine Ende des Bambusrohres ebenfalls gut mit Ghee ein und stecken es durch den After in Ihren Mastdarm, wobei Sie mindestens die Hälfte des Rohres herausragen lassen. Dies allein genügt schon, um Wasser durch das Rohr in den Darm aufsteigen zu lassen. Jetzt umklammern Sie das Rohr mit Ihrem After und lassen das Wasser weiter aufsteigen. Sobald Sie das Gefühl haben, dass genug Wasser eingedrungen ist, verschliessen Sie das offene, herausragende Ende des Bambusrohrs mit einem Finger, ziehen dieses langsam heraus und stehen auf.

Stützen Sie nun die Hände oberhalb der Knie auf die Oberschenkel, atmen Sie tief ein, dann aus, und führen Sie Nauli aus. Lassen Sie den Bauchmuskelstrang mehrmals nach links und rechts kreisen. Dadurch vermischt sich der Kot mit dem Wasser, das die Gedärme anfüllt.

Nachdem Sie Nauli ausgeführt haben, verharren Sie in derselben Position mit den Händen auf den Oberschenkeln und lassen alles Wasser zusammen mit dem Kot aus dem Darm fliessen. Ihre Eingeweide werden dabei gründlich gereinigt.

Wiederholen Sie die Prozedur mit dem Aufsaugen des Wassers, Nauli und der Entleerung des Darmes vier bis fünf Mal. Beim fünften Mal wird nur noch klares Wasser herauskommen.

Um den Darm restlos von Wasser und Kot zu befreien, führen Sie danach Mayurasana, die Pfauen-Stellung, aus. Dadurch werden alle Reste von Wasser, Kot und Gasen herausgedrückt und der Darm somit von allen Verunreinigungen befreit.

Beim Vasti-Kriya ist die Pfauen-Stellung (Mayurasana) als Abschluss der ganzen Prozedur wesentlich.

Zu dieser speziellen Übung heisst es in der «Bhaktisagara-Grantha» im «Ashtanga-Yogavarnana»: *«Ziehe Wasser durch den Mastdarm hoch und behalte es eine Zeitlang drin. Nachdem Du es hin und her bewegt hast, scheidest Du es vollkommen wieder aus. Das ist die Vasti-Kriya, die ohne fachmännische Anleitung nicht zu meistern ist. Die Übung heilt alle Krankheiten des Mastdarms und der Harnröhre.»*

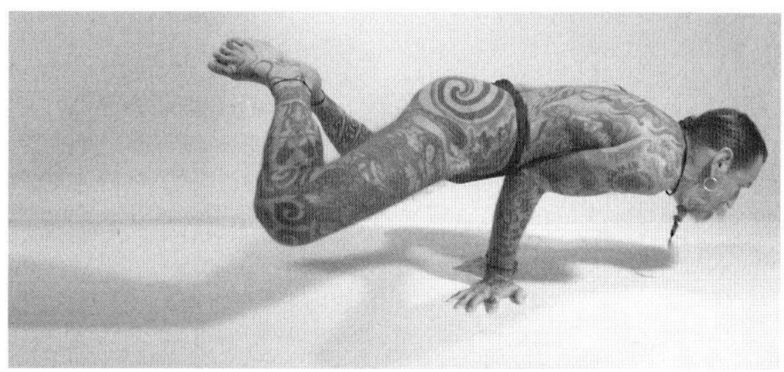

Vasti (Mayurasana-Stellung, Stufe 1)

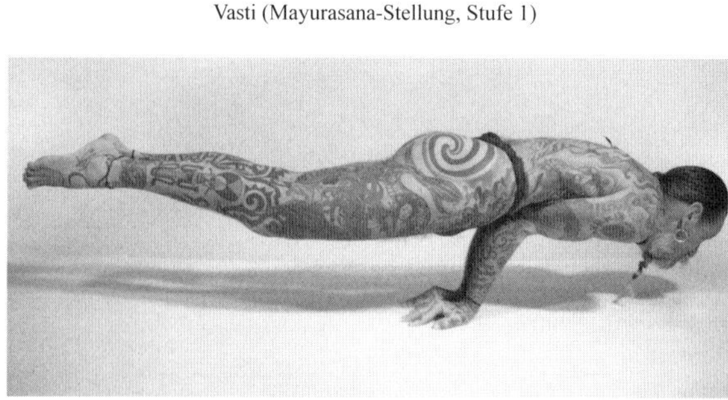

Vasti (Mayurasana-Stellung, Stufe 2)

Dasselbe wird in der «Hathayoga-Pradipika» in Teil II, Vers 26–28, zum Ausdruck gebracht: *«Nachdem man ein Rohr ins Rektum eingeführt hat, indem man sich in der Utkatasana-Stellung bis zum Nabel ins Wasser hockt, wird der After zusammengezogen und das Wasser in den Darm hochgesogen. Diese Waschung wird Basti (Vasti) genannt. Dadurch werden Krankheiten wie Vergrösserung der Milz und Wassersucht oder solche, die durch Störungen der drei Doshas (Vata, Pitta, Kapha) hervorgerufen werden, vernichtet. Die im Wasser ausgeführte Basti beruhigt die Körperelemente (Dhatus), die Sinnesorgane (Indriyas) und den Geist (Manas). Sie verleiht dem Körper Glanz und Substanz und weckt den Appetit. Alle körperlichen Störungen verschwinden.»*

Vasti rottet viele Krankheiten aus, zum Beispiel Tumore im Unterleib, Erkrankungen der Milz, der Leber, der Augen und der Ohren. Alle Leiden der Harnwege, Verdauungsstörungen, Verstopfung, Hämorrhoiden, Fisteln, Pickel, Furunkel, Unstimmigkeiten im Säurehaushalt des Körpers und Störungen in den Gedärmen können wirksam bekämpft werden.

Im Gegensatz zu einem Klistier werden hierfür keine Reizstoffe wie Seife verwendet, und das Wasser kann in grösserer Menge in den gesamten Darmtrakt einfliessen. Obgleich man am Anfang ein Bambusrohr dazu benötigt, ist es nach längerer Übung möglich, den ganzen Vorgang ohne diese mechanische Hilfe zu vollziehen, indem man lernt, den After willentlich offenzuhalten. Das ist ein gutes Beispiel dafür, wie durch die Yoga-Praxis ein autonom funktionierendes Organ unter die Kontrolle des Willens gebracht werden kann.

Die Übung spült den Darm nicht nur aus, sondern kräftigt den unteren Darmabschnitt, was dazu beiträgt, dass Reizempfindlichkeit und Reaktionsvermögen im Mastdarm wiederhergestellt werden. Eine der häufigsten Ursachen für Verstopfung ist die verminderte Empfindlichkeit dieses unteren Darmabschnitts, der auf Dehnungsreize nicht mehr entsprechend reagiert.

Wie die vorangegangene Ganesha-Kriya ist Vasti ebenfalls ein wirksames Mittel, um einen psychophysischen Reinigungsprozess auszulösen, in dessen Verlauf uralte Instinkte geweckt und dadurch an die Oberfläche des Bewusstseins gebracht werden. Damit kann es einem Menschen gelingen, sein Triebleben unter Kontrolle zu bringen, was ein wichtiges Ziel des Yoga ist. Dieses Bewusstmachen von mit dem Unterleib verbundenen Verhaltensmustern und Abläufen ist ein nicht ganz ungefährlicher Prozess, bei welchem die Unterstützung eines fähigen Lehrers oder Gurus von grossem Nutzen ist. Echte Yoga-Praxis hat immer zum Ziel, über das Instrumentarium des Körpers auf geistige und feinstoffliche Bereiche des menschlichen Wesens einzuwirken. Da der Unterleib gewissermassen eine Art Unterwelt und «Hölle» des Menschen darstellt, wo schweflige Gase brodeln und neben lebenserhaltenden auch dämonische, zersetzende Kräfte am Wirken sind, ist es notwendig, alle auf diesen Bereich zielende Praktiken vorsichtig und mit gebührendem Respekt auszuführen. Alte Sinneseindrücke sind nicht nur im Hirn, sondern in jeder Körperzelle gespeichert, und durch entsprechende Übungen werden Verkrustungen im eigenen Innern aufgeweicht und aufgelöst, wodurch der wichtige Prozess der Aufarbeitung von alten Traumata und Komplexen in Gang kommt. Der Yogi wird zum Psychologen und Patienten in einer Person, und durch die Bewältigung von altem Karma wird ein tiefgreifender Befreiungsprozess in Gang gesetzt.

Shankha-Prakshalana oder Varisara *(Muschelreinigung)*

Von allen Reinigungsübungen ist die Muschelreinigung die Königin, und es gibt nichts, was einen vergleichbaren Effekt auf das grob- und feinstoffliche Wesen des Menschen ausüben könnte. In ihr offenbart sich die Genialität des yogischen Wissens über Aufbau und Funktion des Menschen aufs Trefflichste, und durch sie erhält der Sadhaka die Möglichkeit, eine grundlegende Reinigung des ganzen Nerven- und Nadi-Systems vorzunehmen, was für eine wirksame und tiefgreifende Yoga-Praxis allererste Priorität hat.

Die Übung muss morgens auf vollkommen nüchternen Magen erfolgen. Am Abend zuvor darf man nur etwas Milch und Obst oder Gemüse zu sich nehmen.

Übung: Wie durch die Windungen eines grossen Muschelgehäuses verläuft der kurvenreiche Weg der Ausscheidungen durch die Gedärme. Wenn man mit Hilfe bestimmter Übungen Wasser durch die Eingeweide fliessen lässt, werden sie von allen Unreinheiten befreit.

Das hierfür benutzte Wasser sollte um einige Grad wärmer sein als für die Kunjala-Übung. Im Gegensatz dazu wird bei der Muschelreinigung salzhaltiges Wasser verwendet, wobei der Salzgehalt hoch genug sein muss, um eine alkalische Flüssigkeit zu erhalten, etwa wie eine gut gesalzene Suppe. Bereiten Sie sich eine grosse Kanne mit gesalzenem, lauwarmem Wasser. Nehmen Sie die Krähen-Stellung (Kagasana) ein, und trinken Sie zwei bis drei grosse Gläser von diesem salzigen Wasser. Haben Sie das Wasser getrunken, machen Sie sofort anschliessend schnell hintereinander die nachstehenden Übungen in der angegebenen Reihenfolge:

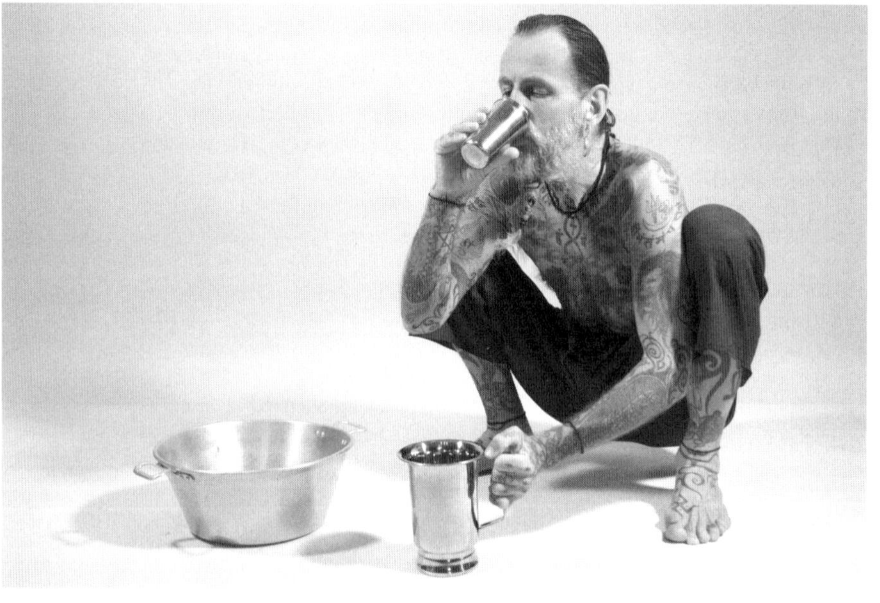

Shankha-Prakshalana (Trinken von Salzwasser)

1. Sarpasana (Schlangen-Stellung)

Diese Übung ähnelt der klassischen Kobra-Stellung, unterscheidet sich aber doch in wesentlichen Punkten von ihr. Das Gewicht des Körpers ruht nur auf Zehen und Händen. Der Körper ist von den Hüften aufwärts emporgereckt. Dann schwingen Sie Ihren Körper langsam wechselseitig vier Mal nach links und vier Mal nach rechts, wobei Ihr Kopf sich jeweils so weit wendet, dass Sie über die Schultern Ihre Fersen sehen können.

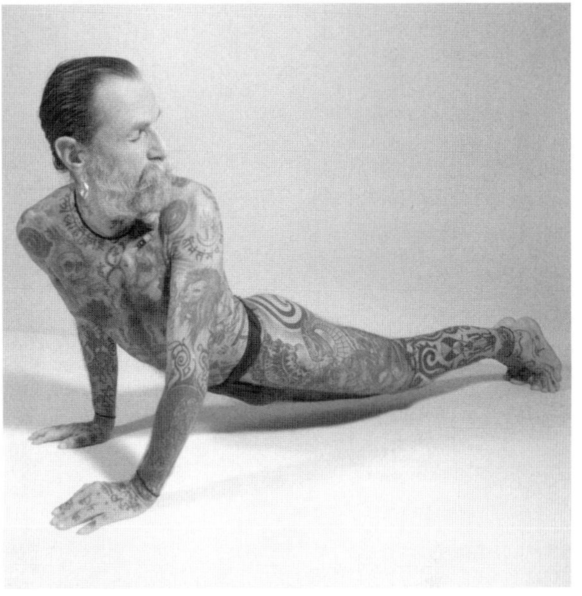

1. Sarpasana

2. Urdhva-Hastottanasana (Armstreckung)

Stehen Sie aufrecht, Füsse geschlossen, Hände gefaltet, Arme nach oben gestreckt, Handflächen nach aussen gedreht. In dieser Stellung biegen Sie den Oberkörper langsam wechselseitig vier Mal nach links und nach rechts.

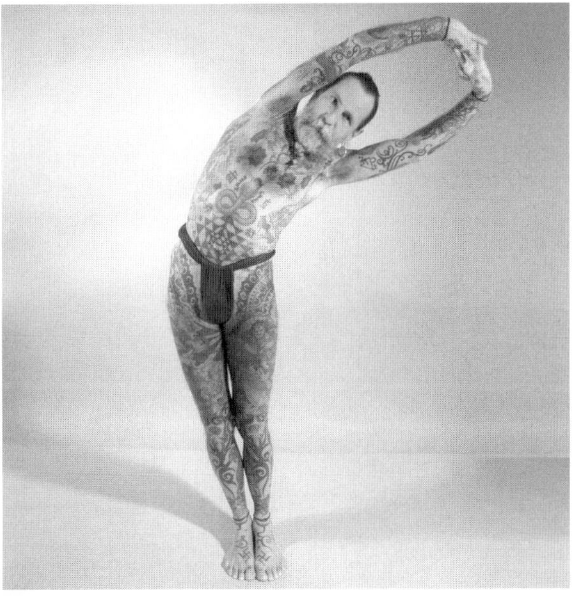

2. Urdhva-Hastottanasana

3. Kati-Cakrasana (Lendenschwung)

Stehen Sie aufrecht, Füsse etwa 40 cm auseinander, Arme gerade nach vorne gestreckt. Schwingen Sie nun Ihren Oberkörper langsam wechselseitig vier Mal nach links und vier Mal nach rechts. Der Arm, in dessen Richtung man sich dreht, bleibt gerade ausgestreckt, der andere Arm wird angewinkelt an die Brust gelegt.

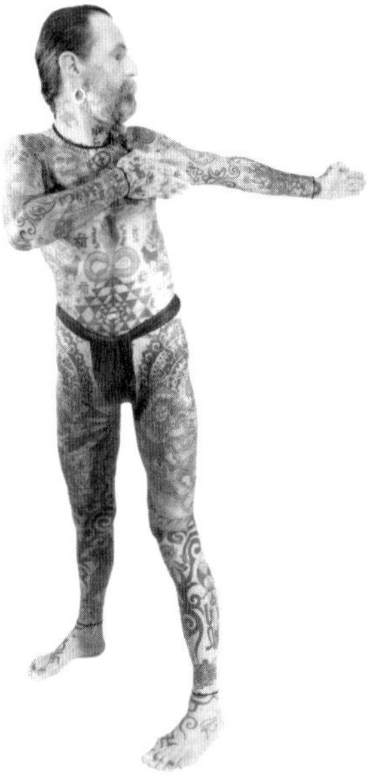

3. Kati-Cakrasana

4. Udara-Karshanasana (Bauch-Sog)

Hocken Sie sich in den Krähen-Sitz (Kagasana), legen Sie die Hände auf die Knie, und drehen Sie den Oberkörper langsam vier Mal wechselseitig nach links und nach rechts, wobei Sie jeweils den Kopf so weit wenden, dass Sie über die nach hinten gedrehte Schulter blicken können. Drehen Sie sich nach links, drücken Sie gleichzeitig das rechte Knie am linken Schienbein entlang zum Boden und blicken über die linke Schulter nach hinten. Drehen Sie sich nach rechts, drücken Sie das linke Knie am rechten Schienbein entlang zum Boden, Blick über die rechte Schulter.

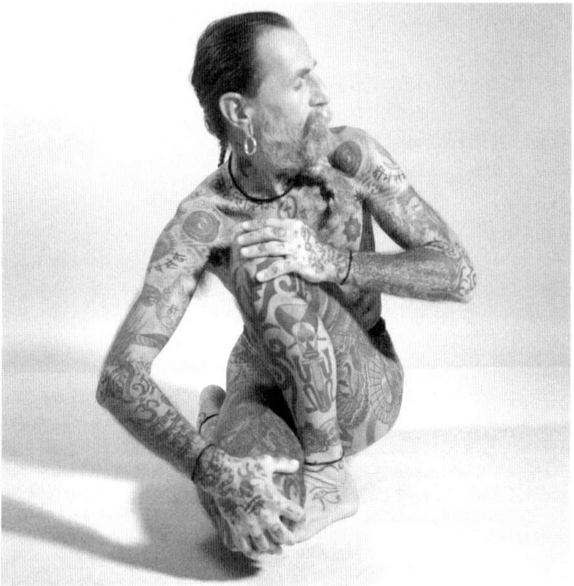

4. Udara-Karshanasana

Nachdem Sie diese vier Übungen ausgeführt haben, hocken Sie sich wieder in den Krähen-Sitz nieder und trinken erneut zwei bis drei Gläser Salzwasser, worauf Sie dieselben vier Übungen wiederholen. Die Wassermenge, die man aufnehmen muss, bevor man den Drang verspürt, das Wasser mit dem Stuhlgang auszuscheiden, ist individuell verschieden. Bei einigen Menschen genügen die ersten zwei Gläser, andere brauchen vier, acht oder sogar noch mehr.

Sobald Sie das Gefühl verspüren, Sie müssten auf die Toilette gehen, müssen Sie das unverzüglich tun. Am besten wäre es, wenn dies nach der letzten Übung der Fall ist, aber der Stuhldrang kann sehr unvermittelt auftreten, und man sollte ihm sofort Folge leisten, da der Entleerungsvorgang wie bei starkem Durchfall sehr abrupt und gewaltig in Gang gesetzt wird. Die Exkremente, die Sie ausscheiden, werden anfangs fest, nach weiterem Üben sehr weich und dann zunehmend flüssig sein, bis schlussendlich nur noch gelbliches Wasser herauskommt. Auch dann müssen Sie weiter Wasser zu sich nehmen und die Übungen in der vorgeschriebenen Reihenfolge wiederholen, bis Sie nur noch helle Flüssigkeit ausscheiden. So sollten Sie mit Trinken und Üben fortfahren, bis das ausgeschiedene Wasser schliesslich kristallklar ist. Bis Sie dieses Ergebnis erzielen, dürfen Sie nicht aufhören. Wenn Sie feststellen, dass das Wasser vollkommen klar hinten herausströmt, hocken Sie sich erneut in Kagasana, trinken zwei bis drei grosse Gläser mit lauwarmem, ungesalzenem Wasser und führen dann Kunjala (S. 79) aus. Wenn Sie das nicht tun, werden Sie noch eine ganze Weile fortfahren, Wasser durch den Darm auszuscheiden, was lästig sein könnte. Durch dieses gewaltsame Erbrechen des Wassers wird der Magen vollständig geleert, und durch den Druck wird die Flüssigkeit im Darm ebenfalls nach unten gedrückt, um dann ausgeschieden zu werden.

Will man nach der Muschelreinigung ein Bad nehmen, darf man nur warmes Wasser verwenden. Keinesfalls kalt baden oder duschen! Auch sollte man sich vor dem Verlassen des Badezimmers immer warm anziehen, damit man sich nicht erkältet. Am besten ist es, wenn man danach überhaupt nicht badet.

Innerhalb einer Stunde nach der Übung muss aber unbedingt gegessen werden, und zwar lautet die Vorschrift, dass es eine einfache Mahlzeit sein muss, zum Beispiel Khichri (ein Reispudding nach Yogi-Art). Dieser wird folgendermassen zubereitet:

Ein Glas von etwa 2 dl Inhalt wird zur Hälfte mit Vollreis und zur Hälfte mit braunen Linsen gefüllt. Der Inhalt des Glases wird vor Beginn der Muschelreinigung in eine Pfanne mit Wasser zum Einweichen gegeben. Nach Beendigung der Übung wird der Inhalt der Pfanne ungefähr 30–40 Minuten lang gekocht, und zwar ohne Beigabe von Salz. Dann wird der fertiggekochte Reispudding in eine Schüssel gegeben und mit 50–80 g geschmolzener ungesalzener Butter oder Ghee übergossen.

Man kann sich auch eine Weizen- oder Gerstensuppe zubereiten, die ebenfalls mit einem Zusatz von viel Butter oder Ghee versehen wird. Saure und scharfe Nahrungsmittel wie beispielsweise Pfeffer, Chili, Curry und Essig müssen zwingend vermieden werden!

Vor dem Essen darf nichts getrunken werden. Wenn man sehr durstig ist, kann man kurz nach dem Verspeisen des Reispuddings etwas Wasser trinken, aber keinesfalls vorher. Erst das Abendessen darf wieder wie gewöhnlich sein, wobei aber für die nächsten 24 Stunden nach der Muschelreinigung Milch, Joghurt und Quark vermieden werden sollten.

Es ist sehr wichtig, sich zu vergegenwärtigen, dass es schädlich wäre, nach dieser Übung dem Magen innerhalb einer Stunde nichts anzubieten. Dies ist eine feste Grundregel, und Sie riskieren Ihre Gesundheit, wenn Sie nicht danach handeln.

In der «Gheranda-Samhita» steht in Teil I, Vers 19: *«Die Varisara-Übung reinigt den Körper und macht ihn durch ständige Anwendung Gott gleich.»*

Gesunde Menschen sollten diesen Prozess alle 14 Tage durchführen. Der Körper wird dadurch immun gegen alle möglichen Krankheiten und strahlt Gesundheit aus. Chronische Kopfschmerzen, Erkrankungen der Augen, Ohren, Nase, Zähne, des Unterleibs und des Darms werden geheilt. Die Nerven des ganzen Verdauungssystems, die Eingeweide und insbesondere der Mastdarm werden gereinigt. Blinddarmentzündung, erkrankte Unterleibsorgane und Entzündungen von Verdauungstrakt und Harnwegen, Störungen der Niere wie Nephrolithiasis (Harn- oder Nierensteine), Gallensteine sowie Diabetes können ebenfalls wirkungsvoll behandelt werden. Die Übung hilft gegen Menstruationsbeschwerden der Frauen sowie generell gegen alle Krankheiten der Zeugungsorgane. Selbst Unfruchtbarkeit oder Impotenz können dadurch bekämpft werden.

Die physiologische Basis dieser Reinigungsübung ist die gründliche Säuberung und Spülung des gesamten Verdauungstrakts. Der erhöhte Salzgehalt des Wassers, der über demjenigen des Blutes liegt, spielt bei den erzielten Resultaten eine wichtige Rolle. Das Salz führt zu einer leichten Reizung der Schleimhäute im Verdauungskanal und regt die Peristaltik an. In Verbindung mit den entsprechenden Yoga-Stellungen wird so der Darminhalt einschliesslich des Salzwassers rasch ausgeschieden.

Einer der Haupteffekte dieser Prozedur ist die Reinigung von Nerven und Nadis. Die Yogis behaupten, dass analog zum Nervensystem des grobstofflichen Körpers im Astralkörper des Menschen ein System von Nadis besteht, feinstofflichen Energiekanälen, die durch die systematische Reinigung des Körpers ebenfalls gereinigt und aktiviert werden können. Dadurch werden Energien freigesetzt, die bei der Selbstverwirklichung des Menschen eine grundlegende Rolle spielen.

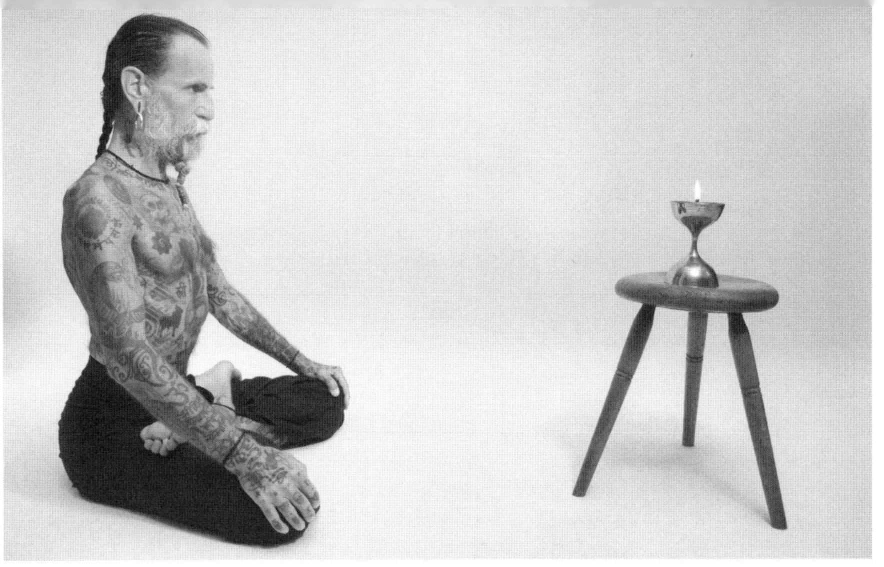

Trataka

Trataka *(Augenreinigung)*

Für das Wort Trataka gibt es keine genaue Übersetzung. In der Yoga-Shastra wird jede Übung als Trataka bezeichnet, die verlangt, dass man seinen Blick starr auf irgendein gegebenes Objekt richtet. Dafür kann man entweder ein gemaltes Zeichen nehmen, indem man einen schwarzen oder grünen Kreis in der Grösse eines Geldstücks auf ein weisses A4-Blatt zeichnet, oder noch besser eine Kerze oder Ghee-Lampe, auf deren Flamme man sich konzentriert.

Was immer man verwendet, es sollte ungefähr in Augenhöhe platziert werden. Das Verbrennen von Ghee (reines Butterfett) gilt als besonders günstig, da eine Butterlampe ruhig und ohne zu flackern brennt und Ghee zudem nach der hinduistischen Überlieferung den Göttern und guten Geistern wohlgefällt.

Übung: Setzen Sie sich in einem abgedunkelten Raum in eine Meditationsstellung, zum Beispiel Padmasana, Siddhasana oder Sukhasana, nachdem Sie das beleuchtete, gemalte Zeichen in einer Distanz von etwa 1,5 m auf Augenhöhe an der Wand befestigt oder die Butterlampe ebenso vor sich hingestellt haben.

Mit weit geöffneten Augen starren Sie nun unverwandt auf den gemalten Punkt oder die brennende Lampe, bis die Tränen zu fliessen beginnen. Sobald das geschieht, schliessen Sie die Augen. Dann wiederholen Sie die Übung. Wenn Sie nach einiger Zeit in der Lage sind, Ihre Augen, ohne zu blinzeln, für 10 bis 15 Minuten auf das Objekt der Konzentration zu richten, werden Sie feststellen, dass der fixierte Punkt von vielen kleinen Lichtern umgeben ist. Dadurch darf der Blick aber keinesfalls vom Zentrum abgelenkt werden. Wenn Sie schliesslich in Ihrer Blickrichtung nichts weiter als helles Licht sehen, dann waren Ihre Bemühungen erfolgreich. Vollkommene Meisterschaft erlangen Sie aber erst, wenn Sie fühlen, wie der Schein des Lichtes Ihr eigenes Wesen erleuchtet. Das lässt sich jedoch nur mit Hilfe eines qualifizierten Lehrers oder Gurus vollständig erfassen. Diese Übung heilt alle Sehfehler.

Besonders vorteilhaft ist sie für die Entfaltung geistiger Kräfte, denn sie hilft, die mentalen Fähigkeiten zu konzentrieren.

Die Beherrschung von Trataka wird Shambhavi-Mudra genannt, wodurch der Zustand von Unmani entstehen kann, einer tiefen Trance an der Schwelle zu Samadhi.

In der «Hathayoga-Pradipika» wird dazu in Teil II, Vers 31, gesagt: *«Der Schüler soll unverwandt mit starrem Blick einen Punkt fixieren, bis Tränen kommen. Das wird von Lehrern wie Matsyendra die Trataka-Übung genannt.»*

Weiter steht in Teil IV, Vers 37: *«Wenn Lebenskraft und Geist gänzlich in dem Yogi aufgehen, der in der Trataka-Übung versunken sitzt und seinen Blick unverwandt auf den wie einen Stern leuchtenden Punkt richtet, dann wird dieser Zustand das hohe Shambhavi-Stadium genannt. Dies kann aber nur durch die grosse Güte des Gurus und die Gnade Gottes erreicht werden. In diesem Zustand erzeugt die vollkommene Stille wundervollen, sublimen Shiva-Tattva, einen Zustand, in dem jedes Leid vergeht. Der grosse Gott Shiva, der Kenner aller Tantras, hat ihn geheimgehalten. Dieses Erlebnis emanzipiert und absorbiert. Wer sich ihm hingibt und seinen Blick unverwandt für immer auf den leuchtenden Punkt gerichtet hält, erlangt Gemeinschaft mit seinem innersten Selbst.»*

Vayu-Ranjana *(Reinigung der Atmosphäre)* und Bhava-Shuddhi *(Reinigung der Gedanken)*

Der physische Körper des Menschen ist nur die äussere Schale für sein eigentliches Wesen, das sich durch die Sinne nicht erfassen lässt, sondern nur mit Hilfe geistiger Mittel erfahrbar wird. Der physische Rahmen kann aber gemäss der Lehre des Hatha-Yoga als Werkzeug dienen, um mit diesen verborgenen Schichten in Kontakt zu treten, wodurch der Körper zu einem kraftvollen Instrument im Dienste der ganzen Menschheit transformiert wird. Das Ziel jeglicher Evolution ist die Verwirklichung des Göttlichen, das allen beweglichen und unbeweglichen Objekten des Universums innewohnt, und unser Körper ist das Raumschiff, das uns auf der Suche nach unserem göttlichen Selbst bis in die entferntesten Galaxien tragen kann.

Der ganze Kosmos, der die Grösse der Schöpferkraft widerspiegelt, gleicht einem riesigen Palast, in dem die Planeten, Kontinente und Länder die verschiedenen Räume sind. Alle darin enthaltenen lebendigen oder toten Dinge haben irgendeine Beziehung zu uns. Alle Länder sind unsere Länder, die ganze Erde ist unsere Erde, und ihre Bewohner sind Teile von uns selbst. Es sollte unser Bestreben sein, uns aus kleinlichen Vorurteilen und Vorstellungen zu befreien und die Grenzenlosigkeit des Lebens und des eigenen Wesens zu erkennen, damit wir unser Dasein zu einer Ursache universeller Freude machen können.

In der Lehrschrift «Shiva-Samhita» steht in Kapitel I, Vers 1: *«Das Bewusstsein allein ist ewig; es ist ohne Anfang oder Ende; es gibt daneben keine andere greifbare Wirklichkeit. Die Verschiedenheiten, die wir in der Welt zu erkennen glauben, sind nur das Ergebnis unserer Sinneswahrnehmung. Wenn diese Sinnesorgane zur Ruhe gebracht werden, entsteht göttliches Bewusstsein, und nichts ausser ihm bleibt bestehen.»*

Deshalb wird der Yogi aus dem Mund des Gottes Shiva angewiesen, durch Yoga-Praxis an der Entwicklung dieses Bewusstseins zu arbeiten. In Kapitel I der «Shiva-Samhita» heisst es weiter in den Versen 34 und 35: *«Diese Intelligenz, die alle Funktionen des Lebens erweckt und in Gut und Böse, Tugend und Laster aufteilt, bin Ich. Dieses ganze bewegliche und unbewegliche Universum entspringt aus Mir. Alles wird von Mir am Leben erhalten und im Zeitpunkt der Auflösung von Mir wieder verschlungen. Denn es existiert nur dieses Bewusstsein, und dieses Bewusstsein bin Ich. Daneben existiert nichts anderes. – Genauso wie in unzähligen Gefässen mit Wasser sich die Sonne vielfältig spiegelt, ist sie doch immer ein und dieselbe. Genau wie mit diesen Gefässen verhält es sich mit den Individuen. Sie existieren in unendlicher Zahl, aber der Geist, der sie belebt, ist wie die Sonne unteilbar und eins.»*

Durch die Arbeit am eigenen Körper mit den verschiedenen Yoga-Praktiken können wir auf alles einwirken, was unser menschliches Wesen ausmacht. So kommt ein tiefgreifender Reinigungsprozess in Gang, in dessen Verlauf unsere Gedanken und Handlungen geläutert werden.

Es sollte stets unser Bestreben sein, mit anderen zusammenzuarbeiten, um rechtes Denken und eine damit verbundene Lebenseinstellung zu fördern. Wir sollten versuchen, negative Gefühle und Wesenszüge aus unserem Innern zu verbannen und dadurch Gleichmut entstehen zu lassen. Wenn man uns beleidigt, sollten wir dennoch niemanden verletzen, und denjenigen, die uns Unrecht zufügen, sollten wir keine Feindseligkeit entgegenbringen. Unsere ganze Einstellung der Welt gegenüber sollte tolerant und liebevoll sein wie die einer Mutter. Wir sollten alle Menschen so behandeln, wie wir selber auch behandelt werden möchten. Wir sollten den Verzweifelten helfen und keinen Neid hegen gegen die, die besser vorwärtskommen und mehr Erfolg im Leben haben als wir. Im Gegenteil sollten wir ihnen bei ihrem Fortschritt behilflich sein und uns darüber freuen, denn wir sollten den Erfolg anderer als unseren eigenen Fortschritt ansehen. So werden wir zu einem selbstlosen Dienst an der Menschheit befähigt, wodurch unser Bewusstsein sich so weit entwickelt, dass wir schlussendlich in allem und jedem nur noch uns selber erkennen.

Die meisten Menschen reden, ohne nachzudenken. Dies sollten wir vollkommen aufgeben und nur noch solche Worte aussprechen, die wahr, beruhigend und hilfreich sind. So lernen wir, unsere Gedankenwelt zu beherrschen und zu reinigen, was schlussendlich zu innerer Ruhe und Ausgeglichenheit führt.

Maharshi Kartikeya, der Guru von Dhirendra Brahmachari, legte auf die folgenden vier Lebensideale besonderen Wert und wollte, dass jeder Yoga-Schüler sie achtet und befolgt: *«Lass Deinen Geist den Kosmos erfassen und Dein Herz frei sein von allem Bösen. Halte Deine Gedanken rein und Deinen Körper in guten Taten aktiv!»*

Teil III – Yogische Anatomie und Zentrierung des Körpers

Grob- und feinstofflicher Körper

Im alten Indien haben sich verschiedene philosophische Systeme, die sogenannten Darshanas, entwickelt, die sich mit den Fragen des Werdens und Vergehens auseinandersetzen. Sie alle haben zum Ziel, den Menschen aus einem Zustand von Sorge, Angst und Leid herauszuführen, indem sie ihn durch das Erkennen der wahren Natur aller Dinge aus den Fesseln der Unwissenheit befreien, welche die Ursache des menschlichen Leidens ist. Die sechs bedeutendsten Philosophien sind Yoga, Samkhya, Nyaya, Vaisheshika, Mimamsa und Vedanta, die als Shad-Darshana, die sechsfachen Offenbarungen grosser Seher (Rishis), bekannt sind. Daneben wird auch der etwas jüngere Kashmir Shivaismus als wichtiges philosophisches System eingestuft. Alle diese Systeme enthalten Elemente, die einem Sadhaka von Nutzen sein können, aber zumeist genügt es, die Yoga-Praxis durch einige Grundkenntnisse der Samkhya-Philosophie zu untermauern, damit eine stabile Basis für eine integrale Sadhana entsteht. Yogis legen mehr Gewicht auf praktische Arbeit als auf theoretisches, intellektuelles Wissen, und so ist es nicht erforderlich, mit all diesen umfangreichen Weisheitsbüchern vertraut zu sein, um die Ziele des Yoga zu realisieren. Denn die Botschaft des Hatha-Yoga ist, dass im menschlichen Körper das Wissen des gesamten Kosmos gespeichert ist und dass es durch gezielte Übungen möglich ist, sich diese Quellen zu erschliessen, selbst wenn man des Lesens und Schreibens unkundig wäre. Damit soll nicht gesagt sein, dass der menschliche Intellekt im Yoga gering geschätzt wird. Intelligenz ist ein nützlicher Faktor für die Selbstverwirklichung, aber der Intellekt kann zu einem Hindernis auf dem Weg werden, wenn er zu dominant ist und den Instinkt und die Intuition unterdrückt. Man braucht keinen Doktortitel, um ein vollendeter Yogi zu werden, wie das am Beispiel von Gorakshanatha ersichtlich ist, der ein einfacher Kuhhirte war und dennoch zu einem der grössten Yoga-Meister aller Zeiten heranreifte.

Für Yogis gelten grundsätzlich Samkhya und Yoga als massgebend, da im Samkhya das gesamte philosophische Wissen enthalten ist, das man durch praktischen Yoga empirisch verwirklichen und erfahren kann. Adepten sagen, dass es keine Wissenschaft gibt, die dem Samkhya an Tiefe und Weisheit gleichkommt, und dass es in diesem Universum keine grössere Kraft gibt als Yoga, da die Verbindung von Gott und Mensch Höhepunkt und Ziel aller Evolution ist.

Obwohl die Gelehrten sich über das Alter der verschiedenen Systeme bis heute uneinig sind, da keine klaren Daten vorliegen, darf man Yoga als die älteste Wissenschaft bezeichnen, die uns Menschen gegeben wurde. Als ihr Schöpfer gilt Hiranyagarbha, das älteste Wesen in menschlicher Form, der Urahne, aus dem alle bisherigen und zukünftigen Geschlechter abstammen. Der Sanskrit-Name «Hiranyagarbha» bedeutet «goldener Keim» oder «goldenes Ei» und ist das uranfängliche göttliche Wesen, aus dem Himmel und Erde, Atem und Leben entstanden sind, es ist das Geheimnis und die Kraft der Schöpfung, dem sogar die Götter gehorchen. Hiranyagarbha ist der erste Mensch im Zustand der paradiesischen Unschuld, als er noch ein zweigeschlechtiges Wesen war. Als die göttliche Schöpferkraft dieses Wesen teilte und Frau und Mann erschuf, wurden wir aus dem Zustand von Ganzheit und Wonne und damit aus dem Paradies vertrieben, und es begann das menschliche Sehnen und die Suche nach der Rückkehr in diesen goldenen Mutterschoss. Im Wesen von Hiranyagarbha ist das Wissen um diese Wiedervereinigung der Gegensätze und damit das Wissen vom Yoga enthalten.

Die Philosophie des Samkhya wurde uns vom Weisen Kapila überliefert, über dessen Lebensdaten keine genauen Angaben vorliegen, obwohl einige Quellen seine Lebenszeit ins 6. Jh. v. Chr. legen wollen. Da er aber allgemein als höchster aller Weisen und Urvater der Rishis (Seher) verehrt wird, dürfte er bereits viel früher gelebt haben.

Samkhya ist eine jahrtausendealte philosophische Schule Indiens und dürfte in ihren Grundlagen auf dem vorvedischen Wissen von Schamanen basieren, das sich mit den Erkenntnissen der Vedas zu einem harmonischen Ganzen verband und in den Upanishaden gipfelte, auf deren Überlieferung die Wissenschaft des Yoga aufbaut.

Die Lehre des Samkhya beschreibt das Selbst oder die Einzelseele (Jiva-Atman) als das in eine individuelle Form gegossene, unendliche, göttliche Bewusstsein (Purusha), welches durch das Wirken der schöpferischen Urnatur (Prakriti) in einem dreifachen Körper menschliche Gestalt annimmt.

1. ***Sthula-Sharira,*** der grobstoffliche Körper. Er ist das Objekt der Sinne, in dem die Einzelseele sich im Wachzustand des Tagesbewusstseins befindet. Er wird auch Bhuta-Sharira, aus den Elementen gebildeter Körper, genannt.
2. ***Sukshma-Sharira,*** der feinstoffliche Körper. Er wird auch Linga-Sharira genannt, weil er wie das Linga, der Phallus des Gottes Shiva, die Kraft von Erschaffung und Zerstörung in sich trägt. Er bildet die Grundlage unseres inneren und äusseren Lebens und bewirkt sämtliche Manifestation. Er besteht aus Denkorgan (Manas), Sinnesorganen (Indriyas) und Organen der übersinnlichen Wahrnehmung, die uns unser Welt- und Gottesbild erfahren lassen. Er besteht auch nach dem Tod weiter und trägt in sich die Kraft zur Erschaffung eines neuen grobstofflichen Körpers. Ein Teil dieses Astralkörpers ist zum Beispiel auch unser Traumkörper, in dem der Jiva sich während der Träume aufhält.
3. ***Karana-Sharira,*** der kausale Körper. Er ist der Urgrund unseres körperlichen, geistigen und seelischen Wesens, die feinste und ätherischste der menschlichen Hüllen. Der Kausalkörper ist ein Abbild der Einzelseele (Jiva), in dem diese wie in einem traumlosen Tiefschlaf verweilt, bis sie sich am Ende allen Seins mit Parama-Atman vereint, dem höchsten körperlosen Geist, der Allseele oder Gott.

Jüngere Geisteswissenschaften, zum Beispiel das am Anfang des 1. Jahrtausends v. Chr. aus der Philosophie der Upanishaden und der Lehre des Mimamsa entstandene Vedanta versuchten, auf den einfachen und klaren Prinzipien des Samkhya aufbauend, das menschliche Wesen dem Intellekt in einer noch feineren Gliederung greifbar zu machen.

Danach besteht der Mensch aus mehreren Hüllen, den Koshas, über denen sich Atman erhebt, das wirkliche, unsterbliche Selbst. Dieses wird umfasst und getragen von Parama-Atman, dem höchsten, körperlosen Geist, der Allseele oder Gott, die unveränderliches, unberührtes und reinstes göttliches Bewusstsein ist.

Aus Atman entsteht die menschliche Einzelseele (Jiva oder Jiva-Atman), die von fünf grob- und feinstofflichen Hüllen (Panca-Kosha) umgeben ist.

1. ***Annamaya-Kosha,*** die sogenannte «Nahrungshülle»; unser physischer Körper.
2. ***Pranamaya-Kosha,*** die feinstoffliche, vitale, «aus Lebenskraft bestehende Hülle», deren Manifestation der Atem ist und durch deren Wirken Körper, Denken und Geist belebt und zusammengehalten werden.
3. ***Manomaya-Kosha,*** die «aus Denkfähigkeit bestehende Hülle», die alle Sinneseindrücke empfängt und verarbeitet und unseren Willen in die Tat umsetzt.
4. ***Vijnanamaya-Kosha,*** die Bewusstseins- oder auch Intelligenzhülle, in der die Kräfte der Unterscheidung und des Willens enthalten sind und die unser eigentliches «menschliches Bewusstsein» bildet.
5. ***Anandamaya-Kosha,*** die Hülle der Seligkeit, die wir im Westen als «Seele» bezeichnen und die dem Atman, unserem göttlichen Selbst, am nächsten ist.

Für uns als inkarnierte Lebewesen ist der grobstoffliche Körper ein Fahrzeug, dessen Funktionstüchtigkeit wesentlich vom Einfluss der subtilen Körper abhängig ist. Die Wissenschaft von Hatha- und Ashtanga-Yoga lehrt uns die praktische Beeinflussung, Aktivierung und Harmonisierung von Sthula- und Sukshma-Sharira, wodurch wiederum unser ätherisches und seelisches Wesen beeinflusst wird, was zu einer innigen Verschmelzung aller Schichten führt, aus denen sich unsere integrale Persönlichkeit aufbaut. Die feinen und ätherischen Bereiche unseres Wesens sind wissenschaftlich nicht beweisbar, für Lebewesen mit höher entwickeltem Bewusstsein jedoch eine erfahrbare Realität. Durch die Yoga-Praxis erhalten wir die Möglichkeit, am Sicht- und Spürbaren zu arbeiten, um uns mit dem Unsichtbaren und Unvorstellbaren zu vereinigen, wodurch wir uns aus den Fesseln der Maya und damit aus dem ewigen Zwiespalt der Dualitäten befreien können.

Nadis und Kanda

Die Basis und der Ursprung unserer Existenz ist ein unendliches und unerklärliches göttliches Bewusstsein, das sich jenseits von Raum und Zeit erstreckt. Es ist das Brahman der Yogis, Parama-Atman, das höchste Selbst, ewig, unvergänglich und absolut, aus dem heraus sich der Jiva-Atman, die Einzelseele, löst und diesen Traum des Lebens zu träumen beginnt. Sie verdichtet sich zum feinstofflichen Astralkörper, der aus Licht besteht und ein «ätherisches» Doppel des grobstofflichen Körpers ist. Der Astralleib befindet sich wie eine Art «Seele» in unserem Innern und hat die Funktion eines kosmischen Generators, der die Vibrationen und Bildinhalte erzeugt, die uns die Existenz einer über die Sinne wahrnehmbaren Realität vorspiegeln.

Er ist ein von unzähligen Meridianen, den sogenannten Nadis, durchzogenes Gebilde, dessen Form unserer körperlichen Erscheinung entspricht und in dem bipolare elektromagnetische Energie erzeugt wird. Er ist eine Art Matrix unseres physischen Körpers und ebenfalls von einer spiegelbildlichen Doppelungsstruktur charakterisiert, um energetische Schwingungen produzieren zu können. So wie das zentrale Nervensystem, also. Gehirn und Rückenmark, die Grundlage für das Funktionieren unseres physischen Körpers schafft und Informationsweitergabe, Bewegung, Berührung, Assoziation, Gedächtnis, Schmerz- oder Glücksempfinden, Riechen, Hören, Sehen, Schmecken und Gleichgewicht in Gang hält, erstreckt sich im Astralkörper wie eine Art Wirbelsäule ein Dreigeflecht von Leitungen, welche von den Yogis Ida-, Pingala- und Sushumna-Nadi genannt werden. Ida ist der Mondkanal, in dem die negative, kühle und männliche Shiva-Energie fliesst, wogegen in Pingala, dem Sonnenkanal, die positive, heisse und weibliche Shakti-Energie strömt. Aus diesen beiden Kanälen entsteht die elektromagnetische Basis in Form von Licht und Ton, durch welche die gesamte Schöpfung bewirkt und in Gang gehalten wird. Sie werden symbolisch wie eine Art Caduceus (Heroldsstab) dargestellt, zwei schlangenartige Leitungen, die sich um die Sushumna winden und sich vom Wurzelzentrum bis zum Stirnzentrum bei jedem Cakra überkreuzen. Diese Art der Darstellung drückt aus, dass die links fliessende Energie auch auf der rechten Seite des Körpers benötigt wird und umgekehrt. Sushumna ist eine latente, beim normalen Menschen jedoch blockierte Leitung, eine Art geheimes Zusatzaggregat, dessen Aktivierung den Menschen zur Erleuchtung führen kann. Sushumna-Nadi ist das Alpha und Omega der Yogis, die vielbesungene Himmelsleiter, die zu Samadhi führt. Sie wird erst aktiv, wenn Ida und Pingala durch Kriyas und Pranayama vollständig gereinigt sind und so genügende Mengen an pranischer Energie produzieren und transportieren können.

«In diesem Körper gibt es die Öffnungen von 72 000 Nadis; unter allen ist Sushumna diejenige, welche Glückseligkeit verleiht, die anderen sind nutzlos.» (Hathayoga-Pradipika, Kapitel IV, Vers 18)

Der feinstoffliche und der grobstoffliche Körper stehen in wechselseitiger Abhängigkeit, und die Praktiken des Yoga zielen darauf ab, diese gegenseitige Beeinflussung zu intensivieren, indem sie über die Reinigung und Aktivierung der grobstofflichen Energiekanäle unseres Nervensystems auf die Nadis im Astralkörper einwirken. Das Wort Nadi heisst übersetzt «Leitung,

Röhre, Kanal» oder «Vene, Arterie» und bezieht sich generell auf alle im menschlichen Wesen befindlichen Energiebahnen wie Nerven und Blutgefässe. In der Yoga-Wissenschaft aber bezeichnet «Nadi» zumeist eine feinstoffliche Leitung, durch welche die Lebenskraft Prana strömt.

In der Yoga-Shastra werden allgemein 72 000 Nadis erwähnt, deren Mittelpunkt im Nabelzentrum des Menschen liegt, und zwar etwa zwei Fingerbreiten unterhalb des Bauchnabels im Kanda (wörtl. «Knolle»), einem eiförmigen Gebilde im Astralkörper.

In der «Yogacudamanyupanishad» steht in Teil I, Vers 13–16: *«Im Zentrum des Bauches an der als Manipura-Cakra bekannten Stelle befindet sich der Kanda. Er liegt oberhalb der Genitalien, etwas unterhalb des Nabelzentrums, und hat die Form eines Vogeleis. Dort ist der Ursprung von 72 000 Nadis, von denen 72 wichtig sind, weil durch sie die Lebenskraft fliesst. Von diesen gehören wiederum etwa ein Dutzend zu den wichtigsten überhaupt. Um diese Energiebahnen richtig kontrollieren zu können, muss man sich schon ganz besondere Mühe geben.»*

Von diesen zahlreichen Nadis gelten 16 als besonders wichtig, wovon wiederum die ersten drei eine herausragende Bedeutung haben:

1. Sushumna-Nadi

«Sushumna» (wörtl. «die Anmutige») ist die Bezeichnung für einen Sonnenstrahl; sie wird in einigen Schriften auch Brahma-Nadi genannt und ist der wichtigste, zentrale Energiekanal, der von der Basis der Wirbelsäule bis zur Fontanelle im Kopf führt und so eine direkte Verbindung zwischen Muladhara- und Sahasrara-Cakra schafft. Es ist das Ziel eines Yogi, durch diese Hauptleitung die Lebensenergie Prana aufsteigen zu lassen, um sein tiefstes Unterbewusstsein mit dem göttlichen Überbewusstsein zu vereinigen, was zu Erleuchtung, Samadhi oder Selbstverwirklichung führt. Im Innern dieses subtilen Energiekanals befindet sich ein feiner Energieleiter, der Vajra-Nadi heisst, der Donnerkeil, und im Innern desselben befindet sich die noch feinere Citrini-Nadi, der «leuchtende Kanal», deren Name sich aus der Wurzel «Cit» ableitet, der Bezeichnung für das reine, strahlende Bewusstsein. Durch sie steigt die Kundalini-Shakti bis zum Brahma-Randhra auf, um sich im Sahasrara-Cakra mit Sada-Shiva, dem unendlichen und zeitlosen kosmischen Bewusstsein, zu vereinigen.

2. Ida-Nadi

«Ida» ist der Name einer Göttin, Tochter des Manu, verheiratet mit einem Sohn des Mondgottes Candra, und ebenfalls ein Ausdruck für die weissliche, bleiche Farbe des Mondes. Ida-Nadi ist ein auf der linken Seite der Wirbelsäule aufsteigender Energiekanal, der im linken Nasenloch endet und in dem die lunare, kühle, negative, männliche Energie fliesst, die von den Yogis mit Candra und dem Gott Shiva assoziiert wird, der ebenfalls von heller, weisslicher Hautfarbe ist. Im tantrischen Shakti-Kult, zu dem auch Hatha-Yoga gehört, wird eine auf matriarchalischer

Weltanschauung beruhende Philosophie gepflegt. Das Männliche wird als das passive, lunare Element betrachtet. Es ist das ruhige, ewige Bewusstsein von Shiva. Das Weibliche ist Shakti, die erschaffende und gestaltende Kraft der Natur, aktiv, feurig, solar und schöpferisch.

3. Pingala-Nadi

Wörtlich «Feuer-Kanal»; das Wort «pingala» nimmt auch Bezug auf die rötliche Farbe des auf der rechten Seite der Wirbelsäule aufsteigenden Energiekanals, der im rechten Nasenloch endet und in dem die solare, heisse, positive weibliche Energie fliesst, die von den Yogis mit der Shakti assoziiert wird, die sich als Durga oder Kali gerne in flammendrote Tücher hüllt.

4. Sarasvati-Nadi

Wörtlich «die Fliessende»; ein in der Körpermitte aus dem Nabelzentrum entspringender Kanal, der mit Sushumna-Nadi in den Kopf hochsteigt und in der Zunge mündet. Er wird mit Sarasvati, der Göttin der Weisheit, der Wissenschaft und der Künste assoziert, die auch die Schöpferin des Klangs und des gesprochenen Wortes ist. Bevor Kundalini-Shakti durch Sushumna-Nadi aufsteigen kann, muss dieser Kanal mittels Khecari-, Nabho- und Bhujangi-Mudra aktiviert werden.

5. Manovaha-Nadi

Wörtlich «Träger des Bewusstseins»; ein aus dem Unterleib hinter dem Brustbein in die Mitte des Schädels verlaufender Energiekanal, der auf der feinstofflichen Ebene eine ähnliche Funktion hat wie der Nervus vagus auf der grobstofflichen und durch dessen Aktivierung yogische, das heisst körperlich-geistige, Konzentration erlangt und die Willenskraft gestärkt werden kann.

In Patanjalis «Yoga-Sutra» trägt Manovaha die Bezeichnung «Kurma-Nadi» (Schildkröten-Kanal), weil diese Nadi dem Yogi ermöglicht, wie eine Schildkröte in der Winterstarre den Herzschlag zu verlangsamen. So kann er sich vollkommen in sein Inneres versenken, genauso wie eine Schildkröte sich in ihren Panzer zurückzieht.

Manovaha-Nadi und der Nervus vagus sind nicht nur die Grundlage zur Entwicklung latenter Talente und Fähigkeiten eines Menschen, sie sind ebenso massgeblich an der Verwirklichung absoluter Konzentration (Samyama) im Zustand von Samadhi beteiligt, wie dies von Patanjali in Kapitel III der «Yoga-Sutras» dargelegt wird.

6. Citrakhya-, Citra- oder Sivani-Nadi

Die Namen «Citra» und «Citrakhya» bezeichnen einen Tiger, die Verkörperung ungezügelter Sexualkraft, der durch die Beherrschung dieser Nadi gezähmt wird. «Sivani» ist das Sanskrit-

Wort für «Perineum» und benennt einen vom After über das Perineum zu den Genitalien verlaufenden Energiekanal, der für die Emission des Samens oder analoger weiblicher Sexualsekrete verantwortlich ist. Auf der physischen Ebene kontrolliert er beim Mann die Tätigkeit von Samenleiter (Viryavaha-Nadi) und Prostata, bei der Frau das Ovarium mit Eileiter und Gebärmutter.

7. Varuni oder Varuna-Nadi

Ein im Unterleib im Bereich der Genitalien verlaufender Kanal, der für die Ausscheidung des Urins verantwortlich ist. Wird mit dem Wassergott Varuna assoziiert.

8. Kuhu-Nadi

Der Name «Kuhu» ist eine Bezeichnung des Neumonds und wird verwendet für einen zum After verlaufenden Energiekanal, der die Funktion der Ausscheidung von Kot regelt.

9. Vishvodara-Nadi

Wörtlich «Bauchhöhle-der-Welt-Kanal»; ein in der Mitte des Bauches verlaufender Energiekanal, der die Verdauung kontrolliert.

10. Pusha-Nadi

Der Name leitet sich ab von «Pushan», einem poetischen Ausdruck für die Sonne, da dieses Nadi mit dem Sonnenkanal Pingala auf der rechten Körperseite zum rechten Ohr aufsteigt.

11. Hastijihva-Nadi

Wörtlich «Elefantenzunge»; ein mit dem Sehsinn verbundener Energiekanal, der vom Kanda (S. 120) zum rechten grossen Zeh und zum rechten Auge verläuft.

12. Yashasvini-Nadi

Wörtlich «glorreicher Kanal»; ein Energiekanal, der vom Kanda (S. 120) zum linken grossen Zeh und zum linken Ohr verläuft.

13. Alambusha-Nadi

Wörtlich «Kanal des Erbrechens»; vom eiförmigen Kanda (S. 120) in die Bauchhöhle und in den Mund verlaufender Kanal. Dürfte dem Namen nach für den Prozess des Erbrechens verantwortlich sein und wird durch Kriyas wie Kunjala und Dhauti unter Kontrolle gebracht.

14. Payasvini-Nadi

Der «Kanal von milchiger Farbe»: ein mit dem rechten grossen Zeh und dem rechten Ohr verbundener Energiekanal.

15. Shankhini-Nadi

Ein mit dem Gehörsinn und dem Unterleib verbundener Energiekanal. «Shankhini» bedeutet «die Muschelgeborene» und ist einer der 1008 Namen der Göttin, ihrem Wesen nach eine «Perle» und daher die Verkörperung der perfekten Frau.

16. Gandhari-Nadi

Ein vom linken grossen Zeh zum linken Auge verlaufender, mit dem Sehsinn verbundener Energiekanal. «Gandhari» war eine Tochter des Königs Subala, einer mythischen Gestalt aus dem Epos «Mahabharata». Sie war verheiratet mit dem blinden König Dhritarashtra, dem sie 100 Söhne gebar, die Kauravas.

Für die Yoga-Praxis sind generell die drei zuerst aufgeführten Ida, Pingala und Sushumna-Nadi von Bedeutung, denn der Yogi kann durch ihre Aktivierung und Beherrschung das gesamte Nadi-System unter Kontrolle bringen. Da es eines der Ziele des Hatha-Yoga ist, die Sexualkraft zu kontrollieren, spielt ebenfalls Citrakhya- oder Sivani-Nadi eine wichtige Rolle und wird durch bestimmte Übungen wie Vajroli und Stellungen wie Guptasana oder Padangushthasana stimuliert. Ebenso Manovaha-Nadi, das auf der feinstofflichen Ebene eine Verbindung zwischen höher und tiefer gelegenen Energiezentren schafft und so den Yogi zu Kontrolle und Konzentration befähigt.

Wenn man den menschlichen Körper als einen auf elektromagnetischer Basis funktionierenden Organismus betrachtet, wird klar, dass sich durch die Aktivierung von Ida und Pingala der Energielevel hebt, wodurch die Energieschwingungen des Körpers und Geistes an Intensität zunehmen und so die Funktionen aller Organe und Sinne verstärkt werden. Durch die dadurch in Gang gesetzte Frequenzerhöhung von autonomen, unbewussten psychophysischen Vorgängen werden diese zunehmend bewusst gemacht, und durch diese Verschmelzung von Bewusstsein und Unterbewusstsein wird schlussendlich die Kundalini-Shakti wach, deren Essenz reinstes Bewusstsein ist.

Marmasthanas und Adharas

Der Sanskrit-Ausdruck «Marman» bezeichnet etwas Vitales, Lebendiges, das sich innerhalb des Körpers befindet, und «Sthana» heisst «Ort, Platz, Stelle». Marmasthanas sind demzufolge vitale Punkte in unserem physischen Körper, die für dessen Aufbau und Funktion von grosser Bedeutung sind. Die Yogis sprechen generell von 18 solcher Marmas, das heisst Kraftpunkten entlang der wichtigsten Meridiane (Nadis) im Organismus, deren einwandfreies Funktionieren durch Zufuhr der Lebensenergie Prana gewährleistet wird. Es sind zumeist Stellen, wo sich die Nervenbahnen bündeln oder wo sich wichtige Drüsen und Energiekanäle befinden.

Beim Praktizieren von Asanas werden die Marmas durch den Fluss von Prana aktiviert, und wenn der Sadhaka sie zu lokalisieren lernt, wird ihm einmal mehr die Genialität der Yoga-Stellungen vor Augen geführt, die so konzipiert sind, dass sie auf diese Punkte in Form von Druck, Zug oder Kontraktion einwirken. Die Marmas sind durch ein feinverästeltes System von Nadis, Blutgefässen und Nerven vernetzt. Durch die Reinigung und Aktivierung dieser Verbindungskanäle schaffen die Yogis die Basis für eine reibungslose Versorgung des ganzen Körpers mit Prana und damit für einen integralen psychophysischen Aufbau, der einzigartig und unvergleichlich ist.

Die 18 Marmas werden in der Yoga-Shastra folgendermassen definiert:

1. grosse Zehen
2. Fussknöchel
3. Knie
4. Schenkel
5. After
6. Geschlechtsorgane
7. Nabel
8. Herz
9. Nacken und Schultern
10. Ellbogen
11. Handgelenke
12. Hals und Kehlkopf
13. Gaumen
14. Nasenhöhle
15. Augen
16. Mitte der Augenbrauen
17. Schläfen
18. Hirnstamm

In der Yoga-Shastra wird ebenfalls die Existenz von 16 «Adharas» erwähnt. Das Sanskrit-Wort «Adhara» heisst übersetzt «Stütze, Basis» und wird oft als allgemeine Bezeichnung für das Muladhara-Cakra verwendet. Im Hatha-Yoga jedoch wird auf eine ganze Anzahl solcher Adharas hingewiesen, die alle eine tragende Rolle spielen. In der Mitte des 18. Jahrhunderts verfasste ein Yogi namens Brahmananda unter dem Titel «Jyotsna» (Mondlicht) einen Kommentar zu der Lehrschrift «Hathayoga-Pradipika», worin er diese 16 Adharas auflistet:

1. grosse Zehen
2. Fussknöchel
3. Knie
4. Schenkel
5. Perineum
6. Genitalien
7. Nabel
8. Brust
9. Genick
10. Hals
11. Zunge
12. Nase
13. Mitte der Augenbrauen
14. Stirn
15. Schläfen
16. Fontanelle

Mit winzigen Abweichungen deckt sich diese Aufzählung mit den oben erwähnten Marmasthanas, was unter den Gelehrten oft Verwirrung stiftete, in Tat und Wahrheit aber eine einfache Erklärung hat.

Wenn die Marmas bildlich gesprochen die Knospen am Baum unseres Körpers sind, so sind die Adharas die Früchte, die aus diesen Knospen entstehen. Anders ausgedrückt sind die Adharas die voll energetisierten, von Prana zu vibrierenden Kraftpunkten transformierten Marmas, die den Körper des Yogi mit Kaskaden von elektromagnetischer Energie überfluten. Aus diesen starken Vibrationen im Körperinnern entsteht die Basis für Pratyahara und Dharana, das heisst, die Konzentration des Übenden wird von der im Innern entstandenen Energie absorbiert. Daraus wiederum entsteht die Fähigkeit zu bewussten, subtilen inneren Kontraktionen, durch welche die Intensität der Energieschwingungen verstärkt wird. Dies mündet schlussendlich in einen kataleptischen Zustand der Trance und in den Bereich dessen, was die Yogis «Meditation» nennen.

Projektion des Weltbildes

Gemäss der Yoga-Lehre muss man sich den menschlichen Körper als «imago mundi», als Abbild der Welt, vorstellen. Obwohl die äussere und die innere Welt uns in Form und Aussehen verschieden erscheinen, haben sie doch Parallelen, wie die Tatsache, dass die Erde und der menschliche Leib beide aus etwa 70 Prozent Wasser bestehen. Beide sind elektromagnetische Körper, deren «Landkarte» eine ähnliche Geographie aufweist. Die Füsse des Menschen stellen den Südpol dar, während der Nordpol sich unterhalb der Fontanelle am Schädeldach befindet. Der Rücken, spezifisch das Kreuz, ist der Westen (pashcima), weshalb die Wirbelsäule in Yoga-Texten oft den Namen «Pashcima» trägt. Der Bauch, spezifisch der Nabel, bildet den Osten. Die Wirbelsäule stellt die «axis mundi» dar, die Weltachse, eine Art kosmischen Lebensbaum, dessen Wurzel das Muladhara-Cakra oder die im Gesäss befindlichen feinen Nervenverästelungen bilden.

Die Yogis teilen die Erde genau wie die moderne Wissenschaft in sechs Kontinente auf, ihre Einteilung entspricht aber nicht nur den geographischen, politischen oder wirtschaftlichen, sondern auch den kulturellen Aspekten unseres Planeten. Anders als die Geographen zählen sie die Antarktis zum Einflussbereich des Muladhara-Cakras und somit zum afrikanischen Kontinent, wogegen die arabischen Länder, die sich vom nördlichsten Teil Afrikas bis an die Grenzen Chinas und Indiens erstrecken, einen Kulturkreis und eigenen «Kontinent» bilden. Asien ist ein Kulturkreis, in dem Indien, China, Japan und Indonesien eingeschlossen sind; der nächste Kulturkreis umfasst Australien mit Neuseeland und der gesamten Inselwelt Ozeaniens, Melanesiens und des Pazifiks; es folgen Süd-, Mittel- und Nordamerika und zuletzt West- und Osteuropa mit Grönland und der Arktis. Sie alle zusammen bilden die Welt mit ihren sechs Kontinenten oder Kulturkreisen.

Sobald Kundalini erwacht, beginnt ein Reinigungsprozess des Hauptkanals Sushumna innerhalb der Wirbelsäule, wobei Prana diesen Kanal säubert und die Kundalini sich bei ihrem Aufstieg auf jedem Level der Cakras das dem jeweiligen Energiekreis zugehörige

Bewusstseinspotential zunutze macht. Dadurch erfährt der Yogi die Identität seiner inneren und äusseren Welt, die schlussendlich zur vollkommenen Verschmelzung von Mikro- und Makrokosmos, von Mensch und Universum führt und dadurch in einen Zustand göttlicher Sebstverwirklichung, den man in der Terminologie des Yoga Samadhi nennt.

Obwohl in der heutigen Zeit viel über die diesen Energiezentren innewohnenden Kräfte und deren Nutzbarmachung geschrieben wird, so ist es doch nur möglich, das Wesen dieser geheimnisvollen «Räder» durch die Instruktionen eines vollendeten Gurus und das damit verbundene Erwachen der Kundalini zu verstehen. Der Yogi sieht seinen materiellen Körper als eine Art Projektor, durch welchen die Lampen der Cakras ein Abbild der Welt und des unendlichen Kosmos um ihn herum projizieren. Dieser interaktive Film ist das Leben, und durch Bewusstmachung, Kontrolle und Aktivierung der Lichtquelle vermag der Adept des Hatha-Yoga Einfluss auf sein Schicksal zu nehmen.

Das Wissen um diese Projektion der Welt von innen nach aussen und die Funktionsweise der Cakras ermöglicht es dem Yogi, den Aufbau und das Wesen der äusseren Welt besser zu verstehen und sich in ihr zurechtzufinden. Genauso wie Yogis versuchen, gewisse Naturgesetze um 180° umzukehren, indem sie zum Beispiel lieber auf dem Kopf stehen als auf den Füssen und Samen und Menstrualblut im Körper bewahren wollen, anstatt diese kostbaren Elixiere dem Trieb der Natur entsprechend ausfliessen zu lassen, so haben sie auch ein der normalen menschlichen Ansicht diametral entgegengesetztes Weltbild. Da nach der Lehre des Samkhya der uns umgebende Kosmos von innen heraus entsteht, bildet der menschliche Körper demzufolge das Zentrum der Gravitation, und der Yogi bewegt sich nicht auf einer Erdkugel, die ihn nach unten auf den Boden zieht, sondern auf einem Globus, der an seinen Füssen klebt.

Alles, was wir um uns herum sehen und erleben, sind Bilder und Inhalte unserer Seele (Jiva- Atman), die tief aus dem göttlichen Urgrund an die Oberfläche steigen. Unser Astralkörper ist eine Teilerscheinung des wie durch ein Prisma gebrochenen Lichts der kosmischen Allseele (Parama-Atman) und nimmt wie ein subtiler Empfänger diese Lichtstrahlen auf, die dann wiederum durch die Cakras entschlüsselt und als elektromagnetische Information an unseren Körper weitergegeben werden. Der Körper ist somit eine Art Umwandler dieser Lichtschwingungen, und die Sinne wirken wie eine in uns eingebaute Optik, um diese Signale gleichzeitig um uns herum zu projizieren und von aussen wieder aufzunehmen. Jedes Cakra ist die Basisquelle, um einen Teil unserer Welt abzubilden, und analog zur Anzahl der Cakras besteht diese illusionäre, aus elektromagnetischer Energie bestehende materielle Aussenwelt aus sechs Kontinenten, während das siebte, oberhalb des Brahma-Randhra befindliche Sahasrara-Cakra den gesamten Kosmos in sich birgt.

Yogis betrachten ihren Körper als Mikrokosmos, er ist das «Buch mit den sieben Siegeln», das nur mit Hilfe von Kundalini-Shakti geöffnet, gelesen und verstanden werden kann.

Die sieben Cakras

Das Sanskrit-Wort Cakra bedeutet «Rad, Kreis». In der Wissenschaft des Yoga und Tantra werden damit sieben Energiezentren bezeichnet, die sich im Astralkörper des Menschen befinden. Analog zu ihrer Anordnung entlang der Wirbelsäule finden wir im grobstofflichen Körper jeweils wichtige Drüsen und Nervenzentren, die durch die Aktivität der Cakras massgeblich beeinflusst werden. Anderseits wird es dem Yogi möglich, durch Aktivierung von Energien im physischen Körper auf diese Cakras einzuwirken und sich so das darin enthaltene Energie- und Bewusstseinspotential nutzbar zu machen.

In der Lehrschrift «Shiva-Samhita» steht in Kapitel II, Vers 1–5: *«In diesem Körper liegen rund um den Berg Meru (die Wirbelsäule) sieben Inseln (die Cakras). Es gibt dort Flüsse, Seen, Berge, Felder und Wälder und in ihnen existierende Lebewesen. Innerhalb des Körpers finden wir ebenfalls Sterne und Planeten, heilige Orte und Tempel und die ihnen innewohnenden Kräfte. Die Sonne und der Mond, Boten von Erschaffung und Zerstörung, bewegen sich ebenfalls darin, genauso wie Äther, Luft, Feuer, Wasser und Erde. Alle Lebewesen und Kräfte, die dieses Universum bevölkern, sind auch im Körper zu finden, und entlang dieser Weltachse erfüllen sie die ihnen zugedachte Pflicht.»*

1. Muladhara-Cakra

Wörtlich «die Wurzel stützendes Rad»; das Wurzelzentrum wird assoziiert mit dem beim Steissbein befindlichen Kreuzbeingeflecht. Das ihm zugeordnete Element ist die Erde, und die darin herrschende Kraft ist die des Elefantengottes Ganesha, der das Tor zu diesem Einstieg in das unterweltliche Labyrinth des eigenen Wesens bewacht. Es ist eine Region voller Magie, Vitalität und Sinnlichkeit und wird in positivem Sinn charakterisiert durch Kraft, Mut, Festigkeit und Respekt, in negativem Sinn aber auch durch Genusssucht und Gier. Aus diesem Cakra heraus wirken starke, schöpferische Lebenskräfte am Aufbau und Gedeihen von Körper und Welt, aber ebenso finden sich dort die Mächte von Tod und Zerstörung, von Auflösung und Zerfall. Aus ihm entsteht unser körperliches Leben, wie man das bei den auf den analen Bereich fokussierten Kleinkindern sehen kann, die daraus die Kraft zum Wachsen schöpfen. Beim Erwachsenen verkümmert diese aufbauende Lebenskraft des Wurzelzentrums, der Mensch gerät zunehmend in den Strudel von Sorgen, Ängsten und einer ungesunden Lebensweise, und die körperlich-geistige Degeneration setzt ein, die unweigerlich zu Tod und Verwesung führt. Diesem Zentrum zugeordnet ist der Geruchsinn, und seine Arbeitsorgane sind die Beine und Füsse.

Hier schläft die wie ein Blitz leuchtende und wie eine Kette strahlender Lichter funkelnde Kundalini, die höchste aller Göttinnen, die Weltverzauberin, die alle atmende Kreaturen am Leben erhält. Sie befindet sich inmitten eines strahlenden Dreiecks, das den Namen Kama-Rupa (Gestalt des Verlangens) trägt, wo sie schlafend dreieinhalbmal um ein goldenes Shivalingam (Svayambhu-Linga) gewickelt daliegt und mit ihrem Kopf die Öffnung der Sushumna (S. 120) verschliesst.

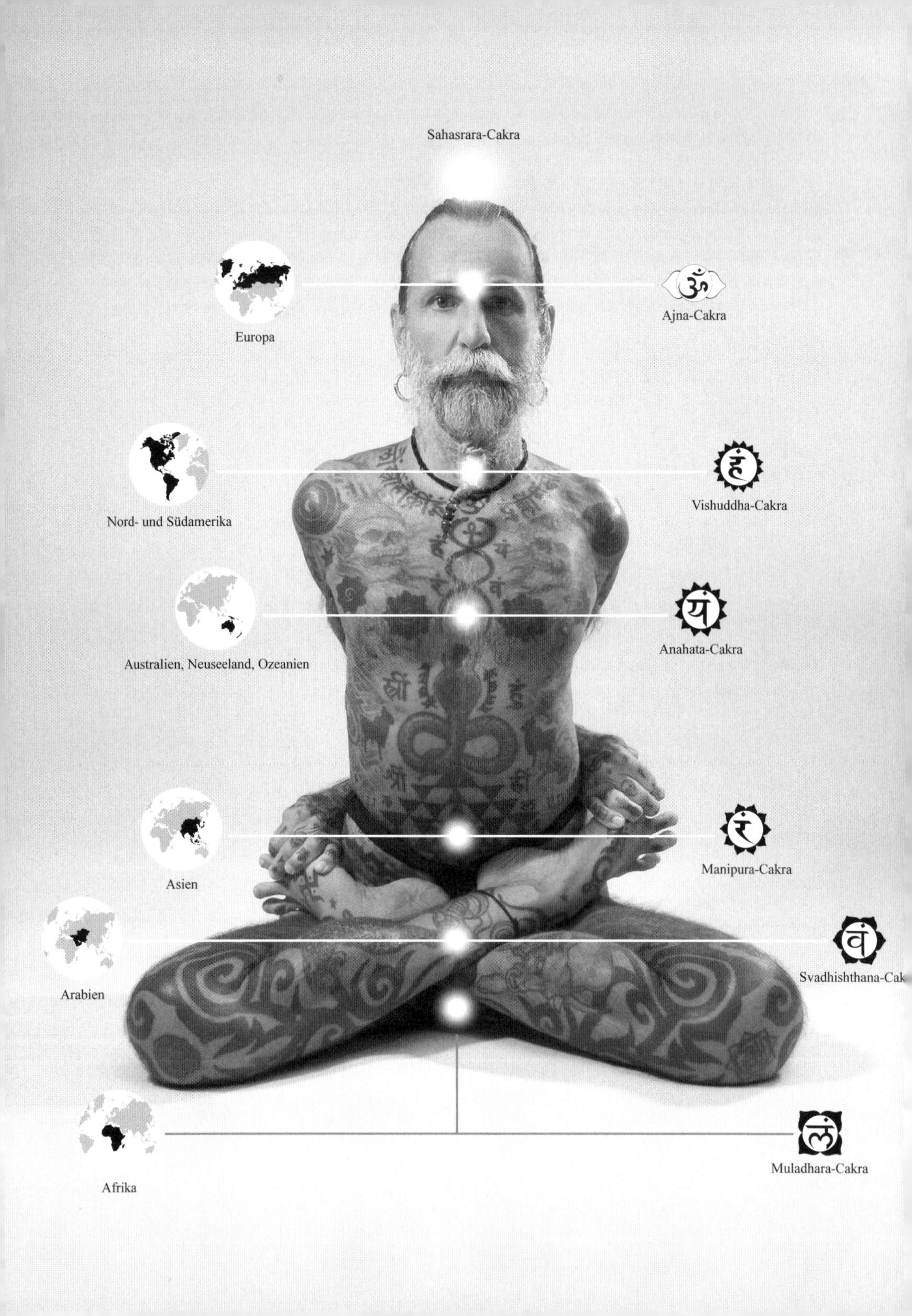
Sahasrara-Cakra
Europa
Ajna-Cakra
Nord- und Südamerika
Vishuddha-Cakra
Australien, Neuseeland, Ozeanien
Anahata-Cakra
Asien
Manipura-Cakra
Arabien
Svadhishthana-Cak
Afrika
Muladhara-Cakra

«Im Herzen des Muladhara-Lotos befindet sich wie eine Yoni eine schöne, dreieckige Höhlung, die das Geheimnis aller Tantras ist. – Dort wohnt, wie eine Schlange dreieinhalbmal gerollt und von elektrischer Kraft geladen, die höchste Göttin und bewacht den Eingang der Sushumna. – Sie ist die Verkörperung der schöpferischen Urkraft und ständig damit beschäftigt, Neues zu erschaffen. Sie ist die Göttin der Sprache, selber aber jenseits aller Beschreibung, und die Götter preisen sie.» (Shiva-Samhita, Kapitel II, Verse 22–24)

Diesem Cakra zugeordnet ist die Keimsilbe (Bija-Mantra) «Lam».

Durch die Kraft des Muladhara-Cakras werden die Antarktis und der afrikanische Kontinent zu bildhaftem Leben in dieser Welt der Erscheinungen geweckt. Die Charakteristik und Energie dieses erdigen Cakras spiegelt sich in der Kultur, der Musik und dem vitalen Wesen der afrikanischen Einwohner, in ihren von Magie erfüllten Voodoo-Religionen, ihren Masken und ihrer Fähigkeit, sich durch Tanzen und die damit verbundene Bewegung des Beckens in Trance zu versetzen. Die Afrikaner glauben, dass sich die «Roots» oder Wurzeln der Welt in ihrem Kontinent befinden, womit sie direkt auf den Ursprung des schwarzen Erdteils aus dem Muladhara, der «Wurzel-Basis», hinweisen. Forscher nehmen an, dass Afrika die Wiege der Menschheit ist, eine Tatsache, die sich wiederum mit der Wirkensweise dieses untersten Cakras deckt, aus dem heraus sich unsere körperliche Entwicklung manifestiert. Afrikanische Mythen erzählen, dass die «Kraft der Welt» in diesem Erdteil schläft, womit unbewusst auf die im Muladhara schlummernde Kundalini hingewiesen wird. Der schwarze Erdteil ist die Schwelle zu unserem Unterbewusstsein, der Eintritt in die Welt der Erinnerungen und Träume, die bevölkert wird von den unsterblichen Geistern unserer Ahnen.

2. Svadhishthana-Cakra

Wörtlich «in sich selbst verankertes Rad»; dieses Energiezentrum liegt an der Wirbelsäule auf der Höhe der Genitalien. Die darin herrschende Kraft ist diejenige des Wassergottes Varuna, und das ihm zugehörige Element ist Wasser. Es wird charakterisiert durch Fruchtbarkeit, Unbeugsamkeit, Stärke und Willenskraft, in negativem Sinn aber ebenso wie das erste Zentrum durch unersättliche Gier und den Hang zu Hass, Feindseligkeit und Zerstörung. Es birgt als wesentliche Elemente ebenso Aspekte von Zucht und Ordnung wie auch Unbeherrschtheit und Chaos. Diesem Zentrum zugeordnet sind der Geschmackssinn und als Arbeitsorgane die Arme und Hände. Es birgt in sich wie das Muladhara die Kraft des körperlichen Aufbaus und der Reproduktion, trägt aber auch den Keim von Niedergang und Zerfall in sich.

Diesem Cakra zugeordnet ist die Keimsilbe (Bija-Mantra) «Vam».

Aus dem Svadhishthana-Cakra heraus werden die arabischen Länder um uns herum projiziert, die wie dieser zweite Energiekreis im Zeichen des Halbmonds stehen. Das Element Wasser weist auf die dieses Zentrum beherrschende Zeugungskraft und hin, wodurch verständlich wird, weshalb im Islam diesen Energien so grosse Beachtung und Bedeutung zugemessen wird und rigorose Gesetze zur Kontrolle der Sexualität geschaffen wurden.

3. Manipura-Cakra

Wörtlich «Rad der juwelengeschmückten Stadt»; dieses auf der Höhe des Nabels liegende Zentrum wird auch Nabhi-Cakra (Nabelzentrum) genannt. Ihm zugeordnet sind der Sehsinn, die Kraft des Feuers und die Herrschaft des Feuergotts Agni. Für den Hatha-Yogi ist dieses Energiezentrum von besonderer Bedeutung, weil durch sein Feuer die Kundalini wach wird. Es kontrolliert die Triebwelt und steht in Verbindung mit allen Verdauungsorganen und insbesondere mit dem Solarplexus, durch dessen verstärkte Aktivität der Yogi das Verdauungsfeuer entfacht. Es wird charakterisiert durch Intuition, Ausgeglichenheit, Entspanntheit und damit verbundener Selbstkontrolle. Es hilft dem Yogi, geistig und körperlich zentriert und damit Herr seiner selbst zu werden. In negativem Sinn kann es die Ursache von Triebhaftigkeit, psychophysischem Ungleichgewicht und daraus resultierenden Krankheiten sein. Als Zentrum der Mitte birgt es das Wissen um Wurzel und Krone des Lebensbaumes, und in ihm schlummert die höchste Weisheit, die körperliches und geistiges Leben umschliesst.

Diesem Cakra zugeordnet ist die Keimsilbe (Bija-Mantra) «Ram».

Aus dem Manipura-Cakra werden Asien und die Länder des fernen Ostens, die ganz im Zeichen der «brennenden Sonne der Nabelregion» stehen, in den Raum projiziert. In diesen Ländern spielt das «innere Feuer» eine tragende Rolle, und alle dort praktizierten Religionen und Philosophien weisen auf die überragende Kraft der Mitte hin, des Hara, woraus Beherrschung des körperlichen und geistigen Wesens des Menschen entsteht. Dass viele dieser Philosophien, insbesondere Yoga, auf der ganzen Welt so grosse Durchschlagskraft haben, liegt daran, dass sich in der Leibesmitte das Zentrum unseres Seins befindet und durch seine Kraft unser ganzes Wesen energetisiert und kontrolliert werden kann. Viele der Länder geben uns Hinweise auf ihren Ursprung aus dem Manipura, zum Beispiel Indien, das oft «Nabel der Welt» genannt wird, China, das «Reich der Mitte», oder Japan, das «Land der aufgehenden Sonne».

4. Anahata-Cakra

Wörtlich «Rad des unangeschlagenen Tons»; es liegt auf der Höhe des Herzens. Ihm zugeordnet sind das Element Luft, die Kraft des Windgottes Vayu und der Tastsinn. Dort befindet sich das mystische Bana-Linga («pfeilförmiges» Linga), eine Kraftquelle in Gestalt eines Phallus, woraus der Yogi beim Aufstieg der Kundalini in dieses Cakra übernatürliche Kraft schöpft.

Im Anahata wirken starke geistige Energien, und es steht in Verbindung mit dem Gemüt und der Gefühlswelt. Charakterisiert wird es durch Liebe, Mitgefühl, Anteilnahme und Selbstlosigkeit. In negativem Sinn bewirkt es innere Isolation und eine materialistische, egoistische Grundhaltung dem Leben gegenüber.

Diesem Cakra zugeordnet ist die Keimsilbe (Bija-Mantra) «Yam».

Aus dem Anahata-Cakra heraus werden Australien, Tasmanien, Neuseeland sowie die Inselwelt des Pazifiks mit Ozeanien, den Hebriden und Melanesien in den Raum projiziert. Die australischen Ureinwohner bezeichnen ihren Kontinent als «Herz der Welt», womit sie auf dessen Ursprung aus dem Herzzentrum hinweisen.

5. Vishuddha-Cakra

Wörtlich «Rad vollkommener Reinheit»; dieses Zentrum liegt auf der Höhe des Kehlkopfs im Hals. Ihm zugeordnet sind der Gehörsinn, die ätherischen Elemente und damit die Welt der feinen Energieschwingungen, wo sich die grobstofflichen Energien in spirituelle Energie umzuwandeln beginnen. Seine Öffnung schenkt dem Yogi eine Vielzahl von Siddhis, übernatürlichen Kräften, die sein Bestreben nach Selbstverwirklichung unterstützen. Die Kraft des Halszentrums beeinflusst massgeblich die Funktion der Schilddrüse und liefert die Energien zum reibungslosen Arbeiten des gesamten Immunsystems.

Diesem Cakra zugeordnet ist die Keimsilbe (Bija-Mantra) «Ham».

Aus den Energieschwingungen des Vishuddha-Cakras entsteht der in eine Nord- und Südhälfte geteilte amerikanische Kontinent. Einige Indianerstämme glauben, dass das Zentrum des Körpers im Hals liegt, womit sie unbewusst auf den Ursprung ihrer Heimat aus dem Hals-Cakra hinweisen. In übertragenem Sinn kann man diese Verknüpfung Amerikas mit dem Hals und damit der Schilddrüse auch auf der politischen Ebene sehen, indem Amerika genau wie diese Drüse auf den «Stoffwechsel» der Erde und deren Immunsystem einwirkt und sich als «Weltpolizist» überall ins politische Geschehen einmischt, sobald irgendwo ein Ungleichgewicht der Kräfte entsteht.

6. Ajna-Cakra

Wörtlich «Rad der Befehlsgewalt»; es befindet sich auf der Höhe der Augen zwischen den Augenbrauen, dort wo der Gott Shiva sein drittes Auge trägt. Seine Aktivierung verleiht dem Yogi geistige Kontrolle über die gesamte innere und äussere Welt und damit grosse Macht. Er wird selbst zu Shiva, und durch die Vereinigung von Sonne und Mond gelangt er in einen Zustand unendlicher Glückseligkeit. Es wird oft auch Guru-Cakra genannt, weil aus ihm die Stimme des Gurus spricht und weil der Yogi nach seiner Öffnung selber zum Guru und damit zum Bewahrer und Verkünder verborgener Wahrheiten wird, indem er den sechsten Sinn aktiviert.

Wenn Prana durch die Praxis von Pranayama und Yoni-Mudra durch die Sushumna (S. 120) bis ins Ajna-Cakra aufsteigt, entlädt sich wie ein Blitz die Kraft des dort verborgenen Itara-Linga («einzig übriges» Linga). Durch die Aktivierung dieses mystischen Shiva-Lingas wird der Yogi mit grosser übernatürlicher Macht gesegnet.

Auf der körperlichen Ebene hat dieser Energiekreis weitreichende Auswirkungen auf die «Schicksalsdrüsen» Hypophyse und Epiphyse und ist in inniger Verbindung mit dem Hypothalamus und der Schilddrüse, aus deren Zusammenarbeit der gesamte Stoffwechsel und das Immunsystem kontrolliert und reguliert werden.

Das Bija-Mantra dieses Energiezentrums ist der König aller Mantras, die Keimsilbe «Om» oder «Aum», aus deren Schwingung sich die gesamte Schöpfung manifestiert.

Das Ajna-Cakra ist der Ursprung von West- und Osteuropa, von Grönland und der Arktis. Dieser Kontinent liefert die Energie für die logistischen Abläufe auf der ganzen Welt, analog zum Kopf, in dem Hypophyse und Epiphyse den gesamten Körperhaushalt überwachen und regulieren. Seine Bewohner sind «Kopfmenschen» und neigen unbewusst dazu, sich aufgrund der örtlichen Lage als höhere Wesen zu empfinden. Vielen fehlt die Verbindung mit den Wurzeln, was sich in psychischen Krankheiten und seelischer Abkapselung äussert. Wird dieses Zentrum zu stark, ergeben sich weltpolitisch negative Auswirkungen und Störungen des globalen Gleichgewichts, was sich zur Zeit der Kolonisation und auch während des Ersten und Zweiten Weltkriegs zeigte. Europa trägt in sich die Macht, vieles zum harmonischen Gedeihen der ganzen Welt beizutragen, genauso wie das im Kopf befindliche Gehirn und die wichtigen Drüsen zum Blühen unserer körperlich-geistigen Gesundheit verhelfen können. Dies jedoch nur, wenn der Kopf merkt, dass der Unterleib und die dort verborgenen Energien genauso wichtig für den Aufbau unseres Wesens sind und es nur durch eine harmonische Zusammenarbeit aller Körperebenen zu integraler Gesundheit kommen kann.

7. Sahasrara-Cakra

Wörtlich «Rad der tausend Speichen»; der sogenannte «tausendblättrige Lotos» befindet sich über der grossen Fontanelle, die von den Yogis «Brahma-Randhra» genannt wird, und aus ihm heraus wird der gesamte uns umgebende Kosmos in den Raum projiziert. Seine Öffnung ist gleichbedeutend mit dem Aufgehen des kosmischen Bewusstseins und der dadurch entstehenden Kenntnis von allen Geheimnissen des gesamten Universums. Im Yoga wird dieses Cakra auch mit dem heiligen Berg Kailash gleichgesetzt, wo sich Shiva und Shakti in höchster Wonne vereinigen.

Die drei Granthi und die vier Nada-Avastha

Hatha-Yoga ist eine zutiefst mystische Wissenschaft, und die yogische Transformation des physischen Körpers ist eine jahrzehntelange spirituelle Odyssee, vergleichbar mit der Suche nach dem Heiligen Gral der Artus-Sage. Während der Sadhaka versucht, sein feinstoffliches Energiesystem von Verunreinigungen und Blockaden zu befreien, können paranormale Zustände auftreten, die sein inneres und äusseres Weltbild erschüttern und verändern. Wenn es ihm gelingt, das Muladhara-Cakra zu aktivieren, die dort schlafende Schlange am Schwanz zu packen und den geheimen Eingang zum mittleren Energiekanal Sushumna freizumachen, wird er eingeweiht in die faszinierendsten Geheimnisse des menschlichen Wesens.

Entlang der Sushumna befinden sich drei Knoten oder Granthi, die den Fluss von Prana und den Aufstieg der Kundalini hemmen. Der erste Knoten befindet sich den Quellen zufolge im Muladhara-Cakra und heisst Brahma-Granthi. Der zweite Knoten trägt den Namen Vishnu-Granthi und liegt entlang der Sushumna auf der Höhe des Herzens im Anahata-Cakra. Der dritte heisst Rudra-Granthi und liegt an der Stelle des dritten Auges zwischen den Augenbrauen im Ajna-Cakra. Wie man mit Hilfe eines glühenden Metallstabs ein Bambusrohr aushöhlt, so muss der Yogi versuchen, mit Hilfe von Prana diese drei Knoten zu durchstechen, damit die Kundalini bis zum obersten Sahasrara-Cakra aufsteigen kann, wo sie sich mit Shiva vereinigt. Diese Granthi sind Blockaden, durch die der Fluss der Lebensenergie aufgehalten wird. Wenn sie durchstochen werden, entsteht daraus Nada, eine kosmische Energieschwingung aus Licht und Ton, woraus mystische Phänomene resultieren, die das Bewusstsein des Adepten nachhaltig verändern. Der Yogi macht beim Durchstechen der Granthi grosse Kräfte frei, die ihm Eintritt in die entsprechende Bewusstseinsstufe (Avastha) verschaffen, und die dadurch entstehende Intensivierung der Energie verhilft der Kundalini zum Aufstieg ins nächsthöhere Cakra.

Die nachfolgend beschriebenen Zustände liegen jenseits der normalen Wahrnehmung und der menschlichen Worte. Sie sind nur mit grösster Hingabe erfahrbar, und Zugang zu Ghata, Paricaya und Nishpatti finden nur echte Adepten des Hatha-Yoga. Die Grundlage dafür ist das Erreichen von mystischen, ekstatischen Trancezuständen, wie sie für die oberen Stufen des Raja-Yoga Voraussetzung sind und in den Yoga-Sutras von Patanjali dargelegt und erläutert werden. Da sie sich aufgrund ihres transzendenten Charakters dem menschlichen Intellekt entziehen, werden sie von uneingeweihten Lehrern oft mangelhaft interpretiert, und auch die meisten Deutungsversuche von Gelehrten sind nicht mehr als ein Akt törichter Anmassung.

1. Arambha-Avastha und Brahma-Granthi

Die erste grosse Herausforderung auf dem Weg des Ashtanga-Yoga ist die Erforschung und Eroberung des Muladhara-Cakras. Voraussetzung zum Gelingen sind die Charakterstärken eines Vira (Held), der unerschütterlich, ausdauernd, mutig, hingebungsvoll und geradlinig vorwärtsgeht. Die Waffen eines solchen mit Heldentugend gesegneten Menschen sind Praktiken wie Yogic Sukshma Vyayama, Shat-Karma, Mudra, Kumbhaka und Bandha. Indem der Sadhaka sich mit Leib und Seele der psychophysischen Reinigung hingibt, sammelt er in seinem Unterleib einen Vorrat an Prana an, der ihm hilft, langsam in das geheimnisvolle Reich des Muladhara an der Basis der Wirbelsäule einzudringen. In vedisch-brahmanischer Zeit wurde der hinduistische Schöpfergott Brahma diesem Energiekreis als Herrscher zugeordnet, woraus die Bezeichnung Brahma-Granthi für das erste grosse Hindernis bei der Erweckung der Kundalini entstammt. In alter Vorzeit galt jedoch der elefantenköpfige Ganesha als Beherrscher des Wurzelzentrums, und von einigen Adepten wird dieser erste Knoten bis zum heutigen Tag auch Ganesha-Granthi genannt. Praktiken wie Kunjala und Ganesha-Kriya weisen unmissverständlich darauf hin, dass durch sie der mächtige «Hüter der Schwelle» gnädig gestimmt wird, was zur Verwirklichung von Arambha-Avastha führt. Frei übersetzt heisst das «Anfangsstufe», und sie entsteht, wenn sich das Tor des Muladhara-Cakras öffnet und der Yogi durch die Vereinigung von Prana und Apana und das daraus entstehende innere Feuer die dort um das Svayambhu-Linga gerollte mystische Schlange Kundalini weckt. Wird diese mächtige Schlange, Verkörperung des Unterbewusstseins, geweckt, gibt sie bildlich gesprochen den Eingang zu Sushumna-Nadi frei, und Prana beginnt seinen Aufstieg entlang der Wirbelsäule, was den Prozess von Bewusstseinserweiterung und Selbstverwirklichung auslöst. Der Eintritt in den Zustand von Arambha erfüllt das Herz des Suchenden mit Licht und grosser Glückseligkeit (Ananda), denn er verbindet sich in diesem Moment mit dem Geist der unsterblichen Gurus und den Geistern der Ahnen, die in ihm leben und ihm das Wissen um Vergangenes offenbaren.

Unter den 108 überlieferten Upanishaden findet man 20 als «Yoga-Upanishaden» bekannte Texte, die sich vor allem mit den Auswirkungen der Yoga-Praxis auf die feinstofflichen Ebenen im Menschen befassen. Darin werden auch die hohen Zustände beim Durchstechen der Granthis und der dadurch ausgelöste Aufstieg der Kundalini durch die Cakras beschrieben. Erwähnenswert sind insbesondere die «Yogakundalyupanishad», die «Yogashikhopanishad», die «Yogacudamanyupanishad», die «Yogatattvopanishad» und die «Hamsopanishad», in denen die praktischen, energetischen und metaphysischen Aspekte des Kundalini-Yoga beschrieben werden.

In der «Yogakundalyupanishad» wird in Kapitel I, Vers 62–73 gesagt: *«Mit unerschütterlichem Vertrauen sollte ein intelligenter Mensch Atemkontrolle praktizieren und seinen Geist auf Sushumna-Nadi konzentrieren. Wenn die dort im Laufe der Zeit angehäuften Verunreinigungen ausgetrocknet sind, wird durch Kumbhaka der Weg von Prana durch Sushumna freigemacht. Mit Hilfe von Mulabandha zieht der Yogi das stets nach unten fliessende Apana hoch und verbindet es mit Prana, wodurch Feuer entsteht. Die aus der Verbindung von Prana und Apana entstehende Hitze lässt die zusammengerollte schlafende Schlange erglühen, und sie streckt ihren Leib in den Schlund der Sushumna.*

Wenn der aus Gier und niederen Instinkten gebildete Brahma-Granthi durchbrochen wird, dringt die Kundalini sogleich wie ein leuchtender Blitz in den Mund der Sushumna ein. Dort erreicht sie bald den im Herzen liegenden Knoten des Vishnu (Vishnu-Granthi). Danach kann Prana noch höher steigen, bis zum Punkt zwischen den Augenbrauen, wo das Ajna-Cakra liegt und Rudra-Granthi verborgen ist. Dort befindet sich der kühle Mond, dessen lebensspendende

Flüssigkeit ständig von der Sonne der Nabelregion verzehrt wird. Wenn Prana in diesen Bereich aufsteigt, wird der kühle weisse Mond erhitzt, die Schlange setzt sich weiter in Bewegung und der Nektar des Mondes beginnt stärker zu fliessen. Wenn der Yogi ihn trinkt, wird sein Geist ruhig, er erlangt Kontrolle über alle Versuchungen des Fleisches, versinkt ganz in der göttlichen Seele und erringt so seinen Platz im eigenen Selbst.»

Weiter steht in der «Yogakundalyupanishad» in Kapitel I, Vers 82–87: *«Die segenspendende Kraft, Kundalini genannt, der feinen Faser eines Lotosstengels gleich im Wurzelzentrum liegend, reckt sie ihren Kopf empor, um das oberste Zentrum Brahma-Randhra zu erreichen. Wenn der Yogi in Padmasana ruhig dasitzt, den Anus zusammenzieht und Kumbhaka ausführt, steigt Prana aufwärts. Durch das Feuer der Lebenskraft lodert die Flamme im Svadhishthana-Cakra auf, und die Königin unter den Schlangen, die Kundalini, erhebt sich durch das ihr entgegenschlagende Feuer und den gewaltigen Sog der aufsteigenden Lebenskraft und zerbricht zuerst den Knoten von Brahma und danach denjenigen von Vishnu. Dann durchsticht sie auch den Knoten von Rudra und öffnet die sechs Lotosblüten. Zu guter Letzt erreicht sie den tausendblättrigen Lotos und ergeht sich in der Wonne von Shivas Gesellschaft. Dieser Zustand jenseits der Dualitäten, im Angesicht des Göttlichen, er allein ist der transzendentale Zustand der körperlosen Freiheit, in der sich die höchste Glückseligkeit manifestiert.»*

In der «Yogashikhopanishad» sagt der Gott Shiva zu Hiranyagarbha in Kapitel I, Vers 79–87: *«Jetzt werde ich dir die wahre Natur der Yoga-Praxis erklären. Der Suchende sollte stets nur den Guru auswählen und verehren, der selber erfolgreich die Bemeisterung der Lebenskraft vollbracht hat. Der weise Sadhaka sollte selber Prana beherrschen lernen, indem er aus dem Mund eines solchen gnädigen Gurus Instruktionen erhält.*

Er sollte sich um die Lenden, dort wo Sarasvati-Nadi aufsteigt, ein weiches Tuch binden, beizeiten aufstehen und mit furchtlosem Gemüt diesen Energiekanal für die Dauer eines Muhurtas wecken. (Anm.: Mit dem Tuch ist der sogenannte Langot gemeint, der in der Yoga-Shastra auch Paridhana genannt wird, ein zwischen 2,5 m und 3,6 m langes, etwa 30 cm breites Tuch aus feiner Baumwolle, das bei richtiger Bindung unterhalb des Nabels Druck auf den Kanda ausübt, wodurch Sarasvati-Nadi, ein mit der Sushumna zur Zungenwurzel aufsteigender Energiekanal, aktiviert wird. Im Text wird die Zeit zum Aufstehen mit «Brahma-Muhurta» angegeben, also «zum Zeitpunkt von Brahma», womit die frühen Morgenstunden zwischen vier und sechs Uhr gemeint sind. Ein Muhurta ist die Zeitdauer von 48 Minuten, während der Kumbhakas ausgeführt werden sollen.)

Wenn der Yogi so Sarasvati-Nadi aktiviert hat, soll er angestrengt Atemkontrolle üben, um die Kundalini zu wecken und zu stärken. Diese achtmal gewundene Schlange wird so durch starke Kontraktion des Afters zum Aufsteigen gebracht. Wie sollte ein solcher Yogi Todesfurcht empfinden, selbst wenn er sich im Schlund des Todes befände? Dies ist ein grosses Geheimnis, das ich Dir hier anvertraue. Indem er täglich Vajrasana ausführt, sollte er diesen Aufwärtsdruck erzeugen. (Anm.: Mit Vajrasana wird in der Yoga-Shastra oft Siddhasana bezeichnet, da die Stellung Festigkeit verleiht. Pranayama kann nur in Padmasana oder Siddhasana perfekt ausgeführt werden.)

Das dadurch entstehende Feuer wird die Kundalini erhitzen. Diese mächtige Schlange, durch deren Kraft die Bewohner aller drei Welten im Netz der Täuschung gefangengehalten werden, beginnt in den Mondkanal im Innern der Sushumna einzudringen. (Anm.: Mit den «drei Welten» (Triloka) sind Himmel (Svarga), Erde (Bhumi) und Unterwelt (Patala), die drei Welten der hinduistischen Kosmologie, gemeint, mit «Mondkanal» die Citrini-Nadi.)

Diese Kraft verbindet sich mit der Konzentration des Geistes, mit der Lebenskraft und dem inneren Feuer und durchsticht zuerst Brahma-Granthi, dann Vishnu-Granthi und erreicht schlussendlich den Ort, wo sich Rudra-Granthi befindet. Indem der Yogi sich mit Hilfe von Prana und Kumbhaka wieder und wieder auflädt, wird er auch den Knoten des Rudra durchbrechen.»

In der «Hathayoga-Pradipika» steht in Kapitel IV, Vers 69–71: *«Arambha, Ghata, Paricaya und Nishpatti, diese vier Stufen oder Avastha sind im Yoga zu bewältigen. – Wenn man mittels Pranayama den Brahma-Granthi zu lösen vermag, so entsteht im Äther des Herzens (Shunya) Glückseligkeit, und im Innern des Körpers wird ein mannigfaltiger Ton vernommen, wie das Klingeln von Fussketten, der Anahatadhvani, ein nicht durch Anschlagen hervorgebrachter Klang. – Wer einen schönen Körper hat, wessen Gesicht strahlt und wer herrlichen Geruch ausströmt, wer gesund ist und wessen Herz mit Wonne gefüllt ist, solch ein Yogi wird im Herzen selber zum Arambha-Nada.»*

In der Lehrschrift «Shiva-Samhita» steht in Kapitel III, Vers 53–54, über die nach dem Erreichen dieser ersten Stufe erlangten Kräfte: *«Ganz langsam wird der Yogi fähig sein, den Atem für drei Ghatikas (etwa 1½ Std.) anzuhalten. Dadurch erwirbt er sich unzweifelhaft die ersehnten Kräfte. – Er wird die folgenden Siddhis erhalten: Vakya-Siddhi, die Kraft der Prophezeiung, Kamacari, die Kraft, sich überallhin zu projizieren, Dura-Drishti, Hellsichtigkeit, Dura-Shruti, Hellhörigkeit, Sukshma-Drishti, die Fähigkeit, subtile Elemente zu sehen, und Parakay-Praveshana, die Kraft, in andere Körper einzudringen. Er vermag gewöhnliches Metall in Gold zu verwandeln, indem er es mit seinem Kot oder Urin bestreicht, er erlangt die Kraft, sich unsichtbar zu machen, und zuletzt wird er sich in die Lüfte erheben.»*

2. Ghata-Avastha und Vishnu-Granthi

Ghata-Avastha heisst frei übersetzt «Wassertopf-Stufe» und bezeichnet die nächsthöhere Ebene nach dem Erklingen von Arambha-Nada, wenn die Kundalini weiter in den Herz-Lotos (Anahata-Cakra) steigt und es dem Yogi gelingt, Vishnu-Granthi zu durchstechen und so eine Fusion von Prana, Apana, Nada, Bindu, Jiva-Atman und Parama-Atman zu bewirken. Das heisst, die einfliessende Lebenskraft, der ausfliessende «Todeshauch», der kosmische Klang, der Same, die Einzelseele und die Allseele verbinden sich zu einer mächtigen Einheit, wodurch eine starke innere Schwingung entsteht, die zu Kevala-Kumbhaka führen kann und den Yogi spontan in den Zustand von Pratyahara, Dharana und Dhyana und damit in tiefste Meditation versenkt, einen kataleptischen, todesähnlichen Zustand jenseits unserer normalen Wahrnehmung, an den Grenzen der yogischen Selbstverwirklichung. Durch das Öffnen von Vishnu-Granthi steigt die Kundalini weiter zum Vishuddha-Cakra, dem Hals-Lotos, wodurch die Kräfte dieses Energiekreises frei werden und die Basis zum Durchstechen von Rudra-Granthi schaffen.

In der «Hathayoga-Pradipika» steht in Kapitel IV, Vers 73: *«Durch das Lösen des Vishnu-Granthi entsteht im Äther des Halses (Atishunya) ein trommelartiger Laut, ein Zusammenklingen mehrerer Töne, wodurch die höchste Glückseligkeit angekündigt wird.»*

Und die «Shiva-Samhita» bemerkt darüber in Kapitel III, Vers 55–59: *«Wenn der Yogi nach vollkommener Meisterschaft über Prana in den Zustand von Ghata-Avastha eintritt, gibt es nichts im Weltall, das er nicht vollbringen könnte. – Diese «Wassergefäss» genannte Stufe entsteht, wenn Prana- und Apana-Vayu, Nada und Bindu, Jivatman und Paramatman sich verbinden und zusammenwirken. – Wenn der Yogi die Fähigkeit erlangt, den Atem für drei Stunden anzuhalten, wird er ohne Zweifel den wunderbaren Zustand von Pratyahara erreichen. – Auf was sich der Yogi auf dieser Ebene auch konzentriert, er wird alles vom selben Geist erfüllt erkennen. Er wird die Wirkensweise der Sinne erfassen und sie dadurch unter seine Herrschaft bringen. – Wenn der Yogi durch übermenschliche Anstrengung für volle drei Stunden Kumbhaka ausführen kann, wird er nur auf dem Daumen balancieren können. Aber so ein Weiser wird den andern Menschen wie ein Verrückter erscheinen.»*

3. Paricaya-Avastha und Rudra-Granthi

Paricaya-Avastha heisst frei übersetzt «Zustand der Anhäufung» und bezeichnet die Stufe vor der Entfaltung des kosmischen Bewusstseins, wenn die Kundalini in den Lotos des dritten Auges (Ajna-Cakra) aufgestiegen ist und Rudra-Granthi durch das Erklingen der Urschwingung Om aufgelöst wird. An diesem Ort der «grossen Leere» (Maha-Shunya) befindet sich die Quelle aller übernatürlichen Verwirklichungen, und der Yogi wird gottgleich.

In der «Hathayoga-Pradipika» steht in Kapitel IV, Vers 74–75: *«Auf der dritten Stufe entsteht ein trommelähnlicher Laut im Lotos zwischen den Augenbrauen, und der Lebensatem fliesst zum Maha-Shunya, dem Aufenthaltsort aller übernatürlichen Kräfte. – Nachdem der Yogi die daraus entstehende Wonne überwunden hat, entsteht reine, aus seinem tiefsten Wesen entspringende Glückseligkeit. Und er wird frei von Schmerz, Alter, Krankheit, Hunger und Schlaf.»*

Und in der «Shiva-Samhita» steht dazu in Kapitel III, Vers 60–65: *«Danach erreicht der Yogi durch viel Übung den Zustand von Paricaya-Avastha, der entsteht, wenn der Lebensatem (Prana) aus Sonne (Pingala) und Mond (Ida) sich unbeweglich und unaufhörlich im Äther der Sushumna befindet. – Wenn er durch die Yoga-Praxis die sechs Cakras durchsticht und sicher im Zustand von Paricaya anlangt, wahrlich, dann erkennt er die dreifache Wirkung von Karma. – Dann wird der weise Yogi in der Lage sein, durch den Pranava, die kosmische Schwingung Om, sämtliche Auswirkungen von Karma auszulöschen. Er wird den anatomischen, physiologischen und geistigen Aufbau seines Wesens verstehen und so die Ursache von Geburt und Tod vernichten. – In diesem Zustand soll der weise Yogi grosse, fünffache Konzentration (Panca-Dharana) auf Vishnu praktizieren, wodurch er die fünf Elemente unter seinen Willen bringt. Erde, Wasser, Feuer, Luft und Äther werden ihm nicht mehr schaden können. – So soll er Dharana praktizieren: 5 Ghati (2 Std.) im Wurzel-Lotos (Muladhara), dann 5 Ghati am Sitz des Linga (Svadhishthana-Cakra), dann 5 Ghati in der Region darüber (Manipura-Cakra), und dasselbe im Herzen (Anahata-Cakra), dann 5 Ghati im Hals (Vishuddha-Cakra) und zu guter Letzt 5 Ghati am Punkt zwischen den Augenbrauen (Ajna-Cakra). Dadurch werden die Elemente dem grossen Yogi nie mehr Schaden zufügen. – Der weise Yogi, der solchermassen Dharana praktiziert, wird selbst nach hundert Zeitaltern des Gottes Brahma nicht sterben.»*

4. Nishpatti-Avastha

Nishpatti-Avastha heisst «Stufe der Erfüllung» und ist der letzte, höchste Zustand transzendentaler Glückseligkeit, den es im Yoga zu erreichen gilt.

Dies ist der Zustand von Nirvikalpa-Samadhi, von Erleuchtung und vollkommener Erkenntnis Gottes, wenn Kundalini-Shakti sich im Sahasrara-Cakra mit Shiva, dem reinen kosmischen Bewusstsein, vereinigt. Dann wird der Yogi frei und unsterblich, und es gibt nichts, das ihm noch etwas anhaben könnte.

In der «Hathayoga-Pradipika» steht in Kapitel III, Vers 76–77: *«Wenn der Rudra-Granthi gelöst ist, kann der Lebenshauch zum Sahasrara-Cakra weiterfliessen, und es entsteht ein flötenartiger Ton wie von einer klingenden Laute. – Dann richtet sich die Konzentration auf das Eine und der Yogi umfasst gleich Shiva in sich die ganze Schöpfung, deren Erschaffer und Zerstörer er wird. Das wird Raja-Yoga genannt.»*

Und in der «Shiva-Samhita» steht in Kapitel III, Vers 66: *«Danach, mit zunehmender Übung, erreicht der Yogi die Stufe der Erfüllung. Nachdem er die Saat von uranfänglichem Karma vernichtet hat, trinkt er nun das Wasser der Unsterblichkeit.»*

In der «Hamsopanishad» steht in den Abschnitten 6–7: *«Indem er die linke Ferse fest ans Perineum presst, soll der Yogi tief durch die Nase oder den Mund einatmen, die Luft anhalten, den Anus fest zusammenziehen und so die Lebenskraft im Muladhara-Cakra aufwärts zwingen. Durch das aus der Vereinigung von Prana und Apana entstehende Feuer erwacht die Kundalini im Dreieck des Muladhara und gibt nach dem Durchbrechen des Knotens von Brahma das Tor zu Sushumna preis. Im Zustand tiefster Versenkung lässt der Yogi die dreimal um das Svayambhu-Linga gewundene Schlange zum Svadhishthana-Cakra aufsteigen, dann zum Manipura, um schliesslich im Anahata den Knoten von Vishnu zu durchstechen. Im Zustand von Savikalpa-Samadhi erreicht er die Sphären jenseits des Anahata-Cakras, und durch Kontrolle der Lebenskraft gelingt es ihm, den Bereich des Vishuddha-Cakras zu erklimmen, von wo er schlussendlich im Ajna-Cakra zwischen den Augenbrauen den Knoten von Rudra durchbricht. In tiefster Trance trinkt er den dort aus der Vereinigung von Sonne, Mond und Feuer entstehenden Nektar, und sein Körper überwindet Alter und sogar Tod. Die Kraft in ihm steigt weiter auf zum Sahasrara-Cakra, und er wird selber zum Zustand tiefster Kontemplation und Gott gleich. In Nirvikalpa-Samadhi verharrend gleicht er einer Million von Sonnen, deren Strahlen die ganze Welt mit ihrem Licht erfüllen. So wird er selber zum Paramahamsa, einem Lebend-Befreiten.»*

Nabhi-Cakra, der Mittelpunkt des Körpers

Unter den sechs im Körper befindlichen Cakras nimmt das Manipura-Cakra den bedeutendsten Platz ein. Es wird auch Nabhi-Cakra (Nabelzentrum) genannt, weil es auf der Höhe des Bauchnabels liegt und weil es den «Nabel der Welt» bildet. Wenn wir den Körper als «Erdkreis» betrachten, so ist es verständlich, dass der Mittelpunkt dieses Kreises für unser Wesen von ganz besonderer Bedeutung ist. In dieser Körpermitte bündelt sich die Kraft aus Kopf und Unterleib, und von hier aus entsteht die Verbindung zwischen Nord- und Südpol, das heisst zwischen Kopf und Füssen. Um gewisse Vorgänge im Körper auf angemessene Art und Weise kontrollieren zu können, muss der Yogi diesen Mittelpunkt seiner Welt bewusst machen und die darin enthaltenen Kräfte zu nutzen wissen.

Nach der Yoga-Wissenschaft kontrolliert und reguliert das Nabelzentrum, das mit dem Kanda (S. 120) verbunden ist, 72 000 Nerven- und Arterienstränge, die sich durch den ganzen Körper ziehen.

Vor dem Eintreten in die vorher geschilderten höheren Bereiche der yogischen Meditation und die damit verbundenen tiefen Trancezustände muss der Sadhaka auf der physischen Ebene die Voraussetzung schaffen, um die dazu notwendige innere Hitze im Körper zu erzeugen. Dieses Auflodern des «Verdauungsfeuers» ist eine notwendige Voraussetzung, um die mystische Schlangenkraft Kundalini zu wecken, ohne deren Wirken die Bemühungen um Freiheit und Selbstverwirklichung ein nutzloses Unterfangen sind. Dazu bedarf es vorgängig einer sorgfältigen Zentrierung des Nabelzentrums, damit aus dieser Mitte heraus die Grundenergie für eine wirksame, effiziente Yoga-Praxis entstehen kann.

Die Körperübungen des Hatha-Yoga zielen am Anfang der Sadhana darauf ab, den Organismus zu reinigen und gegen alle möglichen Infektionen und Krankheiten zu schützen. Ist das Nabelzentrum aber gestört, sind alle diesbezüglichen Anstrengungen eine Verschwendung an Zeit und Energie. Wenn sich der Nabel aus seiner Position verschiebt, bedeutet das allein bereits einen Angriffspunkt für unzählige Krankheiten, die grösstenteils nicht richtig erkannt werden. Falsche oder unsachgemässe Behandlung der Symptome führen dann zu immer neuen Komplikationen, ohne dass die Ursache der Störungen erkannt wird. Vollkommene Gesundheit ist aber die Basis jeder weiteren Entwicklung im Yoga, und sie kann nur entstehen, wenn ein Mensch fest in seiner Mitte verankert ist.

Der Nabel ist, wie der Name sagt, eine Art «Nabe» des Körpers, die sich genau im Zentrum befinden sollte, damit dieses Körperrad sich «rund» drehen und eine starke, stabile Grundenergie entwickeln kann. Die meisten Ärzte sind sich der Tatsache nicht bewusst, dass ein verlagerter Nabel eine Vielzahl von physischen oder psychischen Krankheiten und Unpässlichkeiten hervorrufen kann. Da es ihnen deshalb nicht möglich ist, einem Patienten die gewünschte Erleichterung zu verschaffen, wird viel Zeit und Geld mit falschen, ergebnislosen Diagnosen und Behandlungen verschwendet. Yogis kennen die Bedeutung dieses zentralen Punktes im Körper, dem alle philosophischen Systeme des Ostens grosse Beachtung schenken, und sie weisen darauf hin, dass aus dem Hara, der Körpermitte, die Kraft strömt, die den Helden mit Mut und Intuition und den Weisen mit Weisheit (Jnana) erfüllt.

Ursachen, die zu einer Verlagerung des Nabels führen

Der Nabel kann sich aus seiner angestammten Position verlagern, wenn schwere Lasten gehoben werden oder der Mensch aus einiger Höhe stürzt. Als Folge davon verschiebt sich der Nabel zumeist nach oben. Findet man ihn zu weit rechts oder links, so liegt es meist daran, dass das Gewicht des Körpers zu sehr auf einen Fuss verlagert wird, oder ein Körperteil einen plötzlichen Stoss oder Ruck erhielt, was bei sportlichen Tätigkeiten oder Unfällen geschehen kann. Trifft das auf den linken Fuss oder das linke Bein zu, verschiebt sich der Nabel nach rechts, und umgekehrt. Im Allgemeinen verlagert sich der Nabel von Männern eher nach links und derjenige von Frauen nach rechts.

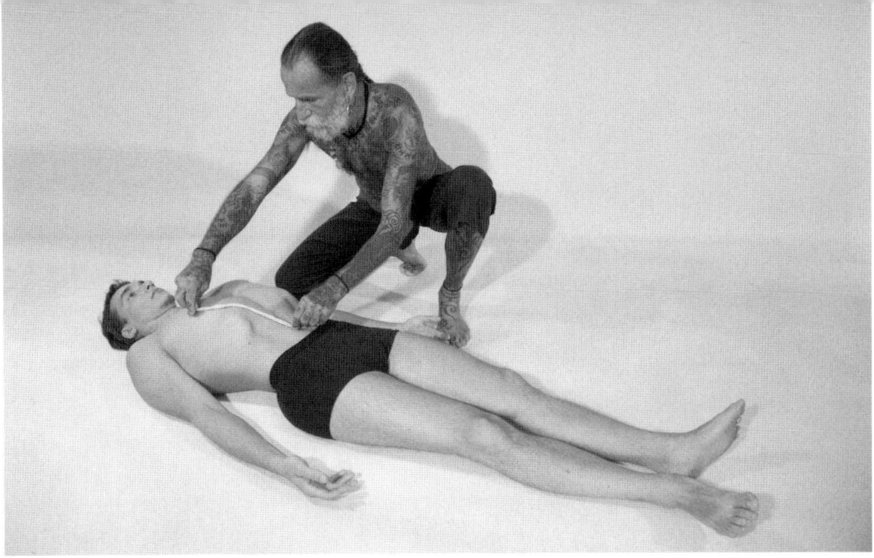

Nabhi-Pariksha (Untersuchung des Nabels bei Männern)

Nabhi-Pariksha (Untersuchung des Nabels)

Bei Männern: Der Nabel wird folgendermassen auf seine Position hin kontrolliert: Der Mann legt sich flach auf den Boden und führt Uttana-Padasana aus, die Fuss-Streckung oder Nabel-Übung (S. 143; S. 255).

Dabei werden die Füsse und Beine ganz gestreckt, die Arme mit den Handflächen nach innen an den Körper gelegt und dann Oberkörper und Beine auf beiden Seiten etwa 30 cm angehoben, so dass man nur noch auf dem unteren Teil der Wirbelsäule balanciert. Dann wird der Körper wieder auf dem Boden in der Leichenlage (Shavasana) ausgestreckt.

Nun nimmt derjenige, der ihn untersucht, eine Schnur, hält das eine Ende davon auf dem Nabel des Patienten fest und legt das andere Ende auf eine der beiden Brustwarzen, um es danach auch auf die andere Brustwarze zu legen. Das Schnurende auf dem Nabel wird dabei immer an der gleichen Stelle festgehalten. Ist die Entfernung zwischen dem Bauchnabel und den beiden Brustwarzen gleich, liegt das Nabelzentrum an seinem richtigen Platz. Ergibt sich aber auch nur die geringste Abweichung, so hat sich der Nabel aus seiner natürlichen Position verschoben.

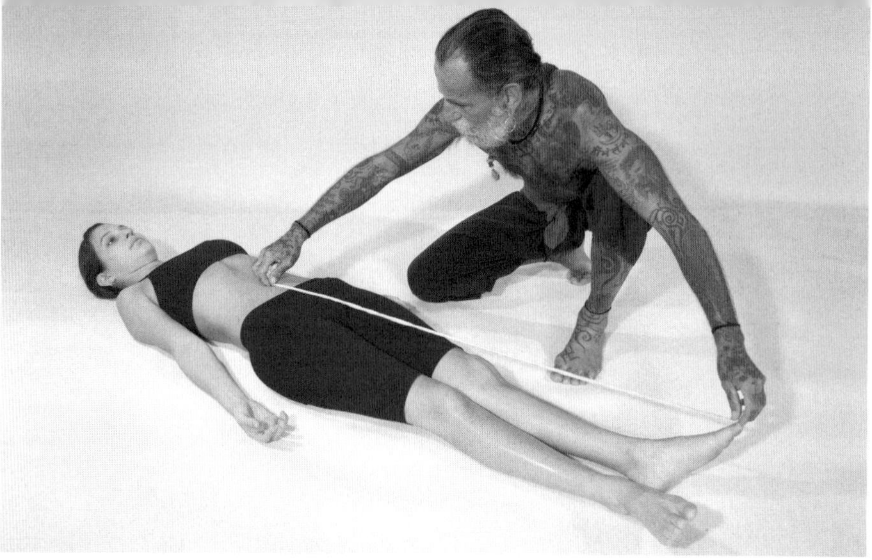

Nabhi-Pariksha (Untersuchung des Nabels bei Frauen)

Bei Frauen: Die Patientin führt ebenfalls die oben beschriebene Uttana-Padasana aus, um danach in der Leichenlage (Shavasana) auf den Rücken zu liegen. Die Fersen müssen zusammenbleiben, während Füsse und Zehen leicht seitwärts abgewinkelt sind. Dann hält der Untersuchende wiederum ein Schnurende auf dem Nabel fest, während das andere Ende zuerst zum grossen Zeh des einen und dann des anderen Fusses geführt wird. Sind die Entfernungen identisch, ist der Nabel im Zentrum, wenn nicht, hat er sich verschoben.

Selbstdiagnose: Diese Pulsdiagnose kann entweder von einer Kontrollperson oder als Selbstdiagnose durchgeführt werden. Nachdem man sich auf den Rücken gelegt hat, führt man wie oben beschrieben Uttana-Padasana aus. Dann legt man sich in die Leichenlage zurück und legt die geschlossenen Fingerspitzen der rechten Hand auf den Nabel. Nun atmet man tief ein, dann ganz tief aus, und gibt dann mit den Fingerspitzen leichten Druck auf die Nabelgegend. Stellt man dabei fest, dass der Nabel wie ein Herz pulsiert, so ist alles in Ordnung. Kommt aber dieser Nabelpuls von einer anderen Stelle als dem Zentrum, so ist der Nabel dem Pulsschlag entsprechend verschoben. Die augenblickliche Position des Nabels befindet sich dort, wo er pulsiert.

Sollte der Nabel etwas verschoben sein, so muss die betreffende Person für längere Zeit die nachfolgend beschriebenen Nabelübungen durchführen, um so zu versuchen, den Nabel wieder ins Zentrum zu rücken.

Bevor der Nabel nicht zentriert ist, sollte man darauf verzichten, regelmässig Yoga-Stellungen oder andere Leibesübungen zu praktizieren, denn erstens ist die Praxis dann nutzlos, und zweitens besteht die Gefahr, dass sich der Nabel noch weiter verschiebt.

Auch für gesunde Menschen sind diese Nabel-Übungen äusserst wertvoll, und bei regelmässiger Praxis wird das Nabhi-Cakra fest und stark, die Gefahr einer Verlagerung verringert sich, und die Energie des Manipura-Cakra nimmt zu, was für die erfolgreiche Yoga-Praxis von grossem Nutzen ist.

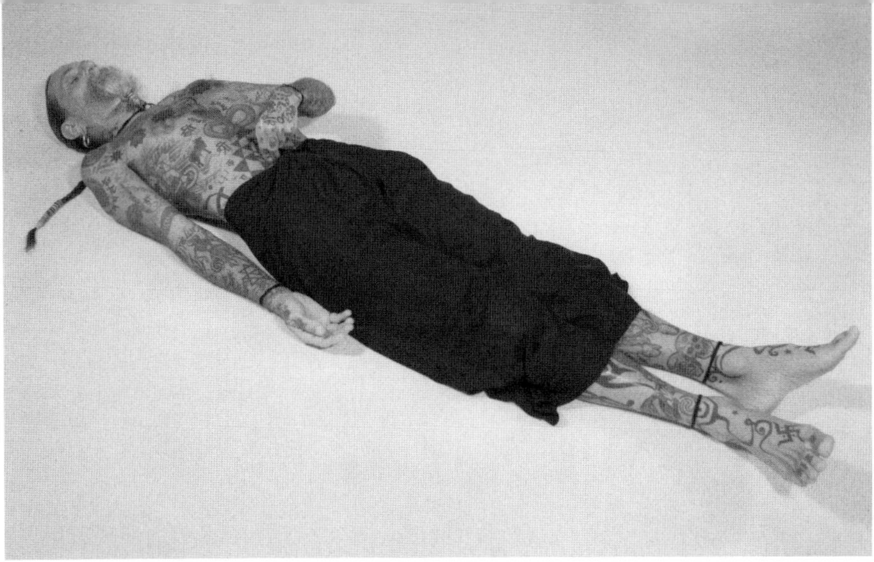

Nabhi-Pariksha (Selbstdiagnose)

Die Nabel-Übungen

1. Uttana-Padasana (Fuss-Streckung)

Stellung: Legen Sie sich auf den Rücken, die Arme am Körper, die Hände an den Hüften, Handflächen nach innen gedreht. Der Körper oberhalb und unterhalb von Hüfte und Taille wird dann um etwa 30 cm angehoben, wobei Füsse und Beine vollkommen gestreckt werden müssen. Man balanciert nur noch auf dem unteren Teil der Wirbelsäule. Das ist Uttana-Padasana (S. 255).

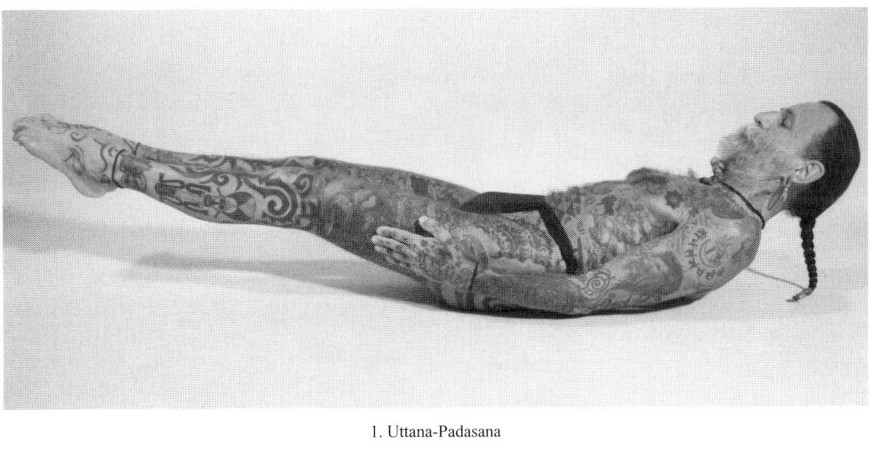

1. Uttana-Padasana

2. Ushtrasana (Kamel)

Stellung: Legen Sie sich auf den Bauch, beugen Sie die Knie, und fassen Sie mit den Händen die Unterschenkel gleich über den Fussknöcheln. Nun heben Sie den Körper oberhalb und unterhalb der Taille hoch und spannen die Wirbelsäule an, wobei der Kopf leicht angehoben wird. Das wird Ushtrasana genannt (S. 247).

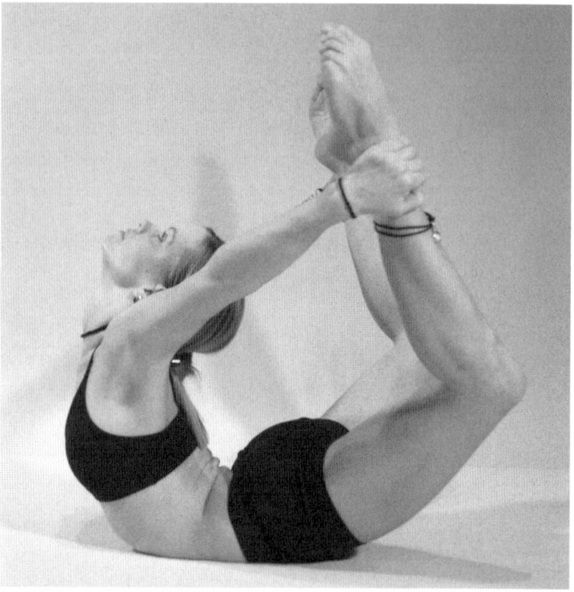

2. Ushtrasana

3. Cakrasana (Rad)

Stellung: Legen Sie sich auf den Rücken, und ziehen Sie die Füsse ans Gesäss. Die Hände setzen Sie neben dem Kopf auf die Erde. Nun heben Sie den Körper an, so dass er sich wie ein Bogen wölbt. Verharren Sie einige Zeit in dieser Stellung, und legen Sie sich dann zum Ausruhen flach auf den Boden. Wiederholen Sie die Übung mehrmals, wobei es Ihnen freisteht, flach auf den Füssen oder auf den Zehenspitzen zu stehen. Diese Stellung wird Cakrasana genannt (S. 248).

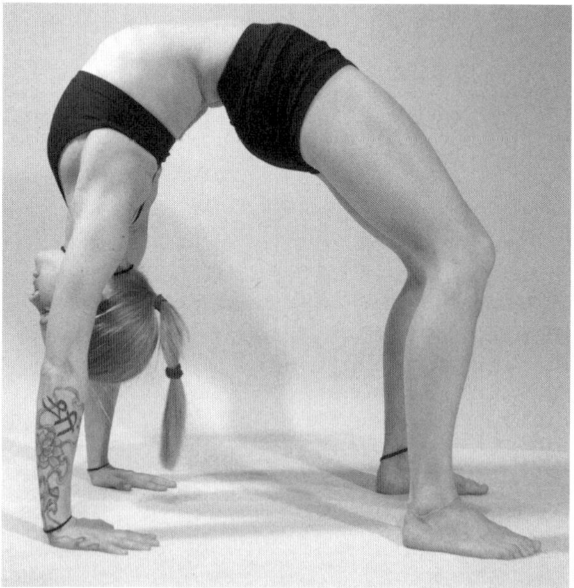

3. Cakrasana

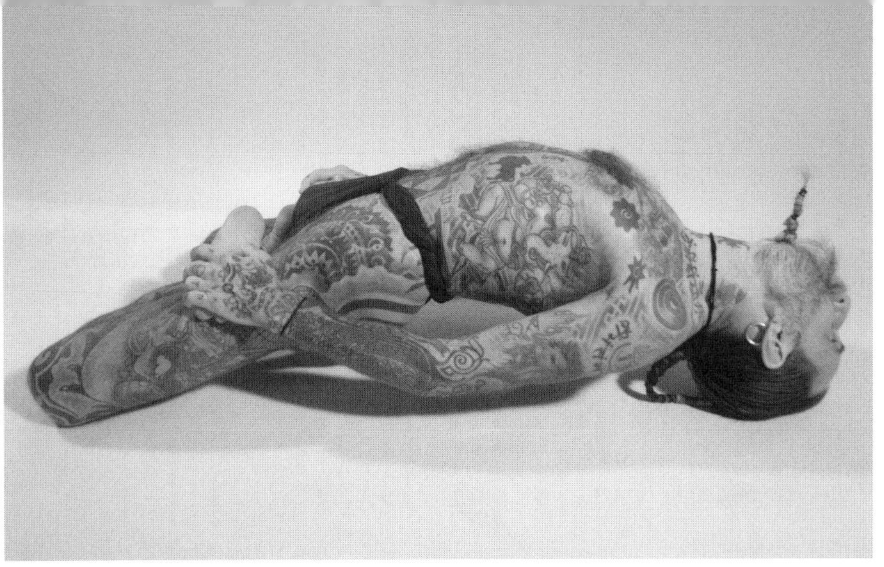

4. Matsyasana

4. Matsyasana (Fisch)

Stellung: Setzen Sie sich in den Lotos-Sitz (Padmasana; S. 174). Nun legen Sie sich von dieser Stellung ausgehend zurück, bis Sie den hintersten Punkt des Scheitels auf den Boden stellen können. Der Rücken wird dabei gewölbt, so dass er sich vom Boden abhebt. Dann ergreift man den linken Fuss mit der rechten Hand und den rechten Fuss mit der linken Hand. Die Knie müssen am Boden bleiben, und der Rücken sollte so stark wie möglich durchgebogen werden, so dass der Körper nur noch von Knien und Hinterkopf gestützt wird. Das ist Matsyasana (S. 193).

Es gibt daneben noch andere Asanas wie Supta-Padangushtha-Nasa-Sparshasana (S. 235), Uttana-Kurmasana (S. 238) oder Uttana-Mandukasana (S. 240), durch die eine Verlagerung des Nabels korrigiert werden kann. Die wichtigsten sind jedoch die oben erwähnten vier Übungen, die über einen längeren Zeitraum täglich ausgeführt werden sollten.

Störungen, die ein verlagerter Nabel hervorruft

Menschen, bei denen das Nabelzentrum verschoben ist, leiden oft an Verstopfung, Störungen im Säurehaushalt des Körpers oder Herzkrankheiten. Ist der Nabel sehr weit nach oben verlagert, wird der Stuhlgang so hart, dass selbst künstliche Abführmittel keine grosse Wirkung mehr haben.

Hat sich der Nabel zu weit nach unten verschoben, so führt das zu sehr weichem Stuhlgang, Verdauungsstörungen, Koliken und sogar zu schlechten Träumen.

Ist der Nabel seitlich verschoben, können stechende Schmerzen im Unterleib auftreten, bei denen auch Medikamente keine Abhilfe schaffen.

Bei Frauen kommt es bei Verlagerung des Nabels zu Störungen wie Leukorrhoe (Weissfluss), Menstruationsbeschwerden, ungesunder Farbe der Monatsblutungen und anderen Unpässlichkeiten. Es kann in extremen Fällen zu Unfruchtbarkeit führen, oder sich bei einer Schwangerschaft auf den Gesundheitszustand des ungeborenen Kindes auswirken.

Ist der Nabel wieder an seinen ursprünglichen Platz zurückbewegt worden, stellt sich in fast allen Fällen augenblicklich eine Besserung ein.

Heilmassnahmen bei einem stark verschobenen Nabel

Bei Patienten mit stark verlagertem Nabelzentrum bedarf es der Hilfe eines Spezialisten, um den Nabel wieder zu zentrieren. Angefangen wird mit der Leichenlage, worauf die Uttana-Padasana ausgeführt wird. Nun wird mit Öl massiert, und zwar so, als sollte der verschobene Nabel dadurch wieder zurechtgerückt werden. Diese Arbeit sollte von einem sehr erfahrenen Masseur gemacht werden, da sich der Nabel sonst nur noch weiter verschieben könnte.

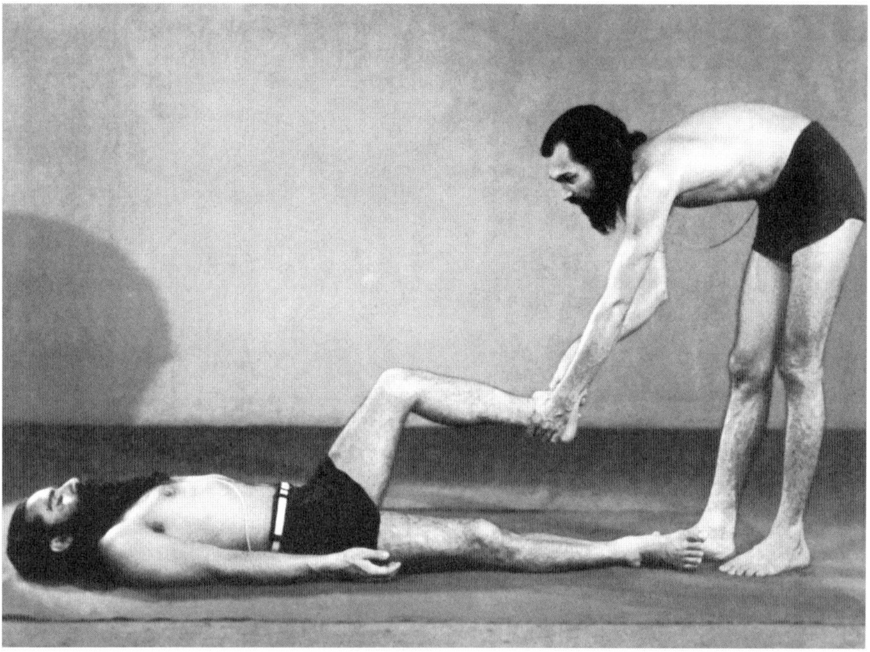

Nabelkorrektur (Schritt 1: Ruck)

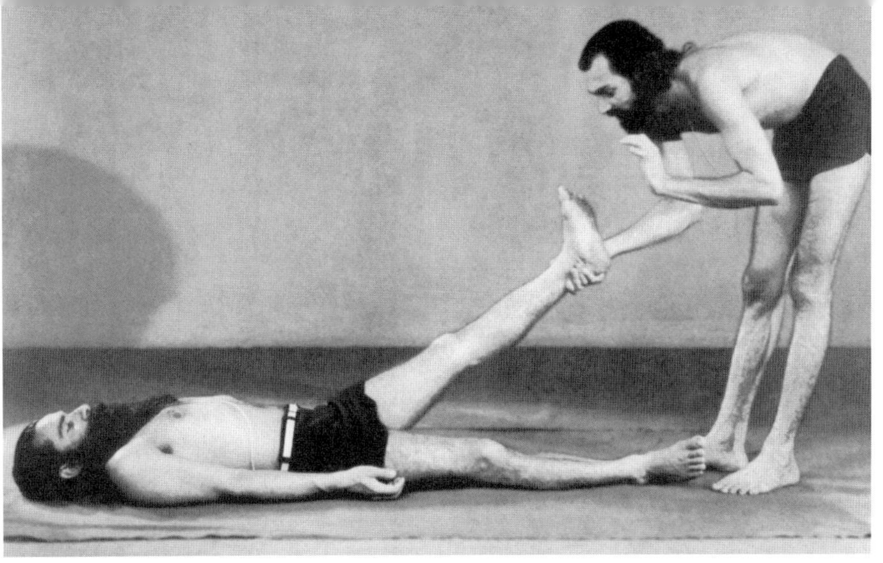

Nabelkorrektur (Schritt 1: Stoss)

Schritt 1: Stellt man fest, dass der Nabel sich nach oben links verlagert hat, muss der rechte Fuss des Patienten am Boden gehalten werden, während man dem linken Fuss einen Ruck gibt. Dann erhält die rechte Fusssohle einen Stoss mit der Handfläche.

Ist der Nabel zu weit oben nach rechts verschoben, werden die beiden Vorgänge genau umgekehrt ausgeführt.

Schritt 2: Reagiert der Nabel auf diese Behandlung nicht, muss der Patient sich auf den Bauch legen. Der Untersuchende ergreift dann die rechte Hand und den linken Fuss des Liegenden mit seinen Händen und stellt seinen eigenen Fuss auf die Biegung des Rückgrats, ins Kreuz. Dann beginnt er, den Körper des Patienten etwas anzuheben. Danach wird der Vorgang mit den entgegengesetzten Gliedmassen wiederholt.

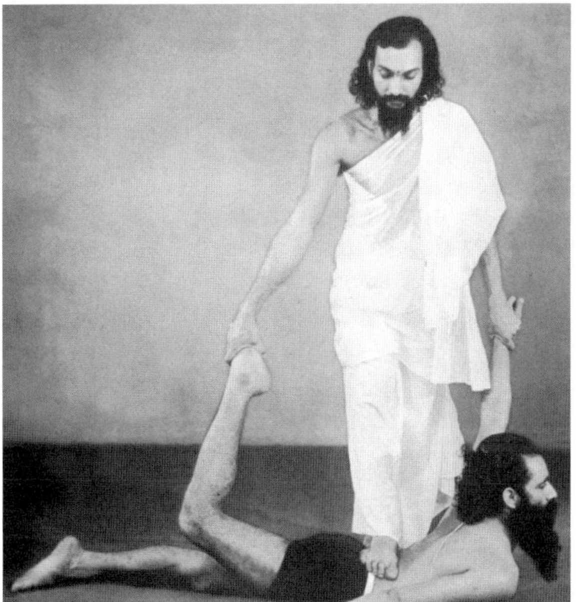

Nabelkorrektur (Schritt 2)

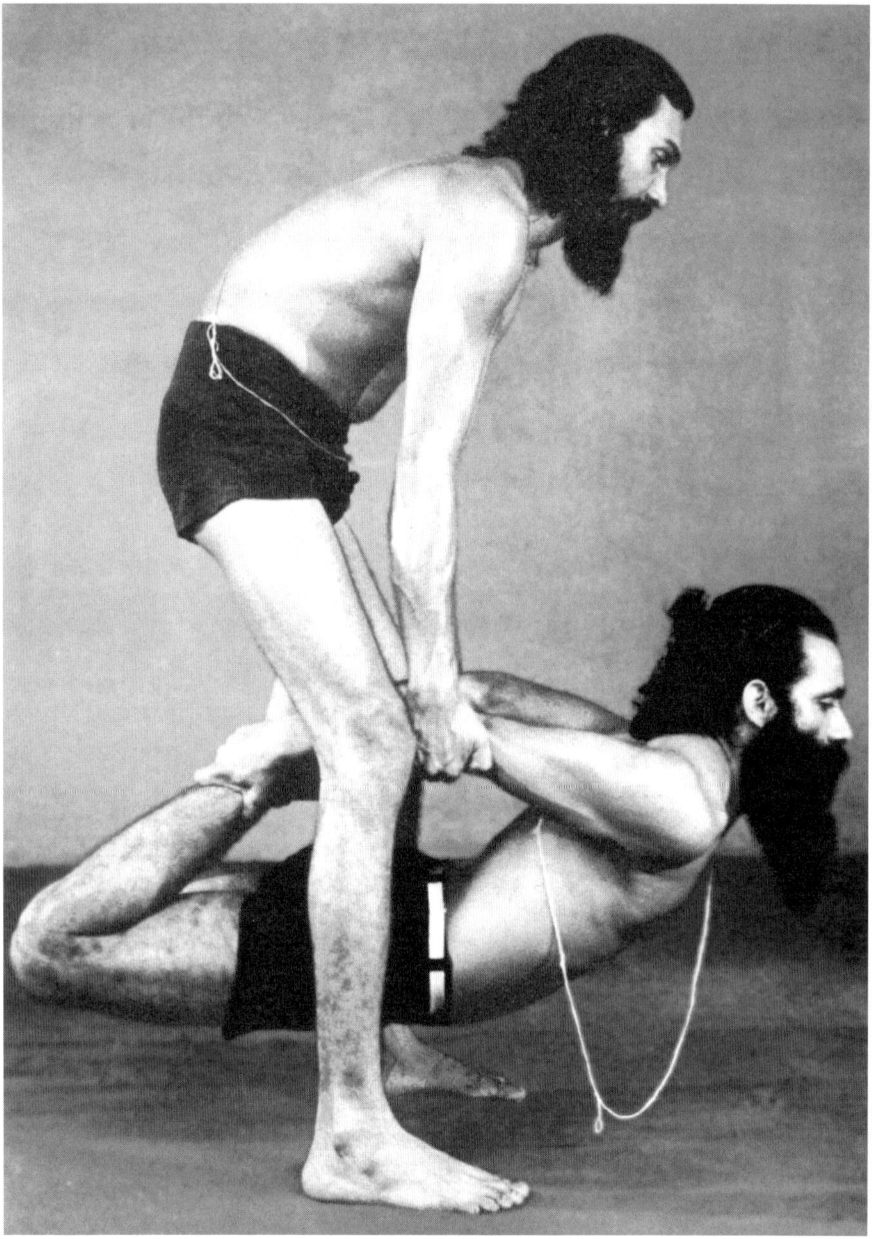

Nabelkorrektur (Schritt 3)

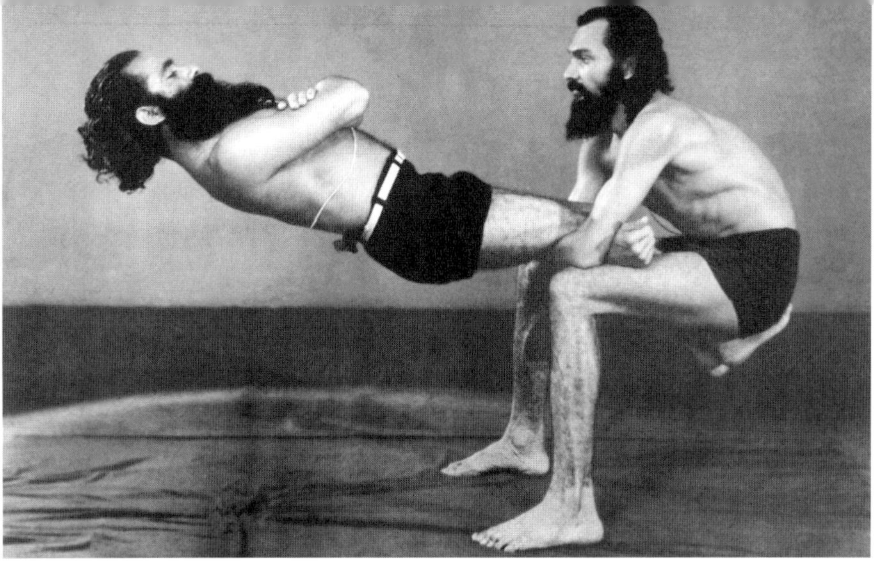

Nabelkorrektur (Schritt 4)

Schritt 3: Hat sich nun der Nabel immer noch nicht von der Stelle gerührt, was man mit Hilfe der Schnur jeweils leicht feststellen kann, dann muss der Patient mit den Händen seine Fussknöchel fassen wie bei Ushtrasana. Der Untersuchende stellt sich nun mit gespreizten Beinen über ihn und hebt ihn mit den Händen an den Armen hoch.

Schritt 4: Hat sich der Nabel in gerader Linie nach oben verlagert, wird der Patient auf die im folgenden Bild gezeigte Art hochgehoben. Diese Aufgabe muss aber von einem Experten vorgenommen werden, denn auch für den Untersuchenden besteht hier die Gefahr, dass sich sein eigener Nabel während der Prozedur verlagert.

Teil IV – Yogasana Vijnana

Die Wissenschaft der Yoga-Stellungen

Die folgende Einleitung wurde dem zweiten Buch von Swami Dhirendra Brahmachari vorangestellt, das 1966 unter dem Titel «Yogasana Vijnana» in englischer Sprache veröffentlicht wurde.

Alle herausragenden Verkünder und Lehrer des echten Yoga haben stets auf die Bedeutung der Asanas (Yoga-Stellungen) hingewiesen. In den klassischen Yoga-Texten finden wir detaillierte Beschreibungen der korrekten Ausführung, der Auswirkungen und Segnungen der verschiedenen Asanas. Diese haben in der heutigen Zeit wieder grosse Bedeutung erlangt.

In der Yoga-Shastra werden insgesamt 8 400 000 Asanas erwähnt, mit deren Gesamtheit aber nur der Gott Shiva, der Begründer des Yoga-Systems, vertraut ist. Normalerweise werden nicht mehr als 84 oder 108 Stellungen praktiziert, von denen der Weise Gheranda in der «Gheranda-Samhita» 32 als die wichtigsten ausgewählt hat:

1. Siddhasana *(vollkommene Stellung)*
2. Padmasana *(Lotos-Sitz)*
3. Bhadrasana *(gesegnete Stellung)*
4. Muktasana *(befreite Stellung)*
5. Vajrasana *(Diamant-Sitz)*
6. Svastikasana *(Hakenkreuz-Sitz)*
7. Simhasana *(Löwe)*
8. Gomukhasana *(Kuhkopf)*
9. Virasana *(Heldenpose)*
10. Dhanurasana *(Bogen)*
11. Shavasana oder Mritasana *(Leichenlage)*
12. Guptasana *(verborgene Stellung)*
13. Matsyasana *(Fisch)*
14. Matsyendrasana *(Matsyendra-Stellung)*
15. Gorakshasana *(Goraksha-Stellung)*
16. Pashcimottanasana *(Rückenstreckung)*
17. Utkatasana *(gehobene Stellung)*
18. Sankatasana *(verschlungene Stellung)*
19. Mayurasana *(Pfau)*
20. Kukkutasana *(Hahn)*
21. Kurmasana *(Schildkröte)*
22. Uttana-Kurmasana *(gestreckte Schildkröte)*
23. Uttana-Mandukasana *(gestreckter Frosch)*
24. Vrikshasana *(Baum)*
25. Mandukasana *(Frosch)*
26. Garudasana *(Adler)*
27. Vrishabhasana *(Stier)*
28. Shalabhasana *(Heuschrecke)*
29. Makarasana *(Krokodil)*
30. Ushtrasana *(Kamel)*
31. Bhujangasana *(Kobra)*
32. Yogasana *(Yoga-Stellung)*

Diese Yoga-Stellungen können dem Menschen übernatürliche Kräfte verleihen. Unter ihnen gelten aber nur elf als die führenden Asanas. Diese hat Svatmarama, ein Schüler von Gorakshanatha, in der Lehrschrift «Hathayoga-Pradipika» wie folgt aufgeführt:

1. Siddhasana *(vollkommene Stellung)*
2. Padmasana *(Lotos-Sitz)*
3. Gomukhasana *(Kuhkopf)*
4. Virasana *(Heldenpose)*
5. Kukkutasana *(Hahn)*
6. Uttana-Kurmasana *(gestreckte Schildkröte)*
7. Dhanurasana *(Bogen)*
8. Matsyendrasana *(Matsyendra-Stellung)*
9. Pashcimottanasana *(Rückenstreckung)*
10. Mayurasana *(Pfau)*
11. Shavasana *(Leichenlage)*

Unter allen Stellungen gelten Padmasana und Siddhasana als die bedeutendsten, da ihre Beherrschung dieVorbedingung zum Erreichen der höheren Yoga-Stufen von Pranayama, Pratyahara, Dharana, Dhyana und Samadhi ist.

Dies wird in der «Yogacudamanyupanishad» in Teil I, Vers 3–4, zum Ausdruck gebracht: *«Wie kann jemand, der weder die vollkommene Stellung beherrscht noch den Lotos-Sitz oder die 6 Cakras, die 16 Adharas, 3 Ideale und 5 Arten des Äthers kennt, Perfektion und übernatürliche Fähigkeiten erlangen?»*

Mit den 16 Adharas sind die mit Prana gefüllten und aktivierten Marmas gemeint, vitale Körperstellen, an denen sich die Energie in Form von Nervenknoten bündelt. Die für Hatha-Yogis bedeutungsvollen Marmas sind gewöhnlich 18 an der Zahl, und zwar die grossen Zehen, die Knöchel, die Knie, die Schenkel, der After, die Geschlechtsorgane, der Nabel, das Herz, Nacken und Schultern, die Ellbogen, die Handgelenke, Hals und Kehlkopf, der Gaumen, die Nasenhöhle, die Augen, der Punkt zwischen den Augenbrauen, die Schläfen und der Hirnstamm.

Die Kenntnis dieser Marmasthanas ist für einen Adepten des Hatha-Yoga bedeutungsvoll, da sich ihm dadurch die subtile Wirkensweise der Asanas offenbart (S. 124).

Mit den drei Idealen sind die drei höchsten Verwirklichungen gemeint, in die der Yogi beim Erreichen von Samadhi eingeht. Es sind Sat, gedanken- und zeitloses Sein, Cit, absolutes kosmisches Bewusstsein, und Ananda, unendliche Glückseligkeit. Diese göttliche Dreieinigkeit wird mit dem Wort Saccidananda ausgedrückt.

Mit den fünf Arten des Äthers können fünf Arten von Akasha gemeint sein, ätherischen, strahlenden Energien, die dem Yogi auf der Meditationsstufe den Übergang in die Bereiche jenseits der Gedanken und Gemütsbewegungen ermöglichen. Es kann sich aber gemäss der Samkhya-Philosophie auch auf die fünf Arten von feinstofflichen, ätherisch-subtilen Energien beziehen, die Tanmatras, welche den Bhutas, den grobstofflichen Elementen, aus denen sich der Kosmos zusammensetzt, innewohnen. Die Bhutas sind Prithivi (Erde), Ambu oder Ap (Wasser), Tejas (Feuer), Vayu (Luft) und Akasha (Äther). Ihre Tanmatras sind Gandha (Geruch), Rasa (Geschmack), Rupa (Form, Sicht), Sparsha (Gefühl, Tastsinn) und Shabda (Ton, Gehör).

In den verschiedenen alten Yoga-Texten werden Padmasana und Siddhasana oft mit verschiedenen Bezeichnungen erwähnt, so der Lotos-Sitz (Padmasana) als Kamalasana oder die vollkommene Stellung (Siddhasana) als Vajrasana. Durch diese anderen Bezeichnungen, mit denen auf das Wesen dieser überragenden Stellungen hingewiesen werden soll, darf sich der Yoga-Schüler nicht verwirren lassen, denn die Haltungen sind immer exakt beschrieben, was Missverständnisse jeweils klar ausschliesst.

Für Yogis, welche die höchsten Stufen erreicht haben, gilt Siddhasana unter all den 8 400 000 Stellungen als die Königin, da ihre Beherrschung das freie Fliessen der Energie im Körper und damit die Kontrolle über die Lebenskraft Prana voraussetzt.

In der «Hathayoga-Pradipika» steht in Teil I, Vers 43: *«Keine Asana kommt Siddhasana gleich, kein Kumbhaka dem Kevala-Kumbhaka, keine Mudra der Khecari-Mudra, und nichts nimmt einen so gefangen wie Nada.»*

Die Yoga-Texte messen den Asanas nur deshalb so viel Bedeutung bei, weil sie uns helfen, bis an die äussersten Grenzen der Selbstverwirklichung im Yoga vorzudringen, und weil sie uns helfen, den Körper gesund und frei von den verschiedensten Krankheiten zu halten. Entsprechend der Yoga-Lehre ist es ohne Asana-Praxis nicht möglich, seine Gesundheit zu verbessern und Krankheiten loszuwerden. Selbst Samadhi, ein Zustand von höchster Bedeutung im Yoga, ist ohne Asanas nicht erreichbar.

In der «Darshanopanishad» steht in Teil III, Vers 13: *«Wer die Asanas beherrscht, hat wahrhaftig alle drei Welten erobert. Entsprechend dieser anerkannten Techniken und Verfahren sollte man auch immer Pranayama üben.»*

Mit den drei Welten ist hier Triloka gemeint, die drei Welten der hinduistischen Kosmologie: Svarga (der Himmel), Bhumi (die Erde) und Patala (die Unterwelt).

Es heisst, dass ein Mensch eine Asana vollkommen beherrscht, wenn er in der Stellung für die Zeitdauer von etwa drei Stunden und 48 Minuten verharren kann. In der Sprache der alten Yogis sind das ein Yama (drei Stunden) und ein Muhurta (48 Minuten). Im alten Indien wurde die Zeit mit Sonnenuhren gemessen und in mehr oder weniger genaue Intervalle zwischen Sonnenaufgang, Mittag, Sonnenuntergang und Mitternacht eingeteilt (S. 332).

Der grosse Weise Patanjali bemerkt im «Patanjala Yoga Darshana», in Teil II, Vers 46: *«Die Sitzstellung (ist) fest und angenehm.»*

Das klingt einfach, ist aber in Tat und Wahrheit nicht leicht zu verwirklichen. Der Schüler sollte sich in den verschiedenen Stellungen absolut disziplinieren, damit er längere Zeit entspannt und bewegungslos darin verharren kann, denn nur so vermag er sich auf die höheren Stufen und Praktiken des Yoga vorzubereiten. Wirkliche Beherrschung einer Stellung wie Siddhasana erfordert Bemeisterung aller Bandhas, gereinigte Nerven und Nadis, Kontrolle über den Fluss von Prana und dadurch entstehendes, spontanes Eintreten in die Bereiche von Pratyahara, Dharana und Dhyana.

Im folgenden Aphorismus von Patanjali wird in Teil II, Vers 47, dieser Gedanke noch weiter ausgeführt: *«Aufgrund von Entspannung in der Anstrengung und In-eins-Fallen mit dem Unendlichen.»*

Sobald man eine Asana absolut beherrscht, verringern sich die nach aussen gerichteten Bewegungen und Sinneswahrnehmungen des Yogis langsam, aber stetig, bis sie schlussendlich ganz aufhören.

Damit bekräftigt Patanjali das bereits Gesagte und zeigt ausserdem, dass Vollkommenheit in den Asanas zu Samadhi führt.

Derselbe Gedanke findet sich in Teil II, Vers 48: *«Daher die Unverwundbarkeit durch die Gegensätze.»*

Beherrscht der Yogi die Stellungen, so ist sein Körper immun gegen Hitze und Kälte oder andere Gegensätze. Das heisst, dass sein Körper durch die Asana-Praxis stark genug wurde, um jedem Stress und jeder Anstrengung zu widerstehen und sie zu ertragen. Wäre er es nicht, würde dies das Citta erregen, was den Geist beunruhigt und somit die Yoga-Übungen stört.

Diese Aphorismen von Patanjali besagen demnach, dass ein Yogi allein durch Vervollkommnung in den Asanas den höchsten Zustand von Samadhi erreichen kann.

In der berühmten Abhandlung «Bhaktisagara-Grantha» von Carana Dasa heisst es im «Ashtanga-Yogavarnana»: *«Man muss die Pfade des Pavana durch Asanas und Pranayama unter Kontrolle bringen und den Geist auf die Leere (Shunya) konzentrieren, indem man die sechs Cakras durchdringt.»*

Hier bezieht sich das Wort Pavana auf die Prana-Shakti, die der Yogi unter Kontrolle bringen muss, bevor er sich auf die höheren Ebenen des Yoga emporschwingen kann. Ihrem Wesen nach kann die Prana-Shakti nicht einfach mit einem Wort definiert werden. In den Yoga-Texten bedeutet dieser Name entweder die allgemeine Lebenskraft, aber auch das kosmische Energie-Potential, von dem Vitalität, das heisst die in uns wirkende Lebenskraft, nur eine seiner vielen Manifestationen ist.

In der «Bhagavad-Gita», Kapitel VI, Vers 10, unterrichtet der Gott Krishna den Helden Arjuna im Yoga und führt die einzelnen Techniken auf, die den Geist unter Kontrolle bringen sollen: *«Der Yogi sollte ständig versuchen, seinen Geist auf das höchste Selbst zu konzentrieren, einsam und allein zu leben, selbstbeherrscht und frei von jeglichen Wünschen oder Verlangen nach Besitz.»*

Weiter steht in der «Bhagavad-Gita» in Kapitel VI, Vers 11–12: *«An einem sauberen Platz, der weder zu hoch noch zu niedrig liegt und nacheinander bedeckt werden sollte mit Kusha, dem heiligen Gras, dem Fell eines Rotwildes und einem Tuch, sollte der Yogi sich in eine Asana setzen, seinen Geist konzentrieren, Gedanken und Sinne kontrollieren und Yoga zur Reinigung seines Selbst praktizieren.»*

Das oben erwähnte Tuch besteht normalerweise aus einer Wolldecke und einer darüber gebreiteten Matte aus Baumwolle. Auch hier wird auf die Asana-Praxis als Vorbedingung für die Meditation hingewiesen.

Krishna sagt weiter in Kapitel VI, Vers 13–14: *«Körper, Kopf und Nacken gerade und ruhig haltend, den Blick auf die Nasenspitze fixiert, ohne mit den Augen irgendwo herumzuwandern, voll freudiger Gelassenheit und ohne Furcht, fest verankert im Gelübde der Enthaltsamkeit, die Gedanken allein ausgerichtet auf das Höchste Wesen, so sollte der Schüler Yoga üben, seinen Geist Mir zugewandt und nur auf Mich konzentriert.»*

Die Praxis der Yoga-Stellungen ist also keine sportliche Disziplin, sondern dient den Idealen von Freiheit, Unsterblichkeit und Selbstverwirklichung. Die Asanas stehen somit im Gegensatz zu den westlichen Systemen von Leibesübungen, die vor allem auf eine Zunahme der Muskelmasse, auf gutes Aussehen und Körperkraft abzielen. Diese sind überall auf der ganzen Welt sehr verbreitet, und leider macht sich die Tendenz bemerkbar, die Asana-Praxis diesem kommerzialisierten, oberflächlichen Körperkult anzugleichen.

Die westlichen Systeme basieren fast ausschliesslich auf Prozessen, die in den Muskeln eine grosse Spannung bewirken, ohne dass den einzelnen Muskelgruppen entsprechende Entspannung gegönnt wird. Die während dieser Übungen geforderte Anstrengung schadet insbesondere der Knochenhaut und dem Knorpel in den Gelenken, die beim Krafttraining überbeansprucht werden. Durch übermässige Anspannung des Bewegungsapparats kann es so zu mehr oder weniger starken organischen Verletzungen kommen. Daraus können sich Beschwerden wie chronische Gelenkentzündungen (Arthritis) bis hin zu Arthrosen, dem dauerhaften Verschleiss von Gelenkknorpel, entwickeln, was gesunde, kräftige Menschen zu Krüppeln machen kann.

Die Yoga-Stellungen hingegen haben nicht zum Ziel, einen aussergewöhnlich schönen Körperbau oder enorme Körperkraft zu verleihen, sondern möchten ein harmonisches Zusammenspiel von Muskeln, Nerven und Drüsen erreichen. Während des Übens ist eine Anspannung gewisser Muskelgruppen stets gefolgt von einer bewussten Entspannung derselben oder gleichzeitiger Entspannung anderer Muskeln und Sehnen.

Auf jeder Stufe gehen Geist und Körper eine enge Verbindung ein. Dadurch werden die unergründlichen Reserven und Kräfte des Geistes dazu benutzt, ein perfektes Körpertraining zu erreichen. Einige Asanas sind gleichzeitig mit Pranayama (Atemkontrolle) oder Kumbhaka (Atemanhalten) kombiniert. Dieses Zusammenspiel von Stellung und Atmung gehört zu den Stufen des achtfachen Yoga-Pfads (Ashtanga-Yoga) und muss unter der Anleitung eines erfahrenen Lehrers praktiziert werden.

Dieses System bietet hinsichtlich des Stoffwechsels ganz offensichtliche Vorteile, denn durch die reichliche und bewusste Versorgung mit Sauerstoff kann effizient am Aufbau und an der Verjüngung des gesamten Organismus gearbeitet werden. Zudem helfen die teilweise anspruchsvollen Stellungen, neue funktionelle Verbindungen zwischen dem willkürlichen und dem autonomen Nervensystem einerseits und den einzelnen Körperschichten anderseits herzustellen, das heisst, es wird eine innige Verbindung zwischen dem Grob- und Feinstofflichen im Menschen geschaffen.

Da die körperliche Gesundheit hauptsächlich von der Gesundheit der inneren, autonomen und lebensnotwendigen Organe abhängt, muss sich ein System, das eine willentliche, angemessene Regulierung und Kontrolle derselben erlaubt, als ausgezeichnet erweisen.

Niemand bestreitet mehr, dass Geist und Körper, Psyche und Physis, aufeinander einwirken und sich gegenseitig beeinflussen. Yoga behauptet, dass durch die Einwirkung des Geistes weitreichende Ergebnisse erzielt werden können. Dieser geistige Einfluss beschränkt sich nicht nur auf die körperliche Gesundheit, sondern kann auch auf Stadien übergreifen, die jenseits unserer normalen, alltäglichen Vorstellungswelt liegen. Das bedeutet keine anormalen oder übernatürlichen Zustände, sondern soll nur zeigen, dass den meisten Menschen die wahren Grenzen des «Normalen» kaum bewusst sind. Der grösste Teil der Menschheit hat sich damit abgefunden, auf einer Art materiellem Basisniveau zu leben, hat damit aber unbewusst eine verstümmelte Krüppelexistenz als normal akzeptiert.

Yoga schenkt die Möglichkeit, aus diesen Schranken auszubrechen. Allerdings sollte man sich vergegenwärtigen, dass die Yoga-Praxis auf allen Stufen äusserste Präzision und gebührende Sorgfalt und Aufmerksamkeit erfordert, da sie sich mit weitreichenden und lebensnotwendigen Dingen befasst. Es ist darum nicht ratsam, die Übungen einzig und allein aus Büchern zu lernen. Es ist vielmehr unerlässlich, dass ein erfahrener Lehrer oder Guru den Schüler in die erregenden Geheimnisse des Yoga einführt, damit er maximalen Nutzen davon hat.

Asana – Praxis

Wer sich ernsthaft für Yoga interessiert und ins Reich der subtilen Energien eindringen möchte, kommt nicht umhin, die Yoga-Stellungen intensiv zu üben. Wie am Anfang des Buches erwähnt, muss der Körper vor der erfolgreichen Asana-Praxis durch Shat-Karma gereinigt und durch die in Teil I beschriebenen Übungen (ab S. 32) vorbereitet werden. Um Fortschritte zu erzielen und den Körper langsam in die teilweise komplizierten Positionen zu bringen, muss vorsichtig und geduldig, aber dennoch mit angemessener Kraft vorgegangen werden.

Während man in den einzelnen Stellungen verharrt, sollte die Atmung immer durch die Nase erfolgen. Erfolgen Ein- und Ausatmung mühelos und fein, ist das stets das Zeichen einer korrekten und erfolgverheissenden Asana-Praxis. Wird die Atemtätigkeit in einer Stellung erschwert oder gar blockiert, sollte man die Übung abbrechen. Sind die Nasenlöcher als Folge von Erkältung verstopft, sollte man mit dem Praktizieren warten, bis die Atmung wieder ohne Anstrengung möglich ist.

Um Unfälle zu vermeiden, unterstützen die Yogis den Prozess der Dehnung gewisser Körperteile, indem sie während den Übungsphasen täglich ein grosses Glas (etwa 3 dl) heisse Vollmilch, in die ein Teelöffel Kurkuma (Turmeric, Gelbwurz, Haldi) eingerührt wurde, trinken. Dieses blutreinigende Getränk macht die Gelenke und Bänder geschmeidig und sollte am besten frühmorgens auf nüchternen Magen getrunken werden.

1. Siddhasana *(vollkommene Stellung)*

Siddhasana wird in vielen Quellen als beste aller Yoga-Stellungen bezeichnet. Während die andern Asanas die Gesundheit fördern und dazu dienen, einen schönen, wohlproportionierten Körper zu entwickeln, wird Siddhasana für Meditation, Gottesdienst (Puja), Anbetung (Bhakti) und Pranayama verwendet. Es ist durchaus möglich, die letzten Stufen des Yoga allein durch Ausübung dieser Asana und somit die höchsten Grade der Vollkommenheit bis zu Samadhi zu erreichen. Wie der Name der Stellung sagt, verleiht sie Siddhis, das heisst übernatürliche Fähigkeiten und Vervollkommnungen, die dem Yogi helfen können, den steilen, schwierigen und nicht ungefährlichen Pfad der Selbstverwirklichung bis zum Ende zu gehen.

In der «Hathayoga-Pradipika» steht in Teil I, Vers 38: *«So wie die Vollendeten unter den Yamas als wichtigste die Mässigkeit im Essen (Mitahara) nennen und den Vorsatz, nicht zu töten (Ahimsa), so betrachten sie unter allen Stellungen als wichtigste Siddhasana.»*

Stellung: Setzen Sie sich auf den Boden und legen Sie dann die Ferse des linken Fusses von vorn an den After, so dass sie fest ans Perineum gedrückt ist. Nun legen Sie den rechten Fuss so auf den linken, dass die Genitalien zwischen den Füssen sind und die rechte Ferse sich am Schambein befindet. Die Zehen beider Füsse müssen zwischen Waden und Oberschenkeln eingeklemmt werden. Männer müssen darauf achten, dass die Genitalien so zwischen den Füssen zu liegen kommen, dass durch den Druck keine Schmerzen entstehen. Dadurch wird

Druck auf Sivani-Nadi ausgeübt, einen vom After ausgehend und am Perineum entlang zum Penis verlaufender Energiekanal, der im Yoga auch als Citrakhya-Nadi oder Viryavaha (der Träger des Samens) bekannt ist (S. 121).

In der «Yogashikhopanishad» steht in Kapitel V, Vers 26–27: *«Die Kuhu genannte Nadi hat die Aufgabe, Kot auszuscheiden, die Varuna-Nadi den Urin und die Citra (Citrakhya- oder Sivani-Nadi) sorgt für die Abgabe des Samens.»*

Die Hände liegen im Schoss, rechte Hand über der linken, Handflächen nach oben gedreht (Dhyana-Mudra). Die Wirbelsäule und der ganze Körper müssen absolut gerade gehalten werden, ebenso die Schultern.

Die Stellung sollte auch umgekehrt geübt werden, so dass die rechte Ferse am After liegt und der linke Fuss oben, wobei auch die rechte Hand unter der linken zu liegen kommt.

Man kann die Hände auch auf die Knie legen, Handflächen nach oben gedreht, die Spitzen von Daumen und Zeigefinger in Jnana-Mudra kreisförmig zusammengelegt, die restlichen drei Finger gestreckt.

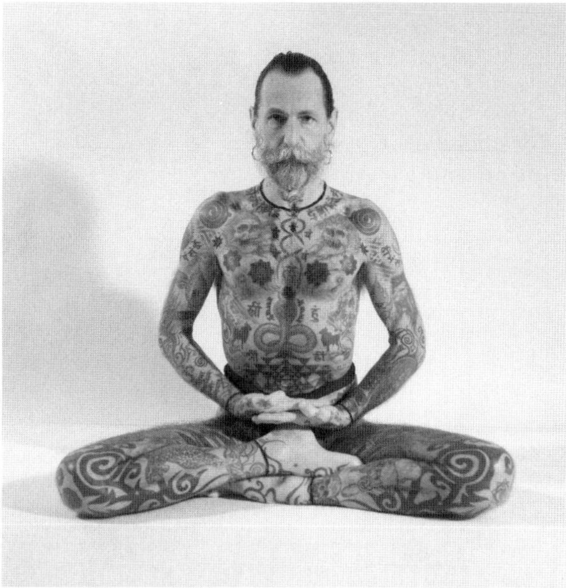

1. Siddhasana mit Dhyana-Mudra

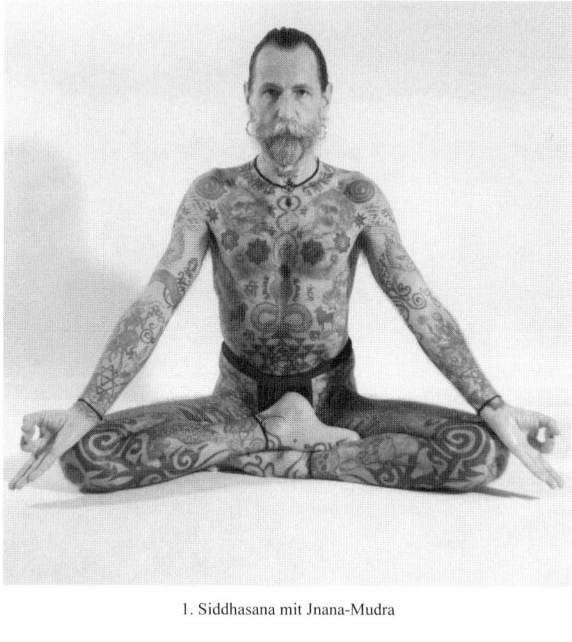

1. Siddhasana mit Jnana-Mudra

Den Blick sollte man nach einer der folgenden Trataka-Methoden fixieren:

1. Bhru-Madhya-Drishti
(Blick zwischen die Augenbrauen)

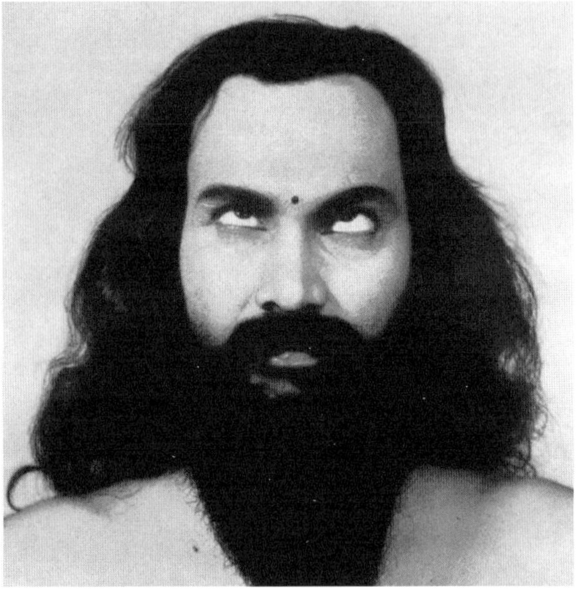

2. Sama-Drishti
(Blick starr geradeaus)

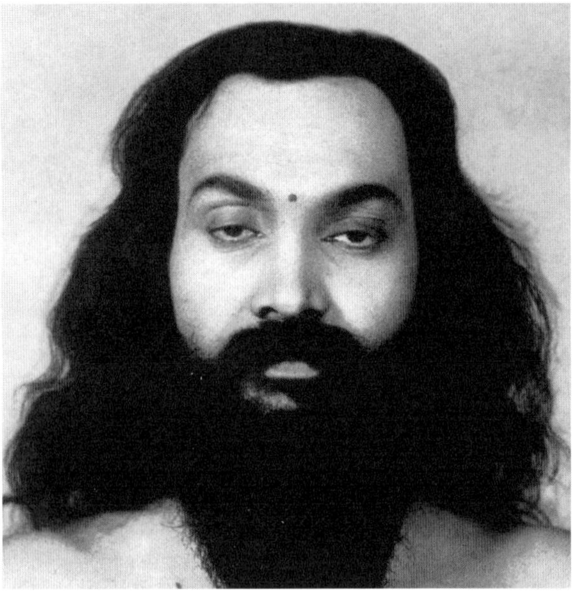

3. Nasikagra-Drishti
(Blick auf die Nasenspitze)

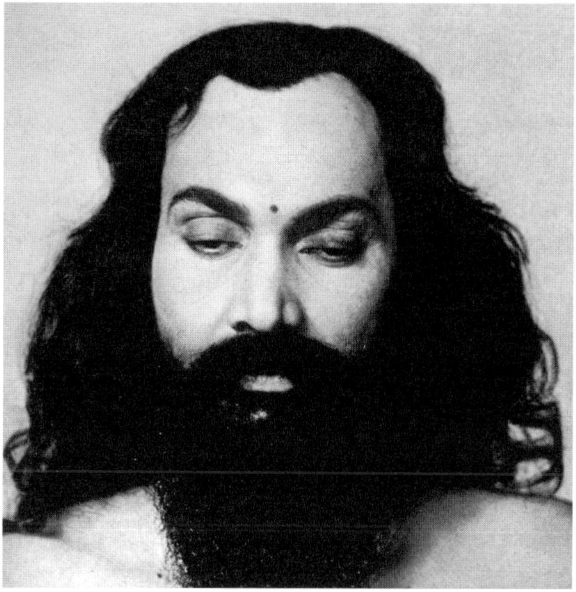

4. Ardhonmesha
(die Augen halb geschlossen)

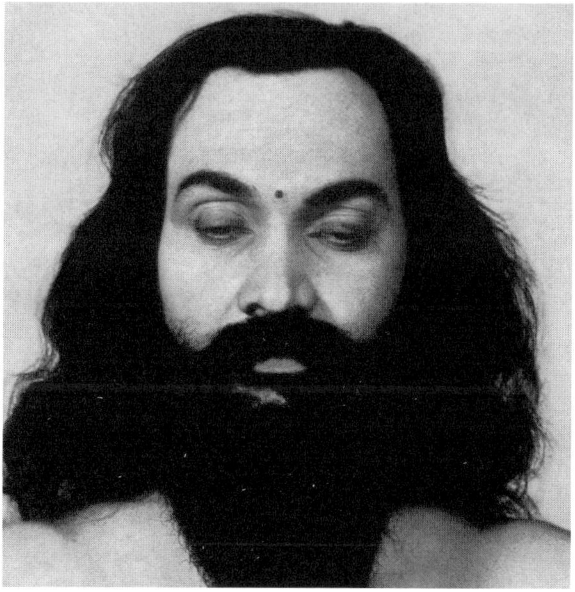

5. Netra-Bandha
(die Augen geschlossen)

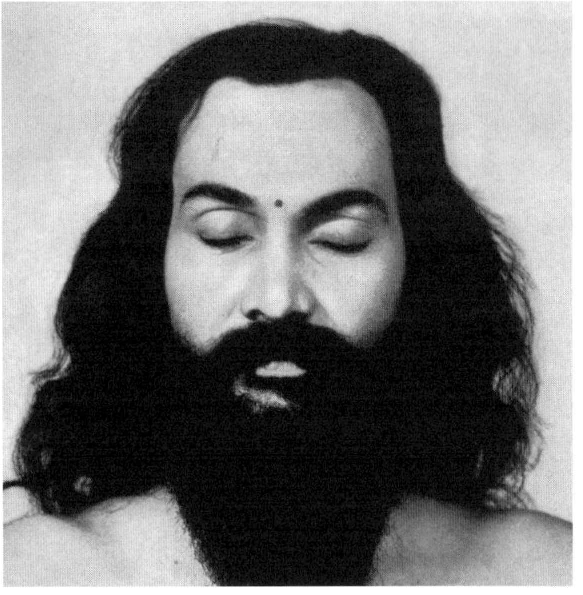

Wenn man diese Augenstellungen mit vollkommener Konzentration für längere Meditationen verwendet, bewirken sie unterschiedliche Ergebnisse.

Bhru-Madhya-Drishti, die Fixierung zwischen die Augenbrauen; erzeugt Lichtvisionen.

Sama-Drishti, die Augen starr geradeaus richten; ist vor allem für diejenigen empfehlenswert, die Trataka (S. 113) üben.

Nasikagra-Drishti, das Starren auf die Nasenspitze; führt zu einer Vision der fünf Elemente. (Das hier verwendete Wort «Element» darf nicht mit den 118 Elementen durcheinandergebracht werden, die der modernen Chemie bis heute bekannt sind. Es ist ein Fachwort der Samkhya-Philosophie, das die fünf Grundelemente (Bhutas) der Materie beschreibt, aus denen sich das Universum zusammensetzt.

Das sind Prithivi, Ap (Ambu), Tejas, Vayu und Akasha, was sehr frei übersetzt Erde, Wasser, Feuer, Luft und Äther bedeutet. Diese Synonyme können aber nicht die philosophische und metaphysische Bedeutung der Originalbegriffe vermitteln. Denn sie bezeichnen weniger eine bestimmte Substanz, sondern eher die unterschiedlichen Grundtypen und Stadien des Materieaufbaus. Es sind abstrakte Allgemeinformulierungen, die mit keinem der gewöhnlichen physikalischen oder chemischen Begriffe übereinstimmen. Um den Sinn dieser Ausdrücke richtig zu verstehen, sollte man in einem Standardwerk über indische Philosophie nachlesen.)

Ardhonmesha, die Augen halb geschlossen; fördert Shambhavi-Mudra und dadurch Trancezustände wie Unmani oder Manonmani, die nur von einem vollendeten Guru erlernt werden können (S. 487).

Netra-Bandha, die Augen geschlossen; ist besonders hilfreich für die Meditation und nützlich für diejenigen, deren Geist unruhig und undiszipliniert ist.

Eine weniger häufig verwendete Augenstellung ist Bhairava-Drishti, der «schreckliche Blick», bei welcher die Augenlider umgedreht werden. Dadurch werden die Nerven des gesamten Augapfels stark stimuliert, was sich auf den Nervenplexus zwischen den Augenbrauen, am Sitz des «Dritten Auges», auswirkt und Hellsichtigkeit und Innenschau fördert (S. 229).

Wirkung und Nutzen: Die Praxis dieser Asana hilft, das Triebleben unter Kontrolle zu bringen und den Zustand von Brahmacarya zu erreichen. (Mit Brahmacarya ist im gewöhnlichen Sprachgebrauch zumeist das Zölibats- oder Keuschheitsgelübde gemeint; im Yoga bezeichnet es aber auch einen auf das Göttliche konzentrierten Gemütszustand und die vollkommene Beherrschung der Sexualkraft.)

Siddhasana vermittelt geistige Disziplin und sorgt dafür, dass Prana durch die Sushumna-Nadi fliesst, was für die Erweckung der Kundalini-Shakti von grosser Bedeutung ist. Durch diese Stellung kann man Dharana (Konzentration), Dhyana (Meditation) und sogar Samadhi (Kontemplation und Selbstverwirklichung) erlangen. Sie gilt als die beste und wirkungsvollste Technik zur Erweckung der Kundalini.

In der «Hathayoga-Pradipika» steht dazu in Kapitel I, Vers 39–42: *«Von allen 84 wichtigen Asanas sollte man besonders Siddhasana üben, denn sie reinigt die 72 000 Nadis. – Ein Yogi, der zwölf Jahre lang Siddhasana praktiziert, dabei über sein eigenes Selbst meditiert und sich im Essen einschränkt, wird den Zustand höchster Vollendung erreichen. – Man braucht keine andere Asana mehr, wenn man Siddhasana gemeistert hat. Wenn man dann noch sorgfältig Pranayama übt, so sind alle weiteren Asanas überflüssig, und es entsteht Kevala-Kumbhaka. – Allein durch diese Stellung wird spontan Unmani-Kala erzeugt. Wird Vollkommenheit in Siddhasana erreicht, wird man automatisch und ohne Anstrengung die drei Verschlüsse praktizieren.»*

Die drei Verschlüsse sind: ***1. Mula-Bandha,*** der Basis-Verschluss, ***2. Uddiyana-Bandha,*** der Bauch-Verschluss und ***3. Jalandhara-Bandha,*** der Genick- oder Hals-Verschluss (S. 339 ff).

Deswegen schreiben die Yogis dieser Asana so erstaunliche Kräfte zu und betonen die Notwendigkeit, sie für längere Zeitintervalle auszuüben. Siddhasana ist für den Laien ebenso nützlich wie für Meister-Yogis. Der Wert dieser Stellung lässt sich gar nicht genug betonen. Wer sie für die Zeitdauer von drei Stunden und 48 Minuten durchhält, kann sagen, dass er sie beherrscht. Enthaltsam lebenden Yogis und Sadhakas sind dabei keinerlei Grenzen gesetzt. Wer aber verheiratet ist oder in einer Beziehung lebt, in der die Sexualität eine Rolle spielt, sollte diese Stellung nur in gemässigter Form üben, da durch sie der Geschlechtstrieb stark reduziert wird. Aus diesem Grund wird sie auch vor allem von asketisch lebenden Yogis praktiziert, die so die höchsten Stufen des Yoga erreichen können.

In der «Yogashikhopanishad» steht dazu in Kapitel I, Vers 113: *«Der in Vajrasana sitzende Yogi, der die Kundalini in Bewegung setzen will, sollte Bhastra-Kumbhaka ausführen, wodurch die Schlangenkraft schnell erweckt wird.»*

Hier bezeichnet der Name Vajrasana dasselbe wie Siddhasana, da man Pranayama nicht in der normalerweise als Vajrasana bekannten Stellung üben kann. Es liessen sich mehrere Zitate aus Yoga-Texten anführen, wo der Ausdruck Vajrasana sich auf Siddhasana bezieht. So sagt zum Beispiel der grosse Yogi Carana Dasa in der «Bhaktisagara-Grantha» im Kapitel über Ashtanga-Yoga bei seiner Beschreibung von Surya-Bhedi-Pranayama: *«Zuerst will ich Surya-Bhedi-Pranayama beschreiben. Dies sollte man entweder in Sukhasana oder in Vajrasana ausführen. Nachdem man sich in Vajrasana gesetzt hat, soll Puraka durch das rechte Nasenloch erfolgen. Und dann muss man sich bemühen, den Atem so lange wie möglich anzuhalten.»*

Auch hier kann die von Carana Dasa verwendete Bezeichnung Vajarasana nur Siddhasana bedeuten. Denn es wäre unmöglich, im Diamantsitz perfekte Atemkontrolle zu praktizieren.

Bei Siddhasana gibt es zwei Arten der Handstellung. Bei der einen liegen die Hände im Schoss, was zur Anregung und Steigerung der Laghima-Shakti führt. Dadurch wird der Körper leicht. Hält man die Hände auf den Knien, so steigert das die Garima-Shakti, und der Körper wird schwer.

Am Anfang ist es empfehlenswert, die Hände im Schoss zu halten und Laghima-Shakti zu stärken. Irgendeinmal kommt dann nach längerem, intensiven Üben der Zeitpunkt, wo der Sadhaka einen starken Aufwärtstrieb verspüren wird. Will er dieses Gefühl des schwimmenden Hochgleitens unterdrücken, muss er die Garima-Shakti stärken, indem er die Hände auf die Knie legt.

Siddhasana ist ganz ausgezeichnet dazu geeignet, die physischen, mentalen und spirituellen Kräfte gleichzeitig zu fördern und zu entwickeln, denn durch die dadurch in Gang gesetzte Reinigung der Nadis und das Fliessen von Prana werden die Vayus im Körper in ein Gleichgewicht gebracht.

Die Stellung kann den Übenden in tiefe Meditationszustände versetzen und ihn so langsam auf die höchsten Yoga-Stufen führen.

Es ist darum nicht verwunderlich, dass viele Meister-Yogis und Siddhas diese Stellung als die beste unter allen betrachtet haben. Auch der Gott Shiva selbst preist ihre Vorzüge, da sie den Adepten des Yoga mit gottgleichen Attributen schmückt.

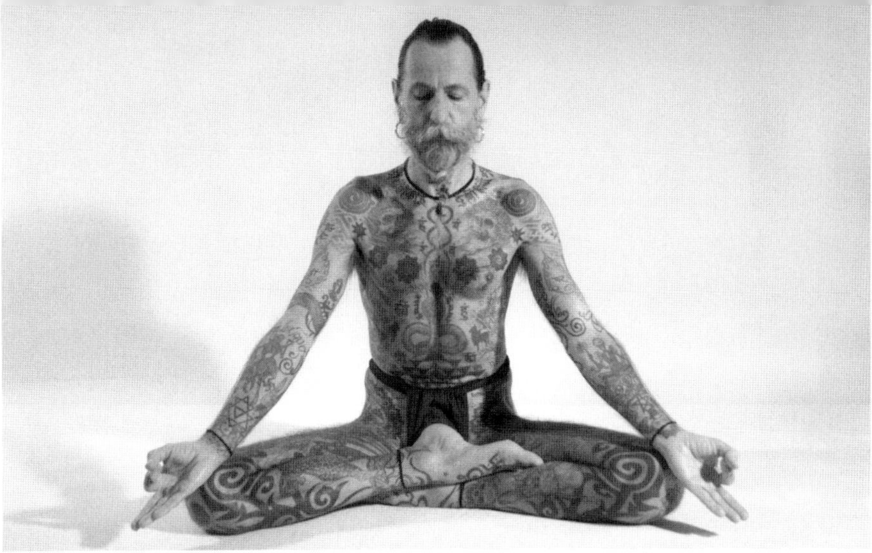

2. Muktasana mit Jnana-Mudra

2. Muktasana *(befreite Stellung)*

Stellung: Setzen Sie sich auf den Boden, und legen Sie die Ferse des linken Fusses dicht an den After. Nun legen Sie den rechten Fuss so auf den linken, dass die Ferse unterhalb der Hoden zu liegen kommt, wobei von unten Druck auf die Genitalien entsteht. Die Stellung ähnelt äusserlich Siddhasana, unterscheidet sich aber doch wesentlich davon. Während bei Siddhasana die Genitalien zwischen den Füssen zu liegen kommen und die Zehen zwischen Waden und Oberschenkeln eingeklemmt werden, befinden sich bei Muktasana die Füsse unterhalb des Genitalbereichs, wobei von unten Druck auf das Skrotum entsteht. Der Rumpf wird gerade gehalten, und die Hände liegen entweder im Schoss oder auf den Knien.

In der «Gheranda-Samhita» steht zu dieser Stellung in Kapitel II, Vers 11: *«Linke Ferse am After, rechte Ferse oben liegend. Kopf und Nacken gerade haltend, das ergibt Muktasana, die übernatürliche Fähigkeiten und in vielerlei Hinsicht Vollkommenheit schenkt.»*

Wirkung und Nutzen: Diese Stellung ähnelt Siddhasana, weshalb der Weise Gheranda sie mit einem Wort treffend als «siddhidam» beschrieben hat, also als eine Asana, die Vollkommenheit und übernatürliche Fähigkeiten verleiht. Man kann durch sie etwa denselben Nutzen erhalten wie durch Siddhasana. Nur sehr weit fortgeschrittene Yogis pflegen in dieser Haltung zu meditieren. Durch den Druck auf den Genitalbereich fördert sie Kontrolle über den Geschlechtstrieb, das Konzentrationsvermögen und die geistigen Fähigkeiten. Man kann durch sie zu Ruhe und Frieden kommen. Die Stellung ist weder sehr schwer noch sehr leicht, und ihre subtilen Details lassen sich nur mit Hilfe eines vollendeten Meisters oder Gurus erlernen.

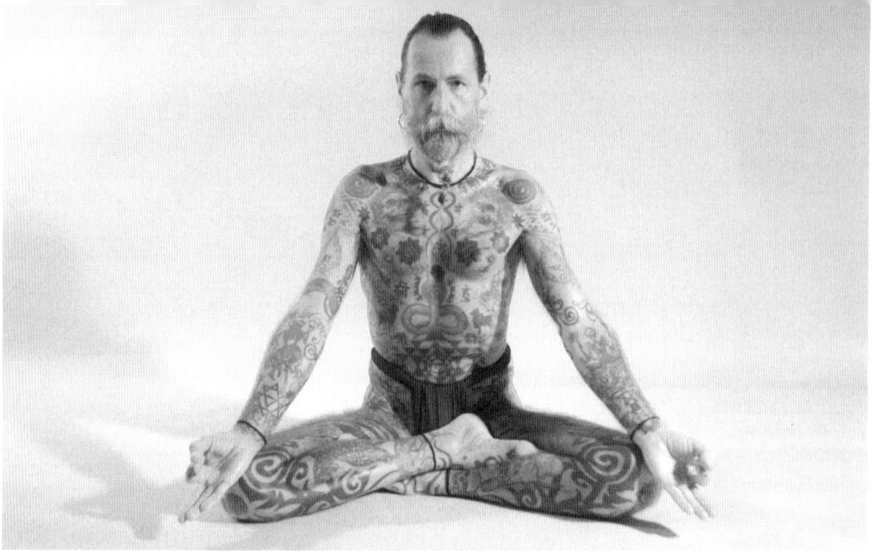

3. Svastikasana mit Jnana-Mudra

3. Svastikasana *(Hakenkreuz-Sitz)*

Die Svastika oder das Hakenkreuz gilt im Hinduismus seit alten Zeiten als glückbringendes Zeichen und wird oft mit dem Gott Ganesha in Verbindung gebracht. Es ist eines der ältesten Symbole der Menschheit überhaupt und hat von seiner ursprünglichen Bedeutung her nichts mit dem deutschen Nationalsozialismus zu tun, mit dem es nun leider oft assoziiert wird. Es ist ein Sonnenzeichen, das Leben, Glück, Erfolg und Heil verspricht.

Stellung: In der «Gheranda-Samhita» wird in Kapitel II, Vers 13, folgende Beschreibung dieser Stellung gegeben: *«Der Yogi bringt beide Fusssohlen zwischen Knie und Schenkel und sitzt mit geradem Körper da. Das nennt man Svastikasana.»*

Der Hakenkreuz-Sitz ähnelt ebenfalls Siddhasana, weist aber dennoch markante Unterschiede auf. Die Füsse liegen hier nicht aufeinander, sondern mit leicht versetzten Fersen zwischen Waden und Oberschenkel eingeklemmt, die grossen Zehen in den Kniekehlen. Der Oberkörper wird vollkommen gerade gehalten, die Hände liegen mit dem Handrücken nach unten auf den Knien, die Finger zu Jnana-Mudra geformt.

Wirkung und Nutzen: So wie die Svastika Heil und Gelingen vespricht, so hat auch diese Meditationshaltung günstige Auswirkungen auf den Übenden.

Sie fördert die Konzentration und den Energiefluss im Körper, insbesondere im Unterleib und in den Beinen. Wer im Sommer zu heisse oder im Winter zu kalte Füsse hat, wer unter Fussschweiss (Hyperhidrosis) oder unter Schmerzen in den unteren Gliedmassen leidet, sollte diese Stellung täglich 20 Minuten lang praktizieren. Alle diese Symptome werden dadurch zum Verschwinden gebracht.

4. Sukhasana
(einfache Stellung)

Sukhasana ist die einfachste unter den im Yoga gebräuchlichen Sitzhaltungen. Es gibt davon verschiedene Variationen der Beinstellung:

Stellung a: Ziehen Sie den linken Fuss mit der Ferse ans Perineum. Der rechte Fuss wird so vor den linken gelegt, dass sich beide Fersen genau unterhalb des Nabels befinden. Versuchen Sie, die Knie möglichst am Boden zu halten. Die Hände liegen auf den Knien oder im Schoss.

Diese Stellung sollte nun ebenfalls ausgeführt werden, indem Sie Ihre Beinstellung wechseln, also mit der rechten Ferse am Damm, wobei Sie den linken Fuss vor den rechten legen.

Stellung b: Setzen Sie sich mit gekreuzten Fussknöcheln aufrecht auf den Boden. Die Knie sind leicht angehoben, die Arme liegen ausgestreckt auf den Knien oder übereinander im Schoss. Versuchen Sie auch da, von Zeit zu Zeit die Stellung der Füsse zu wechseln.

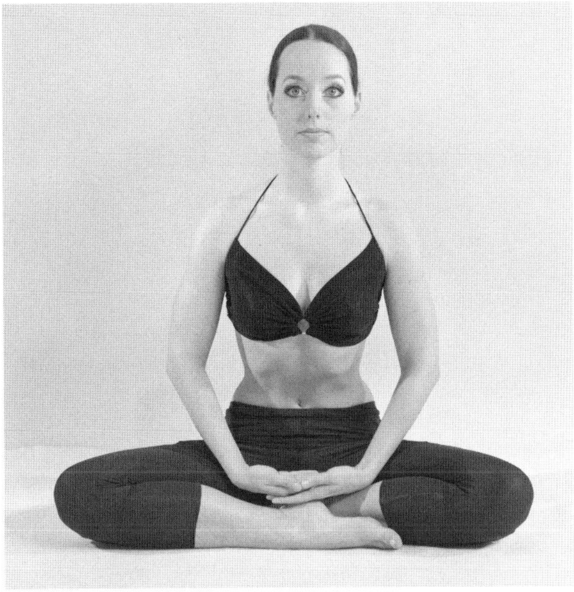

4 a. Sukhasana mit Dhyana-Mudra

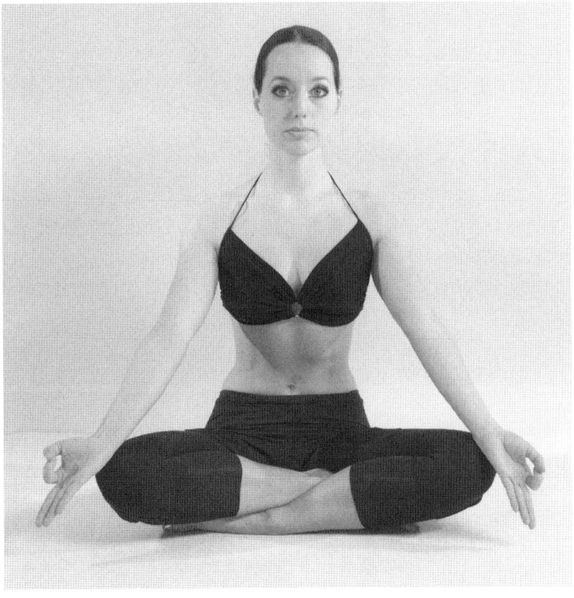

4 b. Sukhasana mit Jnana-Mudra

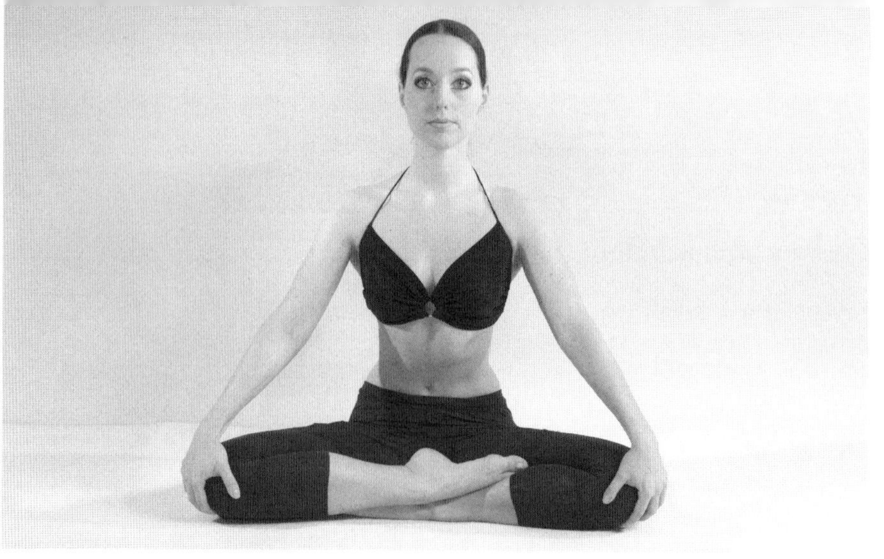

4 c. Sukhasana

Stellung c: Sitzen Sie bequem am Boden. Das linke Bein liegt angewinkelt am Boden, der rechte Fuss wird auf das linke Bein gelegt. Auch diese Stellung sollte beidseitig ausgeführt werden, indem Sie die Füsse wechseln.

Wirkung und Nutzen: Wer sehr unbewegliche, steife Beine und Knie hat und deshalb nicht im Stande ist, Padmasana oder Siddhasana ausführen zu können, kann sich mit der als Sukhasana bekannten Sitzhaltung behelfen. Sie eignet sich gut für Gebet und Meditation und darf ebenfalls für Bhastrika oder Kapalabhati verwendet werden (S. 91).

Höhere Pranayamas, bei denen wechselseitig geatmet und Atemanhalten praktiziert wird, dürfen nur in Padmasana ausgeführt werden, da dafür eine feste Sitzhaltung und entsprechende körperliche Vorbereitung notwendig sind.

Es gibt verschiedene Atemtechniken, die in Kombination mit den Verschlüssen (Bandhas) in Sukhasana ausgeführt werden können. Dabei kann diese einfache Sitzhaltung auch variiert werden. Diese äusserst wirkungsvollen Feinheiten und Geheimnisse sollten jedoch unter Anleitung eines erfahrenen Lehrers geübt werden, weshalb sie nicht im Detail beschrieben sind.

5. Vajrasana *(Diamant-Sitz)*

Das Sanskrit-Wort «Vajra» bezeichnet einen Diamanten oder einen sogenannten Donnerkeil, der eine Waffe des Sturm- und Wettergottes Indra ist, womit er Blitz und Donner vom Himmel herabschleudert. In der tantrischen Überlieferung wird die Bezeichnung «Vajra» auch als Synonym für den Penis eines Yogi verwendet, der hart wie ein Diamant und stark wie ein Donnerkeil ist.

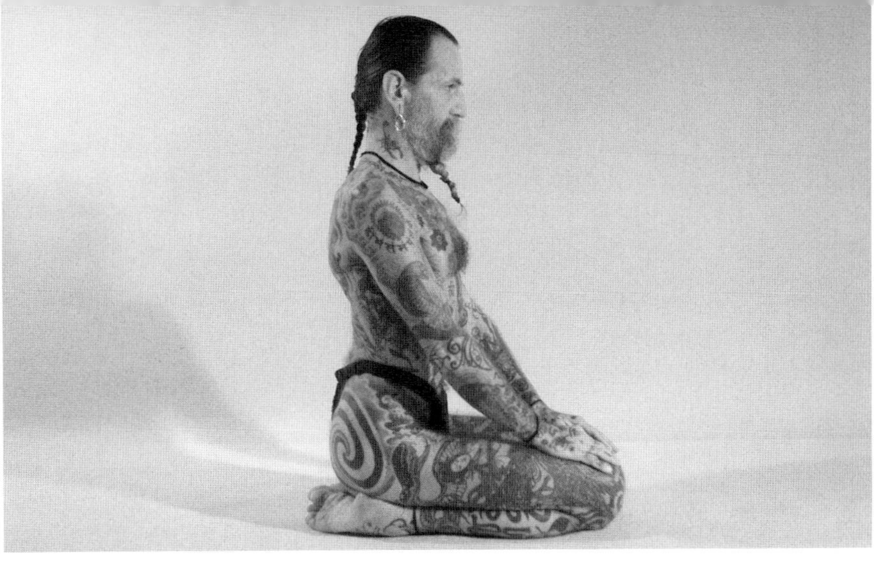

5. Vajrasana

Stellung: Knien Sie sich auf den Boden, und legen Sie die Füsse so unter das Gesäss, dass die grossen Zehen sich berühren und die Fersen seitlich auseinanderfallen. Die Füsse bilden eine Schale, auf der Sie bequem sitzen können. Rumpf und Nacken werden gerade gehalten, und die Hände liegen bei den Knien auf den Oberschenkeln. Drücken Sie das Steissbein leicht nach hinten heraus und wölben Sie den Brustkorb nach vorn, wodurch sich eine beabsichtigte und spürbare Spannung im Bereich der Wirbelsäule, insbesondere des Kreuzes, ergibt.

Wirkung und Nutzen: Das Üben dieser Stellung macht den Körper stark und unerschütterlich, und da der ganze Körper durch diese Asana hart wie ein Diamant (Vajra) wird, wird sie von den Yogis Vajrasana genannt. Sie kräftigt Zehen, Knie, Beine und Oberschenkel. Ausserdem kann durch sie das Schlafbedürfnis merklich verringert werden.

Generell sollten Yoga-Stellungen nur auf nüchternen Magen geübt werden. Ausnahmen bilden Brahmacaryasana (S. 293) und Vajrasana. Nach den Mahlzeiten, wenn der Fluss der Nadis abwärts verläuft, sollte man den Diamant-Sitz fünf Minuten lang praktizieren. Dadurch wird der Energiefluss der Nadis umgekehrt, was eine schnellere Verdauung der Speisen bewirkt. Die durch diesen intensivierten Verdauungsvorgang gewonnene Essenz aus der Nahrung ist so gesund und rein, dass sie Körper, Knochen und Nadis hart und strahlend wie einen Diamanten macht.

Der grosse Yogi Gheranda sagt darüber in der «Gheranda-Samhita», Kapitel II, Vers 12: *«Vajrasana wird ausgeführt, indem man die Fersen rechts und links vom After hält. Die Stellung macht die Oberschenkel diamanthart und verleiht dem Yogi in vieler Hinsicht Vollkommenheit und Siddhis (übernatürliche Fähigkeiten).»*

Von Vajrasana gibt es Varianten, die beim Üben von Yoni-Mudra (S. 450) und Murccha-Kumbhaka (S. 380) hilfreich sind.

6. Supta-Vajrasana *(liegender Diamant)*

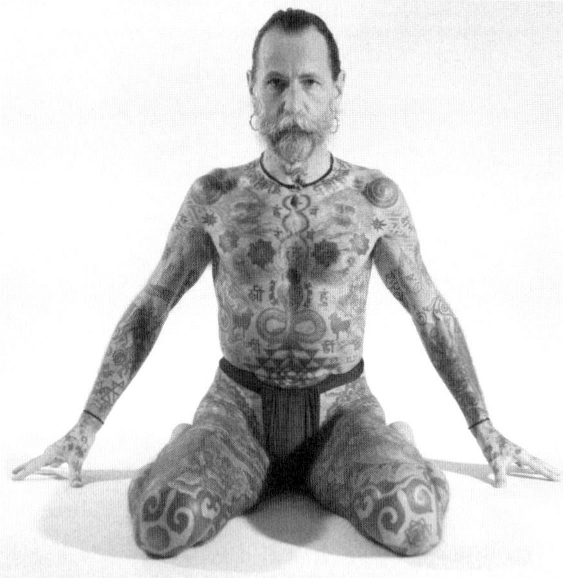

6. Supta-Vajrasana (Vorbereitung)

Stellung: Knien Sie sich in Vajrasana auf den Boden hin, und stellen Sie dann Knie und Füsse so weit auseinander, dass Sie sich zwischen Unterschenkeln und Füssen auf den Boden setzen können.

Legen Sie sich nun nach hinten auf den Rücken, und verschränken Sie die Hände hinter dem Kopf, so dass die Daumen am Hals liegen. Die Ellbogen werden seitlich bis ganz auf den Boden niedergedrückt.

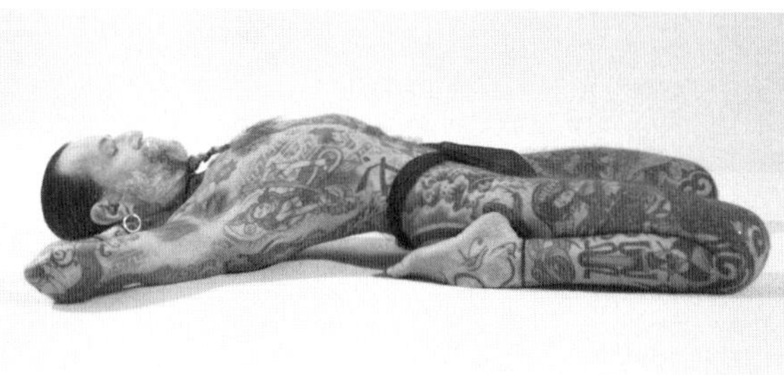

6. Supta-Vajrasana

Wirkung und Nutzen: Diese Stellung wirkt sich in subtilster Weise auf den ganzen Brustkorb und den Rücken aus. Die Wirbelsäule wird dabei vollkommen gestreckt, und die Rippen werden dehnbar und elastisch. Dadurch lassen sich Krankheiten wie Asthma und Tuberkulose wirksam bekämpfen, und die Lungenkapazität wird erheblich gesteigert. Übt man die Stellung in Verbindung mit Atemanhalten (Kumbhaka) und dem Wurzel-Verschluss (Mula-Bandha), wird dieser reinigende und revitalisierende Effekt auf die Lunge noch verstärkt. Der Geist wird ruhig und erlangt Konzentration, wodurch nach längerem Üben Gedankenleere und damit ein Zustand der Meditation entsteht.

Die kräftigende, belebende Wirkung der Asana erstreckt sich auch auf das gesamte Becken. Anorektale Krankheiten und Verdauungsbeschwerden können dadurch geheilt werden. Körperliche und geistige Müdigkeit verschwindet, die Taille wird geschmeidig und die Brust breit.

Die Stellung beseitigt Schmerzen in Rücken und Knien, und die Wirbelsäule wird gesund und elastisch. Sie ist sehr gut für den Hals und angegriffene Mandeln, und in vielen Fällen hat sie sich auch bei Sehstörungen als nützlich erwiesen. Sie hilft, einen verschobenen Nabel wieder in seine richtige Lage zu bringen.

Ein spezielles Charakteristikum von Supta-Vajrasana ist, dass die Stellung durch Anregung des Blutkreislaufs für die Gesundheit des gesamten Körpers sorgt, weshalb die Yogis sie «liegender Diamant» nennen. Ihre verborgenen Auswirkungen zeigen sich erst nach ausdauernder Praxis und besonders in Verbindung mit Kumbhaka und Bandha. Solche subtilen Techniken sollten von einem erfahrenen Lehrer gelernt werden.

Nach der Praxis von Supta-Vajrasana empfiehlt es sich, langsam hochzukommen und für einige Minuten die als Jnanasana bekannte Haltung einzunehmen:

6 a. Jnanasana *(Weisheitsstellung)*

Stellung: Stemmen Sie sich langsam aus Supta-Vajrasana hoch, und beugen Sie sich dann vor, ohne das Gesäss vom Boden abzuheben. Die Ellbogen werden an die Knie gestellt, und die verschränkten Hände auf den Boden gelegt. Richten Sie nun die Augen in Bhru-Madhya-Drishti zwischen die Augenbrauen, und legen Sie den Kopf so weit wie möglich in den Nacken.

Wirkung und Nutzen: Jnanasana ist ein wirkungsvolles Hilfsmittel, um die Sexualkraft zu sublimieren und einen Zustand von Konzentration zu erreichen. Die Stellung kräftigt den Nacken, die Schultern, das Becken, die Knie und die Füsse. Durch den Druck im Nacken wird der Hypothalamus beeinflusst und angeregt, was sich wiederum positiv auf den gesamten Metabolismus auswirkt. Durch Stimulierung des Nervus vagus werden kräftigende Impulse auf Herz und Blutkreislauf ausgeübt. Praktiziert man Jnanasana zusammen mit Mula-Bandha, vereinigen sich Prana und Apana, und Kundalini wird geweckt. Die Stellung ist für alle gut, die den Geist zu vollkommener Ruhe und Klarheit bringen wollen.

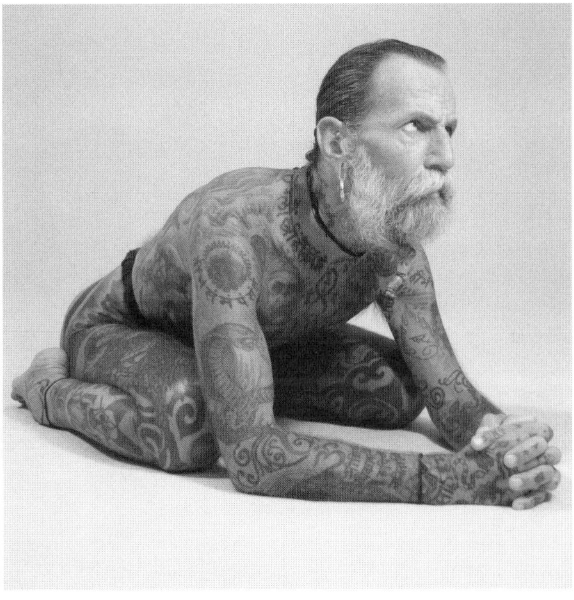

6 a. Jnanasana

7. Bhadrasana
(gesegnete Stellung)

Stellung: Knien Sie sich auf den Boden. Die Fersen liegen geschlossen unter dem Gesäss. Nun halten Sie mit der linken Hand die Zehen des rechten Fusses und mit der rechten Hand die Zehen des linken Fusses. Der Blick wird in Nasikagra auf die Nasenspitze fixiert und das Kinn in Jalandhara-Bandha (Hals-Verschluss) aufs Brustbein gesenkt. Der Körper muss dabei völlig unbeweglich und gerade bleiben.

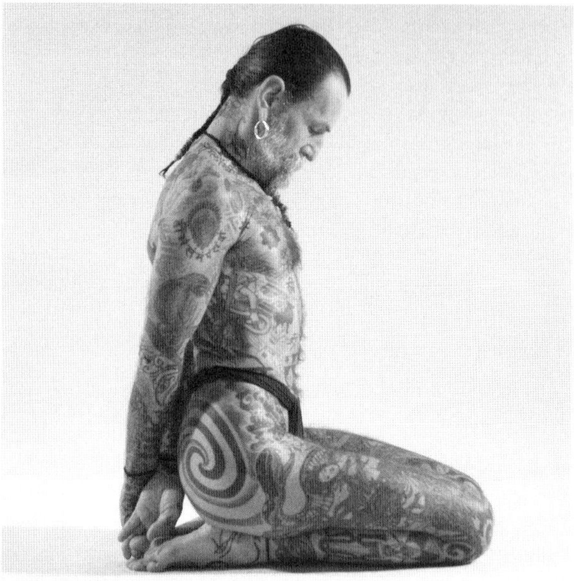

7. Bhadrasana mit Hals-Verschluss

Legen Sie nach einiger Zeit den Kopf in den Nacken, den Brustkorb nach vorn gewölbt, die Augen in Bhru-Madhya zwischen die Augenbrauen gerichtet. Verharren Sie, ohne zu blinzeln, in dieser Stellung.

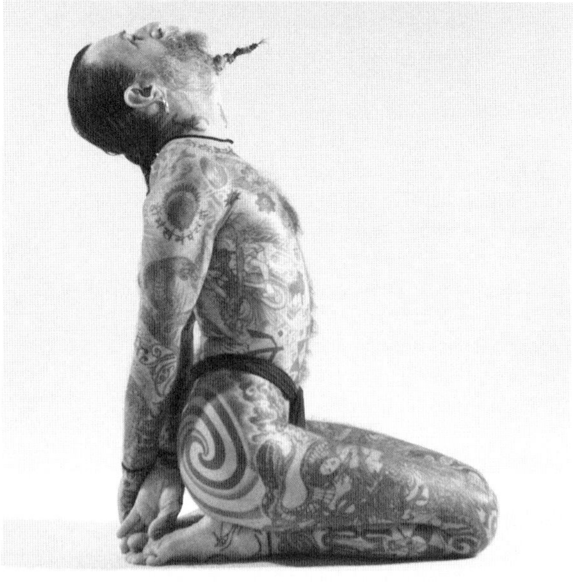

7. Bhadrasana mit Genick-Verschluss

Es ist auch empfehlenswert, die Hände anfangs auf die Oberschenkel zu legen, den Blick unverwandt geradeaus gerichtet.

Der Rishi Gheranda sagt darüber in der «Gheranda-Samhita», Kapitel II, Verse 9–10: *«Man setze sich bequem hin, nachdem die Füsse so umgedreht und placiert wurden, dass die nach oben zeigenden Fersen einander unter dem Gesäss berühren. Jetzt hält man die Zehen des rechten und linken Fusses jeweils mit der linken und rechten Hand. Dann wendet der Yogi den Hals-Verschluss an und heftet seinen Blick auf die Nasenspitze. Die so erreichte Stellung ist Bhadrasana, die alle Krankheiten vernichtet.»*

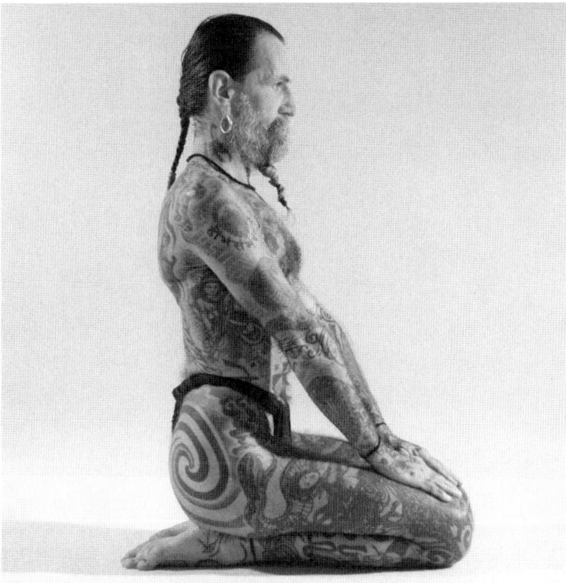

7. Bhadrasana mit Sama-Drishti

In den Yoga-Texten wird auch eine Variante von Bhadrasana beschrieben, in der man ebenfalls mit den geschlossenen Fersen unter dem Gesäss hinkniet, die Arme nach hinten nimmt und dann die Zehen des rechten Fusses mit der rechten und die des linken Fusses mit der linken Hand fasst. Der Kopf ist normal angehoben und die Augen werden unverwandt nach vorn gerichtet.

Wirkung und Nutzen: Die gesegnete Stellung ist gegen viele Krankheiten gut. Sie stärkt die Ober- und Unterschenkel, Knie, Knöchel und Füsse. Wenn man sie lange genug praktiziert, erweist sie sich auch als grosse Hilfe für die Wirbelsäule und ist sehr gut für die Lungen. Bhadrasana hat sich auch als ausserordentlich vorteilhaft für die Konzentrationsfähigkeit erwiesen, da die Praxis, den Blick längere Zeit unverwandt auf einen Punkt zu fixieren, dem Geist Halt gibt.

Obgleich die Stellung leicht auszuführen ist, kann sie doch in subtilster Weise von grossem Nutzen sein. Am besten legt man anfangs die Hände nur auf die Oberschenkel, erst mit zunehmender Übung sollte man die Hände nach hinten zu den Zehen nehmen.

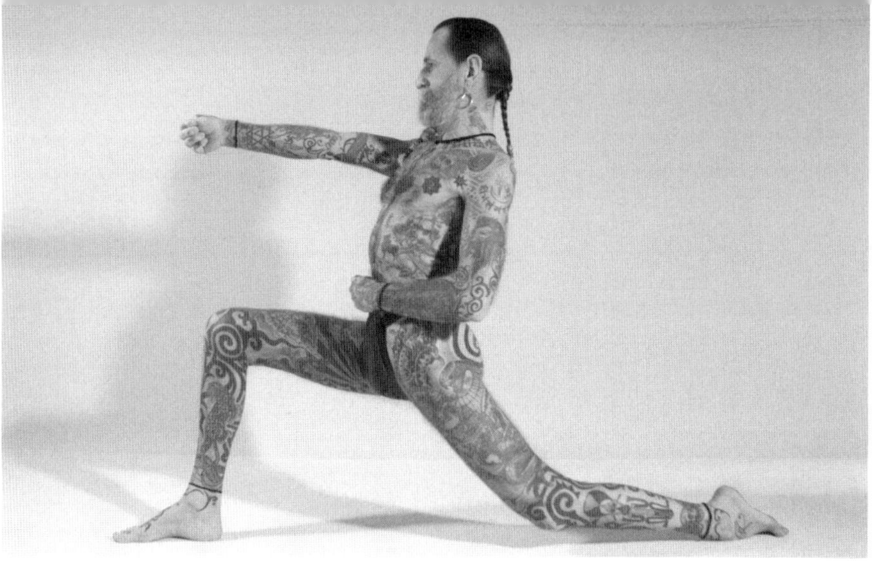

8. Virasana

8. Virasana *(Heldenpose)*

In Virasana nimmt man die Haltung eines Helden oder Kriegers ein. Es gibt davon etwa vier Variationen. Die hier gezeigte ist von besonders intensiver Wirkung. Der Affengott Hanuman zeigte eine grosse Vorliebe für sie, weshalb sie auch Hanuman-Asana genannt wird.

Stellung: Strecken Sie das linke Bein nach hinten aus, wobei der Fuss auf den Rist gelegt wird. Das rechte Bein steht gebeugt auf dem Boden. Die Hände sind zu Fäusten geballt, Daumen nach innen. Der linke Arm wird angewinkelt und die Faust an den Nabel gedrückt, der rechte Arm nach vorn gestreckt. Die Augen werden, ohne zu blinzeln, auf einen Punkt gerichtet, als ob Sie wie ein Bogenschütze ein Ziel anvisieren würden. Nun heben Sie das linke Knie vom Boden hoch, strecken das linke Bein möglichst gut durch und biegen den Oberkörper kraftvoll zurück, während die Füsse so gerade wie möglich in ihrer Position auf dem Boden bleiben.

Die Stellung wird wiederholt, indem Sie Arm- und Beinhaltung wechseln.

Wirkung und Nutzen: Diese Asana erzeugt unerhörte Kraft und Energie, beispiellosen Mut, innere Ausgeglichenheit und Stärke. Sie besiegt Lethargie und muss von allen geübt werden, die ständig zu viel schlafen.

Im vom Weisen Valmiki überlieferten Heldenepos «Ramayana» wird berichtet, dass die Praxis von Virasana es Ramas Bruder Lakshmana ermöglichte, zwölf Jahre ohne Schlaf mit Rama und Sita durch die Wälder zu ziehen. Wenn dieses berühmte Paar sich nachts schlafen legte, wachte Lakshmana mit dem Pfeil auf der Bogensehne in der als Virasana bekannten Haltung.

Der Dichter Tulsidas schreibt in der «Rama-Carita-Manasa»: *«Glücklich sind Angada und Hanuman, welche die Füsse von Shri Ramacandra massieren. Lakshmana steht hinter dem Herrn (Shri Rama) in Virasana, den Köcher umgehängt, Pfeil und Bogen in seinen Händen.»*

Abgesehen von der Fähigkeit, das Schlafbedürfnis merklich zu reduzieren, verleiht Virasana auch Furchtlosigkeit und Ritterlichkeit. Darum zeigte der Affengott Hanuman auch so grosse Vorliebe für die Stellung. Meistens pflegte er in dieser Haltung zu meditieren.

Die Praxis dieser Stellung wirkt auf Citrakhya-Nadi und beseitigt so Krankheiten der Genitalien und Störungen des Samenflusses, weshalb sie für Yogis sehr wichtig ist. Die Taille wird schlank und die Brust breit, und Füsse, Oberschenkel und Arme werden kräftig und gesund. Da sie Stabilität, eine sichere Hand und ein ebensolches Auge verleiht, ist sie von ausserordentlichem Vorteil für Schützen, besonders Bogenschützen. In alter Zeit pflegten in Indien die Krieger in dieser Stellung ihre Bogen abzuschiessen.

9. Simhasana *(Löwe)*

Stellung: Kauern Sie sich auf die Füsse nieder. Stehen Sie auf den Zehen, die geschlossenen Fersen unter dem After. Das Kinn wird in Jalandhara-Bandha auf das obere Brustbeinende gesenkt. Die Augen sind in Bhru-Madhya zwischen die Augenbrauen gerichtet. Nun reissen Sie den Mund auf und strecken die Zunge so weit wie möglich heraus (Bhujangi-Mudra; S. 410). Die Atmung erfolgt durch den Mund, was generell für alle Stellungen mit herausgestreckter Zunge gilt. Die Hände legen Sie auf die Knie, die Arme sind gestreckt und der Rücken gerade. Achten Sie darauf, dass die Fersen stets beim After gegen das Perineum an Sivani-Nadi gedrückt sind und die Füsse gerade und angehoben gehalten werden, so dass sich die Fersen immer gegenseitig berühren.

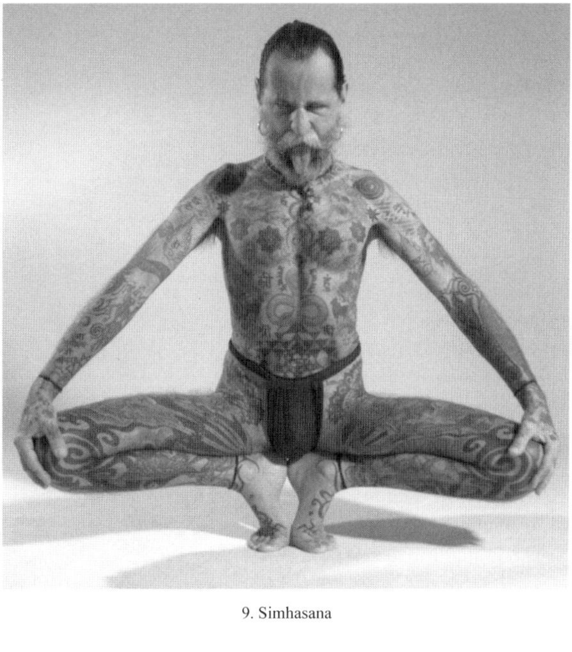

9. Simhasana

Wirkung und Nutzen: Durch diese Stellung fällt sexuelle Enthaltsamkeit leichter. Dieser Verzicht auf die sexuellen Aktivitäten mit dem Ziel der Kontrolle über die Genitalfunktionen wird normalerweise vom Novizen verlangt, der ernsthaft unter einem Guru eine Sadhana beginnen will. Die Sexualkraft und ihre Beherrschung ist die Grundlage zur Erweckung der Kundalini, weshalb allen Stellungen, die auf dieses Ziel hinwirken, besondere Bedeutung beigemessen wird. Bei der Löwen-Stellung ergeben sich alle drei Verschlüsse, Mula-Bandha, Uddiyana-Bandha und Jalandhara-Bandha, fast automatisch, was einen starken Effekt auf das harmonische Zusammenspiel von Drüsen und Nerven im ganzen Körper zur Folge hat. Dadurch wird ein Mensch mit unerschöpflicher Kraft und Energie gesegnet, genau wie ein Löwe. Obgleich dieser wild, stark und mächtig ist, hat er sich doch besser in der Gewalt als irgendein anderes Tier. Genau wie der König der Tiere entwickelt auch der Übende durch Simhasana körperliche und geistige Macht und Stärke, wird aber gleichzeitig in seinem Benehmen und in seinen Reaktionen beherrschter und disziplinierter, und es dominiert keine Triebhaftigkeit mehr.

Ein besonderes Merkmal der Stellung ist, dass sie Furchtlosigkeit erzeugt. Ängstliche Menschen müssen sie demnach intensiv praktizieren, damit sie dem Leben gegenüber kraftvoller auftreten können. Sie macht die Stimme klar und verbessert die Sehkraft. Krankheiten der Mundhöhle, der Zähne, des Kiefers, des Rachens und der Ohren verschwinden.

In der «Hathayoga-Pradipika» schreibt Svatmarama, ein Schüler von Gorakshanatha, in Kapitel I, Vers 52: *«Simhasana wird von den Siddhas gepriesen, weil sie dazu verhilft, die drei Verschlüsse ohne Anstrengung meisterhaft zu beherrschen und damit alle Kräfte verleiht, die diesen Verschlüssen zugeschrieben werden.»*

10. Padmasana
(Lotos-Sitz)

Diese Asana ist unter dem Namen Padmasana oder Kamalasana bekannt, was beides «Lotos-Stellung» bedeutet.

In einigen Yoga-Texten werden abwechselnd beide Ausdrücke verwendet. Der Lotos-Sitz ist eine der wichtigsten Stellungen überhaupt und sollte von allen an Yoga interessierten Menschen erlernt und beherrscht werden. Diese Sitzhaltung ist schwierig zu meistern, aber sie birgt in sich so viele Vorteile, dass grosser Einsatz sich in jedem Fall lohnt. Stellungen wie Svastikasana, Guptasana oder Janu-Shirshasana können als

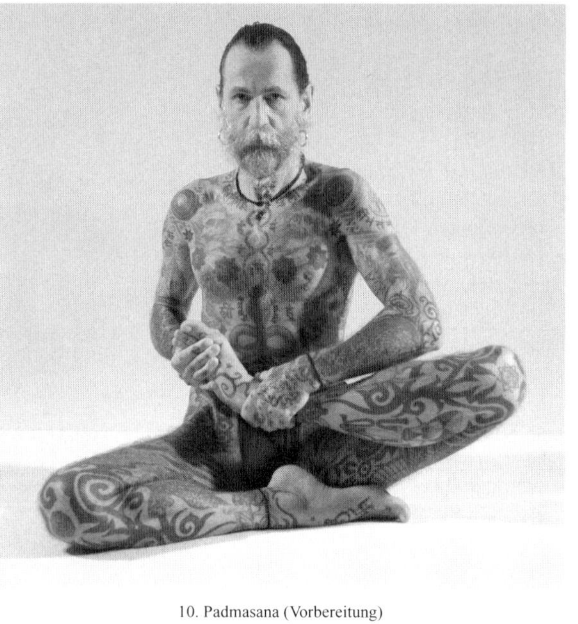

10. Padmasana (Vorbereitung)

wirkungsvolle Vorbereitung dienen, um die Gelenkigkeit der Beine, insbesondere der Knie, zu fördern und so die Beherrschung von Padmasana zu erleichtern.

Stellung: Setzen Sie sich auf den Boden. Nehmen Sie mit beiden Händen den linken Fuss, heben Sie ihn hoch, legen Sie ihn auf den rechten Oberschenkel, und zwar so dicht wie möglich am Nabel.

Nun ergreifen Sie den rechten Fuss und legen ihn auf den linken Oberschenkel, so dass die Fersen beider Füsse sich unterhalb des Nabels berühren. Die Wirbelsäule und der gesamte Oberkörper müssen völlig gerade sein. Achten Sie darauf, dass beide Knie den Boden berühren. Die Hände sollten im Schoss liegen, Handflächen nach oben.

Die Stellung muss immer auf beiden Seiten geübt werden, damit die Hüften sich gleichmässig dehnen und entwickeln. Wechseln Sie aus diesem Grunde nach einiger Zeit die Fusshaltung, indem Sie den rechten Fuss zuerst auf den linken Oberschenkel legen und der linke Fuss oben liegt.

Genau wie bei Siddhasana können und müssen auch hier beide Arten der Handhaltung praktiziert werden. Um die Knie schön auf den Boden

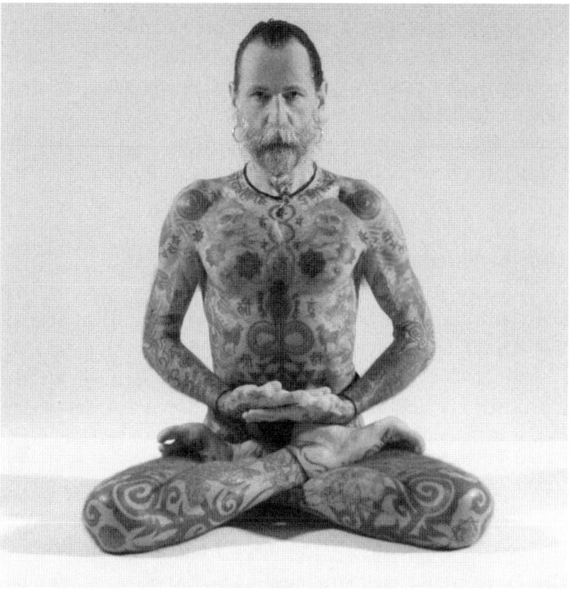

10. Padmasana mit Dhyana-Mudra

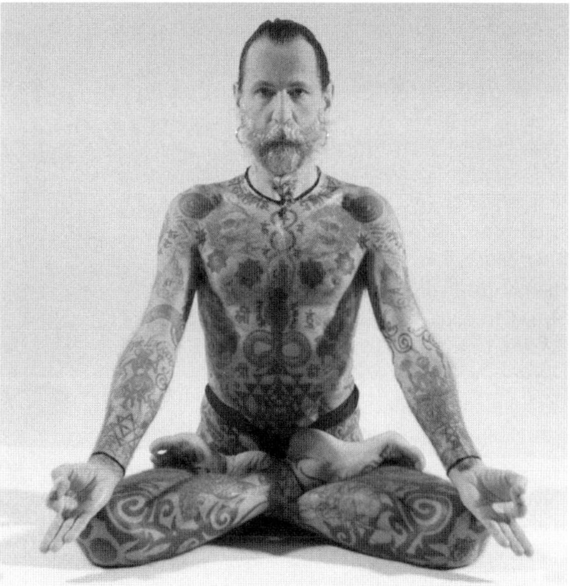

10. Padmasana mit Jnana-Mudra

zu zwingen, empfiehlt es sich, zuerst die Hände auf die Knie zu legen, was die Garima-Shakti stärkt. Sobald man eine perfekte Sitzhaltung erlangt hat, kann man die Hände in den Schoss legen, was die Wirkung der Gravitation wieder abschwächt und durch Anheben der Laghima-Shakti den Körper des Yogi leicht macht.

Bei Padmasana werden auch alle fünf Arten der Blickfixierung angewendet, wie sie bei Siddhasana beschrieben sind.

10a. Ardha-Padmasana *(halber Lotos)*

Der Lotos-Sitz fällt vielen Menschen anfangs oft schwer, aber es ist diejenige Stellung, die von allen, Frauen, Männern, Kindern, Alten und Jungen, erlernt und praktiziert werden muss.

Um sie etwas zu erleichtern, haben die grossen Weisen Ardha-Padmasana, den halben Lotos-Sitz, erfunden. Dabei wird nur ein Fuss auf den entgegengesetzten Oberschenkel gelegt, während der andere auf dem Boden bleiben darf.

Ardha-Padmasana ist für Menschen mit extrem steifen Gliedern gedacht. Wenn man diese Stellung so übt, dass man alle zwei Minuten die Füsse wechselt, dann kann es durchaus sein, dass man in 40 Tagen den vollen Lotos-Sitz beherrscht. Wer sehr steif ist, sollte täglich ein Glas heisse Milch mit zerstossenem, rohem Kurkuma (S. 156) trinken. Dadurch verlieren die Glieder nach und nach ihre Steifheit und werden sehr geschmeidig, wobei auch noch das Blut gereinigt wird.

Wirkung und Nutzen: Diese Asana wird wie Siddhasana für Meditation, Gebet und Pranayama gebraucht. Sie hat aber zudem noch den Vorteil, dass sie für das körperliche Wohlbefinden sehr viel wirksamer und nützlicher ist als Siddhasana. Um Pranayama zu üben, ist Padmasana sogar Voraussetzung. Nur wer mindestens 15 Minuten in einem perfekten Lotos-Sitz verharren kann, gilt als reif für Pranayama. Denn der Lotos-Sitz ist die einzige Stellung, die ungestört beibehalten werden kann, selbst wenn der Körper sich bei anspruchsvollen Atemübungen vom Boden abhebt.

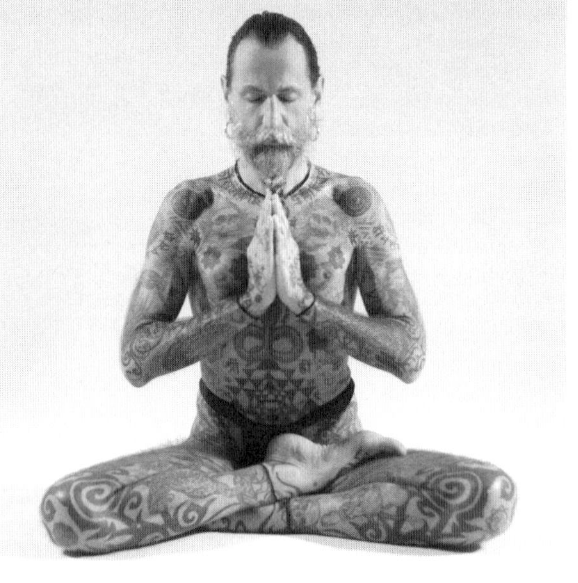

10a. Ardha-Padmasana mit Anjali-Mudra

In der «Yogatattvopanishad» steht in Teil I, Vers 55: *«Der in Padmasana sitzende Yogi wird sich vom Boden abheben und in der Luft schweben. Solch ein Yogi erwirbt übermenschliche Kräfte und Fähigkeiten.»*

Diese Asana heilt Verstopfung, Verdauungsstörungen und Blähungen. Sie fördert allgemein die Verdauung und stärkt Oberschenkel, Knie, Waden und Füsse.

Sie ist für Frauen noch nützlicher als für Männer, da sie einen sehr günstigen Einfluss auf die Gebärmutter hat. Aus diesem Grunde sollten besonders jüngere Frauen alle auf Padmasana basierenden Stellungen üben.

Svatmarama, Schüler des Gorakshanatha, schreibt in der «Hathayoga-Pradipika» in Kapitel I, Vers 47: *«Padmasana rottet alle Krankheiten aus. Zwar ist der Lotos-Sitz schwierig, dennoch sollte es allen intelligenten Menschen dieser Erde, die ihn üben, möglich sein, ihn zu beherrschen.»*

Padmasana kann von jedem praktiziert werden. Vom Brahmacari (dem Ehelosen), vom Grihasta (dem Familienvater), vom Vanaprasthi (dem Einsiedler) und vom Sannyasin (dem Bettelmönch). Die Übung gilt als beherrscht, wenn man sie für die Dauer von einem Yama und einem Muhurta (drei Stunden und 48 Minuten) ununterbrochen in der vorgeschriebenen Art und Weise ausführen kann.

Während Siddhasana zu einer Abschwächung der Sexualtriebe führt und darum von Menschen, die ein normales Alltagsleben führen, nur in gewissen Grenzen geübt werden sollte, gilt diese Beschränkung für Padmasana nicht. Ganz gleich, wie lange und intensiv man den Lotos-Sitz praktiziert, er hat immer eine vorteilhafte Wirkung.

In der «Yogatattvopanishad» wird in Kapitel I, Vers 106, weiter darüber gesagt: *«Der in Padmasana sitzende Yogi sollte sich vor dem grossen Lehrer aller Yogis, dem Gott Shiva, verneigen, und dann, nachdem er seinen Blick auf die Nasenspitze fixiert hat, Pranayama üben.»*

Hier wird darauf hingewiesen, dass Pranayama im Lotos-Sitz zu üben ist. Perfekte Atemkontrolle kann nur in Padmasana ausgeführt werden, da es dazu einer Stellung bedarf, in welcher der Sadhaka alle drei Bandhas mühelos und in vollendeter Form ausführen kann.

Der Yogi Svatmarama schreibt in der «Hathayoga-Pradipika» in Kapitel I, Vers 49: *«Wenn der in Padmasana sitzende Yogi nach voller, tiefer Einatmung den Atem in den Gang der Sushumna-Nadi leitet, wird ihm Befreiung zuteil. Daran gibt es überhaupt keinen Zweifel.»*

Es ist ganz klar, dass Siddhasana und Padmasana die wichtigsten unter den Yoga-Stellungen sind. Sie bergen in sich Geheimnisse, die nur durch einen Guru gelüftet werden können. Praxis allein führt zu ihrer vollkommenen Beherrschung, und der Aufwand an Zeit beim Üben rechtfertigt die erzielten Resultate bei weitem. Selbst wenn man nur einfach in Padmasana sitzt, ohne die begleitenden Pranayamas, Mantras oder Meditationspraktiken, kann man ungeheuren Nutzen daraus ziehen.

11. Guptasana
(verborgene Stellung)

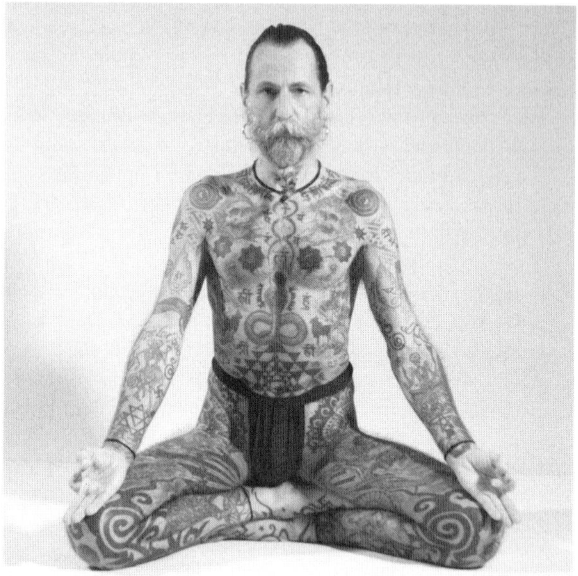

11. Guptasana mit Jnana-Mudra

Stellung: Setzen Sie sich auf den Boden, und ziehen Sie den linken Fuss nahe zum Perineum. Nun nehmen Sie den rechten Fuss und legen ihn derart auf den linken, dass die Fersen schön übereinanderliegen. Halten Sie nun die Füsse mit der rechten Hand in ihrer Lage, und heben Sie den Körper mit Hilfe der linken Hand hoch, um sich auf die Füsse zu setzen. Versuchen Sie, die Ferse des oberen Fusses möglichst nahe zum After zu bringen, so dass im Bereich des Perineums Druck ensteht. Halten Sie den Körper ganz gerade, und legen Sie die Hände in Jnana-Mudra (S. 397) auf die Knie, die Arme durchgestreckt. Wiederholen Sie dann die Stellung, indem Sie die Fusshaltung wechseln.

Wirkung und Nutzen: Die Praxis dieser Stellung heilt Pollution und andere Störungen des Samenflusses. Wie in der Beschreibung von Vajroli-Mudra (S. 455) erklärt wird, besitzen Bindu, der männliche Samen, und das Menstrualblut im weiblichen Körper für die Yoginis und Yogis einen unvergleichlichen Wert. Es ist das Ziel eines echten Yogi, Sperma dem Körper zu erhalten und nutzbar zu machen. Aus diesem Grund ist Guptasana eine wichtige Stellung, denn sie kann übermässige Samenausscheidung und abnorm hohe sexuelle Erregbarkeit heilen. Die Stellung ist auch gut gegen alle Erkrankungen der Harnwege. Citrakhya-Nadi wird direkt beeinflusst, was eine bessere Durchblutung der Geschlechtsorgane bewirkt. Durch diese Asana ist es möglich, ein enthaltsames Leben zu führen und mit der Zeit die Ejakulation vollständig unter Kontrolle zu bringen. Sie heilt nicht nur Störungen des Samenflusses, sondern bewährt sich auch im Kampf gegen viele Erkrankungen des Afters und der Geschlechtsorgane.

Selbst die winzigste Nadi kann der wohltuenden Wirkung von Guptasana nicht entgehen. Praktiziert man sie zusammen mit dem Bauch-Verschluss (Uddiyana-Bandha; S. 341) oder dem Wurzel-Verschluss (Mula-Bandha; S. 339), so wird die Kundalini schnell geweckt.

Es ist unmöglich, alle guten Eigenschaften von Guptasana zu beschreiben. Nicht nur die Füsse werden bei dieser Asana versteckt, auch ihre Qualitäten und geistigen Auswirkungen sind verborgen. Das ist der Grund, warum die Yogis sie treffend Guptasana genannt haben.

12. Janu-Shirshasana *(Knie-Kopf-Stellung)*

Stellung: Sitzen Sie mit ausgestreckten Beinen am Boden. Heben Sie nun den linken Fuss, ziehen Sie die Ferse an den Nabel, und legen Sie den Fuss auf den rechten Oberschenkel. Ziehen Sie den rechten Arm mit der linken Hand um den Rücken herum, so dass Sie mit den Fingern der Rechten fast die linke Ferse berühren können. Drehen Sie dann die rechte Hand mit der Handfläche gegen den Körper und halten Sie sich an der Taille fest. Mit der linken Hand fassen Sie zu den Zehen des ausgestreckten rechten Fusses und senken die Stirn auf das rechte Knie.

Wiederholen Sie nun Janu-Shirshasana auch auf der andern Seite.

Wer an Leistenbruch leidet, sollte die Stellung so ausführen, dass der linke Fuss mit der Sohle an den rechten Oberschenkel gelegt wird, so dass die Ferse genau in die Leiste gegen den Bruch drückt. Dann fasst man mit der rechten Hand um den Rücken herum die linke Taille und streckt die linke zum rechten Fuss. Auch diese Haltung muss auf beiden Seiten ausgeführt werden.

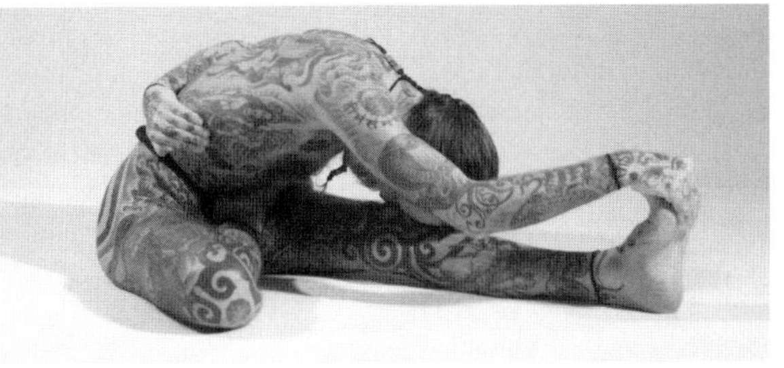

12. Janu-Shirshasana (Standardvariante)

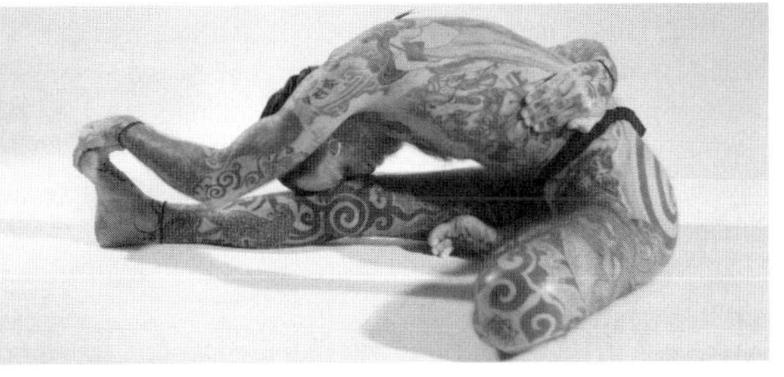

12. Janu-Shirshasana (Variante bei Leistenbruch)

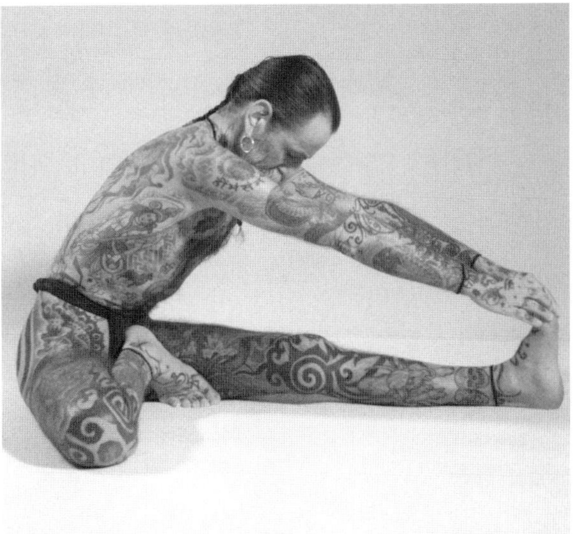

12. Janu-Shirshasana (Variante bei krankhaft vergrösserten Hoden)

Bei krankhaft vergrösserten Hoden, besonders in Fällen einer sich ständig erweiternden Vergrösserung, muss diese Stellung etwas abgewandelt werden. Man streckt dasjenige Bein aus, auf dessen Seite sich der vergrösserte Hoden befindet, während der andere Fuss mit der Ferse an die Basis oder Wurzel des erweiterten Hodens gelegt wird. Die Fussohle liegt am Oberschenkel, die Zehen sind auf den Boden gestellt. Der ausgestreckte Fuss wird mit beiden Händen gehalten. Dies sollte täglich 10–15 Minuten lang ausgeführt werden, und zwar auf beiden Seiten.

Durch diese zwei Varianten wird die Möglichkeit einer fortschreitenden Bruch- oder Hodenvergrösserung fast völlig ausgeschaltet.

Wirkung und Nutzen: Die Knie-Kopf-Stellung regt den Kreislauf an und ist besonders all denen zu empfehlen, die einen steifen, unbeweglichen Körper haben. Sie hat sich wie oben erwähnt auch sehr nützlich bei der Behandlung von Leistenbruch oder Hodenvergrösserung erwiesen.

Es gibt in dieser Asana verschiedene Varianten und Techniken, die zur Erweckung subtiler Energien ausgeführt werden. Man kann in ihr auch die Maha-Mudra ausführen, die in Kombination mit den Verschlüssen Atemregulierung bei Ein- und Ausatmung und Atemanhalten erfordert (S. 434).

Nutzen und Wirkung von Janu-Shirshasana sind fast dieselben wie bei Pashcimottanasana. Beide Stellungen vereinigen Prana und Apana, erwecken Kundalini, sublimieren Manovaha-Nadi und beseitigen schlechten, durch Ausdünstungen hervorgerufenen Körpergeruch.

Die Stellung ist einfach und für Frauen und Männer gleichermassen nützlich.

Die vielen Feinheiten und Ausführungsmöglichkeiten sollten möglichst unter Anleitung eines erfahrenen Yoga-Lehrers erlernt und verstanden werden.

13. Yogasana
(Yoga-Stellung)

Die Stellung wird Yogasana genannt, weil sie die einzige Asana ist, die Pranayama verlangt. Während der Ausführung dieser Stellung muss Kumbhaka (Atemanhalten) praktiziert werden, wodurch die Kundalini-Shakti erweckt wird. Nur diese Schlangenkraft kann den Sadhaka zu den höchsten Stufen des Yoga führen.

Stellung: Setzen Sie sich auf den Boden, und nehmen Sie Padmasana, den Lotos-Sitz, ein, indem Sie den linken Fuss auf den rechten Oberschenkel legen, so dass die Ferse unterhalb des Nabels liegt. Dann wird der rechte Fuss angehoben und auf den linken Oberschenkel gelegt, so dass sich die Fersen unterhalb des Nabels berühren. Die Hände liegen aufeinander im Schoss, Handflächen nach oben gedreht, die rechte Hand über der linken. Fixieren Sie Ihre Nasenspitze und atmen Sie so tief wie möglich durch beide Nasenlöcher ein. Nun halten Sie den Atem solange wie möglich an und atmen danach langsam durch beide Nasenlöcher wieder aus. Wiederholen Sie diesen Atemzyklus (Puraka – Einatmen, Kumbhaka – Atemanhalten,

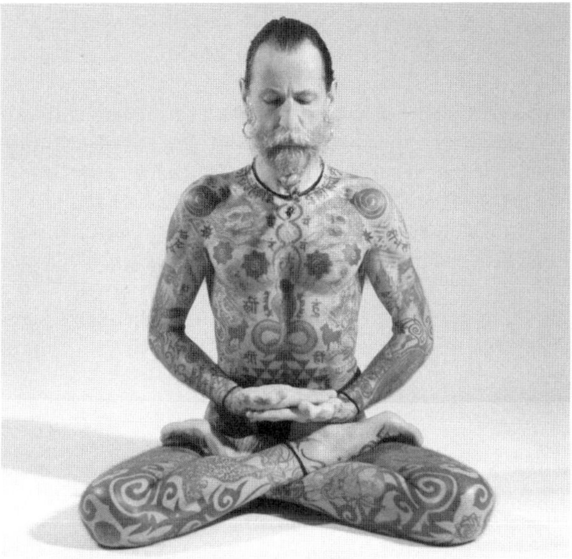

13. Yogasana

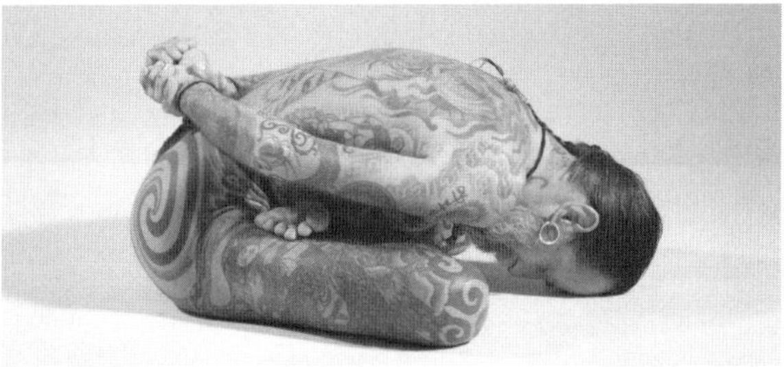

13. Yogasana mit auf den Boden gelegter Stirn

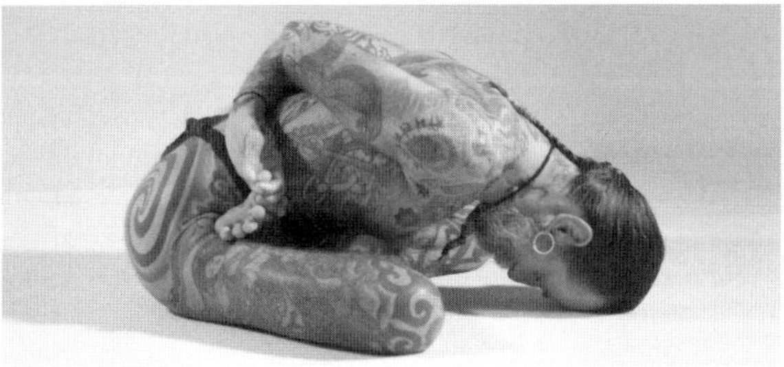

13. Yogasana in Baddha-Padmasana

Recaka – Ausatmen), solange Sie die Stellung halten können. Wechseln Sie dann die Beine und legen Sie die linke Hand auf die rechte, um so erneut das leichte Pranayama auszuführen.

Eine Variation dieser wichtigen Übung besteht darin, dass man sich in Padmasana setzt und dann die Arme auf den Rücken nimmt. Die linke Hand wird zur Faust geballt, Daumen nach innen, und die rechte hält das linke Handgelenk fest. Dann beugt man sich vor, legt die Stirn auf den Boden und schliesst die Augen. In dieser Haltung werden ebenfalls Kumbhakas ausgeführt. Die Stellung wird wiederholt, indem man die Beine wechselt, die rechte Hand zur Faust ballt und mit der linken das rechte Handgelenk umfasst.

Für Fortgeschrittene empfiehlt es sich sehr, dieselbe Übung in Baddha-Padmasana (S. 183), dem gebundenen Lotos, auszuführen, wobei die Stirn auf den Boden gelegt und Kumbhaka praktiziert wird. Auch dies sollte man beidseitig üben, indem man die Bein- und Armhaltung wechselt.

Wirkung und Nutzen: Die Praxis von Yogasana verbessert die Verdauung und beseitigt Verstopfung. Da zusammen mit den Wirkensweisen der Stellung auch noch eine milde Atemkontrolle (Pranayama) angewandt wird, schenkt sie einen schönen Körper und ein strahlendes Gesicht. Aggressives Verhalten wird von Güte und Milde abgelöst. Die Übung ist eine sehr gute Hilfe, um Konzentration zu erreichen und so den Weg für die höhere Yoga-Praxis vorzubereiten. Sie beruhigt und entspannt den Geist, was dann wiederum neue Kraftreserven erschliesst und eine geistige Weiterentwicklung und Entfaltung unterstützt.

Durch ausdauernde Praxis entsteht ein Gefühl von Leichtigkeit im Körper. Erkrankungen der Atemwege, selbst Tuberkulose, können durch diese Asana wirksam bekämpft und geheilt werden. Wer Fieber hat und es schafft, seine Stirn in Yogasana 15 Minuten lang auf dem Boden zu halten, kann sicher sein, dass das Fieber fällt und der Körper wieder gesund wird. Es gibt nur drei Asanas, die eine solche Wirkung erzielen, nämlich Baddha-Padmasana (S. 183), Yogasana und Tribandhasana (S. 349). Das liegt daran, dass sich diese Stellungen in wesentlichen Wirkensweisen ähneln, mit dem Unterschied, dass in Yogasana zwar Atemkontrolle praktiziert wird, nicht aber in Baddha-Padmasana und man bei Tribandhasana den dreifachen Verschluss und Atemkontrolle anwendet.

Perfektion in Yogasana führt zur Erlangung von Yoga-Kräften, da die Basis des Yoga die Kundalini-Shakti ist, die durch Atemkontrolle geweckt wird. Ist diese Schlangenkraft erwacht, wird der Yogi reif für seine Befreiung.

Alle ernsthaft an der Yoga-Praxis interessierten Menschen sollten den Lotos-Sitz erlernen und dann Yogasana praktizieren, denn diese Stellung nimmt einen wichtigen Platz in der Hierarchie der Yoga-Stellungen ein und findet sich aus diesem Grund auch in der Liste der von Gheranda aufgeführten 32 bedeutendsten Asanas. Man müsste allerdings einen vollendeten Guru finden, damit man in die mysteriösen und wenig bekannten Aspekte dieser Stellung eingeweiht wird.

14. Baddha-Padmasana *(gebundene Lotos-Stellung)*

Stellung: Setzen Sie sich auf den Boden, ziehen Sie den linken Fuss mit der Ferse zum Nabel, und legen Sie ihn auf den rechten Oberschenkel. Dann verfahren Sie genauso mit dem rechten Fuss, der auf den linken Oberschenkel zu liegen kommt, so dass sich beide Fersen unterhalb des Nabels berühren. Greifen Sie dann mit der rechten Hand hinter dem Rücken durch, und fassen Sie den rechten grossen Zeh. Die linke Hand greift dann ebenso zum linken grossen Zeh. Mit beiden Händen die grossen Zehen fest haltend, setzen Sie sich aufrecht hin, wobei Sie den Oberkörper und die Wirbelsäule gerade halten.

Die Stellung wird wiederholt, indem man die Bein- und Armhaltung wechselt. Bei einer Variation von Yogasana wird in dieser Stellung die Stirn auf den Boden gesenkt.

Wirkung und Nutzen: Diese Stellung hilft bei Erkrankungen des Unterleibs, zum Beispiel bei chronischer Vergrösserung der Milz (Splenomegalie), oder anderen Milz- und Leberleiden. Sie ist ausgesprochen gut für die Verdauung. Sie kann das Verdauungsfeuer derart anregen, dass sie von vielen Yogis zu Recht Bhasmasana genannt wird, die «verzehrende Stellung». Für tiefsitzendes Fieber, das im Ayurveda «Knochenfieber» genannt wird, ist Baddha-Padmasana eine Wohltat. Wer die Stellung ausführt, wird zunehmend immun gegen kaltes Wetter.

Gegen Anhidrosis oder Hyperhidrosis, das heisst fehlende oder übermässige Schweissabsonderung, ist diese Asana ebenfalls sehr empfehlenswert.

Frauen können besonders von ihr profitieren, da sich dadurch viele Beschwerden der Gebärmutter heilen lassen. Ein schlaffer, runzliger Bauch, wie er nach der Geburt eines Kindes oft entsteht, verschwindet meist durch die Praxis von Baddha-Padmasana wieder.

Die Stellung gilt aus ausgezeichnetes Vorbeugungsmittel gegen viele Unterleibsbeschwerden und ist auch für Patienten mit Eingeweidebruch (Hernie) sehr nützlich. In vielen Fällen wird Baddha-Padmasana die grössere Heilkraft zugeschrieben als Padmasana, da im gebundenen Lotos-Sitz verschiedene Punkte und Organe des Körpers stärker stimuliert werden.

Diese Asana kann verwendet werden, um Pranayama zur Reinigung der Nadis oder die Shakti-Calana-Mudra (S. 469) auszuführen. Will ein Yogi in Baddha-Padmasana wechselseitige Pranayamas ausführen, muss er zuerst die Khecari-Mudra erlernen, um die Nasenlöcher von innen zu kontrollieren. Solche Praxis führt sehr schnell zur Vereinigung von Prana und Apana, wodurch Konzentration des Geistes, ein Gefühl des Glücks und Leichtigkeit des Körpers erzeugt werden. Die Stellung kann dazu verhelfen, die höchsten Ziele des Yoga zu verwirklichen.

Die Ausführung des gebundenen Lotos-Sitzes ist ziemlich schwierig. Geduld und Ausdauer verhelfen jedoch nach einigen Monaten intensiver Übungspraxis zum Erfolg. Da diese Stellung einen enormen Nutzen hat, lohnt es sich, sie zu erlernen. Yogis führen Baddha-Padmasana in verschiedenen Variationen aus, die zum Erwecken gewisser Energien im Körper nützlich sind. Solche Feinheiten können und dürfen jedoch nur unter Aufsicht eines vollendeten Gurus erlernt und geübt werden.

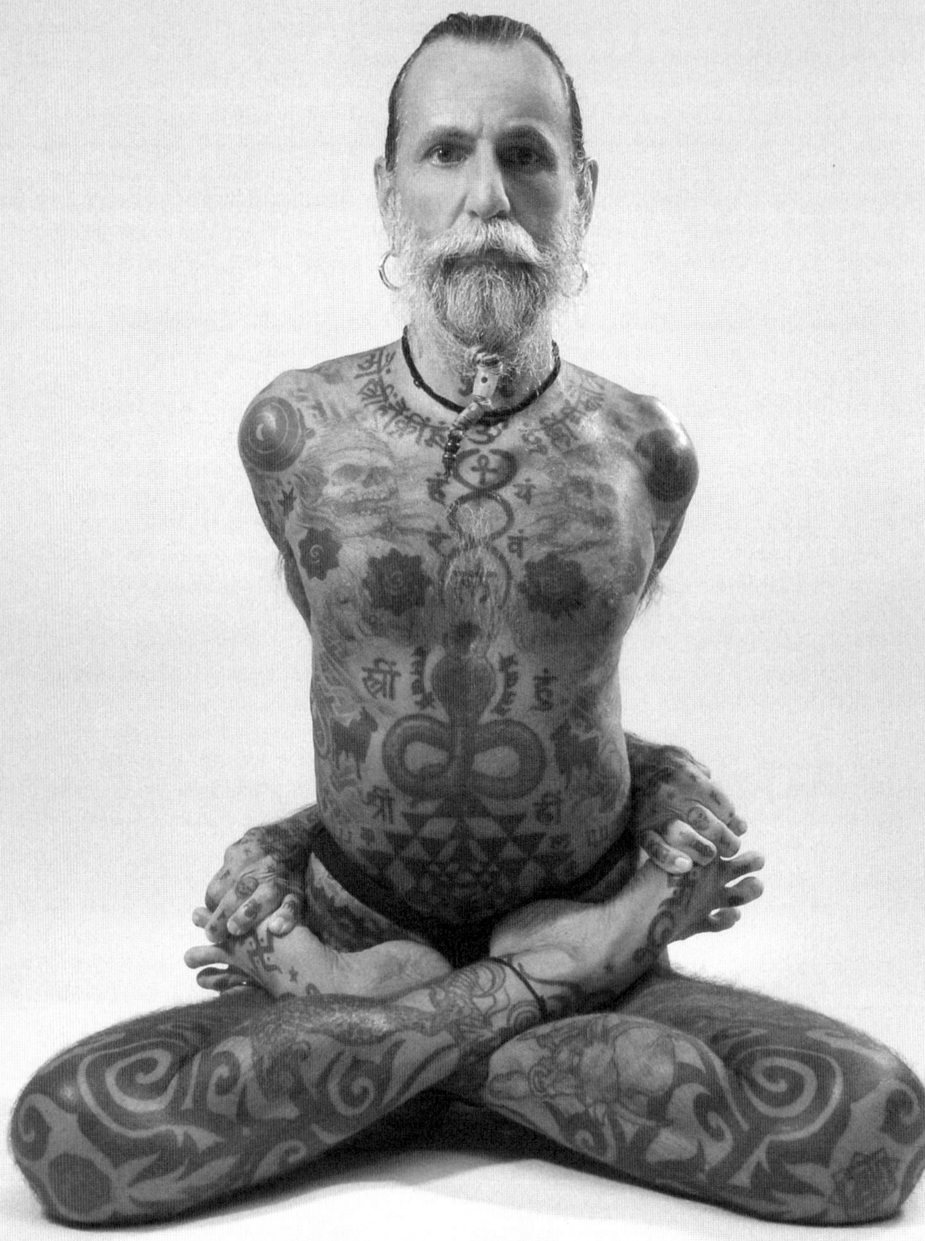

14. Baddha-Padmasana

15. Kokilasana *(Kuckuck)*

Stellung: Setzen Sie sich in Padmasana auf den Boden, den linken Fuss auf dem rechten Oberschenkel und den rechten Fuss auf dem linken Oberschenkel, wobei sich die Fersen unterhalb des Nabels berühren. Beugen Sie sich aus dieser Haltung nach vorn, stellen Sie die Ellbogen auf den Boden, und ergreifen Sie dann die rechten Zehen mit der rechten Hand und die linken Zehen mit der linken Hand. Der Kopf ist angehoben und der Blick starr geradeaus gerichtet. Wiederholen Sie diese Übung, indem Sie die Beinhaltung wechseln.

Wirkung und Nutzen: Diese Asana vermag viele Unterleibsbeschwerden zu heilen, zum Beispiel Verdauungsstörungen, Blähungen und Hämorrhoiden. Sie stimuliert die Magenfunktionen und die Darmtätigkeit. Praktiziert man sie regelmässig und ausdauernd, erweckt sie die Schlangenkraft Kundalini. Ausserdem regt sie die Durchblutung in Herz und Leber an, was ein körperliches Gefühl der Leichtigkeit gibt. Obgleich Kokilasana relativ einfach auszuführen ist, birgt sie doch einen grossen Nutzen, weshalb sie von jedermann praktiziert werden sollte. Sie ist besonders für diejenigen Menschen ein Segen, deren Apana-Vayu gestört ist. Die Stellung ist ein Wundermittel gegen allgemeine Korpulenz und ganz besonders gegen einen dicken Bauch.

Kokilasana trägt den Namen «Kuckuck» zu Recht, denn sie verleiht eine wohlklingende und volltönende Stimme. Gemäss der Philosophie der alten Yogis ist der Nabel die Quelle des Tons, und nur der Ton, der seinen Ursprung im Nabel hat, besitzt Faszination. Durch das Üben dieser Stellung wird die Stimme klar und die Sprache fehlerlos, und die Worte vermögen auf andere Menschen zu wirken, weil sie aus der eigenen Mitte entspringen.

Yogis, die bereits die höchsten Stufen der Vollendung erreicht haben, benützen meist diese Asana, um Kundalini aufsteigen zu lassen.

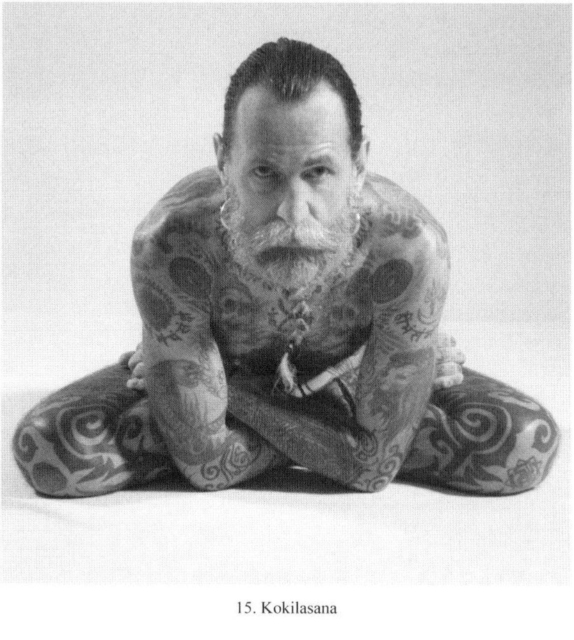

15. Kokilasana

16. Garbhasana *(Fetus-Stellung)*

Stellung: Nehmen Sie den Lotos-Sitz ein, den linken Fuss auf dem rechten Oberschenkel, den rechten Fuss auf dem linken Oberschenkel. Stecken Sie nun beide Arme zwischen Waden und Oberschenkeln durch, bis die Ellbogen auf der andern Seite hervorkommen.

Nun ziehen Sie mit Hilfe der Unterarme die Knie hoch, bis Sie Ihren Unterkiefer in die Hände legen können. Verharren Sie so lange wie möglich in dieser Stellung, die Augen starr nach vorne gerichtet oder in Bhru-Madhya zwischen die Augenbrauen fixiert.

Mit zunehmender Praxis können Sie versuchen, die Hände um den Hals zu legen, die Handwurzeln gegeneinander an den Kehlkopf gestellt. Wiederholen Sie diese Stellung, indem Sie die Haltung der Beine wechseln.

Wirkung und Nutzen: Diese Asana führt dem gesamten Körper mehr Sauerstoff zu, während sie gleichzeitig Kohlendioxyd beseitigt. Das macht den Körper des Yogi schön und sein Gesicht strahlend.

Garbhasana vereinigt in sich die Vorteile von Padmasana und Baddha-Padmasana, und es wird von dieser Stellung gesagt, dass sie so nützlich sei wie 100 Asanas zusammen. Durch sie werden praktisch alle Körperteile trainiert, und jede Faser des Körpers wird durch sie aufgebaut. Daher ist es von grösster Wichtigkeit, sie zu praktizieren, obwohl ihre Beherrschung ziemlich schwierig ist. Alle Gewebe und Organe werden dadurch besser durchblutet und Unterleib, Lungen, Brust, Schultern, Taille, Oberschenkel, Knie, Waden, Gesäss und Wirbelsäule gewinnen durch Garbhasana an Stärke und Gewandtheit.

Ein wichtiges Charakteristikum ist, dass durch die Fetus-Stellung der Alterungsprozess aufgehalten wird. Wenn man sie regelmässig übt, verjüngt sie sogar. Jedermann, einerlei ob Sadhaka, Adept oder auch Yogi, sollte diese Asana üben, um ihre wundervollen Qualitäten an sich selbst zu erfahren.

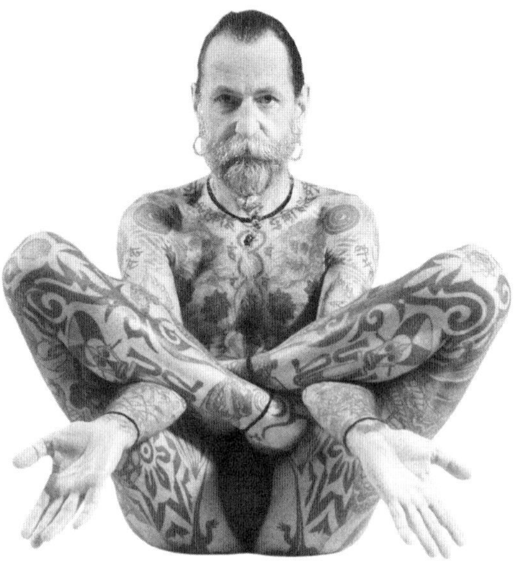

16. Garbhasana (Vorbereitung)

Dank ihrer ausgezeichneten Wirkung auf die Gebärmutter ist Garbhasana besonders für Frauen von hohem therapeutischem Wert. Wenn ein Mädchen schon in jungen Jahren beginnt, diese Stellung zu üben, dürfte sie ihr ganzes Leben lang nie Beschwerden an der Gebärmutter haben. Praktizieren Frauen die Stellung noch vor der Geburt ihres ersten Kindes, ist es wahrscheinlich, dass sie beim Gebären kaum Schmerzen empfinden werden. Wenn die Asana nach der Geburt geübt wird, kann sie einer Frau helfen, ihre Vitalität und Schönheit innerhalb von drei Monaten wieder zurückzuerlangen.

Die regelmässige Praxis von Garbhasana intensiviert die Versorgung des gesamten Körpers, insbesondere der Unterleibsregionen, mit gesundem Blut und Sauerstoff. So hilft sie bei der Bekämpfung und Beseitigung von vielen Problemen wie der Enstehung von Zysten.

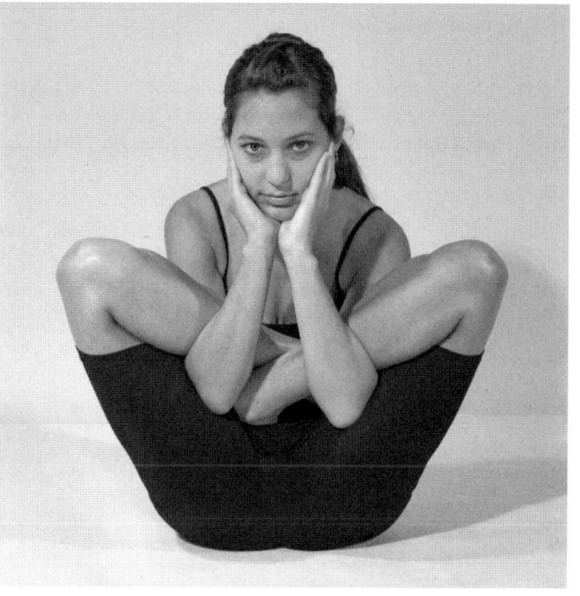

16. Garbhasana mit den Händen am Kinn

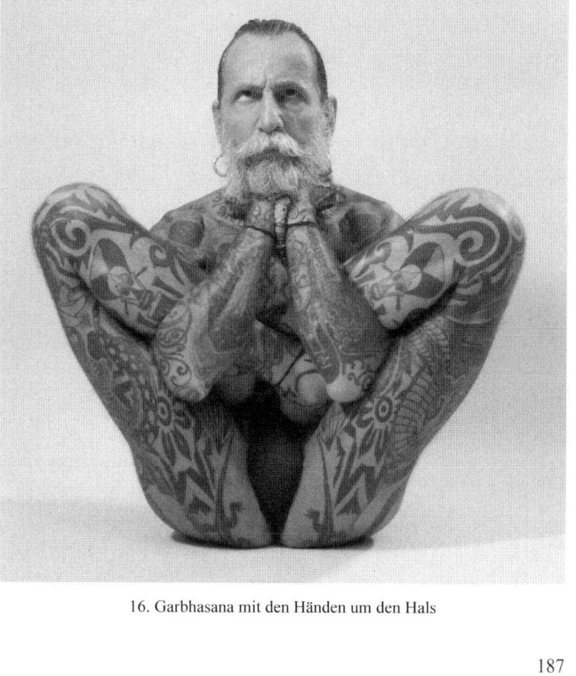

16. Garbhasana mit den Händen um den Hals

17. Parvatasana *(Berg)*

Diese Asana trägt ihren Namen als Reminiszenz an die wunderschöne Göttin Parvati, die Tochter des Himalaya, die mit ihrer Anmut und Hingabe an die Yoga-Praxis das Herz des grossen Gottes Shiva gewann.

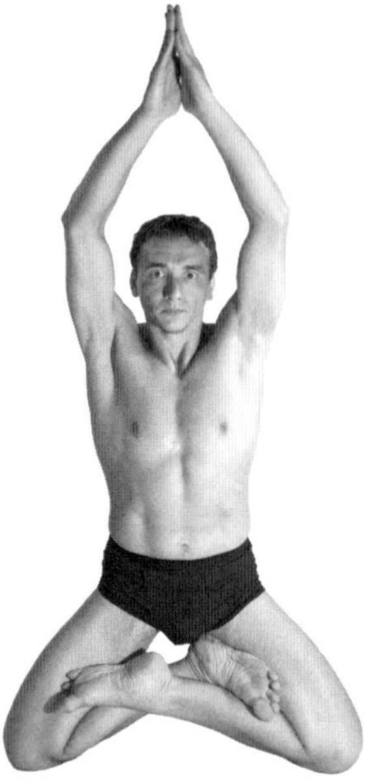

17. Parvatasana

Stellung: Setzen Sie sich in Padmasana auf den Boden, den linken Fuss auf dem rechten Oberschenkel und den rechten Fuss auf dem linken Oberschenkel, so dass sich die Fersen unterhalb des Nabels berühren. Dann heben Sie den Körper an, so dass er nur noch auf den Knien balanciert wird. Strecken Sie nun die Arme hoch, Handflächen aneinander, und verharren Sie unbeweglich wie ein Berg in dieser Haltung.

Führen Sie diese Übung auch aus, indem Sie die Stellung der Beine wechseln.

Wirkung und Nutzen: Diese Asana schenkt eine schöne und grazile Haltung und wohlgeformte Beine. Aus diesem Grund wird sie besonders denjenigen empfohlen, die einen schiefen, krummen Körper haben oder vielleicht sogar bucklig sind. Durch regelmässiges Üben nimmt das Gleichgewichtsvermögen enorm zu, weshalb Tänzer, Artisten und Schauspieler sehr davon profitieren können. Der Körper wird fest, Knie und Oberschenkel werden stark, und Schmerzen in den Knien und Füssen verschwinden.

Obgleich die Stellung einfach aussieht, ist sie doch sehr schwierig auszuführen, da es doch einige Übung erfordert, den Körper auf einer so unsicheren Basis zu balancieren.

18. Utthita-Padmasana *(schwebender Lotos)*

Stellung: Setzen Sie sich in Padmasana auf den Boden, den linken Fuss auf den rechten und den rechten Fuss auf den linken Oberschenkel gelegt, so dass sich die Fersen genau unterhalb des Nabels berühren. Dann heben Sie den ganzen Körper auf den rechts und links am Boden aufgestützten Händen hoch. Der Körper kann auch auf den Fingerspitzen hochgestemmt werden.

Wiederholen Sie die Übung, indem Sie die Beine wechseln.

Wirkung und Nutzen: Diese Stellung sorgt für eine angemessene Durchblutung von Händen, Ellbogen, Schultern und Brustkorb. Die oberen Gliedmassen werden dadurch sehr stark, weshalb diese Stellung für alle diejenigen von grossem Nutzen ist, die manuelle Arbeit leisten. Man kann durch diese Übung Muskelschwäche (Asthenie) erfolgreich bekämpfen und zudem das Herz und die Lunge trainieren.

Sie ist für Frauen besonders nützlich, da durch den Druck der Fersen gegen den Unterleib die Gebärmutter positiv beeinflusst wird. Sie schenkt ein schönes Dekolleté und wohlgeformte obere Gliedmassen.

Durch ihre Praxis entsteht ein Gefühl von Furchtlosigkeit, was sie ganz speziell für nervöse oder schüchterne Menschen geeignet macht. Wer an Allergien oder Phobien leidet, sollte sie täglich praktizieren.

Die Stellung ist für beide Geschlechter gut, wird aber vor allem Frauen empfohlen.

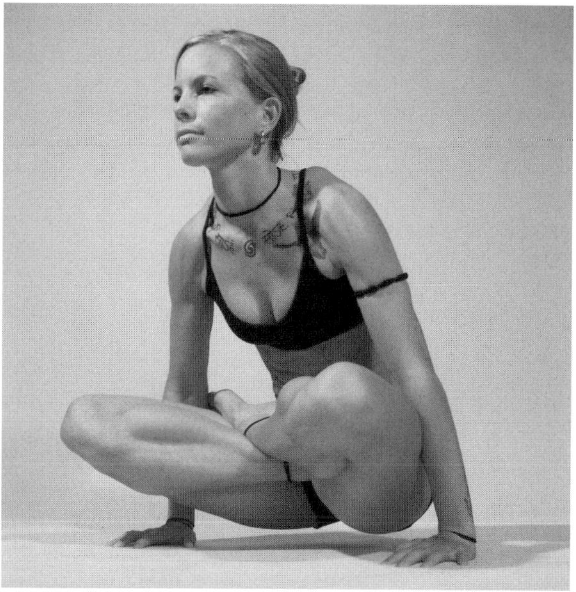

18. Utthita-Padmasana

19. Jhulasana *(Schaukel)*

Stellung: Legen Sie den linken Fuss auf den rechten und den rechten Fuss auf den linken Oberschenkel, die Fersen unterhalb des Nabels zusammen. Die Hände oder Fingerspitzen werden seitlich am Boden abgestützt und der ganze Körper angehoben, damit er frei hin- und herschwingen kann. Diese Stellung hat Ähnlichkeit mit Utthita-Padmasana, mit dem Unterschied, dass Sie ihren Körper hin- und herbewegen wie eine Schaukel.

Wiederholen Sie auch diese Übung, indem Sie die Beinhaltung wechseln.

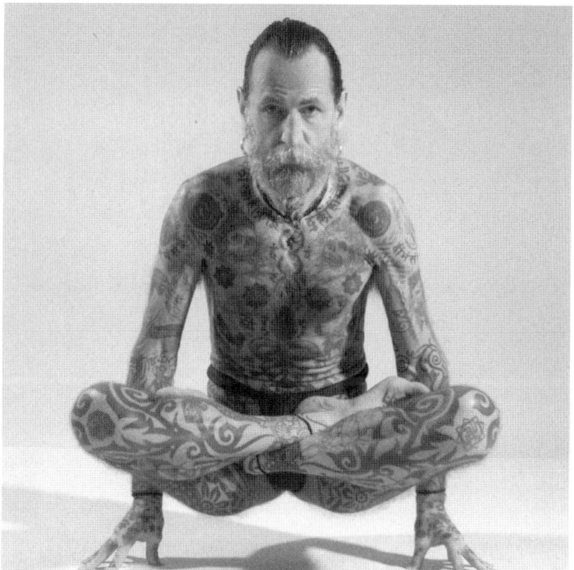

19. Jhulasana

Wirkung und Nutzen: Die Auswirkungen der Schaukel sind ähnlich wie bei Utthita-Padmasana. Durch die Praxis dieser Übung wird die Taille schlank und die Brust breit. Sie kann nach grossen Anstrengungen Müdigkeitsgefühle im Körper beseitigen, fördert die Verdauung und schafft ein allgemeines Gefühl des Wohlbefindens. Es heisst von dieser Stellung, dass sie ganz besonders für junge Menschen unter 16 Jahren von grossem Nutzen sei. Trotzdem sollten auch Erwachsene, und zwar gleichsam Frauen und Männer, sie praktizieren, denn sie hilft bei der Beseitigung unreiner Gasansammlungen im Körper und unterstützt die Aufnahme von Sauerstoff und Prana.

20. Lolasana *(Pendel)*

Stellung: Setzen Sie sich in den Lotos-Sitz, stützen Sie beide Hände vor den Knien auf den Boden und stemmen Sie den Körper hoch, indem Sie die Knie oberhalb der Ellbogen an die Oberarme bringen. Wiederholen Sie diese Übung, indem Sie die Haltung der Beine wechseln.

Wirkung und Nutzen: Der Oberkörper und insbesondere die Arme werden ausserordentlich stark. Schultern und Rücken erfahren ebenfalls eine Kräftigung. Diese Übung hat einen sehr positiven Einfluss auf den gesamten Brustkorb, und die Rippen behalten bis ins hohe Alter ihre Elastizität, was für einen gesunden Atmungsvorgang von grosser Bedeutung ist. Dadurch wird ebenfalls das Herz gestärkt, was wiederum dem ganzen Körper zugute kommt.

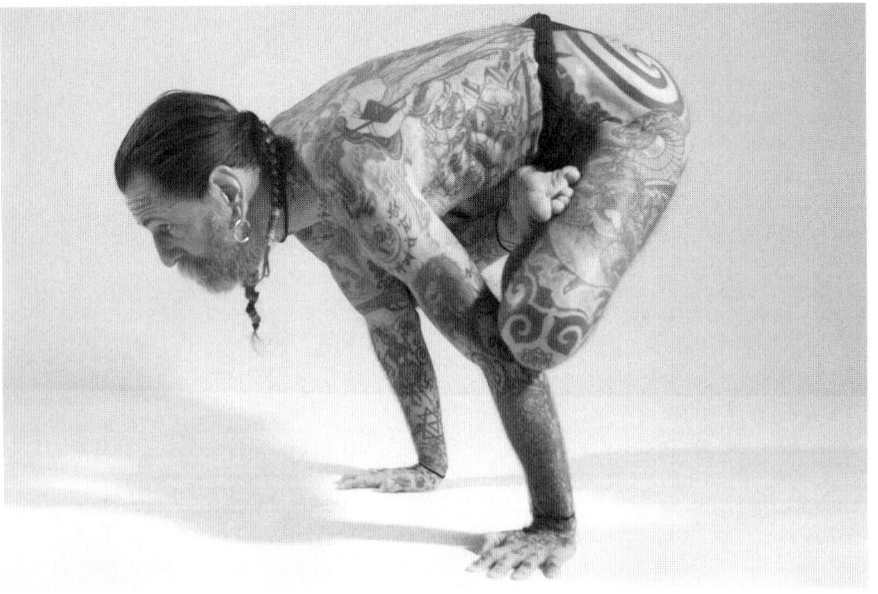

20. Lolasana

Lolasana hat sich in Fällen von Phosphaturie und ähnlichen Beschwerden, die durch den Verlust von Mineralien über die Harnwege entstehen, als sehr nützlich erwiesen, ebenfalls bei Nephrolithiasis (Harn- oder Nierensteinen).

21. Kukkutasana *(Hahn)*

Stellung: Nachdem man den Lotos-Sitz eingenommen hat, werden die Unterarme bis zu den Ellbogen zwischen Oberschenkeln und Waden durchgesteckt. Dann stellt man die Hände ungefähr in Handbreite nebeneinander auf den Boden und schwingt den Körper mit einer wippenden Bewegung hoch, so dass man ihn nur auf den Händen tragen kann. Das ist Kukkutasana.

Wirkung und Nutzen: Diese Stellung kräftigt Hände, Ober- und Unterarme und Ellbogen. Sie ist besonders gut für Schützen und alle diejenigen, die starke Arme brauchen. Sie besiegt Trägheit, verringert das Schlafbedürfnis und erleichtert frühes Aufstehen am Morgen.

Yogis pflegen treffend zu sagen: *«Die Praxis der Hahn-Stellung ist sicherlich lohnender als die Praxis des Hähnchenessens.»*

Die Übung macht den Körper stark und widerstandsfähig. Menschen mit schwachem, engem Brustkorb oder mit krummen, dünnen Armen müssen sie ausführen. Wer beim Schreiben leicht zu Händezittern neigt, wer an den Händen ständig schwitzt oder zu Krämpfen neigt, muss diese Asana praktizieren. Sie ist für alle nützlich, für Familienväter, Bettelmönche, Yogis, Soldaten, Polizisten, Bauern und Musiker.

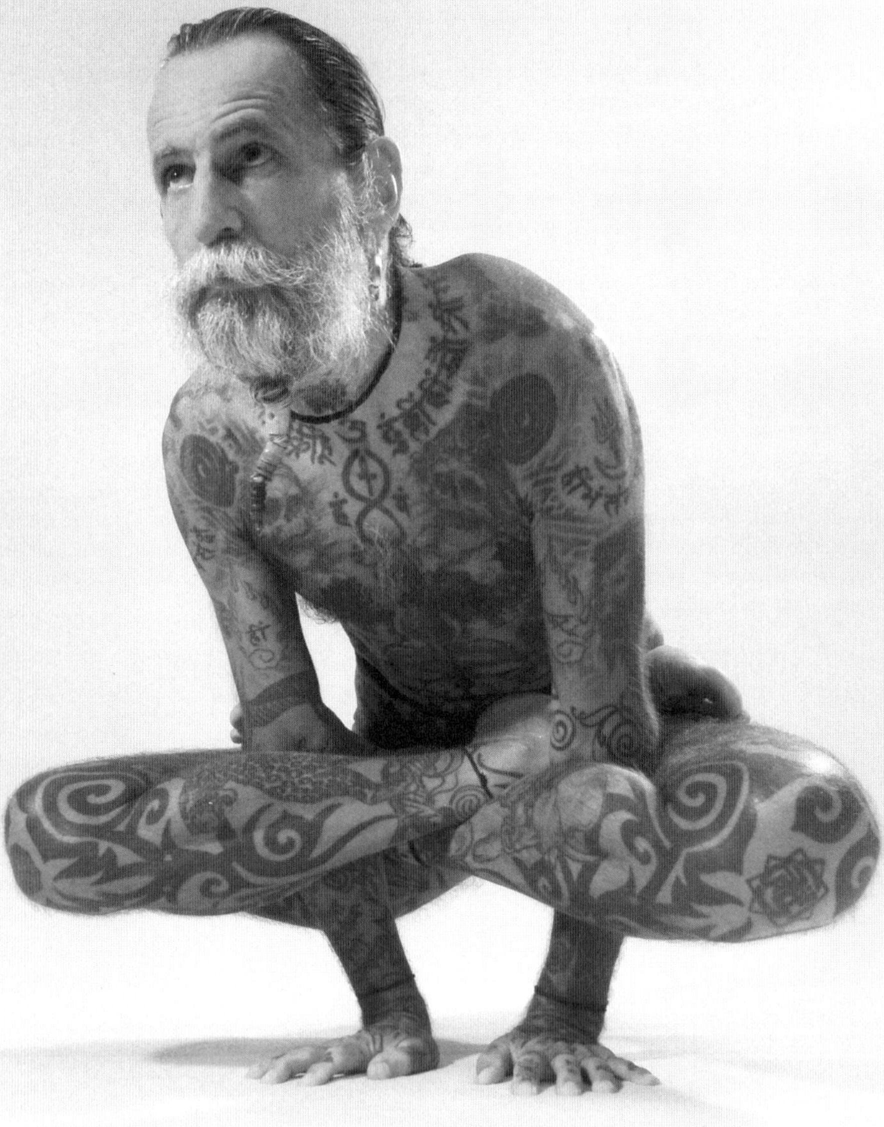

21. Kukkutasana

22. Matsyasana *(Fisch)*

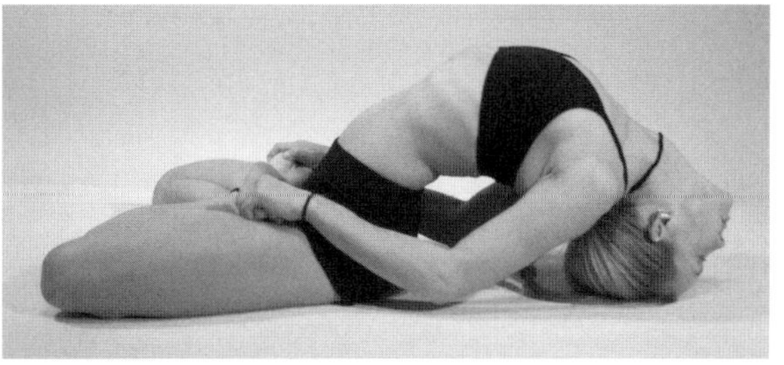

22. Matsyasana (Grundvariante)

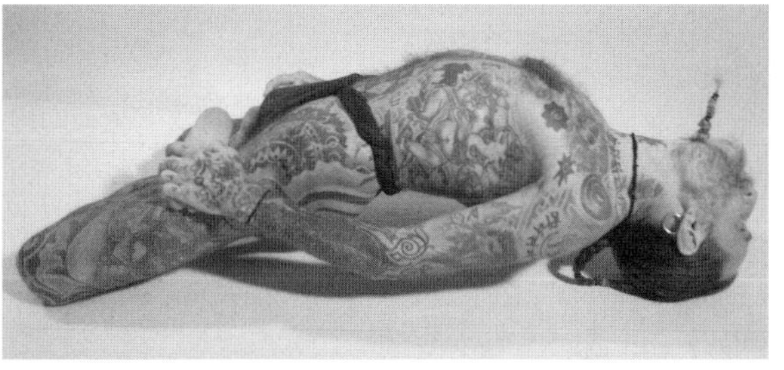

22. Matsyasana (angehobene Variante)

Stellung: Nehmen Sie den Lotos-Sitz (Padmasana) ein. Dann legen Sie sich aus dieser Stellung heraus zurück, bis der Hinterkopf (das heisst der höchste Punkt hinten am Schädel) den Boden berührt. Dann packen Sie mit der linken Hand den rechten Fuss und mit der rechten Hand den linken und wölben den Rücken hoch.

Wenn Sie diese Grundhaltung beherrschen, versuchen Sie, den ganzen Körper mitsamt dem Gesäss vom Boden abzuheben. Die Knie müssen am Boden bleiben, und der Rücken sollte derart nach oben durchgebogen werden, dass der Körper nur noch von Knien und Hinterkopf gestützt wird.

Bei absoluter Beherrschung von Matsyasana ist es sogar möglich, die Stirn auf den Boden zu bringen. Wer die Stellung im Wasser übt, muss die Hände hinter dem Kopf frei ausstrecken.

Wirkung und Nutzen: Durch diese Übung können Sehstörungen geheilt werden. Sie bewährt sich auch bei Rachenerkrankungen wie Angina und Pharyngitis. Die Wirbelsäule wird stark und elastisch, und Verstopfung wird beseitigt. Für Patienten, die an Diabetes, Knieschmerzen oder Rückenproblemen, zum Beispiel Skoliose, leiden, ist sie besonders empfehlenswert.

Eine spezielle Eigenschaft von Matsyasana ist, dass man in dieser Stellung im Wasser ruhen kann, ohne unterzugehen.

Die Stellung ist eine wirksame Vorbeugungsmassnahme gegen Lungenerkrankungen und auch ausgesprochen gut gegen Beschwerden an der Gebärmutter. Sie bewirkt regelmässige und normale Monatsblutungen.

Trockene Haut und grobe Gesichtszüge verschwinden, die Haut wird weich und das Gesicht strahlend. Aus diesen Gründen ist diese Übung bei Frauen beliebter als bei Männern, und Frauen tun sehr gut daran, sie zu praktizieren. Natürlich ist der Fisch auch für Männer von Nutzen, denn diese Stellung trägt dazu bei, gefährliche und teilweise als unheilbar geltende Krankheiten auszurotten.

23. Vatayanasana *(Ventilator)*

Stellung: Stehen Sie am Boden, und heben Sie die den linken Fuss an den rechten Oberschenkel, so dass die Ferse in der Leistengegend liegt. Falten Sie die Hände vor der Brust, und senken Sie das angewinkelte Knie, bis es den rechten Fussknöchel berührt. Wiederholen Sie dann die Übung mit dem anderen Bein.

Eine Variante der Stellung besteht darin, dass man das angewinkelte Knie so weit senkt, bis es den Boden berührt. Die Hände sind gefaltet an der Brust und der Blick starr nach vorn gerichtet.

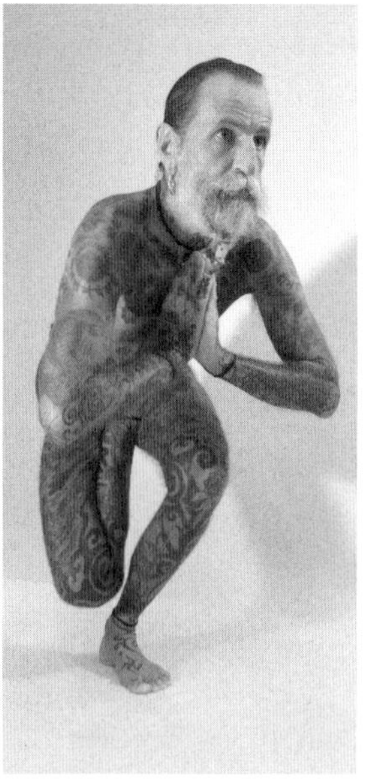

23. Vatayanasana (Grundstellung)

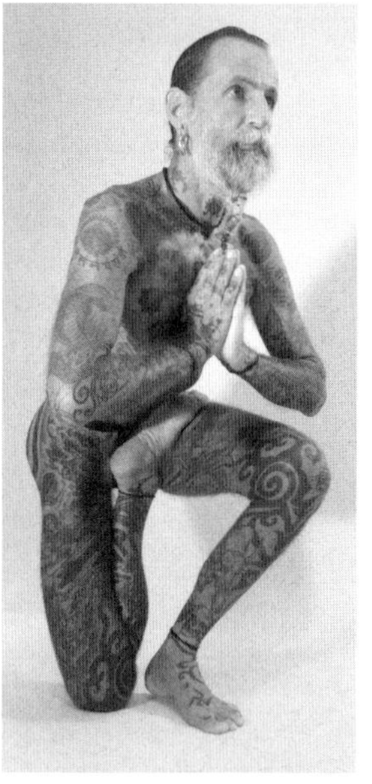

23. Variante mit gesenktem Knie

Wirkung und Nutzen: Diese Stellung gilt als ausgesprochen nützlich für Menschen, die an Eingeweidebruch (Hernie) leiden. Die Oberschenkel und die gesamten unteren Gliedmassen werden gekräftigt und wohlgeformt. Die Übung ist ebenfalls ausgezeichnet für Tänzer, da dadurch Beweglichkeit, Gleichgewichtssinn und Sprungkraft zunehmen. Die Körperhaltung bessert sich und wird graziös. Wer krumm ist und sich nicht gerade halten kann, muss diese Asana ausdauernd üben. Durch sie wird wie von einem Ventilator frische Luft ins eigene Wesen geblasen.

24. Matsyendrasana *(Matsyendra-Stellung)*

Die folgende Stellung wurde nach dem grossen Yogi Matsyendra benannt, der in ihr meditierte. Matsyendra ist einer der 84 Maha-Siddhas, um die sich inTibet, Nepal und Indien zahlreiche Sagen ranken. Über seine Geburt gibt es nur widersprüchliche und vage Angaben. Die Gelehrten verlegen seine Lebensdaten ins 9. Jh. n. Chr., aber Adepten glauben, dass er schon viel früher gelebt hat.

Sein Name bedeutet «Herr der Fische», und er gilt als der Begründer der Kaula-Sekte und als erster Eingeweihter des Hatha-Yoga. Er war ein Schamane, der sich während einer Trance in einen Fisch versetzte. In dessen Bauch versteckt, schwamm er an die Gestade einer entlegenen

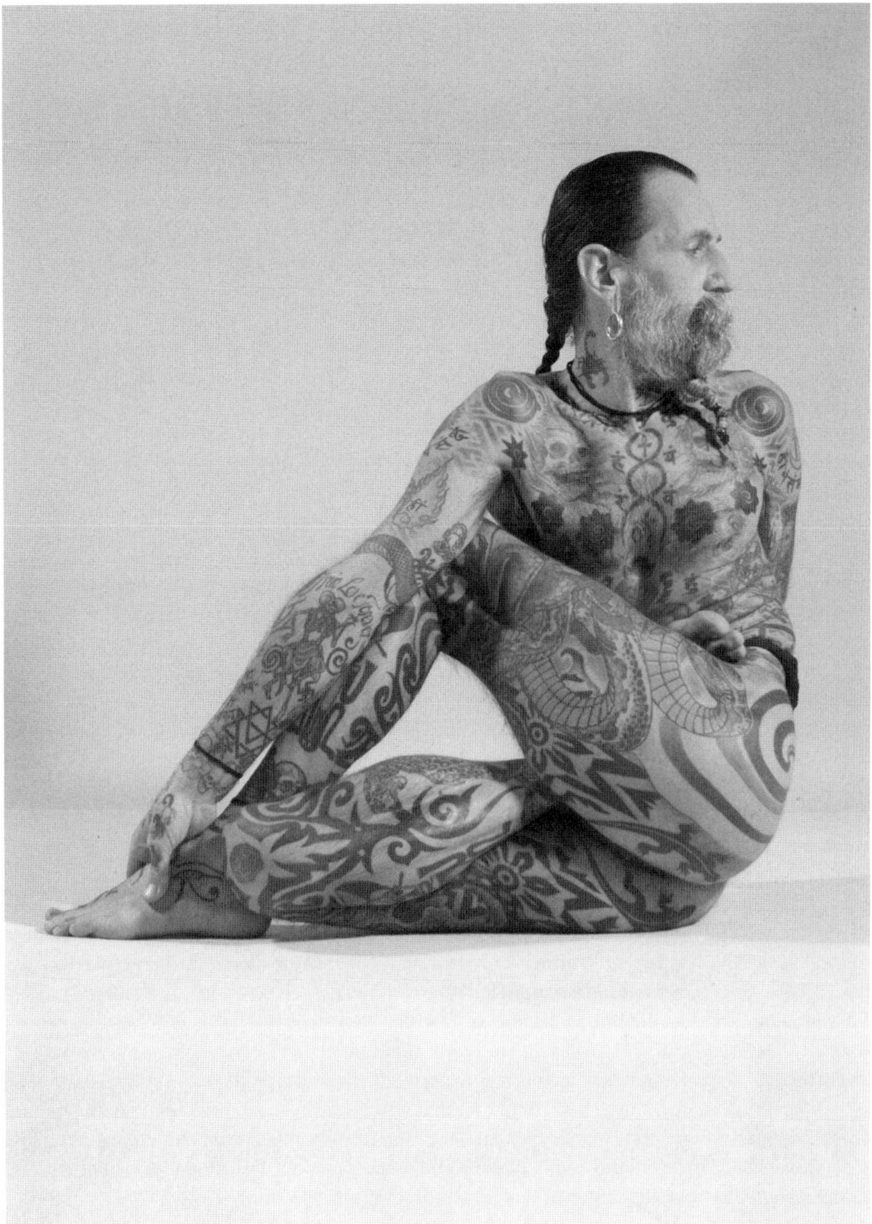

24. Matsyendrasana

Insel, auf der Shiva seine Gefährtin Parvati in der Lehre des Hatha-Yoga unterrichtete. Als er wieder zu sich kam, begann er, diesen wunderbaren Yoga zu praktizieren und zu lehren. Er hatte zwölf Jünger, von denen Goraksha der bekannteste ist.

Stellung: Setzen Sie sich auf den Boden, und legen Sie den linken Fuss auf den rechten Oberschenkel, so dass die Ferse nahe am Nabel ruht. Nun stellen Sie den rechten Fuss über das linke Knie auf den Boden, wobei die Zehen nicht über das Knie herausragen sollen. Drücken Sie nun das rechte Knie mit der rechten Hand nach links, während Sie den linken Arm und den Oberkörper nach rechts drehen, bis Sie den linken Oberarm hinter das rechte Knie stellen und die Hand zum rechten Fuss ausstrecken können, den Sie mit den Fingern fassen. Die rechte Hand greift dann um den Rücken herum zur linken Ferse, wobei die Fingerspitzen zur Haltung der Balance am Boden aufgestützt werden dürfen. Der Oberkörper und der Kopf werden so weit wie möglich nach rechts gedreht, bis Sie gerade nach hinten blicken können.

Die Asana wird danach auf der anderen Seite wiederholt, indem Sie den rechten Fuss auf den linken Oberschenkel legen, den linken über das rechte Knie auf den Boden stellen, mit der rechten Hand hinter dem linken Knie durch zu den Zehen greifen und den linken Arm um den Rücken herumlegen. Der Oberkörper und der Kopf werden dann nach links gedreht.

Svatmarama, ein Schüler des Yogis Gorakshanatha, der wiederum ein Schüler von Matsyendra war, schreibt dazu in der «Hathayoga-Pradipika» in Kapitel I, Vers 26–27: *«Mit dem rechten Fuss oben an der Wurzel des linken Oberschenkels sitzend, den linken Fuss darüber stellend, ihn mit der rechten Hand fassend und das Gesicht nach links wendend, das ist Matsyendrasana. – Die Matsyendrasana regt das Verdauungsfeuer an. Sie ist ein wirksames Instrument zur Bekämpfung schwerer Krankheiten. Sie weckt die Kundalini und stabilisiert die Mond-Kraft (Candra) im Gaumen.»*

Wirkung und Nutzen: Blähungen, chronische Vergrösserung der Milz und Leberbeschwerden werden durch diese Stellung wirksam beseitigt. Sie bewährt sich vor allem auch bei Darmerkrankungen. Es ist die einzige Yoga-Übung, die Helminthiasis heilen kann, eine als fast unheilbar geltende Krankheit, die durch Wurmbefall in den Därmen entsteht.

Es gibt grob unterteilt drei verschiedene Arten von Würmern, die im Darm auftreten können: runde, flache und bandartige Würmer. Oft wird man solche Parasiten nur sehr schwer wieder los. Ihre Existenz in den Gedärmen führt zu Magenerkrankungen und wirkt sich störend auf die Verdauung und die Aufnahme und Verarbeitung der Nährstoffe aus. Die Würmer entnehmen der dem Körper zugeführten Nahrung wertvolle Bestandteile und verursachen so eine Art Unterernährung. Zwar kann man die Würmer an beiden Enden des Verdauungstrakts ausstossen, sie sind aber meist so zahlreich vertreten, dass der gelegentliche Auswurf einiger Exemplare kaum Linderung verschafft. Man kann heutzutage diesem Wurmbefall mit Antibiotika zu Leibe rücken, was aber oft wiederum schädliche Nebenwirkungen auf den Organismus hat und die biologischen Faktoren, die einen erneuten Wurmbefall fördern, nicht aus der Welt schafft.

Die ständige Ausübung von Matsyendrasana führt zur völligen Ausrottung dieser Infektionsherde, da die Würmer entweder getötet oder zum Verlassen des Körpers gezwungen werden.

Medizinische Tests haben bewiesen, dass sich diese Stellung auch ungeheuer günstig auf Diabetes mellitus auswirkt, da durch die direkte Anregung der Bauchspeicheldrüse das Hormon Insulin freigesetzt wird, was sogar bei schweren Fällen von Diabetes mellitus Linderung oder Heilung bringt.

Durch die regelmässige Ausführung dieser Asana werden viele Krankheiten besiegt. Die Schlangenkraft, oder Kundalini-Shakti, die dem Yogi hilft, die letzten Stufen des Yoga zu erklimmen, wird schnell geweckt. Allerdings bietet diese Stellung ebenso viele Schwierigkeiten, wie sie Vorteile aufweist. Nur einer unter tausend ist in der Lage, sie zu meistern.

25. Ardha-Matsyendrasana *(halbe Matsyendra-Stellung oder Drehsitz)*

Da die vorher beschriebene volle Matsyendra-Stellung sehr schwierig ist, hat der grosse Yogi Matsyendranatha aus Mitleid mit den Menschen Ardha-Matsyendrasana entwickelt. Die halbe Matsyendra-Stellung hat die meisten der hervorragenden Eigenschaften von Matsyendrasana.

Stellung: Sitzen Sie am Boden. Das linke Bein wird angewinkelt und die Ferse an den After gestellt. Dann stellen Sie den rechten Fuss über das linke Bein, beim linken Knie, auf den Boden. Der linke Arm wird an der Aussenseite des rechten Knies vorbei zum rechten Fuss gestreckt, und die Hand fasst nach den Zehen. Der rechte Arm wird um den Rücken herum an die linke Taille gelegt, die Handfläche nach innen gedreht. Kopf und Oberkörper werden so weit wie möglich nach rechts gedreht, wobei das Kinn die rechte Schulter berühren sollte. Die Asana muss anschliessend auch auf die andere Seite hin geübt werden.

Wirkung und Nutzen: Der physiologische Nutzen von Ardha-Matsyendrasana ist ähnlich demjenigen von Matsyendrasana. Die Stellung erweist sich bei der Ausrottung von Krankheiten genauso wirksam wie bei der Vereinigung von Prana und Apana in der Sushumna oder bei der Erweckung von Kundalini, um den Zustand tiefster Kontemplation und Meditation zu erreichen. Aus diesen wichtigen Gründen sollte dieser Asana grösste Beachtung geschenkt und von allen Menschen regelmässig geübt werden.

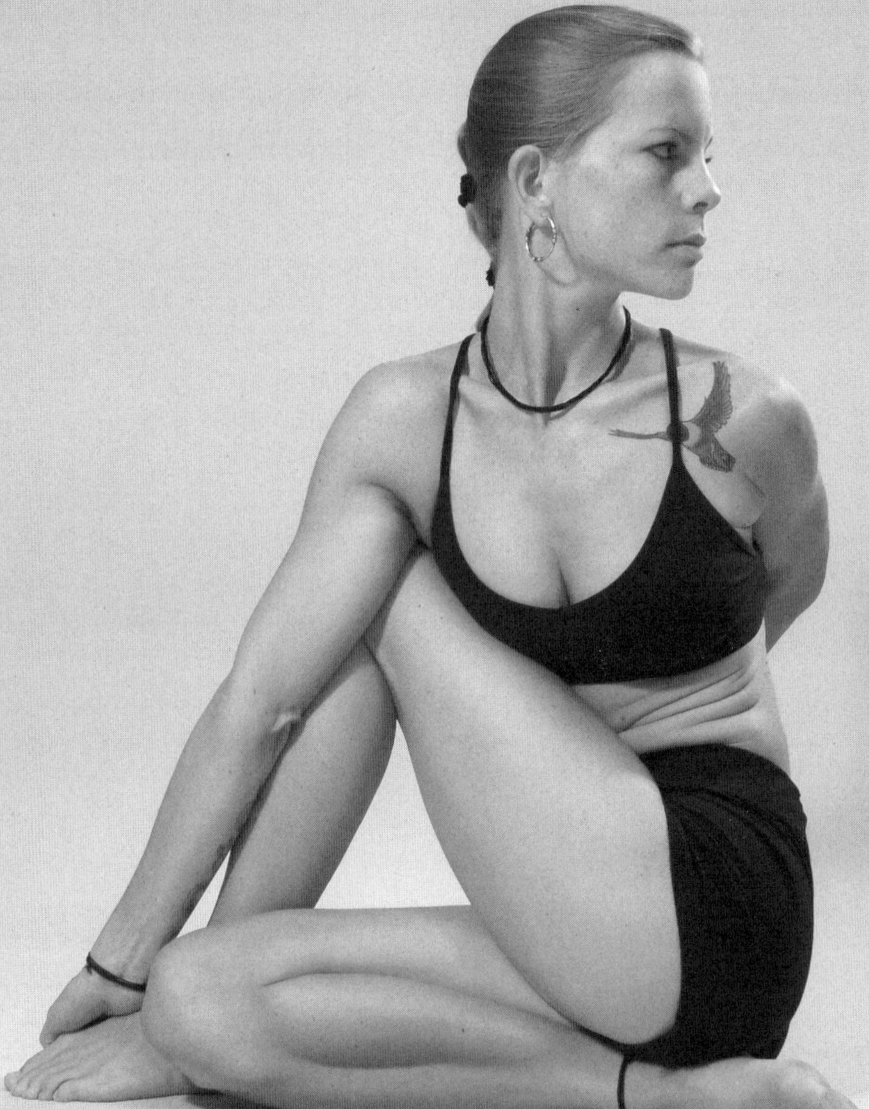

25. Ardha-Matsyendrasana

26. Gorakshasana
(Goraksha-Stellung)

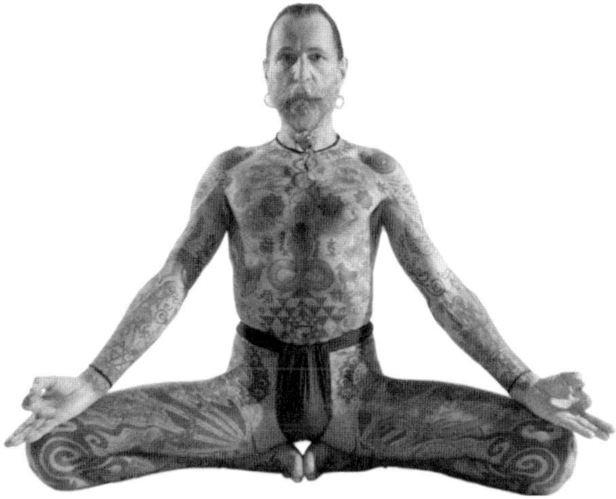

26. Gorakshasana

Diese Stellung ist nach dem grossen Yogi Gorakshanatha (auch Goraksha oder Goraknath) benannt, der in ihr zu meditieren pflegte. Der Name «Goraksha» bedeutet «Kuhhirte» und bezieht sich auf die einfache Herkunft dieses Adepten. Er wurde der bedeutendste Schüler des Matsyendra und der erste grosse Verkünder des Hatha-Yoga, als dessen eigentlicher Begründer er vielerorts angesehen wird. Er gilt als unsterblich und soll sich zu verschiedenen Zeiten und an verschiedenen Orten manifestiert haben. Seine Geburt und der Geburtsort sind legendenumrankt. Indologen verlegen seine Lebenszeit ins 9. Jh. n. Chr., aber Adepten glauben, dass er bereits viel früher in Nordindien gelebt hat. Er war mit grossen magischen Fähigkeiten ausgestattet, den sogenannten Siddhis, die er sich durch Askese und Yoga erworben hatte.

Goraksha gilt als Begründer des shivaitischen Sadhu-Ordens der Kanphata-Yogis. Deren Einweihungsritual besteht darin, dass den Novizen die Ohrknorpel durchstochen (Kan = Ohr, patha = durchschnitten) und mit grossen Ringen versehen werden. Goraksha soll der Überlieferung zufolge hingebungsvoll übenden Sadhakas bis in die heutige Zeit erscheinen. Sein Kommen kündigt er durch den Klang seiner Damaru an, der Sanduhrtrommel des Gottes Shiva, und wer ihn vernimmt, ist reif für die Einweihung in das machtvollste Yoga-System, das es gibt.

Stellung: Setzen Sie sich auf den Boden, und legen Sie die Fusssohlen aneinander. Heben Sie dann mit Hilfe der Hände den Rumpf hoch, und setzen Sie sich auf die aneinanderliegenden Füsse. Die Knie müssen auf den Boden gebracht werden. Legen Sie nun die Hände mit nach oben gedrehten Handflächen auf die Knie, und formen Sie die Finger zu Jnana-Mudra, indem Sie Daumen und Zeigefinger zu einem Kreis schliessen und die restlichen drei Finger gestreckt halten. Die Wirbelsäule und der Nacken müssen absolut gerade gehalten werden.

Wirkung und Nutzen: Durch die Praxis dieser anspruchsvollen Stellung werden Prana und Apana vereinigt, das heisst Prana wird dazu gebracht, durch die Sushumna zu fliessen, wodurch die Kundalini erweckt wird. Die Asana ist für viele anorektale Krankheiten gut, und durch sie können Hämorrhoiden geheilt werden. Wer an Krankheiten der Geschlechtsorgane oder der Harnwege leidet, sollte sie auf jeden Fall praktizieren. Die Stellung ist für den gesamten Unterleib von der Taille abwärts sehr nützlich, ganz speziell aber für die Gelenke, und Knie, Fussknöchel und Becken werden elastisch und gesund. Sie vermag Exostose, Wucherungen der Knochen in den Gelenken, zum Verschwinden zu bringen.

Manchen Menschen fällt Gorakshasana relativ leicht, andere wiederum können sie erst nach langem, anstrengendem Üben meistern. Allgemein ist sie für Frauen weniger schwierig als für Männer, aber sie ist für beide Geschlechter gleichermassen von Nutzen.

27. Kandapidasana *(Knollenpresse)*

Der Name dieser schwierigen Stellung bezieht sich auf den «Kanda» (Knollen) genannten zentralen Punkt unterhalb des Nabels, dessen Aktivierung und Kontrolle eines der primären Ziele des Hatha-Yoga ist. Der Kanda ist ein eiförmiges Gebilde und Zentrum von 72 000 Nerven und Nadis, die sich wie Sonnenstrahlen im ganzen Körper ausbreiten (S. 120).

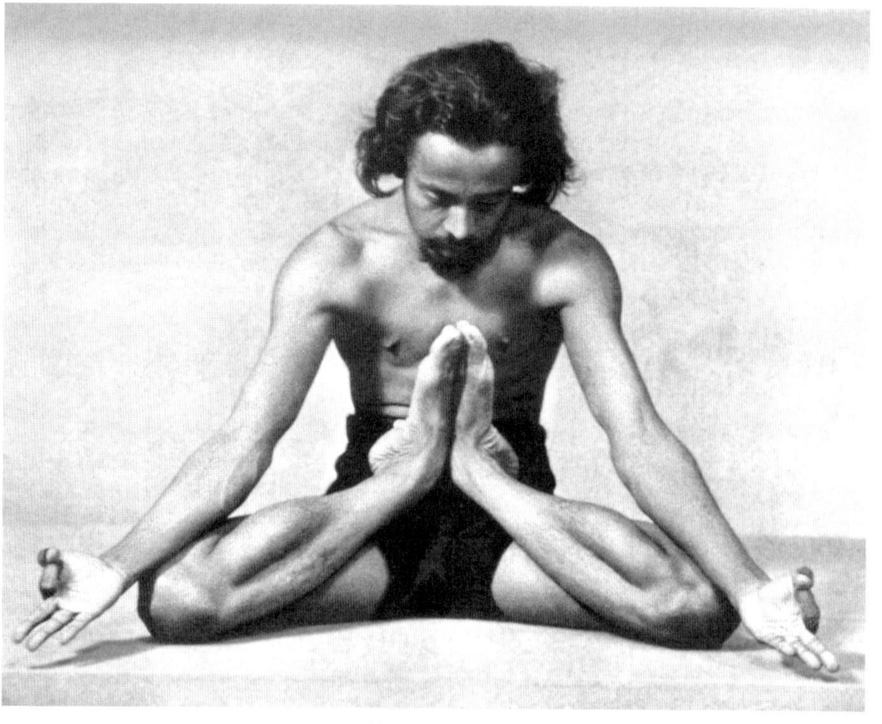

27. Kandapidasana

Stellung: Sitzen Sie am Boden, nehmen Sie die Füsse mit beiden Händen und legen Zehen, Aussenrist und Knöchel aneinander. Dann heben Sie die geschlossenen Füsse langsam hoch, bis die Fersen in der Nähe des Nabels liegen und die nach oben gedrehten Zehen gegen das Brustbein drücken. Die Hände liegen auf den Knien, die Handflächen nach oben gedreht, die Finger in Jnana-Mudra.

Wirkung und Nutzen: Die Praxis dieser Stellung bewirkt eine starke Kontraktion des Kanda. Entsprechend der klassischen Yoga-Lehre ist dieser Punkt für die Yogis von grösster Bedeutung, denn aus ihm entströmt die Kraft, durch welche die Kundalini-Shakti geweckt wird. Durch die Kontraktion und Erregung dieses Punktes können fortgeschrittene Yogis Prana dazu bringen, durch die Sushumna zu fliessen, alle sechs Cakras zu durchdringen und schliesslich zum Brahma-Randhra zu gelangen. Dadurch erreichen sie einen Zustand höchster Ekstase und göttlicher Selbstverwirklichung, den man Samadhi nennt. Normalerweise wird diese Asana nur von hochkarätigen Yogis praktiziert, und sie kann dazu verhelfen, die höchsten Ziele des Yoga zu realisieren.

Sie bietet aber auch dem Laien bemerkenswerte Vorteile, da sich durch sie chronische Splenomegalie, Milzerkrankungen und Störungen der Leber heilen lassen. Durch Aktivierung der Nierentätigkeit wird das Blut gereinigt, und Unterleibsbeschwerden verschwinden. Sie übt auf alle Nadis, Nerven und Blutbahnen des Körpers einen harmonisierenden Einfluss aus, so dass alle Organe zu angemessener und normaler Funktion gebracht werden. Füsse, Knie und Oberschenkel werden sehr beweglich, elastisch und kräftig.

Kandapidasana erleichtert die Ausführung unzähliger anderer Stellungen, sollte aber vorsichtig und unter Anleitung eines erfahrenen Lehrers praktiziert werden.

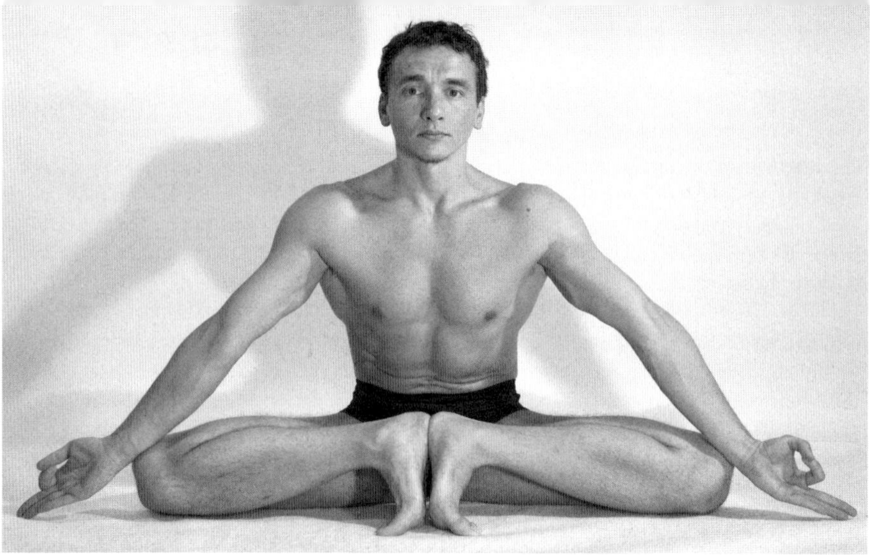

28. Bhagasana

28. Bhagasana *(Vulva-Stellung)*

Stellung: Setzen Sie sich auf den Boden,.legen Sie die Fusssohlen aneinander und drehen Sie die Füsse mit den Zehen nach unten und den geschlossenen Fersen nach oben. Ziehen Sie die Füsse nun dicht ans Becken zu den Genitalien, so dass sie senkrecht am Boden stehen, und legen Sie die auseinandergespreizten Knie auf dem Boden ab. Die Hände werden auf die Knie gelegt, die Finger zu Jnana-Mudra geformt, und der Blick starr geradeaus gerichtet.

Wirkung und Nutzen: Diese anspruchsvolle Stellung ist für den anorektalen Teil und die äusseren Geschlechtsorgane sehr nützlich. Obwohl sie nicht einfach zu lernen ist, wiegen die erzielten Resultate alle Mühe bei weitem auf. Durch die Vulva-Stellung lässt sich Kundalini effizient beeinflussen, weshalb sie allen Yoga-Schülern empfohlen wird.

Bhagasana ist ein Tonikum für die Füsse, die dadurch wohlgeformt und schön werden. Wer schnell ermüdet oder ständig kalte, schmerzende Füsse hat, muss sie üben. Knie, Oberschenkel, Waden, Knöchel und Zehen werden gekräftigt, und arthritische Beschwerden in der Hüfte und den Beinen verschwinden. Die Stellung ist überaus wirksam gegen Gliederschmerzen oder krumme untere Gliedmassen.

29. Pretasana
(Geisterhaltung)

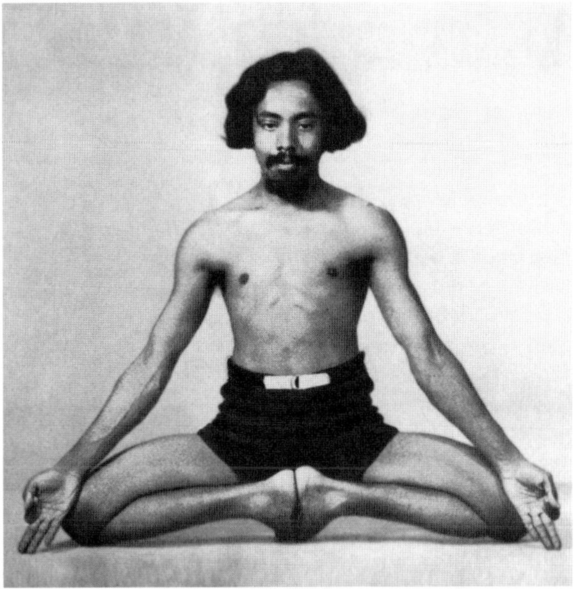

29. Pretasana

Nach der Auffassung der Hatha-Yogis ist der Unterleib nicht nur die Wohnstätte der vitalen Kräfte, sondern auch von Geistern und Dämonen, die in diesen von schwefligen Gasen erfüllten Zonen in einer höllenartigen Umgebung ihr Unwesen treiben. Durch Pretasana wird das Bewusstsein für diese Kräfte geweckt, und dadurch können sie unter die Kontrolle des Geistes gebracht werden.

Stellung: Setzen Sie sich auf den Boden, beugen Sie die Knie, fassen Sie die Füsse und bringen Sie die Fusssohlen aneinander. Nun drehen Sie die Füsse so, dass die Fersen nach aussen und die Zehen nach innen gerichtet sind. Die Knie stehen am Boden, und die zu Jnana-Mudra geformten Hände liegen auf den Knien. Der Körper soll gerade aufgerichtet sein.

Wirkung und Nutzen: Durch diese Stellung kann Exostose in den Knien wirksam bekämpft werden. Die Beine und Hüften werden gesund und gelenkig, weshalb dieses Asana bei der Bemeisterung vieler anderer Stellungen hilfreich ist. Arthritische Beschwerden und Schmerzen in den unteren Gliedmassen verschwinden. Die Übung ist auch ein gutes Heilmittel gegen Hämorrhoiden. Wenn man in dieser Stellung Mula-Bandha ausführt, wird ihre Wirksamkeit noch um ein Vielfaches gesteigert. Sie fördert die Ausdauer und Belastbarkeit der Beine, so dass man sich selbst nach langen Fussmärschen nie müde fühlt.

30. Vikatasana *(furchterregende Stellung)*

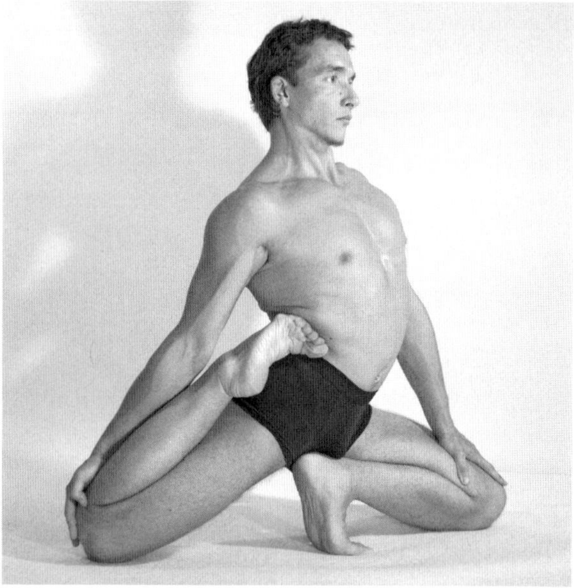

30. Vikatasana

Stellung: Setzen Sie sich auf den Boden und stellen Sie den linken Fuss vor den Genitalien auf die Zehenspitzen. Die Ferse ist nach oben gedreht, und das linke Knie wird mit der linken Hand auf den Boden gedrückt. Stellen Sie nun das rechte Knie auf den Boden und fassen mit der rechten Hand den rechten Fuss. Ziehen Sie ihn von hinten nach vorn, bis Sie die Zehen in der Nähe des Nabels an die rechte Seite anstellen können. Die Ferse liegt am Oberschenkel, und die Fusssohle ist nach vorn gedreht. Halten Sie das rechte Knie mit der Hand am Boden und blicken starr geradeaus.

Wirkung und Nutzen: Obgleich diese Stellung schwierig auszuführen ist, gehört sie zu denjenigen, durch die man sehr rasch unvergleichliche Erfolge erzielen kann. Trotz der ihr innewohnenden Schwierigkeiten ist sie unter den Yogis sehr beliebt, und jeder Adept legt Wert darauf, sie regelmässig in begrenztem Mass zu üben. Durch diese Asana können verhärtete Gefässe und Nerven elastisch gemacht und energetisiert werden, wodurch das Becken und die Beine an Kraft und Gesundheit gewinnen. Sie hilft gegen Arthritis und gibt Hüften, Oberschenkeln, Knien, Waden und Zehen Schönheit und gute Proportionen, was besonders für Tänzer wichtig ist. Wenn man die Stellung nur wenige Minuten übt, verschwindet alle Müdigkeit, was nach langen, strapaziösen Fussmärschen von Nutzen sein kann.

31. Mrigasana *(Antilope)*

Stellung a: Setzen Sie sich auf den Boden, winkeln Sie das rechte Bein an und setzen Sie die Fusssohle auf den Boden. Nehmen Sie nun mit der rechten Hand den linken Fuss und stellen ihn in die linke Achselhöhle, wobei das linke Knie am Boden bleibt. Legen Sie die rechte Hand aufs rechte Knie und die linke Hand an die linke Wange. Richten Sie die Augen

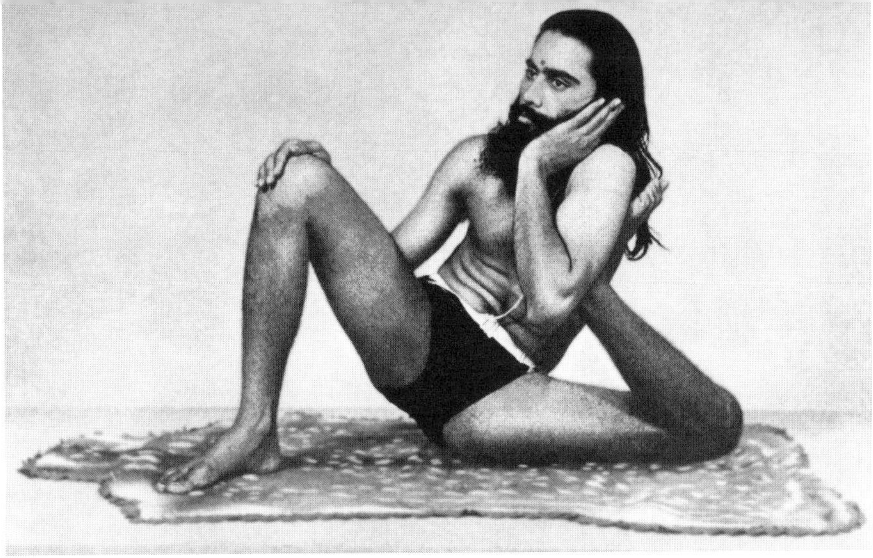

31 a. Mrigasana

unverwandt auf einen vor Ihnen liegenden Punkt, und verharren Sie in dieser Stellung. Wechseln Sie nach einiger Zeit die Gliedmassen, und wiederholen Sie die Asana.

Stellung b: Bei einer Variante von Mrigasana wird das linke Bein angewinkelt auf den Boden gelegt. Dann nimmt man mit der linken Hand den rechten Fuss und stellt ihn in die rechte Achselhöhle, wobei das rechte Knie am Boden steht. Dann ergreift man mit der linken Hand den linken Fussknöchel und zieht den Fuss nahe zum Körper. Die linke Hand wird auf das linke Knie gelegt, und die rechte wird hinter das rechte Knie gestreckt.

Der Blick wird in Trataka starr auf einen Punkt fixiert. Nach einiger Zeit werden die Gliedmassen gewechselt, und die Übung wiederholt.

Stellung c: Eine weitere Variante besteht darin, dass das linke Bein angewinkelt auf den Boden gelegt und der rechte Fuss in die rechte Achselhöhle gestellt wird. Die linke Hand ergreift den linken Fussknöchel, und die rechte liegt am rechten Knie. Die Augen werden ebenfalls in Trataka auf einen Punkt fixiert. Auch diese Variante muss immer beidseitig geübt werden.

Wirkung und Nutzen: Diese Stellung schenkt dem Körper Leichtigkeit und erzeugt eine für das Rotwild charakteristische Gewandtheit und Beweglichkeit. Durch intensive Stimulation von Nerven und Nadis in Unterleib und Bauch wird die Intuition entwickelt, und feine Instinkte werden wach. Rotwild verfügt über ein sehr ausgeprägtes Sensorium, das es ihm ermöglicht, sogar im Schlaf Gefahren zu wittern und sich rechtzeitig vor gefährlichen Raubtieren wie Löwen oder Tigern in Sicherheit zu bringen. Wer diese Asana ausdauernd praktiziert, kann dadurch ähnliche Instinkte erwerben, und zum Beispiel die Gegenwart von weit entfernten Menschen wahrnehmen oder, wenn jemand in der Nähe ist, das Wesen dieser Menschen erfassen und einschätzen.

Intuition ist für Yogis von allergrösster Wichtigkeit, denn auf allen Lebensgebieten sind sichere Instinkte die Basis für richtige Entscheidungen und fruchtbare zwischenmenschliche Beziehungen.

Mrigasana macht den Körper leicht und die Füsse schnell, wodurch Lauf- und Sprungkraft zunehmen. Die unteren Gliedmassen werden stromlinienförmig, die Beine wohlproportioniert und schön.

Wer dicke Beine oder raue Haut hat, sollte diese Stellung mit Hingabe üben. Die Haut wird makellos und rein, was dem ganzen Körper ein strahlendes Aussehen verleiht.

Die Kraft und Intensität der Stellung wird durch gleichzeitiges Ausführen von Trataka sehr gesteigert, weshalb man sich bemühen sollte, während der Übung möglichst wenig zu blinzeln.

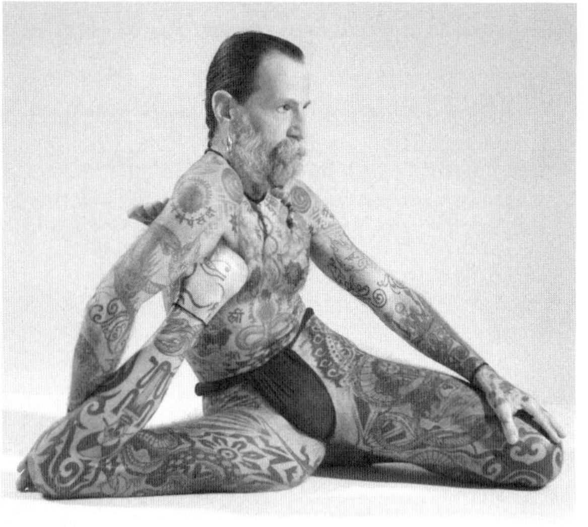

31 b. Mrigasana

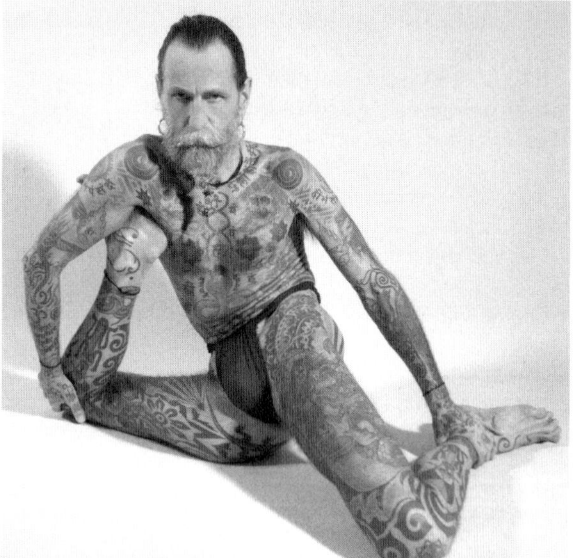

31 c. Mrigasana

32. Mayurasana *(Pfau)*

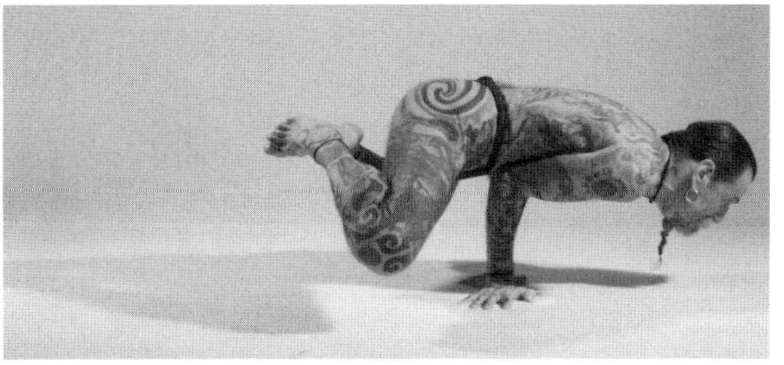

32. Mayurasana (Vorbereitung)

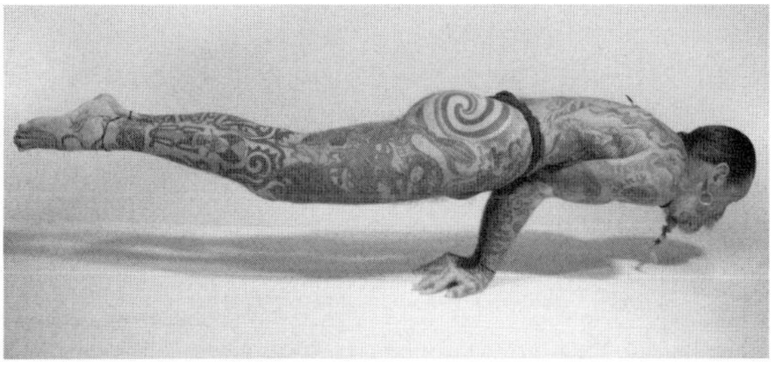

32. Mayurasana

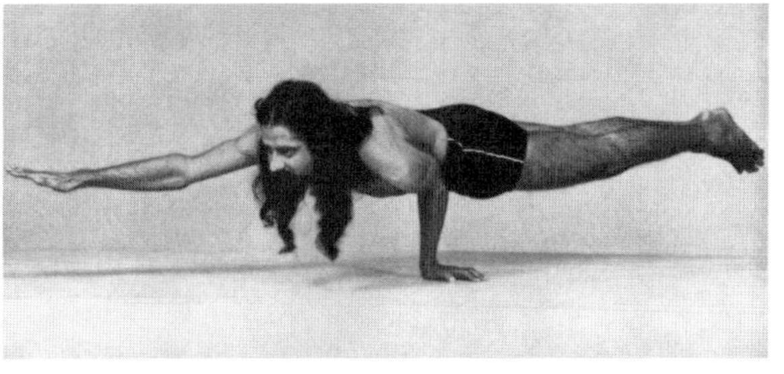

32. Mayurasana (Variante auf einer Hand)

Stellung: Die Yogis nennen diese Stellung Mayurasana, weil sie einem Pfau ähnelt. In der «Hathayoga-Pradipika» wird sie in Kapitel I, Vers 30, folgendermassen beschrieben: *«Der Körper ruht auf den Ellbogen, wie ein angehobener Pfahl; und die Hände stemmen sich auf den Boden. Das ist der Pfau (Mayurasana).»*

Hocken Sie sich mit geschlossenen Fersen auf die Füsse, die Knie etwa 45 cm auseinandergespreizt. Dann legen Sie die Hände mit nach aussen gedrehten Fingern zwischen den Knien in einem Abstand von 6–7 cm auf den Boden. Die Ellbogen werden geschlossen an den Nabel gebracht. Nun heben Sie Knie und Füsse vom Boden ab, so dass das Gewicht nur auf den Händen ruht. In den ersten Tagen sollte die Übung nicht noch weitergeführt werden. Mit der Zeit versucht man, die unteren Gliedmassen gerade nach hinten auszustrecken, wie den Schwanz eines Pfaus. Der Kopf muss dabei waagrecht angehoben werden.

Bei dieser Stellung ist besonders darauf zu achten, dass die Ellbogen am Nabel bleiben und das Gewicht des ganzen Körpers auf den Händen ruht. Die Hände können auch so auf den Boden gestellt werden, dass die Finger nach hinten zeigen.

Einige bringen es zu einer derartigen Meisterschaft, dass sie den Körper nur mit einer Hand abstützen können.

Wirkung und Nutzen: Diese Stellung befreit von Verdauungsstörungen. Verstopfung und Blähungen können innerhalb von zehn Tagen geheilt werden.

Svatmarama hat dazu in der «Hathayoga-Pradipika» in Kapitel I, Vers 31, treffend bemerkt: *«Mayurasana besiegt alle Erkrankungen des Unterleibs. Mit ihrer Hilfe werden die überschüssigen und schädlichen Stoffe in der Nahrung zu Asche verbrannt. Indem sie das Verdauungsfeuer des Magens entfacht, werden sogar stark giftige Elemente im Essen vernichtet.»*

Der Pfau verspeist mit Hochgenuss so giftige Geschöpfe wie Schlangen, ohne dass ihr Gift ihm etwas schadet. Er verdaut sie nicht nur, sondern zieht sie sogar jeder anderen Nahrung vor. Es heisst, dass der Pfau mehr frisst als jeder andere Vogel und dass das Feuer in seinem Magen ständig lodert. Darum glaubt man, dass es auch Menschen mit Hilfe dieser Stellung möglich ist, den Unterleib von allen Giftstoffen zu befreien und gegen solche immun zu werden. Sie ist gleichermassen wirksam gegen chronische Leiden der Milz, zum Beispiel deren Vergrösserung (Splenomegalie), wie auch gegen Erkrankungen der Leber. Selbst an sich ungesunde Lebensmittel besitzen noch einen gewissen Nährwert, und in den klassischen Yoga-Texten wird vielerorts behauptet, dass mit Hilfe von Mayurasana selbst aus ungesunden Nahrungsmitteln noch nützliche Nährstoffe entnommen und alle darin enthaltenen Giftstoffe ohne Schaden ausgeschieden werden können. Wenn ein Yogi es schafft, diese Stellung für 15–20 Minuten ununterbrochen zu halten, wird er wie der Pfau immun gegen das Gift von Schlangen und Skorpionen.

Mayurasana ist zudem ein ausgezeichnetes Hilfsmittel gegen schlechte Augen. Wer an Kurz- oder Weitsichtigkeit leidet, sollte sie täglich üben. Die Hände und Arme werden dadurch extrem stark, und auch die Lunge wird gereinigt und gekräftigt.

33. Mayura-Padmasana *(Pfau mit Lotos-Stellung)*

Stellung: Sitzen Sie in Padmasana. Stützen Sie beide Hände vor den gekreuzten Beinen mit nach aussen gestellten Fingern am Boden ab. Die Ellbogen sind geschlossen und werden an den Nabel gelegt. Heben Sie nun den Körper wie in Mayurasana auf den Händen hoch, und versuchen Sie, ihn von Kopf bis zu den Knien gerade zu halten.

Wirkung und Nutzen: Diese Stellung erfüllt in jeder Hinsicht denselben Zweck wie die Pfauen-Stellung, birgt aber gleichzeitig noch Vorteile von Padmasana in sich. Deshalb ist sie für Frauen von grösserem Nutzen als Mayurasana, weil der Lotos-Sitz auf den weiblichen Unterleib einen äusserst positiven Einfluss ausübt.

Die Stellung vermag Blähungen und Verdauungsbeschwerden sehr rasch zu beseitigen. Durch ihre Praxis wird selbst ungesunde Nahrung bekömmlich. Alle durch die Ernährung in den Körper gelangenden Giftstoffe werden problemlos wieder ausgeschieden. Dadurch entsteht ein Gefühl geistiger Leichtigkeit, was diese Übung für Menschen, die an Phobien und Allergien leiden, besonders wertvoll macht.

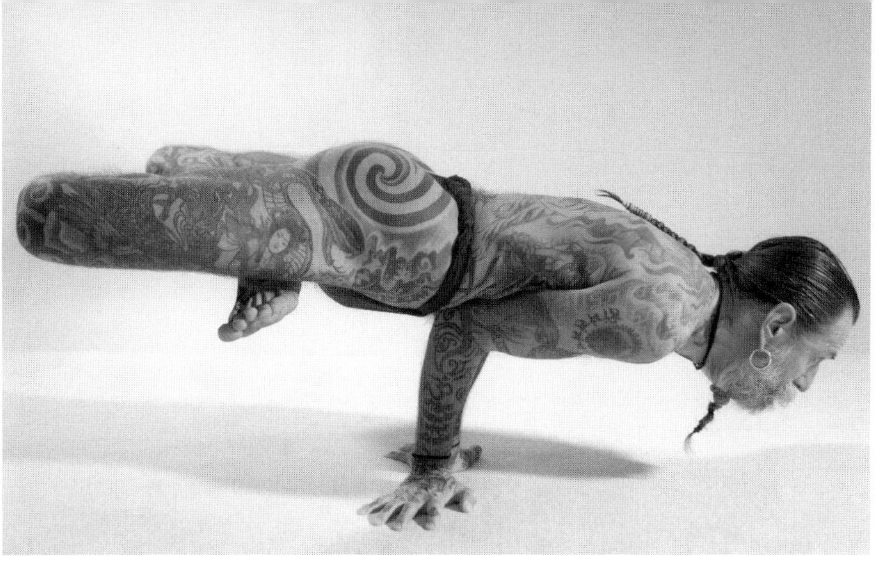

33. Mayura-Padmasana

34. Gomukhasana
(Kuhkopf)

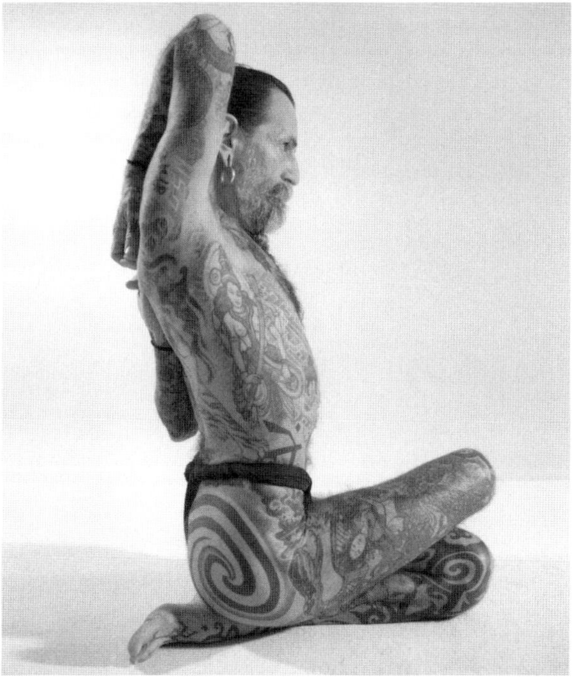

34. Gomukhasana

Stellung: Setzen Sie sich auf den Boden, und biegen Sie das linke Bein zurück, so dass die Ferse unter die rechte Gesässhälfte an den After zu liegen kommt. Nun legen Sie das rechte Bein über das linke und biegen es ebenfalls zurück, so dass der rechte Fuss dicht am linken Oberschenkel am Boden liegt. Achten Sie darauf, dass der linke Fuss gerade am Boden bleibt und die Zehen des rechten Fusses ebenfalls am Boden sind. Schieben Sie jetzt den linken Arm am Rücken der Wirbelsäule entlang hoch, bis die Finger der linken Hand dicht am Nacken sind. Nun heben Sie den rechten Arm hoch und greifen mit der Hand nach hinten zur linken, bis acht Finger beider Hände ineinandergreifen können. Halten Sie diese fest, und richten Sie dann den rechten Ellbogen möglichst gerade nach oben, während der linke so weit wie möglich gesenkt wird. Die Atmung erfolgt normal und gleichmässig durch die Nase, die Augen bleiben geöffnet, der Blick ist starr geradeaus gerichtet. Wiederholen Sie dann die Übung, indem Sie Bein- und Armhaltung wechseln.

Achten Sie immer darauf, dass mit dem obenliegenden Bein der jeweils entsprechende Ellbogen nach oben gerichtet ist, das heisst, ist das linke Knie oben, so muss es auch der linke Ellbogen sein und umgekehrt.

Wirkung und Nutzen: Diese Stellung stärkt Füsse, Knie und Taille. Arme und Schultern werden gekräftigt. Eine wichtige und einzigartige Charakteristik dieser Asana besteht aber darin, dass sie bei Lungenkrankheiten hilft. Patienten, die an Asthma oder Lungentuberkulose leiden, sollten sie ganz besonders praktizieren. Denn bei dieser Übung wird jeweils der Atmungsprozess auf einer Seite der Lunge unterbrochen, und zwar immer auf derjenigen, die durch den nach oben gerichteten Ellbogen völlig gestreckt wird. Wenn man langsam und tief durchatmet, fühlt man, wie der andere Teil der Lunge sich fast doppelt so stark ausdehnt wie beim normalen Atmungsvorgang. Wechselt man dann die Seite, muss unwillkürlich der bisher ruhende Lungenflügel stärker arbeiten. Auf diese Weise wird die Lunge gereinigt, und die Blutzirkulation in den Lungenflügeln wird angeregt und gesteigert. Dabei ist es möglich, bedeutend mehr Sauerstoff einzuatmen, als normalerweise erforderlich wäre, wodurch unzählige Poren und Alveolen in den Lungenflügeln gesäubert werden. Das hat Auswirkungen auf den gesamten Organismus, insbesondere auch auf das Herz, das in diesem Bereich des Körpers liegt und von der vermehrten Sauerstoffzufuhr profitiert. Aus diesem Grund wird Gomukhasana von den Yogis als allgemein nützlich für jeden Menschen angesehen.

35. Pashcimottanasana *(Rückenstreckung)*

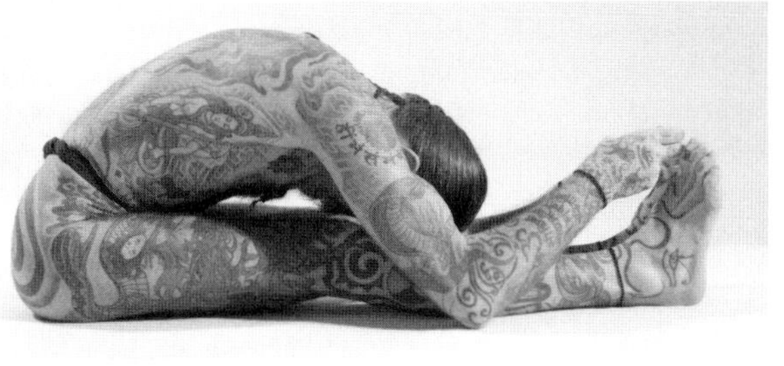

35. Pashcimottanasana (Grundhaltung)

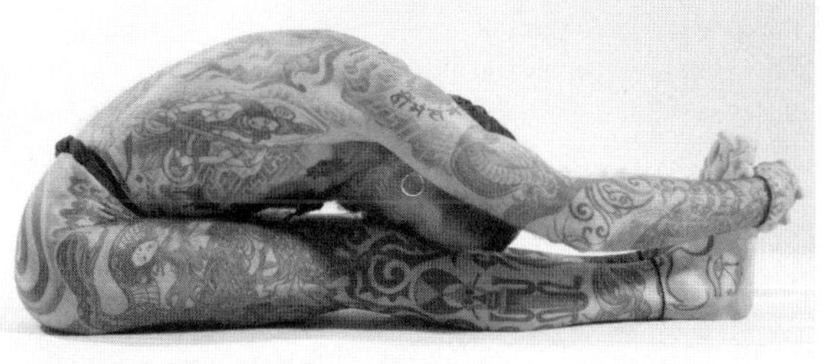

35. Pashcimottanasana (Variante mit verschränkten Händen)

Wie der Weltkugel ordnen die Yogis auch dem physischen Körper die vier Himmelsrichtungen zu. Die Füsse sind der Süden, der Kopf ist der Norden, der Bauch der Osten und der Rücken, insbesondere das Kreuz, ist der Westen.

In Sanskrit heisst Westen «Pashcima», und die Stellung Pashcimottanasana trägt ihren Namen daher, weil in dieser Asana der Rücken bzw. der Westen (Pashcima) gestreckt (uttana) wird (S. 125).

Stellung: In der Lehrschrift «Gheranda-Samhita» heisst es in Kapitel II, Vers 26: *«Beide Beine werden geschlossen am Boden ausgestreckt. Dann strengt man sich so weit an, dass man die Zehen fest mit den Händen halten und den Kopf auf die Knie legen kann. Die sich ergebende Stellung ist als Pashcimottanasana bekannt.»*

Mit zunehmender Übung soll man versuchen, die Füsse zwischen den verschränkten Händen zu halten.

In der «Hathayoga-Pradipika» schreibt Svatmarama in Kapitel I, Vers 29: *«Auf diese Weise bringt Pashcimottanasana, die eine führende Stellung unter allen Asanas einnimmt, den Prana-Strom dazu, in den Unterleib zu fliessen. Prana beginnt, seinen Weg durch die Sushumna zu nehmen. Diese Asana regt die Magensekretion an. Ein dicker Bauch verschwindet, und nervliche Ausgeglichenheit kommt noch hinzu.»*

Wirkung und Nutzen: Die Praxis dieser Stellung garantiert eine gute Durchblutung des gesamten Körpers. Sie macht die Wirbelsäule elastisch, wodurch viele Krankheiten und Gebrechen verschwinden. Der Rücken wird gerade und stark, was insbesondere bei Skoliose ungemein hilfreich ist. Sind Oberschenkel und Gesäss zu dick, kann diese Asana Abhilfe schaffen. Auch Hautkrankheiten lassen sich durch sie bekämpfen und heilen. Die Taille wird schlank und geschmeidig, schlechter Körpergeruch verschwindet, und ein angenehmer Duft tritt an seine Stelle. Wenn man längere Zeit darin verharrt, beginnen sich Prana und Apana zu vereinen, und wenn man es schafft, für die Zeitdauer von einem Yama (drei Stunden) und einem Muhurta (48 Minuten) in dieser Haltung zu sitzen, besteht sogar die Möglichkeit, dass sich ein Zustand kontemplativer Selbstverwirklichung (Samadhi) zwanglos und fast spontan einstellt.

Die Atemtätigkeit wird dadurch derart reduziert, dass man nur noch etwa drei Atemzüge pro Minute benötigt. Von dieser Asana heisst es unter den Adepten, dass sie ein langes und gesegnetes Leben verleiht und man mit ihrer Hilfe 300 Jahre und älter werden kann.

Die Stellung ist gut gegen Arthritis, Ischias und Schmerzen im Rücken, in den Beinen und Füssen. Das Gesicht beginnt zu strahlen, und der Geist wird ruhig und klar. Wer sich schnell aufregt und leicht reizbar ist, wer zu Depressionen und Lethargie neigt und sich oft mit Selbstzweifeln quält, dem sei diese Asana besonders empfohlen.

Sie regt den Appetit an, was die Yogis als «Entfachen des Verdauungsfeuers» bezeichnen, und vermag verschiedene Wurmarten und Erreger, die den Darmtrakt verseuchen, abzutöten oder zum Verlassen des Darms zu zwingen.

Besonders nützlich ist diese Stellung bei Krankheiten der Niere, zum Beispiel Nephrolithiasis (Harn- oder Nierensteinen). Ihre blutreinigende Wirkung führt zu vermehrter Harnausscheidung, wodurch der Harn verdünnt und die Entstehung von Steinen verhindert wird. Alle Organe werden mit gesundem Blut und Sauerstoff versorgt, was bei der Bekämpfung und Beseitigung von verschiedenen Problemen (zum Beispiel bei Zysten) hilfreich ist.

Der Nutzeffekt dieser Übung steht in direktem Zusammenhang mit der Zeitdauer, während der man sie ausübt. Sie gehört zu jenen Asanas, die man stundenlang ausführen kann und muss. Allerdings darf sie keinesfalls ruckartig oder nach Mahlzeiten geübt werden.

36. Vrishabhasana *(Stier)*

Stellung: Setzen Sie sich mit seitlich angewinkelten Beinen auf den Boden. Zwischen den Füssen soll ein geringer Abstand bleiben. Die Hände und Unterarme werden auf die Erde gelegt wie die Vorderhufe eines Stiers. Der Kopf muss angehoben bleiben, der Blick wird gerade nach vorne gerichtet.

Wirkung und Nutzen: Die Praxis dieser Stellung verbessert die Atmung. Allen Menschen, die meist nur durch ein Nasenloch atmen, ist Vrishabhasana sehr zu empfehlen. Ist das linke Nasenloch verstopft, müssen die Beine zur rechten Seite gelegt werden, und umgekehrt. Diese Stellung ermöglicht es, durch das Nasenloch zu atmen, welches normalerweise blockiert ist.

Dieses bewusste Umlenken des Atemstroms ist für die Yogis von grösster Bedeutung, da sie dadurch lernen können, Svara zu beherrschen (S. 353).

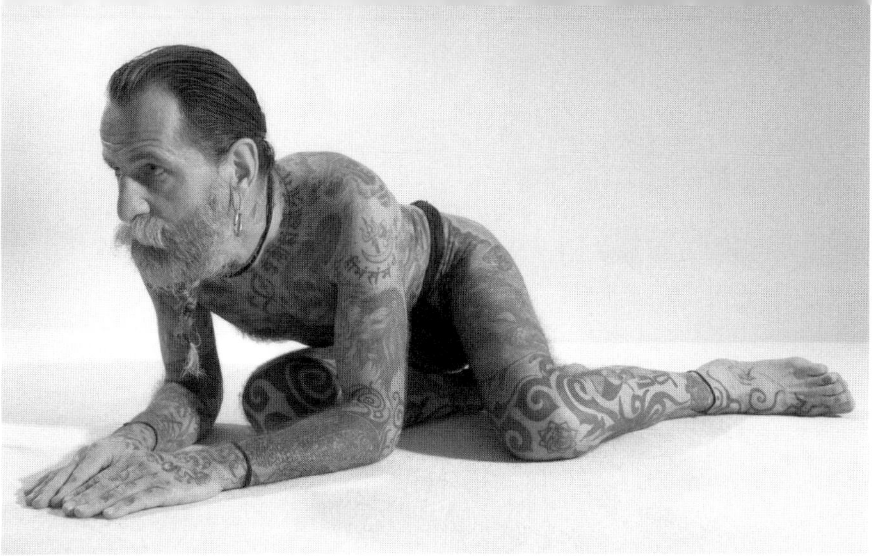

36. Vrishabhasana

Mit der Hilfe dieser Asana lassen sich Gase im Unterleib durch den anorektalen Darmtrakt ausscheiden. Das wiederum trägt dazu bei, ein allgemeines Wohlbefinden und Glücksgefühle zu erzeugen.

Wer sich bei der Arbeit konzentrieren muss oder eine ruhige Hand braucht, wird grossen Nutzen aus dieser Stellung ziehen, denn sie verhindert das Herumschweifen des Geistes und verhilft zu Konzentration. Obwohl der Stier von aufbrausendem und unberechenbarem Temperament ist, hat diese Asana eine beruhigende und besänftigende Wirkung, die von keiner anderen Stellung erreicht wird. Bei ihrer Ausübung kommt es nie zu schmerzhaften Nebenwirkungen oder zu Erschöpfung. Durch sie werden Hände, Arme, Nacken, Schultern, Oberschenkel, Knie, Brust, Bauch und Rücken gekräftigt.

Übt man sie mit offenen Augen, ohne dabei zu blinzeln, kann durch die Trataka-Praxis vollkommene Konzentration erreicht werden, was wiederum zu den Stufen der Meditation führt. Man kann in ihr auch Atemanhalten (Kumbhaka) praktizieren, was im Zusammenhang mit Mula-Bandha, Udara- und Uddiyana-Bandha sowie Jalandhara-Bandha die Wirkung der Stellung sehr intensiviert. Diese Feinheiten sollten jedoch unter der Anleitung eines erfahrenen Lehrers oder Gurus gelernt werden.

Im Zusammenhang mit Vrishabhasana müssen auch zwei andere Stellungen erwähnt werden, die in ihrer Wirkung der Stier-Stellung ähnlich sind:

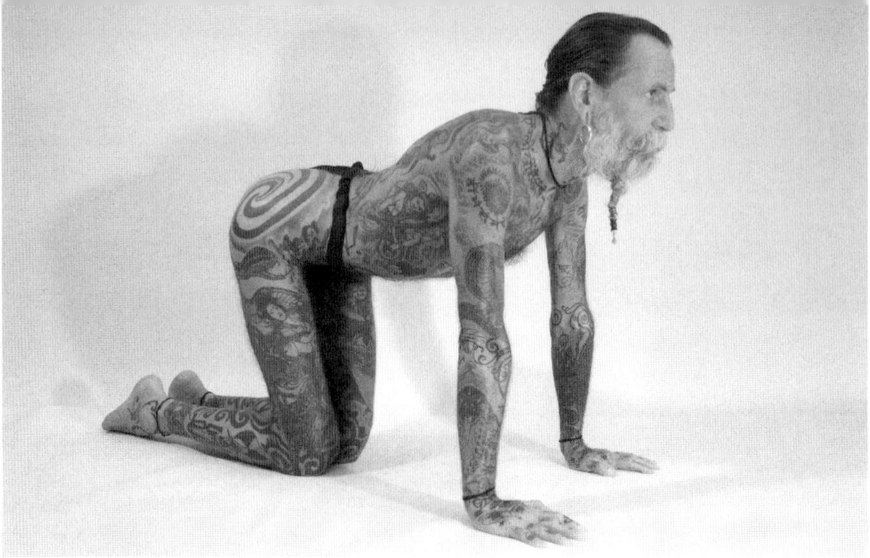

36a. Kukkurasana

36a. Kukkurasana *(Hund)*

Stellung: Knien Sie nieder, Fersen und Knie geschlossen, die Arme senkrecht auf den Boden gestützt. Der Kopf wird angehoben, der Blick ist starr geradeaus gerichtet.

Wirkung und Nutzen: Diese Haltung fördert ungemein die Konzentration. Sie hat einen wohltuenden Einfluss auf den Atmungsvorgang, weshalb sie nützlich für alle Menschen ist, die an Krankheiten der Atemwege oder der Lunge leiden. Die Schultern und Arme werden gekräftigt, die Brust wird breit, ein dicker Bauch verschwindet und Schmerzen in Hüften und Knien lassen sich beseitigen.

Sie sollte in Verbindung mit Mula-Bandha, Jalandhara-Bandha sowie Udara- und Uddiyana-Bandha ausgeführt werden, damit ihre Kräfte sich voll entfalten können. All diese Feinheiten können unter Aufsicht eines guten Lehrers verstanden und erlernt werden.

Die Asana erweist sich als besonders wirksam, wenn man darin Ajagari (S. 57) oder Bhujangi-Mudra (S. 410) ausführt.

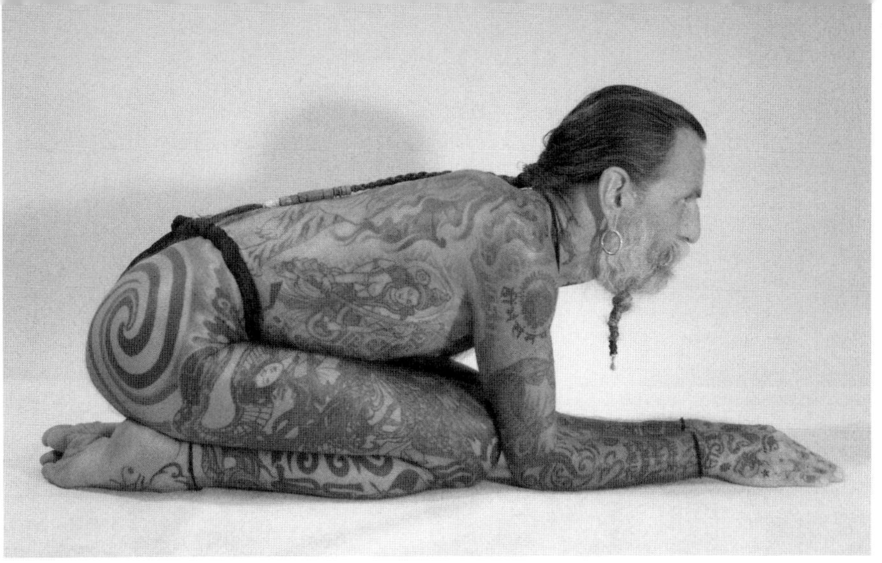

36 b. Shashasana

36 b. Shashasana *(Hase)*

Stellung: Knien Sie auf den Boden nieder und setzen sich auf die Füsse. Die Fersen sind seitlich geöffnet, die grossen Zehen zusammen. Nun legen Sie die Unterarme auf den Boden, die Ellbogen geschlossen an den Knien, die Hände flach ausgestreckt, und halten den Kopf aufrecht, den Blick geradeaus gerichtet.

Wirkung und Nutzen: Obwohl der Hase ein scheues und ängstliches Tier ist, bewirkt diese Haltung genau das Gegenteil und ist deshalb besonders unruhigen, unsicheren und ängstlichen Menschen anzuraten. Durch die Praxis von Shashasana wird der Geist ausgeglichen und ruhig, und an Stelle von Angst und Sorgen treten Selbstvertrauen, Standfestigkeit und ein klares Urteilsvermögen.

Die Hasen-Stellung sollte am besten in Verbindung mit Kumbhaka und Mula-Bandha ausgeführt werden. Auch die Variante des Genick-Verschlusses mit in den Nacken gedrücktem Kopf ist dabei von grossem Nutzen. Sie eignet sich zudem gut zur gleichzeitigen Praxis von Bhujangi-Mudra.

In ihrer Wirkung ist sie Vrishabhasana ebenbürtig, obwohl Shashasana keine Auswirkung auf Svara hat. Trotzdem ist sie ein wirksames Hilfsmittel für all diejenigen Menschen, die an Übergewicht, Trägheit, Verdauungsstörungen, Blähungen, Kniebeschwerden, Konzentrationsschwäche oder Unsicherheit leiden.

37. Tadasana *(Palme)*

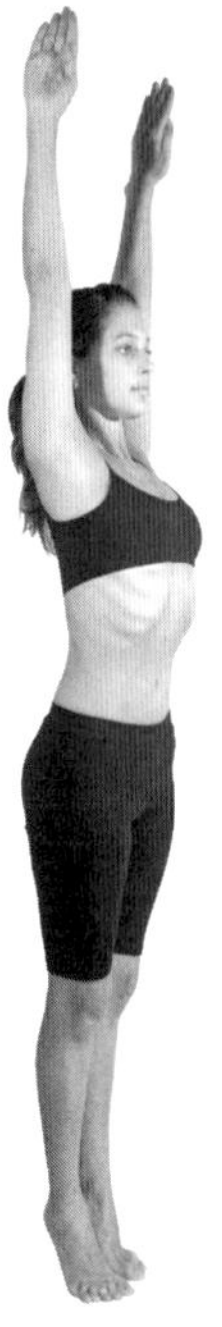

37. Tadasana (Grundhaltung)

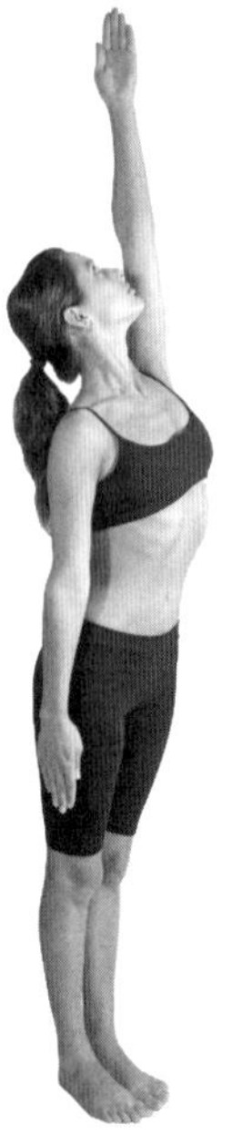

37. Tadasana (Variante)

Stellung: Stehen Sie aufrecht mit geschlossenen Füssen. Heben Sie die Arme seitlich hoch, ohne mit den Oberarmen die Ohren zu berühren. Die Handflächen sollen nach aussen gedreht werden. Dann stellen Sie sich mit geschlossenen Fersen auf die Zehenspitzen und strecken den gesamten Körper von den Zehen bis zu den Fingerspitzen gut durch.

So wie eine Palme viele Blätter hat, gibt es auch verschiedene Variationen von Tadasana. Man kann in dieser aufrechten Haltung die Arme vor- und zurück-, oder seitwärts hoch- und runterschwingen, und man kann ganze Kreise beschreiben.

Eine Variante zum Beispiel ist die, dass man den einen Arm hochstreckt, die Handfläche nach innen gekehrt, den Kopf leicht in den Nacken geneigt und die Augen auf die Fingerspitzen fixiert. Der andere Arm liegt mit der Hand nach unten am Körper. Dann gibt man mit beiden Händen Zug nach oben und nach unten, so dass die eine Körperseite vollkommen gestreckt und die andere leicht zusammengekrampft wird. Die Übung wird wiederholt, indem man die Haltung der Arme wechselt.

Wirkung und Nutzen: Diese Stellung gibt einen gut gebauten Körper, der wohlproportioniert, wendig und behende ist. Ausserdem regt sie das Wachstum an, weshalb sie besonders kleingewachsenen Menschen, die noch nicht 30 Jahre alt sind, empfohlen wird.

Die Palme ist eine der einfachsten, aber gleichzeitig grundlegendsten Yoga-Stellungen. Sie übt einen gesunden und reinigenden Einfluss auf die zwei Hauptenergiekanäle Ida- und Pingala-Nadi aus, wodurch eine gute Basis für die weitere Yoga-Praxis geschaffen wird. Erst wenn diese beiden Energieleiter genügend positive und negative elektromagnetische Energie im Körper erzeugen, entsteht die Kraft, um das innere Feuer zu entzünden.

Kein Körperteil kann sich dem wohltuenden Einfluss dieser Stellung entziehen. Ein krummer, schiefgewachsener Körper wird langsam wieder gerade, die Taille wird schlank und der Rücken so stark, dass man selbst im hohen Alter noch aufrecht gehen wird. Erkrankungen der Wirbelsäule wie Skoliose lassen sich wirksam bekämpfen. Die Palme ist auch gegen Ischias gut und allen denen zu empfehlen, die sehr empfindlich auf Kälte reagieren.

Tadasana ist ausserordentlich nützlich für Frauen. Sie kann bis fünf Tage vor der Geburt eines Kindes praktiziert werden. Sie überanstrengt eine schwangere Frau nicht, sondern trägt dazu bei, dass sie sich frisch und wohl fühlt. Unter allen 8 400 000 Asanas ist sie die einzige Stellung, die von Frauen während der ganzen Zeit der Schwangerschaft geübt werden darf. Sie verhilft zu einer fast schmerzlosen Geburt und hält die werdende Mutter fit. Diese Stellung stellt eine gesunde, nicht ermüdende und kräftigende Übung dar, durch die der Körper wendig und aktiv bleibt und zudem noch die Schmerzen einer Geburt verringert werden. Während der Schwangerschaft sollten die Frauen sehr vorsichtig und nur unter Anleitung eines erfahrenen Lehrers oder einer Lehrerin Yoga üben und dabei sehr sorgfältig vorgehen, um alle Risiken auszuschliessen und den Körper entsprechend vorzubereiten.

38. Ashvatthasana *(heiliger Feigenbaum)*

Die Pappelfeige *(Pipal- oder Bodhi-Baum; Ficus religiosa)* gilt als bester unter allen Bäumen der Welt. In Indien wird er als heilig verehrt, und es ist einem Hindu verboten, Feigenbäume zu fällen. Es wird überliefert, dass dieser Baum sogar nachts fortfährt, Sauerstoff abzugeben, während die anderen Bäume dies nur am Tag tun, nachts aber Kohlendioxyd produzieren. Aus diesem Grund trägt die folgende Stellung den Namen dieses heiligen Baumes, weil sie auf die Sauerstoffversorgung des menschlichen Körpers einen äusserst wohltuenden Einfluss hat.

Stellung: Auf dem linken Bein stehend heben Sie den rechten Fuss so weit wie möglich nach hinten hoch. Der linke Arm wird emporgereckt und der rechte Arm seitlich ausgestreckt. Der Brustkorb soll sich dabei ausdehnen. Die Stellung wird wiederholt, indem man die Gliedmassen wechselt.

Wirkung und Nutzen: Diese Stellung bewirkt, dass alle zehn Vayus des Körpers, nämlich Prana, Apana, Samana, Vyana, Udana, Naga, Kurma, Krikala, Devadatta und Dhananjaya, frei und gleichmässig zirkulieren (S. 351). Diese Lebenshauche werden von Prana kontrolliert, und Ashvatthasana sorgt dafür, dass dem Körper durch erhöhte Sauerstoffaufnahme grosse Mengen an Prana zugeführt werden. Dadurch werden unreine Gase wie Kohlendioxyd ausgeschieden, was dem Körper Gesundheit und Schönheit verleiht.

Diese Stellung ist besonders für Frauen überaus nützlich, denn sie kann wie Tadasana sogar während der Schwangerschaft praktiziert werden. Im Verlauf einer Schwangerschaft kann es vorkommen, dass sich im Atmungssystem einer Frau ungewöhnliche Stress- oder Spannungszustände ergeben, so dass die werdende Mutter Atemnot verspürt. Solche Beschwerden lassen sich durch Ashvatthasana vermeiden. Sie verbessert den Kreislauf und erleichtert durch erhöhte Kontrolle über die Muskulatur des Beckens sogar die Wehen.

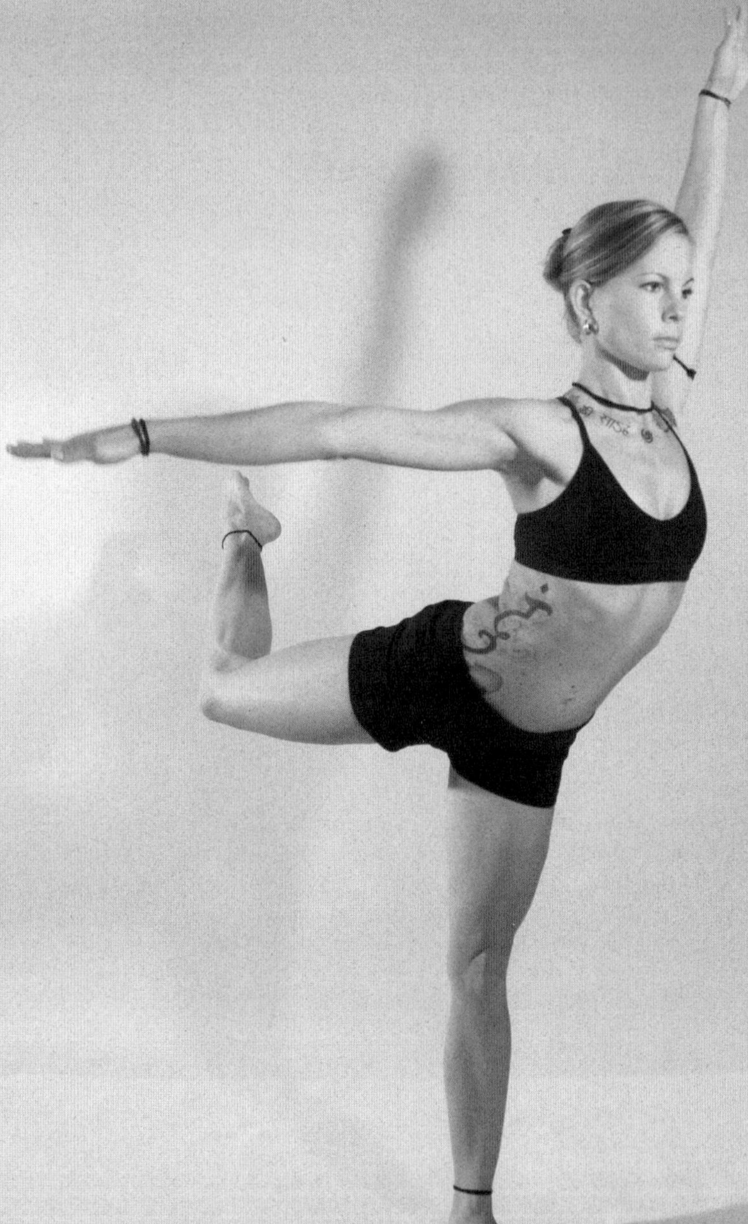

38. Ashvatthasana

39. Urdhva-Hastottanasana *(Armstreckung)*

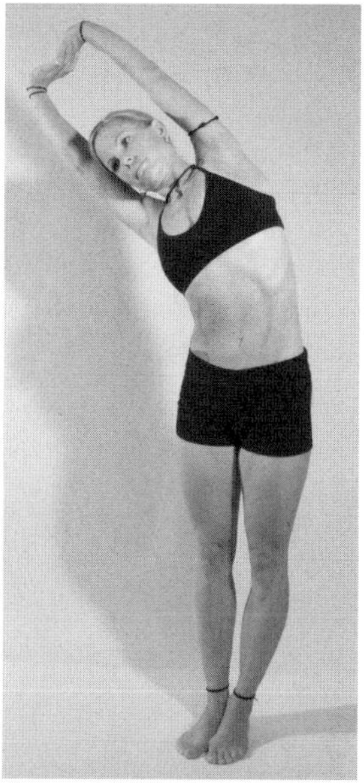

39. Urdhva-Hastottanasana

Stellung: Stehen Sie aufrecht am Boden, die Füsse geschlossen, die Arme mit gefalteten Händen nach oben gestreckt und die Handflächen nach oben gedreht. Dann schwingen Sie den Rumpf abwechselnd nach rechts und links.

Wirkung und Nutzen: Durch die Praxis dieser Übung wird die Taille sehr schlank, die Brust breit, und Fettablagerungen auf Hüften und Gesäss verschwinden. Sie befreit sehr schnell von Verstopfung und anderen Verdauungsproblemen, fördert das Wachstum und beseitigt Schmerzen im Brustkorb. Sie ist ein Tonikum für den Rücken, der beweglich, gerade und stark wird, was sich besonders bei Gebrechen wie Skoliose bewährt.

Praktiziert man sie zusammen mit Kumbhaka, kann ihre Wirkung verstärkt werden. Solche Feinheiten sollten unter Anleitung eines erfahrenen Lehrers erlernt werden.

Die Armstreckung ist eine der vier Übungen, die zum Ausführen der Muschelreinigung notwendig sind (S. 108).

40. Kati-Cakrasana *(Lendenschwung)*

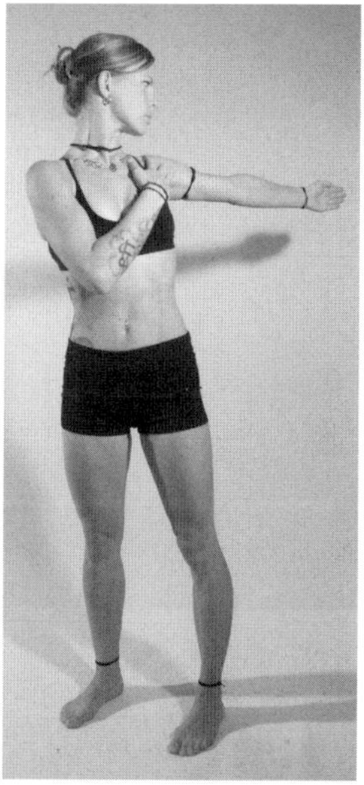

40. Kati-Cakrasana

Stellung: Stehen Sie aufrecht, die Füsse in einem Abstand von etwa 40 cm gerade nach vorn gestellt, die Arme nach vorn gestreckt. Dann schwingen Sie langsam den Oberkörper nach links, wobei der rechte Arm an die Brust angewinkelt und der linke Arm gestreckt so weit wie möglich nach hinten gedreht wird. Kopf und Augen folgen der linken Hand. Verweilen Sie etwas in dieser Position und schwingen dann den Oberkörper genau so nach rechts, wobei der linke Arm an die Brust angewinkelt und der rechte gestreckte Arm so weit wie möglich nach hinten bewegt wird. Kopf und Augen folgen ebenfalls der rechten Hand.

Achten Sie darauf, dass die Füsse sich nicht bewegen und die Knie immer durchgestreckt bleiben.

Wirkung und Nutzen: Die Taille wird schlank und geschmeidig und die Brust weit und wohlgeformt. Da diese Stellung das Wachstum anregt, ist sie ein Segen für kleingewachsene Menschen. Sie heilt Verstopfung und kräftigt ungemein die

Lendengegend. Die Rippen gewinnen an Elastizität, und der Brustkorb füllt sich mit Energie, wodurch viele Erkrankungen der Atmungsorgane, sogar Lungentuberkulose, wirksam bekämpft werden können. Schultern, Nacken, Arme, Unterleib, Rücken, Oberschenkel und Knie werden gestärkt. Sie hilft bei Erkrankungen der Wirbelsäule, zum Beispiel Skoliose, und verhilft zu einem symmetrischen, gut gebauten Körper.

Kati-Cakrasana ist für Frauen und Männer gleichermassen nützlich. Sie ist nicht schwierig auszuführen, birgt in sich aber viele Vorteile, die für ihre Praxis sprechen. Der ganze Körper wird stark und gewandt, so dass Tänzer oder Artisten sehr von dieser Übung profitieren können.

Der Lendenschwung ist eine der vier Übungen, die zum Ausführen der Muschelreinigung notwendig sind (S. 108).

41. Garudasana *(Adler)*

Diese Asana stellt Garuda dar, einen mythologischen Sonnenadler, auf dem der indische Gott Vishnu reitet. Vishnu symbolisiert die erhaltende, beschützende Kraft im Universum und ist eine der drei Hauptgottheiten im Hinduismus, neben Brahma, der Schöpferkraft, und Shiva, dem Zerstörer.

Stellung: Stehen Sie auf dem Boden und schlingen das rechte Bein um das linke, so dass Sie den rechten Fuss um die linke Wade herum einhaken können. Dann schlingen Sie ebenso den rechten Arm um den linken, als ob Sie die Arme zu einem Seil verflechten würden. Heben Sie nun die mit den Handflächen gegeneinanderliegenden Hände auf der Höhe des Brustbeins nach vorn hoch, als wären sie der Schnabel eines Adlers. Die Übung wird wiederholt, indem Sie die Gliedmassen wechseln.

Bei einer Variation dieser Asana geht man in die Knie, bis man den unteren Ellbogen auf dem Oberschenkel aufstützen kann. Dies hat sich als sehr hilfreich in Fällen von krankhaft vergrösserten Hoden erwiesen.

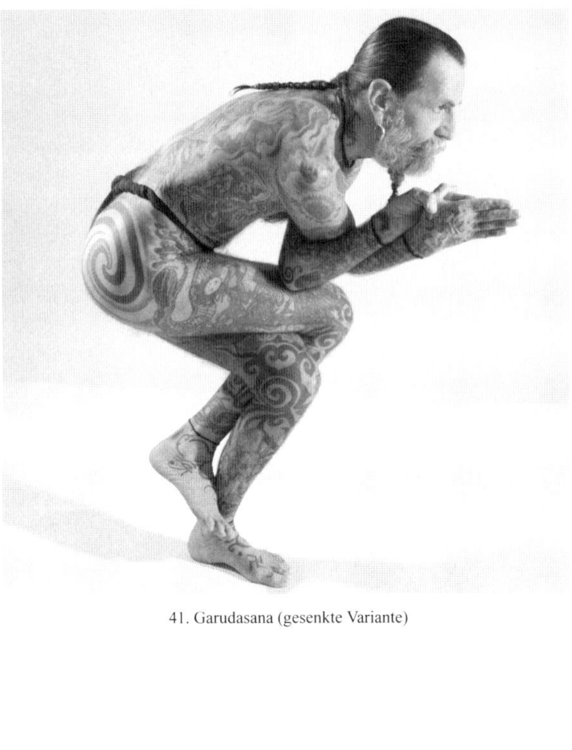

41. Garudasana (gesenkte Variante)

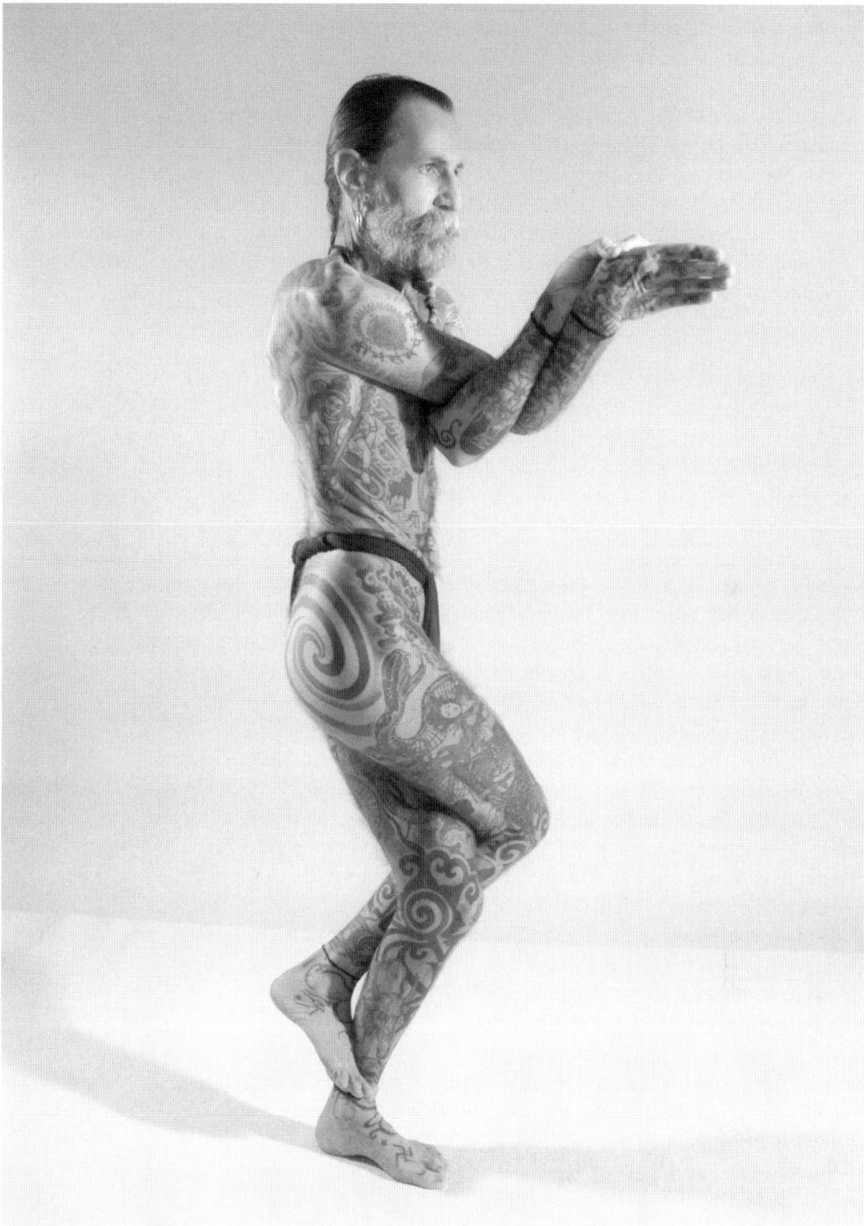

41. Garudasana

Wirkung und Nutzen: Durch diese Stellung erfahren Füsse und Oberschenkel eine unglaubliche Kräftigung, was von besonderem Nutzen für alle ist, die lange Strecken laufen müssen. Durch grosszügige Versorgung der Glieder mit Sauerstoff vermag diese Übung den Körper nach grossen Anstrengungen rasch zu regenerieren. Praktiziert man sie nach einem langen Fussmarsch für einige Minuten, stellt man fest, dass jede Müdigkeit sehr rasch verschwindet.

Alle Schmerzen oder arthritischen Leiden in den Knien, Füssen und anderen Gelenken, Schmerzen oder Zittern in Schultern, Ellbogen, Armen und Händen werden durch die Ausübung dieser Asana geheilt. Sie hat sich auch bei der Behandlung von anorektalen Krankheiten und Störungen der Harnwege bewährt. Alle noch so feinen Muskeln, Gewebe, Knorpel und Knochen werden durch sie trainiert und aufgebaut.

42. Sankatasana oder Chinka-Haltung *(verschlungene Stellung)*

«Sankat» bedeutet «zusammengezogen, angespannt», und «Chinka» bezeichnet ein Seil oder ein Netzwerk von Schnüren, das früher in indischen Häusern zum Aufhängen von Kleidern oder Küchenutensilien aufgespannt war. Damit wird die äusserliche Form dieser Stellung charakterisiert, bei der die Extremitäten wie Seile zusammengedreht und gespannt werden.

Stellung: Stehen Sie aufrecht auf dem rechten Fuss, und schlingen Sie das linke Bein um das rechte, bis Sie den linken Fuss bei der rechten Wade einhängen können. Auch der linke Arm soll derart mit dem rechten verschlungen werden, als ob man sie zu einem Seil verflechten würde. Dann strecken Sie die Arme hoch. Die Asana wird wiederholt, indem man auf dem linken Fuss steht, das rechte Bein ums linke schlingt und ebenso den rechten Arm um den linken.

Wirkung und Nutzen: Diese Stellung stärkt die Füsse, Oberschenkel, Knie, Arme und Hände. Durch lange Fussmärsche hervorgerufene körperliche Müdigkeit verschwindet rasch, wenn man die Übung für einige Minuten auf jeder Seite ausführt. Wer von Berufs wegen viel auf den Beinen stehen muss, sollte sie regelmässig ausführen. Die Asana ist ein gutes Heilmittel gegen Arthritis und ähnliche Beschwerden. Die Stellung wirkt sich in subtiler Art auf die ganze Wirbelsäule aus, die gut durchblutet und dadurch gekräftigt wird, weshalb sie für Menschen, die an Rückenproblemen wie Skoliose leiden, empfehlenswert ist. Wer abnorm starke Oberschenkel oder Waden hat oder wer unter schwachen, zittrigen Beinen leidet, muss diese Stellung üben, da sie einen ausgleichenden und wohltuenden Effekt auf die unteren Gliedmassen ausübt, dem sich keine Faser der Beine entziehen kann.

Ihr wichtigstes Merkmal jedoch ist die Tatsache, dass sie Männern, die unter zu grossen Hoden leiden, Linderung und Heilung bringen kann. Ihre Ausführung hat sehr segensreiche Auswirkungen auf die äusseren Geschlechtsorgane des Mannes, deren Durchblutung dadurch gefördert wird.

Sankatasana ist ein Segen für Tänzer, die dadurch an Gleichgewicht, Geschmeidigkeit und Gelenkigkeit gewinnen können.

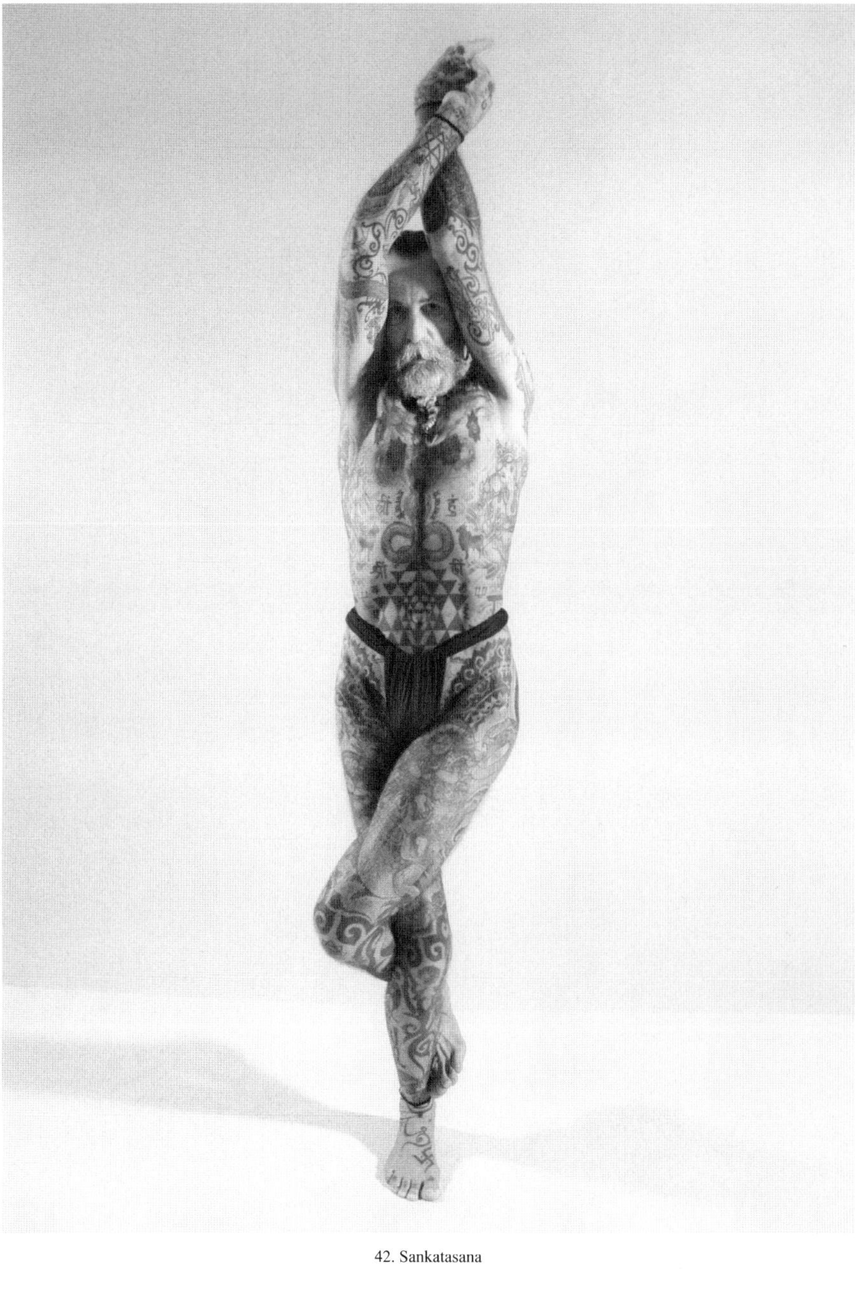

42. Sankatasana

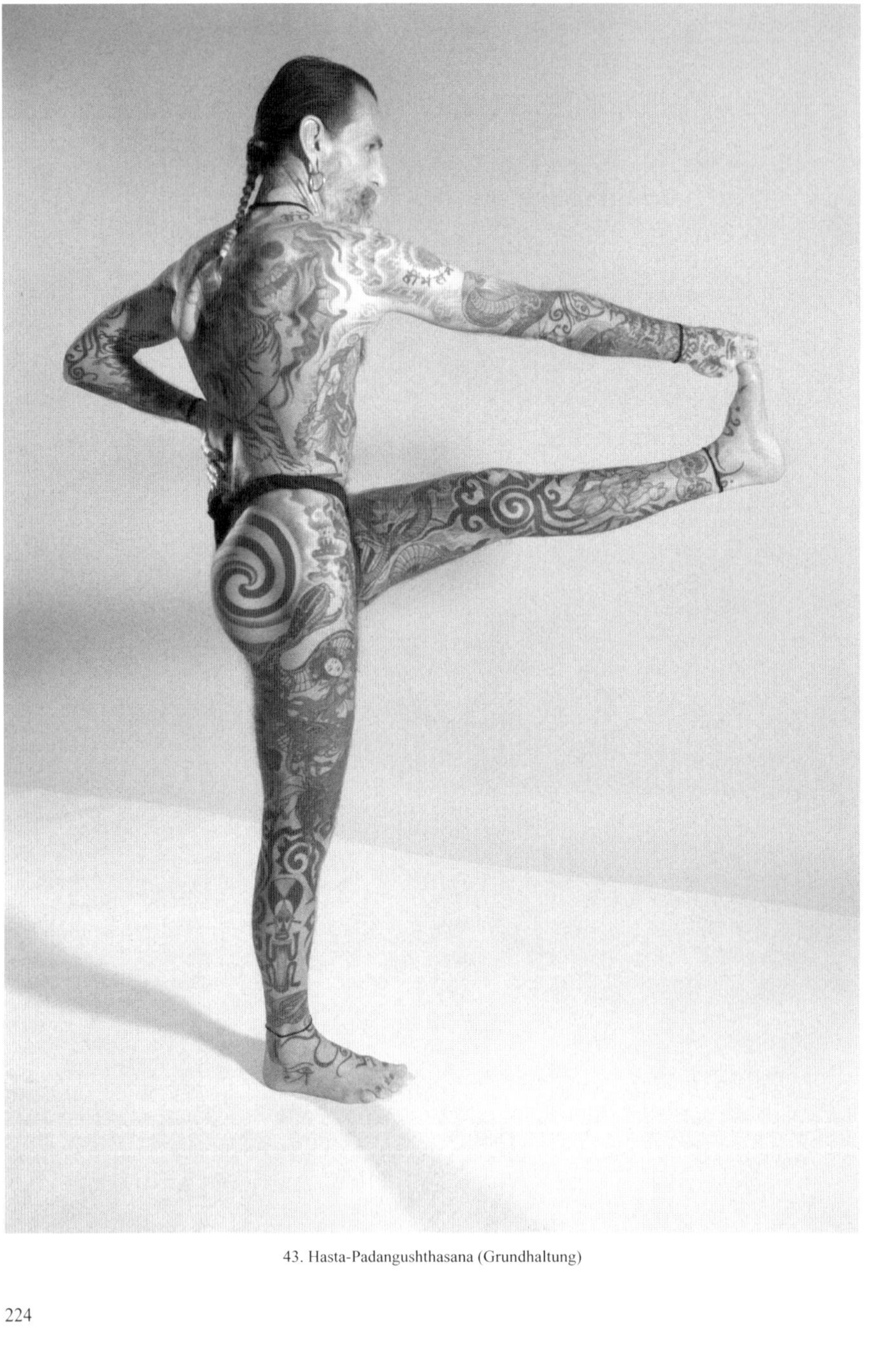

43. Hasta-Padangushthasana (Grundhaltung)

43. Hasta-Padangushthasana *(Hand-Zeh-Stellung)*

Stellung: Stellen Sie sich aufrecht hin, nehmen Sie den grossen Zeh des linken Fusses mit der rechten Hand und legen Sie die linke Hand in die Hüfte, Daumen nach vorn, Finger hinten. Nun strecken Sie das linke Bein gerade nach vorn und halten Beine und Oberkörper gerade. Führen Sie dann die Stellung auch auf der andern Seite aus.

Eine etwas anspruchsvollere Variante der Übung besteht darin, dass Sie mit den gefalteten Händen einen «Steigbügel» bilden. Nun heben Sie das linke Bein hoch, legen den Fuss in die gefalteten Hände, richten sich dann gerade auf und strecken das linke Bein nach vorn. Dann senken Sie langsam den Kopf, bis die Stirn auf dem linken Knie liegt. Wiederholen Sie die Stellung auf der andern Seite.

Eine weitere, als Purna-Hasta-Padangushthasana (vollkommene Hand-Zeh-Stellung) bekannte, Variation besteht darin, dass Sie den grossen Zeh des linken Fusses mit der rechten Hand ergreifen, das linke Bein gerade nach vorn strecken und dann mit nach aussen gestrecktem linkem Arm den Oberkörper und den Kopf nach links

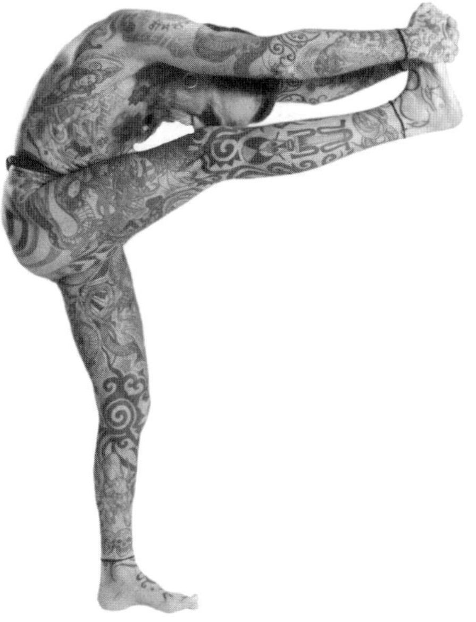

43. Hasta-Padangushthasana (Steigbügel-Variante)

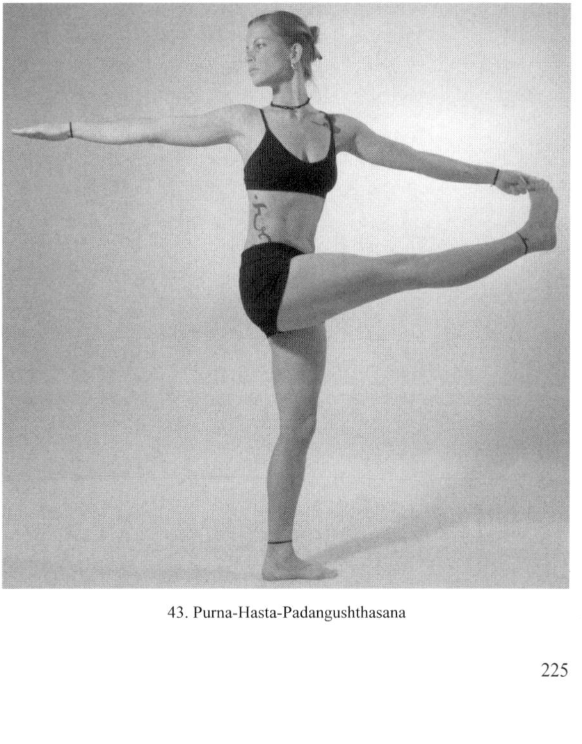

43. Purna-Hasta-Padangushthasana

drehen, bis das gestreckte linke Bein und der linke Arm eine gerade Linie bilden. Wiederholen Sie die Stellung auf der anderen Seite.

Wirkung und Nutzen: Diese Asana ist gut gegen Krankheiten der Füsse, Knie, der Lendengegend und des Rückens. Ein krummer Körper wird wieder gerade. Besonders nützlich ist diese Stellung für Menschen, die unter Schwäche und Kraftlosigkeit der unteren Gliedmassen leiden oder lange Zeit hindurch stehen müssen. Sie verbessert die Durchblutung von den Hüften zu den Zehen und ist ein Tonikum gegen Ischias und Hexenschuss.

Oft wird Hasta-Padangushthasana dazu benutzt, um das Wachstum anzuregen. Wer kleingewachsen und noch nicht älter als 30 Jahre ist, kann durch anhaltende Praxis noch einige Zentimeter hinzugewinnen.

44. Konasana *(Winkel)*

Stellung: Stellen Sie die Beine so weit wie möglich auseinander, die Füsse gerade nach vorn gerichtet. Strecken Sie den linken Arm seitlich aus und den rechten Arm gerade nach oben. Beugen Sie dann den Oberkörper seitwärts nach links, bis die linke Hand den linken Fuss berührt und der rechte Arm waagerecht über den Kopf nach links gestreckt ist. Achten Sie darauf, dass Sie den Rumpf dabei weder nach vorn noch nach hinten lehnen. Der ganze Vorgang wird dann zur anderen Seite hin wiederholt.

Es gibt von dieser Stellung verschiedene Varianten. Die hier beschriebene ist jedoch die wirkungsvollste.

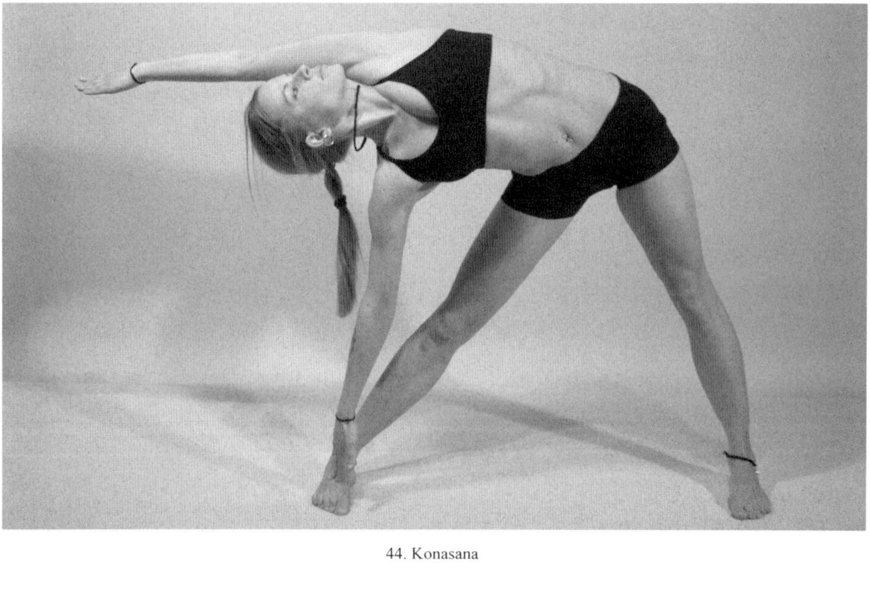

44. Konasana

Wirkung und Nutzen: Diese Stellung befreit von Rückenschmerzen und formt das Gesäss. Erkrankungen der Wirbelsäule, Lungenkrankheiten und Hautunreinheiten wie Pickel oder Furunkel werden durch sie geheilt. Der Körper wird leicht und geschmeidig.

Ein besonderes Merkmal von Konasana ist, dass diese Übung das Wachstum fördert. Es gibt noch einige andere Stellungen, die zusammen mit dieser Asana praktiziert werden können, um eine zu kleine Statur zu verbessern. Wenn sie langsam ausgeführt wird, erweist sie sich auch bei Ischiasleiden als Wohltat.

Ein weiteres Charakteristikum dieser Stellung ist, dass sie auch von schwangeren Frauen ohne Schaden geübt werden darf. Sie kann während der Schwangerschaft bis zum 7. Monat praktiziert werden, muss aber sehr langsam ausgeführt werden. Sie schafft Harmonie und Gleichgewicht zwischen den zahlreichen Nerven, die den gesamten Körper kreuz und quer durchziehen. Die Stellung erweist sich für Frauen allgemein als sehr vorteilhaft. Sie verhilft zu einem geraden, wohlproportionierten Körper und sollte deshalb von allen geübt werden, die krumm und gebeugt gehen und stehen.

Diese Stellung darf niemals ruckartig und hastig ausgeführt werden, weil sie dadurch alle ihre Vorzüge und nützlichen Eigenschaften verliert. Nur wenn man den Körper einige Zeit in der Stellung lässt, kann man ihre Vorteile ganz ausschöpfen.

45. Kala-Bhairavasana *(Stellung des Kala-Bhairava)*

Der Gott Kala-Bhairava ist eine der zahlreichen Manifestationen von Shiva als Zerstörer. Er ist die Personifizierung der schrecklichen, alles verschlingenden Zeit und des Todes. Er nimmt diese wild-grausame Stellung ein, um die Schöpfung zu zerstören und aus ihr Neues zu erschaffen.

Stellung: Stellen Sie die Füsse in einem Abstand von etwa 40 cm hintereinander, und zwar so, dass beide Füsse nach vorne gerichtet wie auf einer geraden Linie stehen. Strecken Sie einen Arm mit dem entsprechenden Bein nach vorn und den andern nach hinten, halten die Beine absolut gerade und wölben die Brust vorn raus. Dann sperren Sie den Mund weit auf, strecken die Zunge in Bhujangi-Mudra (S. 410) so weit wie möglich heraus und fixieren die Augen in Bhru-Madhya zwischen die Augenbrauen. Die Atmung erfolgt durch den Mund, was generell bei allen Stellungen, in denen Bhujangi-Mudra verwendet wird, der Fall sein sollte. Halten Sie den Körper in dieser Stellung absolut ruhig. Nach einiger Zeit wechseln Sie die Haltung von Armen und Beinen.

Manchmal wird Kala-Bhairavasana auch so praktiziert, dass die Augenlider umgedreht werden. Diese Augenstellung wird Bhairava-Drishti genannt. Sie bewirkt eine Stimulierung von Muskeln und Nerven des Augapfels, wodurch Hellsichtigkeit gefördert und der Nervenplexus an der Stelle des «Dritten Auges» aktiviert wird.

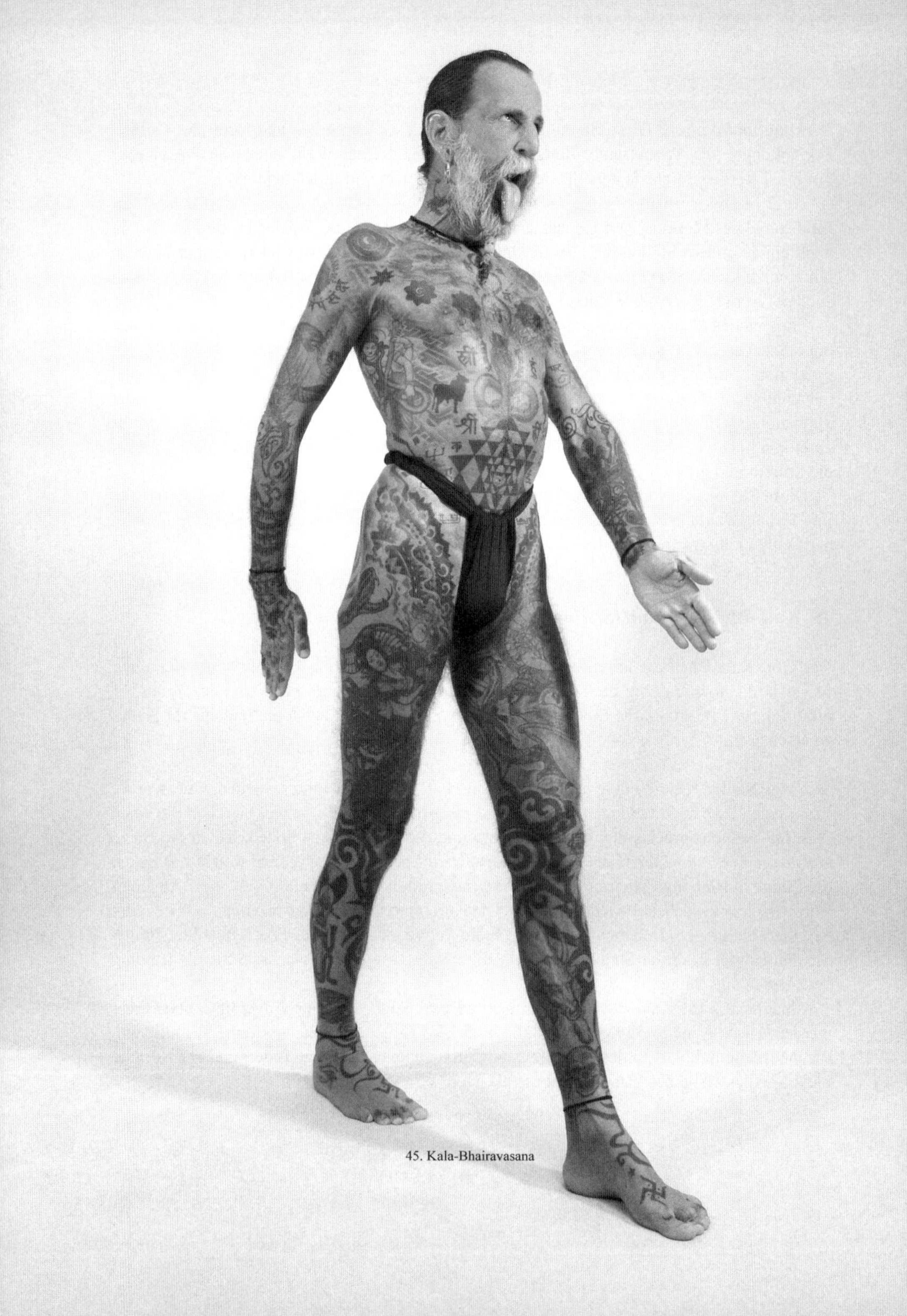

45. Kala-Bhairavasana

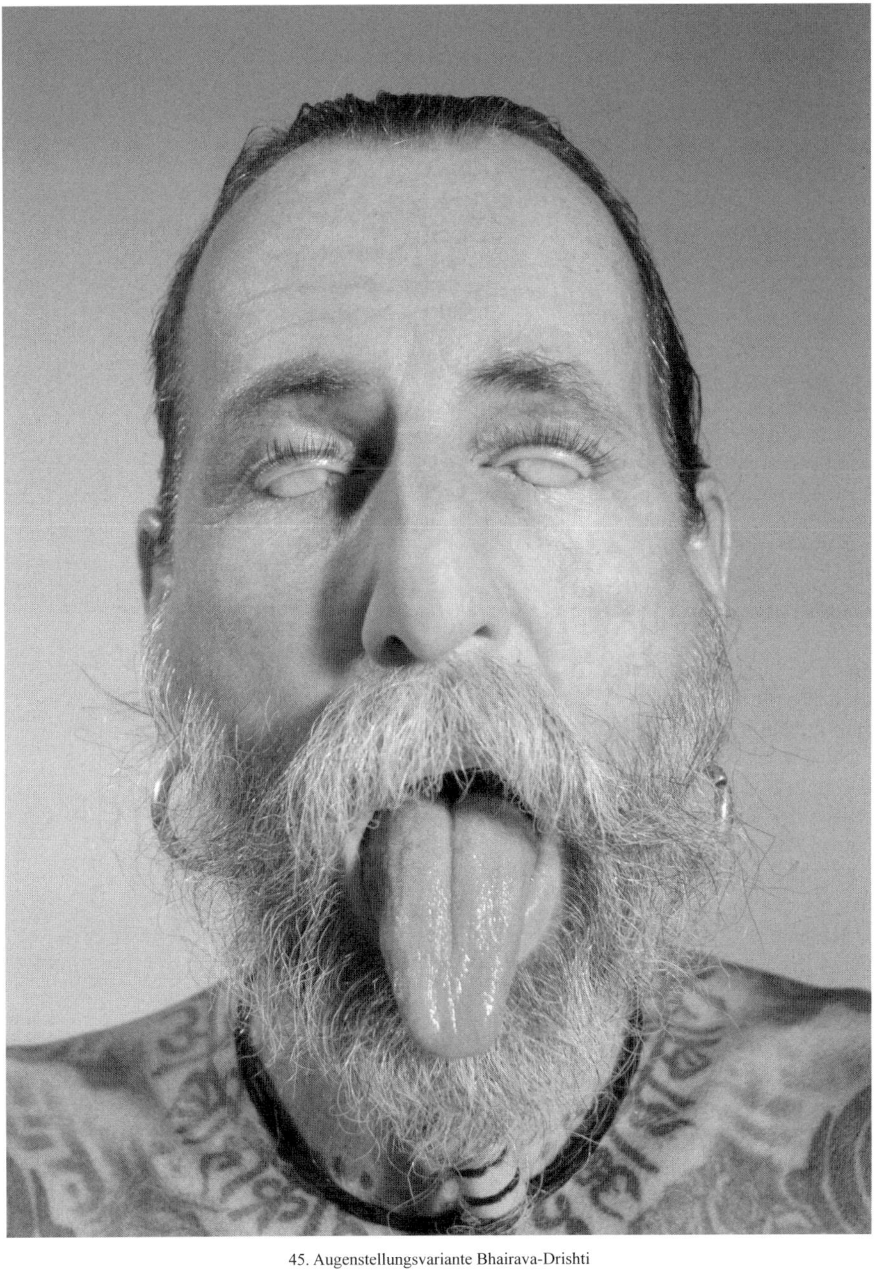

45. Augenstellungsvariante Bhairava-Drishti

Wirkung und Nutzen: Durch diese Asana wird der Körper sehr stark und gewandt. Eine ihrer Haupteigenschaften ist, dass sie Mut und Unerschrockenheit verleiht. Die Stellung wirkt sich in subtilster Weise auf die feinsten Nerven und Gefässe des Körpers aus, und der ganze Körper wird von einem gewaltigen Energiestrom durchflutet, wodurch er strahlend und wendig wird. Verharrt man einige Zeit in dieser Haltung, bewegt sich der Energiefluss durch Manovaha-Nadi aufwärts, wodurch die Willenskraft gestärkt wird.

Im «Yoga-Sutra» des Patanjali wird in Kapitel III, Vers 32, auf die Bedeutung dieses Energiekanals hingewiesen, der von Eingeweihten auch «Kurma-Nadi» (Schildkröten-Kanal) genannt wird: *«Durch vollkommene Konzentration (Samyama) auf den Schildkröten-Kanal (Kurma- oder Manovaha-Nadi) erlangt der Yogi Festigkeit.»*

Die Stellung erscheint sehr einfach, aber ihre Vorteile kann man erst durch Ausdauer und Praxis entdecken. Sie ist ein wirksames Mittel, um geistige und körperliche Fortschritte zu machen.

Krankheiten der Augen, der Zähne, des Kiefers, des Gaumens, der Zunge und der Kehle werden durch Kala-Bhairavasana wirksam bekämpft und beseitigt. Die Haut wird sehr gesund, und Hautunreinheiten wie Pickel und Furunkel verschwinden. Faltige Haut wird wieder glatt, die Augen beginnen zu strahlen, und das Gesicht erhält einen leuchtenden Ausdruck.

46. Shirsha-Janu-Sparshasana *(Kopf-Knie-Stellung)*

Stellung: Stehen Sie aufrecht da, heben Sie den linken Fuss zum Gesäss hoch, umfassen die Zehen mit beiden Händen und pressen die Ferse gegen das Gesäss. Dann senken Sie langsam den Kopf zum rechten Knie, bis Sie dieses mit der Nase berühren können. Das rechte Bein sollte möglichst gerade bleiben. Wiederholen Sie dann die Übung auf der anderen Seite.

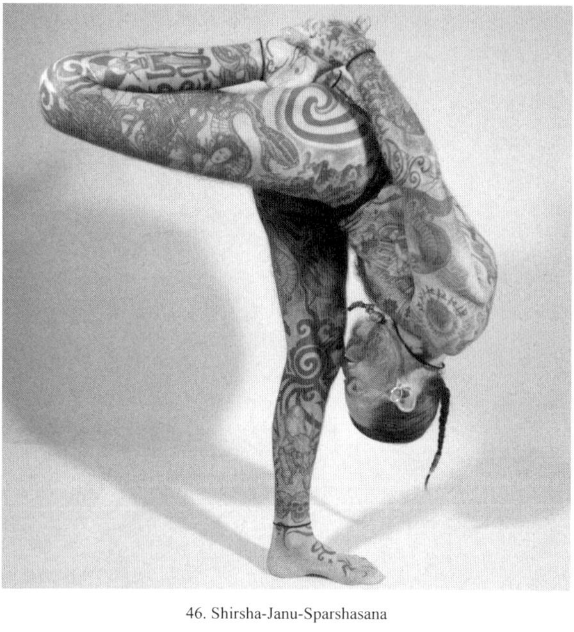

46. Shirsha-Janu-Sparshasana

Wirkung und Nutzen: Die Stellung erscheint auf den ersten Blick einfach, ist aber in Wirklichkeit ziemlich schwierig auszuführen. Ihre spezielle Eigenart ist, dass sie nach anhaltendem Praktizieren dazu beiträgt, Müdigkeit zu überwinden. Wer den ganzen Tag viel auf den Beinen ist und lange Zeit hindurch stehen muss, kann davon viel profitieren. Die Stellung hat sich auch sehr nützlich bei der Behandlung von Ischias, Arthritis und krummen oder verkrüppelten unteren Gliedmassen erwiesen. Schmerzen in den Waden, Knien und in der Hüfte verschwinden, und Halskrankheiten bessern sich.

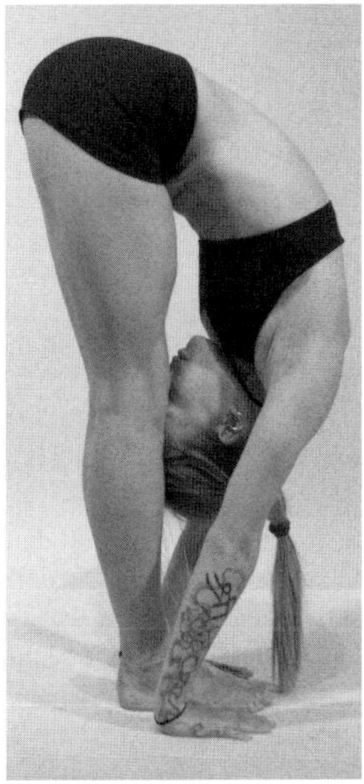

47. Pada-Hastasana (Grundstellung)

47. Pada-Hastasana *(Fuss-Hand-Stellung)*

Stellung: Stehen Sie aufrecht da, Füsse geschlossen, Arme und Körper emporgereckt. Beugen Sie sich dann langsam vor, bis die Hände links und rechts neben den Zehen mit den Handflächen flach am Boden aufliegen. Die Stirn soll die vollkommen durchgestreckten Knie berühren, und mit den Händen gibt man Druck auf den Boden, damit sich Hals und Nacken schön anspannen.

Variante 1: Bei einer Variante dieser Stellung werden die grossen Zehen mit den Händen gefasst, worauf man langsam den Oberkörper an die Oberschenkel zieht und die Stirn an die völlig durchgedrückten Knie bringt.

Variante 2: Eine weitere Variante besteht darin, dass man mit den Händen die Unterschenkel bei den Knöcheln fasst und dann Kopf und Oberkörper langsam an die Beine zieht.

Wirkung und Nutzen: Diese Übung macht die Schultern stark, die Taille schlank und die Brust breit. Man kann durch sie auch das Wachstum anregen. Sie hilft, das Gewicht zu reduzieren, schenkt eine biegsame Wirbelsäule

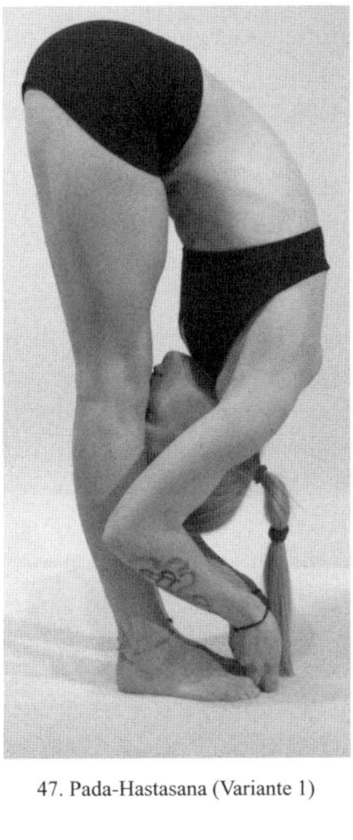

47. Pada-Hastasana (Variante 1)

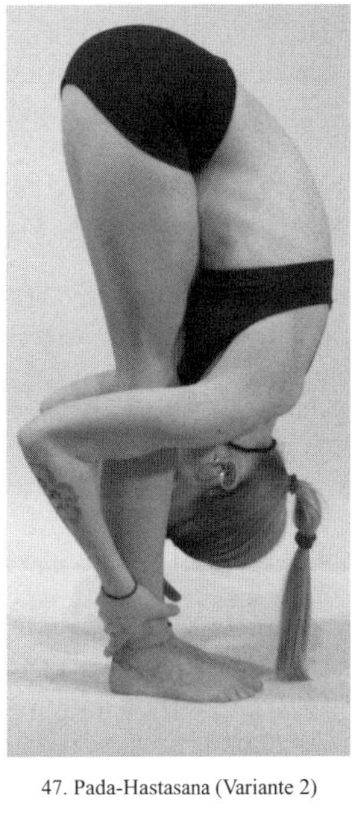

47. Pada-Hastasana (Variante 2)

und trägt dazu bei, die Gesundheit des gesamten Körpers zu verbessern. Obgleich der Kniekuss sehr leicht auszuführen ist, bietet er doch viele Vorteile. Selbst wenn diese Stellung nur in beschränktem Mass geübt wird, lassen sich mit ihr bemerkenswerte Wirkungen erzielen. Zusammen mit dem Bauch-Verschluss (Uddiyana-Bandha) kann man die Kraft dieser Übung noch steigern. All diese Varianten können von einem erfahrenen Lehrer gelernt werden.

Der Kniekuss ist Teil des Sonnengebets (Surya-Namaskara) und verhilft dieser einzigartigen Übungssequenz zu ihrer grossartigen integralen Wirkung auf den gesamten Organismus (S. 321).

48. Viparita-Shirsha-Dvihasta-Baddhasana *(umgekehrter Kopf-Arm-Verschluss)*

Stellung: Stehen Sie auf dem Boden, zwischen den Fersen etwa eine Handbreit Abstand, die Füsse abgewinkelt. Beugen Sie sich nun vor und drücken Arme und Brust zwischen den Beinen hindurch, so dass der ganze Oberkörper bis zum Nabel auf der Rückseite hervorkommt. Fassen Sie dann die Fussknöchel mit den Händen und bleiben ruhig so stehen.

Mit zunehmender Übung können Sie versuchen, mit hinter dem Rücken verschränkten Händen in dieser Stellung zu verharren. Dadurch kann der Druck und die Spannung noch erhöht werden, um die Intensität der Übung zu steigern.

Da diese Stellung sehr schwierig ist, wird sie selten von Laien praktiziert. Mit etwas Willenskraft und Ausdauer sollte es jedoch möglich sein, sie zu meistern.

Zuerst sollte man Pada-Hastasana zur Perfektion bringen. Wenn man es schafft, mit durchgedrückten Knien die Brust flach an die Oberschenkel zu bringen, kann man damit beginnen, den umgekehrten Kopf-Hand-Verschluss zu üben.

Wirkung und Nutzen: Diese Stellung verleiht eine ausserordentlich elastische Wirbelsäule. Der Kopf wird reichlich durchblutet, weshalb die Asana gut gegen Krankheiten des Gehirns ist. Ebenso nützlich ist sie gegen Beschwerden in Knien, Oberschenkeln und Waden. Sie kann Hämorrhoiden heilen und hat sich als hilfreich für die Augen und bei der Behandlung von Sehstörungen erwiesen. Frühzeitiges Ergrauen der Haare, Haarausfall und Runzeln im Gesicht lassen sich durch sie aufhalten. Wer unter Schwindelgefühl (Vertigo) leidet, muss sie unbedingt erlernen und oft praktizieren. Es ist die einzige Asana, die für eine angemessene Durchblutung aller Körperteile vom Kopf bis zu den Zehen sorgt.

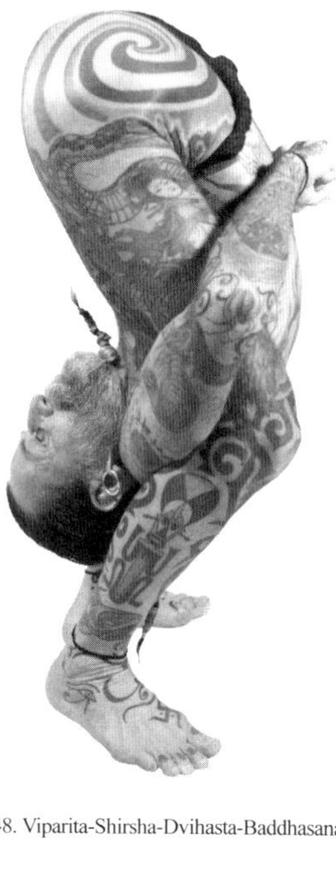

48. Viparita-Shirsha-Dvihasta-Baddhasana

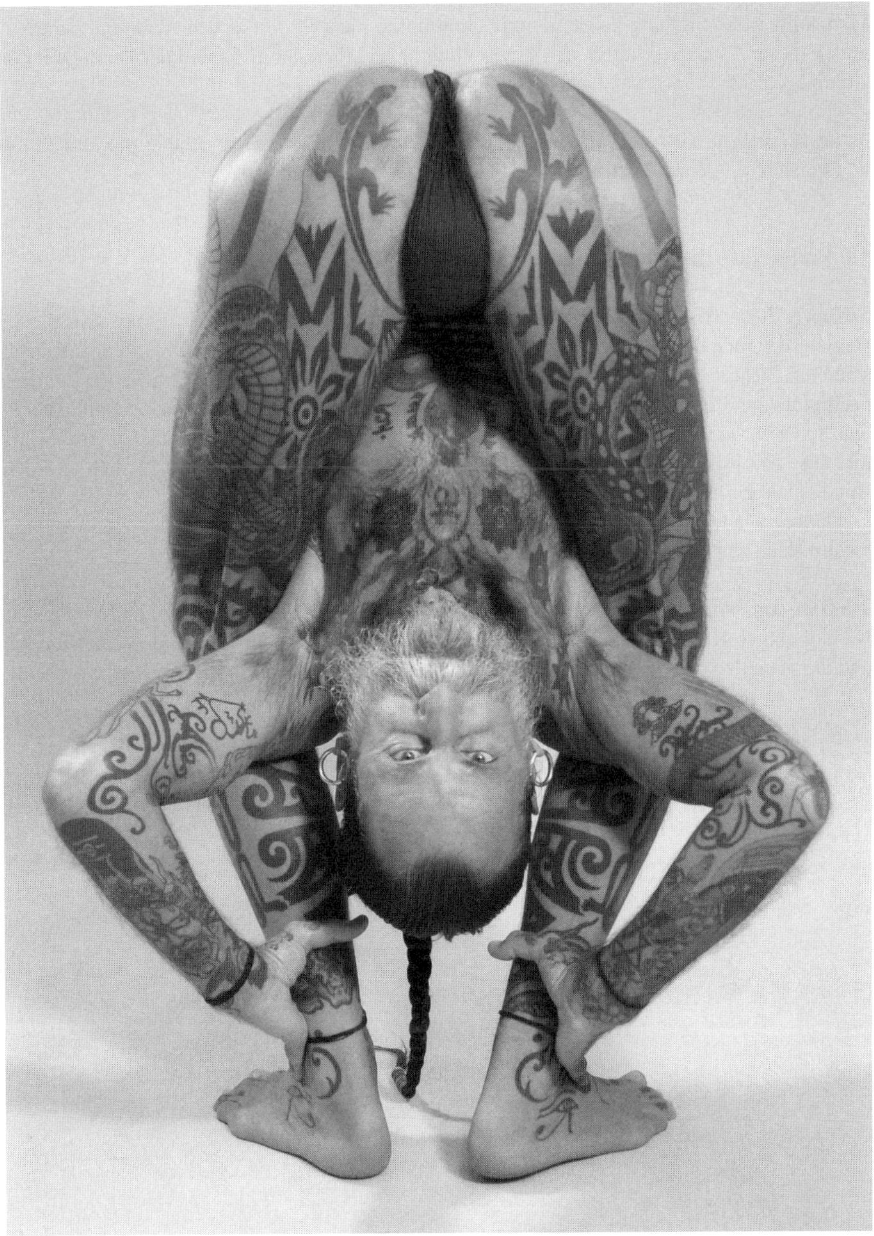

48. Viparita-Shirsha-Dvihasta-Baddhasana (Grundstellung)

Man sollte diese Stellung langsam und behutsam zu meistern versuchen. Während der Ausübung dieser Asana verringert sich die Atmung hinsichtlich der Tiefe und der Häufigkeit der Atemzüge ganz enorm, was für die Yogis von grosser Bedeutung ist.

Es ist überliefert, dass diese Stellung die Konzentration fördert. Sie darf aber nur allmählich und vorsichtig, niemals ruckartig oder gewaltsam, geübt werden.

49. Padangushtha-Nasa-Sparshasana *(Zeh-Nasen-Stellung)*

Stellung: Stehen Sie am Boden, und stellen Sie den linken Fuss einen Schritt vor. Das rechte Bein wird gerade nach hinten ausgestreckt, wobei Sie den rechten Fuss auf den Zehenspitzen abstellen. Nehmen Sie die Hände auf den Rücken, ballen die rechte Hand zur Faust, Daumen nach innen, und umfassen Sie mit den Fingern der linken Hand fest das rechte Handgelenk. Nun fixieren Sie mit den Augen den linken grossen Zeh und beugen sich langsam nieder, bis die Nase den linken grossen Zeh berührt. Das rechte Knie sollte gestreckt bleiben und den Boden nicht berühren.

Danach wiederholen Sie diese Übung, indem Sie die Stellung der Beine wechseln und die andere Hand zur Faust ballen.

Wirkung und Nutzen: Die Stellung hat einen starken Einfluss auf Sivani-Nadi und Viryavaha-Nadi, wodurch Kontrolle über den Samenfluss erlangt werden kann. Pollution verschwindet, und die sexuellen Triebe werden sublimiert. Daher ist diese Übung für die Yogis sehr wertvoll.

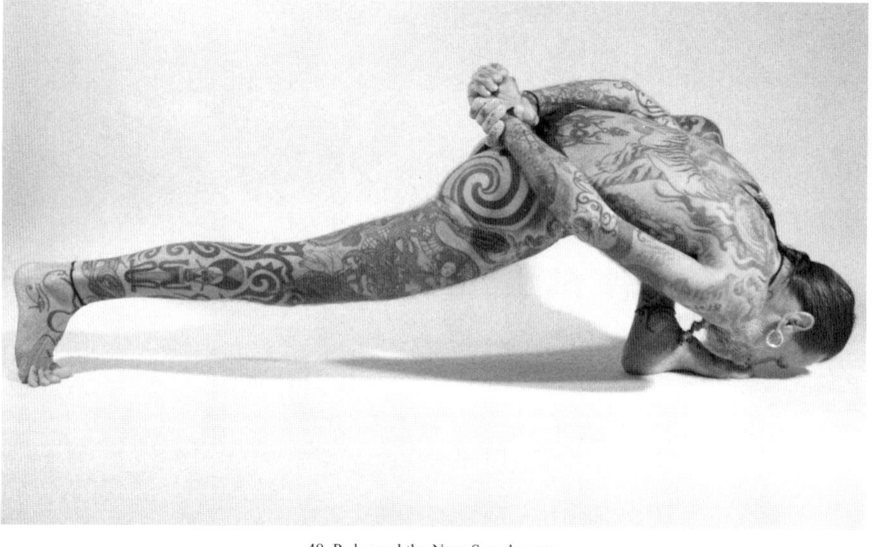

49. Padangushtha-Nasa-Sparshasana

Sie gilt als ausgezeichnetes Heilmittel bei geschwächter Sehkraft, da durch die Fixierung der Augen auf den grossen Zeh und die gleichzeitige Scharfeinstellung der Linse aus verschiedenen Abständen die mit dem Augapfel verbundenen Muskeln und Nerven sehr wirkungsvoll trainiert werden. Die Asana fördert ebenfalls das Wachstum und ist gut gegen anorektale Krankheiten. Die Beine werden stark und schlank, was viele andere Yoga-Übungen erleichtert.

50. Supta-Padangushtha-Nasa-Sparshasana *(Zeh-Nasen-Stellung im Liegen)*

Stellung: Legen Sie sich auf den Rücken. Fassen Sie den rechten Fuss mit den Händen, und ziehen Sie ihn zum Gesicht, bis der grosse Zeh die Nasenspitze berührt. Das linke Bein muss absolut gerade gehalten werden, die Ferse soll am Boden bleiben, ebenso der Kopf, der nicht angehoben werden darf.

Wiederholen Sie diese Übung anschliessend auf der anderen Seite, indem Sie den linken Fuss an die Nase ziehen und das rechte Bein ausgestreckt halten.

Mit zunehmender Übung und Geschicklichkeit werden Sie schliesslich in der Lage sein, die beiden grossen Zehen gleichzeitig an die Nasenspitze zu bringen. Achten Sie darauf, dass der Körper von Kopf bis Hüften sich nicht vom Boden abhebt.

Wirkung und Nutzen: Durch diese Übung wird die Taille schlank und biegsam. Die äusseren Geschlechtsteile und der anorektale Bereich werden gekräftigt und gesund. Wenn diejenigen, die unter einem verschobenen Nabel leiden, die Asana regelmässig ausführen, können Sie so die Lage des Nabels korrigieren. Diese Stellung erzeugt in allen Nerven des Körpers eine

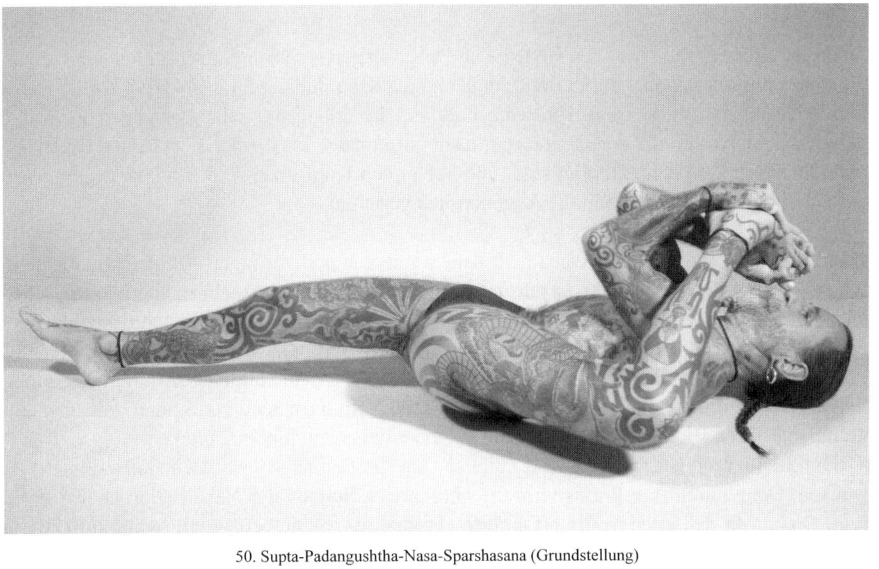

50. Supta-Padangushtha-Nasa-Sparshasana (Grundstellung)

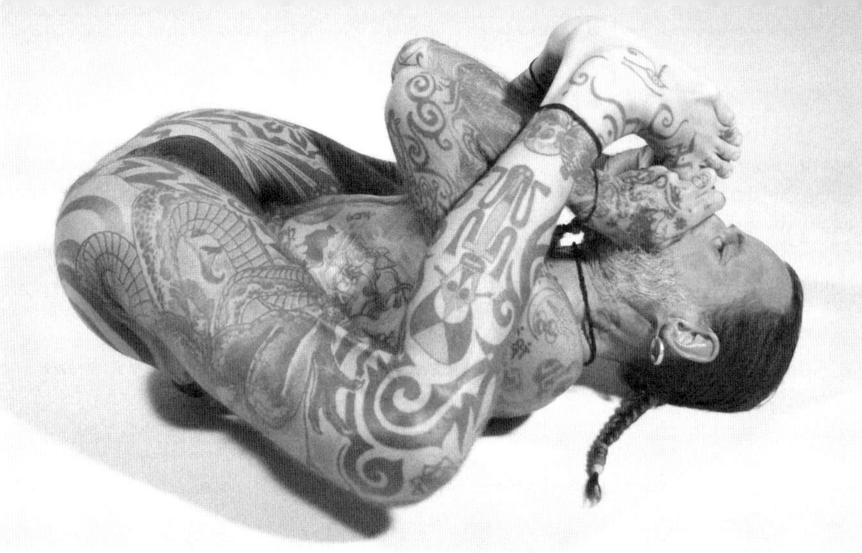

50. Supta-Padangushtha-Nasa-Sparshasana (beidseitige Variante)

subtile Spannung, was viele Krankheiten vernichtet und bei regelmässigem Üben vor Ischiasbeschwerden schützt.

Die Sushumna-Nadi, welche unter allen 72 000 Energiebahnen im Körper die wichtigste ist, kann durch diese Asana unter Kontrolle gebracht werden, was wiederum Kontrolle über die restlichen Nadis verleiht.

51. Kurmasana *(Schildkröte)*

Stellung: Knien Sie sich auf den Boden. Die Fersen liegen rechts und links seitlich am Gesäss, die Zehen bleiben miteinander in Berührung, und die Knie sind geschlossen. Die Hände werden mit den Daumen nach innen zu Fäusten geballt und die Ellbogen geschlossen gegen den Nabel gepresst. Nun senken Sie den Oberkörper nach vorn nieder, bis die Arme zwischen Brustkorb und Oberschenkeln eingeklemmt sind, und heben den Kopf hoch, den Blick starr geradeaus auf einen Punkt oder zwischen die Augenbrauen gerichtet.

Wirkung und Nutzen: Diese Asana heilt Knieschmerzen und verringert Kälteempfindlichkeit. Sitzt man 10–15 Minuten in ihr, so dürfte das genügen, um jedes Frösteln zu überwinden, selbst wenn man bei kühlem Wetter nicht warm genug angezogen wäre. Diese Stellung entzündet ein exzessives Feuer im Körper, sie bewirkt also eine Steigerung des wärmeerzeugenden Metabolismus, was den Geist zur Konzentration führt. Genau wie eine Schildkröte sich in das Innere ihres Panzers zurückzieht, befähigt Kurmasana den Yogi dazu, sich von seinen geistigen und gefühlsmässigen Bindungen zu lösen und in sein eigenes Ich hineinzublicken.

Die Stellung ist sehr wichtig und nützlich, um die Schlangenkraft (Kundalini-Shakti) zu wecken. Denn durch ihre Praxis wird die «brennende Sonne» der Nabelregion enorm angeregt. Diese von den alten Yogis oft zitierte «brennende Sonne» entspricht wohl am ehesten

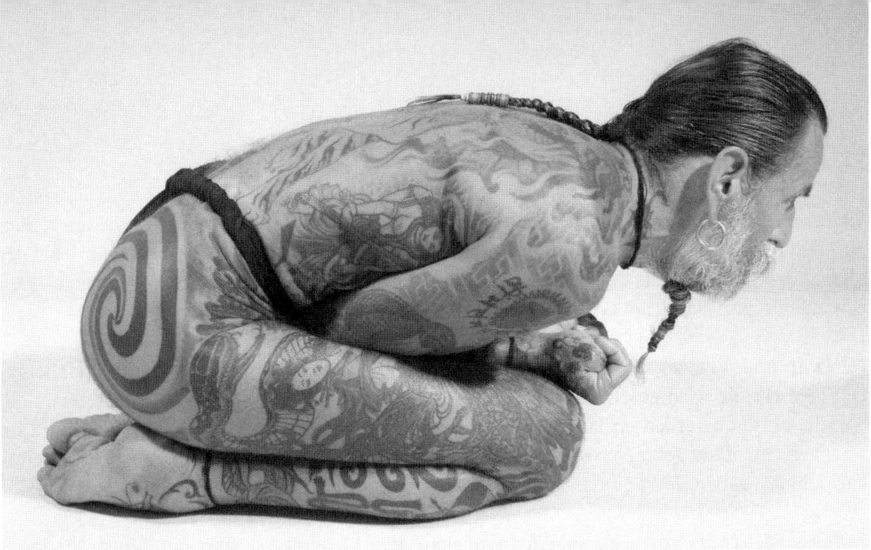

51. Kurmasana

der Gesamtheit aller wärmeerzeugenden Prozesse, von denen die aktive Mitarbeit der Leber, Nebennieren und Bauchspeicheldrüse, die alle in der Gegend des Nabels liegen, sehr wichtig ist. Dabei ist auch das Sonnengeflecht zu berücksichtigen, das ebenfalls einen grossen Beitrag dazu leistet.

Von Yogis heisst es, sie wären in der Lage, in ihrem Körper so viel Hitze zu erzeugen, dass sie selbst bei eisigem Winterwetter halbnackt herumlaufen und sogar schwitzen können.

Einige Adepten behaupten, dass sich die Kräfte dieses «Feuers» erst voll entfalten, wenn man während der Übung den Atem anhält. Dadurch kann ein Yogi gegen Kälte völlig immun werden, so dass er selbst auf schneebedeckten Bergen noch Schweisstropfen vergiessen kann.

Somit wehrt Kurmasana viele Krankheiten ab und hilft dem Sadhaka durch Erweckung der Kundalini, in das Reich unendlicher Glückseligkeit vorzudringen.

52. Uttana-Kurmasana *(gestreckte Schildkröte)*

Stellung: Knien Sie sich wie bei Kurmasana mit offenen Fersen und geschlossenen Zehen hin. Die Knie sollen zusammen bleiben. Nun lehnen Sie den Körper so weit zurück, bis der hintere Teil des Scheitels den Boden berührt. Die Hände legen Sie auf die Oberschenkel. Das ist Uttana-Kurmasana, die gestreckte Schildkröte.

Wirkung und Nutzen: Diese Stellung ist gegen alle Krankheiten von Nacken und Hals gut. Die Wirbelsäule wird geschmeidig und elastisch, wodurch Rückenschmerzen verschwinden. Sämtliche Beschwerden im Hüftbereich und Erkrankungen der Atemwege können durch sie zum Verschwinden gebracht werden. Ihre Ausübung reduziert das Gewicht, macht den Unterleib schlank und verleiht eine elegante Taille.

Es heisst, dass Uttana-Kurmasana den Kreislauf derart beeinflusst, dass der Blutstrom durch das Gehirn und ähnliche zarte Gewebeteile so langsam und stetig wird, dass ein viel wirksamerer Austausch der Stoffwechselprodukte stattfinden kann. Gründe dafür sind die durch die Streckung von Brust und Rücken bewirkte Stimulierung von Nervus vagus und Kurma-Nadi, was bereits eine Verlangsamung des Herzschlags bewirkt, und die starke Dehnung des Herzmuskels und des Herznervengeflechts (Plexus cardiacus), wodurch diese Verlangsamung des Herzschlags noch verstärkt wird. So wird der Blutstrom im Gehirn ebenfalls verlangsamt, und sämtliche Hirnteile werden besser durchblutet.

In der Region des Nabhi-Cakra (S. 139) befindet sich der Kanda (S. 120), ein Energiezentrum, aus dem 72 000 Nervenbahnen und Nadis entspringen. Durch Uttana-Kurmasana lässt sich dieses Zentrum steuern, was ein wichtiger Aspekt dieser Stellung ist. Ihre Hauptwirkung übt sie jedoch auf das Gehirn, den Unterleib, den Hals und die Knie aus.

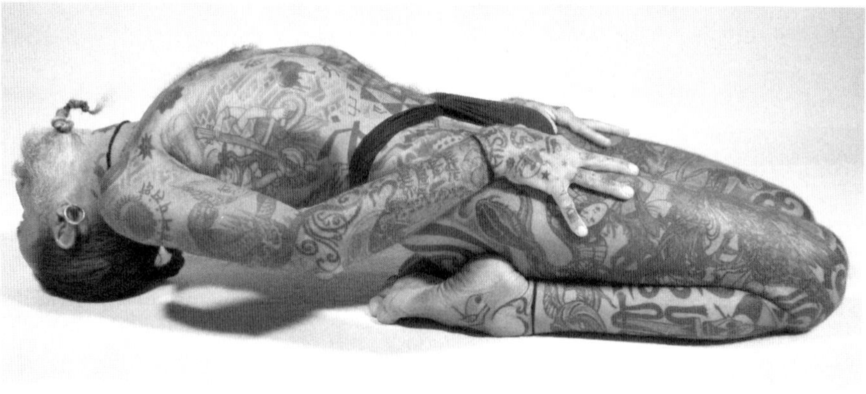

52. Uttana-Kurmasana

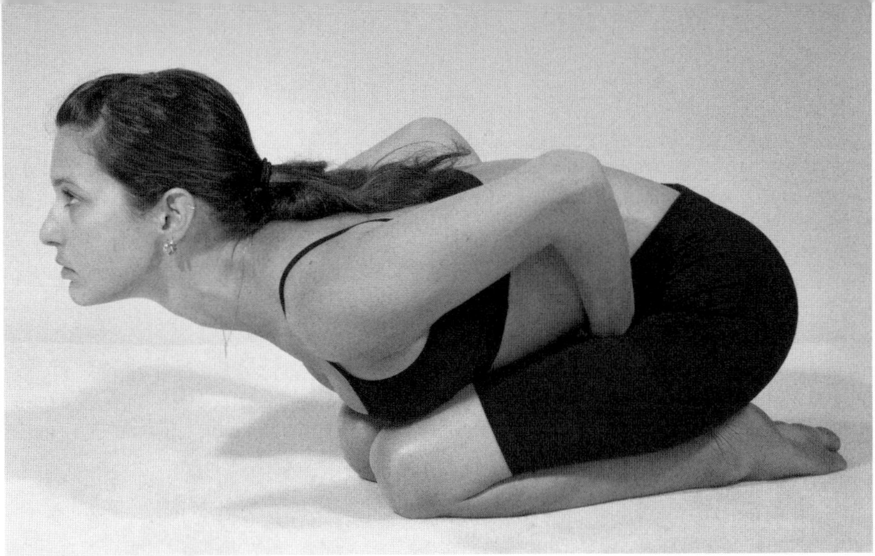

53. Mandukasana

53. Mandukasana *(Frosch)*

Die Frosch-Stellung wird oft vorschnell mit der sogenannten «Bhucari-Siddhi» in Verbindung gebracht, der Fähigkeit, im Lotos-Sitz ohne Anstrengung wie ein Frosch zu hüpfen und sogar zu levitieren. Diese paranormale Fähigkeit hat jedoch nur bedingt mit der als Mandukasana bekannten Stellung zu tun, sondern ist den Yogis der höheren Stufen vorbehalten, die erfolgreich Pranayama üben. In der «Shiva-Samhita» wird in Kapitel V, Vers 64, darauf hingewiesen, dass diese auch als «Darduri-Siddhi» bekannte «Froschhüpf-Kraft» dann entsteht, wenn der Sadhaka durch Pranayama und Konzentration auf Muladhara-Cakra die dem Wurzellotos innewohnenden Kräfte weckt. Mandukasana ist aber eine wertvolle und wichtige Vorbereitung auf diese höheren Stufen der Konzentration, weshalb sie von ambitionierten Schülern hingebungsvoll geübt werden sollte.

Stellung: Knien Sie sich auf den Boden, die Fersen rechts und links vom Gesäss, Zehen und Knie zusammen. Die übereinandergelegten Handflächen legen Sie auf den Nabel und beugen dann den Oberkörper vor, bis der Brustkorb auf den Oberschenkeln liegt. Den Kopf heben Sie an, um einem Frosch zu ähneln.

Wirkung und Nutzen: Die Praxis von Mandukasana vereint Prana und Apana. Der Körper wird leichter, und die Sprungkraft der Beine nimmt zu.

Die Übung ist deshalb nützlich für Sportler oder Tänzer, die Sprungübungen absolvieren. Sie hat sich auch bei Unterleibserkrankungen bewährt, von denen viele durch die Frosch-Stellung geheilt werden können. Sie ist ein bewährtes Mittel, um einen dicken Bauch zum Verschwinden zu bringen, und von grossem Nutzen bei Kurzatmigkeit. Wenn jemand 15 Mal oder mehr pro Minute atmen muss, sollte er diese Stellung praktizieren.

Ausserdem befreit sie von Blähungen, da die Gasansammlungen im oberen Abschnitt des Darms nach oben hinausgedrückt und die Gase im unteren Darmtrakt hinten ausgestossen werden. Dadurch wird im ganzen Körper ein Gefühl der Leichtigkeit erzeugt.

54. Uttana-Mandukasana *(gestreckter Frosch)*

Stellung: Knien Sie sich hin wie bei Mandukasana. Dann beugen Sie sich zurück, bis der hintere Teil des Scheitels am Boden liegt. Nun heben Sie beide Arme nach hinten und verschränken sie hinter dem Kopf. Versuchen Sie dabei, die Ellbogen möglichst auf den Boden hinunter zu bringen.

Das ist Uttana-Mandukasana, der gestreckte Frosch.

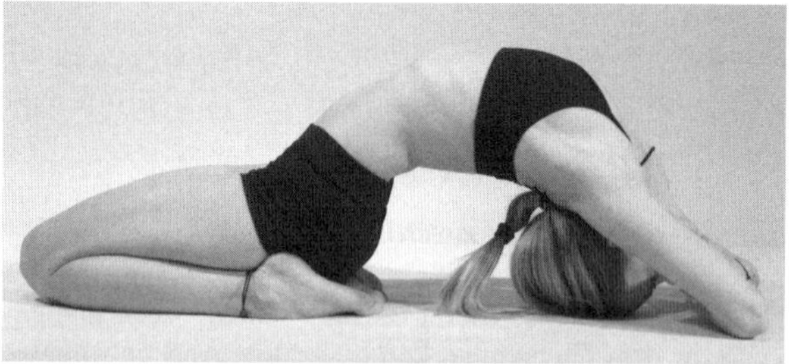

54. Uttana-Mandukasana

Bei einer Variante von Uttana-Mandukasana werden beide Arme seitwärts ausgestreckt. Die Handflächen sind nach oben gedreht, und die Handrücken schweben ungefähr 5 cm über dem Boden. Versuchen Sie nun, in dieser Stellung einige Male Kumbhaka auszuführen: Nach tiefer Einatmung halten Sie den Atem an und weiten Sie den Brustkorb, indem Sie die Bauchdecke leicht herausdrücken.

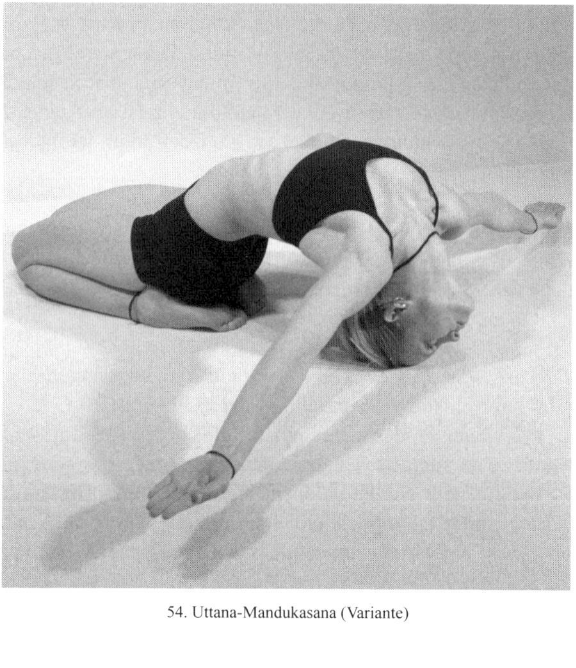

54. Uttana-Mandukasana (Variante)

Wirkung und Nutzen: In dieser Stellung arbeiten die Lungen um einiges besser, so dass dem ganzen Körper mehr Sauerstoff zugeführt wird. Die Taille wird schlank und biegsam, und der Körper im Ganzen wohlproportioniert und schön.

Wer an Schwindelgefühl (Vertigo) leidet, sollte die Stellung regelmässig üben. Sie ist auch von grossem Nutzen für die Korrektur eines verschobenen Nabels, insbesondere wenn eine Verschiebung nach oben vorliegt (S. 139). Sie hat alle guten Eigenschaften von Mandukasana, wirkt sich jedoch noch stärker auf die Gesundheit der Lunge aus. Wer diese Übung häufig ausführt, darf sich darauf verlassen, dass der Blutfluss durch alle Venen, Arterien und Kapillargefässe absolut gleichmässig und gesund erfolgt. Man kann den Atem in dieser Stellung sehr lange anhalten, was besonders nützlich für diejenigen ist, die Pranayama üben wollen. Durch Beeinflussung des Nervus vagus und die starke Dehnung von Herzmuskel und Plexus cardiacus wird der Herzschlag verlangsamt, wodurch der Blutfluss im Gehirn ebenfalls verlangsamt und gleichzeitig verstärkt wird, was die Durchblutung aller Hirnzellen fördert.

Es wird angenommen, dass Frösche in der Winterstarre mit nach oben gestülpter Zunge den Atem anhalten. Auch für Yogis ist die Fähigkeit, den Atem für längere Zeit hindurch anhalten zu können, von grosser Bedeutung, was durch Mandukasana, Uttana-Mandukasana und Manduki-Mudra (S. 414) gefördert werden kann.

55. Makarasana *(Krokodil)*

Der Name «Makara» bezeichnet ein mythologisches Wasserungeheuer, das Ähnlichkeit mit einem Krokodil hat. Der Wassergott Varuna benützt das Makara als Reittier.

Stellung: Legen Sie sich flach auf den Bauch, die Arme nach vorn ausgestreckt, die Hände aufeinandergelegt, Finger geschlossen, die Stirn am Boden.

Wirkung und Nutzen: Diese Stellung hilft, Müdigkeit zu überwinden. Sie kann zwischen anstrengenden Übungsphasen anstelle von Shavasana verwendet werden. Sie ist gut für den Unterleib und verhilft zu einem wohlproportionierten, gleichmässig entwickelten Körper. Durch sie werden subtile Energien im Körper geweckt, wodurch er stark wird wie derjenige eines Krokodils. Wenn man Makarasana für längere Zeitspannen praktiziert, wird die Atmung verlangsamt, was für die Yogis von grosser Bedeutung ist.

Die Stellung bewirkt eine nachgiebige, demütige und ehrerbietige Einstellung, was wahrscheinlich am Vorgang des Sichniederwerfens liegt, wie er im Osten oft vor Gottheiten und Heiligen praktiziert wird. Obwohl diese Stellung einem wilden, grausamen Tier gleicht, werden ihr doch wunderbare Eigenschaften zugeschrieben, die im Übenden genau die gegenteiligen

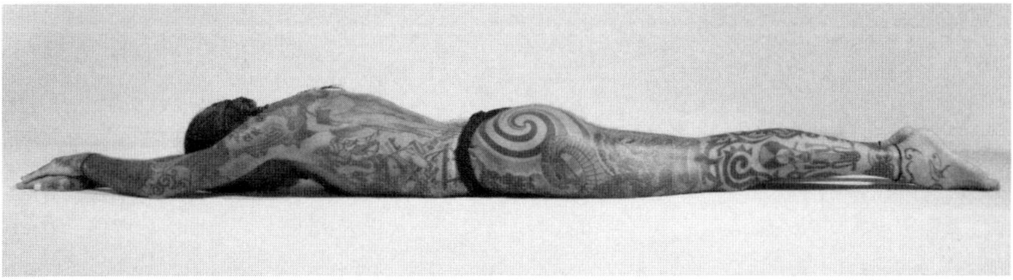

55. Makarasana

Charaktereigenschaften des schrecklichen Tieres erwecken, welches durch die Stellung repräsentiert wird.

Andere Asanas entsprechen nicht nur in der Haltung dem Geschöpf, nach dem sie benannt sind, sondern erzeugen auch ähnliche Eigenschaften und Verhaltensweisen. Makarasana ist eine der wenigen Ausnahmen von dieser Regel.

56. Naukasana *(Boot)*

Stellung: Legen Sie sich auf den Bauch, die Beine geschlossen ausgestreckt, die Arme nach vorn ausgestreckt, Handflächen zusammen und die Stirn am Boden. Nun heben Sie Arme und Beine so hoch wie möglich, damit der Körper die Form eines Bootes annimmt.

Wirkung und Nutzen: Diese Stellung bringt einen schlaffen, schwammigen Bauch rasch in Form. Sie regt die Verdauung an und beseitigt Verstopfung. Auch bei Lungenkrankheiten kann sie sich als nützlich erweisen.

Wird sie regelmässig geübt, wird der Körper leicht und gelenkig. Die Durchblutung der Muskulatur in Nacken, Schultern, Bauch und Beinen wird stark gefördert, so dass jeder Körperteil trainiert und mit frischer Energie versorgt wird.

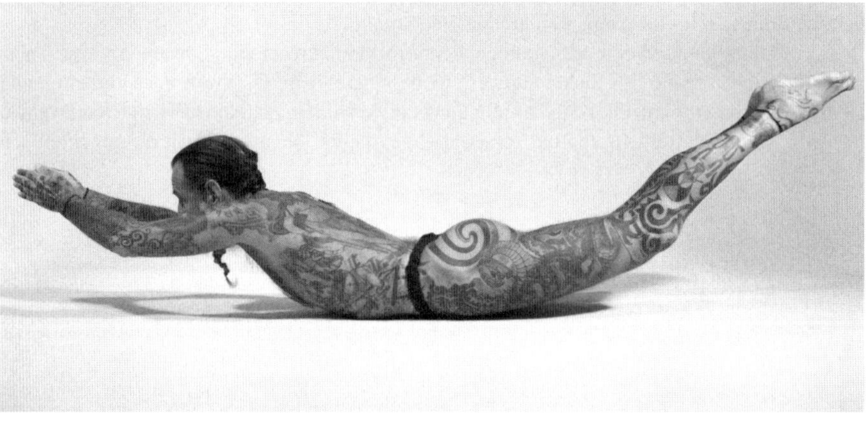

56. Naukasana

57. Shalabhasana *(Heuschrecke)*

Stellung: Legen Sie sich auf den Bauch und die Handflächen nahe bei den Schultern flach auf den Boden. Beine und Füsse sind eng geschlossen. Nun werden Oberkörper und Beine so weit wie möglich angehoben, so dass Sie nur noch auf dem Schambein und den Händen stehen.

Bei einer Variante werden die Hände unter den Bauch gelegt und der Oberkörper und die geschlossenen Beine so hoch wie möglich vom Boden abgehoben. Die Hände liegen so unter dem Bauch, dass die Daumen sich am Bauchnabel berühren und die gestreckten, aneinanderliegenden Finger zu den Genitalien zeigen, wobei die Spitzen der Zeigefinger sich ebenfalls berühren.

Wirkung und Nutzen: Die Stellung ist eine Wohltat für jeden Menschen und ausserdem leicht auszuführen. Die Brust wird breit, die Taille geschmeidig und elastisch. Schultern, Wirbelsäule und Bauch erfahren ein ausserordentlich nützliches Training. Sie befreit von Verstopfung und regt die Verdauung und den ganzen Metabolismus an.

So wie Heuschrecken die Gabe eines grossen Sprungvermögens haben, so lässt Shalabhasana den Menschen geistige Sprünge vollführen, indem sie viele seiner Fähigkeiten sublimiert.

Die Praxis der Asana wirkt sich mehr auf die feinen Gewebe und blutführenden Kanäle aus, anstatt wie oft bei sonstigen Körperübungen die groben Muskelmassen zu beeinflussen. Der Nabel kommt wieder in seine richtige Lage, und die Stellung hilft vorzüglich bei der Entwicklung und Formung des Manipura-Cakras oder Nabelzentrums.

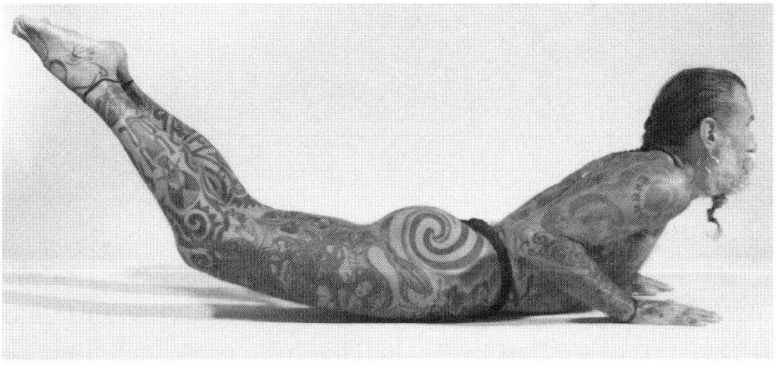

57. Shalabhasana (Grundstellung)

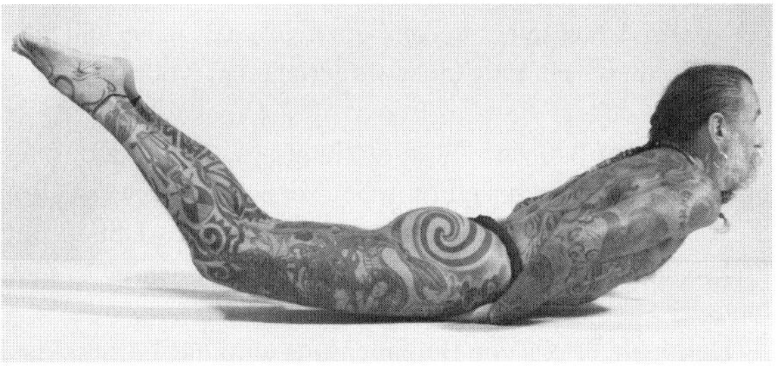

57. Shalabhasana (Variante)

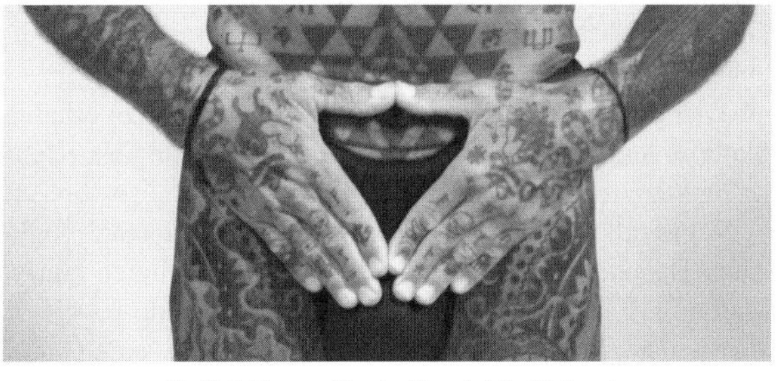

57. Shalabhasana (Handstellung bei der Variante)

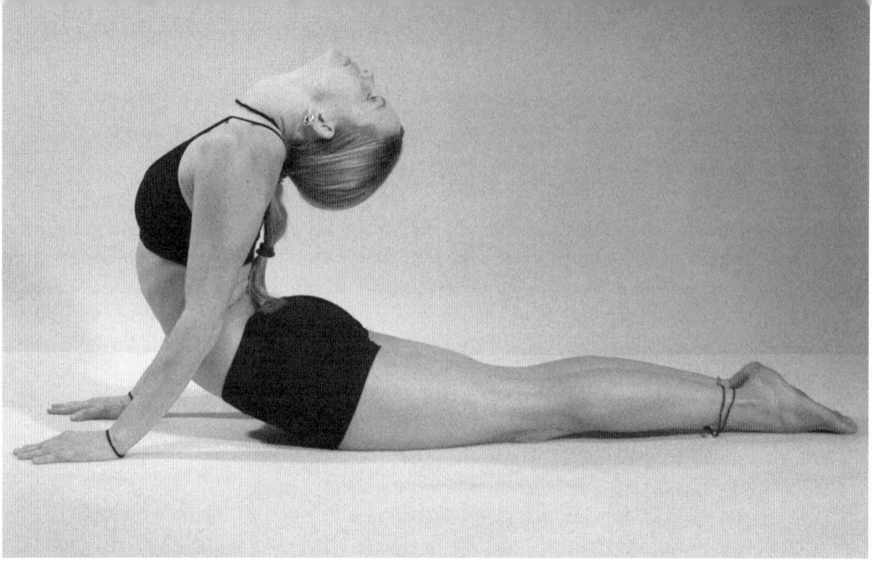

58. Bhujangasana

58. Bhujangasana *(Kobra)*

Stellung: Legen Sie sich auf den Bauch, die unteren Gliedmassen bleiben geschlossen am Boden, die Füsse gestreckt. Die Hände werden flach unter die Schultern gesetzt, worauf man sich auf ihnen abstützt und den Oberkörper bis zum Nabel so hoch wie möglich anhebt, wobei der Rücken durchgewölbt und der Kopf in den Nacken gelegt wird. Der Körper muss während der ganzen Übung vom Schambein bis zu den Zehenspitzen immer den Boden berühren. Man ähnelt in dieser Haltung einer aufgerichteten Kobra.

Wirkung und Nutzen: Diese Stellung beseitigt Verstopfung, Verdauungsstörungen und Blähungen. Besonders bei chronischer Verstopfung erweist sie sich als ausserordentlich nützlich. Sie kann anstelle von Sarpasana, der Schlangen-Übung, für die Reinigungsübung Shankha-Prakshalana verwendet werden, mit der man den gesamten Verdauungstrakt vom Mund bis hinunter zum Mastdarm reinigen kann (S. 108).

Durch die Praxis von Bhujangasana wird die Taille schlank und die Brust breit. Sie ist auch sehr nützlich, um Übergewicht zu reduzieren. Durch ihre Ausübung wird der Körper ebenmässig und schön, da sie einen wohltuenden Einfluss auf das gesamte Drüsensystem ausübt und die Drüsen zu einem harmonischen Zusammenspiel bringt. Sie ist für alle Menschen, ungeachtet des Alters oder des Geschlechts, gleichermassen nützlich und wohltuend und eine der besten Übungen, um den Rücken gesund zu erhalten. Wer an Rückenproblemen wie Skoliose leidet, sollte die Stellung regelmässig und bis zu einem angemessenen Grad vorsichtig praktizieren.

Während man in der Stellung verharrt, sollte man möglichst tief und regelmässig atmen, damit Bauch und Rücken viel Sauerstoff aufnehmen können. Wenn man diesen Effekt verstärken will, kann man nach Ein- und Ausatmung jeweils Kumbhaka ausführen. Dies sollte aber nur mit entsprechender Vorsicht gemacht werden, am besten unter der Anleitung eines erfahrenen Lehrers. Wer an Eingeweidebruch (Hernie) leidet, sei ausdrücklich davor gewarnt, sie zu versuchen!

59. Sarpasana *(Schlangen-Übung)*

Stellung: Legen Sie sich auf den Bauch, die Hände flach neben den Schultern am Boden, die Beine gestreckt und die Füsse auf die Zehenspitzen gestellt. Heben Sie nun den Oberkörper bis zum Nabel an. Drücken Sie sich hoch, bis Sie mit gewölbtem Rücken nur noch auf Händen und Zehen stehen. Drehen Sie den Kopf in einer langsamen Bewegung zur linken Schulter, bis Sie diese mit dem Kinn berühren und zu den Fersen der aufgestellten Füsse sehen können. Verharren Sie einen Moment in dieser Position, und drehen Sie dann den Kopf ebenso langsam zur rechten Schulter, bis Sie die Fersen erblicken. Wiederholen Sie diese Bewegung des Kopfes vier Mal nach links und vier Mal nach rechts, wobei Sie sich immer gut auf den Rücken konzentrieren.

Eine Variation von Sarpasana besteht darin, dass Sie auf Händen und Zehenspitzen abgestützt den Kopf so weit wie möglich in den Nacken legen und die Augen in Bhru-Madhya zwischen die Augenbrauen richten.

Es ist sehr nützlich, nach tiefer Einatmung in dieser Haltung Kumbhaka auszuführen. Wiederholen Sie dieses Atemanhalten mehrmals.

Wirkung und Nutzen: Die Schlangen-Übung hat ähnliche Vorteile wie die Kobra-Stellung. Sie übt einen starken und wohltuenden Einfluss auf die Verdauung aus, und durch ihre Praxis wird die Peristaltik angeregt, so dass Verstopfung und Blähungen verschwinden. Sie ist eine der vier Übungen, die für die Muschelreinigung (Shankha-Prakshalana) verwendet werden (S. 108).

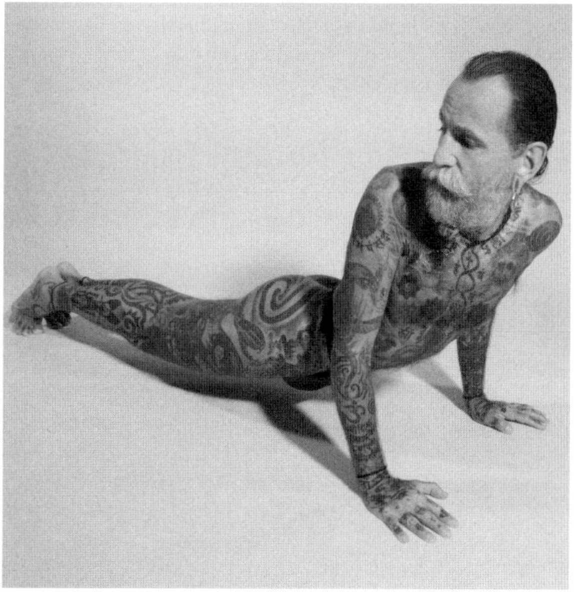

59. Sarpasana

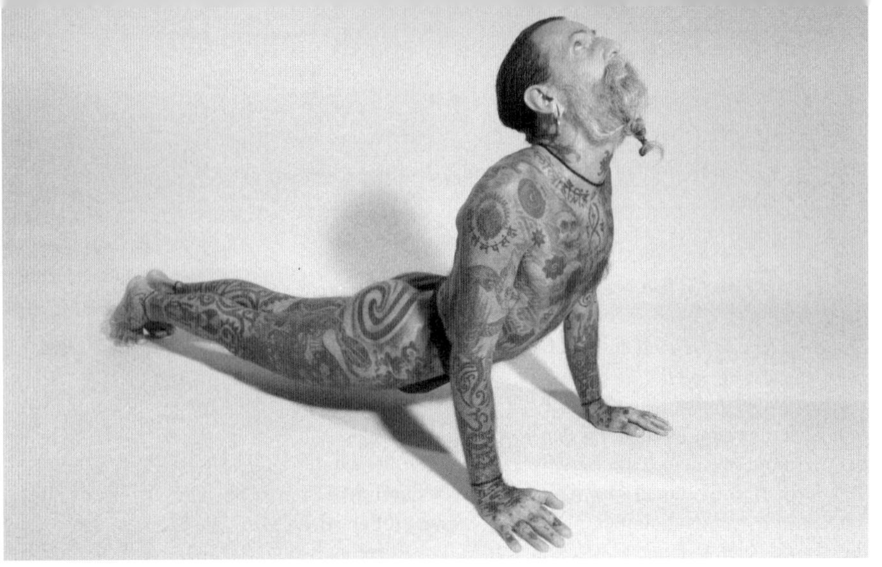

59. Sarpasana (Variante)

Weitere Variationen dieser Übung verwendet man für das Sonnengebet (Surya-Namaskara; S. 321). Dabei werden die lauernde Stellung einer angreifenden Schlange und die hochaufgerichtete Haltung einer Königskobra eingenommen.

Wenn man sie langsam und ausdauernd praktiziert, verschwinden Rückenbeschwerden, und der Körper wird beweglich, wohlproportioniert und schön. Arme und Brustkorb werden sehr stark, und Krankheiten von Nacken und Hals verschwinden.

Man muss diese Übung sehr langsam durchführen. Wer an Eingeweidebruch (Hernie) leidet, sollte sie nicht versuchen.

60. Ushtrasana *(Kamel)*

Einige moderne Autoren haben diese Stellung, ohne viel nachzudenken, mit Dhanurasana, dem Bogen, gleichgesetzt. Wie man aber aus den Beschreibungen in den überlieferten Texten entnehmen kann, ist Dhanurasana eine völlig andere Asana (S. 256).

Stellung: Legen Sie sich auf den Bauch, beugen Sie dann die Knie und fassen mit den Händen die Unterschenkel direkt über den Fussknöcheln. Nun heben Sie den Körper oberhalb und unterhalb der Taille hoch, wobei auch der Kopf leicht angehoben wird. Das Gewicht des Körpers ruht nur auf dem Nabel.

Der grosse Yogi Gheranda beschreibt diese Stellung in der «Gheranda-Samhita» in Kapitel II, Vers 41, folgendermassen: *«Mit dem Gesicht nach unten liegend, die Knie gebeugt und die Beine festhaltend, zieht man den Körper kräftig zusammen. Das nennen die Yogis Ushtrasana.»*

Wirkung und Nutzen: Die Praxis dieser Stellung beseitigt Verstopfung und regt die Sekretion der Magensäfte an. Sie vermag Schmerzen und Koliken im Unterleib zu beheben. Ein charakteristischer und wichtiger Aspekt von Ushtrasana ist, dass sich durch sie ein verschobener Nabel wieder korrigieren lässt. Ausserdem verhilft sie zu einer elastischen und gesunden Wirbelsäule. Wenn Bauch und Gesäss zu dick sind, sollte man sie täglich für 10–15 Minuten üben.

Wer diese Stellung praktiziert, bleibt länger jung und geistig rege. Sie ist eine wirksame Vorsichtsmassnahme gegen verschiedenartige Krankheiten, aber man sollte sie täglich üben, um vollen Nutzen aus ihr zu ziehen. Für Diabetiker ist sie Pflicht, da sie einen äusserst guten Einfluss auf die Bauchspeicheldrüse ausübt.

Wer an einem Eingeweidebruch (Hernie) leidet, darf diese Asana keinesfalls ausführen!

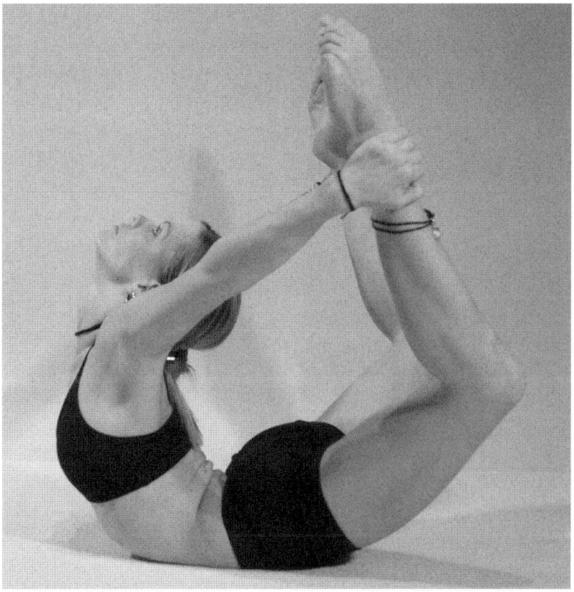

60. Ushtrasana

61. Cakrasana *(Rad)*

Stellung: Legen Sie sich auf den Rücken, und ziehen Sie die Füsse ans Gesäss. Die Hände setzen Sie neben dem Kopf auf die Erde. Dann heben Sie den Körper an, so dass er sich wie ein Bogen wölbt.

Verharren Sie einige Zeit in dieser Stellung und legen sich dann zum Ausruhen flach auf den Boden. Wiederholen Sie diese Übung mehrmals hintereinander.

Bei einer Variation von Cakrasana stellen Sie sich auf die Zehenspitzen, um so den Körper anzuheben.

Eine weitere Variante besteht darin, dass Sie jeweils ein Bein hochstrecken und versuchen, dieses völlig gerade zu halten.

Eine weitere Methode besteht darin, dass man aus dem Stand heraus versucht, den Rücken zu biegen, die Arme nach hinten zu heben und die Hände so auf den Boden zu stellen. Diese Variante wird aber erst versucht, wenn die oben beschriebenen Grundvariationen vollkommen gemeistert sind.

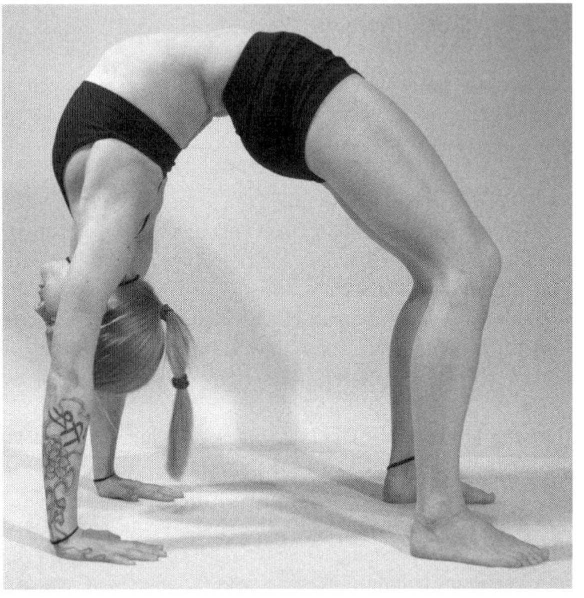

61. Cakrasana (Grundstellung)

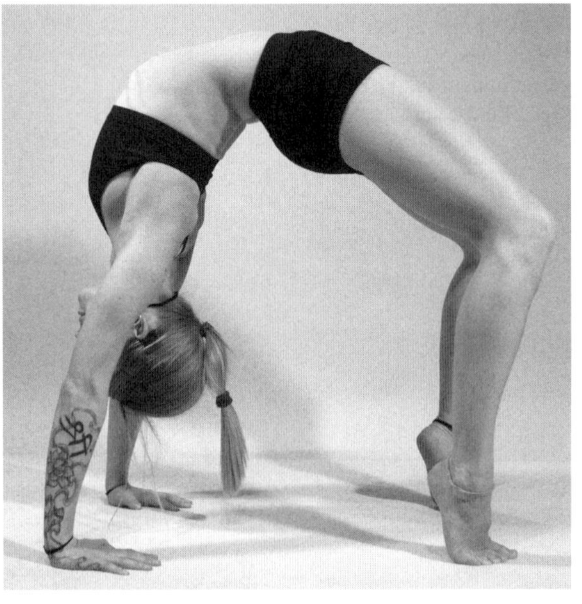

61. Cakrasana (Variante auf den Zehenspitzen)

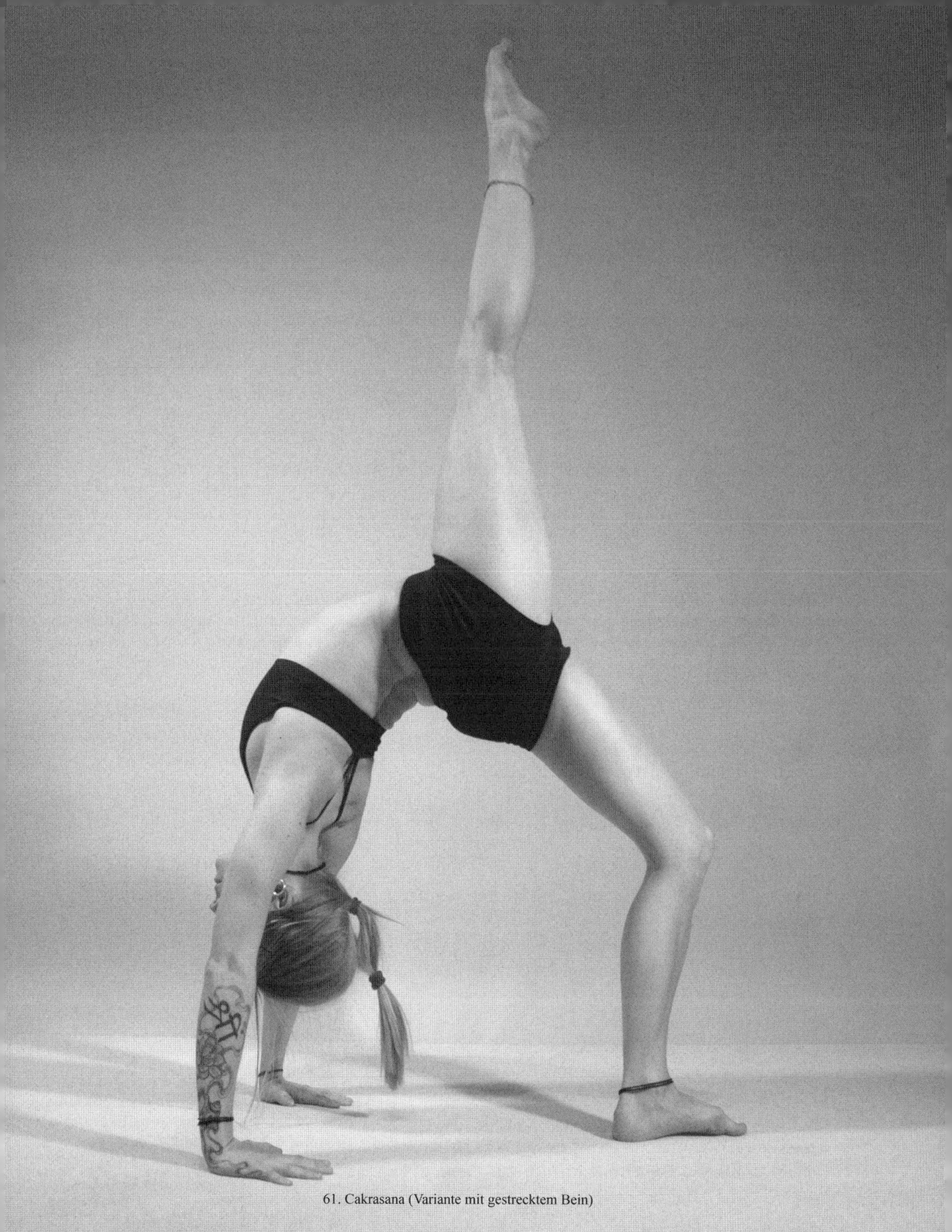

61. Cakrasana (Variante mit gestrecktem Bein)

Wirkung und Nutzen: Durch diese Stellung lässt sich der Alterungsprozess des Körpers aufhalten. Cakrasana beeinflusst direkt die Wirbelsäule, was den ganzen Körper elastisch und biegsam, die Taille schlank und die Brust breit macht. Eine frühzeitige Versteifung des Rückgrats lässt den Menschen altern. Da die Rad-Stellung dieser Entwicklung entgegenwirkt, kommt ihr grosse Bedeutung zu.

Die Asana wirkt sich ebenfalls auf die Knie, Schultern und oberen Gliedmassen aus. Sie ist besonders nützlich, um die Knochen und Gelenke des Brustkorbs beweglicher und geschmeidiger zu machen. Genau wie eine vorzeitige Versteifung der Wirbelsäule wirkt sich auch eine Versteifung des Brustkorbs negativ auf den Alterungsprozess aus, da dadurch der Atmungsvorgang eingeschränkt wird. Eine gute Sauerstoffversorgung über die Lunge ist für die Gesundheit des ganzen Körpers von allergrösster Wichtigkeit.

Cakrasana ist ein Segen für Tänzer, da sie bessere Kontrolle über Bewegungsabläufe des Körpers ermöglicht. Durch diese Stellung wird das Nabelzentrum korrigiert, belebt und gefestigt, und sämtliche Nadis werden dadurch in ihrer Funktion angeregt.

Man sollte sich jedoch bei dieser Stellung nicht überanstrengen! Wenn man während der ersten Versuche Schwierigkeiten hat, sollte man sie langsam und geduldig üben, bis das Hochheben und Wölben des Rückens gelernt ist. Normalerweise ist es besser, Stellungen ohne fremde Hilfe zu erlernen; bei Cakrasana kann aber ausnahmsweise eine zweite Person behilflich sein, um den Körper vorsichtig anzuheben. Sobald man diesen Vorgang einigermassen beherrscht, wird diese Übung für alle sehr einfach sein.

62. Bhaktiyasana *(Stellung der Hingabe)*

Stellung: Knien Sie am Boden und legen Sie ein Bein gestreckt zurück. Das andere Bein wird angewinkelt und die Ferse dicht ans Perineum gelegt. Beide Füsse sind gestreckt und die Hände werden in Anjali-Mudra, der Grusshaltung, an die Brust genommen. Halten Sie den Oberkörper vollkommen gerade, und blicken Sie starr geradeaus. Wechseln Sie nach einiger Zeit die Stellung der Beine.

Eine Variante von Bhaktiyasana besteht darin, dass Sie die Arme seitwärts ausstrecken und den Kopf so weit wie möglich in den Nacken legen.

Bei einer weiteren Variation der Stellung werden die gestreckten Arme mit gefalteten Händen und die Stirn auf den Boden gelegt.

Wirkung und Nutzen: Diese Asana fördert eine demütige, hingebungsvolle Einstellung dem Leben gegenüber, was für eine Sadhana von grundlegender Bedeutung ist. Dabei werden nicht nur Muskeln und Gelenke von Hals, Nacken, Rücken, Brust, Hüften, Taille, Oberschenkeln, Knien und Füssen wirksam trainiert, sondern auch die Lungen, die durch die Dehnung des gesamten Brustkorbs besser durchblutet und gereinigt werden. Der Gasaustausch in der Lunge

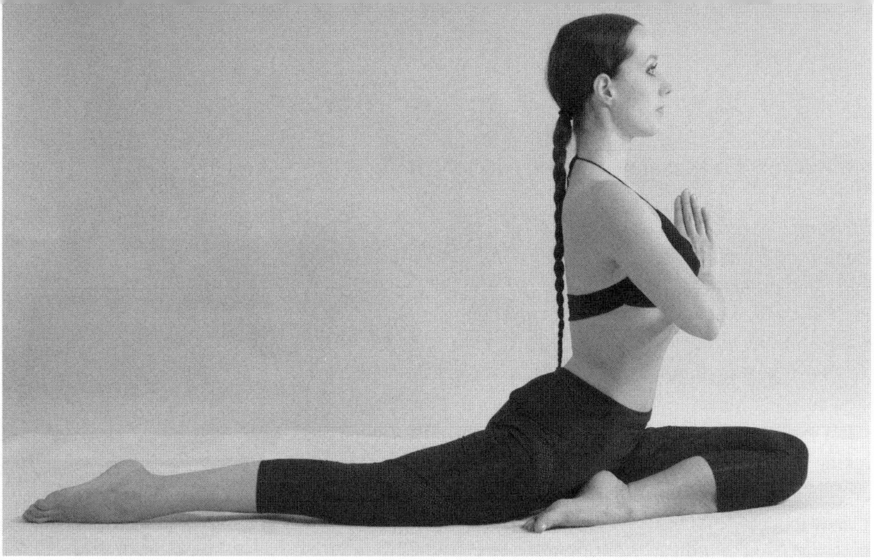

62. Bhaktiyasana (Grundstellung)

wird intensiviert, und durch die erhöhte Sauerstoffaufnahme wird Kohlendioxyd beseitigt, wodurch das Herz kräftig und gesund wird.

Die Asana wirkt sich besonders auf die im Becken liegenden Organe und Nerven aus, die von einer üppigen Durchblutung profitieren. Das wiederum hat wunderbare Auswirkungen auf den unteren Bereich der Wirbelsäule, die gesund und beweglich wird. Ischiasleiden können nach kürzester Zeit zum Verschwinden gebracht werden, wenn diese Asana regelmässig und überaus sorgfältig praktiziert wird.

Der komplette Knochen-Gelenk-Mechanismus (Rippen, Wirbelsäule, Hüften und Beine) bleibt bis ins hohe Alter elastisch und funktionstüchtig, und Knochenablagerungen (Exostose) an Knien und Fussgelenken werden beseitigt. Schlechter Körpergeruch, Hautkrankheiten und Unreinheiten verschwinden, das Gewebe der Haut wird zart und schön.

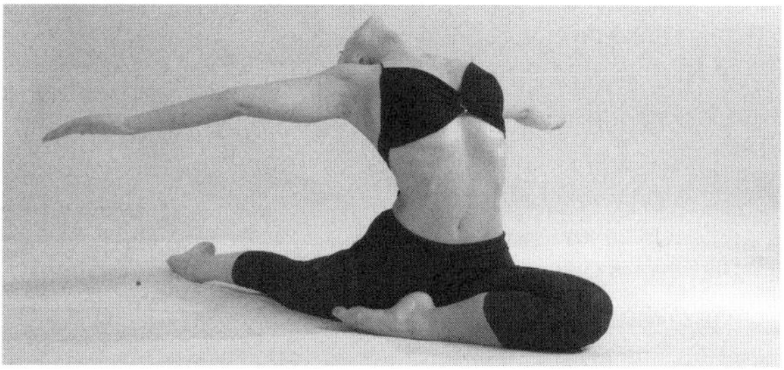

62. Bhaktiyasana (Variante mit gestreckten Armen)

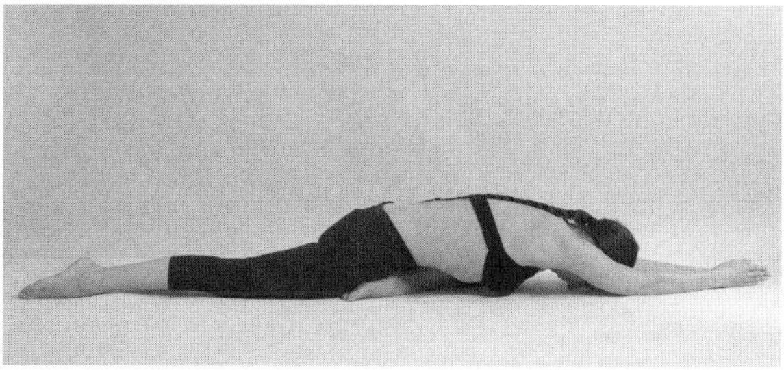

62. Bhaktiyasana (Variante mit Niederbeugung)

63. Pavana-Muktasana *(Wind befreiende Stellung)*

Stellung: Sitzen Sie mit ausgestreckten, eng geschlossenen Beinen am Boden. Ziehen Sie nun die Knie zum Brustkorb an und umklammern die Beine mit den Armen. Durch den Druck der Oberschenkel wird der Rumpf aufrecht gehalten. Blicken Sie geradeaus, ohne zu blinzeln. Das ist Pavana-Muktasana.

Eine Variante dieser Stellung wird so ausgeführt, dass man sich aufrecht hinsetzt und den linken Fuss mit der Ferse zum After zieht, wobei das Knie am Boden liegt. Dann wird das rechte Knie zum Brustkorb genommen und das Bein mit den Armen umklammert. Die Ferse des rechten Fusses liegt in der Fussbeuge des linken. Der Blick ist geradeaus gerichtet. Wiederholen Sie dann diese Stellung mit gewechselten Beinen.

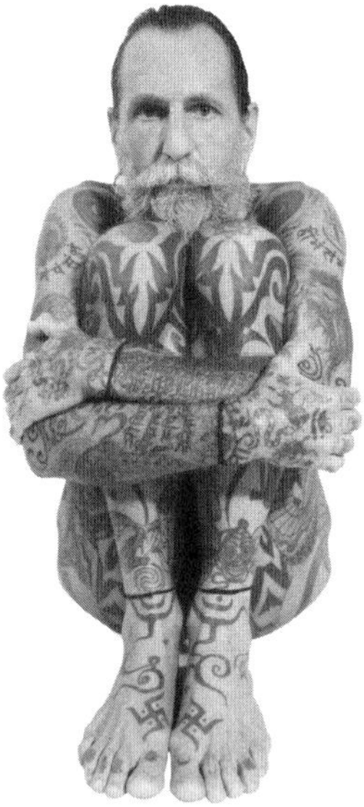

63. Pavana-Muktasana (Grundstellung)

Wirkung und Nutzen: Die Ausübung von Pavana-Muktasana beseitigt sehr schnell sämtliche Gasansammlungen im Unterleib und drückt sie hinaus. Dadurch wird die Verdauung gebessert, und der Körper fühlt sich leicht an.

Wer sehr häufig an Rülpsen, Aufstossen oder Blähungen leidet, was auf eine gestörte Funktion von Apana-Vayu zurückzuführen ist, muss diese Stellung unbedingt regelmässig üben, bis diese Störungen beseitigt sind.

Diese Asana erscheint sehr leicht, was aber eine Täuschung ist. All ihre verborgenen Geheimnisse können nämlich nur erfasst werden, wenn man systematisch unter der direkten Aufsicht eines erfahrenen Lehrers trainiert.

Es gibt in dieser Stellung die verschiedensten Arten der Kopfhaltung, der Blickfixierung und der Atmung, wodurch die Intensität der Wirkung erheblich gesteigert werden kann.

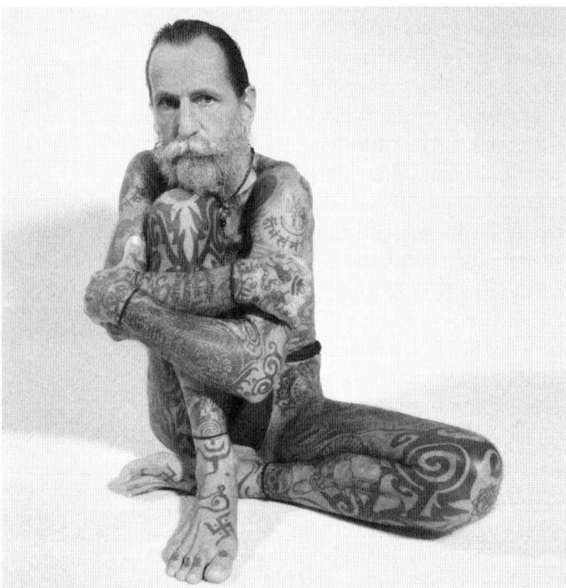

63. Pavana-Muktasana (Variante mit einem Bein)

64. Supta-Pavana-Muktasana *(liegende Wind befreiende Stellung)*

Stellung: Liegen Sie lang ausgestreckt auf dem Rücken. Nun ziehen Sie beide Knie zur Brust und umschlingen die Beine fest mit den Armen. Das Kinn wird an die Knie gedrückt. Verharren Sie in dieser Stellung, indem Sie Mula-Bandha ausführen.

Bei einer Variante der Stellung ziehen Sie nur ein Bein zur Brust, während das andere ausgestreckt bleibt. Umschlingen Sie das angezogene Bein mit den Armen, drücken Sie das Kinn ans Knie, und heben Sie das gestreckte Bein etwa 30 cm an. Wiederholen Sie dann diese Übung, indem Sie die Beine wechseln.

Wirkung und Nutzen: Wie bei der vorher beschriebenen Pavana-Muktasana werden auch in dieser liegenden Version alle Gasansammlungen im Dickdarm durch Mastdarm und After hinausgepresst. Solche Gasansammlungen im Unterleib sowie Verdauungsstörungen sind symptomatisch für einen schlecht funktionierenden Magen-Darm-Trakt. Dem kann Supta-Pavana-Muktasana Abhilfe schaffen, wenn sie regelmässig und ausdauernd praktiziert wird.

Zudem formt diese Asana das Gesäss, verbessert die Blutzirkulation in den unteren Gliedmassen und befreit von Arthritis und ähnlichen Beschwerden in den Beinen und Knien. Sie trainiert die Lenden und die Beckenknochen und hilft bei Rücken- und Lendenschmerzen.

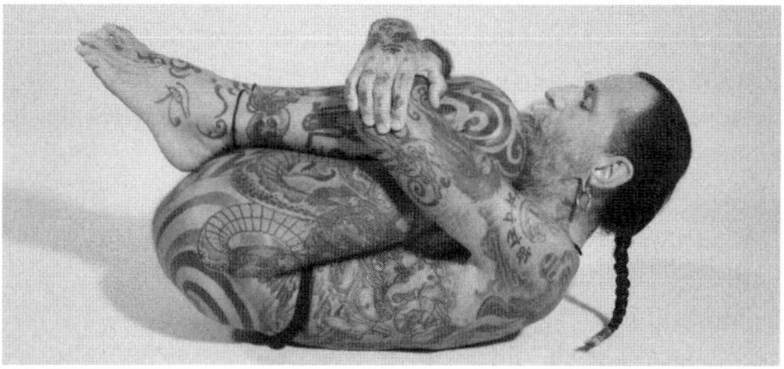

64. Supta-Pavana-Muktasana (Grundstellung)

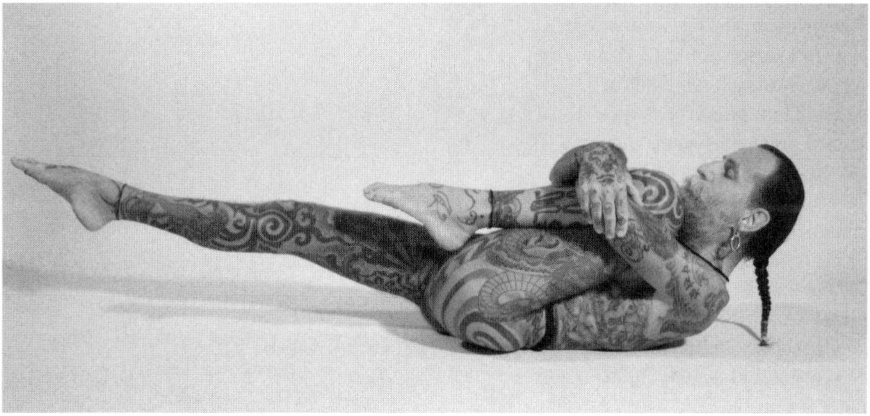

64. Supta-Pavana-Muktasana (einseitige Variante)

65. Tolangulasana *(Fingerbalance)*

Stellung: Sitzen Sie mit geschlossenen, ausgestreckten Beinen am Boden. Die Finger werden rechts und links vom Gesäss auf die Erde gestellt, und dann wird der ganze Körper von ihnen angehoben.

Tolangulasana kann auch so ausgeführt werden, dass Sie sich auf den Rücken legen. Ziehen Sie die Füsse ans Gesäss und heben den Unterleib hoch. Nun ballen Sie die Fäuste, Daumen nach innen, und stellen die aufgestellten Fäuste genau unter den Beckenknochen. Strecken Sie dann die Beine aus und heben den Körper ober- und unterhalb der Taille an, so dass er nur auf den Fäusten balanciert.

Man kann die Handstellung variieren, indem man, anstatt die Fäuste zu ballen, die Hände mit den Handflächen aneinanderlegt, Daumen innen, und die auf die Handkanten gestellten Hände unters Becken stellt, worauf man sich ober- und unterhalb der Taille anhebt und so balanciert.

Wirkung und Nutzen: Durch diese Stellung werden Arme, Hände und Finger gestärkt. Wer beim Schreiben oder bei handwerklichen Arbeiten zu Händezittern neigt, sollte diese Stellung regelmässig praktizieren. Dadurch werden die Finger wohlgeformt und biegsam. Wer unter Handschweiss leidet oder ständig ungewöhnlich kalte oder heisse Hände hat, kann von dieser Übung auch sehr profitieren.

Der ganze Körper wird dadurch gekräftigt und Degeneration der Wirbelsäule verhindert. Durch die Stärkung des Rückgrats wird der ganze Körper gesünder, und Beschwerden in der Taillengegend verschwinden. Die Asana hat auch einen sehr guten Einfluss auf das gesamte Urogenitalsystem, dessen Nerven durch den Druck der Fäuste im unteren Rücken stimuliert werden.

Auf geistiger Ebene hat Tolangulasana ebenso wohltuende Auswirkungen, denn die Praxis der Stellung bringt Nervosität und Angstgefühle unter Kontrolle.

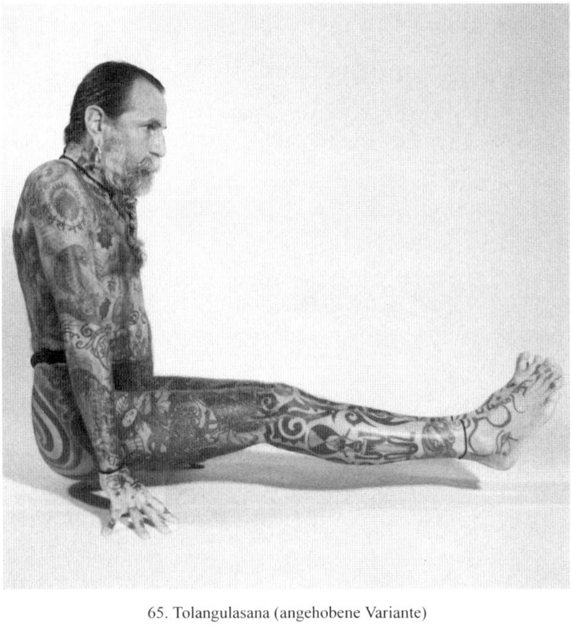

65. Tolangulasana (angehobene Variante)

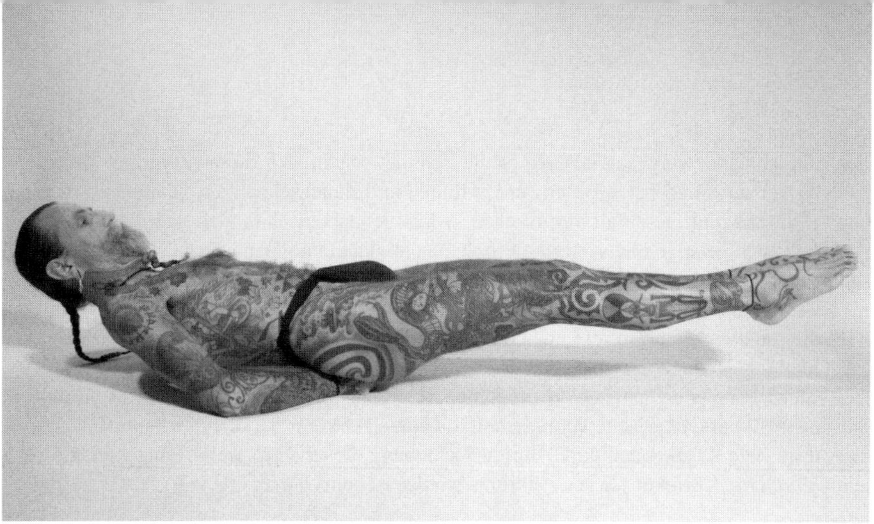

65. Tolangulasana (liegende Variante)

66. Uttana-Padasana *(Fuss-Streckung/Nabel-Übung)*

Stellung: Legen Sie sich flach auf den Rücken. Die Arme liegen am Körper, die Handflächen an den Oberschenkeln. Beine und Füsse sind vollkommen gestreckt. Nun heben Sie den Körper ober- und unterhalb der Taille um etwa 30 cm an, wobei Sie nur noch auf dem Gesäss balancieren.

Wirkung und Nutzen: Die Stellung hat einen unvergleichlichen Effekt auf den gesamten Körper, da sie sich kraftvoll auf das Nabelzentrum auswirkt, welches die anatomische Mitte des Körpers bildet. Entsprechend der Yoga-Tradition gehen von diesem Nabelzentrum, dem Manipura-Cakra, 72 000 Nerven und Nadis aus, die sich wie die Strahlen einer Sonne im Körper verteilen. Es gilt als wesentlich für die Gesundheit eines Menschen, dass sich dieses

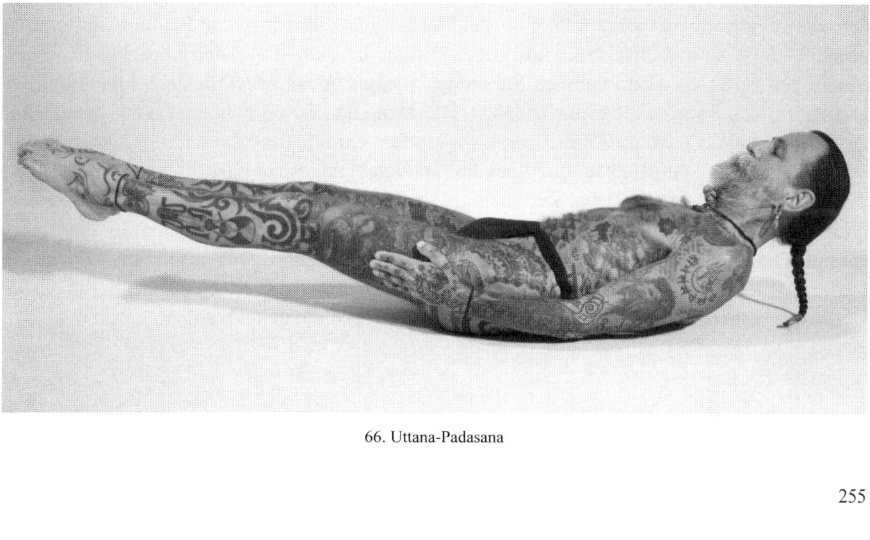

66. Uttana-Padasana

Zentrum an seiner vorgeschriebenen Stelle befindet. Wenn sich dieses Zentrum verschiebt, kann das zu verschiedensten Beschwerden führen und Bauchschmerzen, Blähungen, Verdauungsstörungen und Durchfall verursachen. Yogis behaupten, dass sich dadurch neben körperlichen auch geistige und seelische Probleme entwickeln können, weshalb man alles daran setzen muss, um einen verschobenen Nabel wieder in seine richtige Position zu bringen. Dafür ist Uttana-Padasana die wichtigste und beste Methode. Durch das Üben dieser Stellung wird die Lage des Nabels nicht nur korrigiert, sondern auch die Möglichkeit einer erneuten Verschiebung verringert.

Leider wissen und verstehen die modernen Mediziner kaum etwas von den Auswirkungen, die eine krankhafte physische Veränderung des Nabelzentrums hervorrufen kann. Tatsache ist aber, dass viele Krankheiten durch eine Verschiebung dieser Körpermitte entstehen und ganz allein durch die Korrektur dieses Zentrums wieder zu beheben sind (S. 139).

Die Fuss-Streckung übt einen so heilsamen und nützlichen Einfluss auf die feinsten und subtilsten Körpergewebe aus, dass durch regelmässiges Praktizieren der Stellung jegliche Nervosität verschwindet und geistige Ruhe und Ausgeglichenheit an ihre Stelle tritt.

67. Dhanurasana *(Bogen)*

Diese Stellung wird oft mit Ushtrasana verwechselt (S. 247). Gemäss der Beschreibung in der «Gheranda-Samhita» sollten solche Missverständnisse aber klar auszuschliessen sein.

Der Yogi Gheranda beschreibt Dhanurasana in Teil II, Vers 18, folgendermassen: *«Auf dem Rücken liegend streckt man die Beine wie zwei Stöcke nach hinten und ergreift mit den Händen die Füsse, wobei der Körper wie ein Bogen gespannt wird. Das wird Dhanurasana genannt.»*

Stellung: Legen Sie sich auf den Rücken. Die Arme ruhen dicht neben dem Körper am Boden, die Hände an den Oberschenkeln, Handflächen nach unten. Heben Sie nun langsam die gestreckten Beine und Füsse hoch und senken Sie sie langsam hinter den Kopf, bis die Zehen den Boden berühren. Dann nehmen Sie die gestreckten Arme ebenfalls nach hinten und ergreifen mit den Fingern die grossen Zehen. Die Arme und Beine müssen absolut gerade und gestreckt gehalten werden. Achten Sie insbesondere darauf, dass die Knie immer durchgedrückt bleiben und der Rücken durchgewölbt und leicht angespannt ist.

In dieser Position verharren Sie, solange Sie können. Danach lassen Sie die Füsse los, bringen Hände und Arme in die Ausgangsstellung zurück und heben dann langsam die Beine, die auch wieder in die Ausgangsstellung zurückgelegt werden. Die Asana darf keinesfalls ruckartig oder hastig ausgeführt werden, denn das könnte schädlich sein. Auch sollte sie jeweils nur entsprechend den eigenen körperlichen Fähigkeiten geübt werden.

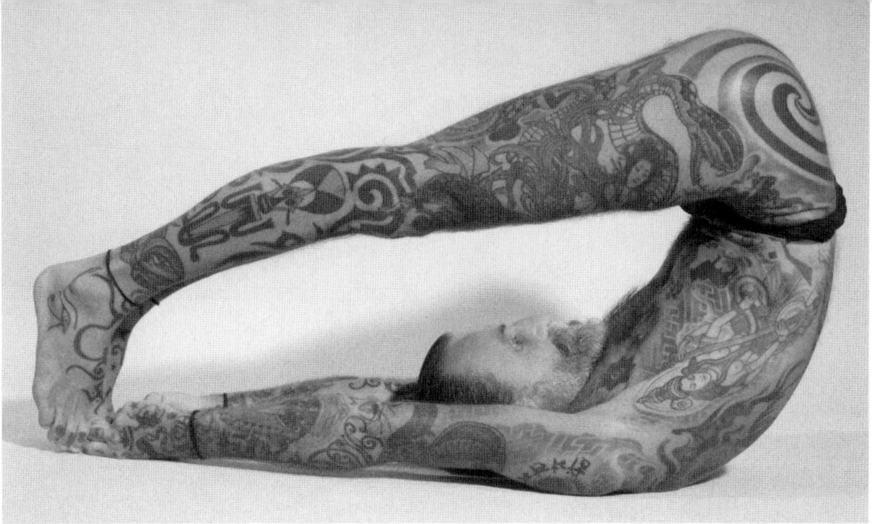

67. Dhanurasana

Wirkung und Nutzen: Diese Stellung macht den Körper geschmeidig und elastisch. Sie ist vor allem sehr vorteilhaft für die Wirbelsäule. Entsprechend der Yoga-Lehre stehen gute Gesundheit und ein langes Leben in direktem Zusammenhang mit der Biegsamkeit und Spannkraft des Rückgrats.

Die Übung fördert zudem die Blutzirkulation im gesamten Körper und erweist sich als Allheilmittel für Menschen mit dickem Hängebauch und starkem Gesäss sowie für alle, die an Blähungen leiden.

Sie stärkt Schultern und Nacken und schenkt eine schlanke Taille. Der ganze Körper wird strahlend und schön, die Augen werden leuchtend, und die Sehkraft bessert sich. Patienten mit Rückenproblemen wie Skoliose müssen sie regelmässig praktizieren.

Wer unter hohem Blutdruck oder Herzkrankheiten leidet, darf diese Asana nicht üben!

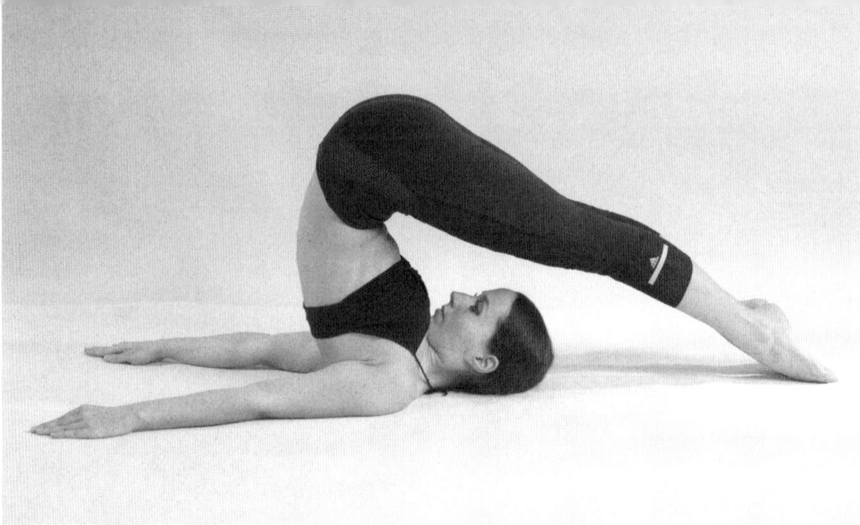

68. Sarvangasana

68. Sarvangasana *(Ganzheitsstellung)*

Stellung: Legen Sie sich flach auf den Rücken, die Arme mit den Handflächen nach unten am Körper. Drücken Sie nun die gestreckten Beine und den Oberkörper hoch, und senken Sie die Füsse hinter dem Kopf langsam auf den Boden nieder. Von den Hüften bis zu den Schultern sollte der Körper so gerade wie möglich gehalten werden. Verharren Sie ruhig mit geschlossenen Augen in dieser Stellung. Genauso langsam lassen Sie dann die Beine wieder in ihre Ausgangsstellung zurückkehren.

Wirkung und Nutzen: In dieser Stellung kann das venöse Blut aus den Blutgefässen der Beine und Füsse ohne jegliche Anstrengung zum Herzen zurückfliessen. Ausserdem wird der gesamte Kreislauf sehr angeregt, was viele Hautkrankheiten heilt.

Zum Reduzieren von Übergewicht ist Sarvangasana von allen Stellungen die geeignetste. Ein dicker Bauch verschwindet, der Körper wird schön, die Augen strahlen, und das Gesicht erhält einen entspannten Zug. Die Praxis der Ganzheitsstellung macht die Wirbelsäule biegsam und elastisch, was sehr zur Gesundheit, Schönheit und Verjüngung des Körpers beiträgt. Mangelnde Elastizität und zunehmende Versteifung der Wirbelsäule sind die Hauptfaktoren für einen rapide fortschreitenden Alterungsprozess. Darum legt die Yoga-Lehre besonderen Wert darauf, das Rückgrat gesund und elastisch zu halten.

Wer unter hohem Blutdruck leidet, darf diese Übung keinesfalls ausführen, bevor der Bluthochdruck nicht durch Praktiken wie Sukshma-Vyayama (S. 32–77) und Shat-Karma (S. 78–115) normalisiert worden ist!

Für Frauen ist diese Asana eine besondere Wohltat. Zusammen mit dem Bauch-Verschluss (Uddiyana-Bandha) wird diese Stellung als Behandlungstherapie bei übersteigerter Erregbarkeit der Gebärmutter angewandt. Dadurch werden Bauchschmerzen beseitigt, deren Ursache eine abnorme Aktivität des Uterus ist. Die Stellung ist ein wichtiger Bestandteil der Vajroli-Praktiken für Yoginis, da sie hilft, den Prozess der Sublimierung sexueller Energie bei der Frau in Gang zu setzen. Durch anhaltendes Üben entsteht Kontrolle über den Fluss der Sexualsekrete und die Fähigkeit, das mit viel Prana angereicherte Menstrualblut dem Körper zu erhalten. Die rechte Beherrschung und Verwendung dieses von den Yogis «Rajas» genannten Lebenssaftes gilt wie diejenige des männlichen Samens als grundlegender Faktor yogischer Selbstverwirklichung (S. 455).

Sarvangasana darf niemals ruckartig ausgeführt werden, da es sonst zu einer Verschiebung der Nadis kommen könnte. Sollte es passieren, dass sich Nadis durch falsche Ausführung dieser Stellung verlagern, muss man sofort anschliessend Ushtrasana (Kamel-Stellung) ausführen, damit durch Dislokation der Nadis entstehende Schmerzen wieder verschwinden. In einigen alten Texten wird auf diese enge Verbindung von Sarvangasana und Ushtrasana hingewiesen, mit dem Rat, die Stellungen immer in ergänzender Reihenfolge zu üben.

Der Gott Shiva hat als Meister-Yogi höchstpersönlich 8 400 000 Asanas geschaffen, damit Alter oder sogar Tod zu besiegen sind. Unter ihnen nimmt Sarvangasana einen sehr bedeutenden Platz ein, denn diese Stellung lässt schlechten Körpergeruch verschwinden, befreit von Hautkrankheiten und reduziert das Übergewicht. Sie ist für alle Menschen ungeachtet von Alter und Geschlecht gleichermassen nützlich.

Wer herzkrank ist, darf sie nur unter Aufsicht eines vollendeten Gurus erlernen und praktizieren.

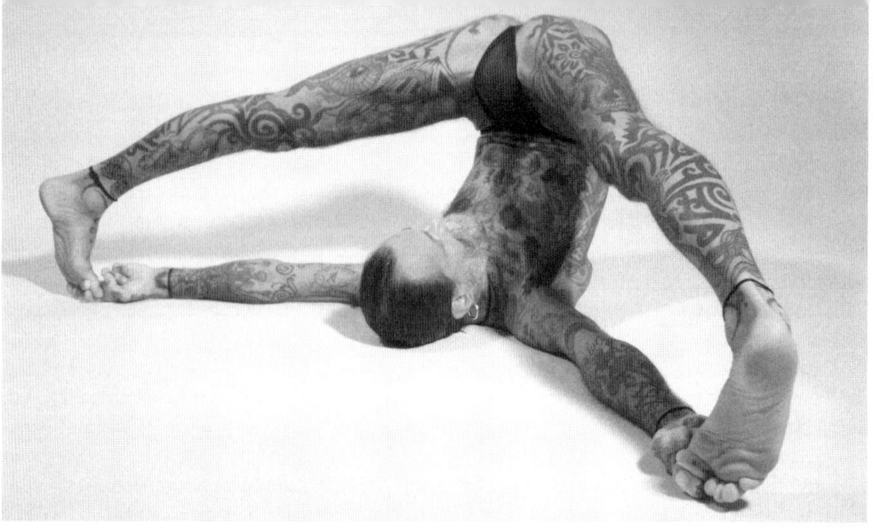

69. Vistrita-Pada-Sarvangasana

69. Vistrita-Pada-Sarvangasana *(Ganzheitsstellung mit gespreizten Füssen)*

Stellung: Legen Sie sich flach auf den Rücken, die Arme mit den Handflächen nach unten am Körper ausgestreckt. Drücken Sie nun die gestreckten Beine und den Oberkörper hoch und senken die Füsse wie bei Sarvangasana hinten auf den Boden. Dann heben Sie die Arme ebenfalls nach hinten und ergreifen mit den Fingern die grossen Zehen, die Sie gut festhalten müssen. Aus dieser Position heraus spreizen Sie langsam die Beine so weit wie möglich auseinander. Achten Sie darauf, dass die Knie immer ganz durchgestreckt sind.

Wirkung und Nutzen: Diese Variation von Sarvangasana ist äusserst bedeutungsvoll, da sie einen weitreichenden Einfluss auf das Befinden und die Entwicklung eines Menschen ausüben kann. Auf der physischen Ebene ist sie von grossem Nutzen gegen Erkrankungen des Halses und der Mandeln. Schultern und Rücken werden gekräftigt, und die Wirbelsäule wird elastisch und gesund, was schon genügt, um viele unerkannte Krankheiten zu eliminieren. Die Stellung ist sehr effizient im Kampf gegen Fettsucht, und wer gerne um die Hüften einige Pfunde verlieren möchte, sollte sie ausgiebig üben. Wie Sarvangasana beseitigt sie auch durch Körperausscheidungen und Ausdünstungen hervorgerufene schlechte Gerüche und ist hilfreich im Kampf gegen Hautkrankheiten. Wird sie täglich geübt, hält sie den Alterungsprozess auf.

Diese Asana hat aber neben der Förderung der Gesundheit und Schönheit noch andere Vorteile, die sie für Yogis sehr attraktiv machen. Entsprechend der klassischen Yoga-Lehre ist die Gaumenregion die Quelle einer Amrita oder Ambrosia genannten Flüssigkeit, einer Art Nektar oder Lebenselixier, die den Körper verjüngt und theoretisch zur Unsterblichkeit führen könnte. Diesen Sitz der lebensspendenden Säfte nennen die Yogis den «Mond», während das Gebiet um den Nabel herum als Sitz der sengenden, alles verzehrenden «Sonne» gilt. Da nun in dieser Stellung der Gaumen unterhalb der alles verbrennenden Sonne der Nabelregion liegt, fliesst Amrita nicht hinunter und wird verbrannt, sondern kann sich aus der Region des Mondes heraus im ganzen Körper verteilen. Dadurch ist es möglich, einen jugendlichen, frischen Zustand von Körper und Geist zu erhalten. Dieser Prozess der Verjüngung spielt besonders bei Viparita-Karani-Mudra eine bedeutende Rolle (S. 485).

Daneben bietet diese Variation der Ganzheitsstellung aber auch noch viele andere Vorteile. Sie gilt zum Beispiel als ausserordentlich nützlich für alle, die unter anorektalen Krankheiten leiden. Der Kreislauf in den Lungen wird stark angeregt, wodurch sich asthmatische und tuberkulöse Beschwerden verhindern lassen. Auch gegen Bruchleiden hat sich die Stellung bewährt, sie stärkt die Augen und schenkt einen klaren Blick.

Patienten mit Herzkrankheiten und zu hohem Blutdruck dürfen diese Asana nicht praktizieren!

Es gibt in Vistrita-Pada-Sarvangasana verschiedene Feinheiten, Abwandlungen und Geheimnisse zu entdecken. Dazu bedarf es aber der Hilfe eines vollendeten Gurus.

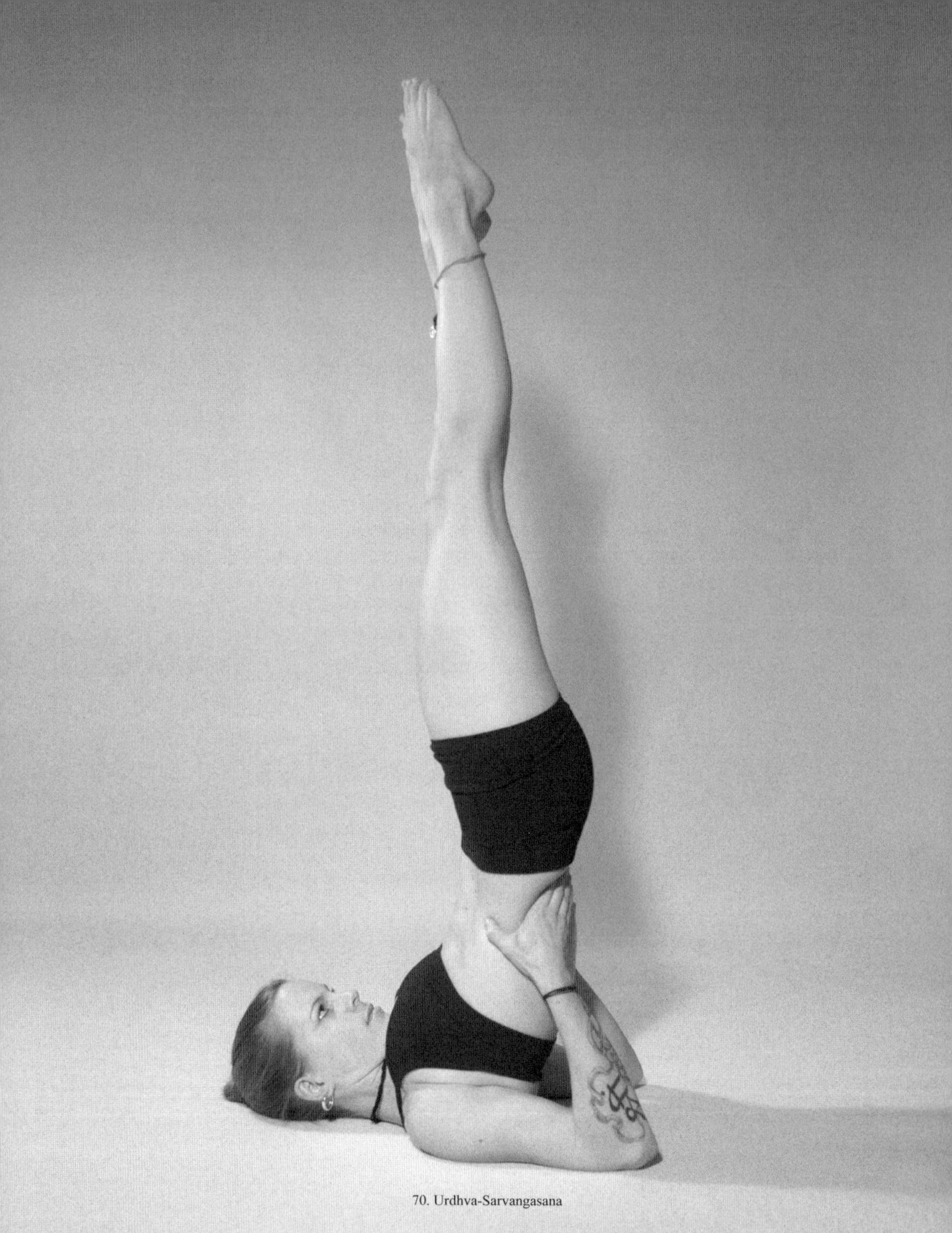

70. Urdhva-Sarvangasana

70. Urdhva-Sarvangasana *(Schulterstand/Kerze)*

Diese Stellung wird fälschlicherweise oft mit der mächtigen Viparita-Karani-Mudra gleichgesetzt, bei der es sich jedoch um den Kopfstand handelt.

Obschon der Schulterstand ebenso wie die vorher beschriebenen Sarvangasana-Varianten gewisse Kriterien dieses «umgekehrten Prozesses» erfüllt, wird von den eingeweihten Yogis nur Shirshasana als vollendete Viparita-Karani-Übung angesehen (S. 472).

Stellung: Legen Sie sich auf den Rücken, die Arme mit den Handflächen nach unten am Körper, die Beine mit geschlossenen Füssen ausgestreckt. Drücken Sie nun mit Hilfe der Arme die Beine und den Rumpf hoch, bis sie senkrecht stehen. Dann stützen Sie die Taille mit den Händen ab und halten den gesamten Körper von den Schultern bis zu den Füssen absolut gerade.

Es gibt von dieser Stellung eine grosse Anzahl von Variationen und Feinheiten, die man von einem erfahrenen Lehrer erlernen kann.

Wirkung und Nutzen: Diese Stellung ähnelt in vieler Hinsicht Shirshasana, dem Kopfstand. Wer den Kopfstand nicht beherrscht, sollte diese Asana täglich üben, da man von ihr fast denselben Nutzen hat. Herz und Gehirn werden reichlich mit frischem Blut versorgt, wodurch unter anderem vorzeitiges Grauwerden der Haare, Glatzenbildung oder übermässige Falten im Gesicht verhindert werden.

Der Alterungsprozess kann dadurch erheblich verzögert werden, da durch die Umkehrung von «Sonne» und «Mond» dem Körper das oberhalb der Gaumenregion erzeugte Amrita erhalten bleibt (S. 485).

Wenn man Urdhva-Sarvangasana regelmässig ausführt, wird Übergewicht reduziert, und schlechter, von Schweiss oder anderen Ausdünstungen hervorgerufener Körpergeruch verschwindet. Wer an der Taille abnehmen will, kann davon erheblich profitieren. Die Stellung hat sich ebenfalls als hilfreich bei Mandelerkrankungen und Sehstörungen erwiesen. Kehlkopf und Stimmbänder werden gekräftigt, was für Sänger, Schauspieler und Redner von grossem Nutzen ist.

Der Rücken wird gesund und stark, und die Hüften erhalten schöne, wohlproportionierte Formen. Wer an den Füssen ungewöhnlich kälte- oder wärmeempfindlich ist, kann diese Überempfindlichkeit mit Hilfe des Schulterstands zum Verschwinden bringen. Die Stellung hat allgemein die Tendenz, körperliche Unregelmässigkeiten und Störungen auszugleichen und zum Beispiel das Drüsensystem zu einem harmonischen Zusammenspiel zu bringen, was für eine gesunde Entwicklung von Körper und Geist von grösster Bedeutung ist.

Hautkrankheiten wie Psoriasis (Schuppenflechte) oder sogar Vitiligo (Weissfleckenkrankheit) lassen sich wirksam dadurch bekämpfen, da die Stellung einen sehr positiv stimulierenden Effekt auf Hypophyse und Schilddrüse ausübt, deren Hormonausschüttungen massgeblich den Zustand der Haut beeinflussen.

Diese Haltung erweist sich für Frauen als sehr hilfreich, denn durch sie lässt sich unmittelbar die geringste Verlagerung der Gebärmutter korrigieren, wodurch alle durch dieses Organ verursachten Schmerzen oder Unpässlichkeiten verschwinden. Frauen sollten die Kerze zusammen mit dem Bauch-Verschluss (Uddiyana-Bandha) ausführen, um schnelle und anhaltende Ergebnisse zu erzielen. Sie ist ein wichtiges Hilfsmittel, um durch die Praxis von Vajroli-Mudra (S. 454) Kontrolle über die Sexualität zu erlangen und das Menstrualblut zurückzuhalten, was für Adeptinnen und Yoginis ein wichtiges Ziel ist.

Wer unter Herzkrankheiten oder zu hohem Blutdruck leidet, darf diese Stellung erst üben, wenn solche Beschwerden durch andere Yoga-Techniken geheilt wurden. Auch Bruchleidende dürfen sie erst praktizieren, nachdem sie von einem Guru ausreichend und angemessen darauf trainiert wurden. In solchen Fällen sollte Urdhva-Sarvangasana auch nur zusammen mit Uddiyana-Bandha ausgeführt werden.

71. Karnapidasana *(Ohrpresse)*

Stellung: Strecken Sie sich auf dem Rücken aus, die Arme mit den Handflächen nach unten am Körper. Drücken Sie nun die Beine und den Oberkörper hoch und senken die Füsse hinter dem Kopf auf den Boden. Senken Sie dann beide Knie nieder, bis Sie die Innenseite der Knie an die Ohrmuscheln pressen können. Die Augen bleiben geschlossen. Halten Sie die Stellung so lange wie möglich.

Bei einer Variante der Ohrpresse werden die Hände über den Unterschenkeln verschränkt, was längeres Verweilen in der Position vereinfacht.

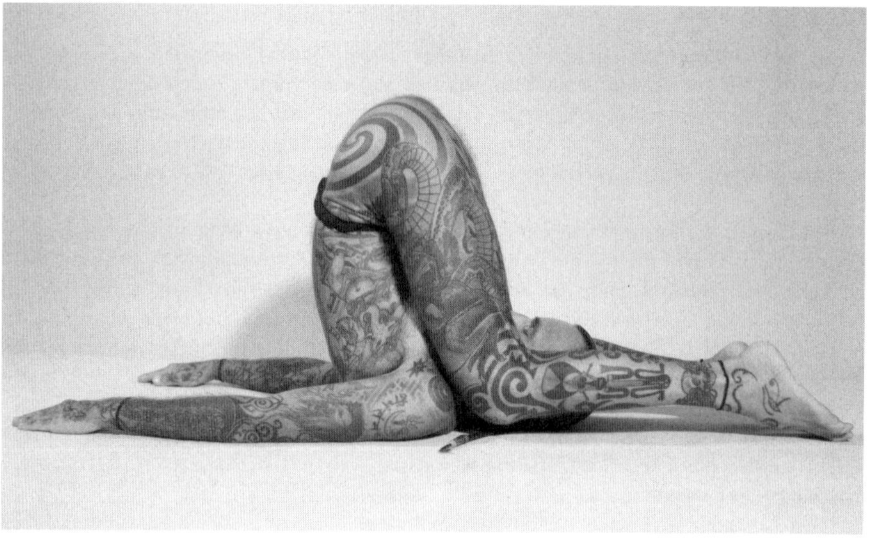

71. Karnapidasana (Grundstellung)

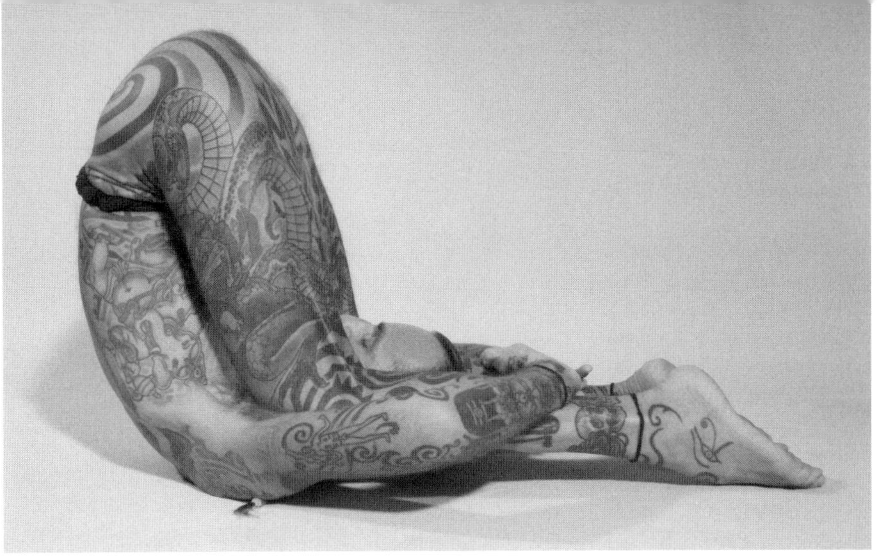

71. Karnapidasana (Variante mit verschränkten Händen)

Wirkung und Nutzen: Diese Stellung ist gut für das Gehirn, den Hals, die Nase und die Ohren. Die Sehkraft bessert sich, und Halskrankheiten, zum Beispiel Mandelbeschwerden, lassen sich heilen. Karnapidasana reduziert Übergewicht und ist sehr nützlich gegen Asthma und andere Störungen der Atmungsorgane. Da durch diese Stellung ganz mechanisch die angestauten Gasansammlungen aus den Atemwegen herausgepresst werden, wird Raum frei für die Aufnahme grösserer Mengen frischer Luft, was für die Gesundheit der Lungen von grossem Vorteil ist.

Die Ohrpresse ist auch sehr wirksam gegen viele Krankheiten der Ohren. Wer an Tinnitus leidet, kann viel von ihr profitieren. Das beruht einerseits auf dem Druck der Knie an beiden Ohren, anderseits auf einer Stimulierung von Funktionen des Unterleibs. Das Gehör ist eng verbunden mit gewissen Bereichen des Beckens, und so können sich zum Beispiel Störungen im Mastdarm sehr negativ auf die Ohren auswirken. Karnapidasana kann bei solchen Problemen Abhilfe schaffen, indem auf die Verdauung und Darmtätigkeit ein wohltuender Einfluss ausgeübt wird. Giftige Gase werden aus den Därmen entfernt, wodurch diese Zonen mit mehr Sauerstoff versorgt werden können. Durch Anregung der Peristaltik verschwinden Verstopfung und andere Störungen, und auch Hämorrhoiden lassen sich wirksam behandeln.

Übt man diese Stellung lange genug, vereinigt sie Prana und Apana, was für Fortschritte im Yoga von grosser Bedeutung ist. Ihre Ausführung ist nicht besonders schwierig, weshalb man versuchen sollte, sie regelmässig und ausdauernd zu praktizieren.

72. Pranavasana
(Pranava-Stellung)

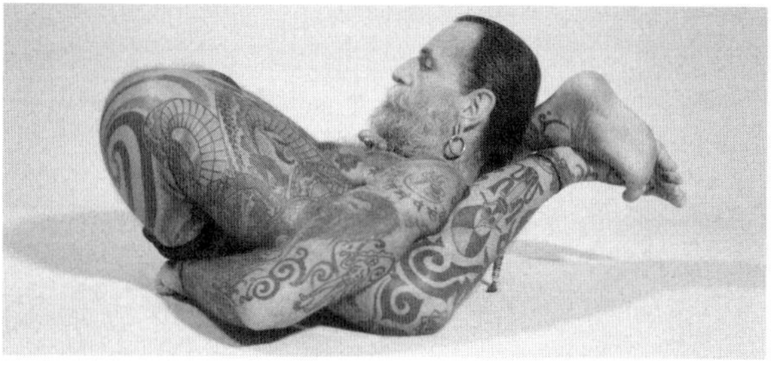

72. Pranavasana (Grundstellung)

«Pranava» ist die mystische Bezeichnung für das Bija-Mantra «Om» oder «Aum». Bija-Mantras sind Keimsilben, in denen göttliche Kräfte schwingen, wenn sie auf richtige Art und Weise rezitiert werden.

«Om» wird auch als Mula-Mantra (Wurzel-Mantra) bezeichnet, da diese Silbe der Ursprung aller kosmischen Schwingungen ist, der Ton, aus dem sich alle Schöpfung manifestiert.

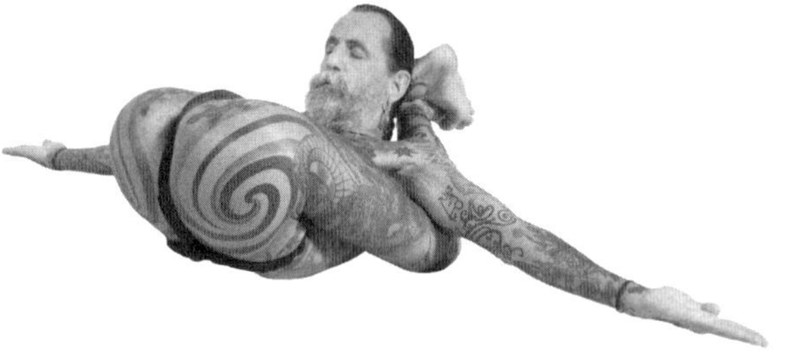

72. Pranavasana (Variante mit gestreckten Armen)

Stellung: Legen Sie sich flach auf den Rücken. Heben Sie dann beide Beine nach hinten, und versuchen Sie, den linken Fuss in den Nacken zu legen. Dann legen Sie den rechten Fussknöchel über den linken, verschränken die Finger hinter dem Rücken und verharren in dieser Stellung. Wiederholen Sie die Übung, indem Sie die Stellung der Füsse wechseln.

Bei einer Variante der Stellung können Sie die Arme seitlich ausstrecken, die nach oben gedrehten Hände schweben einige Zentimeter über dem Boden.

Wirkung und Nutzen: Der Geist beruhigt sich und erlangt Konzentration, und die für Samadhi notwendige kontemplative Geisteshaltung fällt leichter. Nach einiger Zeit beginnen Prana und Apana sich zu vereinigen. Da diese Asana einem Sadhaka den Zugang zu den höheren Stufen der Meditation öffnen kann, haben die Yogis sie treffend Pranavasana genannt, denn genau wie aus der Urschwingung «Aum» entsteht aus dieser Stellung die geistige und körperliche Basis für schöpferische Yoga-Praxis.

In der Lehrschrift «Gheranda-Samhita» wird diese Stellung Pashini-Mudra genannt (Siegel der Fesselung; S. 428), weil dabei die Beine wie eine Schlinge um den Nacken gelegt werden. Dabei werden zusätzlich Kumbhaka, Mula-Bandha und Udara-Bandha angewendet.

Diese Asana ist schwierig auszuführen, aber sie hat so viele wundervolle Auswirkungen, dass es sich lohnt, sie zu erlernen. Die Wirbelsäule wird dadurch geschmeidig und elastisch, wodurch Rückenschmerzen verschwinden. Sie muss jedoch vorsichtig, exakt und ohne Hast ausgeführt werden, da alle Muskeln, Bänder und Nerven des Rückens einer erheblichen Belastung ausgesetzt sind. Hämorrhoiden und anorektale Beschwerden verschwinden. Unterleib, Wirbelsäule, Schultern und Nacken werden gestärkt.

Bei Frauen kann die Praxis der Stellung an der Gebärmutter hormonelle Veränderungen hervorrufen, die eine Schwangerschaft verhindern können. Darum sollten junge Frauen, die Kinder haben wollen, die Stellung nur sehr beschränkt üben. Frauen, die keine Kinder mehr haben wollen, oder Yoginis, das heisst Frauen, die sich ganz dem Yoga-Weg hingegeben haben, dürfen diese Stellung uneingeschränkt üben und können dadurch von denselben wunderbaren Auswirkungen profitieren wie Männer.

73. Supta-Pada-Kandharasana *(liegende Fuss-an-Schulter-Stellung)*

Stellung: Legen Sie sich auf den Rücken und heben Sie das rechte Bein hinter den Kopf in den Nacken, so dass die Zehen zur linken Schulter zeigen. Das linke Bein wird gerade ausgestreckt. Dann wiederholen Sie die Stellung auf der anderen Seite.

Wirkung und Nutzen: Diese Stellung übt einen starken Einfluss auf den Rücken und das Becken aus. Zu starke Hüften und ein dickes Gesäss verschwinden genauso wie Schmerzen in den Oberschenkeln und Knien. Man kann dadurch sehr wirksam Hämorrhoiden und Verstopfung bekämpfen. Der ganze untere Teil des Körpers wird elastisch und kräftig. Hals- und Nackenkrankheiten verschwinden.

Junge Mädchen und Frauen, die noch Kinder haben wollen, sollten diese Asana nur beschränkt üben, da sie genau wie Pranavasana auf die Gebärmutter wirkt.

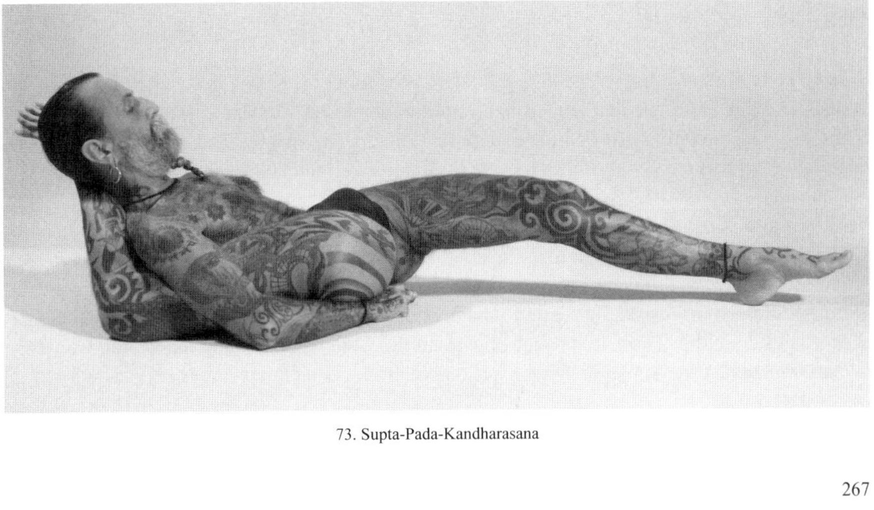

73. Supta-Pada-Kandharasana

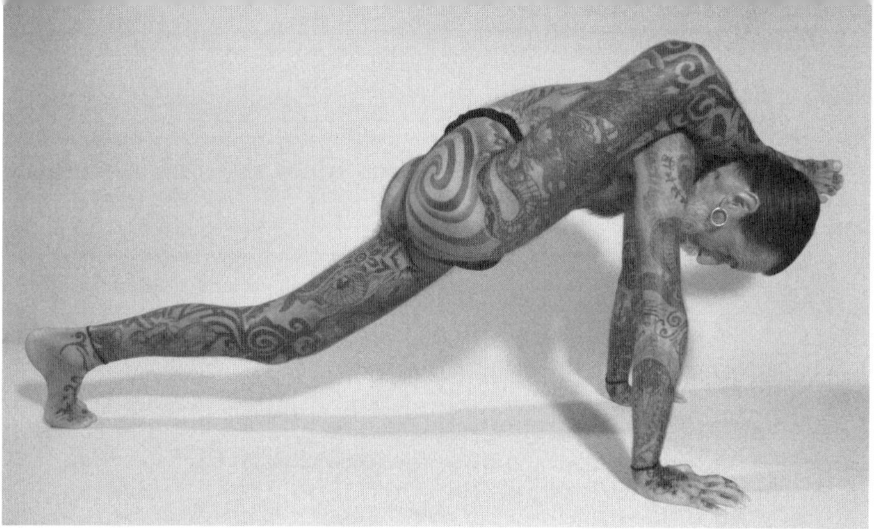

74. Pada-Skandha-Dandasana (Vorbereitung)

74. Pada-Skandha-Dandasana *(Fuss-Schulter-Stab-Stellung)*

Stellung: Setzen Sie sich auf den Boden, heben Sie Ihren rechten Fuss hinter die rechte Schulter und legen Sie ihn in den Nacken, so dass die Zehen und die Ferse auf der linken Schulter liegen. Stützen Sie nun beide Hände auf Schulterbreite am Boden ab und stellen Sie das linke Bein gerade nach hinten, so dass Sie auf den Zehen des linken Fusses und beiden Händen stehen.

Übung a: Nun führen Sie die «Danda» (Stab) genannte Übung durch, indem Sie den Oberkörper langsam niedersenken, bis der Kopf knapp über dem Boden ist, worauf Sie sich wieder hochstemmen. Wiederholen Sie das mehrmals, wechseln dann die Beine und führen die Danda-Übung auf der anderen Seite aus.

Übung b: Eine Variation dieser Asana besteht darin, dass man den Körper in der Danda-Stellung nur auf den Händen balanciert. Auch das soll wechselseitig ausgeführt werden.

Übung c: In einer weiteren Variante legt man sich mit dem im Nacken liegenden Fuss und ausgestrecktem Bein auf den Boden und legt die Hände im Rücken zusammen, indem eine Hand zur Faust geballt wird und die andere das Handgelenk packt. Dies wird auch Ekapada-Skandha-Mayurasana genannt. Auch diese Stellung muss beidseitig ausgeführt werden.

Wirkung und Nutzen: Diese Stellung stärkt Muskeln und Knochenbau der oberen Gliedmassen und der Brust. Sie hat sich auch als sehr nützlich für den Rücken und die Schultern erwiesen. Wer unter Gebrechen und Krankheiten dieser Körperpartien leidet, muss sie praktizieren. Sie hilft, Schmerzen in Füssen, Taille und Knien verschwinden zu lassen, und macht den ganzen Körper geschmeidig. Die Übung regt ungemein die Verdauung an und stärkt den Gleichgewichtssinn des Körpers, was sich auch auf das seelische Gleichgewicht positiv auswirkt.

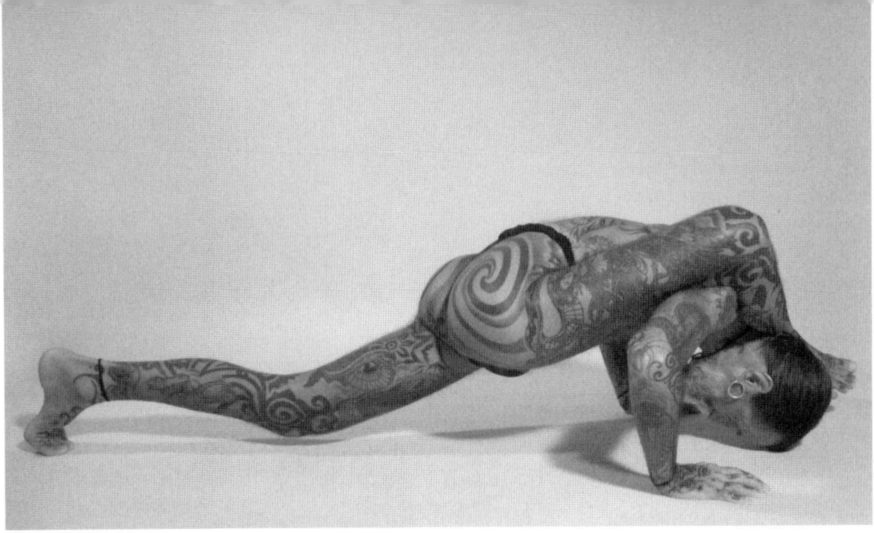

74 a. Pada-Skandha-Dandasana

Ein wichtiges Charakteristikum der Danda-Stellung ist es, dass durch sie Prana und Apana vereinigt werden und alle Nadis, die den Körper kreuz und quer durchziehen, reguliert und gereinigt werden, was bei der Erweckung der Kundalini nützlich ist.

Pada-Skandha-Dandasana ist etwas schwierig, kann aber durch regelmässiges Üben ohne weiteres gemeistert werden.

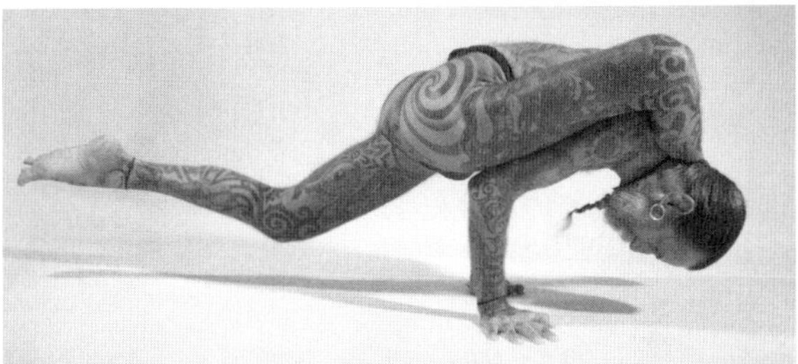

74 b. Pada-Skandha-Dandasana

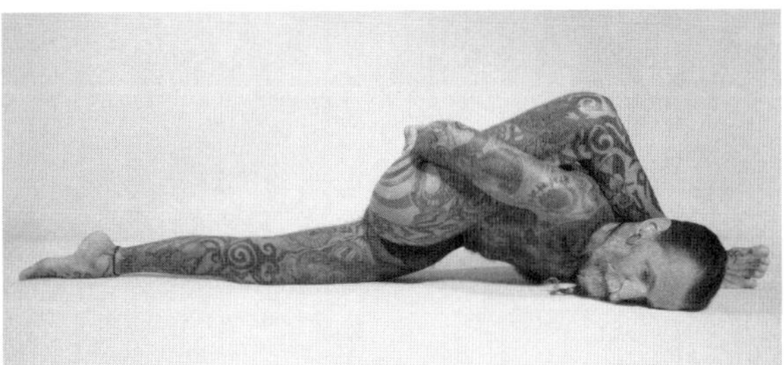

74 c. Pada-Skandha-Dandasana

75. Ekapada-Kandharasana *(einseitige Fuss-Schulter-Stellung)*

Stellung: Setzen Sie sich auf den Boden, winkeln Sie das rechte Bein an, und ziehen Sie die rechte Ferse ans Perineum. Heben Sie nun den linken Fuss über den Kopf und legen ihn in den Nacken. Die Hände werden vor der Brust zusammengefaltet, und der Blick ist starr geradeaus gerichtet. Wechseln Sie dann die Seite.

Man kann diese Stellung auch ausführen, indem ein Fuss in den Nacken gelegt und das andere Bein am Boden ausgestreckt wird.

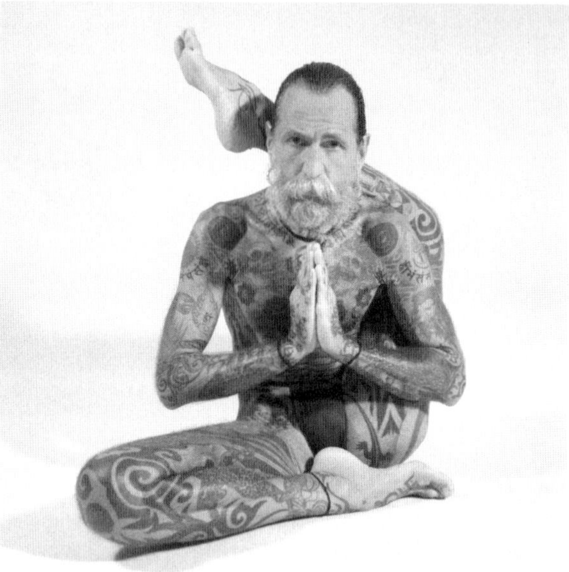

75. Ekapada-Kandharasana (Grundstellung)

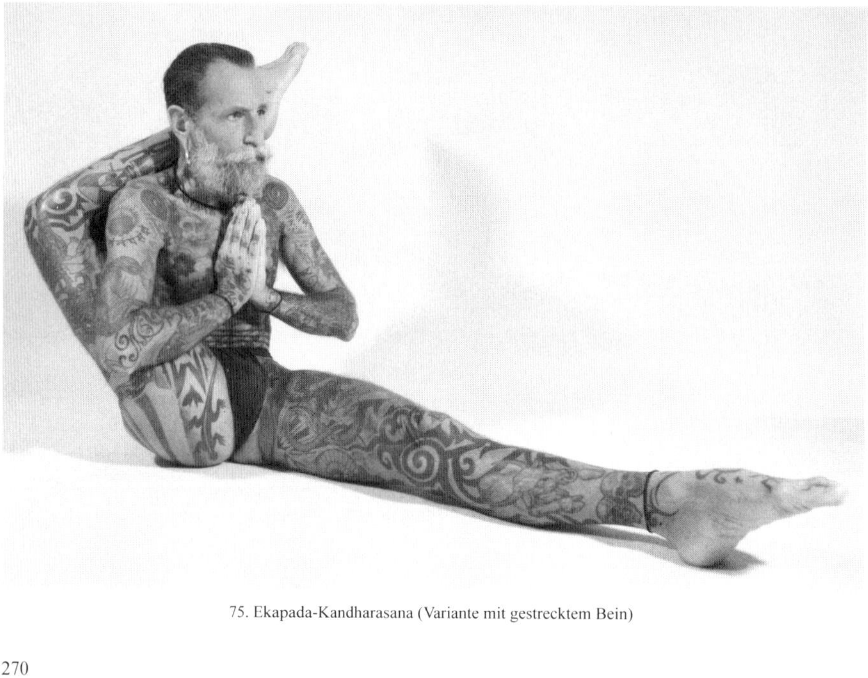

75. Ekapada-Kandharasana (Variante mit gestrecktem Bein)

Wirkung und Nutzen: Durch diese Übung werden die unteren Gliedmassen und das Becken besser durchblutet. Sie hilft gegen Hämorrhoiden und lässt Schmerzen von der Taille bis zu den Füssen verschwinden. Die unteren Gliedmassen werden stark und wohlproportioniert, und die Knie und Füsse werden beweglich und elastisch. Die Stellung kräftigt ebenfalls den Nacken und die Schultern.

Ekapada-Kandharasana wirkt sich bei Frauen auf die hormonellen Prozesse in der Gebärmutter aus und hat eine empfängnisverhütende Wirkung. Sie sollte deshalb nur von Frauen praktiziert werden, die keine Kinder kriegen wollen.

76. Dvipada-Kandharasana *(beidseitige Fuss-Schulter-Stellung)*

Stellung: Setzen Sie sich auf den Boden. Nehmen Sie den linken Fuss über den Kopf und legen Sie ihn im Nacken ab. Dann nehmen Sie auch den rechten Fuss nach hinten und legen ihn im Fussgelenk auf den linken. Die Hände werden vor der Brust zusammengelegt und der Blick starr nach vorn gerichtet. Wiederholen Sie die Übung, indem Sie die Stellung der Beine wechseln.

Wirkung und Nutzen: Die beidseitige Fuss-Schulter-Stellung hat dieselben Vorteile wie die einseitige Variante. Der Einfluss der Übung auf den Unterleib wird durch die Beinhaltung sogar noch verstärkt, wodurch alle Krankheiten im unteren Teil des Körpers sehr wirksam bekämpft werden können. Der Blutkreislauf wird sehr stark angeregt, wodurch Hautkrankheiten wie etwa Pickel und Furunkel zum Verschwinden gebracht werden.

Diese Variation der Fuss-Schulter-Stellung hat hormonelle Veränderungen in der Gebärmutter zur Folge und wirkt empfängnisverhütend. Junge Frauen, die Kinder haben wollen, sollten sie nicht ausführen.

Ihre Bemeisterung erfordert grosse Gelenkigkeit. Um den Körper geschmeidiger zu machen, kann man über einen längeren Zeitraum jeden Tag ein Glas heisse Milch mit einem Teelöffel Kurkuma (S. 156) zu sich nehmen.

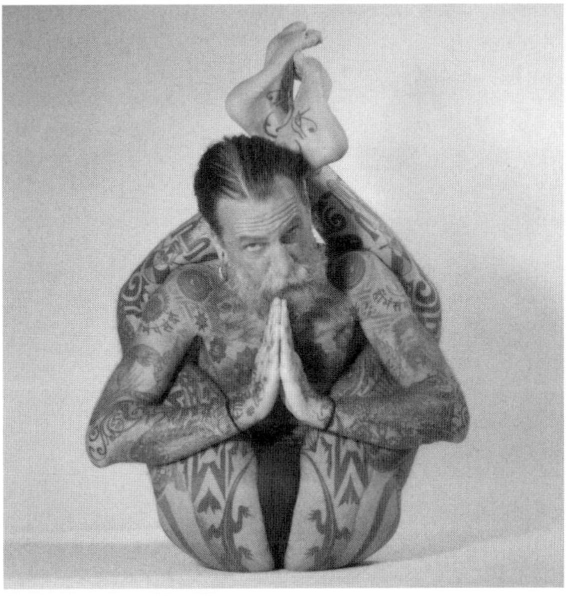

76. Dvipada-Kandharasana

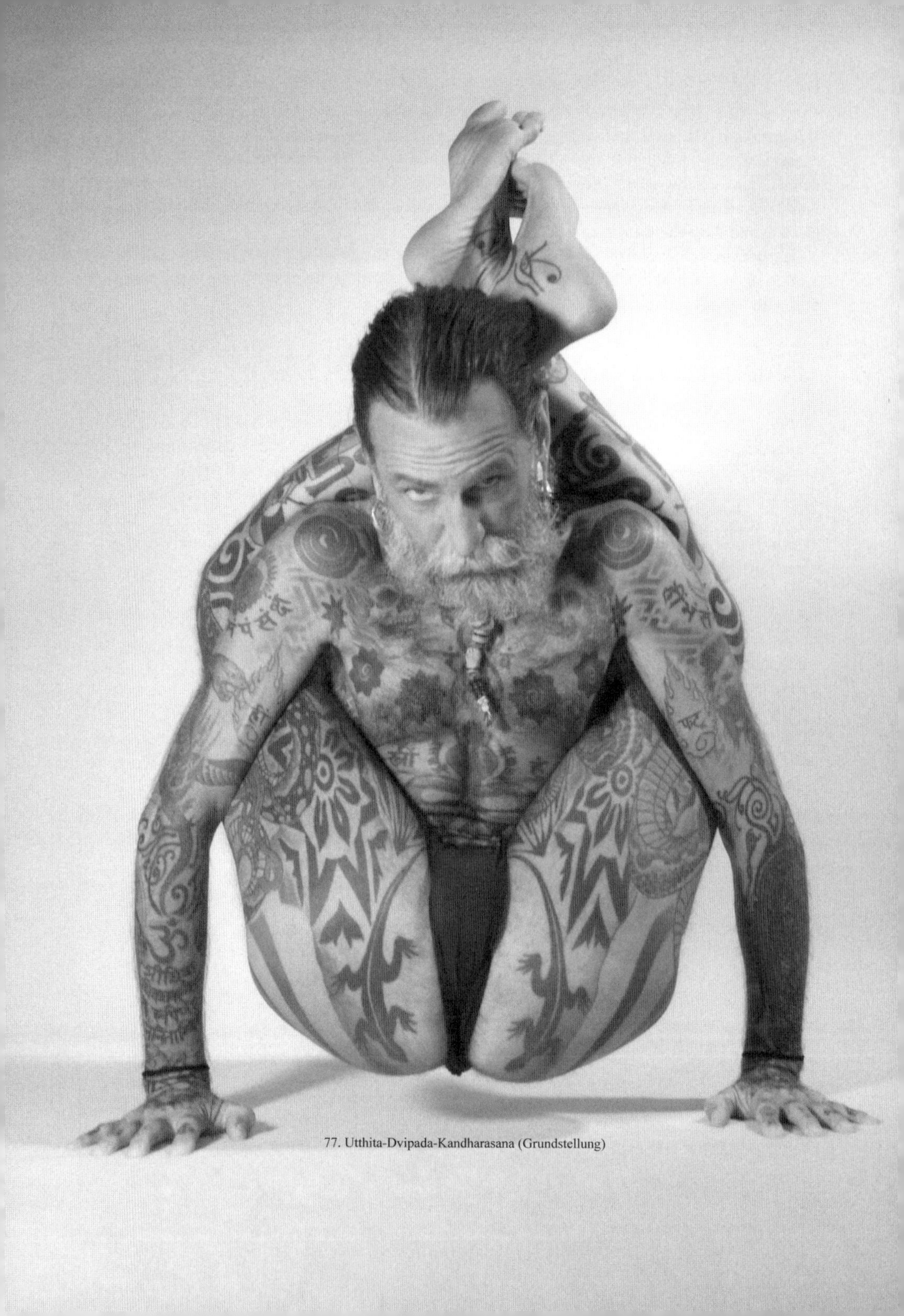

77. Utthita-Dvipada-Kandharasana (Grundstellung)

77. Utthita-Dvipada-Kandharasana *(gehobene beidseitige Fuss-Schulter-Stellung)*

Stellung: Setzen Sie sich auf den Boden. Heben Sie den rechten Fuss über den Kopf und legen ihn hinter der rechten Schulter in den Nacken, so dass die Zehen zur linken Schulter zeigen. Jetzt nehmen Sie den linken Fuss und legen ihn hinter den rechten, so dass die Fussknöchel gekreuzt übereinanderliegen und die Zehen zur rechten Schulter zeigen. Stellen Sie dann beide Hände auf den Boden und heben den ganzen Körper hoch. Wiederholen Sie die Übung, indem Sie die Stellung der Füsse wechseln.

Eine Variation besteht darin, dass man mit im Nacken liegenden Füssen den Körper abhebt und dann aus dieser Position heraus langsam die Stirn bis knapp über den Boden senkt, worauf man sich wieder in die Ausgangslage hochdrückt.

Bei einer weiteren Variante derselben Stellung liegen die Beine auch hinter den Schultern, die Füsse werden jedoch auf den Kopf gelegt und der Körper wird angehoben.

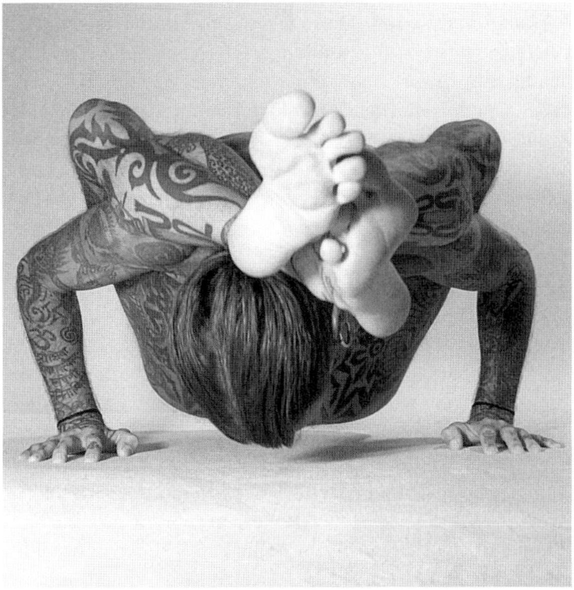

77. Utthita-Dvipada-Kandharasana (Variante mit Niederbeugung)

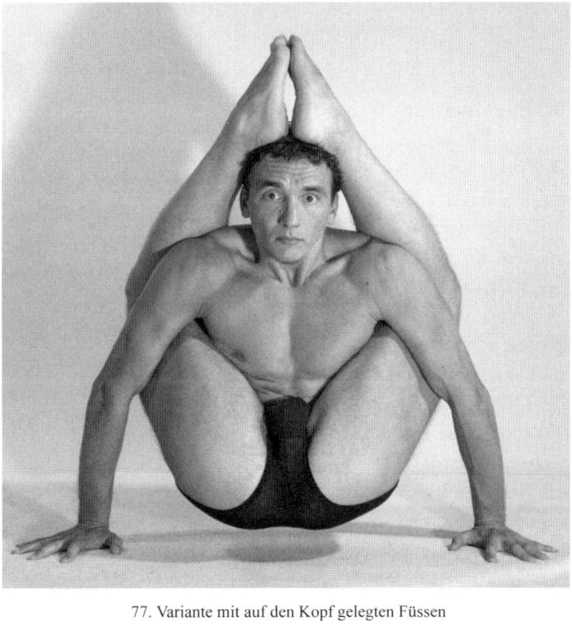

77. Variante mit auf den Kopf gelegten Füssen

Wirkung und Nutzen: Diese Übung macht die Hände und die Arme sehr stark. Die oberen Gliedmassen werden gekräftigt, wohlgeformt und schön. Die Asana gilt als ungemein nützlich für alle, die schwere körperliche Arbeit leisten müssen. Durch sie wird der ganze Körper bis in die Zehenspitzen reichlich durchblutet, so dass man nicht schnell ermüdet.

Die Asana ist ein Segen im Kampf gegen Lungenkrankheiten und schenkt Immunität gegen verschmutzte Luft. Wer in dicht besiedelten Gebieten mit schlechter Luftqualität wohnt, sollte sie in den frühen Morgenstunden regelmässig fünf Minuten lang üben. Dadurch wird der Körper unempfindlich gegen die ungünstigen Einflüsse der schlechten Luft, denen man den ganzen Tag ausgesetzt ist. Durch diese Stellung werden die Membranen der Alveolen gestärkt und vitalisiert, was den Menschen dazu befähigt, ein Maximum an Sauerstoff selbst aus einer Atmosphäre zu entnehmen, die an sich keinen hohen Sauerstoffgehalt besitzt. So wie Yogis in sehr kalten oder sehr heissen Gebieten problemlos existieren können, macht es ihnen auch nichts aus, in grossen Städten zu leben, wo Umweltverschmutzung in Form von Feinstaub- und Ozonbelastung ein Dauerthema ist. Aus diesem Grund wird diese Übung vor allem denjenigen empfohlen, die unter allerlei Phobien und Allergien leiden.

Übt man die Asana über eine längere Zeit, wird Prana dazu gebracht, durch Sushumna-Nadi zu fliessen, das heisst Prana und Apana vereinigen sich und verschmelzen zu einer Einheit.

Wie bei den vorhergehenden Stellungen, bei denen die Füsse in den Nacken gelegt werden, gilt auch hier die Regel, dass Frauen diese Übung nur beschränkt ausführen sollten. Wer also Kinderwünsche hegt, sollte davon absehen, da die Gebärmutter dadurch in einer Weise beeinflusst wird, die eine Befruchtung des Eis erschwert.

78. Pakshyasana *(Vogel)*

Stellung: Stellen Sie sich hin und heben Sie den rechten Fuss über den Kopf in den Nacken, so dass Ferse und Zehen auf der linken Schulter liegen. Die Arme werden seitlich ausgestreckt wie die Schwingen eines Geiers oder die Flügel eines Flugzeugs. Das linke Bein und der Oberkörper sollten so gerade wie möglich gehalten werden.

Wiederholen Sie die Stellung, indem Sie den andern Fuss in den Nacken legen.

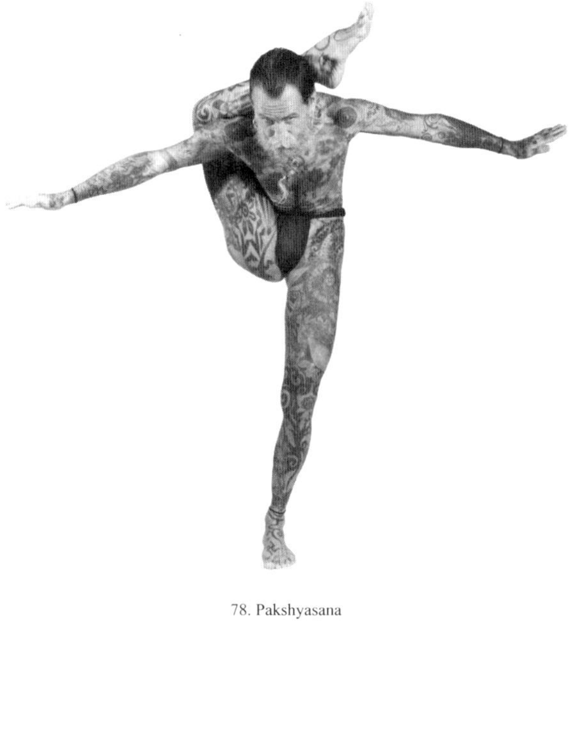

78. Pakshyasana

Von dieser Stellung gibt es auch eine einfache Variante, in welcher man auf jeweils einem Bein steht, das andere Bein gerade nach hinten ausstreckt und die Arme wie die Flügel eines Vogels seitwärts hält.

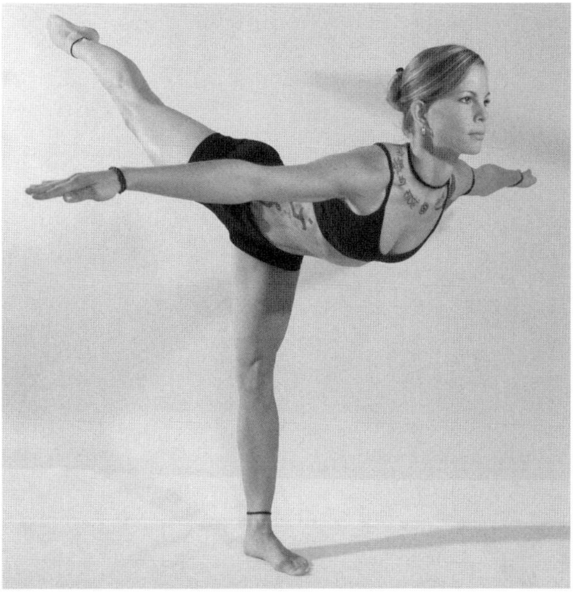

78. Pakshyasana (einfache Variante)

Wirkung und Nutzen: Die Stellung ähnelt nicht nur in ihrem Aussehen einem Flugzeug oder einem Vogel, sie erzeugt auch im Körper ein sehr starkes Gefühl der Leichtigkeit und macht den Geist sorgenfrei. Dieses Gefühl der Leichtigkeit kann so stark werden, dass man die Existenz des Körpers kaum noch spürt. Die Asana hilft bei Krankheiten und Gebrechen der Füsse, Knie, der Taille und gegen Hämorrhoiden. Für Bergsteiger und Menschen, die viel zu Fuss unterwegs sind, ist es eine ausgezeichnete Übung. Sie entwickelt und stärkt den Gleichgewichtssinn. Ausserdem wird von ihr gesagt, dass man durch sie Animan- und Mahiman-Siddhi erlangen könne, das heisst die Kraft, seinen Körper winzig klein zu machen oder weit auszudehnen.

Da diese Stellung, ebenso wie alle anderen Übungen mit in den Nacken gelegten Füssen, einen empfängnisverhütenden Effekt auf die Gebärmutter ausübt, sollten junge Mädchen und Frauen, die Kinderwünsche hegen, diese Asana nur sehr beschränkt üben.

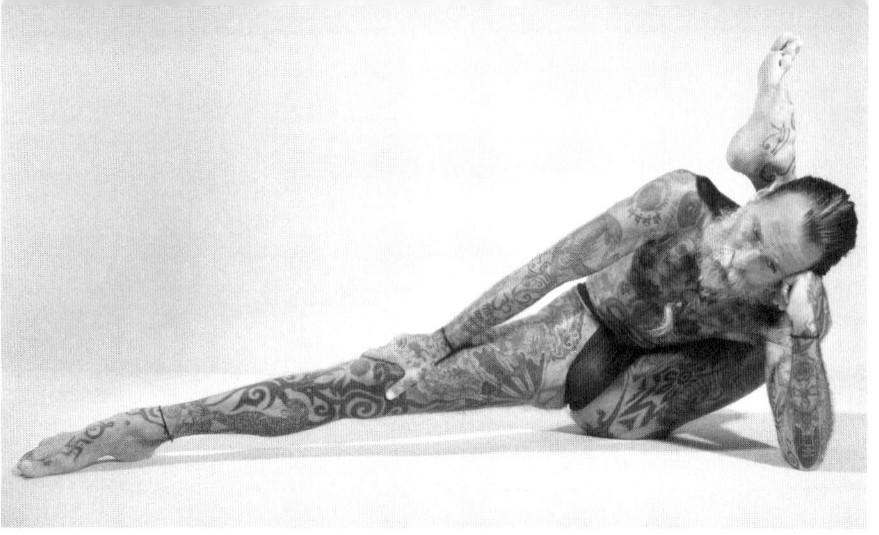

79. Takiyasana (Grundstellung)

79. Takiyasana *(Kopfkissen)*

Yogis haben keine Kopfkissen, sondern benutzen statt dessen diese Asana.

Stellung: Setzen Sie sich auf den Boden. Heben Sie den rechten Fuss über den Kopf in den Nacken, so dass die Zehen zur linken Schulter zeigen. Das linke Bein bleibt gerade ausgestreckt am Boden. Stellen Sie nun den rechten Ellbogen auf die Erde und stützen den Kopf auf die rechte Hand, die mit dem Daumen nach innen zur Faust geballt wurde. Die linke Hand liegt auf dem gestreckten linken Knie. Wiederholen Sie nun diese Asana, indem Sie die Gliedmassen wechseln.

Eine Variante von Takiyasana besteht darin, dass man sich aufrecht hinsetzt, den linken Fuss über den Kopf in den Nacken legt und dann so weit den Rücken entlang hinunterzieht, bis man die Zehen dieses Fusses in der rechten Achselhöhle einhängen kann. Das rechte Bein bleibt am Boden ausgestreckt, die linke Hand legt man aufs rechte Knie, und die rechte Hand wird mit dem Daumen nach innen zur Faust geballt. Wiederholen Sie diese Variation ebenfalls, indem Sie die Beine wechseln.

Wirkung und Nutzen: In dieser Haltung vereinigen sich Prana und Apana sehr schnell, wodurch Kundalini-Shakti geweckt wird. Die Asana ist eine sehr wirksame Hilfe, um den Atemstrom von einem Nasenloch zum andern umzuleiten, was in der Yoga-Terminologie Svara (S. 353) genannt wird. Diese Methode der Atemkontrolle ist in der Lehrschrift «Shiva-Svarodaya» detailliert dargelegt und ist für die Yogis von grosser Bedeutung.

Bemeisterung von Svara führt zu hohen Bewusstseinszuständen, und dadurch können sich übernatürliche Kräfte und Fähigkeiten manifestieren.

Yogis behaupten, durch die Beherrschung von Svara viele wunderbare Taten vollbringen zu können. So können sie beispielsweise all ihre Pläne erfolgreich verwirklichen, Krankheiten heilen und die Gedanken anderer Menschen lesen, indem sie Svara anwenden. Um diese anspruchsvolle Materie beherrschen zu lernen, kann man Takiyasana verwenden. Sie ist eine von mehreren Stellungen, die zur Beherrschung von Svara beitragen. Rein äusserlich scheint sie sehr einfach zu sein, birgt in sich aber doch einige Geheimnisse, die man nur von einem Guru erlernen kann. Ein zufälliger Beobachter kann die Bedeutung solcher Körperhaltungen gar nicht ermessen, wenn sie in seiner Gegenwart ausgeführt werden. Dadurch erzielen Yogis nicht nur ganz offensichtliche Resultate, sondern kommen auch in den Genuss der höchsten und subtilsten Auswirkungen, welche die Yoga-Wissenschaft zu bieten hat.

Takiyasana ist also nicht nur zur Beseitigung von zahlreichen Krankheiten geeignet, sondern hilft auch, subtile Kräfte zu erzeugen.

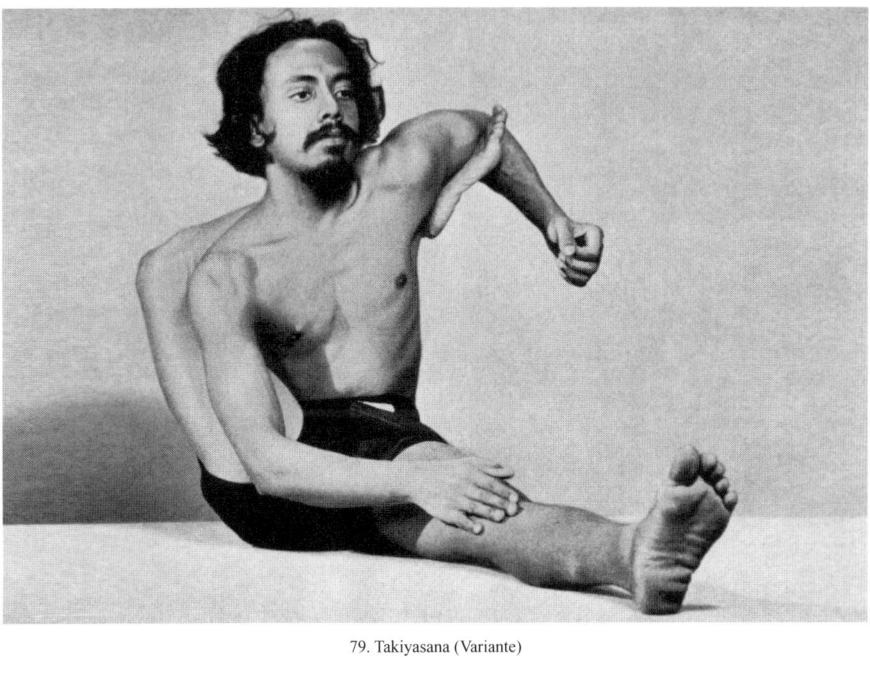

79. Takiyasana (Variante)

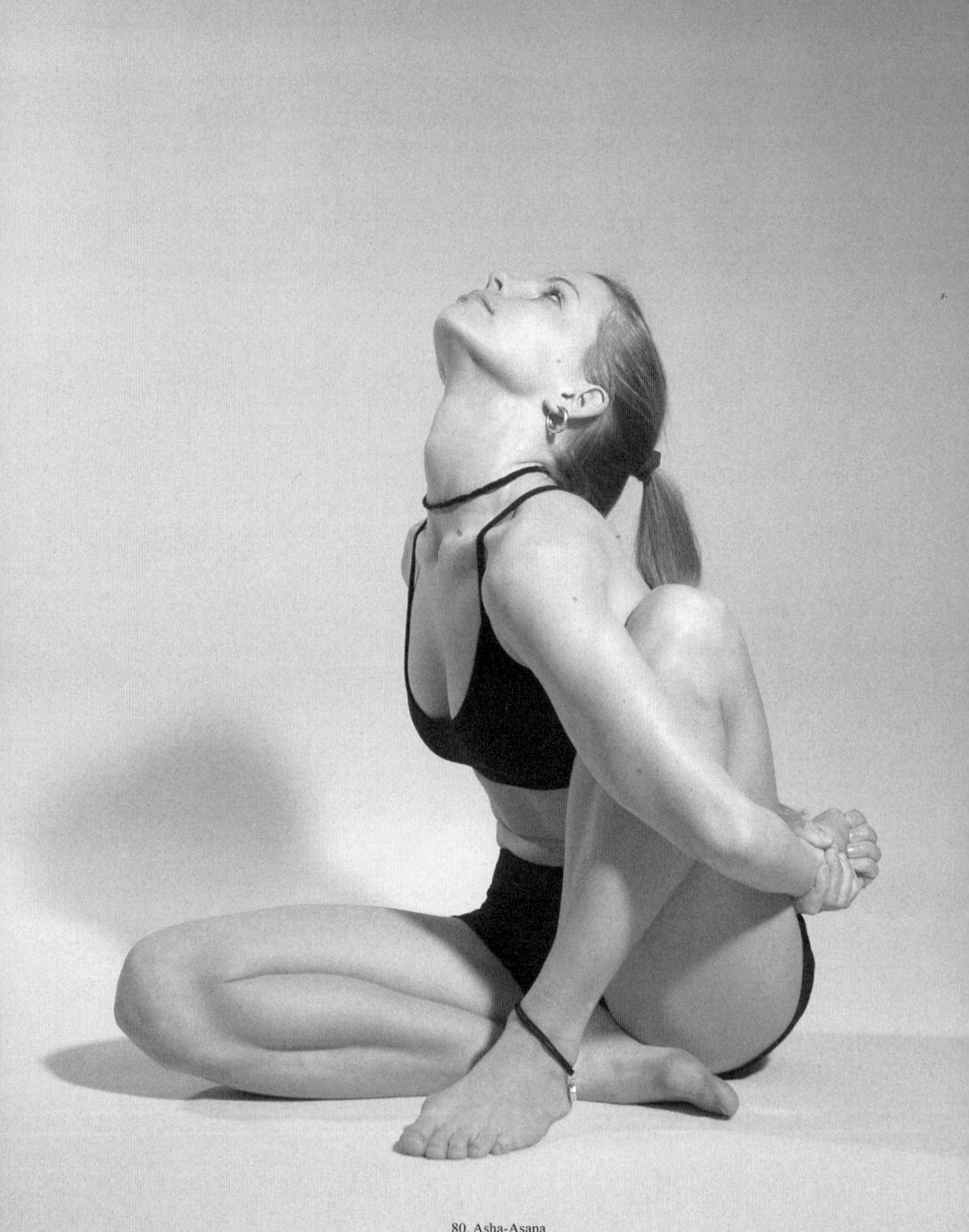

80. Asha-Asana

80. Asha-Asana *(Hoffnungsstellung)*

Stellung: Setzen Sie sich auf den Boden. Nehmen Sie den linken Fuss und ziehen Sie die Ferse zum After, so dass Druck gegen das Perineum entsteht. Das Knie soll am Boden liegen. Nun stellen Sie den rechten Fuss vor den linken, so dass die Ferse in der linken Fussbeuge liegt und das Knie aufgestellt ist. Beugen Sie sich nun vor und schlingen den rechten Arm ums rechte Bein herum, bis Sie hinter dem Rücken mit der linken Hand das rechte Handgelenk fassen können. Ballen Sie die rechte Hand zur Faust mit dem Daumen nach innen. Nun richten Sie die Augen in Bhru-Madhya zwischen die Augenbrauen und heben den Kopf so weit wie möglich in den Nacken.

Verharren Sie so lange wie möglich ruhig durch die Nase atmend in dieser Haltung. Führen Sie die Stellung dann auf der andern Seite aus.

Wirkung und Nutzen: Das Sanskrit-Wort «Asha» bedeutet «Hoffnung, Erwartung» und charakterisiert treffend die Auswirkungen der gleichnamigen Stellung. Wenn der Sadhaka sich aufmacht und mit Hilfe der Yoga-Praktiken ins Labyrinth seines Wesens eindringt, ist es die Hoffnung, die ihn motiviert, ferne und hohe Ziele unverzagt und tatkräftig anzugehen. Eines dieser Ideale des Yoga, das es zu erreichen gilt, ist Svara (S. 353), die bewusste Kontrolle der Atemtätigkeit und dadurch aller inneren und äusseren Bewegungen. Die Beherrschung einer so subtilen und komplizierten Wissenschaft muss langsam und mit Unterstützung geeigneter Stellungen erfolgen. Zwei wichtige Übungen, um die Kontrolle von Svara zu erlernen, sind Takiyasana und Asha-Asana.

Wenn der rechte Arm ums rechte Bein geschlungen ist, wird durch den Druck auf den rechten Oberarm ein Nerv aktiviert, der mit der Atemtätigkeit in Verbindung steht und den Atemstrom ins linke Nasenloch umlenkt. Ist der linke Arm ums linke Bein geschlungen, wechselt der Atemstrom automatisch auf die rechte Seite. Wird diese Stellung anhaltend und mit Konzentration ausgeführt, erwacht dadurch der Instinkt und das gefühlsmässige Verständnis für Svara-Vijnana, die Wissenschaft des Atems, die mit dem Intellekt nicht fassbar ist. So legt der angehende Yogi ein Fundament für die Nutzbarmachung einer enormen Kraft, die zur Entwicklung eines kosmischen, allumfassenden Bewusstseins führt.

Asha-Asana hat daneben auch andere Vorzüge. Sie kräftigt Füsse, Beine und Unterleib, und durch die starke Dehnung des Halses wird die Schilddrüse günstig beeinflusst, wodurch das Immunsystem des Körpers gestärkt wird. Wird sie längere Zeit ausgeführt, entsteht durch die Vereinigung von Prana und Apana die notwendige Konzentration, um die Sinne von der Aussenwelt zurückzuziehen (Pratyahara).

Durch diese Stellung lässt sich eine Reizblase wirksam bekämpfen. Es handelt sich dabei um ein vorwiegend bei Frauen zwischen 30 und 50 Jahren vorkommendes chronisches Syndrom, das sich in ständigem Harndrang und diffusen Schmerzen in der Blasengegend und im Unterleib äussert. Die Ursachen einer Reizblase sind auf eine Störung im Hormonsystem zurückzuführen, deren Ursache zumeist auf der psychischen Ebene zu suchen sind.

81. Ekapada-Bhujasana *(einseitige Fuss-Oberarm-Stellung)*

Die folgenden Stellungen Ekapada-Bhujasana und Dvipada-Bhujasana haben wie die vorhergehenden Asanas mit in den Nacken gelegten Füssen eine empfängnisverhütende Wirkung, da durch den Druck im Unterleib hormonelle Veränderungen an der Gebärmutter verursacht werden und so die Befruchtung des Eis erschwert wird. Junge Frauen, die Kinderwünsche hegen, sollten diese Stellungen nur beschränkt üben. Die anderen Frauen dürfen die Stellungen ohne Einschränkung praktizieren, da der Nutzen für beide Geschlechter gross ist.

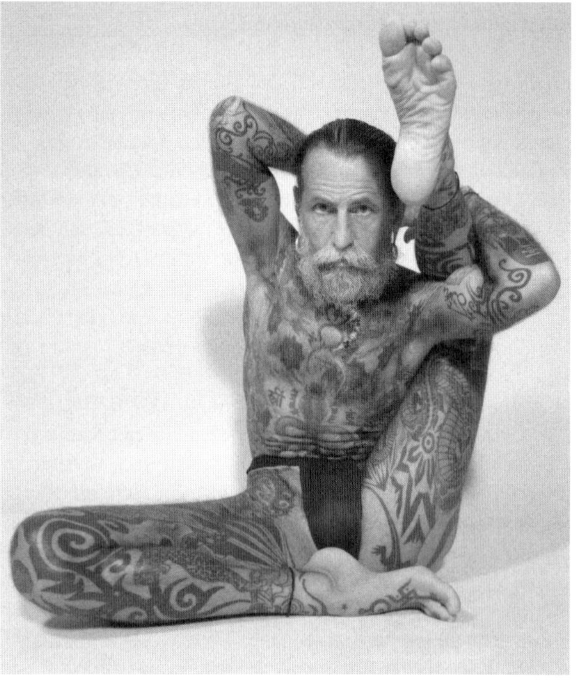

81. Ekapada-Bhujasana

Stellung: Setzen Sie sich auf den Boden. Ziehen Sie den rechten Fuss mit der Ferse nahe zum After, so dass Druck gegen das Perineum entsteht, und senken Sie das Knie nieder. Legen Sie das linke Bein auf die Schulter und falten die Hände im Nacken. Sitzen Sie möglichst aufrecht da, und richten Sie den Blick starr nach vorn. Wiederholen Sie die Stellung auf der anderen Seite.

Es gibt von dieser Stellung eine Variante, in welcher der Körper auf den Händen angehoben wird. Das wird Utthita-Ekapada-Bhujasana genannt. Man hält dabei das rechte Bein gestreckt und legt das linke Bein auf die linke Schulter, so dass der Fuss nach vorn zeigt. Nun hebt man den Körper auf den Händen hoch, wobei das gestreckte Bein ebenfalls angehoben wird. Auch diese Stellung muss beidseitig ausgeführt werden.

Wirkung und Nutzen: Die Ausübung dieser Stellung gibt Brust und Schultern grosse Kraft. Die oberen Gliedmassen werden ebenmässig, schön und stark, und die Durchblutung des ganzen Körpers verbessert sich. Arthritische Beschwerden verschwinden, ebenso Hämorrhoiden und andere anorektale Krankheiten. Der gesamte Körper gewinnt an Wendigkeit und Kraft.

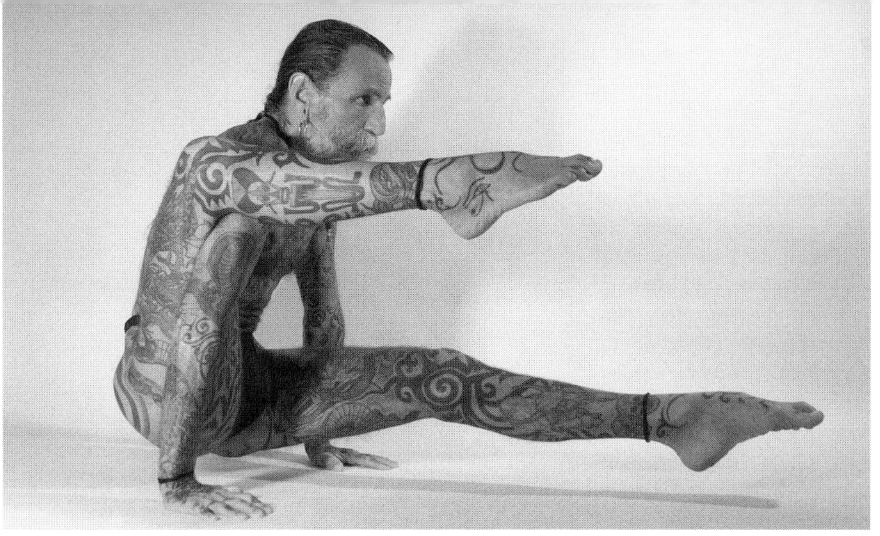

81. Utthita-Ekapada-Bhujasana

82. Dvipada-Bhujasana *(beidseitige Fuss-Oberarm-Stellung)*

Stellung: Setzen Sie sich auf den Boden und legen Sie beide Beine mit angewinkelten Knien auf die Schultern. Die Beine werden von Händen und Unterarmen in ihrer Stellung gehalten, der Blick ist geradeaus gerichtet.

Es gibt von dieser Stellung auch eine angehobene Variante, die Utthita-Dvipada-Bhujasana genannt wird. Dabei wird der Körper mit auf den Schultern liegenden Beinen auf den Händen angehoben.

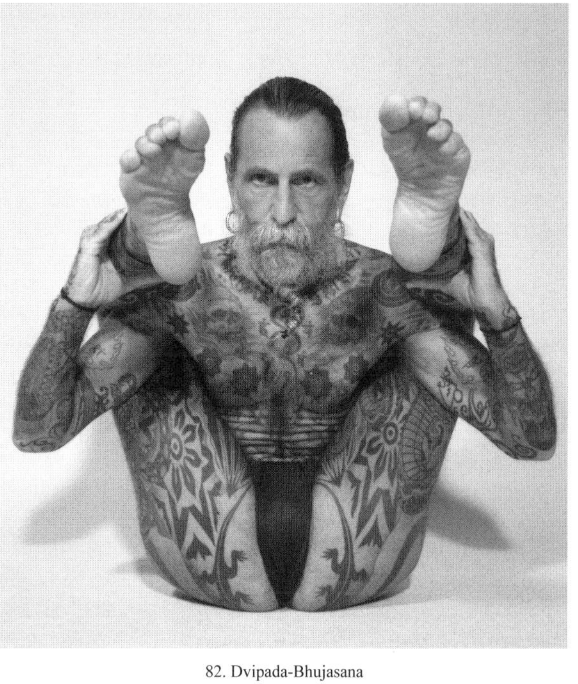

82. Dvipada-Bhujasana

Wirkung und Nutzen: Diese Stellung fördert sowohl die Durchblutung des Beckens als auch der unteren Gliedmassen und heilt Schmerzen in den Knien. Da das über dem Rektum und dem Gesäss liegende Kreuzbein trainiert wird, ist diese Asana eine ausgezeichnete Vorbeugung gegen schmerzhafte Zustände in Lenden und Rücken. Beschwerden in den Hüften, in der Taille, im Gesäss und in Oberschenkeln und Knien werden durch sie gebessert. Hüften und Gesäss werden schön und schlank. Hämorrhoiden verschwinden. Sie schenkt den Gelenken grosse Spannkraft. Die Arme werden sehr stark, weshalb die Stellung allen Menschen hilft, die oft manuelle Tätigkeiten verrichten oder schwere körperliche Arbeit leisten müssen. Wenn man längere Zeit in der Stellung verharrt, übt sie einen günstigen Einfluss auf den Brustkorb und insbesondere die Lungen aus, so dass sie auch ein wirksames Hilfsmittel ist, um Asthma zu beseitigen.

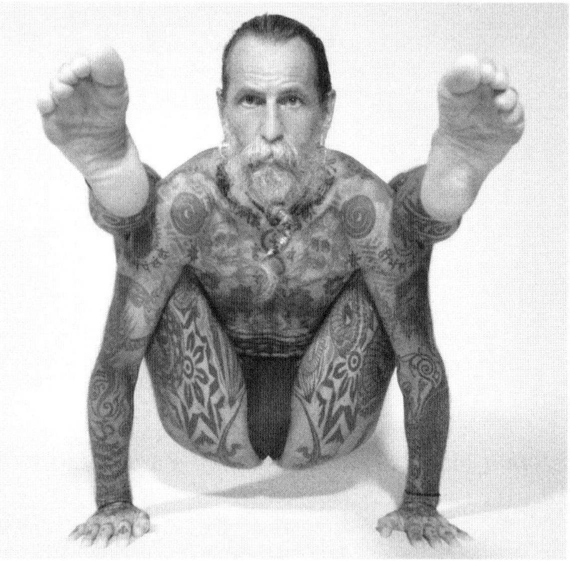

82. Utthita-Dvipada-Bhujasana

83. Tittibhasana *(Kiebitz)*

Der Kiebitz ist ein kleiner Vogel, der beim Schlafen seine Füsse gegen den Himmel streckt. Poeten haben dies folgendermassen interpretiert: Diese Schlafstellung sei eine Vorsichtsmassnahme des Vogels, damit der Himmel im Schlaf nicht auf ihn und seine Eier falle.

Vom Kiebitz wird gesagt, dass er trotz seiner kleinen Statur so mächtig sei, dass er einen Raubvogel von vielfacher Grösse überwältigen könne. Das hat zur Folge, dass sogar grosse Vögel sich von ihm fernhalten. Wenn ein Kiebitz-Pärchen sich angegriffen oder bedroht fühlt, kann es ohne weiteres einen roten Milan ermüden und in die Flucht schlagen, sofern der Milan überhaupt lebend entkommt. Genauso verleiht diese Stellung dem Yogi unerhörte Stärke.

Stellung: Legen Sie sich auf den Rücken. Ergreifen Sie die grossen Zehen mit den Fingern und spreizen beide Beine seitwärts hoch. Achten Sie darauf, dass die Knie vollkommen durchgestreckt sind. Nun heben Sie den Kopf leicht an, bis Sie über den Rand Ihres Beckens blicken können. Halten Sie den Kopf oben und verharren Sie so lange wie möglich in dieser Stellung.

Eine Variante von Tittibhasana besteht darin, dass Sie am Boden sitzend beide Kniekehlen auf die entsprechenden Schultern legen. Nun heben Sie den Körper auf den vorne abgestützten Händen hoch und strecken beide Beine gerade nach oben. Versuchen Sie, die Knie vollkommen durchzudrücken und diese Stellung eine Weile zu halten.

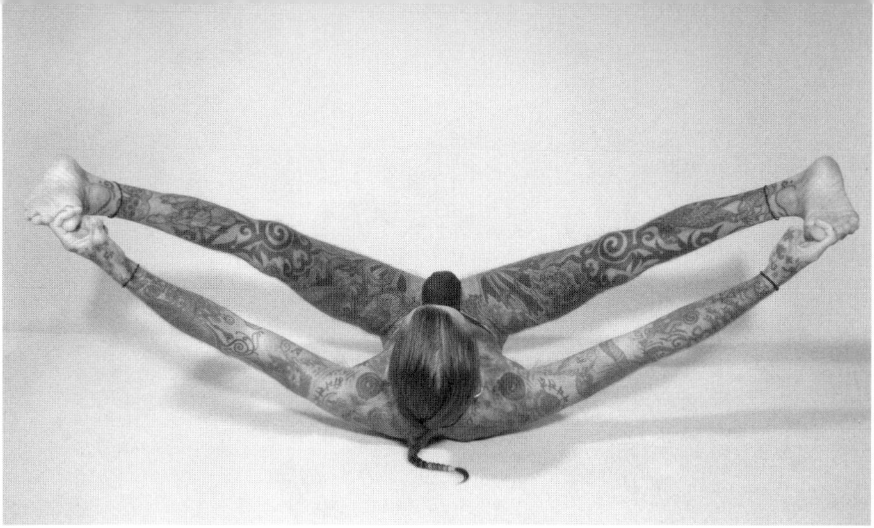

83. Tittibhasana (liegende Variante)

Wirkung und Nutzen: Diese Stellung hat eine sehr günstige Wirkung auf das gesamte Skelett des Menschen. Jeder einzelne Knochen wird positiv beeinflusst, mit eingeschlossen die Sehnen und Muskeln des ganzen Körpers. Wird diese Asana regelmässig geübt, wird der Sadhaka so stark, dass normale Krankheiten ihm nichts mehr anhaben können. Das Immunsystem des Körpers wird so gekräftigt, dass Viren und Bakterien keine Chance mehr haben. Dadurch entstehen geistige Ruhe und Kraft, gepaart mit entspannter Furchtlosigkeit.

Da körperliche und auch geistige Kraft durch die Kiebitz-Stellung zunehmen, hat diese einen bedeutenden Platz innerhalb des Yoga-Systems.

Ängstliche Menschen mit einem Hang zu Allergien und Phobien sollten Tittibhasana ausdauernd und regelmässig ausführen, um sich von allem mentalen Druck zu befreien. Angst ist die Ursache vieler Krankheiten und wohl einer der grössten Feinde des Menschen überhaupt.

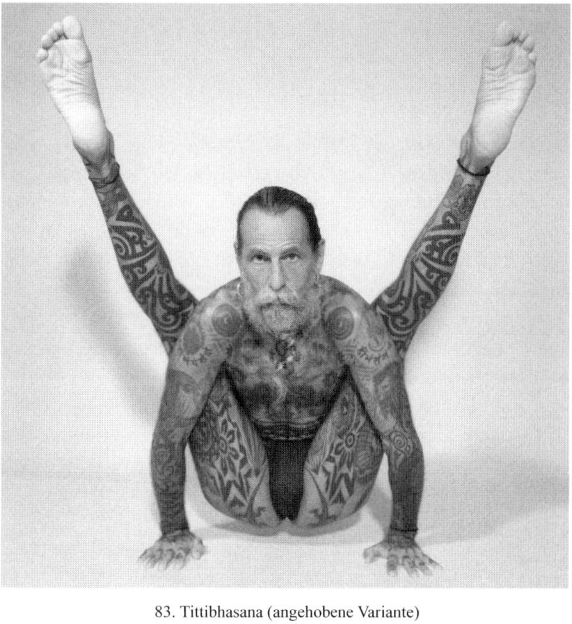

83. Tittibhasana (angehobene Variante)

84. Catush-Konasana
(Viereck)

Stellung: Setzen Sie sich auf den Boden, und winkeln Sie das rechte Bein an, so dass der rechte Fuss hinten am Gesäss liegt, die Zehen unterhalb des Steissbeins. Heben Sie nun den linken Fuss mit beiden Händen hoch und ziehen ihn zum Kinn. Legen Sie dann das linke Fussgelenk in die linke Armbeuge. Bringen Sie den angewinkelten rechten Arm hinter den Kopf und verhaken Sie die Finger beider Hände ineinander. Richten Sie dann Kopf und Oberkörper auf, und blicken Sie starr geradeaus. Wiederholen Sie die Übung anschliessend mit gewechselten Gliedmassen.

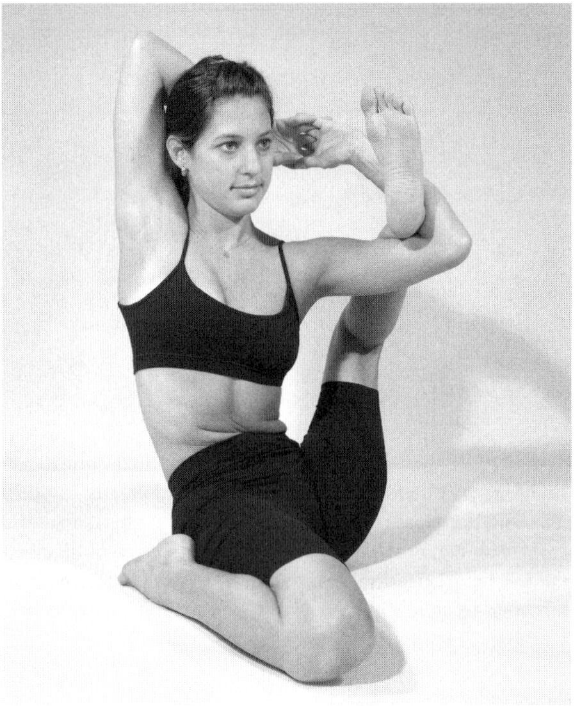

84. Catush-Konasana

Wirkung und Nutzen: Durch die Viereck-Stellung wird die Durchblutung im Becken und in den Beinen angeregt. Dadurch verschwinden Schmerzen im unteren Rücken und in den Hüften. Krumme Beine und schiefe Hüften werden durch anhaltendes Üben wieder gerade, und allzu dicke Waden und Oberschenkel oder ein dickes Gesäss werden schlanker und straffer. Wer unter Ischias, Exostose oder Arthrose leidet, kann mit dieser Stellung wirksam dagegen angehen.

Catush-Konasana ist ebenfalls eine Wohltat für den Hals, da ihre Ausführung von Hals- und Nackenmuskeln eine beträchtliche Anstrengung verlangt. Dadurch wird die Schilddrüse angeregt, wodurch wiederum das Immunsystem des Körpers profitiert. Die Stellung wirkt sich auch positiv auf den Brustkorb und die Lunge aus, und durch einen reichlichen Zustrom an frischem Sauerstoff können Krankheiten der Atemwege und Brusterkrankungen wirksam bekämpft werden.

85. Akarna-Dhanurasana *(gespannter Bogen)*

Stellung: Setzen Sie sich mit ausgestreckten Beinen auf den Boden. Legen Sie den rechten Fuss auf den linken Oberschenkel. Fassen Sie nun den linken grossen Zeh mit der rechten Hand und den rechten grossen Zeh mit der linken Hand. Richten Sie sich auf und stellen Sie sich vor, dass Sie in der rechten Hand einen Bogen und in der linken Hand die Sehne des Bogens halten. Fixieren Sie mit den Augen, ohne zu blinzeln, ein Ziel und ziehen Sie dann den rechten Fuss wie eine Bogensehne zum linken Ohr. Wiederholen Sie diese Übung, indem Sie die Gliedmassen wechseln.

Wirkung und Nutzen: Diese Stellung ähnelt in ihren Auswirkungen der Dhanurasana (Bogen-Stellung; S. 256). Man kann damit das ganze Nadi- und Nervensystem des Körpers reinigen und besser durchbluten. Sollten sich durch Unfälle oder übermässige Anstrengungen Energiekanäle im Körper verschieben, kann dies durch Akarna-Dhanurasana korrigiert werden. Eines der Ziele der Hatha-Yogis ist es, das Nervensystem des physischen Körpers und das Nadi-System des Astralkörpers zu vollkommener Übereinstimmung zu bringen, was die Entwicklung von starken elektromagnetischen Energien im Körper fördert. Das kann zu telepathischen, psychokinetischen und telekinetischen Kräften führen, mit denen grosse Yogis in reichlichem Mass gesegnet sind. Das gesamte menschliche Wesen ist ein Energiegebilde auf elektromagnetischer Grundlage, und eine Erhöhung der Energiefrequenz kann zu verschiedenen paranormalen Kräften, den Siddhis, führen.

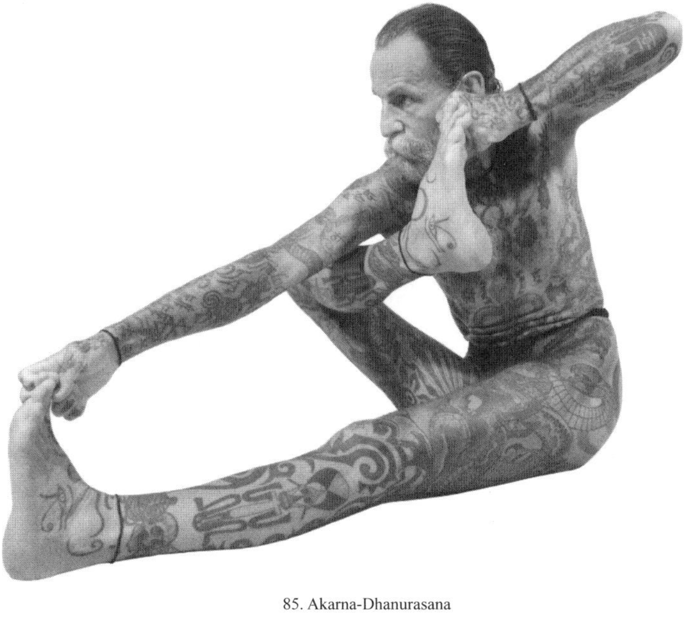

85. Akarna-Dhanurasana

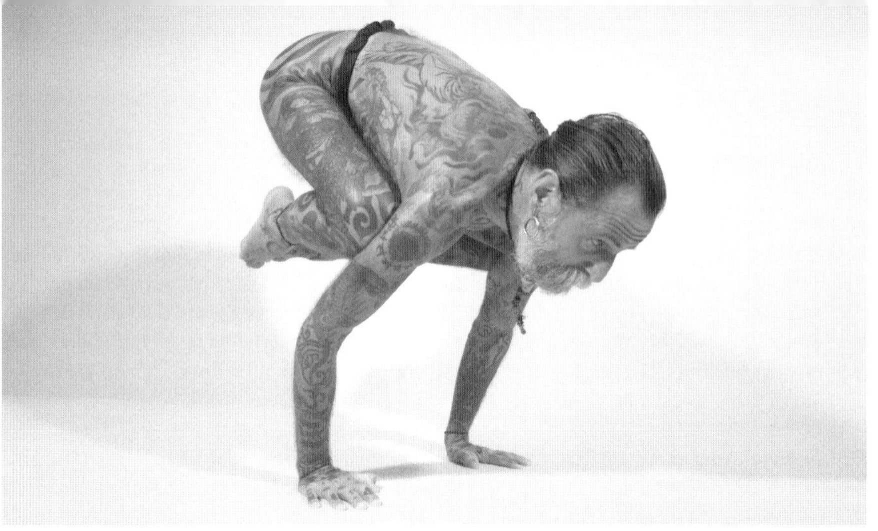

86. Bakasana

86. Bakasana *(Kranich)*

Stellung: Legen Sie Ihre Handflächen in Schulterbreite auf den Boden. Stellen Sie sich nun mit geschlossenen Füssen auf die Zehenspitzen und bringen die angewinkelten Knie in der Höhe der Achselhöhlen an die Oberarme. Lehnen Sie sich dann nach vorn, heben Sie die Füsse geschlossen vom Boden ab und hoch, worauf Sie den Kopf so weit wie möglich anheben. Halten Sie Ihren Körper nur auf den Händen abgestützt in dieser Schwebestellung.

Wirkung und Nutzen: Arme und Hände erfahren durch diese Stellung eine enorme Kräftigung, und Gebrechen in den Schultern werden geheilt. Man erlangt die Fähigkeit, den Körper in besserem Gleichgewicht zu halten, wodurch auch das geistig-seelische Gleichgewicht gefördert wird. In dieser Haltung wird das Gehirn besser durchblutet, was die Konzentrationsfähigkeit erhöht. Diese verbesserte Durchblutung des Kopfes wirkt sich ebenfalls positiv auf die Augen und Ohren aus.

Wer Bakasana regelmässig praktiziert, wird dadurch in die Lage versetzt, Schmerzen und körperliches Unwohlsein besser zu ertragen, wodurch sich auch die Toleranz gegen erschwerte Lebensbedingungen erhöht. Dadurch sind Yogis in der Lage, aller Unbill des Daseins mit Gelassenheit und Gleichmut zu trotzen.

87. Kagasana *(Krähen-Stellung)*

Die Krähen-Stellung ist eine typische Hockstellung der Inder, die darin stundenlang verweilen können. Sie ist ein wichtiges Requisit zum Ausführen der in Teil II (S. 78) dieses Buches beschriebenen Reinigungsübungen.

Stellung: Hocken Sie sich auf die Fersen nieder. Die Füsse stehen in einem Abstand von etwa 45 cm flach am Boden, die Arme werden über die Knie nach vorn gehalten, der Blick ist starr nach vorn gerichtet.

Diese Stellung kann auch so ausgeführt werden, dass man sich auf die etwa 30 cm auseinanderstehenden Füsse hockt und die Hände auf die Knie legt.

Wirkung und Nutzen: Die Praxis dieser Stellung verleiht dem Körper Gewandtheit. Es ist eine einfache Haltung, die aber für viele Yoga-Übungen Voraussetzung ist. Bei Shat-Karma, den Reinigungsübungen des Körpers, nimmt diese Asana einen einzigartigen Platz ein. Es ist die Stellung, in der man Wasser für Kunjala trinkt. Vastra-Dhauti muss in dieser Haltung ausgeführt werden, ebenso Sutra- und Jala-Neti, und auch beim Wassertrinken für die Muschelreinigung sollte man den Krähen-Sitz einnehmen. Ganesha-Kriya wird in dieser Haltung ausgeführt, und man setzt sich in Kagasana, um das Bambusrohr für Jala-Vasti in den After einzuführen.

Durch diese Stellung werden die Knie geschmeidig und elastisch, und die Durchblutung in weit auseinanderliegenden Körperteilen wie Oberschenkeln, Gesäss, Waden, Knien, Hals und Nacken wird verbessert. Dadurch kann die allgemeine körperliche Beweglichkeit trainiert und gewährleistet werden.

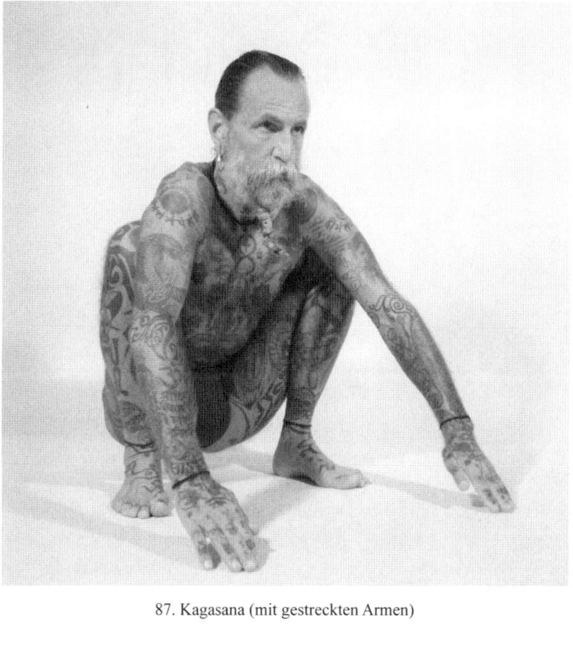

87. Kagasana (mit gestreckten Armen)

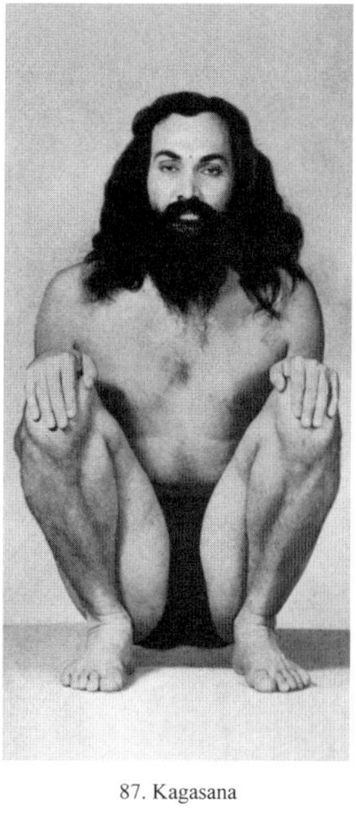

87. Kagasana

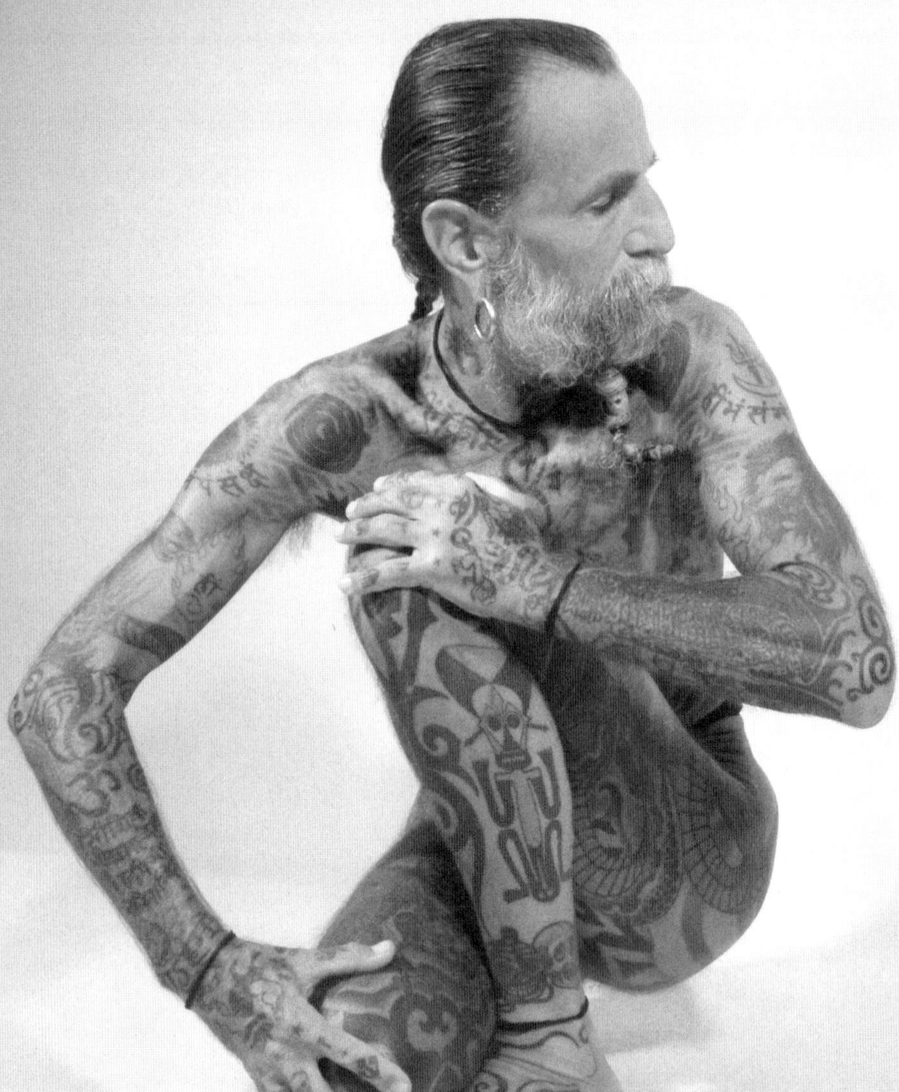

88. Udara-Karshanasana

88. Udara-Karshanasana *(Bauch-Sog)*

Obgleich diese Stellung einfach wirkt, ist ihre Ausführung doch etwas schwierig. Sie muss langsam und konzentriert ausgeführt werden.

Stellung: Hocken Sie sich in den Krähen-Sitz nieder. Die Hände liegen auf den Knien. Das rechte Knie wird dann mit der rechten Hand am linken Schienbein entlang bis etwa 3 cm über den Boden niedergedrückt, wobei Sie Oberkörper und Kopf nach links drehen, bis das Kinn die linke Schulter berührt. Nun wiederholen Sie dieselbe Drehbewegung gegen die rechte Seite hin, wobei Sie das linke Knie am rechten Schienbein entlang niederdrücken und den Kopf zur rechten Schulter drehen. Wiederholen Sie diese wechselseitige Drehbewegung 3–5 Mal.

Wirkung und Nutzen: Durch diese Übung werden Verdauungsprobleme beseitigt. Sie sorgt für eine normale und gute Verarbeitung der Nahrung und ist ein unfehlbares Mittel gegen Verstopfung. Sie beseitigt Schmerzen im Unterleib und in den Beinen und wirkt vorbeugend gegen Gelenkerkrankungen der unteren Gliedmassen. Durch sie werden die Füsse sehr stark gekräftigt, was sich positiv auf den gesamten Körperbau auswirkt.

Udara-Karshanasana ist eine der vier Grundübungen zum Ausführen der Muschelreinigung (Shankha-Prakshalana; S. 108).

89. Utkatasana *(gehobene Stellung)*

Stellung: Da der Körper in dieser Haltung teilweise angehoben wird, nennen die Yogis sie treffend Utkatasana, die gehobene Stellung.

In der «Gheranda-Samhita» steht darüber in Kapitel II, Vers 27, geschrieben: *«Man hockt sich auf die Zehen nieder, hebt die Fersen an den After hoch und stellt sie dort aneinander. Dann stützt man die Ellbogen auf die Knie und faltet die Hände. Diese Haltung heisst Utkatasana.»*

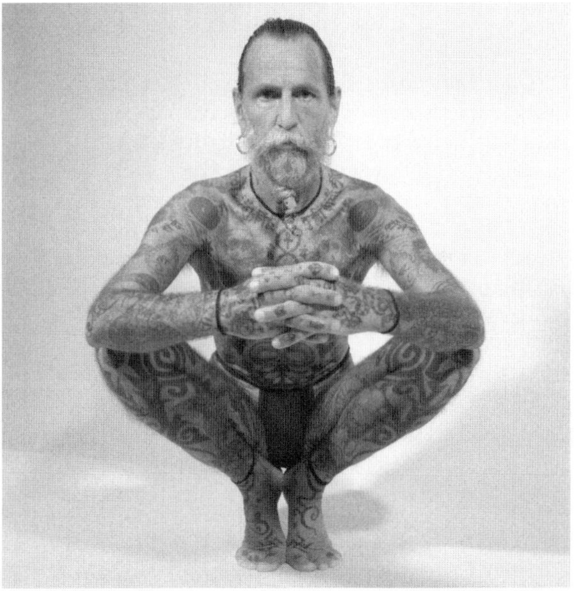

89. Utkatasana

Wirkung und Nutzen: Diese Stellung lindert Gelenkschmerzen in den Füssen und Händen. Sie verhilft zu Brahmacarya, indem sie die Kontrolle über die Sexualkraft fördert. Ihre Praxis lässt den Samen aufwärts fliessen, was für Hatha-Yogis ein wichtiges Ziel ist.

Man sollte in dieser Haltung Uddiyana-Bandha, den Bauch-Verschluss, ausführen, wodurch alle Unterleibserkrankungen bekämpft und geheilt werden können. Zudem bewirkt das Aufsteigen der Energie eine Erfrischung des Gehirns. Das Blut wird in einem mächtigen Sog aus Unterleib und Kopf herausgeholt, um dann mit grosser Geschwindigkeit dorthin zurückzukehren, wodurch auch das Herz neu gestärkt wird.

Utkatasana ist fester Bestandteil der Darmreinigungsübung Vasti. Man kann in der Stellung Jala-Vasti (Wasserspülung) und Pavana-Vasti (Luftspülung) ausführen. Dazu ist Nauli erforderlich, das Isolieren und Rotieren des Nala, des vorderen geraden Bauchmuskelstrangs. Für die Vajroli-Mudra ist Utkatasana ebenfalls Pflicht, und erfahrene Yogis können so Flüssigkeiten durch die Harnröhre in die Blase aufsaugen (S. 461).

Da Utkatasana also in verschiedener Hinsicht eine wichtige Stellung ist, wird ihr in der Yoga-Wissenschaft auch eine entsprechende Bedeutung zugemessen.

90. Mukta-Padangushthasana *(befreiter Zeh)*

Stellung: Kauern Sie sich auf die angehobenen Füsse nieder, so dass die Ferse des linken Fusses nahe beim After am Perineum liegt. Strecken Sie nun das rechte Bein gerade nach vorn und die Arme seitwärts aus. Wiederholen Sie dann diese Übung, indem Sie den Fuss wechseln.

Wirkung und Nutzen: Diese Stellung ist eine wirksame Methode gegen alle Störungen und Krankheiten im Zusammenhang mit den Geschlechtsorganen. Durch den Druck der Ferse an Sivani-Nadi entsteht bewusste Kontrolle über den Samen, was für angehende Yogis ein primäres Ziel ist. Durch regelmässige Praxis der Stellung ist es möglich, ungestört in Brahmacarya zu leben und die sexuellen Ausscheidungen zurückzuhalten, die durch die Yoga-Praxis sublimiert und in geistige Potenz verwandelt werden. Die Stellung ist auch für Frauen sehr nützlich, da Yoginis genauso wie Yogis eine erweiterte Kontrolle über den Geschlechtstrieb erhalten müssen, wodurch automatische Abläufe wie die Menstruation bewusst beeinflusst und der Verlust von Menstrualblut verringert werden (S. 455).

Diese Stellung ist eine wirksame Vorbereitung für die nachfolgend beschriebene Padangushthasana, deren Ausführung schwieriger ist. Durch sie steigert sich das körperlich-geistige Gleichgewicht, und ein Gefühl von Ruhe und Besonnenheit entsteht. Durch die Kräftigung der Füsse wird automatisch der ganze Körper gekräftigt, denn es gibt eine Grundregel, die besagt, dass die Gesundheit und Kraft des Körpers direkt aus der Gesundheit und Kraft der Füsse entsteht.

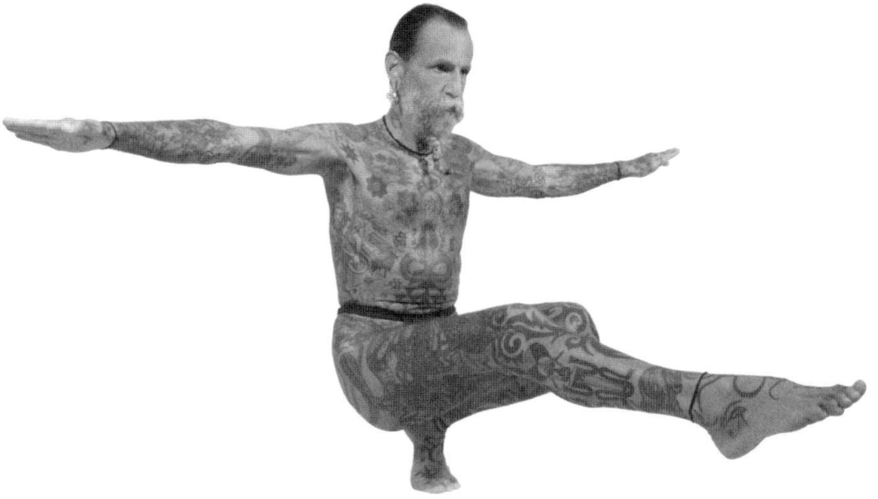

90. Mukta-Padangushthasana

91. Padangushthasana *(grosser Zeh)*

Stellung: Kauern Sie sich auf die Zehen nieder, bringen Sie die Ferse des aufgestellten linken Fusses nahe beim After ans Perineum, legen Sie dann den rechten Fuss auf den linken Oberschenkel und nehmen Sie die Hände an die Taille, Daumen vorn und Finger hinten. Balancieren Sie in dieser Stellung so lange wie möglich, wechseln Sie dann die Füsse und wiederholen Sie die Übung auf der anderen Seite.

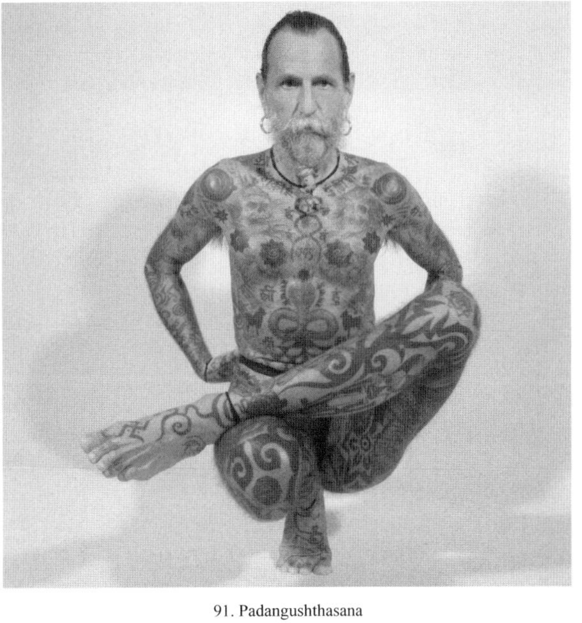

91. Padangushthasana

Achten Sie darauf, dass das ganze Körpergewicht auf den Zehen des Standfusses ruht. Führen Sie diese Stellung vorsichtig aus, damit Sie sich den Fuss nicht verletzen. Obschon Hilfsmittel im Yoga zumeist verpönt sind, kann man zum Erlernen dieser Übung ausnahmsweise einen Stuhl zu Hilfe nehmen, an dessen Lehne man sich abstützt, bis das notwendige Gleichgewicht erlangt wird, um die Stellung gefahrlos zu halten. Da diese Asana einen weitreichenden Einfluss auf das Sexualverhalten eines Menschen ausüben kann, ist es ratsam, sie unter der Aufsicht eines erfahrenen Lehrers oder Gurus zu erlernen.

Wirkung und Nutzen: Wenn man diese Stellung regelmässig übt, verschwindet Pollution oder übermässige sexuelle Erregbarkeit innerhalb von kurzer Zeit. Da dadurch Sivani-Nadi, welches den Samenfluss reguliert, unter die Kontrolle des Willens gebracht wird, kann man ohne Mühe einen Zustand von Brahmacarya erreichen. Diese Kontrolle und Zurückhaltung der sexuellen Ausscheidungen ist im Hatha-Yoga von eminenter Bedeutung, und Novizen werden in der Regel dazu angehalten, ein sexuell enthaltsames Leben zu führen, bis sie Vajroli, die bewusste Zurückhaltung des Samens, gemeistert haben. In der heutigen Zeit geniesst eine solche enthaltsame Lebensweise keinen hohen Stellenwert mehr und wird von den meisten kontemporären Yoga-Praktizierenden gerne ausgelassen. Wer aber wirklichen Erfolg erzielen will, wird nicht darum herumkommen, seine Yoga-Praxis auf diesen Grundpfeiler yogischer Selbstverwirklichung aufzubauen.

Das besondere Kennzeichen von Padangushthasana ist, dass sie gleichermassen Selbstbeherrschung, sexuelle Potenz und daraus resultierende Kraft fördert. Bei der Ausübung dieser Stellung werden alle Störungen im Zusammenhang mit Samenfluss und Menstrualflüssigkeiten bereinigt, und die Geschlechtsorgane werden reichlich durchblutet. Deshalb sollte diese Übung von allen Menschen erlernt und ausgeführt werden, denn sie ist für Frauen, Männer, Junge und Alte gleichermassen von Nutzen.

Da körperliche Gesundheit und geistige Spannkraft hauptsächlich von normal funktionierenden sexuellen Abläufen und den damit verbundenen Ausscheidungen abhängen, muss Samenverlust (Spermatorrhoe), oder Scheidenausfluss bei Frauen (Leukorrhoe), unter Kontrolle gebracht werden. Es gibt verschiedene Gründe, die zu solch ungewollten Sekretionen führen können, zum Beispiel übermässiges sexuelles Verlangen.

Nach der Auffassung des klassischen Yoga wird man aber nicht einfach ein Brahmacari, indem man den Sexualakt meidet, sondern nur, wenn die sexuellen Ausscheidungen zwar in gesunder und ungestörter Form funktionieren, man diese Abläufe aber in rechter Art und Weise überwachen kann. Da Sivani-Nadi durch diese Asana unter bewusste Kontrolle gebracht wird, sollte sie von allen geübt werden. Sie führt sehr schnell zur Konzentration des Geistes, zu körperlicher und mentaler Stabilität, zu Entschluss- und Entscheidungskraft und einem klaren Urteilsvermögen. In der modernen Psychologie weiss man, dass solche wünschenswerten Attribute zu einem grossen Teil auf einer gesunden Sexualkraft basieren.

92. Brahmacaryasana *(Enthaltsamkeitsstellung)*

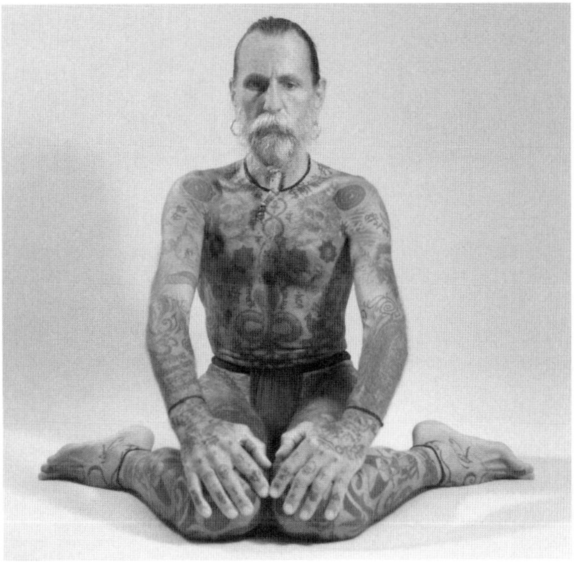

92. Brahmacaryasana

Stellung: Knien Sie sich auf den Boden. Die Knie sind geschlossen, die gestreckten Füsse werden so weit wie möglich gespreizt. Nun setzen Sie sich zwischen den Füssen auf den Boden nieder. Gesäss und After sollten fest auf der Erde liegen, die Hände auf den Knien. Verharren Sie entspannt einige Minuten in dieser Stellung.

Wirkung und Nutzen: Diese wichtige Asana sublimiert den Fluss der sexuellen Ausscheidungen in Viryavaha-Nadi und reduziert die Hitze von Sivani-Nadi. Symbolisch bedeutet das eine Verfeinerung und sublime Integration der gröberen sexuellen Triebe. Dadurch können Störungen der Sexualfunktionen wie Pollution geheilt werden. Entgegen der landläufigen Auffassung, dass feuchte Träume für einen Mann etwas Erbauliches und Angenehmes sind, betrachten die Yogis solche Ereignisse als krankhaften Verlust von wertvoller Lebensenergie, den es um jeden Preis zu vermeiden gilt.

Menschen, die unter solchen Beschwerden leiden, sollten Brahmacaryasana üben, bevor sie zu Bett gehen. 5–10 Minuten lang praktiziert, stärkt sie die Männlichkeit und befähigt zur Konzentration.

Die Stellung erweist sich als besonders wirkungsvoll, wenn man sie nach Mahlzeiten übt, bevor man sich zum Schlafen zurückzieht. Obgleich es im Allgemeinen verboten ist, Asanas nach dem Essen zu praktizieren, kann Brahmacaryasana auch nach reichlichen Mahlzeiten ohne Sorge ausgeführt werden. Sie wirkt dann ähnlich wie Vajrasana, das heisst, der Verdauungsprozess wird beschleunigt, wodurch sich die Kontrolle über die Genitalfunktionen noch erhöht.

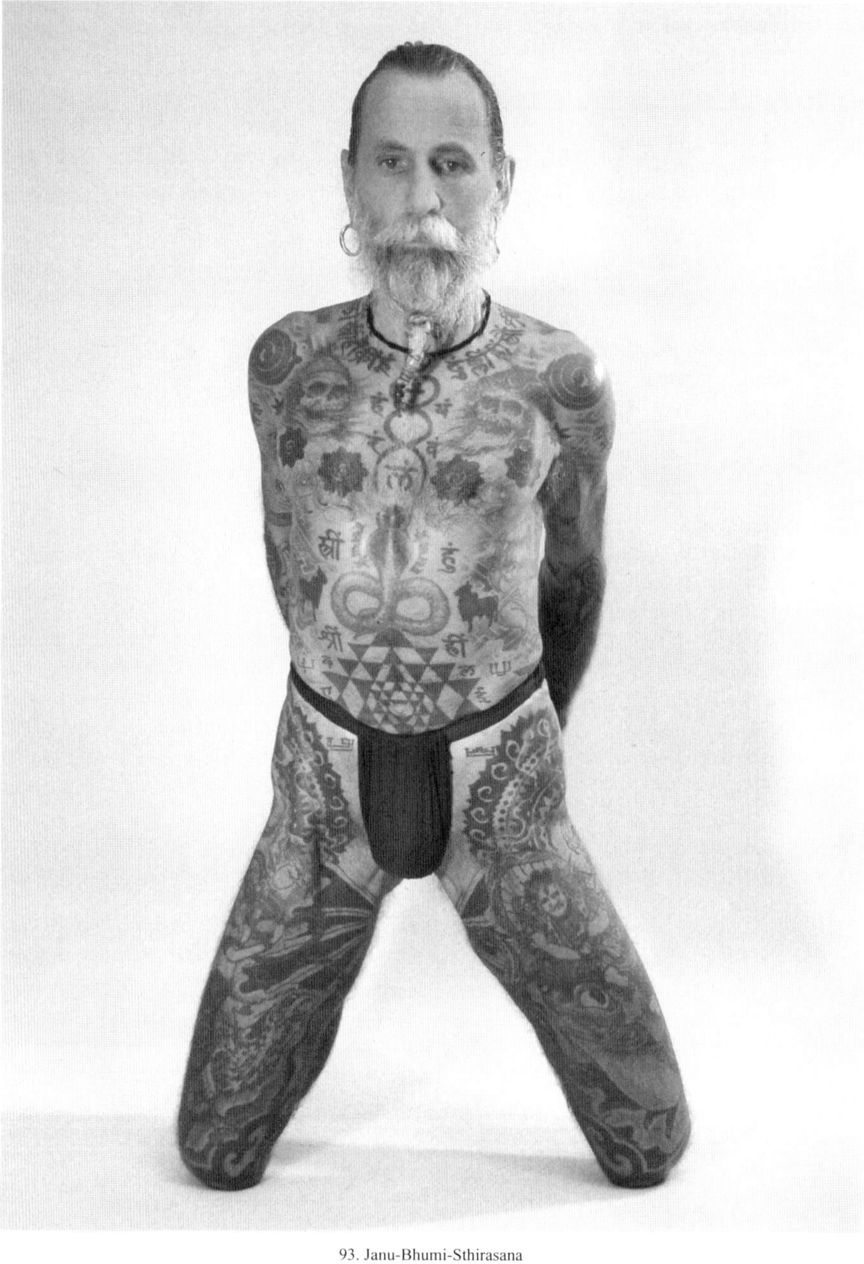

93. Janu-Bhumi-Sthirasana

93. Janu-Bhumi-Sthirasana *(Knie-Stütze)*

Bei der Ausführung dieser Übung sollte man eine gefaltete Wolldecke auf den Boden legen, um die Knie etwas zu schonen. Sie sind, wie der Rücken oder der Nacken, empfindliche Körperteile und sollten nie überbeansprucht werden.

Stellung: Knien Sie sich mit einen Abstand von etwa 30–40 cm zwischen den Knien nieder. Dann ergreifen Sie die Zehen des linken Fusses mit der linken Hand und die des rechten Fusses mit der rechten Hand. Ziehen Sie die Füsse ans Gesäss, halten Sie den ganzen Körper aufrecht und richten Sie den Blick nach vorn.

Wirkung und Nutzen: Diese Stellung ist ein sicheres Mittel gegen Kniebeschwerden. Unerwünschte Ablagerungen an den Gelenken der Knie und der Füsse verschwinden, und selbst im Alter wird man bei regelmässiger Ausführung dieser Asana nie unter steifen Gliedern leiden, auch wenn man viel sitzt und sich wenig bewegt.

Die Knie-Stütze ist speziell Fussballern und Radfahrern zu empfehlen, da durch sie die Kniegelenke sehr stark werden. Auch Menschen, die im Beruf viel stehen müssen oder weite Strecken gehen, sollten diese Übung regelmässig ausführen.

94. Khanjanasana *(Bachstelze)*

Diese Stellung ist an und für sich sehr einfach, aber es erfordert doch einige Übung, um den Körper darin auszubalancieren. Während man die Asana praktiziert, bleiben die Beine in einer

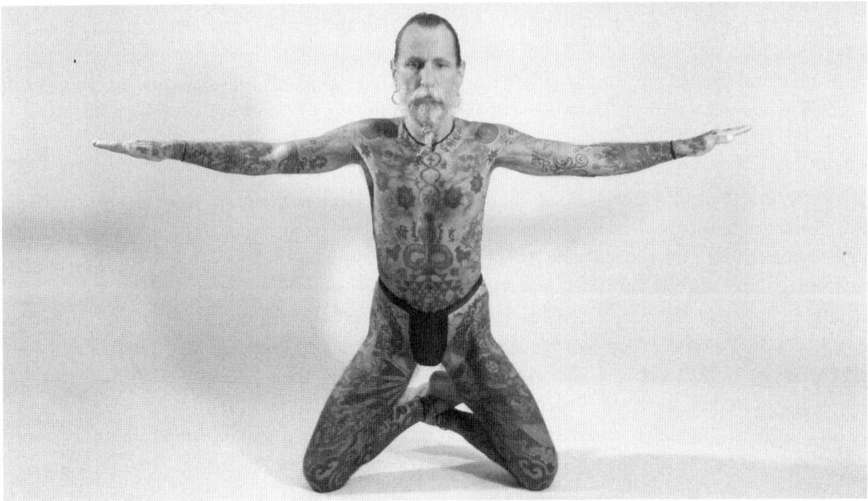

94. Khanjanasana (Grundstellung)

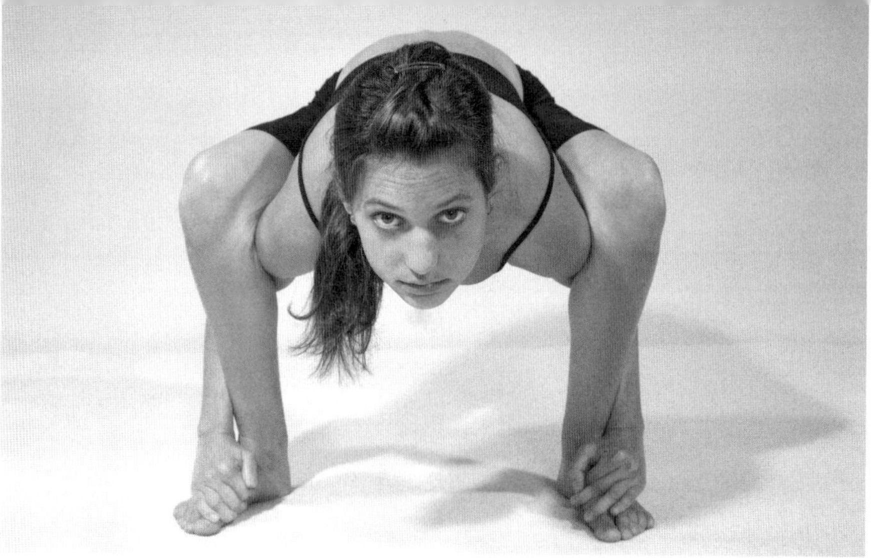

94. Khanjanasana (Variante)

stetig wippenden Bewegung, die an den Schwanz einer Bachstelze (in Indien «Khanjana» genannt) erinnern. Die ausgestreckten Arme, die oft ebenfalls in Bewegung geraten, stellen die Flügel dar. Genau wie der übermässig aktive Schwanz der Bachstelze ist diese Haltung extrem unruhig, und es erfordert ständige Praxis, um sie zu stabilisieren, damit das Wippen und Wackeln aufhört.

Stellung: Knien Sie nieder und legen Sie die Fussgelenke unter dem Gesäss kreuzweise übereinander. Richten Sie den Körper auf, strecken Sie die Arme seitlich aus und versuchen Sie dann, die gekreuzten Füsse hinten bis zum Gesäss hochzuheben und in dieser Haltung zu balancieren.

Bei einer Variante dieser Stellung werden die Füsse auf Schulterbreite auseinandergestellt. Dann geht man in die Hocke und schlingt die Arme hinter den Kniekehlen durch, so dass man sich mit den Fingern am Innenrist der Füsse festhalten kann. Die Füsse sollen gerade nach vorn gerichtet sein, und insbesondere die Fersen sollten an Ort und Stelle bleiben. Dann wird der Kopf so weit wie möglich angehoben und der Blick gerade nach vorn gerichtet.

Wirkung und Nutzen: Durch diese Stellung können Krankheiten der Knie geheilt werden. Mit fortschreitendem Alter degenerieren die Gelenkoberflächen von Knien und Knöcheln, und es können sich dort schädliche Ablagerungen und Wucherungen bilden, was zu ständigen Schmerzen und Problemen führt. Dagegen ist diese Asana ein wirksames Mittel.

Die Übung gilt als extrem gut für Tänzer. Ihre Praxis verhilft zu geistiger Konzentration und stärkt die Fähigkeit, den Körper auszubalancieren und im Gleichgewicht zu halten. Menschen, die an Asthenie, speziell Muskelschwäche, leiden, werden die Bachstelze als besonders nützlich empfinden, denn sie fördert den körperlichen Aufbau und die Entwicklung eines gesunden Muskeltonus. Wer nervös ist und sich beim geringsten Anlass schnell aufregt, sollte diese Stellung regelmässig praktizieren.

95. Ardha-Purvottanasana *(halbe Balance-Streckung)*

Stellung: Setzen Sie sich mit nach vorn ausgestreckten Beinen auf den Boden. Winkeln Sie das linke Bein seitlich an, so dass der Fuss neben dem Gesäss nach hinten gestreckt auf dem Boden liegt. Falten Sie die Hände um den rechten Fuss und strecken Sie das rechte Bein hoch, so dass beide Arme und das rechte Bein vollkommen gerade sind. Fixieren Sie die Augen auf den rechten Fuss und bleiben Sie ruhig so sitzen. Wiederholen Sie die Asana auf der anderen Seite.

Bei einer Variante der Stellung wird der Kopf so weit wie möglich in den Nacken gelegt, wobei die Augen in Bhru-Madhya zwischen die Augenbrauen gerichtet sind.

In einer anderen Variante wird versucht, das nach oben gestreckte Bein ganz an den Kopf heranzuziehen.

Wirkung und Nutzen: Diese Stellung ist sehr gut gegen Beschwerden in Beinen und Hüften. Der Unterleib wird gelenkiger, und die Konzentrationsfähigkeit nimmt zu.

Bei längerem Verweilen in dieser Asana kann man den Geist vollkommen zur Ruhe bringen und ausserdem

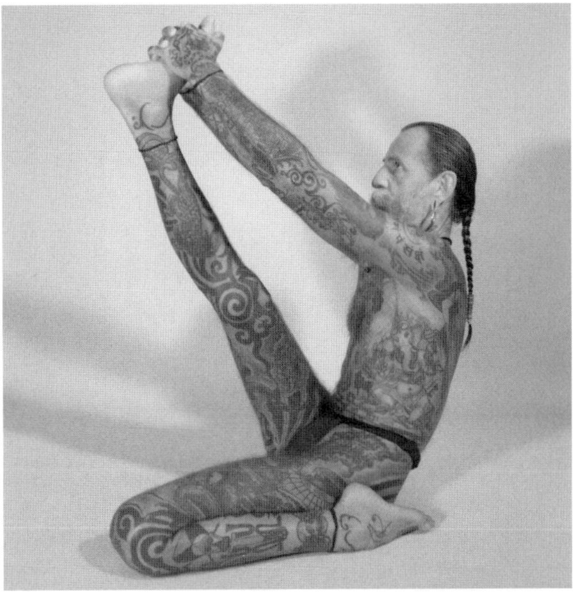

95. Ardha-Purvottanasana (Grundstellung)

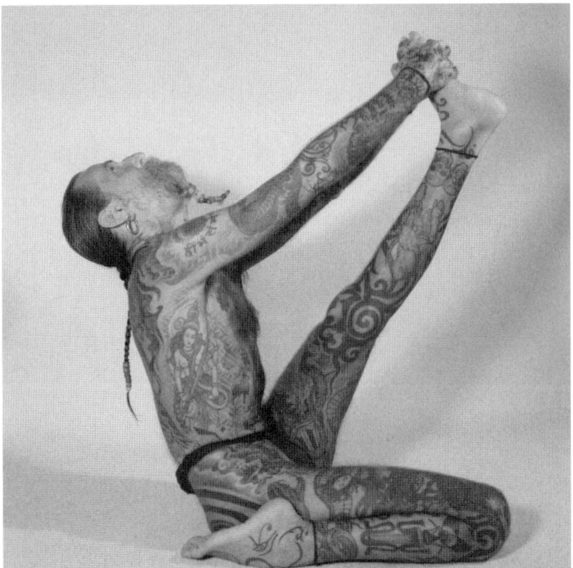

95. Ardha-Purvottanasana mit Genickverschluss

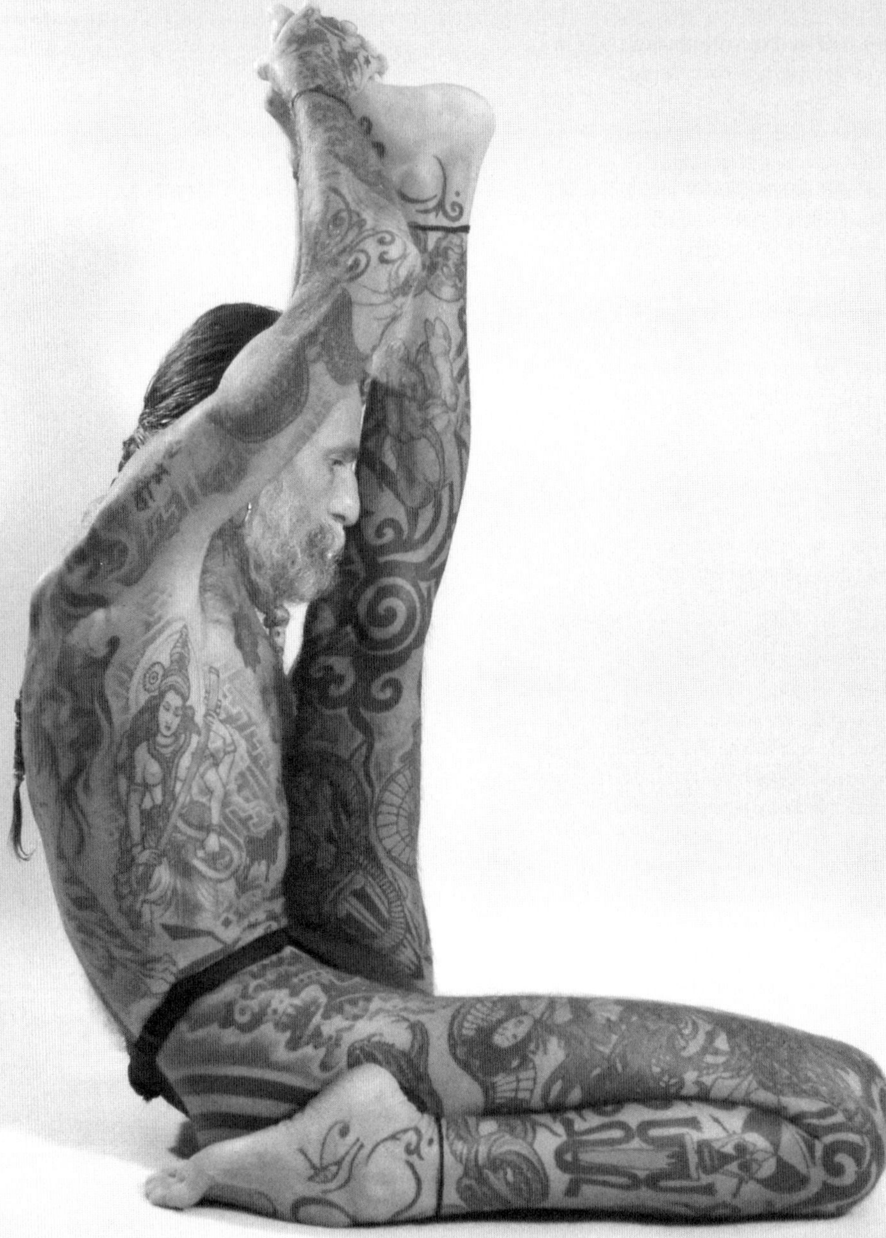

95. Ardha-Purvottanasana (Variante)

meditationsähnliche Zustände erzeugen. Ardha-Purvottanasana ist für alle diejenigen von Nutzen, die ständig zu viel denken und sich Sorgen machen, sowie für alle, die sich schnell aufregen und sich dem täglichen Stress nur mit Mühe gewachsen fühlen.

Diese Übung hat einen positiven Effekt auf die Wirbelsäule, und man kann damit wirksam gegen Rückenschmerzen und Deformationen wie Skoliose vorgehen. Krankheiten und Gebrechen der Beine und Füsse verschwinden, und die Durchblutung der unteren Gliedmassen wird angeregt, wodurch der gesamte Unterleib an Kraft und Vitalität gewinnt.

Man kann in dieser Stellung Kumbhaka und Bandhas praktizieren, was aber nur unter Anleitung eines erfahrenen Lehrers geschehen sollte.

96. Purvottanasana *(Balance-Streckung)*

Stellung: Setzen Sie sich mit ausgestreckten Beinen auf den Boden. Fassen Sie nun die grossen Zehen und heben Sie beide Beine hoch. Achten Sie darauf, dass die Knie vollkommen durchgestreckt sind und richten Sie Ihren Blick starr auf die Füsse.

Bei einer Variante der Stellung wird der Kopf so weit wie möglich in den Nacken gelegt, wobei man die Augen in Bhru-Madhya zwischen die Augenbrauen richtet.

Bei einer anderen Variante ziehen Sie die gestreckten Beine an die Brust, bis der Kopf an den Knien liegt.

Bei einer weiteren Variante versuchen Sie, die durchgestreckten Beine so weit wie möglich nach aussen zu spreizen.

Wirkung und Nutzen: In dieser Stellung werden alle Gelenke und Knochen des Beckens trainiert. Der Blutkreislauf im ganzen Körper wird angeregt, wodurch jede Müdigkeit verschwindet.

Die Stellung ist leicht auszuführen und trotzdem überaus nützlich gegen Beschwerden in Beinen und Füssen, da in dieser Haltung das venöse Blut aus den Beinen mühelos zum Herzen zurückfliessen kann. Dadurch

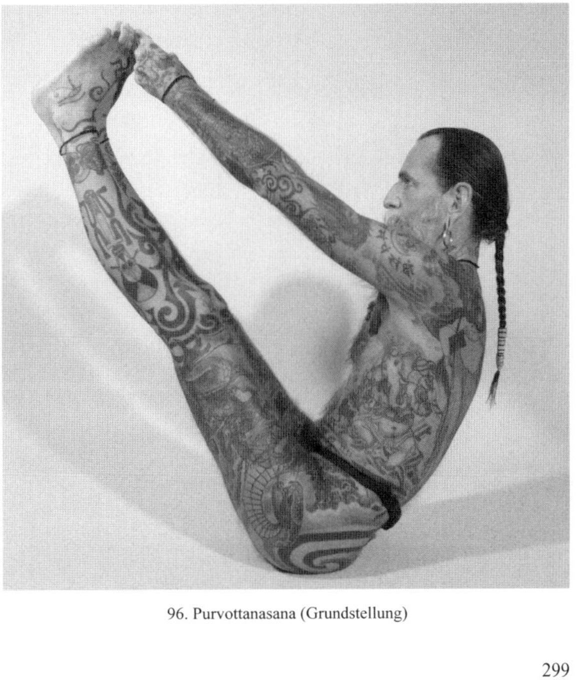

96. Purvottanasana (Grundstellung)

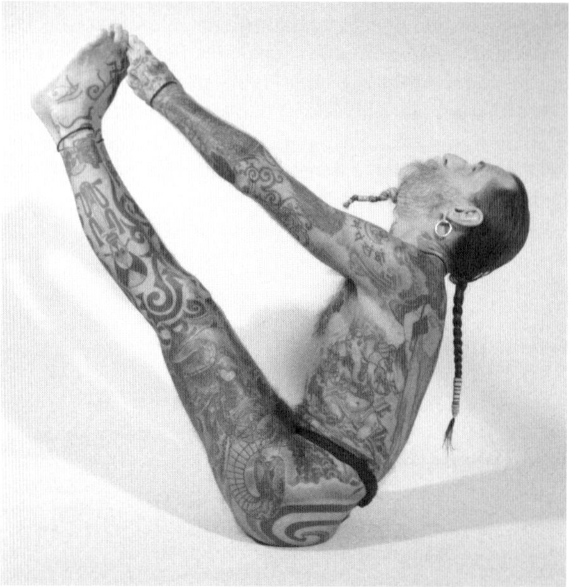

96. Purvottanasana mit Genickverschluss

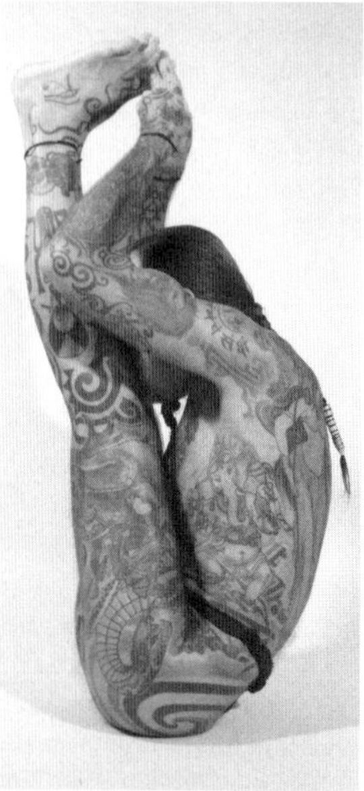

96. Purvottanasana (Variante)

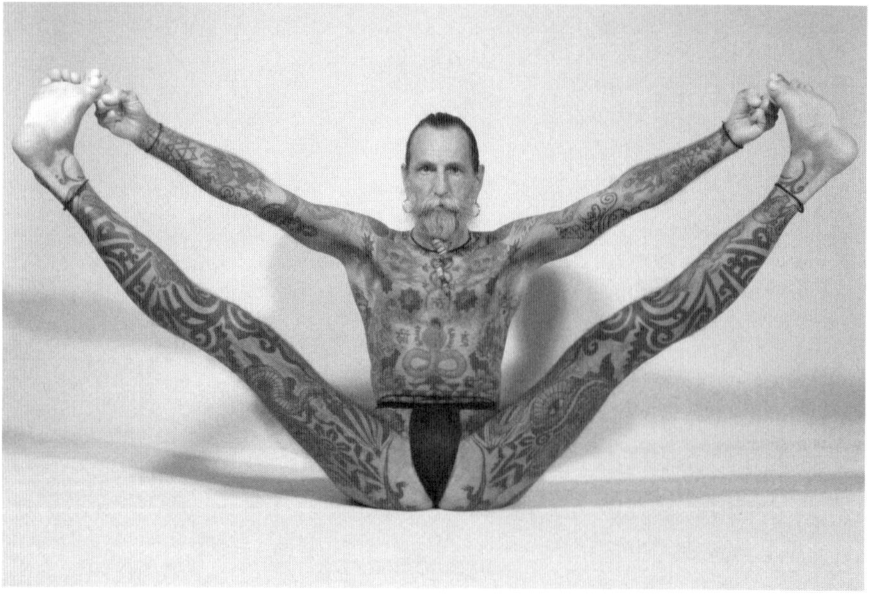

96. Purvottanasana (Variante mit gespreizten Beinen)

kann Krampfadern wirksam vorgebeugt werden, auch das Herz wird entlastet und gekräftigt. Die Asana hat einen wunderbaren Einfluss auf das seelisch-körperliche Gleichgewicht.

Praktiziert man sie zusammen mit Kumbhaka und Bandhas, kann man die Wirkung von Purvottanasana verstärken. Dies sollte jedoch nur unter Anleitung eines erfahrenen Lehrers geübt werden.

97. Dvipada-Vistritasana *(Spagat-Stellung)*

Bei den Spagat-Stellungen unterliegen die Gelenke und Bänder einer starken Anspannung. Um die Fortschritte zu unterstützen und das Risiko von Unfällen zu verringern, ist es ratsam, täglich ein Glas (3 dl) heisse Vollmilch, worin ein gehäufter Teelöffel Kurkuma (S. 156) verrührt wurde, zu trinken.

Stellung: Stellen Sie sich aufrecht hin und spreizen Sie dann langsam die Beine so weit wie möglich auseinander. Senken Sie langsam den Körper mit gestreckten Beinen zum Boden, bis Sie das Gesäss absetzen können. Die gestreckten Arme und Hände liegen auf den Beinen. Diese Körperhaltung wird gewöhnlich als «Spagat» bezeichnet.

Bei einer Variante werden die Beine nach hinten und vorn gestreckt, der Oberkörper wird aufrecht gehalten und die Hände werden vor der Brust zusammengelegt.

Bei einer weiteren Variation der Stellung ergreifen die Hände den nach vorn gestreckten Fuss und die Stirn wird aufs Knie gelegt. Dies wird im Wechsel auf beiden Seiten ausgeführt.

In einer anderen Variante greift der rechte Arm zum nach hinten gestreckten linken Bein, während der linke Arm und das rechte Bein nach vorne gestreckt sind. Dies wird ebenfalls wechselseitig ausgeführt.

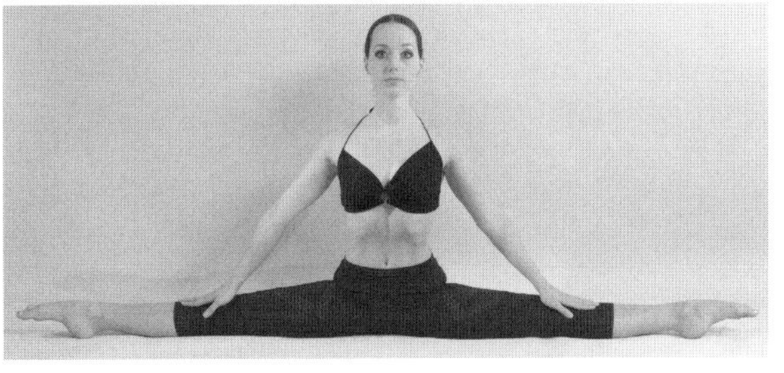

97. Dvipada-Vistritasana (Spagat seitwärts)

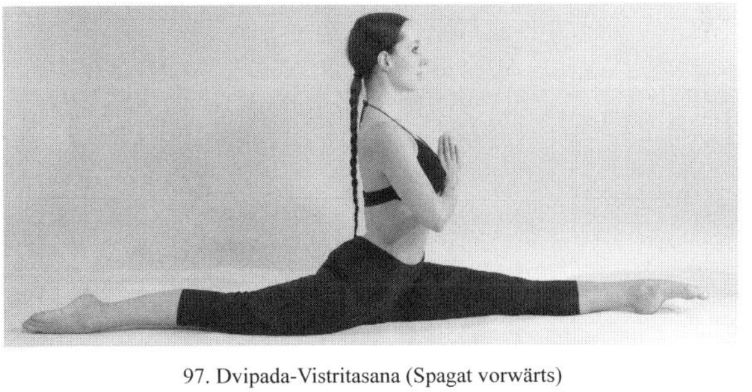

97. Dvipada-Vistritasana (Spagat vorwärts)

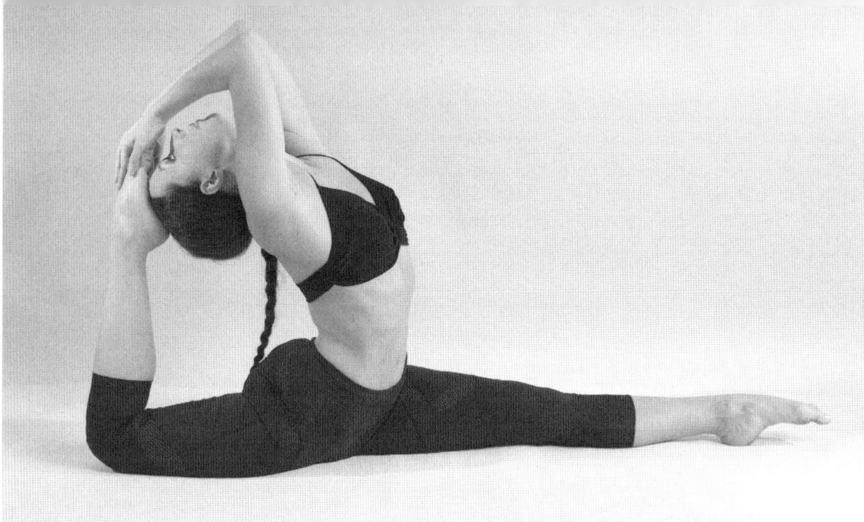

97. Dvipada-Vistritasana (Spagat vorwärts, Variante mit Beugung nach hinten)

Wirkung und Nutzen: Diese Stellung bewährt sich bei der Behandlung von anorektalen Beschwerden wie Hämorrhoiden und Fisteln. Dadurch wird eine ausreichende Durchblutung der Gewebe der äusseren Genitalien und des gesamten anorektalen Trakts gewährleistet. Die Asana hilft bei der Sublimierung der sexuellen Triebe. Schmerzhafte Störungen in den Knien, Füssen und in den Hüften lassen sich heilen.

Die Stellung ist für Tänzer sehr hilfreich, da der Körper als Ganzes sehr elastisch, biegsam und geschmeidig wird, speziell der Unterleib. Sie sollte jedoch sehr langsam ausgeführt werden, um eine Überbeanspruchung und Beschädigung der Bänder in der Leistengegend zu verhindern. Auch Laufsportler können von dieser Übung sehr profitieren, da durch sie die Beine sehr ausdauernd und sprungkräftig werden.

Ein einzigartiges Charakteristikum der Asana ist, dass sie das Wachstum fördert. Jemand, der sehr klein gewachsen und noch nicht älter als 30 Jahre ist, kann durch ausgedehntes, intensives Üben dieser Stellung um einige Zentimeter grösser werden.

Von der Spagat-Stellung wird gesagt, dass sie, während einer halben Minute geübt, genauso nützlich sei wie eine andere Stellung, die man während einer Stunde übt.

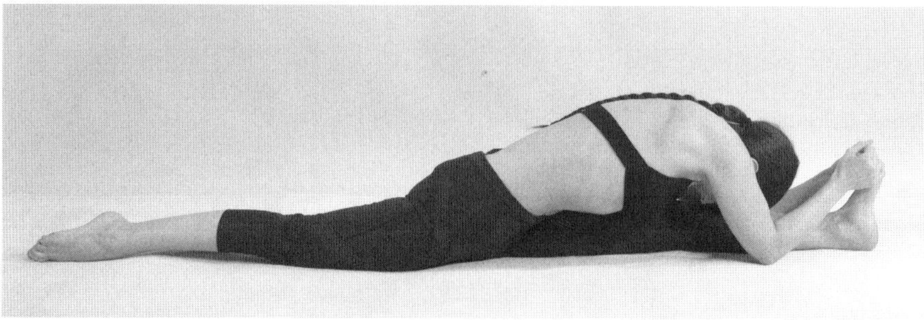

97. Dvipada-Vistritasana (Spagat vorwärts mit Niederbeugung)

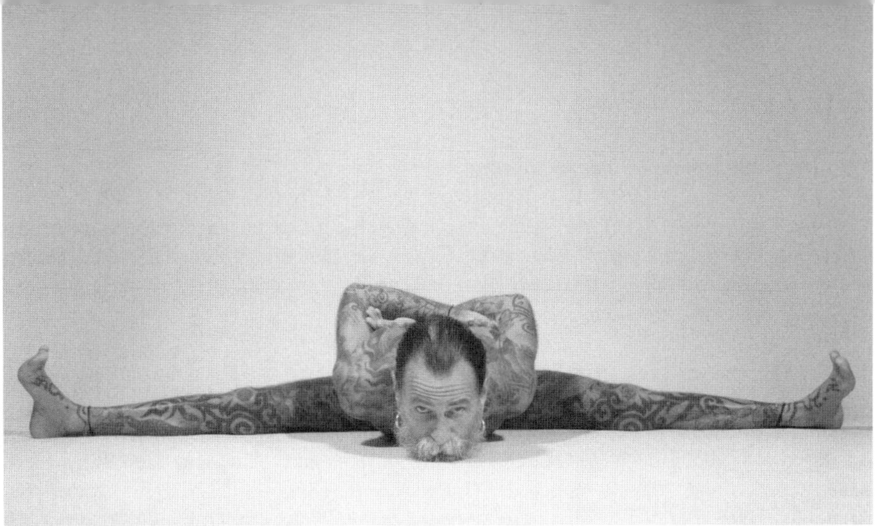

98. Vistritapadavaksha-Bhumisparshasana

98. Vistritapadavaksha-Bhumisparshasana *(Spagat mit Vorbeugung)*

Stellung: Setzen Sie sich mit nach vorn ausgestreckten Beinen auf den Boden. Dann spreizen Sie die Beine so weit wie möglich auseinander, verschränken die Arme im Rücken und beugen sich vor, bis die Brust und sogar der Bauch den Boden berührt.

Wirkung und Nutzen: Durch diese Stellung lässt sich das Wachstum fördern. Hämorrhoiden und ähnliche Beschwerden verschwinden, und die Wahrscheinlichkeit, im anorektalen Bereich zu erkranken, wird sehr gering. Die Asana ist für Tänzer sehr vorteilhaft, denn sie regt die Durchblutung aller Körperpartien unterhalb der Taille an, was diese Körperteile biegsam, geschmeidig und gleichzeitig stark macht. Sie muss langsam, aber ausdauernd geübt werden.

Die Stellung ist sehr gut gegen Atembeschwerden. Wenn man längere Zeit in ihr verharrt, verringern sich Tiefe und Frequenz der Atmung. Daher ist die Asana für Yogis sehr wichtig, denn durch anhaltendes Praktizieren der Stellung kann fast automatisch ein Trancezustand entstehen, der den Übenden in die Bereiche der Meditation führt.

99. Bhunamanasana *(Niederbeugung)*

Stellung: Setzen Sie sich auf den Boden und spreizen Sie die Beine wie die Schwingen eines Geiers möglichst weit seitlich auseinander. Fassen Sie die grossen Zehen mit den Händen und drücken Sie Unterleib, Brust und Kinn auf den Boden nieder. Bleiben Sie mindestens 30 Sekunden in dieser Stellung.

Bei einer Variante greifen Sie mit beiden Händen zu einem Fuss und legen die Stirn aufs Knie.

Wirkung und Nutzen: Obgleich diese Stellung einige Schwierigkeiten bietet, kann sie mit Ausdauer und Übung doch gemeistert werden. Der Aufwand lohnt sich, denn durch diese Asana verschwinden alle Störungen der Harnwege, die Hüften und die Taille werden geschmeidig, Hämorrhoiden werden beseitigt, der gesamte Unterleib wird wohlproportioniert und schön, und Rückenprobleme verschwinden. Diese positive Wirkung strahlt auch auf den Oberkörper aus. Zudem stärkt sie die Muskeln in der Hüftregion, was einerseits für Tänzer sehr nützlich ist, anderseits aber auch allen denjenigen etwas bringt, die lange in Meditationsstellungen verharren möchten.

Bhunamanasana macht den Körper so biegsam, dass man ihn wie Gummi in alle Richtungen drehen und wenden kann. Wird die Stellung anhaltend praktiziert, verlangsamt sie den Atem, was an sich bereits von höchster Bedeutung ist. Denn dadurch befähigt die Asana den Übenden zur Konzentration, und er gelangt in einen Zustand der Meditation. Gleichzeitig wird die Atemtätigkeit immer feiner und langgezogener, bis sie nach einiger Zeit kaum noch wahrnehmbar ist, was in die höheren Zustände von Dharana und Dhyana führen kann.

Es ist jedoch nicht einfach, lange Zeit in dieser Stellung zu verharren. Praxis und Willenskraft allein können zu ihrer Beherrschung führen. Man sollte sie langsam und möglichst regelmässig praktizieren, um Fortschritte darin zu machen. Frauen fällt es im Gegensatz zu Männern vergleichsweise leichter, sie auszuführen.

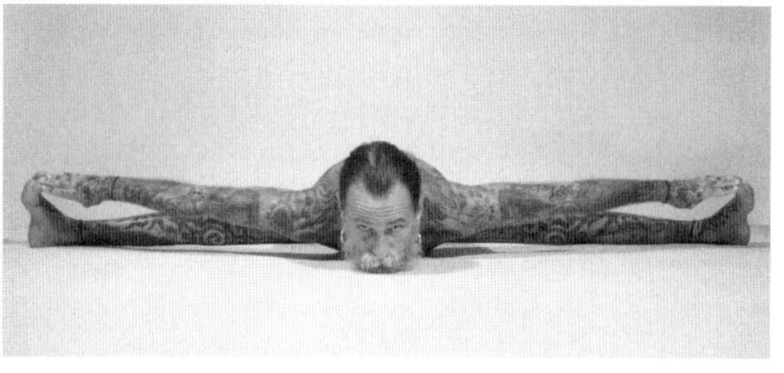

99. Bhunamanasana (Grundstellung)

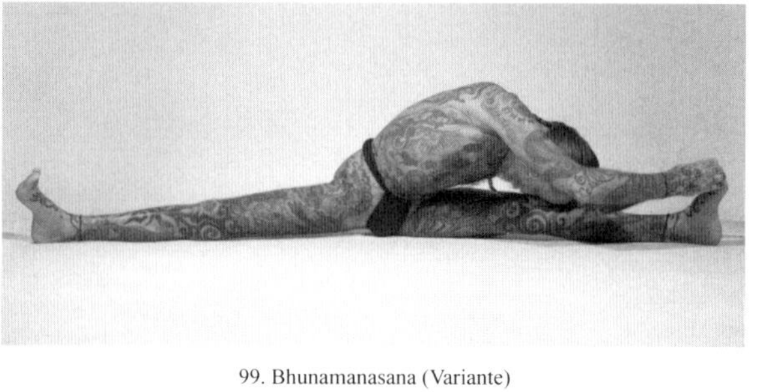

99. Bhunamanasana (Variante)

100. Vrikshasana *(Baum)*

Stellung: Beugen Sie sich aus dem Stand vor und legen Sie die Hände in Schulterbreite flach auf den Boden. Heben Sie nun langsam den Rücken und die Beine hoch, so dass das Körpergewicht nur noch von den Händen und Armen getragen wird. Jetzt werden die Beine und Füsse langsam nach oben ausgestreckt, bis der Körper von den Zehen zu den Händen eine gerade Linie bildet und wie ein Baum dasteht.

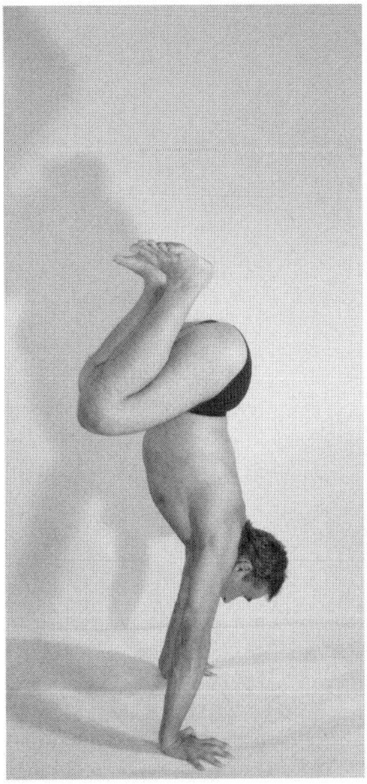
100. Vrikshasana (Vorbereitung)

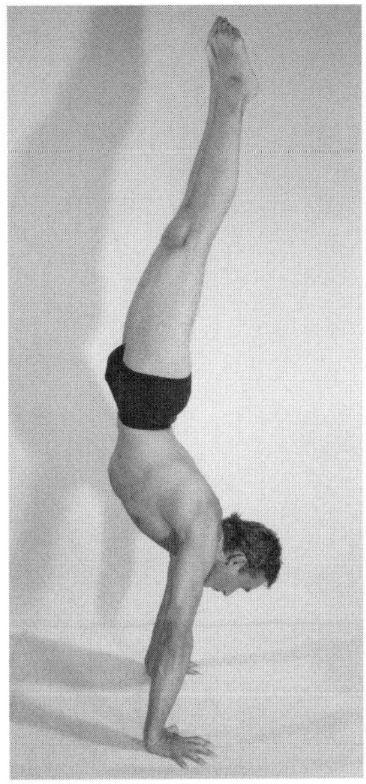
100. Vrikshasana (Grundstellung)

Es gibt von der hier beschriebenen Standardform der Stellung viele Varianten, um die verschiedensten Baumformen darzustellen. Die Beine können dabei gespreizt oder nach vorne gekrümmt werden. Eine ebenfalls anerkannte Variation dieser Asana ist das Vorwärts- oder Rückwärtslaufen auf den Händen. Andere gehen sogar noch weiter und balancieren nur auf einer Hand.

Die Abbildung auf der folgenden Seite zeigt die als Vakra-Vrikshasana (gekrümmter Baum) bekannte Stellung, bei der ein Bein nach hinten ausgestreckt und das andere mit dem angewinkelten Knie an den Oberarm gestellt ist.

Wirkung und Nutzen: Die oberen Gliedmassen werden durch diese Übung derart trainiert, dass sie ungemein stark und gesund werden. Der Blutkreislauf im ganzen Körper wird angeregt, und das Blut fliesst in starkem, regelmässigem Strom durch Gehirn und Herz.

Vrikshasana ist besonders gut für die Augen und für die oberen Atemwege. Patienten, die an Asthma leiden, sollten die Stellung viel üben. Wer aber zu hohen Blutdruck hat oder herzkrank ist, darf die Asana keinesfalls ausführen! Erst

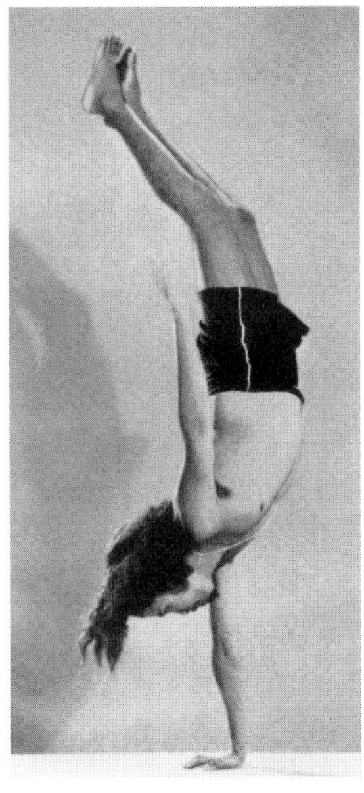
100. Vrikshasana (einhändige Variante)

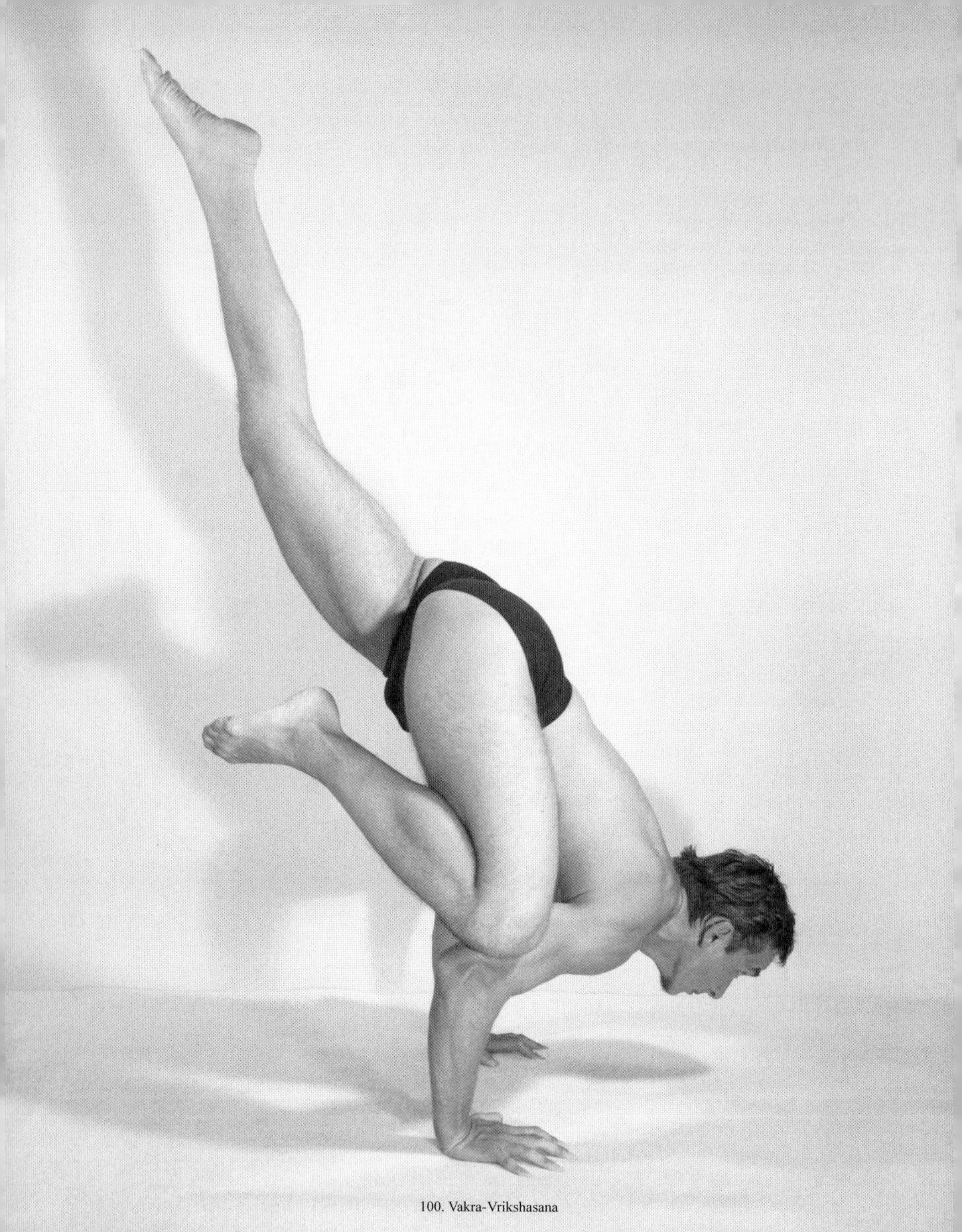

100. Vakra-Vrikshasana

wenn diese Krankheiten durch andere Yoga-Praktiken geheilt wurden, darf die Baum-Stellung geübt werden, aber auch dann nur unter Aufsicht eines fähigen Lehrers oder Gurus.

Diese Stellung lässt auch Blähungen und Hautkrankheiten verschwinden. In vielerlei Hinsicht ähnelt sie in ihren Auswirkungen dem Kopfstand (S. 472).

Die Stellung ist ein wirksames Mittel, um die sexuellen Triebe zu sublimieren und den Zustand von Brahmacarya zu erreichen.

101. Vrishcikasana *(Skorpion)*

Stellung: Knien Sie sich hin und legen Sie die Unterarme auf den Boden, die Hände nebeneinander, die Ellbogen in einem Abstand von etwa 35–40 cm. Stellen Sie sich nun auf die Füsse und heben ein Bein gestreckt hinten hoch. Stossen Sie sich dann mit dem anderen Fuss vom Boden ab und schwingen das zweite Bein ebenfalls hoch. Bleiben Sie erst mal mit nach oben gestreckten Beinen auf den Unterarmen stehen, und versuchen Sie dann langsam, den Rücken durchzubiegen und die nach vorn abgewinkelten Beine gegen den Kopf hinunterzusenken wie den Stachel eines Skorpions.

Bei einer Variante dieser Stellung wird der Körper nur auf den Händen abgestützt, der Rücken wird durchgebogen, und die Füsse werden auf den Kopf gestellt.

Wirkung und Nutzen: Diese Stellung führt dem Herz ohne besondere Anstrengung Blut im Überfluss zu, wodurch diesem stark beanspruchten Organ jede Belastung erspart bleibt. Obgleich der Skorpion nicht ganz einfach ist, birgt er in sich doch viele Vorzüge. Die Stellung verleiht Immunität gegen die giftigen Bisse von Schlangen oder Skorpionen, wenn sie jeden Tag eine halbe Stunde lang praktiziert wird. In dieser Haltung wird das Blut gereinigt, wodurch viele lästige Hautkrankheiten wie Pickel und Furunkel verschwinden. Die Arme entwickeln eine ungeahnte Kraft, und die Hals- und Nackenpartien werden ebenfalls stark und gesund. Vrishcikasana ist eine der wirksamsten Übungen zur Behandlung von Augenkrankheiten und Sehstörungen. Sind solche Leiden im Anfangsstadium, können sie durch regelmässige Ausführung der Stellung unter Kontrolle gebracht und dann in kurzer Zeit geheilt werden.

Es gibt Yogis, die darauf bestehen, dass bei dieser Asana die Füsse bis auf den Kopf gebracht werden müssen. In der Praxis hat sich jedoch nicht bestätigt, dass sich dadurch besondere Vorteile ergeben, ausser dass die Beweglichkeit und Elastizität der Wirbelsäule zunimmt. Es ist aber eine Tatsache, dass mit zunehmender Biegung des Rückens in dieser Haltung der Körper schlanker wird. Somit bildet der Skorpion eine ideale Basis, um einen ranken, schlanken und wendigen Körper zu erhalten.

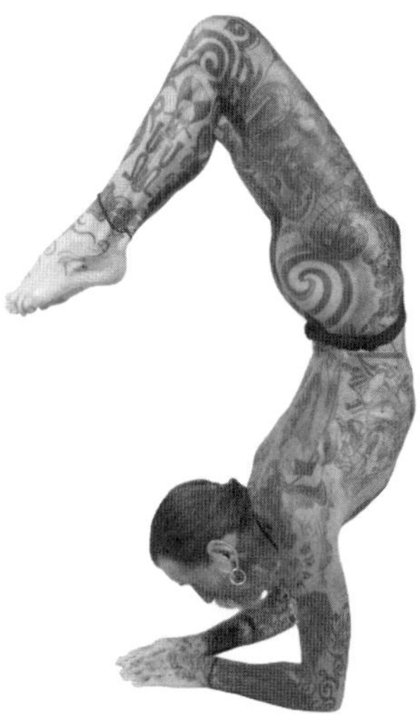

101. Vrishcikasana (Grundstellung)

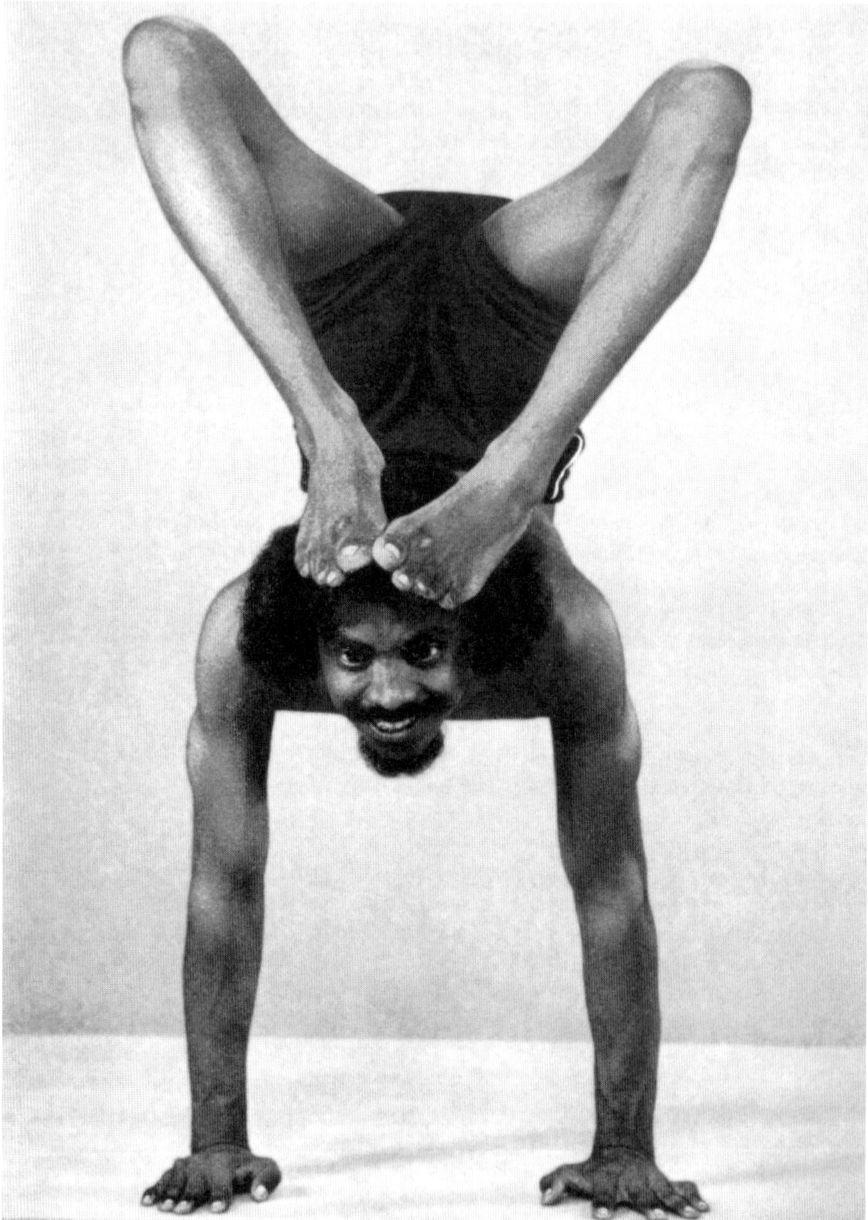

101. Vrishcikasana (Variante)

102. Supta-Vrishcikasana *(schlafender Skorpion)*

Stellung: Legen Sie sich mit dem Gesicht nach unten auf den Boden. Dann breiten Sie die Arme seitlich aus wie die Schwingen eines Geiers. Die Daumen werden aufgestützt und die übrigen Finger auseinandergefächert. Heben Sie nun die Füsse und Beine langsam hinten hoch und biegen den Rücken so durch, dass Sie die Füsse vor Ihrem Kinn auf den Boden stellen können. Die grossen Zehen sollten sich berühren. Blicken Sie unverwandt geradeaus und halten Sie die Stellung so lange wie möglich.

Wirkung und Nutzen: Diese Stellung ist extrem schwierig, und es braucht grosse Geduld, um sie zu erlernen. Man sollte sie langsam angehen und darf sich dabei nicht überanstrengen, da der Rücken längere Zeit braucht, bis die notwendige Geschicklichkeit und Beweglichkeit erlangt wird, um sich in diese Position zu bringen. Jungen Menschen fällt das Erlernen einer so anspruchsvollen Stellung normalerweise leichter, während mit zunehmendem Alter das Training des Rückens grosse Geduld und Ausdauer erfordert.

Die Wirkung des schlafenden Skorpions ist ähnlich wie diejenige der vorhin beschriebenen Vrishcikasana, mit dem Unterschied, dass diese Stellung schon nach kurzer Zeit in einen Zustand der Konzentration und Meditation führen kann. Tiefe und Frequenz der Atmung reduzieren sich, die Gedanken kommen zum Stillstand, und die Aktivitäten der Sinne beruhigen sich. Die Schilddrüse wird sehr stark beeinflusst, wodurch der ganze Metabolismus und das Immunsystem des Körpers gewinnen. Die zunehmende Beweglichkeit des Rückens setzt einen Verjüngungsprozess des ganzen Körpers in Gang.

In dieser Stellung wird die Wirbelsäule sehr elastisch. Brust, Schultern, Taille, Oberschenkel und Waden werden gekräftigt. Die Asana ist auch sehr nützlich für Augen, Ohren, Nase, Hals und Zähne. Durch ihre Ausübung werden giftige Abfallstoffe rasch ausgeschieden. Im Gegenzug findet eine vermehrte Aufnahme von Sauerstoff statt. Somit werden Kohlendioxyd und andere den Organismus belastende Stoffe beseitigt. Dadurch wird das Blut rein und gesund, Hautkrankheiten verschwinden, und der ganze Körper wird strahlend, jugendlich und schön.

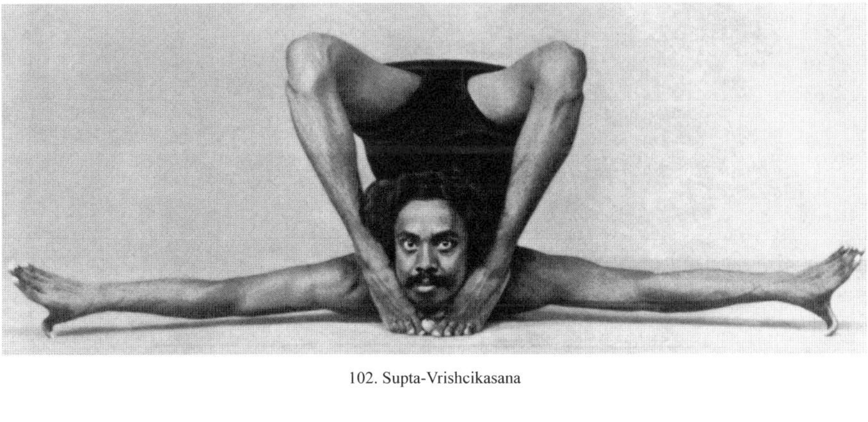

102. Supta-Vrishcikasana

103. Meru-Dandasana *(heiliger Weltenberg)*

Ursprünglich bezeichnet der Name Meru in schamanistischem Sinne einen mythologischen Weltenbaum, an dem die Länder und Kontinente hängen.

Im Laufe der Zeit entwickelte sich daraus die Vorstellung eines Götterbergs, der im Norden des indischen Subkontinents liegt und den Mittelpunkt des Universums bildet. Er wird oft mit dem heiligen Berg Kailash, der Wohnstätte des Gottes Shiva, gleichgesetzt. Um ihn herum erstrecken sich Ozeane, auf denen die Kontinente schwimmen, und unter ihm liegen verschiedene Unterwelten, die von teilweise phantastischen, dämonischen Wesen bevölkert sind.

Nach der Vorstellung der alten Yogis entfaltet sich die gesamte Erscheinungswelt aus dem mütterlichen Schoss der Natur, den man sich als eine Höhle am Fusse dieses stufenförmigen Weltenbergs dachte. Dieser Weltenberg stellt die Erdachse dar und gilt als Synonym für die Wirbelsäule (S. 125).

Stellung: Legen Sie sich auf den Bauch, fassen Sie die Füsse dicht bei den Knöcheln und ziehen Sie dann die Beine über die Schultern nach vorn, bis die Zehen auf der Höhe des Kinns sind.

Es gibt von dieser Stellung noch eine andere Form, die aber weitaus schwieriger, gleichzeitig aber auch wirksamer ist. Man legt sich dazu ebenfalls auf den Bauch, ergreift die Füsse bei den Knöcheln und zieht sie über den Kopf nach vorn, bis schlussendlich die Knie über dem Kopf sind und die Zehen vorn den Boden berühren.

Wirkung und Nutzen: Von all den 8 400 000 bekannten Asanas hat keine eine so intensive Auswirkung auf die Wirbelsäule wie die Meru-Dandasana. Die Stellung trägt ihren Namen, da durch sie die innerhalb des Körpers liegende Weltenachse stark beeinflusst wird. Das

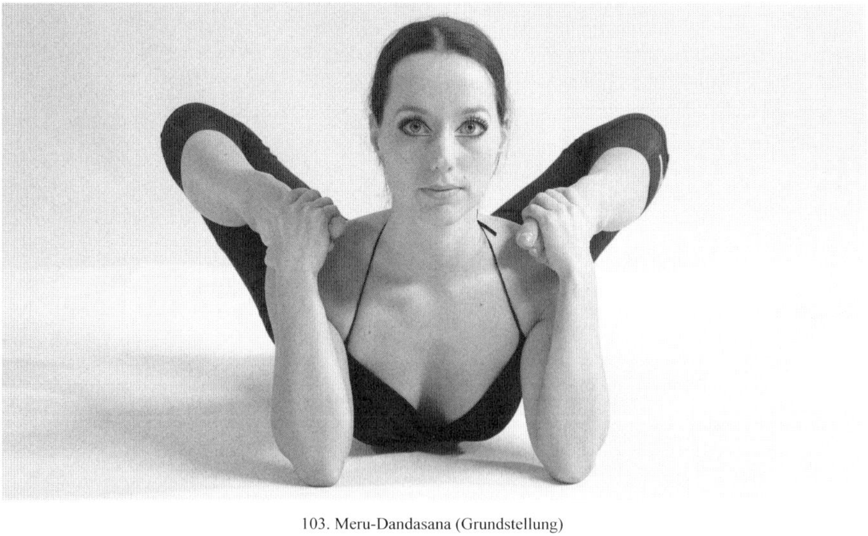

103. Meru-Dandasana (Grundstellung)

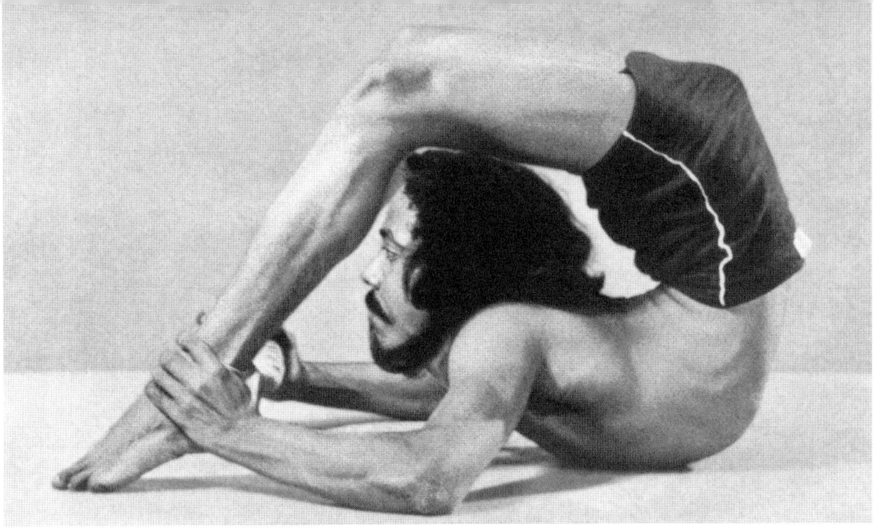

103. Meru-Dandasana (Variante)

Rückgrat wird dadurch ausserordentlich geschmeidig. Wenn man es schafft, eine kurze Zeit in dieser Stellung zu verweilen, vereinigen sich Prana und Apana sehr rasch, wodurch spontan ein Zustand tiefster Meditation entsteht, der zu Samadhi führen kann. Diese Asana hat eine so wunderbare Wirkung auf die Sushumna, dass allein durch ihre Ausführung Prana dazu gebracht werden kann, sich mit Apana zu verbinden. Obgleich diese Stellung sehr schwierig ist, wird die Anstrengung durch die erstaunliche Wirkung reichlich belohnt. Durch sie werden alle 72 000 Nadis, die den Körper kreuz und quer durchziehen, gereinigt, wodurch der kosmische, ursprungslose Ton realisiert werden kann, den die Yogis «Anahata-Nada» nennen.

Wer diese Stellung übt, sollte jeden Tag reichlich Milch, Ghee, Butter und Mandeln zu sich nehmen und auf Nahrungsmittel verzichten, die sehr bitter, sauer oder scharf sind. Ebenfalls zu meiden sind übermässige Mengen an Salz. Wer diese Vorsichtsmassregeln nicht einhält, wird durch diese Stellung genau die gegenteiligen Auswirkungen erreichen. Richtige Ernährung ist ein wesentlicher Aspekt der Yoga-Praxis (S. 333).

Heisse Milch mit Kurkuma (S. 156) fördert die Bemeisterung dieser schwierigen Übung. Wenn man bereits in frühster Jugend mit dem Erlernen beginnt, macht der ganze Lernprozess weniger Mühe.

Durch diese Stellung erhält der Körper sehr gute Proportionen, und eine Vielzahl diverser Krankheiten, insbesondere Erkrankungen des Unterleibs, lassen sich durch sie heilen.

Wer unter Eingeweidebruch (Hernie), Tuberkulose, Magengeschwüren oder Herzkrankheiten leidet, darf Meru-Dandasana erst versuchen, wenn solche Leiden durch andere Yoga-Praktiken beseitigt worden sind.

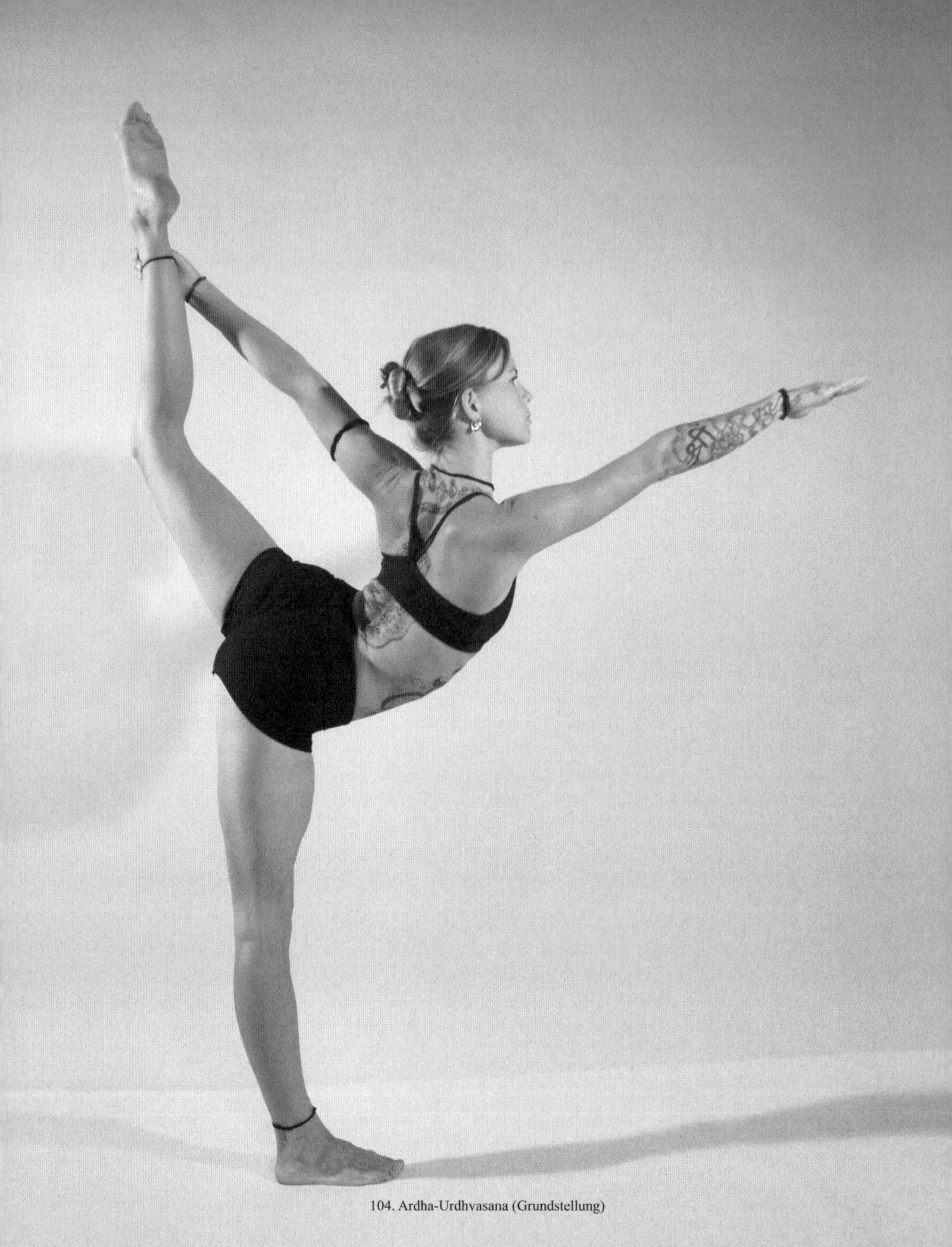

104. Ardha-Urdhvasana (Grundstellung)

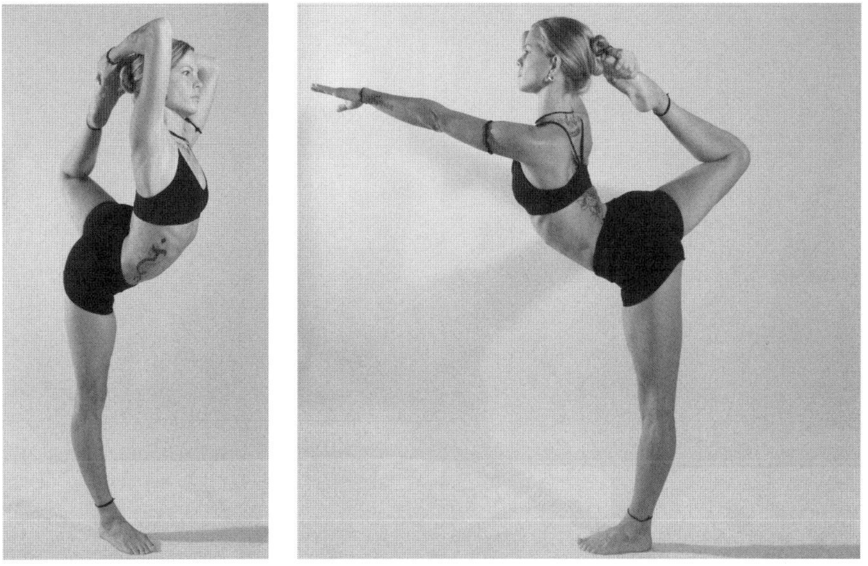

104. Ardha-Urdhvasana (zwei Varianten)

104. Ardha-Urdhvasana *(halb gehobene Stellung)*

Stellung: Stehen Sie auf dem rechten Bein und heben Sie das linke Bein nach hinten hoch, bis es möglichst gestreckt ist. Ergreifen Sie den Knöchel des linken Fusses mit der linken Hand und strecken Sie den rechten Arm gerade nach vorn. Wiederholen Sie diese Stellung auf der anderen Seite.

Es gibt von dieser schwierigen Stellung noch anspruchsvollere Formen. Eine davon sieht so aus, dass man den rechten Fuss nach hinten hochhebt und ihn mit der rechten Hand nach vorn bis an den Kopf zieht. Der linke Arm wird gerade nach vorn gestreckt. Auch diese Variante muss auf beiden Seiten praktiziert werden.

Wirkung und Nutzen: Diese Asana ist ein Segen für Tänzer. Sie ermöglicht eine ganze Reihe tänzerischer Posen, wodurch der Körper so geschmeidig wird, dass er sich mit Leichtigkeit in alle Richtungen drehen und wenden lässt. Die Wirbelsäule profitiert sehr von dieser Übung, aber auch die ganze Muskulatur des Körpers wird gekräftigt.

In alten Zeiten pflegten in Indien Akrobaten, die man «Natas» nannte, ein grosses Publikum durch diese ästhetische Form von Körperstellungen zu erfreuen. Auch im Westen werden ähnliche Körperhaltungen in verschiedenen Formen speziell von Balletttänzern vorgeführt.

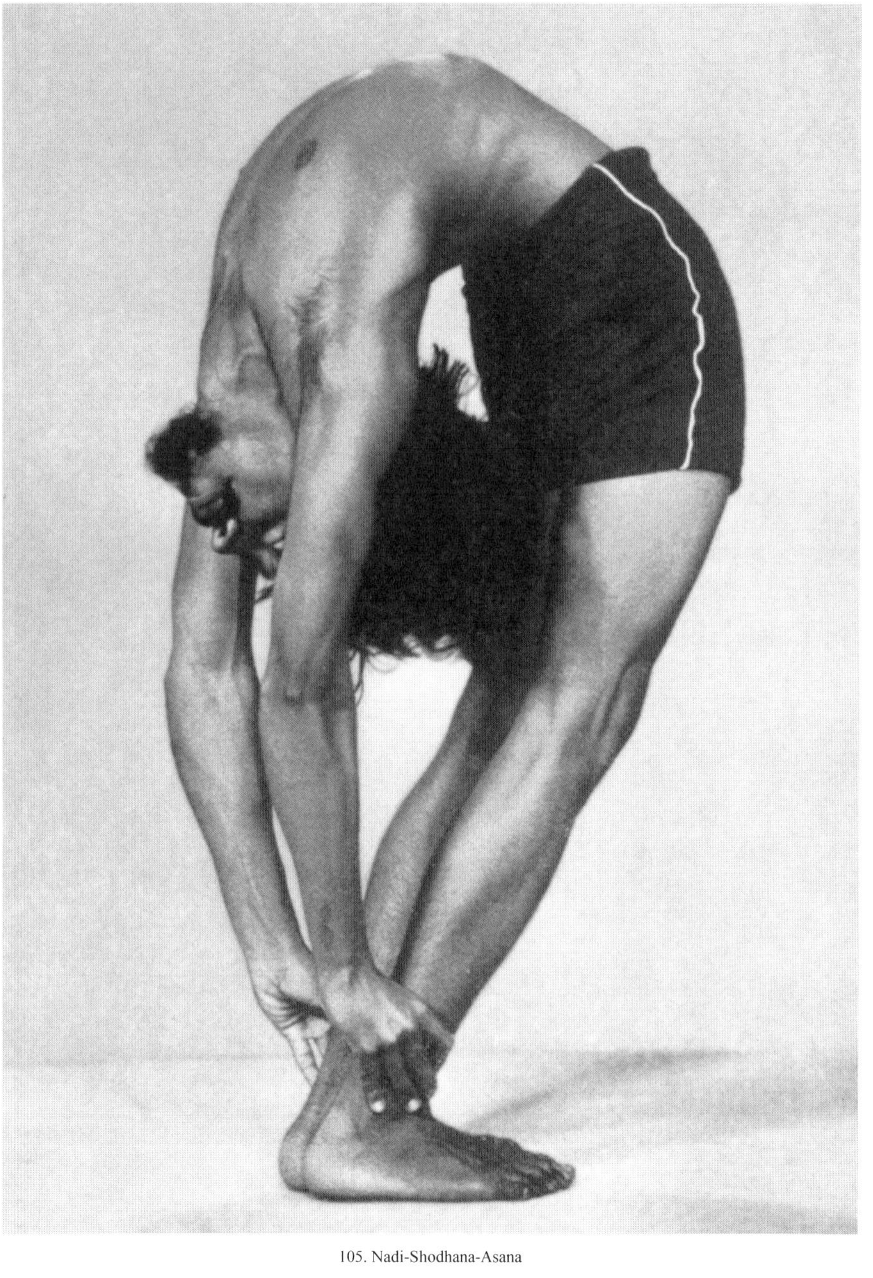

105. Nadi-Shodhana-Asana

105. Nadi-Shodhana-Asana *(Nadi-Reinigung)*

Stellung: Stellen Sie sich aufrecht mit geschlossenen Beinen hin. Heben Sie die Arme und biegen Sie den ganzen Körper aus der Taille heraus nach hinten, bis Sie mit den Händen die Fussknöchel ergreifen können und der Kopf die Oberschenkel berührt. Achten Sie darauf, dass die Knie durchgedrückt bleiben und die Atmung normal und ohne Anstrengung durch die Nase weiterverläuft.

Mit fortschreitender Übung kann man versuchen, den Kopf von hinten bis an die Kniekehlen zu bringen. Andere Lehren sagen, dass der Kopf das Gesäss berühren sollte. Auf jeden Fall muss der Körper von den Füssen bis zur Taille gerade bleiben.

Diese schwierige Übung darf niemals ruckartig oder mit Gewalt ausgeführt werden, denn das könnte schädliche Auswirkungen haben.

Wirkung und Nutzen: Unter allen vom grossen Gott Shiva gelehrten 8 400 000 Asanas nimmt diese Stellung einen hervorragenden Platz ein, da sie eine der wenigen Stellungen ist, die eine reinigende Wirkung auf alle 72 000 Nadis des Körpers ausübt. Daher trägt sie den Namen Nadi-Shodhana-Asana. Sie erleichtert es dem Yogi, Ida, Pingala und Sushumna-Nadi, welche die Grundlage von grob- und feinstofflichem Körper bilden, unter seine Kontrolle zu bringen. Prana und Apana vereinigen sich, und Prana wird ganz spontan dazu gebracht, durch die Sushumna zu fliessen. Das kann zu starken Empfindungen von Energieströmen und daraus resultierenden ekstatischen Gefühlen führen und dem Yogi helfen, auf die höheren Ebenen von Meditation und Kontemplation vorzudringen.

Durch diese Stellung wird auch das Nabelzentrum beeinflusst, das den Mittelpunkt aller 72 000 Nadis bildet. Aus diesem Punkt heraus entsteht die Kraft, den ganzen Körper mit aufbauender Energie zu versorgen, wodurch er gesund, elastisch und biegsam wird und sich ohne Schwierigkeiten in jede beliebige Form drehen und wenden lässt. Dadurch verschwinden viele körperliche Probleme und alle Schmerzen in Rücken, Taille und Oberschenkeln.

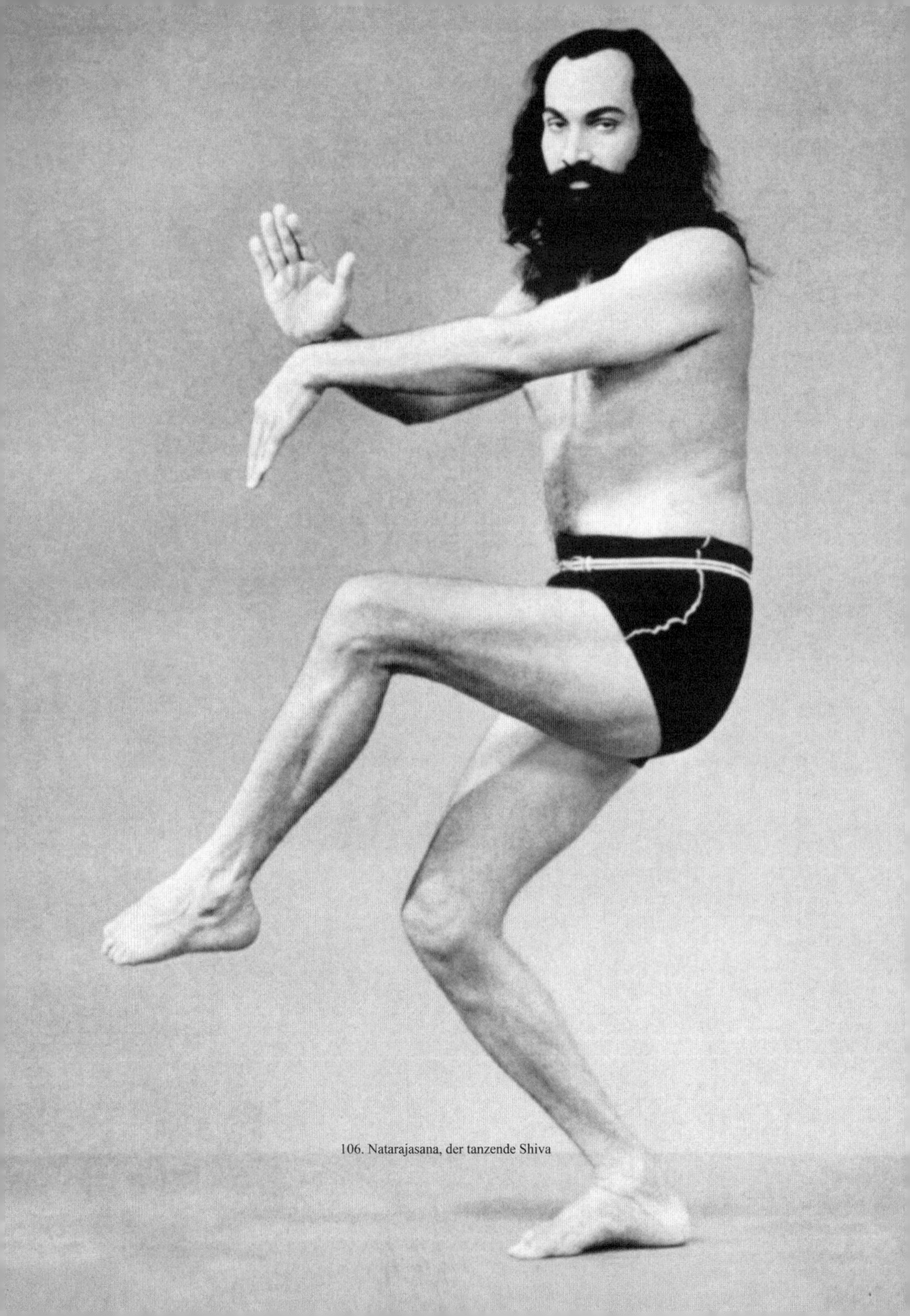

106. Natarajasana, der tanzende Shiva

106. Natarajasana *(Stellung des Herrn des Tanzes)*

Natarajasana erhielt ihren Namen nach dem mächtigsten Gott im hinduistischen Pantheon, der von seinen Anhängern unter vielen verschiedenen Namen verehrt wird, unter anderem als Shiva (der Gnädige), Shankara (der Freudebringer), Shambhu (die Wohnstätte der Glückseligkeit), Maheshvara (der Grosse Gott), Yogeshvara (der Herr des Yoga), Nateshvara (der Herr des Tanzes), Nataraja (der König der Tänzer), Mahakala (die Grosse Zeit) und Bhairava (der Schreckliche). Er ist ein uralter, geheimnisvoller Gott aus vorvedischer Zeit und gilt als die Verkörperung des absoluten kosmischen Bewusstseins, aus dem heraus sich die ganze Schöpfung entfaltet. Er ist der Begründer des gesamten Yoga-Systems. Die Beschreibungen aller 8400000 Yoga-Stellungen gründen sich auf die Lehren, die aus seinem «Lotosmund» stammen. Er gilt als die Quelle allen Yoga-Wissens, als Yogi aller Yogis, und in den Upanishaden wird er als Yoga-Lehrer des Schöpfergottes Brahma angesehen.

Stellung: Um Natarajasana zu üben, sollte ein Fuss auf der Erde stehen, während der andere in verschiedene Richtungen hochgestreckt wird. Arme und Hände vollführen ebenso verschiedene Gesten, und die Finger werden zu Mudras, Haltungen von grosser symbolischer Bedeutung und Kraft, geformt. Der Kopf bleibt zumeist unbeweglich, nur die Augen werden in mannigfaltigen Blickrichtungen fixiert. Mit Gesichtsausdruck, Augenstellungen und Haltungen der Körperglieder wird versucht, die verschiedenen Emotionen widerzuspiegeln, die Shiva während seines Tanzes empfindet. Natürlich wäre es vermessen, diese göttlichen Empfindungen mittels

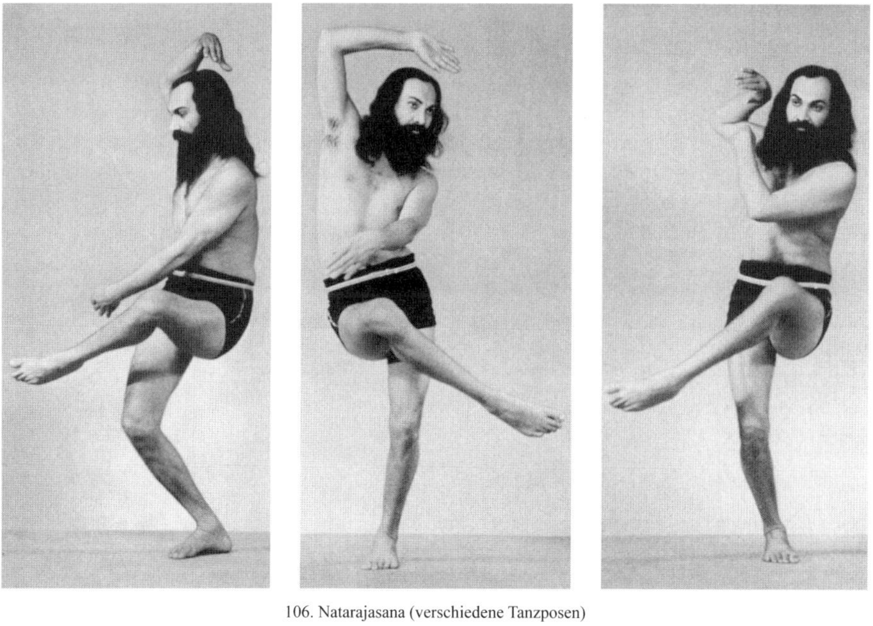

106. Natarajasana (verschiedene Tanzposen)

unserer beschränkten menschlichen Ausdrucksweise definieren zu wollen, aber dennoch kann es durch grosse Konzentration und Versunkenheit in diese Tanzstellungen gelingen, den Geist von Nateshvara, diesem Herrn allen Tanzes, heraufzubeschwören. Die Tiefe und Tragweite dieses Schöpfungstanzes kann jedoch nur der Gott Shankara selbst nachvollziehen, und es wird allgemein angenommen, dass es auf dieser Erde keinen einzigen Menschen gibt, der diesen Tanz so ausführen kann, wie Shiva Mahadeva dies vermag. Nur er kennt alle Details und Feinheiten der Bewegungen und ihre Mysterien, denn er allein ist der Ursprung aller 8 400 000 Yoga-Stellungen und der gesamten Schöpfung.

Von Natarajasana gibt es unzählige Variationen, und man darf davon ausgehen, dass die Anzahl der verschiedenen Tanzposen etwa derjenigen aller Yoga-Stellungen entspricht. Man könnte sogar annehmen, dass alle Asanas Teil dieses Tanzes sind, der aus der absoluten Ruhe göttlicher Meditation entsteht und wieder in diese zurückführt. Auf den Bildern sind einige der verschiedenen typischen Tanzposen dargestellt, durch welche Erschaffung und Auflösung der gesamten Schöpfung bewirkt werden. Natürlich lassen sich viele der Haltungen unmöglich auf Fotos abbilden, denn man nimmt an, dass Shiva beim Tanzen vier Arme hat, was für einen gewöhnlichen Sterblichen unmöglich wäre.

Wirkung und Nutzen: Die Praxis von Natarajasana ist besonders für Menschen mit tänzerischen Ambitionen wichtig, denn dadurch wird das Verständnis für die Geheimnisse der Tanzkunst geweckt, und man erlangt die nötige Geschicklichkeit für alle bekannten Tanztechniken, die aus diesem Urtanz entstanden sind.

Natarajasana und der Tandava-Tanz sind überaus berühmt, und es heisst, dass es nichts Schöneres auf der Welt gäbe. Gleichzeitig ist dieser wunderbare Tanz der Erschaffung aber auch die Ursache für die Vernichtung der gesamten Schöpfung in ihrem makrokosmischen Aspekt. Wenn der Gott Shiva den Tandava tanzt und dabei unter vielen anderen die hier beschriebenen Posen von Natarajasana einnimmt, ist dies die Ursache für die Zerstörung der Erde, die sich in Wasser auflöst, das wiederum im Feuer verdampft, sich in Luft verflüchtigt und schlussendlich zu Äther transformiert wird. Das bedeutet die Vernichtung der gesamten Schöpfung Brahmas durch den gewaltigen, aus dieser Asana entstammenden rhythmischen Tanz dieses Meistertänzers.

Die Praxis dieser Tanzposen macht den Körper beweglich und wendig, der Haupteffekt ist aber die Erweiterung des Bewusstseins bis zu dem Punkt, wo der Tänzer sich mit dieser göttlichen Energie zu identifizieren beginnt, wodurch dann das Verständnis für die in diesem Universum herrschenden Gesetze und Abläufe entsteht. Shiva ist die Verkörperung des absoluten Bewusstseins, und Verschmelzung mit ihm bedeutet Erkenntnis der Mysterien von Leben und Tod.

Shiva ist die Quelle, der alleinige Ursprung und Begründer der Wissenschaft und Techniken des Yoga. In der indischen Literatur gibt es unzählige Hinweise darauf, dass Shiva die Götter und Gelehrten in dieser hohen Kunst unterrichtet, aber keinen einzigen, dass irgendjemand ihn darin unterwiesen hätte.

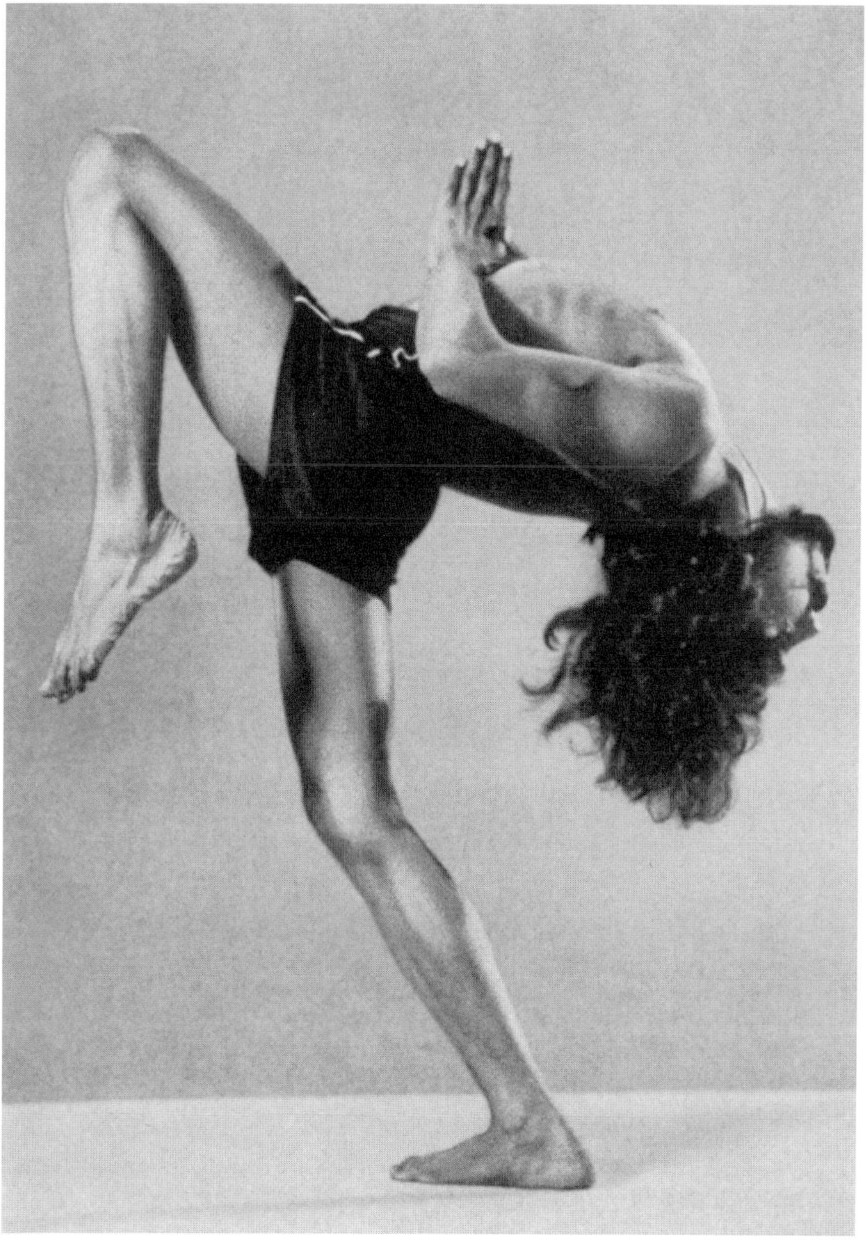

106. Natarajasana (Tanzpose)

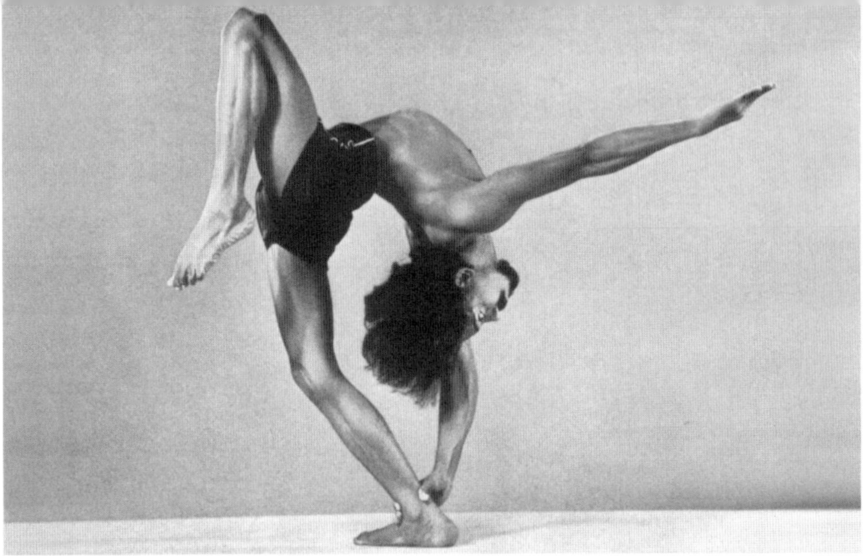

106. Natarajasana (Tanzpose)

In der «Yogashikhopanishad», Kapitel I, Vers 1–4, wendet sich der Schöpfergott Brahma folgendermassen an Shiva: *«Alle Geschöpfe sind gefangen in dem betörenden Netzwerk von Glück und Leid. Sage mir, oh Shankara, wie können sie sich befreien? Erläutere bitte den Pfad, der zu Erfüllung und Vollkommenheit führt? Der das Netz, den trügerischen Schleier der Maya durchschneidet? Der den Kreislauf von Geburt, Tod, Alter und Krankheit zerstört und Glückseligkeit verleiht?»*

Und Shiva antwortet: *«Es gibt mannigfaltige Wege, die den höchsten und glücklichsten Zustand versprechen. In Tat und Wahrheit führt zu diesem aber nur der Siddhi-Pfad, der Weg der Verwirklichungen durch Hatha-Yoga.»*

Natarajasana ist so populär, dass Darstellungen dieses Tanzes in Kupfer, Messing und anderen Metallen und Materialien auf allen indischen Märkten und in Geschäften in jeder erdenklichen Grösse angeboten werden. Viele Leute benutzen diese Figuren nur als Wohnungsdekoration, andere aber halten sie für das Abbild des Göttlichen und verehren sie dementsprechend.

Es gibt eine Legende über die beiden höchsten Gottheiten, die man in Zusammenhang mit diesem Tanz bringt, nämlich Nataraja (Shiva) und Natavara (Krishna): Krishna, ein unübertroffener Meister der Tanzkunst, pflegte die Tanzgruppe der Gopis, der Kuhhirtinnen und Milchmädchen, zu leiten und auch an ihren Tänzen teilzunehmen. Als er einmal in Vrindavan tanzte, nahm Shiva die Gestalt einer solchen Tänzerin an und gesellte sich heimlich dazu. Dies konnte Krishna aber nicht verborgen bleiben, denn schliesslich ist er die Ursache von Entstehung und Erhaltung der Schöpfung. So wendete er sich an die Gopis und meinte: *«Es scheint, als ob eine neue Gopi uns heute mit ihrer werten Gesellschaft beehrt hat. Sie tanzt betörend. Ihre Gesten und ihre Mimik strömen über voll lockender Zärtlichkeit und erregendem Liebreiz. Ihre Blicke strahlen einen unwiderstehlichen Zauber aus. Ist es nicht so?»*

Alle Milchmädchen sahen auf die entzückende Fremde, die keine andere war als Shankara persönlich in der Maske einer Gopi. Als dieser nun bemerkte, dass Krishna seine wahre Identität entdeckt hatte, verwandelte er sich noch mehr in eine Gopi und begann, überwältigt von Seligkeit und Ekstase, einen höchst ungewöhnlichen, wundervollen Tanz, den man als Normalsterblicher mit Worten nicht beschreiben kann. Seither ist Shiva auch unter dem Namen Gopeshvara Mahadeva bekannt, dem Herrn der Milchmädchen.

107. Surya-Namaskara *(Sonnengebet oder Gruss an die Sonne)*

Das Sonnengebet erfreut sich überall auf der Welt grosser Beliebtheit. Obgleich diese Übungssequenz so populär und bekannt ist, wird sie von vielen Yoga-Schülern ohne entsprechende Anleitung praktiziert, was sie nutzlos macht. Richtig ausgeführt kann Surya-Namaskara einen nachhaltigen, tiefgreifenden und wunderbaren Einfluss auf Körper und Geist des Menschen haben. Diese Übung gilt als eine der besten innerhalb des Yoga-Systems, denn nur durch sie allein kann man sich die Vorteile von Asana, Pranayama und Mudra zunutze machen.

Entsprechend den zwölf Aspekten der Sonne ist Surya-Namaskara in zwölf Teile aufgeteilt. Eingeweihte behaupten, dass das Sonnengebet in seiner vollendeten Form aus 16 Teilen bestehe, so wie die Sonne sich auch in 16 Aspekten zeigen würde, wenn die gesamte Schöpfung sich im endgültigen Todeskampf der Auflösung befindet. Diese vier okkulten Teile offenbaren sich aber nur wenigen Yogis, da es sich dabei um sehr schwierige und nicht ungefährliche Stellungen handeln soll.

Normalerweise ist die Sonne nur in ihren zwölf Aspekten sichtbar, und dementsprechend wird das Sonnengebet ebenfalls in zwölf Einzelstellungen unterteilt.

Wichtig: Das Sonnengebet sollte am besten morgens mit dem Gesicht zur aufgehenden Sonne paktiziert werden, denn die Übung hat eine klare Beziehung zur Sonne, und alle ihre Vorteile lassen sich nur ausschöpfen, wenn man sie zur richtigen Zeit durchführt. Jede der einzelnen Stellungen soll den eigenen Kräften entsprechend so lange wie möglich gehalten werden. In jeder Position erfolgt die Atmung normal und regelmässig durch die Nase, das heisst, es wird kein Atemanhalten praktiziert!

Bei der Ausführung des Sonnengebets ist es ratsam, mindestens zwei Übungsdurchgänge zu absolvieren, wobei im zweiten Durchlauf bei der Stellung Nr. 4 der rechte Fuss zuerst zurückgestellt werden muss. So ergibt sich ein gleichmässiger Wechsel des Sprungs, mit dem man in Stellung Nr. 6 übergeht.

Stellungen:

1. Pranamasana mit Anjali-Mudra (Ehrerbietung mit gefalteten Händen)

Stehen Sie nach Osten gewandt zur Sonne und falten die Hände vor der Brust, um diesem erhabenen Gestirn Respekt zu erweisen. Es ist dieselbe Geste, mit der man in Indien üblicherweise vornehme Persönlichkeiten begrüsst. Versteifen Sie Arme, Beine und alle übrigen Körperteile etwas.

2. Hastottanasana (Armstreckung)

Nun senken Sie die Arme, Handflächen nach hinten gedreht. Heben Sie die gestreckten Arme hoch und wölben den Oberkörper aus der Taille heraus nach hinten. Die Beine und die Arme müssen vollkommen durchgestreckt bleiben.

3. Padahastasana (Kniekuss)

Beugen Sie sich mit gestreckten Armen nach vorn, legen Sie die Handflächen neben den Füssen flach auf den Boden und drücken die Stirn an die durchgestreckten Knie.

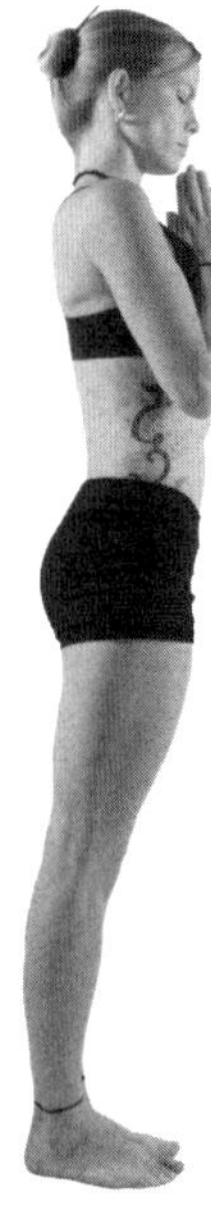

107. Surya-Namaskara (Stellung 1)

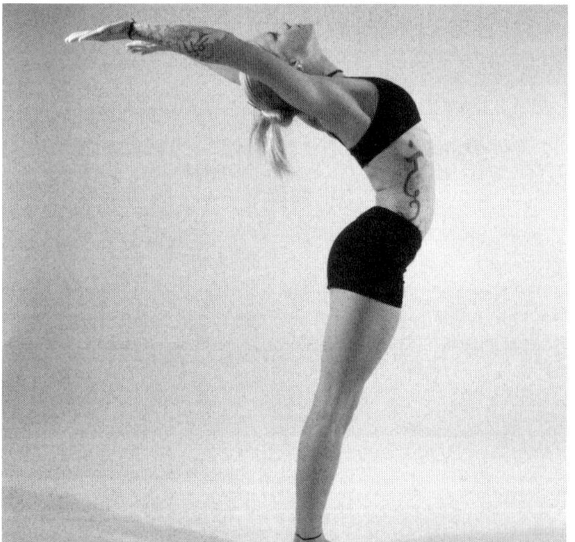

107. Surya-Namaskara (Stellung 2)

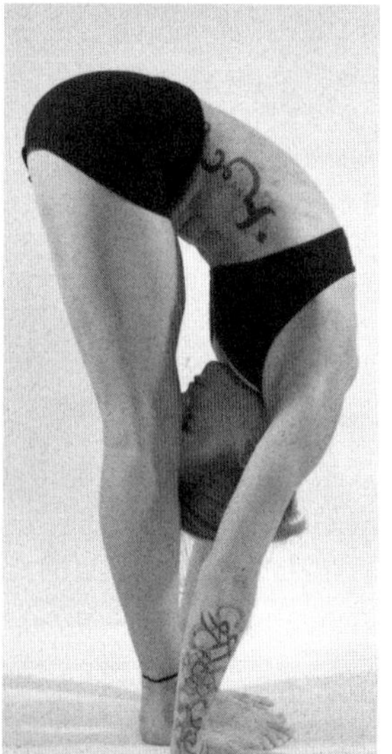

107. Surya-Namaskara (Stellung 3)

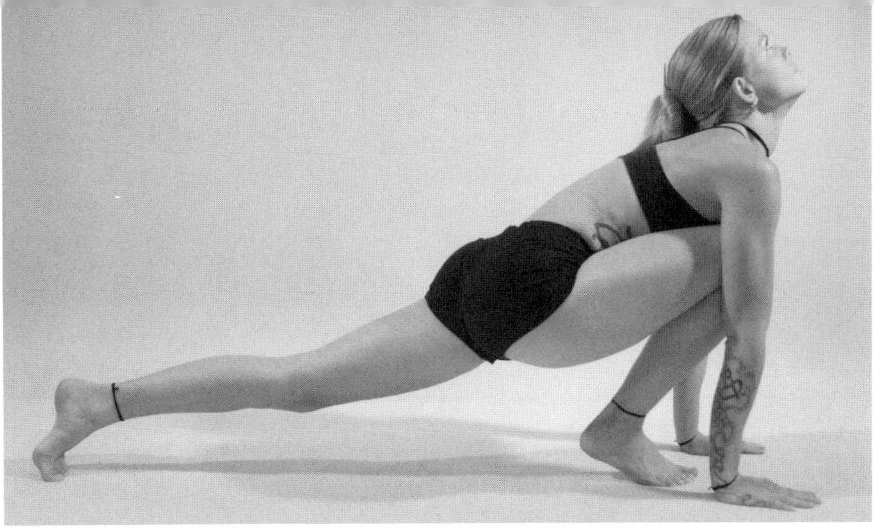

107. Surya-Namaskara (Stellung 4)

4. Padangushtha-Uttanasana (gestreckte Zeh-Stellung links)

Stellen Sie das linke Bein mit einer raschen Bewegung zurück, halten Sie das rechte Knie gebeugt und stehen Sie mit beiden Füssen nur auf den Zehen. Wölben Sie den Brustkorb nach vorn und drücken Sie den Kopf so weit wie möglich in den Nacken.

5. Padangushtha-Hastottanasana (gestreckteArm-Zeh-Stellung links)

Halten Sie das linke Bein völlig gestreckt, ohne dass das Knie den Boden berührt, und heben Sie beide Arme hoch. Nun lehnen Sie mit gestreckten Armen so weit wie möglich zurück und balancieren dabei nur auf den Zehenspitzen.

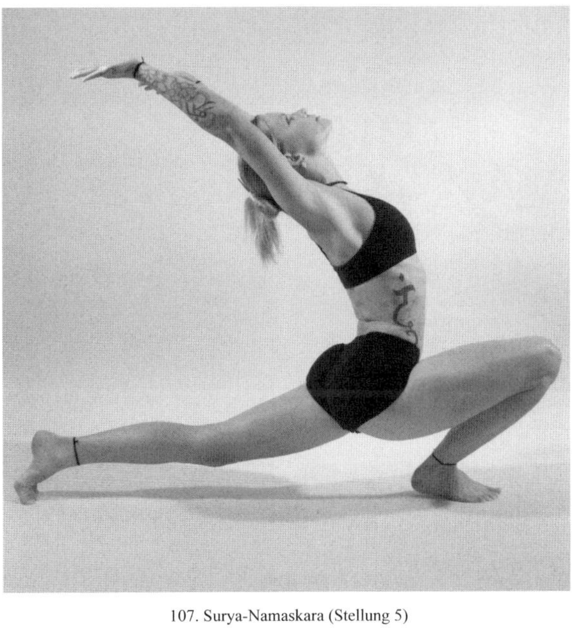

107. Surya-Namaskara (Stellung 5)

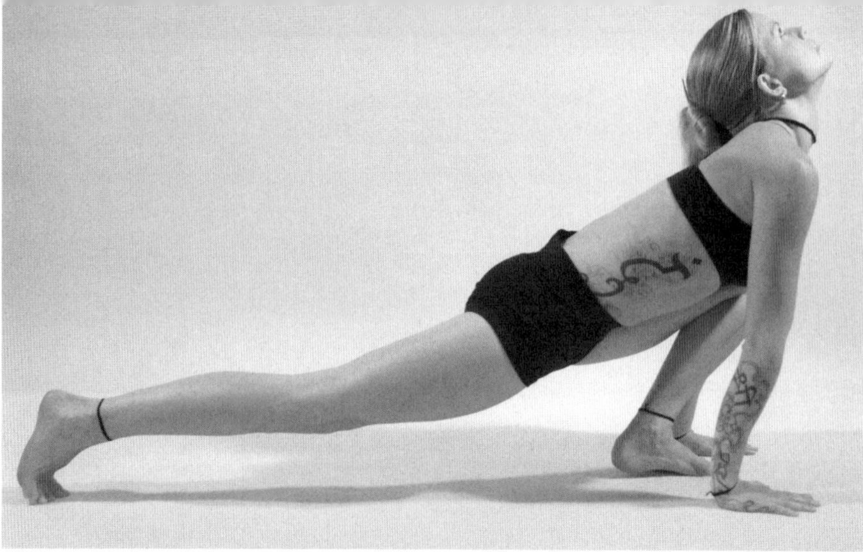

107. Surya-Namaskara (Stellung 6)

6. Padangushtha-Uttanasana (gestreckte Zeh-Stellung rechts)

Wechseln Sie mit einem Sprung die Stellung, indem Sie das linke Bein mit einer raschen Bewegung nach vorn nehmen und das rechte Bein gerade nach hinten ausstrecken. Stehen Sie nur auf den Zehen, die Handflächen vor den Füssen am Boden. Wölben Sie nun den Brustkorb nach vorn und drücken Sie den Kopf so weit wie möglich in den Nacken.

7. Padangushtha-Hastottanasana (gestreckte Arm-Zeh-Stellung rechts)

Strecken Sie die Arme hoch, balancieren Sie nur auf den Zehenspitzen, und achten Sie darauf, dass das gestreckte rechte Knie den Boden nicht berührt. Lehnen Sie sich nun mit den gestreckten Armen so weit wie möglich zurück.

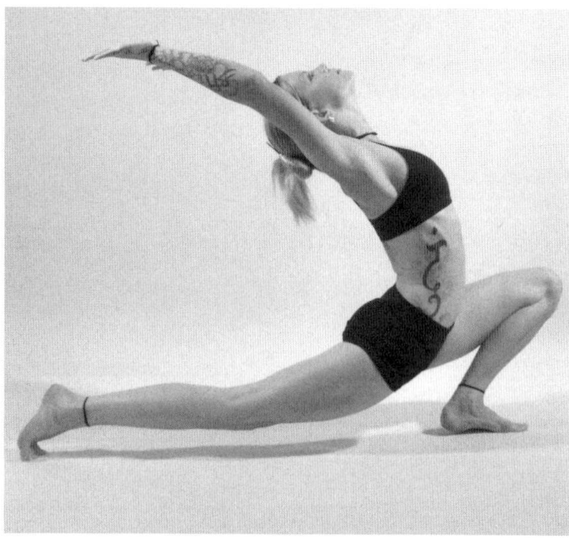

107. Surya-Namaskara (Stellung 7)

8. Caurangasana (Vier-Glieder-Stellung)

Stellen Sie nun beide Füsse geschlossen zurück, die Fusssohlen von Zehen bis Fersen flach am Boden. Die Hände werden etwa 1 m vor den Füssen auf Schulterbreite auf die Erde gestellt. Arme und Beine müssen völlig gestreckt gehalten werden. Nun drücken Sie das Gesäss hoch und heben den Kopf so weit wie möglich an.

9. Sarpasana 1 (Schlangen-Stellung)

Stellen Sie beide Beine gestreckt nach hinten, die Füsse auf den Zehenspitzen, und senken Sie dann den Brustkorb knapp über den Boden. Heben Sie das Gesäss hoch und drücken Sie den Kopf so weit wie möglich in den Nacken, so dass Sie einer lauernden Kobra gleichen. Brust und Knie dürfen den Boden nicht berühren.

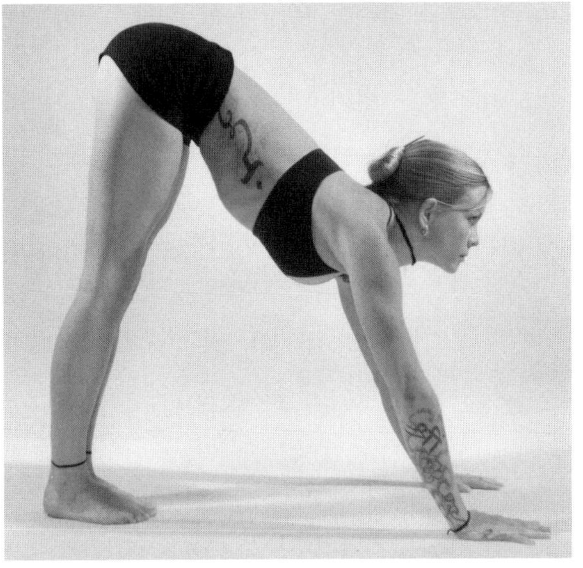

107. Surya-Namaskara (Stellung 8)

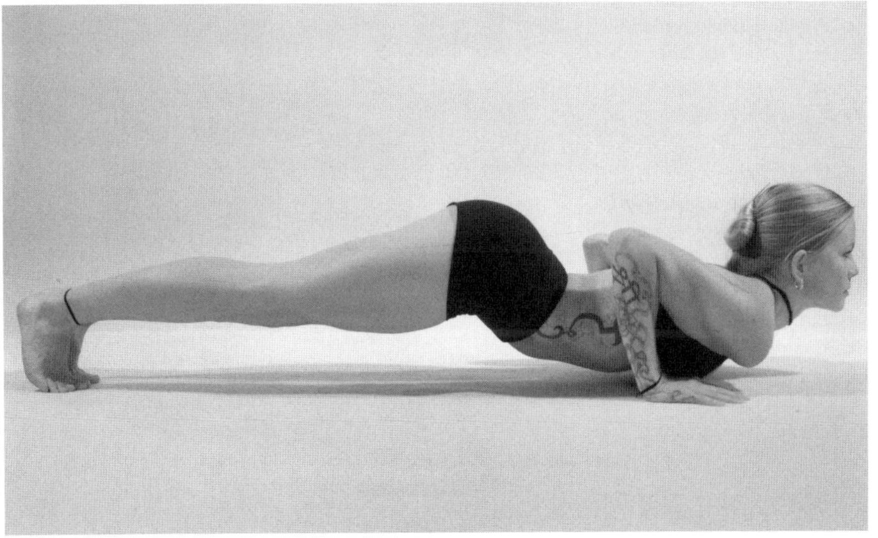

107. Surya-Namaskara (Stellung 9)

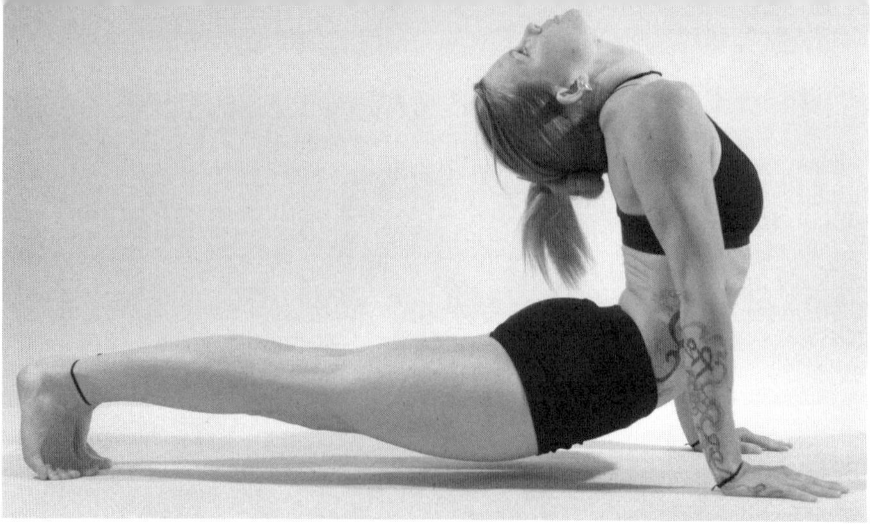

107. Surya-Namaskara (Stellung 10)

10. Sarpasana 2 (Schlangen-Stellung)

Nun drücken Sie den Brustkorb hoch und wölben Oberkörper und Kopf wie eine hochaufgerichtete Königskobra so weit wie möglich zurück, während der Körper nur auf Händen und Zehenspitzen ruht.

11. Padahastasana (Kniekuss)

Springen Sie mit beiden Füssen zwischen die Hände. Die Handflächen bleiben währenddessen flach am Boden, die Knie werden völlig durchgestreckt und der Kopf an die Knie gedrückt.

12. Pranamasana mit Anjali-Mudra (Ehrerbietung mit gefalteten Händen)

Richten Sie sich gerade auf, falten Sie die Hände vor der Brust, und halten Sie dabei Ihren gesamten Körper leicht angespannt.

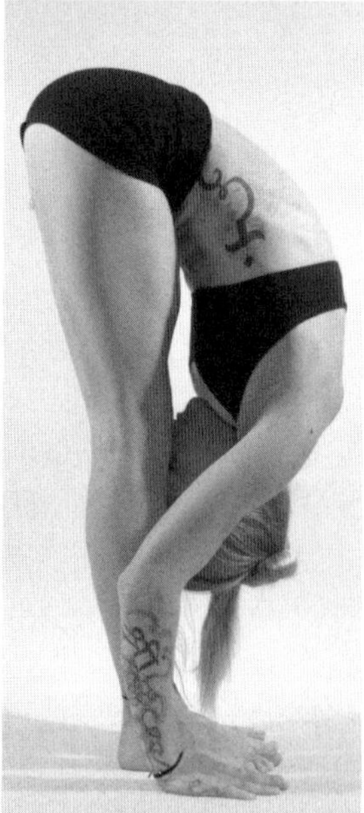

107. Surya-Namaskara (Stellung 11)

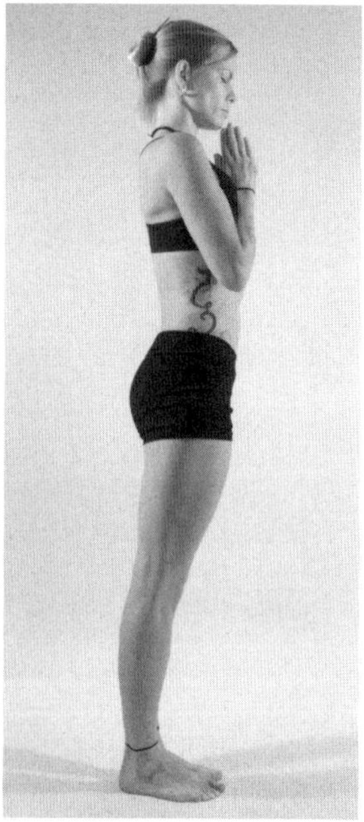

107. Surya-Namaskara (Stellung 12)

Wirkung und Nutzen: Diese Abfolge von Stellungen bewirkt, dass viel reine, sauerstoffreiche Luft und dadurch Prana in den Körper einströmt, was ihn wie eine Sonne erglühen lässt. Jeder Körperteil wird dadurch beeinflusst, und keine Faser des Körpers kann sich dem gesunden Einfluss des Sonnengebets entziehen. Der Brustkorb wird weit, und die Arme werden schön und stark. Durch die innere Hitze wird vermehrt Schweiss produziert, wodurch die Haut gesund und frei von Unreinheiten wird. Verstopfung und Verdauungsprobleme verschwinden, und durch den angeregten Verbrennungsprozess im Körper verschwindet Fett an Hüften, Bauch und Oberschenkeln. Die Wirbelsäule und der ganze Rücken werden sehr geschmeidig. Die Übung regt das Wachstum an, weshalb sie kleinen Menschen besonders empfohlen wird, ebenfalls allen, die einen krummen, schiefgewachsenen Körper haben.

Surya-Namaskara fördert die Willenskraft und die Selbstkontrolle und ist auch ein gutes Mittel gegen Faulheit und Trägheit.

Wer an Eingeweidebruch (Hernie) leidet, darf das Sonnengebet nicht ausführen. Schwangere Frauen sollten die Übung ab dem vierten Monat der Schwangerschaft nicht mehr praktizieren.

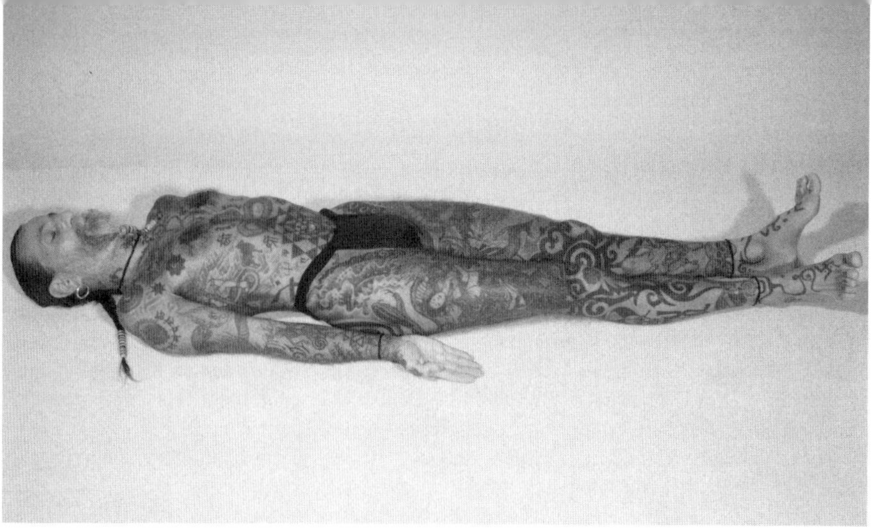

108. Shavasana

108. Shavasana oder Mritasana *(Leichenlage)*

Stellung: Legen Sie sich in der Rückenlage auf den Boden. Die ausgestreckten Hände ruhen mit den Handflächen nach oben dicht neben dem Gesäss. Die Fersen sollen sich berühren, während die Zehen nach aussen gedreht sind. Der ganze Körper muss derart entspannt sein, dass man das Gefühl hat, sich von ihm zu lösen. Alle Körperteile, Nacken, Brust, Schultern, Taille, Rücken, Bauch, Augen, Knie, Beine, Füsse und Hände, werden vollkommen entspannt. Vergewissern Sie sich, dass auch nicht die geringste Anspannung mehr vorhanden ist.

Wirkung und Nutzen: Ein Mensch mag noch so müde sein, wenn er diese Stellung auch nur zehn oder fünfzehn Minuten lang übt, wird seine Müdigkeit verschwinden. Wer sich nicht arbeitsfähig fühlt oder leicht ermüdet, muss sie praktizieren. Für alle, Yogis, Amateure und Adepten, ist Shavasana Pflicht. Denn ohne sie kann der durch Ausübung der verschiedenen Asanas und Pranayamas im Gewebe und in den Nervenfasern entstandene Müdigkeitsfaktor nicht wieder behoben werden. Die Leichenlage allein kann die Müdigkeit überwinden.

Der Rishi Gheranda sagt dazu in der «Gheranda-Samhita» in Kapitel II, Vers 19: *«Wie eine Leiche am Boden liegen wird Shavasana genannt. Diese Asana beseitigt Müdigkeit und entspannt den Geist, indem sie seine Aktivität zum Stillstand bringt.»*

Diese Stellung erscheint sehr einfach, aber es gibt nur wenige, die sie wirklich richtig ausführen können. Wahren Nutzen hat man von Shavasana nur, wenn man sich bei ihrer Ausführung über alle Details und Feinheiten im Klaren ist.

Yogis überwinden mit Hilfe der Leichenlage die Müdigkeit, die unwillkürlich entsteht, wenn Pranayama ununterbrochen viele Stunden lang geübt wird. Die Stellung hat auch eine innige Beziehung zum Kopfstand,: Es ist deshalb unbedingt erforderlich, mindestens halb so lange in

Shavasana zu verweilen, wie man in Shirshasana gestanden ist. Für Yogis ist es auch günstig, in der Leichenlage zu schlafen.

Diese Asana kann sogar zu Samadhi, einem Zustand tiefster Meditation, führen, weshalb sie in der Yoga-Wissenschaft einen sehr bedeutenden Platz einnimmt.

Shavasana ist eine ganz spezielle und einzigartige Übung innerhalb des Yoga-Systems, ein Phänomen, das es in der ganzen Skala von Leibesübungen kein zweites Mal gibt. Denn es fehlt nicht nur jede Anspannung von Seiten der motorischen Körperorgane, sondern es ist der Versuch einer aktiven Entspannung, die alle Teile des Körpers einschliesst. Die praktisch erzielten Resultate dieser Stellung rechtfertigen bei weitem die in sie gesetzten Erwartungen.

Der Versuch einer aktiven Entspannung jeder einzelnen Muskelgruppe sorgt gleichzeitig, wenn auch indirekt, für eine geistige Vorstellung und Bewusstwerdung der entsprechenden Anordnung und Lage der Muskeln im Körper. Dieser Vorgang ist wichtig, um zusammen mit dem Bewusstsein die Prana-Shakti im Körper in Bewegung zu setzen. Wird diese Kraft im Körper mobilisiert und nutzbar gemacht, lassen sich neue, ungeahnte Möglichkeiten für den Organismus erschliessen.

Die von nichts anderem zu übertreffende Entspannung und ausgezeichnete körperliche Erholung, die diese Asana bietet, lässt sich teilweise physiologisch erklären: Während des Stadiums tiefer Entspannung fällt die Muskelspannung und dementsprechend auch die Spannung in den Geweben jäh ab. Dadurch senkt sich merklich der Widerstand in den körperlichen Randzonen ausserhalb der einzelnen Blutgefässe gegenüber dem Zustrom von arteriellem Blut. Folglich erhalten die Muskelpartien einerseits mehr Nahrung und Sauerstoff, was ihnen die benötigten Rohstoffe zur Erzeugung von Energie gibt; und anderseits gestattet es einen schnelleren Abtransport der durch den Stoffwechselvorgang entstandenen Schlacken, von denen einige, selbst bei geringer Konzentration, sehr giftig sind. Dadurch werden Gasendprodukte wie Kohlendioxyd beseitigt. Werden solche Substanzen aus dem Organismus gespült, erleichtert das die Stoffwechselfunktionen. Das Müdigkeitsgefühl in den beanspruchten Muskeln entsteht durch Häufung von Milch- und anderen Säuren. Verringert man die Konzentration dieser Stoffe, indem sie hinausgeschwemmt und durch die erhöhte Sauerstoffzufuhr beseitigt werden, so befreit das unweigerlich auch vom Gefühl der Müdigkeit.

Teil V – Pranayama

Kontrolle von Atem und Lebenskraft

Bevor man mit Pranayama-Übungen beginnt, sollte man die folgenden Passagen aufmerksam durchlesen. Pranayama ist eine äusserst wirkungsvolle Disziplin und kann statt grossem Nutzen ebenso grossen Schaden anrichten, wenn man sich nicht an die Vorschriften hält. Grundsätzlich gilt die Regel, dass man Pranayama unter Aufsicht eines vollendeten Gurus ausführen sollte, denn nur so kann man die Vorteile dieser mächtigen Techniken voll ausschöpfen.

Die folgenden Beschreibungen der Art und Weise, wie die authentische und zweckgebundene Pranayama-Praxis ablaufen sollte, entsprechen grundsätzlich den noch heute gültigen Massstäben. Die Welt hat sich verändert, aber Yoga ist im Kern unverändert geblieben. Pranayama in seiner kraftvollsten Form der psychophysischen Reinigung und Energetisierung kann sicher nicht von jedermann im dargelegten Mass betrieben werden. Sollten für einige Menschen nur moderate Formen der täglichen Praxis möglich sein, ist das gewiss ebenfalls von grossem Nutzen, obwohl man in diesem Fall von einer erheblich längeren Zeitdauer ausgehen muss, bis das Nadi-System vollkommen gereinigt ist. Man muss sich beim Üben, ganz gleich in welcher Intensität, aber immer bewusst sein, dass die Grundregeln der Ernährung und Lebensweise unverändert gelten. Wer sich nicht daran hält, riskiert in jedem Fall seine geistige und körperliche Gesundheit.

Pranayama darf nur praktiziert werden, wenn der Sadhaka mindestens 20 Minuten in einem perfekten Lotos-Sitz (Padmasana; S. 174) verharren kann, das heisst beide Knie müssen den Boden berühren und die drei Verschlüsse Mula-Bandha, Uddiyana-Bandha und Jalandhara-Bandha müssen beherrscht werden (S. 339).

Für eine erfolgreiche Pranayama-Praxis müssen ebenfalls folgende Bedingungen erfüllt sein:

1. richtiger Ort
2. richtige Zeit
3. richtige Ernährung

Das Wort «Pranayama» ist zusammengesetzt aus «Prana» (Lebenskraft) und «Ayama» (Ausdehnung, Verlängerung). Damit wird bereits darauf hingewiesen, um was es bei dieser 4. Stufe des Ashtanga-Yoga (achtfacher Yoga-Pfad) geht, nämlich um die Ausdehnung der Atemintervalle bis hin zum völligen Stillstand jeglicher Atemtätigkeit.

Pranayama besteht aus drei Gliedern, nämlich Puraka (Einatmung), Kumbhaka (Atemanhalten) und Recaka (Ausatmung).

Das Ziel dieser Atemkontrolle ist die Reinigung des gesamten Nadi-Systems von allen noch verbliebenen Verunreinigungen, um so das Fliessen der Energie im Körper zu ermöglichen und die meditativen Stufen des Yoga zu erreichen.

Ort, Tageszeit und Dauer einer Pranayama-Sitzung

Das wichtigste Prerequisit für das Üben von Pranayama ist der Guru, der den Schüler begleitend unterstützt. Weiter braucht es dazu einen ruhigen, abgeschiedenen und sauberen Ort, wo man ungestört praktizieren kann und wo die Versorgung des Sadhaka mit Nahrungsmitteln problemlos gewährleistet ist.

Ebenfalls von Bedeutung ist die Jahreszeit, in der man mit Pranayama beginnt. Dies sollte im Frühling oder Herbst sein, keinesfalls in den heissen Sommermonaten oder im kalten Winter.

Vor Beginn der Praxis muss der Körper durch Shat-Karma, also durch Reinigungsübungen, und durch intensives Praktizieren von Yoga-Asanas vorbereitet werden. Diese Vorbereitung ist extrem wichtig und kann einige Jahre lang dauern. Erst wenn der Lebensstil, die Ernährungsgewohnheiten und der körperlich-geistige Zustand des Aspiranten den Anforderungen entsprechen, darf gefahrlos Pranayama geübt werden.

Im Normalfall wird Pranayama entsprechend den Anweisungen des Gurus für eine Zeitdauer von etwa drei bis vier Monaten ausgeführt, und zwar vier Mal täglich für die Dauer von etwa einer Stunde.

Die erste Session beginnt um vier Uhr morgens bei Sonnenaufgang. Vorher sollten Darm und Blase entleert und der Körper gebadet worden sein. Vor Beginn darf ein Glas Vollmilch mit Honig oder Zucker oder etwas Ghee oder Butter eingenommen werden.

Die zweite Session wird am Mittag abgehalten, und zwar vor dem Mittagessen.

Die dritte Session findet am Abend vor dem Abendessen statt.

Die vierte und letzte Session erfolgt vor Mitternacht, bevor man sich schlafen legt.

In diesen Monaten intensiver Pranayama-Praxis wird der Schlaf erheblich reduziert, und zwar schläft man nur für etwa drei Stunden, von Mitternacht bis etwa um drei Uhr morgens, kurz vor Tagesanbruch. Der Tag sollte ausschliesslich für ausgiebige Yoga-Praxis verwendet werden, und der Sadhaka sollte seinen Verrichtungen konzentriert, einsam und allein nachgehen. Zwischen den einzelnen Pranayama-Sitzungen werden Kriyas, Asanas und Mudras praktiziert.

Für den zeitlichen Aufwand und den Ablauf von Pranayama werden recht genaue Angaben gemacht. Die Dauer einer Pranayama-Sitzung sollte drei Ghatikas (oder Ghati) betragen, was etwa einer Stunde entspricht (1 Ghatika = 24 Minuten, der sechzigste Teil eines Tages).

Beim Atemanhalten werden Matras als Zeitspannen genannt, wobei ein Matra ungefähr der Zeitdauer eines normalen Atemzugs entspricht. In der «Yogatattvopanishad» wird ein Matra als die Zeit definiert, die man benötigt, um einmal mit der Hand ums Knie zu kreisen und dann mit den Fingern zu schnippen. In unsere Zeitbegriffe übersetzt wäre ein Matra in etwa das Äquivalent einer Sekunde.

Die Zeiteinteilung der alten Yogis

Im alten Indien wurde die Zeit mit Sonnenuhren gemessen und in mehr oder weniger genaue Intervalle zwischen Sonnenaufgang, Mittag, Sonnenuntergang und Mitternacht eingeteilt. Die Yogis richteten sich bei ihrem Tagesablauf nach dem Sonnenstand, bezeichneten aber doch die Zeitintervalle für die einzelnen Übungen und Praktiken mit relativ genauen Zeitmassen.

Wie oben bereits erwähnt, werden bei der Pranayama-Praxis Ghatikas, Intervalle von rund 24 Minuten, und Matras, kurze Zeiteinheiten von rund einer Sekunde, verwendet, um die Zeitdauer einer Übungsserie und diejenige der Kumbhakas zu bemessen.

In der «Hathayoga-Pradipika» wird bei bestimmten Praktiken wie bei der Khecari-Mudra oder Viparita-Karani-Mudra das Zeitmass «Kshana» erwähnt, womit ein kurzer Augenblick bezeichnet wird, die Dauer eines Sekundenbruchteils.

Gelegentlich wird die Dauer von bestimmten Übungen und Praktiken auch mit «Prahara» angegeben, was dem achten Teil einer Tageslänge oder einer Zeitspanne von etwa drei Stunden entspricht. Für das Üben der Shakti-Calana-Mudra wird in der «Hathayoga-Pradipika» eine Dauer von einem halben Prahara empfohlen, also ungefähr eineinhalb Stunden. In dieser Lehrschrift wird der achte Teil eines Tages auch mit «Yama» bezeichnet. Viparita-Karani-Mudra, den Kopfstand, sollte man demzufolge für die Dauer eines Yama (drei Stunden) ausführen, um so den Tod zu besiegen.

Kürzere Zeitspannen werden oft als «Muhurta» angegeben, wobei ein Muhurta etwa 48 Minuten beträgt, das Äquivalent eines halben Prahara also ungefähr zwei Muhurtas sind. Ein halbes Muhurta, das heisst die Zeitspanne von 24 Minuten, wird als Ghatika, Ghati oder gelegentlich auch als Nadi bezeichnet.

Um eine Asana vollkommen zu beherrschen, muss man sie für die Dauer von einem Yama und einem Muhurta ausführen können, was rund drei Stunden und 48 Minuten sind.

Mitahara – die Ernährungsvorschriften der Yogis

Die Ernährung eines Yogi sollte immer einfach, ausgewogen und gesund sein, die Lebensweise ruhig und zurückgezogen. Von sexuellen Aktivitäten während der Pranayama-Sadhana wird nachdrücklich abgeraten, um die Lebenskraft des Sadhaka auf das einzige Ziel der Nadi-Reinigung zu konzentrieren.

In der «Gheranda-Samhita» wird in Kapitel V, Vers 16, gleich am Anfang der Beschreibung von Pranayama ausdrücklich darauf hingewiesen, dass die Nichtbeachtung der yogischen Ernährungsvorschriften sehr negative Auswirkungen hat: *«Wer Yoga praktiziert, ohne sich vorschriftsgemäss im Essen einzuschränken, zieht sich verschiedene Krankheiten zu, und der Yoga kann nicht gelingen.»*

In der «Hathayoga-Pradipika» steht in Teil II, Vers 1: *«Wenn der Anhänger des Yoga die Asanas beherrscht, sich im Essen einschränkt und nur noch gesunde, wohltuende Nahrung zu sich nimmt, dann sollte er entsprechend den Anweisungen des Gurus Pranayama üben.»*

Diese Einschränkung in den Essgewohnheiten wird im Yoga «Mitahara» genannt. Dabei wird darauf geachtet, dass bei einer Hauptmahlzeit der Magen höchstens zur Hälfte mit fester Nahrung und zu einem Viertel mit Wasser gefüllt wird. Das letzte Viertel bleibt leer, um Raum für Luft zu lassen. Es wird nie vor oder während der Mahlzeiten getrunken, und es wird nur so viel gegessen, wie der Yogi zum Leben braucht. Auch wird strikt darauf geachtet, den Magen während der Übungsphasen möglichst leer zu lassen. Mitahara ist ein Teil von Yama und Niyama, den Grundstufen des Ashtanga-Yoga. Die Ernährung wird in den Lehrschriften detailliert besprochen, und es wird darauf hingewiesen, dass gewisse Nahrungsmittel wie Fleisch, Fisch, Geflügel, Eier, Zwiebeln, Knoblauch, Chili-Pfefferschoten, Curry, Asafoetida (Stinkasant), Essig und Alkohol nicht genossen werden dürfen. Es wird gewarnt, dass derjenige, der Yoga praktiziert, ohne sich an solche Grundregeln zu halten, Krankheit und Unfälle riskiert und nicht mit Erfolg rechnen kann.

Die Nahrung wird entsprechend den drei Qualitäten der Natur (Prakriti) in drei Kategorien oder Gunas aufgeteilt. Die beste Nahrung ist sattvisch (von Sattva), das heisst rein, leicht, gesund und bekömmlich. Rajasische Nahrung (von Rajas) ist scharf, heiss und treibend und sollte gemieden werden, ebenso tamasische Nahrungsmittel (von Tamas), die ungesund, schwer- oder gar unverdaulich sind und den Körper mit negativen Energien belasten.

Generell sollte nur Nahrung gegessen werden, die reich an Lebensenergie Prana ist. Das ist vor allem Milch, die von der Kuh zum Aufbau neuen Lebens produziert wird und auch für den Menschen sehr bekömmlich ist. Aus diesem nahrhaften und gesunden Getränk kann der Organismus sehr einfach und rasch die notwendigen Nahrungselemente herausdestillieren, die für den körperlich-geistigen Aufbau benötigt werden. Dabei spielt es keine Rolle, ob die Milch frisch von der Kuh, pasteurisiert, UHT-erhitzt oder sogar zu Pulver verarbeitet ist. Dieser Saft besitzt göttliche Qualitäten und ist seit alters Grundlage yogischer Ernährung. Die Kuh, die in modernen indischen Städten selbst aus Abfällen noch gesunde Milch produzieren kann, wird dort zu Recht als göttliches Wesen verehrt.

Kaffee und Tee sind von stark rajasischer Natur und sollten nur mässig genossen werden. In gewissen Phasen einer Sadhana, zum Beispiel während der Reinigung der Nadis mit Pranayama, gilt gewöhnlich ein gänzlicher Verzicht auf diese stimulierenden Getränke, um den freien Fluss von Prana im Körper in keiner Weise zu behindern und zu beeinflussen.

Schwarztee hat gegenüber der Kaffeebohne einige Vorzüge, da er neben dem stark anregenden Tein auch Mineralstoffe enthält, die für den Aufbau von Knochen und Zähnen gut sind. Die darin enthaltenen Aminosäuren und die Gerbsäuren Katechin und Tannin wirken sich positiv auf das Zahnfleisch und die Haut aus, indem sie die Mikrozirkulation fördern und das Gewebe stärken. Tein und Koffein stimulieren jedoch das Nervensystem und sind darum für alle Menschen ungünstig, die sich nicht unter Kontrolle haben oder sich schnell aufregen.

Fleisch, Fisch oder Geflügel enthalten zwar Nährstoffe, aber da es sich dabei um tote Materie ohne Prana handelt, wird dem Körper zur Verdauung der Kadaver Lebensenergie entzogen. Wie nachweislich bekannt ist, liefert Fleisch dem Körper weniger Energie, als dieser benötigt, um es wieder verdauen zu können. Dieses Phänomen zeigt sich auch in der Aussenwelt, wo zur Aufzucht von Schlachtvieh rund um den Globus mehr pflanzliche Nahrungsmittel verfüttert werden, als die bedauernswerten Tiere einem kleinen Teil der Weltbevölkerung in Form von Fleisch schlussendlich zurückgeben. Vegetarier tragen also tatkräftig etwas zur Bekämpfung des Welthungers bei.

Genau wie Fleisch sind Eier, Knoblauch und Zwiebeln ebenfalls sehr schwer verdaulich, da sie im Darm giftige Gase entwickeln, zu deren Neutralisierung gewaltige Reserven an Prana vernichtet werden. Knoblauch und Zwiebeln produzieren dazu noch eine üble Ausdünstung, die gemäss der altindischen Mythologie der Göttin Durga ein Gräuel ist.

Grosse Pranavernichter sind auch alle Genussgifte wie Alkohol, Nikotin und Drogen sowie viele Medikamente, durch die zudem die Harmonie des Drüsensystems empfindlich gestört wird.

Chili und Paprika sind tabu, da sie den Darm überreizen und überhitzen, wodurch Geschwüre entstehen können. Zu den gemiedenen Gewürzen gehört auch der in Indien «Hing» genannte Wurzelextrakt Asafoetida oder Stinkasant, der ähnlich wie Knoblauch eine tamasische Wirkung auf den Organismus hat, was den Geist abstumpft. Das Gewürz ist zudem von äusserst üblem Geruch und wird von Yogis verschmäht. Dasselbe gilt für Koriander, dessen Samen zwar einen angenehmen Duft haben und als Aphrodisiakum gelten, gleichzeitig aber beim Mann aufgrund ihrer rajasischen Natur in grossem Mass Pollution fördern.

Die Banane, obgleich süss und in einigen Schriften als gut eingestuft, gilt bei vielen Adepten jedoch als meidenswert, weil ihr Verzehr zu Blähungen und Verstopfung führen kann. Zudem entfalten ihre Samen eine ähnliche Wirkung wie Koriander und fördern unerwünschten Samenverlust beim Mann.

Die Zitrone, obwohl sauer, gilt unter Yogis in Verbindung mit Zucker und Honig als gut, in Verbindung mit Salz jedoch als ungünstig.

Für alle, die sich mit den höheren Praktiken des Yoga wie Pranayama und Mudra befassen und die entsprechenden Übungen ausführen wollen, ist yogische Ernährung ein wichtiges Gebot: Der Yogi sollte keine allzu saure, gesalzene oder bittere Nahrung zu sich nehmen, ebenfalls keine aufgewärmten Essensreste und keine Speisen, die in pflanzlichen Ölen frittiert werden.

Die Nahrung sollte einfach und «süss» sein und stets reichlich mit Butter oder Ghee gefettet. Die Diät sollte auf laktovegetarischer Basis aufgebaut sein, das heisst Milch, Butter, eingesottenes Butterfett (Ghee), Joghurt und milder Käse sollten den Hauptanteil bilden. Ebenfalls empfohlen werden Zucker, Honig, Mandeln, Kokosnuss, Nüsse (ausser Haselnüssen), Getreide (Weizen, Hafer, Gerste, Hirse und weitere Sorten), Reis, Linsen, Trockenfrüchte, Gemüse und Früchte. Unter den frischen Früchten gelten ganz besonders Trauben, Mangos, Ananas und Äpfel als wertvoll. Unter den getrockneten Früchten werden Datteln, Rosinen und Feigen empfohlen. Datteln bestehen aus leicht verdaulichem Zucker und Eiweissen, sind ein Tonikum für Magen und Darm und vermögen bei auftretender Übelkeit den Magen sofort zu beruhigen. Ausserdem besitzen sie einen hohen Tryptophangehalt, weshalb sie sich günstig auf das psychische Wohlbefinden auswirken.

Dies sind die Grundlagen einer ausgewogenen yogischen Diät. Sie wird ergänzt mit milden Gewürzen und gekrönt mit dem Leibgetränk der Kundalini-Anbeter, dem Chay (Gewürztee mit Milch und Zucker).

Die Liste der erlaubten und verbotenen Nahrungsmittel wird in den Lehrschriften «Gheranda-Samhita» und «Hathayoga-Pradipika» ziemlich detailliert aufgeführt, wobei anzumerken ist, dass viele der erwähnten Gemüse, Beeren und Früchte hierzulande unbekannt sind und von den Indologen nicht eindeutig identifiziert werden konnten. Grundsätzlich kann man sagen, dass die Yoga-Praxis eine individuelle Disziplin ist und die yogischen Diäten von Mensch zu Mensch und Land zu Land leicht verschieden sein können. Basierend auf den Angaben der alten Meister ist es Aufgabe jedes Einzelnen, sich seinen eigenen Speiseplan zusammenzustellen.

Viel Milch und Butter ist für alle Vorschrift, die Pranayama üben und längere Zeit in anspruchsvollen Stellungen wie dem Kopfstand verbringen wollen.

Wer seine Gesundheit nicht riskieren will, sollte sich diese Hinweise zu Herzen nehmen!

Empfohlene Gewürze

Für die Zubereitung der Mahlzeiten und des traditionellen Gewürztees werden im Yoga gewisse Gewürze empfohlen, während von anderen abgeraten wird. Die folgenden Gewürze gelten als wohltuend und fördern die Erweckung subtiler Energien:

Gelbwurz (Curcuma longa; Turmeric; ind. Haldi)
Natürliches Antibiotikum, das sowohl innerlich wie äusserlich verwendet werden kann. Stärkt Verdauung und Darmflora, reinigt das Blut und macht die Gelenke und Bänder geschmeidig. Verleiht die Energie der Göttlichen Mutter und unterstützt die Reinigung der Nadis. Yogis pflegen täglich 1Teelöffel Turmericpulver in einem Glas heisser Milch zu verrühren und auf nüchternen Magen zu trinken, um die Beweglichkeit des Körpers zu fördern.

Haritaki (gelbe Myrobalane; Chebulic Myrobalan; Terminalia chebula)
Haritaki ist die wichtigste ayurvedische Heilpflanze. Sie wirkt verjüngend auf die Gewebe des Körpers und nährt das Gehirn und die Nerven. Die Yogis glauben, dass ihre Verwendung sich auf das Bewusstsein auswirkt und sie die Energie des Shiva verleiht, der das reine, absolute, kosmische Bewusstsein verkörpert. Haritaki ist ein Tonikum für Darm und Verdauung und wird in Indien und Tibet als «König aller Arzneien» betrachtet. Da die getrocknete Frucht Furchtlosigkeit verleiht, wird sie in Indien auch «Abhaya», das heisst «furchtlos», genannt. Sie findet im Yoga Verwendung im Chay, dem traditionellen Gewürztee, und als Adstringens bei der Ausführung von Khecari-Mudra.

Pippali (indischer langer Pfeffer; Piper longum)
Gehört zur Familie des schwarzen Pfeffers und wirkt erhitzend, verjüngend und stärkend auf das Genitalsystem. Yogis verwenden die getrocknete Frucht für die Zubereitung von Chay und als Abkochung in Milch, da dadurch die Erweckung des inneren Feuers unterstützt wird.

Schwarzer Pfeffer (Piper nigrum; Piperaceae; ind. Kali Mirch)
Die Bezeichnung «Mirch» kommt von «Marici» (Lichtstrahl), einem der Namen der Sonne, da die Pfefferkörner grosse Mengen an solarer Energie enthalten. Schwarzer Pfeffer ist ein verdauungsanregendes Gewürz, das den Magen-Darm-Trakt und das Blut reinigt und durch seine erhitzende Wirkung das Entfachen des inneren Feuers fördert. Schwarzer Pfeffer gilt im Hatha-Yoga als wohltuend und aufbauend und wird für die Zubereitung von Chay, Trikatu (S. 338) und Gemüse verwendet. Im Gegensatz dazu sollten Chili-Pfefferschoten aufgrund ihrer überhitzenden und überreizenden Wirkung streng gemieden werden.

Ingwer (Zingiber officinale; Zingiberaceae; ind. Adarak, Somth)
Ingwer ist ein Gewürz von hoher sattvischer Qualität und wird in Indien oft «Vishvabheshaj» (universelle Arznei) genannt, da seine Verwendung für viele Leiden Linderung bringt. Er ist erhitzend und weckt das innere Feuer. Gleichzeitig ist Ingwer gut für die Atemwege, das Herz, Menstruationsbeschwerden und Kopfschmerzen.

Süssholz (Glycyrrhiza glabra; Leguminosae; ind. Yashti Madhu)
Diese aus Afghanistan stammende Wurzel ist von hoher sattvischer Natur. Sie beruhigt den Verstand und nährt den Geist, wodurch innere Zufriedenheit und Harmonie entstehen. Sie ist gut für die Stimme, die Zähne, den Haarwuchs, die Haut und die Sehkraft und hat eine aufbauende Wirkung auf alle Körpergewebe und das Hirn. Sie lindert Krankheiten des Halses und der Geschlechtsorgane und fördert die Tätigkeit des gesamten Unterleibs, wodurch der Körper an Kraft gewinnt.

Kardamom (Elettaria cardamomum; Zingiberaceae; ind. Elaichi)
Die Samen der Kardamomkapseln sind von sattvischer Natur und unterstützen den Fluss von Prana im Körper. Sie fördern die Verdauung, lindern nervöse Verdauungsbeschwerden, entfachen das innere Feuer Agni, regen den Geist und das Herz an und fördern ein klares, von Freude erfülltes Wesen.

Es gibt zwei Arten von Kardamom, den grünen und den schwarzen. Grüner Kardamom ist feiner im Geschmack und den braunen, grösseren Kapseln des schwarzen Kardamoms vorzuziehen. Bei der Zubereitung von Chay finden beide Arten Verwendung, wobei der schwarze Kardamom wegen seines kräftigen Geschmacks nur zurückhaltend beigefügt wird.

Zimt (Cinnamomum zeylanicum; Lauraceae; ind. Dalchini)
Zimt ist von hoher sattvischer Qualität und wie Ingwer ebenfalls ein Universalmittel, um die Gesundheit von Körper und Geist zu fördern. Er wirkt anregend auf Durchblutung und Kreislauf, ist gut für die Zähne, fördert das innere Feuer und ist besonders empfehlenswert für Menschen mit geschwächter Konstitution. Für die Zubereitung von Yogi-Chay wird Zimtrinde bevorzugt, da sie einen feineren Geschmack als die Zimtstangen besitzt.

Gewürznelken (Caryophyllus aromaticus; Myrtaceae; ind. Laung)
Nelken sind von rajasischer Qualität und wirken wie ein mildes Aphrodisiakum. Sie fördern die innere Hitze und sind gut für Zähne, Hals, Lungen und Magen. Aufgrund ihres starken Geschmacks werden sie bei der Zubereitung von Chay nur zurückhaltend verwendet.

Fenchelsamen (Foeniculum vulgaris; Umbelliferae; ind. Kalaunji)
Fenchelsamen sind ein wunderbares Mittel für die Verdauung und beseitigen Unterleibsschmerzen und Blähungen. Sie beruhigen die Nerven und wirken vorbeugend bei Menstruationsbeschwerden. In Indien sagt man, dass ihre Verwendung die Aufmerksamkeit und die Konzentration des Geistes fördert.

Anis (Fructus anisi vulgaris; Umbelliferae; ind. Saumph)
Sternanis (Fructus anisi stellati; Magnoliaceae)
Anis und Sternanis besitzen einen wunderbaren Geschmack und wirken aufbauend auf das Immunsystem des Körpers. Sie lindern Verdauungs- und Menstruationsbeschwerden und unterstützen den Heilungsprozess bei Erkältungskrankheiten und Grippe.

Kreuzkümmel (Fructus cumini; Umbelliferae; ind. Jira)
Dieses den Fenchelsamen ähnelnde Gewürz wird oft auch «Mutterkümmel» genannt. Es wird von den Yogis ausschliesslich für die Zubereitung von Gemüse verwendet, da sein Geschmack im Chay zu stark ist. Es ist gut für die Verdauung und gegen Menstruationsbeschwerden und gibt den Gerichten die typisch indisch-arabische Geschmacksnote.

Grundnahrungsmittel der Yogis

Der Speiseplan der Yogis ist einfach und bescheiden, und in intensiven Übungsphasen bilden die folgenden Rezepte die Grundlage ausgewogener yogischer Ernährung:

Khichri (auch Khicari; Reis- & Linsen-Gericht)
Ein Teil Vollreis und ein Teil braune Linsen werden ohne Zugabe von Salz zusammen gekocht und dann pro Portion mit etwa 50 g gesottener Butter (Ghee) übergossen.

Khir (Milchreis)
Weisser Reis wird in Vollmilch gekocht und dann mit Zucker gesüsst.

Dudh aur Haldi (Milch mit Kurkuma)
3 dl Vollmilch werden erhitzt und in ein Glas gegeben, worauf 1 Teelöffel gemahlenen Kurkuma zugegeben und gut umgerührt wird.

Dieses Getränk wird morgens auf nüchternen Magen, zum Beispiel nach der Ausführung von Kunjala, getrunken. Es wirkt blutreinigend und macht Bänder und Gelenke für die Yoga-Praxis dehnbarer und geschmeidiger.

Trikatu (Milchgetränk mit Gewürzen)
16 schwarze Pfefferkörner, ein Stück getrockneter Ingwer und ein Stück Pippali werden im Mörser zerstossen und dann in einem halben Liter Vollmilch während 30 Minuten gekocht. Dann wird die Flüssigkeit durch ein Sieb gegossen und mit Zucker oder Honig gesüsst.

Dieses schmackhafte Getränk wird von den Yogis verwendet, um die Reinigung des Blutes und der Nadis zu unterstützen, alle Körpergewebe zu nähren und das innere Feuer zu entfachen.

Yogi-Chay (Yogi-Tee)
Haritaki, Pippali, schwarzer Pfeffer, Süssholz, Ingwer, grüner und schwarzer Kardamom, Gewürznelken, Zimtrinde, Fenchelsamen und Sternanis (S. 336–337) werden im Mörser zerstossen und dann in einem Teil Vollmilch und einem Teil Wasser für etwa 15–20 Minuten gekocht. Dann gibt man guten indischen Schwarztee und Zucker dazu und lässt den Chay weiterköcheln, bis er eine schöne hellbraune Farbe hat. Bevorzugte Teesorten stammen zumeist aus Assam und sind kleinblättrig, von kräftigem Geschmack und ebensolcher Farbe.

Yogi-Chay kann auch ohne Verwendung von Schwarztee zubereitet werden, wobei die Menge der Gewürze nach Gespür beigefügt wird. Dieses Getränk bildet sozusagen den süssen und nahrhaften Boden aller Yoga-Praxis und wird insbesondere während der anstrengenden Phasen der Nadi-Reinigung empfohlen.

Bandha – die yogischen Verschlüsse

Bevor der Sadhaka mit der Praxis von Pranayama beginnen darf, muss er neben der Beherrschung des Lotos-Sitzes auch eine gewisse Meisterschaft in der Ausübung der Bandhas mitbringen. Mula-Bandha, der Wurzel-Verschluss, Uddiyana- und Udara-Bandha, die Bauch-Verschlüsse, und Jalandhara-Bandha, der Genick- oder Hals-Verschluss, bilden zusammen mit Padmasana die Basis einer soliden Pranayama-Praxis. In der Yoga-Shastra, den grundlegenden Lehrbüchern des Hatha-Yoga, werden die Bandhas zu den Mudras gezählt, da ihre korrekte Ausführung nebst perfekter Körperhaltung auch Atemkontrolle erfordert und sie in ihren Auswirkungen dementsprechend subtil und tiefgreifend auf den Prozess der Selbstverwirklichung Einfluss nehmen.

Die Verschlüsse bestehen alle aus zwei entgegengesetzten Teilen, obwohl in der Shastra jeweils nur ein Teil explizit erwähnt wird, da sich die Ausführung beider Teile durch richtige Praxis von selber ergibt.

1. Mula-Bandha *(Wurzel-Verschluss)*

Übung: Der Name «Mula-Bandha» bedeutet «Wurzel-Verschluss». Die Technik besteht darin, dass man die Muskeln rund um den After sorgfältig anspannt und diese Kontraktion aufrechterhält. Um diesen Verschluss zu beherrschen, sollte man die in Teil I dieses Buches beschriebenen zwei Übungen zur Reinigung und Kräftigung von Unterleib und Geschlechtsorganen ausgiebig üben: Muladhara-Cakra-Shuddhi (S. 63) und Upastha-tatha-Svadhishthana-Cakra-Shuddhi (S. 64).

Der zweite Teil von Mula-Bandha, nämlich das Öffnen und Herausdrücken des Darmausgangs, kommt bei Reinigungsübungen wie Mula-Shodhana zur Anwendung. Dafür empfiehlt sich die regelmässige Praxis von Ganesha-Kriya und Mula-Dhauti, um die im Bereich des Muladhara-Cakra liegenden Nerven durch den Druck nach aussen und Stimulation durch Finger und Wasser zu aktivieren (S. 103).

In der Lehrschrift «Gheranda-Samhita» wird in Teil III, Vers 14–17, eine wirkungsvolle Art und Weise der Ausführung von Mula-Bandha beschrieben: *«Presse die Ferse des linken Fusses ans Perineum zwischen After und Genitalien und ziehe sorgfältig das Rektum zusammen. Presse den Knoten des Nabels sorgfältig gegen den Meru (die Wirbelsäule). Mit der Ferse des rechten Fusses gegen den Penis drückend, führt man diese Kontraktion des Rektums aus. Dies nennt man Mula-Bandha, Zerstörer von Alter und Zerfall. – Wer den Ozean des Samsara überqueren möchte, der soll sich an einen abgelegenen, einsamen Ort begeben und im Stillen diese Mudra üben. – Wer diesen Bandha übt, wird ohne Zweifel Meisterschaft über Prana erlangen. Deshalb soll man dies sorgfältig praktizieren, damit alle Blindheit besiegt wird.»*

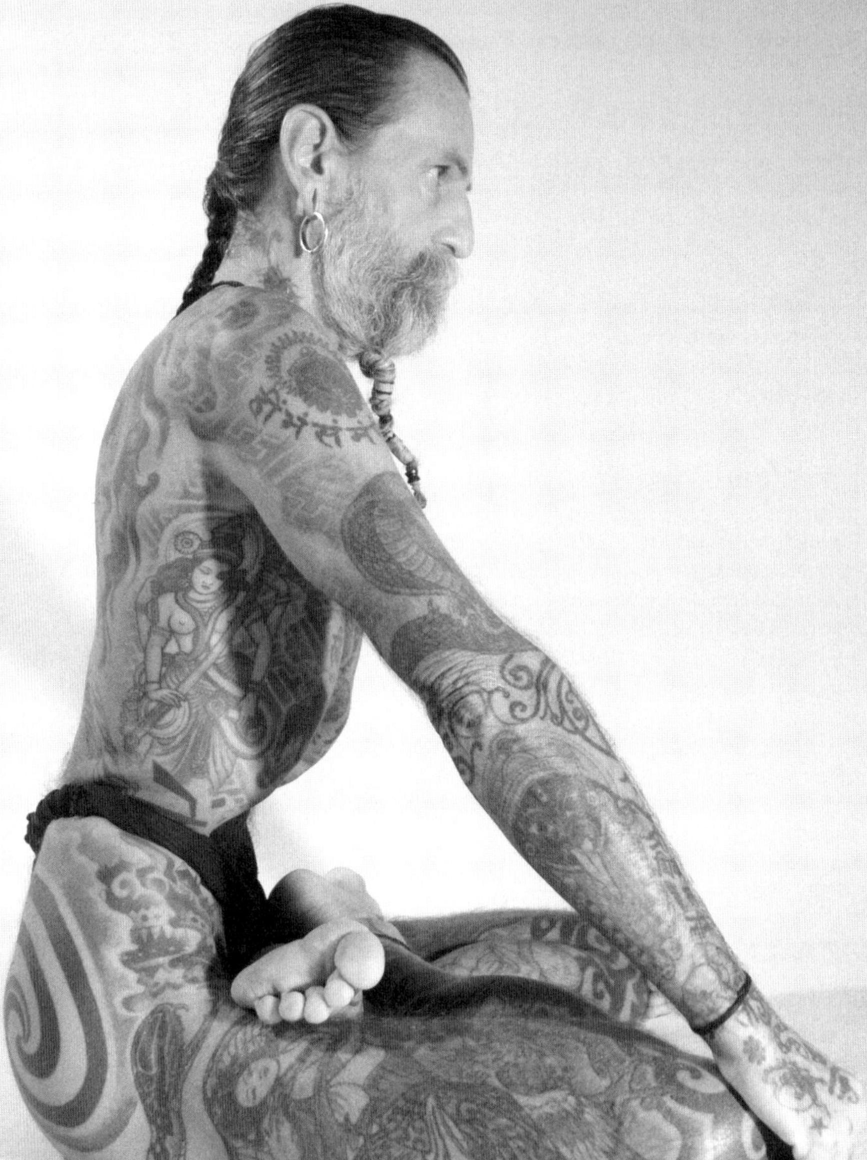

2 a. Uddiyana-Bandha (Hochziehen des Bauches)

Die hier beschriebene Sitzhaltung ist Siddhasana, die vollkommene Stellung, in Verbindung mit einer hochentwickelten Variante von Uddiyana-Bandha, deren Ausführung den Yogis von grossem Kaliber vorbehalten ist.

Für Anfänger empfiehlt sich zum Üben und Perfektionieren der Bandhas der Lotos-Sitz, der sich insbesondere zur Ausführung von Mula-Bandha als ideal erweist, da in dieser Sitzhaltung eine ausgewogene Anspannung der benötigten Muskeln problemlos möglich ist.

Wirkung und Nutzen: Die Praxis des Wurzel-Verschlusses hat eine regenerierende, verjüngende Wirkung auf den gesamten Organismus. Apana-Vayu wird nach oben gezogen und vereinigt sich mit Prana, wodurch Yoga-Kräfte geweckt werden. Dadurch beginnt das innere Feuer zu brennen, durch dessen Hitze die schlafende Schlange Kundalini erwacht. Dieser Bandha ist der Dünger, mit dem die Wurzeln des Lebensbaumes genährt werden müssen, wenn man die süssen Früchte des Raja-Yoga ernten möchte. Er muss unter vollkommene Meisterschaft gebracht werden, damit man ihn automatisch und in jeder Stellung ausführen kann.

2. Purna-Uddiyana *(vollkommener Bauch-Verschluss)*

In der Bezeichnung «Uddiyana» sind die Sanskritbegriffe «uddana» (angehoben) und «uddina» (auffliegen) enthalten. Damit wird einerseits auf das Anheben des Bauches und anderseits auf den «Grossen Vogel», also die Lebenskraft Prana, hingewiesen, die durch die Kraft dieses überragenden Bandha zum Aufsteigen durch den mittleren Kanal Sushumna-Nadi gebracht wird.

2 a. Uddiyana-Bandha *(Bauch-Verschluss nach innen)*

In der «Gheranda-Samhita» steht in Kapitel III, Vers 10–11, geschrieben: *«Man dehnt den Bauch oberhalb des Nabels nach hinten, wodurch der grosse Vogel auffliegt. Das ist Uddiyana-Bandha, der wie ein Löwe den Elefanten des Todes anspringt. – Unter allen Bandhas nimmt Uddiyana eine besondere Stellung ein. Übt man Uddiyana ständig, führt das unweigerlich zur absoluten Befreiung.»*

Übung: Die Standardmethode dieses Verschlusses besteht darin, dass man tief einatmet, dann sogleich tief ausatmet und den Bauch so weit wie möglich zurück- und in den Brustkorb hochzieht. Dieses Hochziehen muss immer und immer wieder geübt werden, bis man mit der Bauchdecke sozusagen die Wirbelsäule berühren kann. Dadurch entsteht die für Nauli notwendige Beherrschung der Bauchmuskulatur und daraus die Fähigkeit, Übungen wie Vasti, Ganesha-Kriya und Vajroli auszuführen.

2b. Udara-Bandha *(Bauch-Verschluss nach aussen)*

Eine Variante von Purna-Uddiyana heisst Udara-Bandha («Udara» wörtl. Bauch, Bauchhöhle).

Übung: Wölben Sie nach erfolgter Einatmung den Bauch so weit wie möglich nach vorn, indem Sie die Bauchdecke aufblähen. Diese Technik ist von grosser Bedeutung im Zusammenhang mit der Ausführung von Kumbhaka, da man damit in Verbindung mit Uddiyana-Bandha die wichtigen Nervenzentren im Nabelbereich und im Solarplexus auf wirkungsvolle Art und Weise bearbeiten kann. Um diesen Vorgang zu perfektionieren, sollte man die Ajagari-Übung (S. 57) regelmässig und oft praktizieren, da sie auf diesen zwei Grundvarianten von Uddiyana- und Udara-Bandha basiert.

Das Hervorwölben und Einziehen des Bauches bildet zusammen Purna-Uddiyana, den «vollen Bauch-Verschluss», durch den alle Nerven, Gefässe, Organe und Drüsen des Bauches stimuliert und trainiert werden können.

Wirkung und Nutzen: Uddiyana und Udara sind wirksame Hilfsmittel, um den Nervus vagus und die Nerven des Solarplexus zu erregen, wodurch der Parasympathikus aktiviert wird, der wiederum die Stoffwechselvorgänge im Unterleib anregt, was die Wärmeprozesse in Bauch und Unterleib steigert. Das ist einerseits von grösster Bedeutung zur Erweckung von Kundalini-Shakti, anderseits ist es eine wunderbare Methode, um das Herz, das Gehirn und die Lungen zu kräftigen, indem der Herzschlag und dadurch der Blutfluss ins Gehirn verlangsamt und verstärkt werden, wodurch zum Beispiel die Hirnzellen von einer besseren Sauerstoffzufuhr profitieren.

Yogis der höheren Stufen können durch die jahrelange Praxis von Uddiyana die Muskulatur und Nerven des Bauches beherrschen und durch willkürliche Kontraktion des Nabhi-Cakras die Lebenskraft Prana dazu bringen, durch die Sushumna zu fliessen. Bei diesem Aufstieg der Lebenskraft werden alle sechs Cakras entlang der Wirbelsäule durchdrungen, worauf Prana im Bereich des Schädeldachs Brahma-Randhra erreicht, was zu einem Zustand göttlicher Selbstverwirklichung, zu Samadhi, führt.

In der «Hathayoga-Pradipika» steht über diesen wichtigsten der Verschlüsse in Kapitel III, Vers 57–59: *«Wer diesen nur von einem wahrhaften Guru zu empfangenden Uddiyana-Bandha fortwährend übt, wird, selbst wenn er alt ist, wieder jung. – Der Teil ober- und unterhalb des Nabels sollte immer wieder an die Wirbelsäule zurückgezogen werden. Wer das sechs Monate lang praktiziert, wird unweigerlich den Tod bezwingen. – Von allen Bandhas ist Uddiyana der höchste. Ist man mit ihm vertraut, wird man spontan die Erlösung erlangen.»*

Wird Purna-Uddiyana, das heisst Udara- und Uddiyana-Bandha, oftmals hintereinander in angestrengter, zügiger Art ausgeführt, wird das von den Yogis Agnisara genannt, die Reinigung von Bauch und Unterleib mit Feuer. Dabei wird dieses kraftvolle Ein- und Hochziehen und Rausdrücken des Bauches bis 100 Mal wiederholt, wodurch die Nerven des Bauches derart stimuliert werden, dass in kurzer Zeit das Feuer der Verdauung auflodert.

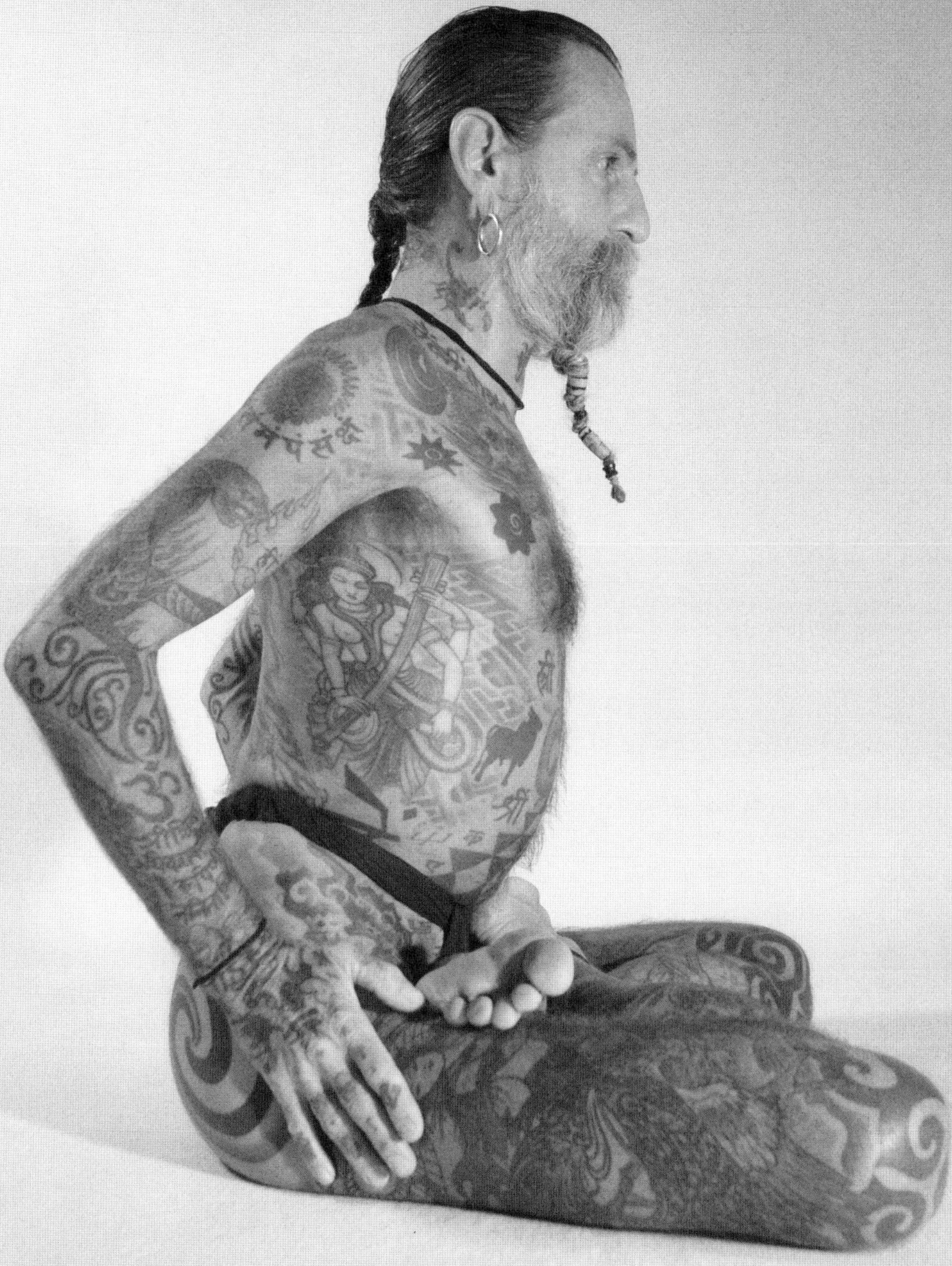

2 b. Udara-Bandha (Vorwölben des Bauches)

3. Jalandhara-Bandha *(Genick- oder Hals-Verschluss)*

Das Wort «Jalandhara» bezeichnet eine «Wasserleitung» und bezieht sich hier auf das feine Netzwerk von Adern, Nerven und Nadis, worin das Blut und Energieströme durch Nacken und Hals in Kopf und Unterleib geleitet werden. Durch den Verschluss dieser Energiekanäle wird das oberhalb der Gaumenregion, im Bereich der Hirnanhangsdrüse (Hypophyse), gebildete Unsterblichkeitselixier «Amrita» davor bewahrt, in den Unterleib zu fliessen. Yogis nennen diesen Bereich des Kopfes «Mond», und das Geheimnis der Langlebigkeit besteht darin, Amrita vor der brennenden Sonne der Nabelregion zu bewahren. Dieser Prozess der Verjüngung spielt besonders bei «Viparita-Karani» eine wichtige Rolle (S. 472).

Für die Ausführung von Jalandhara-Bandha gibt es zwei Varianten, die sich in ihrer Wirkensweise ergänzen und mit der Zeit Kontrolle über das Nerven- und Drüsensystem in Kopf und Hals ermöglichen.

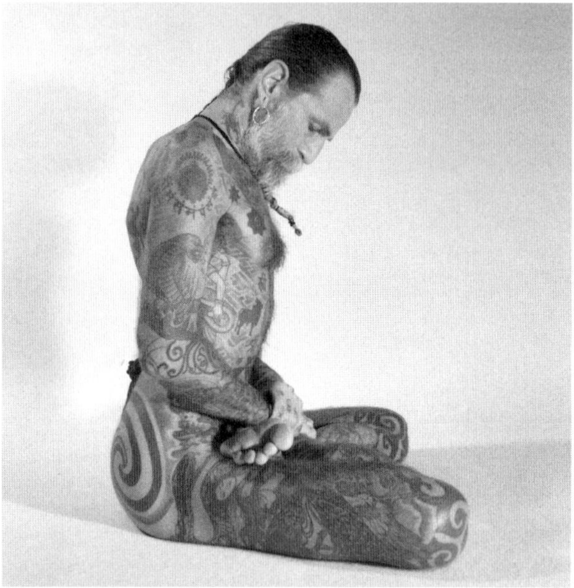

3 a. Jalandhara-Bandha (Hals-Verschluss)

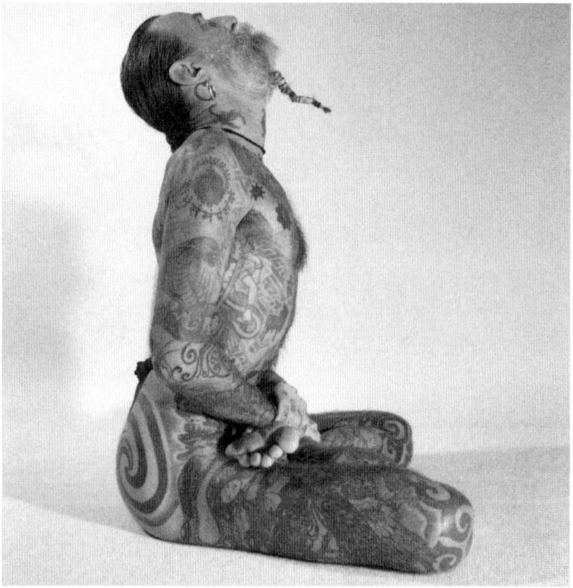

3 b. Jalandhara-Bandha (Genick-Verschluss)

Übung a: Die Standardmethode wird so ausgeführt, dass man den Kopf senkt und das Kinn fest auf Kantha-Kupa, das obere Brustbeinende, drückt. Diese Art des Hals-Verschlusses wird vor allem bei der Ausübung von Pranayama und für die Meditation verwendet. Die Augen werden dabei entweder auf die Nasenspitze gerichtet oder geschlossen.

Übung b: Eine Variante des Genick-Verschlusses besteht darin, den Kopf so weit wie möglich in den Nacken zu legen, wobei die Augen den Punkt zwischen den Augenbrauen fixieren.

Diese Methode wird oft in Stellungen wie Kurmasana, Mandukasana, Vrishabhasana, Kukkurasana, Shashasana und Asha-Asana angewandt, wodurch diesen Körperhaltungen erst der benötigte energetische Impuls verliehen wird. Für die Praxis des Kopfstandes (Viparita-Karani oder Shirshasana) bildet diese Variante des Genick-Verschlusses die tragende Basis und ergibt sich automatisch aus der korrekten Positionierung des Schädels (S. 473–476).

Der intensive Stimulus des im oberen Teil des Nackens liegenden Nervengeflechts ermöglicht durch ausdauerndes Praktizieren von Shirshasana eine bewusste Stimulation des Hypothalamus, woraus im Laufe der Zeit Kontrolle über alle wichtigen Nervenzentren des gesamten Körpers resultiert. Dieser Punkt am unteren Teil des Hinterkopfs wird von den Yogis als «Sitz der Geisteskraft» betrachtet (S. 34).

Wirkung und Nutzen: In der «Hathayoga-Pradipika» steht in Kapitel III, Vers 70–72, über diesen Verschluss: *«Den Hals zusammendrückend lege man das Kinn fest auf die Herzgegend. Dieser Bandha heisst Jalandhara und besiegt Alter und Tod. – Er versperrt den Fluss der Nadis und hält den abwärts fliessenden Nektar auf. Dadurch werden alle Krankheiten des Halses vernichtet. – Wenn Jalandhara mit seinem charakteristischen Zusammendrücken des Halses vollbracht wird, so fällt kein Nektar ins Feuer, und der Atem wird nicht unruhig.»*

Diese Beschreibung bezieht sich auf die von den Yogis vertretene Ansicht, dass in der im Bereich des Gaumens gelegenen Mondregion (Candra) ein Lebenselixier gebildet wird, das Amrita oder Soma genannt wird. Dieser grösstenteils aus der Sublimierung der sexuellen Energien entstehende, Unsterblichkeit verleihende Nektar fliesst ständig abwärts und wird in der Nabelregion von Surya, der brennenden Sonne, laufend vernichtet.

Jalandhara-Bandha vermag durch Blockierung der Energiekanäle in Nacken und Hals den Fluss des Nektars zu stoppen, damit dieser dem Gehirn als bewusstseinserweiternde Nahrung erhalten bleibt.

Maha-Bandha
(grosser Verschluss)

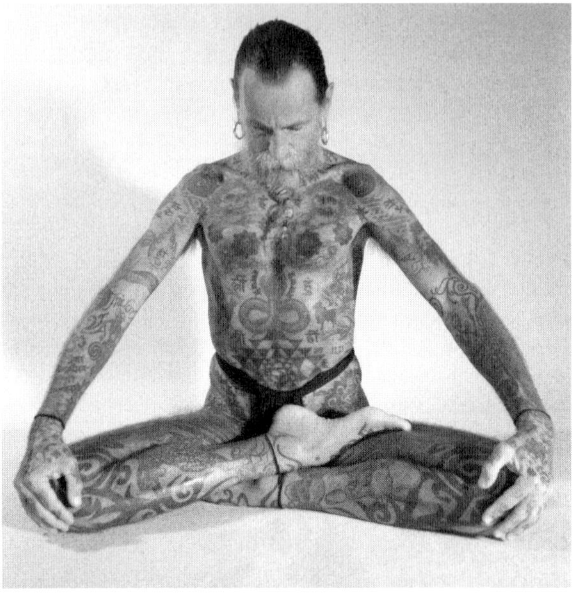
Maha-Bandha (grosser Verschluss)

In der «Gheranda-Samhita» und der «Hathayoga-Pradipika» werden die Techniken beschrieben, mit deren Hilfe man sich die geballte Kraft der Bandhas wirksam zunutze machen kann. Sie heissen «Maha-Bandha» und «Maha-Vedha», wobei die zweite Technik die Frucht der ersten ist und aus langdauernder, intensiver Praxis der Verschlüsse und deren wirksamer Anwendung und Bemeisterung entsteht.

Übung: Um Maha-Bandha, den «grossen Verschluss», auszuführen, setzen Sie sich auf den Boden und legen die Ferse des rechten Fusses mit Druck ans Perineum. Der linke Fuss wird auf den rechten Oberschenkel gelegt. Diese Sitzhaltung wird Ardha-Padmasana genannt, der halbe Lotos-Sitz. Die Hände liegen auf den Knien. Nun atmen Sie tief durch beide Nasenlöcher ein, halten den Atem an, richten die Augen in Bhru-Madhya zwischen die Augenbrauen, senken das Kinn in Jalandhara-Bandha aufs Brustbeinende und führen gleichzeitig Mula-Bandha aus. Die Konzentration wird auf den Nabel gerichtet, indem Sie die Muskulatur des Bauches anspannen und den entstehenden Druck genau im Bauchnabel zentrieren.

Dann atmen Sie langsam und sachte wieder durch beide Nasenlöcher aus und entspannen die Muskulatur des Gesässes, wobei der Genick-Verschluss und die Augenstellung jedoch beibehalten werden. Das führen Sie mindestens 15 Minuten lang durch. Dann wechseln Sie die Stellung der Füsse und beginnen erneut, Maha-Bandha für 15 Minuten zu praktizieren.

Wirkung und Nutzen: In der «Hathayoga-Pradipika» wird über die segensreichen Auswirkungen von Maha-Bandha in Kapitel III, Vers 24, geschrieben: *«Wer sich durch Maha-Bandha von der Schlinge des Todes zu befreien weiss, bringt die Vereinigung der drei Nadis (Ida, Pingala und Sushumna) zustande, wodurch Konzentration auf den Kedara entsteht.»* (Anm.: Kedara bezeichnet Kedarnath, einen dem Gott Shiva heiligen Wallfahrtsort am Südabhang des Himalaya in Uttar Pradesh, 205 km nordöstlich von Rishikesh. In obenstehender Textpassage ist damit im übertragenen Sinn der Punkt zwischen den Augenbrauen gemeint, das Ajna-Cakra, wo der Gott Shiva seine Wohnstätte hat.)

Und in der «Shiva-Samhita» steht in Kapitel IV, Vers 21–22: *«Nachdem er den rechten Fuss auf den linken Oberschenkel gelegt hat, spannt der weise Yogi die Muskeln des Rektums an und zieht Apana-Vayu nach oben. Dann versucht er, Apana mit dem im Bereich des Nabels herrschenden Samana-Vayu zu vereinigen, worauf er Prana nach unten zieht und mit den beiden anderen Hauchen in der Nabelregion zu einer Trinität verbindet. Das ist Maha-Bandha, der den Weg zur Befreiung weist. Dadurch beginnen alle Energien im Körper des Yogi nach oben zum Kopf zu fliessen. Dies sollte mit grösster Sorgfalt praktiziert werden, indem man nach einiger Zeit die Füsse wechselt. – Durch diese Praxis beginnt Prana in der Sushumna zu fliessen, wodurch der Körper von Leben erfüllt wird. Die Knochen werden stark und im Herzen des Yogis entsteht ein Gefühl des Glücks. Durch diesen Bandha vermag ein Yogi alle seine Wünsche in Erfüllung zu bringen.»*

Maha-Vedha *(das grosse Durchstechen)*

In der «Hathayoga-Pradipika» steht in Kapitel III, Vers 25: *«Wie ein mit lieblicher Gestalt ausgestattetes Weib ohne Mann, so sind auch Maha-Mudra und Maha-Bandha fruchtlos ohne Maha-Vedha.»*

Und in der «Gheranda-Samhita» steht in Kapitel III, Vers 21: *«Wie die Schönheit, die Jugend und der Charme der Frauen ohne Männer bedeutungslos sind, so sind es auch Mula-Bandha und Maha-Bandha ohne Maha-Vedha.»*

Übung: Setzen Sie sich in Padmasana und stützen sich mit den Handflächen seitlich vom Gesäss am Boden ab.

Atmen Sie nun tief durch die Nase ein, halten Sie den Atem an, und führen Sie gleichzeitig Mula-Bandha und Jalandhara-Bandha aus, indem Sie das Kinn aufs Brustbein senken und die Augen in Nasikagra-Drishti (S. 159) auf die Nasenspitze richten. Nun heben Sie den Körper auf den Händen hoch und lassen das Gesäss mehrmals sanft auf den Boden aufschlagen. Achten Sie darauf, dass das Aufschlagen der Hinterbacken am Boden nicht zu hart ist, denn das könnte schädlich sein.

Dann setzen Sie sich wieder nieder, atmen langsam durch die Nase aus, halten erneut für kurze Zeit den Atem an und führen zusätzlich Uddiyana-Bandha aus.

Wiederholen Sie diese Übung mehrmals, wechseln Sie dann die Stellung der Füsse und beginnen erneut, Maha-Vedha auszuführen.

Wirkung und Nutzen: Der eigentliche Prozess von Maha-Vedha besteht darin, durch die Vereinigung von Prana und Apana und die Erschütterung und Aktivierung der in den Hinterbacken gelegenen feinen Nervenverästelungen Kundalini zu wecken. Wenn die Shakti den von ihr blockierten Eingang zur Sushumna am unteren Ende der Wirbelsäule freigibt, muss der Sadhaka mit Hilfe von Prana Brahma-Granthi durchstechen, damit Kundalini durch diesen mittleren Kanal aufsteigen kann. Wenn sie durch unablässige Übung bis zum Herzzentrum (Anahata-Cakra)

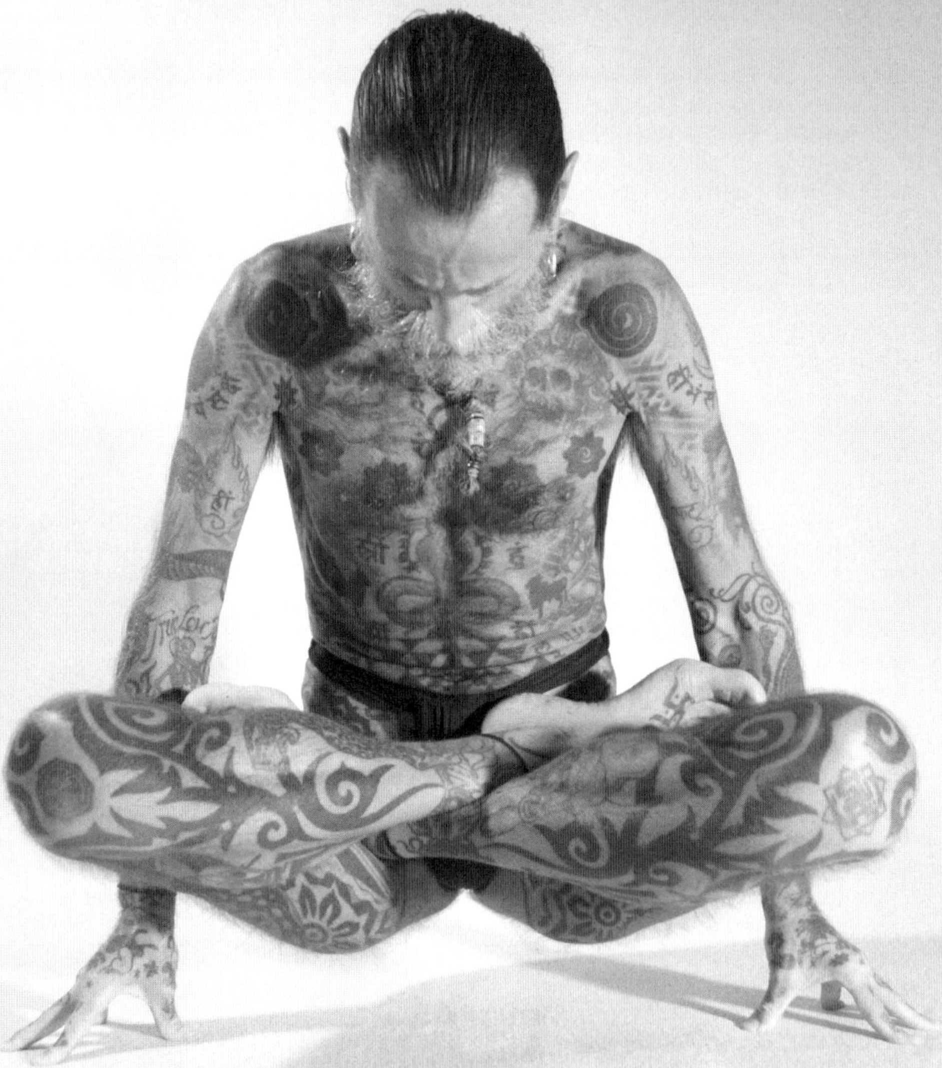

Maha-Vedha (grosses Durchstechen)

gelangt, muss der Yogi Vishnu-Granthi durchbohren, den zweiten mystischen Knoten entlang der Sushumna (S. 136).

Das «Öffnen» der Sushumna und das daraus resultierende «Durchstechen» der drei Granthi wird von den Yogis Maha-Vedha genannt und sollte mit grösster Konzentration und Sorgfalt ausgeführt werden.

In Kapitel IV, Vers 23–25, der «Shiva-Samhita» wird dieser wichtige Vorgang gebührend gepriesen: *«O Göttin der Drei Welten! Wenn der Yogi durch die Praxis von Maha-Bandha die Vereinigung von Prana und Apana zustande bringt und dadurch den Lebenshauch aufsteigen lässt, wird das Maha-Vedha genannt. – Der beste der Yogis, der mit Hilfe der Lebenskraft (Prana) den Eingang zur Sushumna freilegt, soll dann versuchen, Brahma-Granthi zu durchstechen. – Wer diesen Maha-Vedha im Geheimen übt, wird Vayu-Siddhi erlangen, die Kontrolle der Lebensenergien. Dadurch wird Zerfall und Tod zerstört.»*

Tribandhasana *(dreifacher Verschluss)*

Die wirksamste und beste Art, sich die Vorteile von Maha-Bandha und Maha-Vedha zunutze zu machen, ist die Praxis von Tribandhasana, die man als «Krönung» der drei Verschlüsse bezeichnen darf.

Stellung: Setzen Sie sich auf den Boden, und nehmen Sie Padmasana ein, indem Sie den linken Fuss auf den rechten Oberschenkel und den rechten Fuss auf den linken Oberschenkel legen. Die Fersen sind unterhalb des Nabels, Rücken und Schultern gerade, die Hände auf den Knien.

Nun atmen Sie tief durch beide Nasenlöcher ein und führen dann zugleich Mula- und Jalandhara-Bandha aus, indem Sie After und Mastdarm während der Einatmung hochziehen und das Kinn aufs Brustbein senken. Führen Sie nun Udara-Bandha aus, indem Sie die

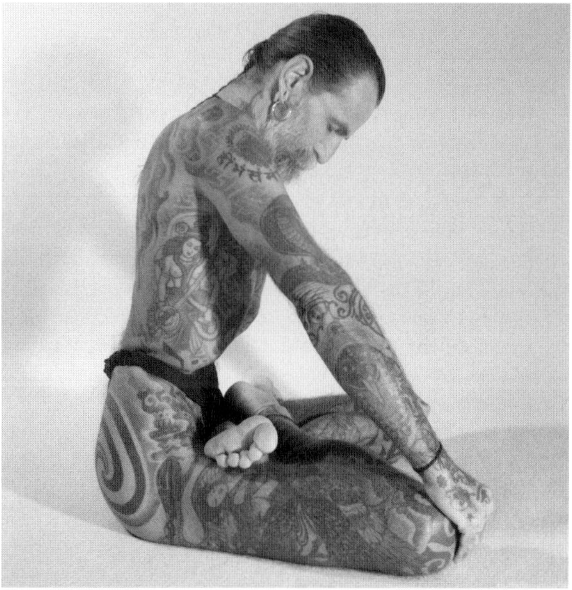

Tribandhasana (dreifacher Verschluss)

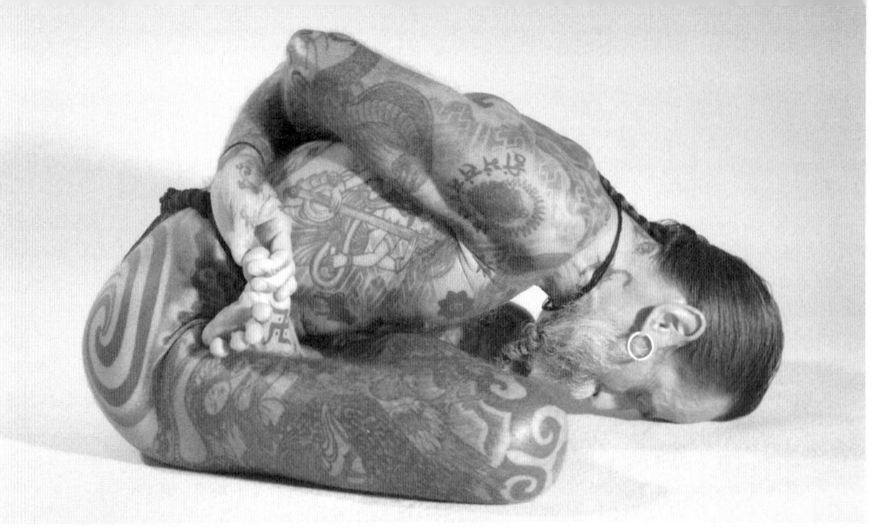

Tribandhasana in Baddha-Padmasana (mit auf den Boden gesenkter Stirn)

Bauchdecke kräftig nach vorn wölben. Atmen Sie nach einer Weile tief wieder aus, wobei Sie Mula-Bandha und Jalandhara-Bandha halten müssen. Nach erfolgter Ausatmung führen Sie Uddiyana-Bandha aus, indem Sie die Bauchdecke zurück und den Bauch hochziehen. Die Augen bleiben geschlossen.

Nach vollkommener Ausatmung in Padmasana sitzend, alle drei Verschlüsse haltend, wird Tribandhasana, der dreifache Verschluss, genannt. Man kann ihn auch in Baddha-Padmasana ausführen.

Dies wird mehrere Male wiederholt. Wenn man ermüdet, wechselt man die Beinhaltung und fährt mit der Praxis weiter.

Wirkung und Nutzen: Diese Übung heilt viele Erkrankungen des Unterleibs. Sie regt ungemein die Verdauung an und beseitigt Verstopfung und Blähungen. Krankheiten der Milz und der Leber können wirksam bekämpft werden.

Nach anhaltendem Praktizieren wird der Fluss von Prana durch die Sushumna geleitet und spontan ein Meditationszustand erzeugt. Es ist eine äusserst wirkungsvolle Übung, bei der Asana (Stellung), Mudra (yogisches Siegel) und Pranayama (Atemkontrolle) gleichzeitig ausgeführt werden. Sogar Samadhi, ein Zustand tiefster Kontemplation, der zu Selbstverwirklichung führt, kann sich spontan ergeben, wenn die Stellung korrekt und beharrlich geübt wird. Praktiziert man sie, nachdem man die Stirn auf den Boden gelegt hat, kann ein durch Kälte hervorgerufenes sogenanntes «Milchfieber» innerhalb von 15 Minuten verschwinden. Selbst tiefsitzendes Fieber, das man in Indien «Knochenfieber» nennt, lässt sich dadurch heilen.

Die Asana ist schwierig und anstrengend, aber regelmässige Übung ermöglicht es dem Körper, sich ihr anzupassen. Besonders die Ausführung in Baddha-Padmasana ist schwierig, aber so intensiv, dass die Anstrengung sich mehr als lohnt.

Pavana – die Vayus im menschlichen Körper

Um Notwendigkeit und Bedeutung von Pranayama und die damit zusammenhängenden Praktiken zu verstehen, muss man einige Grundkenntnisse der yogischen Anatomie haben (S. 116).

Das feinstoffliche System der Nadis und Cakras wird gespeist von Energien in feinster ätherischer Form, den Lebenshauchen oder Vayus, die unseren Körper und Geist durchdringen und deren harmonisches, ausbalanciertes Zusammenspiel die Grundlage von Gesundheit und Selbstvollendung darstellt.

Das Wort Pavana (Wind) ist ein Synonym für Vayu und Prana. Damit werden die Lebenshauche bezeichnet, die in uns ständig aktiv sind und unser psycho-physisches Gleichgewicht und damit unsere Gesundheit aufrechterhalten. Es gibt insgesamt zehn Vayus, die in zwei Gruppen unterteilt werden.

Pranadi-Vayus *(die fünf wichtigsten Lebenshauche):*

1. ***Prana,*** der Atem des Lebens, die Lebenskraft. Im oberen Teil des Körpers herrschende, mit dem Akt des Einatmens verbundene positive Lebensenergie, die für Aufbau und gesunde Entwicklung sorgt.
2. ***Apana,*** im unteren Teil des Körpers herrschender, mit der Ausatmung verbundener negativer «Todeshauch». Eine Energie, die Ausscheidung, Zersetzung und Auflösung bewirkt.
3. ***Samana*** hat seinen Sitz im Bauch und durchdringt den ganzen Körper. Er ist verantwortlich für die Verteilung der nährenden Elemente im Körper.
4. ***Udana*** steigt aus dem Bauch in den Kopf hoch, ist verantwortlich für die Verdauung und bewirkt Aufstossen und Rülpsen. Beim Eintritt in Samadhi oder beim Tod lässt Udana das Seelisch-Geistige im Menschen in den Schädel hochfliessen, wo es den Körper durch Brahma-Randhra, die Fontanelle, verlässt.
5. ***Vyana*** wirkt besonders im Oberkörper und im Bereich des Kopfes auf die Augen, Ohren und die Atemtätigkeit und ermöglicht den Vorgang des Sprechens.

Nagadi-Vayus *(die fünf weniger bedeutenden Lebenshauche):*

6. ***Naga,*** «die Schlange»; ist besonders im Bauch wirksam und unterstützt die Funktionen des Rülpsens und Erbrechens.
7. ***Kurma,*** «die Schildkröte»; zirkuliert in Haut und Knochen und bewegt die Augenlider.
8. ***Krikala*** (auch Krikara; «die Eidechse») beeinflusst das Hungergefühl im Bauch und bewirkt den Niesreiz.
9. ***Devadatta,*** «Gott-gegeben»; zirkuliert in Haut und Knochen und bewirkt Gähnen und Gefühle der Müdigkeit.
10. ***Dhananjaya,*** «Eroberung des Reichtums»; ist im ganzen Körper wirksam, bewirkt Gefühle von Trägheit und das Entstehen von Schleim und Schluckauf. Er verlässt den Körper auch nach dem Eintreten des Todes nicht und ist verantwortlich für das Aufblähen des Leichnams.

Unter allen Vayus ist Prana die Königin, denn diese reine Lebenskraft reguliert und kontrolliert die Funktion aller anderen Energien im Körper.

In der Lehrschrift «Shiva-Svarodaya» (Shankara-Parvati-Samvada) sagt Shiva zu seiner Gemahlin Parvati: *«Prana ist der beste Freund, Prana ist der beste Gefährte, und es existiert absolut kein ebenbürtiger oder besserer Begleiter und Helfer als Prana, oh Liebreizende.»*

Und in der «Hathayoga-Pradipika» wird in Kapitel II, Vers 39–44, auf die überragende Bedeutung von Prana hingewiesen: *«Aus Furcht vor dem Tod beschäftigen sich selbst die Götter unter ihrem obersten Herrn Brahma ständig mit Atemübungen. Darum soll man regelmässig Pranayama üben. – Solange der Atem im Körper angehalten wird, solange der Geist ruhig und der Blick auf die Stelle zwischen den Augenbrauen gerichtet ist, so lange gibt es keine Todesfurcht. – Wenn das Nadi-System durch das vorschriftsgemäss ausgeführte Atemanhalten gereinigt worden ist, tritt die Luft durch den Eingang der Sushumna und strömt mühelos in sie hinein. Sobald Prana ungehindert durch den mittleren Kanal strömt, entsteht Ruhe des Geistes. Und diese vollkommene Stille des Geistes ist der Zustand, den man Manonmani nennt. – Um bis zu diesem glückverheissenden Zustand zu gelangen, üben diejenigen, welche die Regeln kennen, die verschiedenen Formen von Kumbhaka, denn dadurch erlangt man die verschiedenen Siddhis. – Es gibt acht Arten von Kumbhaka, nämlich Surya-Bhedana, Ujjayi, Sitkari, Shitali, Bhastra-Kumbhaka, Bhramari, Murccha und Plavini.»* (Anm.: Unmani oder Manonmani heisst «Verzückung» und wird hier als Synonym für Samadhi benutzt.)

Aus diesem Grund versuchen die Yogis, in ihrem Körper so viel Prana wie möglich aufzunehmen und zu speichern. Dadurch werden am Anfang der Yoga-Praxis alle Körperteile und Organe von Defekten und Krankheiten befreit, um so die Basis für Pranayama zu schaffen. Durch die Übungen dieser bewussten Kontrolle und durch die Regulierung des Atems werden dann die Nadis von allen Verunreinigungen befreit, damit Prana frei durch den Körper fliessen und so Bewusstsein schaffen kann. Wenn sich diese Lebenskraft mit Apana zu vereinigen beginnt, entsteht die energetische Grundlage zur Erweckung der Schlangenkraft und schlussendlich das Aufsteigen der Kundalini vom Muladhara-Cakra bis zum Sahasrara-Cakra, wo die Shakti sich mit Shiva vereinigt. Daraus entsteht die unbeschreibliche Wonne von Samadhi.

Shiva-Svarodaya, die Wissenschaft von Svara

Die Beherrschung von Svara ist das Herzstück des Hatha-Yoga. Das Sanskrit-Wort «Svara» bedeutet «Ton, Klang» und bezieht sich auf das Geräusch des Atems, dessen vollkommene Beherrschung zu übernatürlichen Kräften und zur Entwicklung eines kosmischen Bewusstseins führt. Um Meisterschaft über den Atem zu erlangen, bedarf es ausschliesslich der praktischen Arbeit, da ein so hochkomplexer, alle Lebensbereiche beeinflussender Vorgang nur intuitiv und instinktiv erfasst werden kann. Aus diesem Grund weisen vollendete Yogis darauf hin, dass nur durch die Erweckung der Shakti Kontrolle über die Atem-, Gedanken-, Nerven- und Stoffwechseltätigkeit gewonnen werden kann. Der traditionellen Auffassung zufolge ist es sinnlos und töricht, diese subtilen, hochkomplizierten Abläufe, die das gesamte Innere des Menschen mit dem ihn umgebenden Kosmos verbinden, intellektuell verstehen zu wollen. Der Intellekt kann sogar zu einem ernsthaften Hindernis auf dem Weg zur umfassenden Beherrschung von Svara werden, weshalb es das Ziel des Yoga ist, die Gedankentätigkeit auf ein Minimum zu reduzieren.

Der alte Yoga, der sich mit den Geheimnissen der inneren und äusseren menschlichen Natur auseinandersetzt, entstammt aus vorvedischer Urzeit und aus dem Wissen von Schamanen, die in der Sonne eine Göttin und im Mond einen Gott sahen, denen sie das Antlitz von Kali und Rudra verliehen. Auf dieser matriarchalischen, der weiblichen Schöpferkraft huldigenden Weltsicht basierend ist Hatha-Yoga ein echter Shakta-Kult, was sich ebenfalls in der unter Eingeweihten herrschenden Ansicht äussert, dass der auf der rechten Seite der Wirbelsäule verlaufende Energiekanal Pingala-Nadi der Träger von Shakti ist, der auf der linken Seite verlaufende Kanal Ida-Nadi derjenige von Shiva. Das Weibliche gilt also als feurig und aktiv, als Dynamik der Zeit, und seine Quintessenz ist das mit der Sonne assoziierte Menstrualblut (Rajas). Das Männliche dagegen ist kühl und passiv, die Ewigkeit, und seine Essenz ist der mit dem Mond gleichgesetzte Same. In der gesamten Schöpfung äussert sich dies in der ungestümen Aktivität der von Weiblichkeit durchdrungenen Natur (Prakriti), deren Basis ein männliches, kosmisches Bewusstsein (Purusha) bildet.

Seit dem arischen Einfall im 2. Jahrtausend v. Chr. und der Niederschrift der Vedas etablierten sich im alten Indien patriarchalische Grundstrukturen, und von verschiedenen philosophischen Schulen wurden Versuche unternommen, den Yoga rational greifbar zu machen. Vor allem neuere Systeme wie Vedanta und Kashmir-Shivaismus brachten Schriftwerke hervor, die zum Ziel hatten, die Intuition mit dem Verstand zu ersetzen. Daraus entstanden neue, geistige Yoga-Systeme, die unter dem Oberbegriff Jnana-Yoga existieren und teilweise versuchen, den unbequemen, anstrengenden und körperlich fordernden Hatha-Yoga beiseitezuräumen und sich direkt dem Raja-Yoga, den höheren Stufen des Ashtanga-Yoga, zu widmen. Dies ist nach Ansicht der Hatha-Yogis ein fruchtloses und törichtes Unterfangen, denn so wie man einen Baum nicht mit der Krone in den Boden pflanzt und das Pferd nicht am Schwanz aufzäumt, genauso kann man die süssen Früchte des Raja-Yoga nicht ernten, bevor die Wurzeln des Hatha-Yoga fest in der Erde verankert sind. Dieser arische, patriarchalische Einfluss äussert sich zum Beispiel in der von einigen Yoga-Schriften postulierten Meinung, dass die Sonne männlich, der Mond aber weiblich sei und dass demzufolge Ida von Shakti-Energie und Pingala von Shiva-Energie durchdrungen sei. Auf diesem das Männliche dem Weiblichen überordnenden Nährboden gediehen in der Folge zahlreiche Versuche, kosmische Abläufe und Zusammenhänge dem Intellekt greifbar zu machen, um sie so dem vom Verstand dominierten Ego als Mittel zur Macht zur Verfügung zu stellen. Solche Bestrebungen widersprechen dem Anliegen der Hatha-Wissenschaft, deren Ziele Emanzipation und Selbstverwirklichung, nicht aber Anhäufung von Macht über andere Menschen und Zusammenraffen von Reichtümern sind.

Aus der Bemeisterung von Svara können zweifellos übernatürliche Kräfte entstehen, wenn sie für eine Sadhana notwendig sind, ebenso materieller Wohlstand, der an sich kein Hindernis für eine yogische Lebensführung darstellt. Als Beweggründe, um sich auf den Pfad des Yoga zu begeben, taugen solche egoistischen oder materiellen Ziele aber nicht viel, da sie bereits den Keim des Scheiterns in sich tragen.

In der Yoga-Literatur finden sich einige Beispiele kontroverser Abhandlungen über Philosophie und Praxis des Yoga, in denen wir Fragmente archaischen Shakti-Kultes finden, die sich mit Theorien neuerer vedantischer Geisteswissenschaft vermengen und eine teils fundierte, teils abstruse Mischung aus altem Wissen, intellektueller Spekulation, falscher Auslegung bruchstückhaft wiedergegebener Textzeilen und volkstümlicher, magisch-mythischer Weltanschauung bilden.

Treffende Beispiele dafür sind die Schriften «Shiva-Svarodaya» (Verwirklichung von Shivas Klang) und «Svara-Cintamani» (Gedankenjuwel des Atemklanges), zwei obskure, im späten Mittelalter verfasste Abhandlungen vedantischen Ursprungs über die aus der Beherrschung des Atems entstehenden parapsychischen Kräfte. Neben einer recht schönen Einleitung in Form eines Zwiegesprächs zwischen Shiva und Parvati, in dessen Verlauf er ihr die im Körper wirksamen Lebenshauche darlegt und eine Lobeshymne auf die Lebenskraft Prana hält, finden sich darin viele Elemente des arisch-patriarchalischen Denkens, und es wird der Versuch unternommen, Svara zu einer fast mathematischen, magischen Geisteswissenschaft zu machen, durch deren Bemeisterung Langlebigkeit, Macht und Reichtum entstehen sollen. Ausser der Beschreibung von Nadis und Vayus enthalten diese Werke nicht viel, was einem Sadhaka zum Erreichen höherer Ziele von Nutzen ist, sondern behandeln in fast naiver Art die magischen Wirkensweisen der Svaras auf Leib und Leben des Praktizierenden. Für Yogis ist es zweifellos von grösserem Nutzen, stundenlang die Asanas zu üben, welche zur Beherrschung von Svara führen, als sich dem Studium solcher Bücher zu widmen.

Svara kann nicht intellektuell verstanden und beherrscht werden. Es bedarf dazu der aus intensiver Yoga-Praxis entstandenen Intuition und der Kenntnis vieler subtiler Übungen zur Meisterung der Lebenskraft Prana und deren Nutzbarmachung zur Kontrolle der Lebensvorgänge im Körper. Svara kann nur durch die Gnade des Gurus und durch Erreichen von Shiva-Tattva, dem absoluten göttlichen Bewusstsein, vollumfänglich verstanden werden. Die Reinigung des energetischen Systems durch Pranayama ist eine der Säulen, auf denen dieser Tempel von Wissen und Kraft aufgebaut wird.

Atmung und Svara

Lange vor der wissenschaftlichen Erforschung der Wirkung der Atmung auf den Geist und die Gefühlszustände des Menschen war den Yogis bekannt, dass durch die Kontrolle der Atemtätigkeit das menschliche Bewusstsein verändert werden kann. Um die Wirkensweise von Svara in ihren Grundzügen zu verstehen, muss man sich demzufolge über die Abläufe der Atmung und ihren Einfluss auf den Gemütszustand im Klaren sein.

Die Atmung findet normalerweise automatisch statt, indem bei der Einatmung durch die Ausdehnung von Zwerchfell und Brustkorb in den Lungenflügeln ein Vakuum entsteht, das mit frischer, sauerstoffreicher Luft gefüllt wird. Die Luft fliesst durch den Nasenrachenraum und die Luftröhre in die Bronchien, die sich weiter aufteilen, bis schlussendlich in den Lungenbläschen ein Gasaustausch stattfindet. Die Luftwege kann man mit einem Baum vergleichen, dessen Stamm die Luftröhre bildet. Die Verästelungen der Bronchien sind die Zweige und die Lungenbläschen die Blätter. In der Wand dieser Lungenbläschen (Alveolen) findet der Gasaustausch statt, das heisst, Sauerstoff wird aufgenommen und Kohlendioxyd abgegeben. Die Oberfläche aller Lungenbläschen zusammen entspricht etwa der Grösse einer Vierzimmerwohnung.

Normalerweise atmet ein erwachsener Mensch etwa 10–15 Mal pro Minute, ein Kind 20–30 Mal und ein Säugling 40–50 Mal ein und aus.

Im Vergleich zum Menschen atmet ein Kolibri 250 Mal, eine Maus 160 Mal, ein Sperling 90 Mal, ein Hase 60–70 Mal, ein Affe 20–30 Mal, eine Katze 25–30 Mal, ein Hund 15–20 Mal, ein Löwe 10 Mal, ein Elefant 5–10 Mal, ein Igel im Winterschlaf 5 Mal und eine Schildkröte nur 3 Mal pro Minute. Leicht erregbare, unruhige Tiere atmen normalerweise häufiger als solche, die von Natur aus eher ruhig sind und viel schlafen.

Die Anzahl der Atemzüge beim Menschen kann je nach Art der Tätigkeit variieren. Im Sitzen wird durchschnittlich 12 Mal pro Minute ein- und ausgeatmet, im Gehen 18 Mal, beim Schlafen bis zu 30 Mal und beim Geschlechtsverkehr sogar bis zu 100 Mal.

Der Rhythmus der Atmung und die Häufigkeit der Atemzüge haben einen starken Einfluss auf die Gedanken und Emotionen eines Menschen. Im Zustand der Erregung, sei er emotionaler oder sexueller Natur, erhöht sich die Frequenz der Atemzüge, wogegen sie sich im Zustand geistiger oder gefühlsmässiger Ruhe absenkt. Yogis wissen nicht nur um den direkten Einfluss der Atmung auf das psychophysische Befinden, sondern behaupten auch, dass sich die Atemfrequenz auf das Lebensalter eines Menschen auswirkt. Aus diesem Grunde entwickelten sie das System von Pranayama-Übungen, um durch Bewusstmachung und Kontrolle der Atmung auf ihre Regulierung, Vertiefung und Verlangsamung hinzuarbeiten, mit dem Ziel, sie bei gewissen Praktiken auf ein absolutes Minimum zu reduzieren, um so den menschlichen Geist vollkommen stillzulegen und dadurch mystische Zustände und die Vereinigung des Menschen mit dem Göttlichen zu bewirken.

Eine Ausnahme bildet dabei Bhastrika, die Blasebalgatmung, in deren Verlauf die Atemfrequenz bewusst beschleunigt und vertieft wird, um dadurch dem Körper grössere Mengen an Sauerstoff und Prana zuzuführen. Diese bewusste Intensivierung der Atemtätigkeit wirkt sich im Gegensatz zur unbewussten, oberflächlichen Kurzatmung äusserst positiv auf die Gesundheit des Menschen aus, indem der Metabolismus durch eine Steigerung gewisser Hirnströme gestärkt wird und dadurch wiederum geistige Ruhe anstelle von Nervosität und Zwangsgedanken tritt.

Der Weise Patanjali drückt das in seinem berühmten Werk «Patanjala Yoga Darshana» kurz und knapp in Kapitel I, Sutra 2, aus: *«Yoga ist das Stillstellen der Bewusstseinsbewegungen.»*

Oberflächlich betrachtet strömt der Atemfluss bei Ein- und Ausatmung gleichermassen durch beide Nasenlöcher, wodurch der Körper als Ganzheit mit Kraft und Leben versorgt wird. Yogis haben jedoch mit ihrem Gespür für den auf elektromagnetischer Basis funktionierenden menschlichen Körper bemerkt, dass dieses vollendete Instrument wechselweise beatmet wird, indem sich jeweils ein Nasenloch mehr öffnet und so entweder die linke Seite mit kühler, negativer Mondenergie oder die rechte Seite mit feuriger, positiver Sonnenenergie gefüllt wird. Selbstverständlich bleiben bei einem gesunden Menschen stets beide Nasenlöcher offen, aber bei aufmerksamer Beobachtung der Atemtätigkeit wird man feststellen, dass die Atmung über eine Seite jeweils leichter vonstatten geht. Dieser Wechsel des Atems von einem Nasenloch zum andern findet immer nach rund einer Stunde statt, das heisst, der Atemstrom wechselt 24 Mal pro Tag vom linken ins rechte Nasenloch und umgekehrt. Daraus ergibt sich die Basis-Energie, um im Körper eines Menschen das notwendige Mass an elektromagnetischer Lebensenergie zu erzeugen, damit er die ihm zugedachten Aufgaben und Pflichten erfüllen kann.

Yogis behaupten nun zum einen, dass der körperlich-geistige Gesundheitszustand eines Menschen vom Gleichgewicht der in ihm wirkenden Lebenshauche abhängt, und zum andern, dass dieses Gleichgewicht durch bewusste Umlenkung des Atemstroms vom einen ins andere Nasenloch willkürlich beeinflusst und verändert werden kann. Die Philosophie des Yoga lehrt uns, dass das Leben, wie es sich um uns abspielt, im Innern unseres eigenen Wesens erschaffen wird, das heisst durch Einflussnahme auf die Zusammensetzung feinster Elemente in unserem Körper verändern wir die chemischen Prozesse des Drüsen- und Nervensystems und damit des gesamten Metabolismus, wodurch auch unser Gemüt und unser Charakter beeinflusst werden. Da der Charakter massgeblich für Form und Verlauf des Schicksals verantwortlich ist, kann man somit direkt darauf einwirken und Veränderungen in Gang setzen.

Svara und das menschliche Gehirn

Wissenschaftler pflegen zu sagen, dass die drei spannendsten Themen des Lebens das Genom, das Gehirn und der Kosmos sind. Yogis reduzieren diese Aufzählung auf einen einzigen Inhalt, nämlich die Yoga-Wissenschaft an sich, in der alle anderen wissenschaftlichen Teilgebiete ihren Platz haben. Darunter spielt das Gehirn eine eminente Rolle, weil es sozusagen als Verbindung zwischen Gott und Mensch, Genom und Kosmos und Materie und Geist wirkt.

Wenn man den menschlichen Körper als das wundervollste Instrument betrachtet, das es in diesem Universum gibt, so muss man das Gehirn als seine Krönung bezeichnen. Diese göttliche Substanz ist gleichzeitig gigantischer Computer, Sender, Empfänger, Transformator und Generator und verbindet die materiellen und geistigen mit den astralen und spirituellen Ebenen.

Das Gehirn ist ein Rezeptor der von der astralen Ebene produzierten Lebens- und Bewusstseinskraft, empfängt aber gleichzeitig auch die gröberen Energien und Schwingungen des Körpers, die über das Gehirn auf den Astralkörper zurückwirken und die dort entstehenden bildhaften Bewusstseinsinhalte verändern.

Unser astrales, geistiges und körperliches Wesen ist analog zum gesamten Universum auf bipolaren elektromagnetischen Energieschwingungen aufgebaut. Einfach ausgedrückt kann man unseren Körper in eine linke, männliche und eine rechte, weibliche Seite aufteilen, aus deren Zusammenspiel sich ein vollständiger Mensch konstituiert. Genauso verhält es sich mit dem Gehirn, das in eine linke, männliche, meist dominante, und eine rechte, weibliche, meist nichtdominante Hemisphäre aufgeteilt ist. Die linke Hirnhälfte speichert und verarbeitet vor allem rationale Inhalte wie unser Sprechvermögen, die rechte mehr das Emotionale wie Empfindungen der Liebe und andere gefühlsmässige Regungen. Da das Hirn als Rezeptor sämtlicher psychophysischer Aktivitäten aber so konzipiert ist, dass die rechte Hemisphäre vor allem die Impulse der linken Körperseite aufnimmt und die linke diejenigen der rechten, verlaufen die Bewegungen im Gehirn gegenläufig, und eine klare Abgrenzung in eine männliche Mondseite und eine weibliche Sonnenseite ist nicht möglich.

Die auf der astralen Ebene angelegten Energiekanäle Ida und Pingala finden ihre Entsprechung in unserem Rückenmark, das eine Verdoppelung der Nervenbahnen aufweist, worin negative und positive Energie auf- und abwärts zirkuliert, aus der die vom Körper benötigte Lebenskraft generiert wird. Nicht nur das zentrale Nervensystem (Gehirn und Rückenmark) und das vegetative Nervensystem (Sympathikus und Parasympathikus), sondern der gesamte menschliche Organismus werden durch diese spiegelbildliche Doppelungsstruktur charakterisiert, die sich bis in die entlegensten Zellen und Atome unseres Körpers fortsetzt, um den Fluss der Lebensenergie zu gewährleisten.

Das Hirn mit seinen zwei Hirnhälften übernimmt die Funktion eines Transformators und Katalysators und verarbeitet auf der einen Seite jeweils die Bewegungen der anderen Körperseite und Hirnhemisphäre. Die Hirnhälften sind durch ein ausgeklügeltes Fasersystem miteinander verbunden und bringen die Zigmilliarden Zellen beider Hemisphären in unmittelbaren Kontakt miteinander, so dass eine eigentliche Verschmelzung von positiven und negativen, weiblichen und männlichen Impulsen stattfindet.

Bewusste Einflussnahme auf den Wechsel von Svara wirkt sich so auf das Gehirn aus, dass eine Verbesserung der Sauerstoffzufuhr gewährleistet und der Austausch zwischen linker und rechter Seite optimiert und verstärkt wird. Dadurch werden Hypothalamus und Hypophyse zu ausgeglichener Zusammenarbeit gebracht, und über den Nervus vagus wird eine bewusste Verbindung zum unbewussten Teil unseres Nervensystems etabliert. Diese Verbindung zum parasympathischen Teil des vegetativen Nervensystems ermöglicht dem Yogi zum Beispiel eine bewusste Verlangsamung des Herzschlags, wodurch der Blutfluss im Gehirn ebenfalls verlang-samt und intensiviert wird. Daraus resultieren wiederum zusätzliche Stimuli auf den Thalamus, der Energielevel des Metabolismus wird angehoben, und in Bauch und Unterleib wird eine starke Hitze produziert. Diese feurigen Energieströme steigen aus den unteren Regionen der Wirbelsäule entlang in den Kopfbereich hoch und bringen das Gehirn durch diese Reizüberflutung dazu, latente Bereiche des Unterbewusstseins freizugeben. Dadurch wird das Grosshirn in seiner Bestrebung unterstützt, die beiden Hirnhemisphären zu einer einzigen zu verbinden. Somit fördert und intensiviert die Beherrschung und Regulierung von Svara die in der dualen Biologie des Gehirns enthaltene evolutionäre Anlage, alle Widersprüche und Gegensätze des menschlichen Daseins durch vollkommenen Austausch zu einer Einheit zu verschmelzen. Der Yogi verwirklicht so das Ideal von Integration und Selbstvollendung.

Svara und die acht Siddhis der Yogis

Die Wissenschaft von Svara ist vom Gott Shiva erschaffen worden, der die Verkörperung des absoluten kosmischen Bewusstseins darstellt. Erreicht ein Yogi den Zustand von Shiva-Tattva, also den gottgleichen Zustand absoluter Bewusstheit, werden in ihm ebensolche göttliche Kräfte wach.

Diese «Siddhi» genannten acht übernatürlichen Verwirklichungen geniessen im Hatha-Yoga einen legendären Ruf und treten dann auf, wenn die Atemkontrolle vollkommen gemeistert ist.

1. ***Animan,*** die Fähigkeit, so klein wie ein Atom zu werden.
2. ***Mahiman,*** die Fähigkeit, so gross wie das ganze Universum zu werden.
3. ***Laghiman,*** die Fähigkeit, ganz leicht zu werden, das heisst, die Erdanziehungskraft zu überwinden und zu levitieren.
4. ***Gariman,*** die Fähigkeit, ungeheuer schwer zu werden, so dass man, wie zum Beispiel ein Berg, nicht mehr bewegt werden kann.
5. ***Prapti,*** die Fähigkeit, sich nach Belieben auszudehnen und sich an irgendeinen Ort im Universum zu bewegen.
6. ***Prakamya,*** die Fähigkeit, Wünsche sofort in Erfüllung gehen und den Willen uneingeschränkt walten zu lassen. Sie entsteht paradoxerweise erst, nachdem der Sadhaka alle persönlichen Wünsche aufgegeben und den eigenen Willen völlig demjenigen Gottes unterworfen hat.
7. ***Vashitva,*** die Fähigkeit, alle Wesen, Dinge und Elemente zu kontrollieren.
8. ***Ishitva,*** die Fähigkeit, wie ein Gott Dinge zu erschaffen und zu vernichten, und die Kraft, auf allen Ebenen und zu allen Zeiten anwesend zu sein.

Neben diesen acht Siddhis gewinnt der Adept eine grosse Zahl weiterer Verwirklichungen und Vervollkommnungen, zum Beispiel eine schöne Erscheinung, Charme und Charisma, körperliche und geistige Kraft und besondere mentale Fähigkeiten wie Hellsichtigkeit, Hellhörigkeit, das Wissen um frühere Existenzen, Gedankenlesen und das Wissen um alle Geheimnisse des gesamten Universums. Er kann seinen Körper nach Belieben verlassen und wieder einnehmen, kann sein eigenes Schicksal und dasjenige anderer Lebewesen lenken und beeinflussen, weiss um die Geheimnisse der Natur und der Zeit und entwickelt einen so starken Willen, dass sich alle Wünsche sofort erfüllen, was zur vollständigen Wunschlosigkeit und zur Befreiung von allen menschlichen Vorstellungen und Beschränkungen führt. Von Yogis wird gesagt, dass sie Krankheiten heilen und selbst den Tod überwinden können.

Dies wird in der «Hathayoga-Pradipika» in Kapitel IV, Vers 103, ausgedrückt: *«Alle Praktiken des Hatha-Yoga führen zum Erfolg im Raja-Yoga. Wer den Raja-Yoga erklommen hat, der wird den Tod überwinden.»*

Yoga ist eine integrale Wissenschaft, die den Menschen auf allen drei Ebenen des Seins, der körperlichen, geistigen und seelischen, als Ganzheit betrachtet. Dadurch wurden die Yogis in die Lage versetzt, das menschliche Wesen und seine Funktionen auf subtilste Art und Weise zu erkennen und die Zusammenhänge gewisser Abläufe nicht nur zu analysieren, sondern Methoden auszuarbeiten, um darauf einzuwirken und bewusste Veränderungen in Gang zu bringen. Svara zum Beispiel ist die Kunst, mit vollem Bewusstsein jeden Schritt in die richtige Richtung zu lenken und die in uns latent vorhandenen Kraftreservoire vollumfänglich auszuschöpfen.

Nach 2 ½ Ghatikas, also nach etwa einer Stunde, wechselt der Atemstrom von einem Nasenloch zum andern. Dadurch wird jeweils eine Seite des Körpers mehr mit Sauerstoff versorgt, und durch die darin enthaltene Lebensenergie Prana wird entweder der Mondkanal Ida oder der Sonnenkanal Pingala aktiviert. Daraus ensteht die energetische Grundlage unseres Seins und Wesens, und zwar in einer rudimentären, nicht sehr subtilen Form. Da die Vayus oder Lebenshauche flüchtiger sind als Gase, wechseln sie nicht nur stündlich, sondern in jedem Augenblick und bei jeder geringsten körperlichen und geistigen Bewegung ihre Form und Zusammensetzung. Das bedeutet, dass sie kaum je in vollkommenem Gleichgewicht sind, denn um dieses Gleichgewicht aufrechtzuerhalten, müsste der Atemstrom in viel kürzeren Zeitabständen von der einen auf die andere Seite wechseln, um immer die in jedem Moment benötigte Grundenergie zu erzeugen. Durch diese relativ träge energetische Basis kann der normale Mensch einerseits sein volles, göttliches Potential nie ausschöpfen, und anderseits wird er sehr anfällig für Krankheiten, die allesamt ihren Ursprung in der Disharmonie der Lebensenergien haben. Prana ist nicht nur die höchste dieser Lebenskräfte, sondern auch imstande, alle anderen dieser ätherischen Energien zu kontrollieren. Durch bewusste Umlenkung des Pranastroms können Yogis das ideale Gleichgewicht aller Vayus im Körper aufrechterhalten, was sie zu vollkommen bewussten Wesen macht, die ihr latent vorhandenes Kraftpotential voll nutzen und all die geheimnisvollen Zusammenhänge zwischen innerer und äusserer Welt zu einer machtvollen Synthese vereinigen können.

Um Svara zu meistern, braucht es einen Guru, der Prana vollkommen beherrscht und dadurch in der Lage ist, wie ein Stellvertreter Gottes auf Erden zu wirken. Die Bedeutung eines vollendeten Lehrers kann nicht genug betont werden, denn ohne Anleitung von innen kann ein Sadhaka das Wesen und Wirken der subtilen Vorgänge im Körper anfänglich nicht verstehen. In den alten Yoga-Schriften wird diese überragende Bedeutung des Gurus wiederholt erwähnt. Es wird sogar gesagt, dass es weniger schlimm sei, sich den Zorn Gottes zuzuziehen als den Zorn des Gurus.

In der «Shiva-Samhita» wird in Kapitel III, Vers 11–14, darauf hingewiesen: *«Nur das Wissen, das direkt den Lippen eines Gurus entspringt, ist mächtig und nutzbringend. Alles andere bringt keine Früchte hervor, ist schwach und führt nur zu Schmerzen. – Wer wissensdurstig ist und sich dem Guru voll und ganz hingibt, erlangt die Früchte dieses Wissens mit Leichtigkeit. – Es gibt nicht den geringsten Zweifel, dass der Guru Vater, Mutter und sogar Gott ist. Aus diesem Grund sollte ihm hingebungsvoll in Gedanken, Worten und Taten gedient werden. – Durch die Gnade des Gurus erhält der Suchende alles, was für ihn nützlich und förderlich ist. Deshalb sollte man den Guru täglich verehren, denn ohne ihn entsteht nichts Glückverheissendes.»*

Der Einfluss von Svara auf die Gesundheit

Meisterschaft über Svara führt zu den höchsten Yoga-Stufen, die es zu erreichen gilt. Sie entsteht durch systematisches Üben der Kriyas, Asanas und Pranayamas, und nur wer bereit ist, mit Hingabe und Geduld den Weg zu gehen, kann es darin zum Erfolg bringen.

Um Svara zu verstehen, muss man sich zuallererst über gewisse grundlegende Auswirkungen dieses Wechsels des Atemstroms im Klaren sein: Kopfschmerzen zum Beispiel entstehen meist dann, wenn der Atemstrom durchs rechte Nasenloch fliesst. Wenn man sich davon befreien will, genügt es demnach, den Atemstrom ins linke Nasenloch umzulenken. Dieser Wechsel des Atemstroms genügt, um bereits in wenigen Minuten den Schmerz abklingen zu lassen. Leidet man unter Schmerzen im Unterleib, so fliesst der Atemstrom zumeist durchs linke Nasenloch. Es bedarf hier also einer Umlenkung des Atemstroms ins rechte Nasenloch, damit Bauchschmerzen in kurzer Zeit verschwinden. Selbstverständlich gibt es Ausnahmen von dieser Regel, aber mit zunehmender Intuition wird es einem Menschen möglich sein, bei auftretenden Unpässlichkeiten den Fluss der Atmung sofort zu bestimmen und zu verändern.

Kontrolle des Atemstroms

Die einfachste Art, den Atemstrom vom linken ins rechte Nasenloch zu lenken, besteht darin, dass man sich auf die linke Seite legt, worauf der Atemstrom nach kurzer Zeit ins rechte Nasenloch wechselt. Will man ihn wieder zurück ins linke Nasenloch lenken, legt man sich ganz einfach auf die rechte Seite.

Dieser Effekt der Seitenlage auf die Atmung ist einer der Gründe, wieso wir uns während der Nacht von einer Seite auf die andere drehen und wenden, damit auch im Schlaf dieses Gleichgewicht der Vayus aufrechterhalten bleibt.

Da bei allen Yoga-Praktiken der Atmung grosse Bedeutung zukommt, wird dadurch ganz langsam und stetig das Bewusstsein für Svara geschärft. Wenn ein Sadhaka das Wesen dieser hohen Wissenschaft gründlich erlernen und verstehen will, so gibt es dazu eine ganze Anzahl von Asanas, die als Fundament für die Beherrschung von Svara dienen. Bei vielen wechselseitigen Yoga-Stellungen wird automatisch der Atemstrom vom einen ins andere Nasenloch umgelenkt, was bei konzentriertem Üben spürbar wird. Fünf Stellungen gelten als besonders nützlich, um diese Wissenschaft der bewussten Atemkontrolle zu meistern. Um ihr Potential voll auszuschöpfen, müssen sie für längere Zeit gehalten werden können.

1. Gomukhasana (Kuhkopf; S. 209)

Die Kuhkopf-Stellung ist die ideale Vorbereitung, um die Atmungsorgane zu reinigen und mit neuer Kraft und Gesundheit zu erfüllen. Wenn man längere Zeit in der Stellung verharrt, wird die Konzentration automatisch auf den Atem und die Atembewegung gelenkt, wodurch intuitiv das Gefühl für die subtileren Aspekte dieses lebenserhaltenden Vorgangs entsteht. Die hauptsächliche Wirkung von Gomukhasana besteht in der wechselweisen Aufhebung der Atemtätigkeit in einem der Lungenflügel und der damit einhergehenden Reinigung der Alveolen, wobei jeweils auch Svara umgelenkt wird. Verharrt man täglich mindestens zehn Minuten auf jeder Seite in dieser Stellung, wird das Bewusstsein für den Atemvorgang sehr intensiviert, weshalb Gomukhasana von den Adepten des Hatha-Yoga als bedeutungsvoll angesehen wird, um die notwendige Basis zur Bemeisterung des Atems zu schaffen.

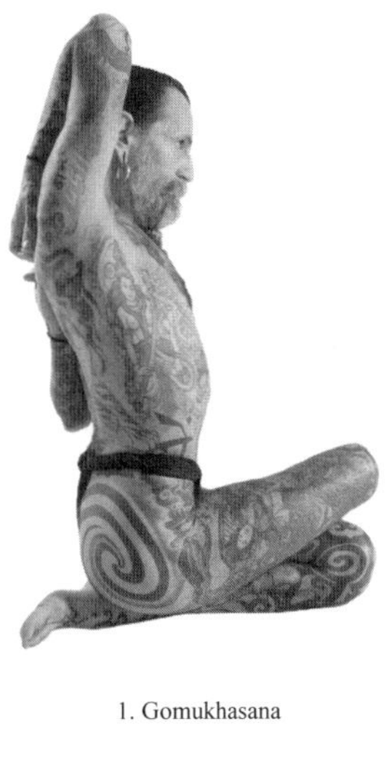

1. Gomukhasana

2. Asha-Asana (Hoffnungsstellung; S. 279)

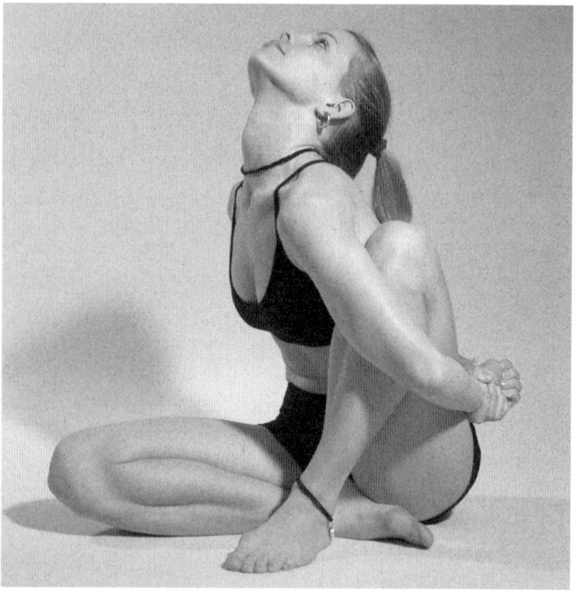

2. Asha-Asana

Die Hoffnungsstellung ist im wahrsten Sinn des Wortes ein Hoffnungsträger für alle diejenigen, die in die höheren Sphären des Yoga eindringen möchten. Da diese Haltung ziemlich einfach ist, vermag man sie mit zunehmender Übung ohne Anstrengung für längere Perioden zu halten, wodurch der Bewusstseinsprozess in verstärktem Mass fortschreitet. Wie gesagt kann man Svara nicht intellektuell meistern, es bedarf dazu der kontinuierlichen Entwicklung der verschiedenen Bewusstseinsebenen, worunter diejenige des Körperbewusstseins am Anfang Priorität hat. Durch verstärkte Wahrnehmung von Vorgängen des autonomen Nervensystems entsteht Kontrolle darüber, wodurch wiederum die Intuition zunimmt, so dass schichtweise all die mysteriösen Geheimnisse freigelegt werden, die unseren Wesenskern umhüllen.

3. Takiyasana (Kopfkissen; S. 276)

In dieser Stellung wird durch Druck auf Nerven in verschiedenen Teilen des Körpers rasch die physische Voraussetzung geschaffen, um den Geist auf wichtige energetische Vorgänge im eigenen Innern zu lenken. Takiyasana sieht relativ einfach und unkompliziert aus, birgt in sich aber ein Potential, das dem Sadhaka die Türen zu verborgenen Kammern öffnet. Die Stellung ist ein ideales Beispiel für die Überlegenheit des Hatha-Yoga, der in unvergleichlicher Art und Weise auf alle Bereiche des menschlichen Wesens einwirkt, indem an der körperlichen Basis gearbeitet wird. Auch hier ist die Zeitdauer und die Regelmässigkeit der Praxis von ausschlaggebender Bedeutung, und nur wer bereit ist, jahrelang auf diesem Kopfkissen zu ruhen, wird dadurch den Zustand von Yoga-Nidra erfahren, diesen mystischen Schlaf der Yogis, der für Eingeweihte gleichbedeutend mit Samadhi ist.

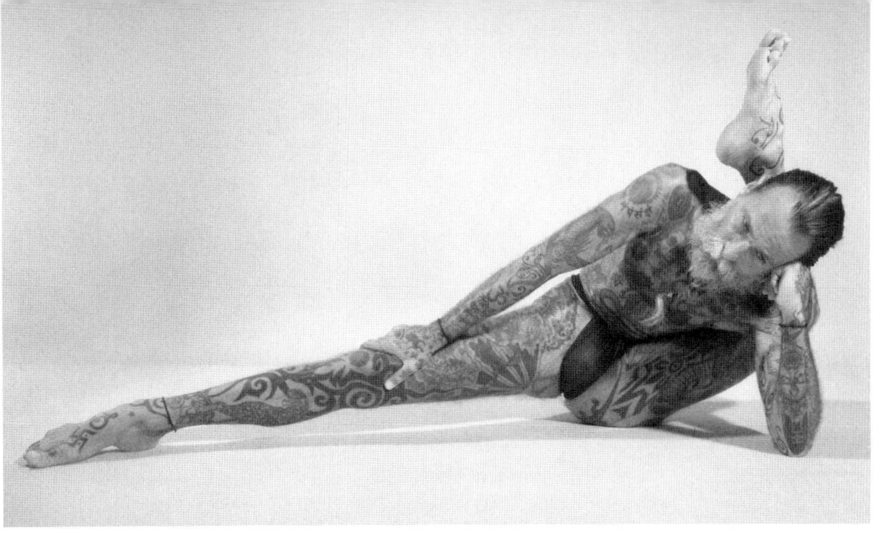

3. Takiyasana

4. Mrigasana (Antilope; S. 204)

Diese Stellung spielt ebenfalls eine bedeutende Rolle, wenn man sich in die Wissenschaft von Shiva-Svarodaya vertiefen will. Durch den jeweiligen Druck des Fusses in eine Achselhöhle wird der Strom des Atems ins entgegengesetzte Nasenloch umgeleitet, was sich dann in subtilster Weise auf die Energien im Unterleib auswirkt. Die Stellung bewirkt ausserdem eine Kontraktion und Aktivierung einiger Nervenzentren im Hüftbereich, was durch die gleichzeitige Umlenkung des Atemstroms mit der damit verbundenen Energetisierung der entsprechenden Nadis ziemlich rasch zu einem starken Energiefluss im gesamten Unterleib führt. Dadurch entsteht die Basis für yogische Konzentration, die ohne diese feurigen Energieströme nicht möglich ist. Die Stellung ist neben den in Teil IV beschriebenen Auswirkungen ein grossartiges Beispiel für die wundervolle Wirkensweise des Hatha-Yoga, der von den Eingeweihten zu Recht mit Raja-Yoga, dem königlichen Yoga-Weg, gleichgesetzt wird. Wer es schafft, bis in dieses Reich

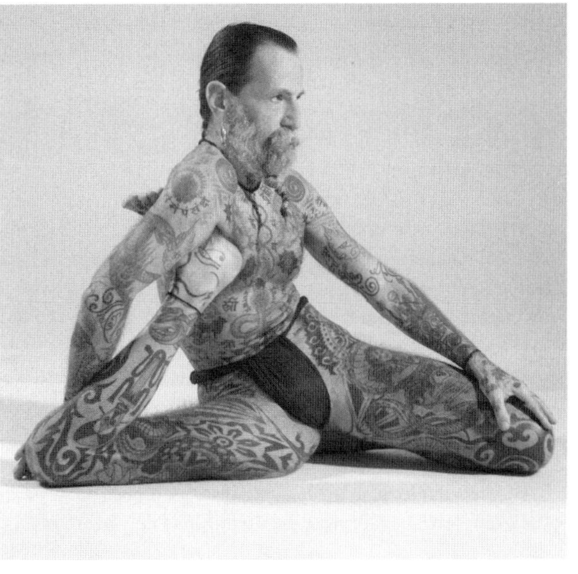

4. Mrigasana

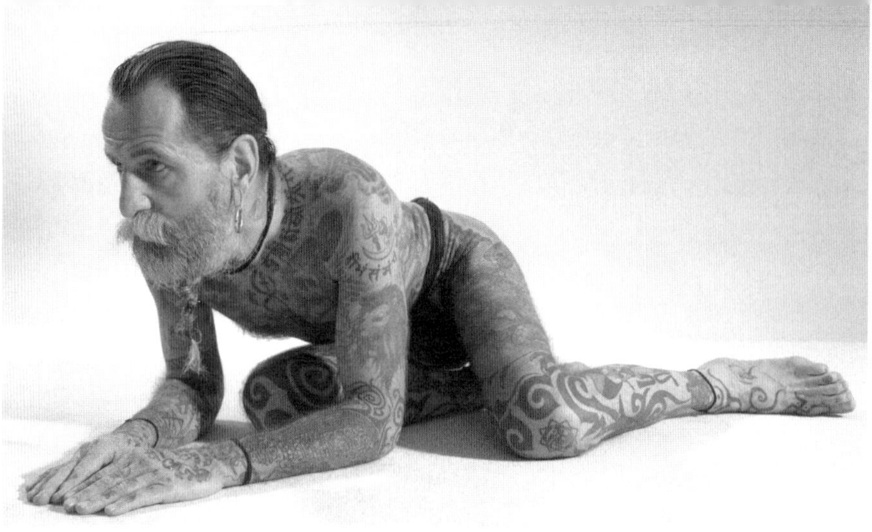

5. Vrishabhasana

der subtilen Energien vorzustossen, wird die einzigartige Überlegenheit dieser göttlichen Techniken am eigenen Leib erfahren und mit allen anderen Adepten in das Loblied auf Shiva, den Begründer des Yoga, und seine wunderschöne Shakti, einstimmen.

5. Vrishabhasana (Stier; S. 212)

Durch diese Körperhaltung wird die Atmung verbessert, und eine verstopfte Nase wird frei. Menschen, die oft ein Nasenloch verstopft haben, können dieses mit Hilfe von Vrishabhasana öffnen, indem Sie die Beine auf die entgegengesetzte Seite des verstopften Nasenlochs legen. Ist also das linke Nasenloch verstopft, müssen die Beine auf die rechte Seite gelegt werden.

Die Stellung ist sehr einfach auszuführen, birgt in sich aber ein riesiges Potential. Wenn man Sie entsprechend den Anleitungen eines erfahrenen Lehrers zusammen mit den drei Bandhas praktiziert, vermag sie schnell ein konzentriertes, meditatives Gefühl herzustellen und den Fokus des Übenden auf den Atem zu richten, der dabei leise und fein wird. Diese Verminderung der Atemtiefe ist für die Yogis von allergrösster Bedeutung, denn dadurch wird der Same für Kevala-Kumbhaka in das Wesen des Sadhaka gelegt. Wird diese Saat mit Hingabe gepflegt, geht sie mit Sicherheit auf und beglückt den Suchenden mit wunderbarer Frucht.

Vollendete Yogis wenden in der Regel Khecari-Mudra an, um den Atemstrom umzulenken (S. 415). So können Sie in jeder beliebigen Körperstellung beim Üben, Gehen und Stehen jederzeit mit subtilem Druck der Zungenspitze die Nervenenden von Ida und Pingala in der Nasenhöhle beeinflussen, wodurch der Fluss des Atems vom einen ins andere Nasenloch umgeleitet werden kann. Wird auf Ida-Nadi ein entsprechender Stimulus ausgeübt, wechselt der Atemstrom ins rechte Nasenloch, stimuliert man Pingala-Nadi, wechselt er auf die linke Seite.

Adepten entdecken im Verlauf ihrer Sadhana noch weitere subtile Methoden, um durch Druck auf gewisse Körperstellen den Fluss von Svara zu verändern.

Die verschiedenen Arten von Sahita-Kumbhaka

Kumbhaka heisst Atemanhalten und wird von den Yogis in zwei Kategorien aufgeteilt: Sahita-Kumbhaka und Kevala-Kumbhaka.

Sahita-Kumbhaka ist Atemanhalten mit Puraka (Einatmung) und Recaka (Ausatmung). Die Atemtätigkeit verläuft also normal und wird vom bewussten Willen des Übenden unterstützt und in Gang gehalten.

Wird der Atem nach Puraka angehalten, heisst das Antar-Kumbhaka (inneres Atemanhalten), wird er nach Recaka angehalten, heisst es Bahya-Kumbhaka (äusseres Atemanhalten).

Kevala-Kumbhaka ist spontanes Atemanhalten ohne Puraka und Recaka. Es ist die höchste Form von Pranayama und tritt auf, wenn der Sadhaka die Schwelle zur Meditation überschreitet und die höheren Stufen des Ashtanga-Yoga betritt: Pratyahara (Loslösung der Sinne von der Aussenwelt), Dharana (vollkommene Konzentration nach innen), Dhyana (tiefste Meditation und Trance).

Kevala-Kumbhaka ist der Schlüssel zu Samadhi, dem Zustand höchster göttlicher Selbstverwirklichung, und tritt nur auf, wenn der Yogi Asana und Pranayama gemeistert hat.

«So wie Löwen, Elefanten und Tiger nach und nach dem Willen unterworfen und langsam dressiert werden, so sollte man auch die Beherrschung des Atems üben, ansonsten man dadurch getötet wird.» (Hathayoga-Pradipika, Kapitel II, Vers 15)

«Sind die Nadis mit Unreinheiten angefüllt, so kann der Atem nicht durch den mittleren Kanal Sushumna fliessen. Wie könnte so Erfolg und der mystische Zustand von Unmani entstehen? – Wenn das gesamte Nadi-System, das voller Verunreinigungen ist, gesäubert wurde, wird der Yogi fähig, die Lebenskraft Prana zu kontrollieren. – Aus diesem Grund sollte man täglich mit klarem und wachem Verstand Pranayama üben, damit die Sushumna frei von allen Unreinheiten wird.» (Hathayoga-Pradipika, Kapitel II, Vers 4–6)

1. Anuloma-Viloma oder Nadi-Shodhana-Pranayama *(wechselseitige Nadi-Reinigung)*

Das Wort «Loma» bezeichnet die Körperbehaarung von Mensch und Tier. «Anuloma» bedeutet demzufolge «mit dem Strich (des Haars)» und «Viloma» «gegen den Strich (des Haars)». Dieses reinigende Pranayama ist der Einstieg in den Bereich der höheren Atemkontrolle und sollte unter keinen Umständen übergangen werden. Dadurch wird der Organismus an die durch Kumbhaka entstehende Belastung gewöhnt, so dass keine Unfälle passieren. Jeder Übende muss sich bewusst sein, dass durch längeres Atemanhalten ein recht grosser innerer Druck entsteht, dem die Organe nur nach angemessener Vorbereitung standhalten können, ohne Schaden zu nehmen.

Wer noch nicht für Pranayama reif ist, sollte regelmässig und ausdauernd Yogasana und Tribandhasana üben, bis der Lotos-Sitz, die Verschlüsse und die ersten Schritte von Kumbhaka gemeistert sind.

In der «Gheranda-Samhita» wendet sich in Kapitel V, Vers 34–35, der Schüler Candakapali folgendermassen an den grossen Yogi Gheranda: *«O Quell des Erbarmens! Wie werden die Nadis gereinigt? Wodurch kann man diese Reinigung vollziehen? Ich möchte das alles lernen, deshalb erkläre es mir!»*

Gheranda erwidert ihm: *«Solange die Nadis voller Verunreinigungen sind, kann der Vayu nicht darin fliessen. Wie könnte man so Pranayama verwirklichen? Wie könnte man so die Wahrheit erkennen? Deshalb sollten zuerst die Nadis gereinigt werden, und dann sollte man Pranayama üben.»*

Es gibt zwei verschiedene Arten der Nadi-Reinigung: Nirmanu und Samanu. Nirmanu (ohne Mantra) ist die Reinigung der Nadis durch die Reinigungsübungen von Shat-Karma (S. 78). Wenn diese grundlegende Säuberung der Energiebahnen genügend vorangetrieben wurde, beginnt man mit der wechselseitigen Nadi-Reinigung durch Prana, die Samanu (mit Mantra) genannt wird, da die Yogis für die Dauer des Atemanhaltens gewöhnlich Bija-Mantras, den Keimsilben, rezitierten, um die verlangten Zeitintervalle oder Matras einzuhalten. Ein Matra entspricht ungefähr einer Sekunde, einem normalen Atemzug oder dem Aussprechen der Zahl 25. Durch die Verwendung der Bija-Mantras, die eine zutiefst mystische Bedeutung und Kraft haben, wird dem Prozess der Reinigung noch eine zusätzliche Dynamik verliehen. Jedes der Cakras enthält als Grundschwingung eine solche Keimsilbe, und auch jede Gottheit kann durch eine solche verehrt und angerufen werden, zum Beispiel der elefantenköpfige Ganesha mit den Bijas «Gam» oder «Glaum», die Göttin Durga mit dem Bija «Dum», der Gott Shiva mit «Hum», die Göttin Kali mit «Krim», die Weisheitsgöttin Sarasvati mit «Aim», der Liebesgott Kama mit «Klim» und die Glücksgöttin Lakshmi mit «Shrim». Wer sich für diesen Aspekt der rituellen tantrischen Verehrung interessiert, findet in der hinduistischen Literatur zahlreiche Quellen mit näheren Erläuterungen.

Das Anhalten des Atems (Kumbhaka) wird ebenfalls unterteilt, und zwar in Sagarbha, das Zählen der Zeiteinheiten beim Atemanhalten mit Bija-Mantras, und Nirgarbha, das Zählen der Matras ohne Bija-Mantra.

Wenn der Atem nach erfolgter Einatmung angehalten wird, nennt man das Antar-Kumbhaka («inneres» Atemanhalten), nach erfolgter Ausatmung Bahya-Kumbhaka («äusseres» Atemanhalten). Antar-Kumbhaka bildet den energetischen Kern aller Pranayamas, während Bahya-Kumbhaka in der Regel nur bei Techniken Verwendung findet, in denen Uddiyana-Bandha notwendig ist, wie Bhastra-Kumbhaka (S. 386), Maha-Vedha (S. 347) und Tribandhasana (S. 349).

Normalerweise wird Pranayama nach der Nirgarbha-Methode ausgeführt, das heisst die Zeiteinheiten werden durch Zählen der Matras gemessen, was eine einfache und noch dazu sichere Methode ist.

Stellung: Nehmen Sie Padmasana ein, indem Sie den linken Fuss auf den rechten und den rechten Fuss auf den linken Oberschenkel legen. Halten Sie den Rücken gerade, und achten Sie darauf, dass beide Knie den Boden berühren.

Die linke Hand liegt im Schoss oder auf dem linken Knie, die rechte Hand wird zum wechselweisen Verschliessen der Nasenlöcher benutzt, indem der Daumen das rechte und Mittel- und Ringfinger das linke Nasenloch verschliessen. Die dadurch entstehende Handstellung ist die sogenannte Damaru-Mudra, die symbolisch die Geste darstellt, mit der Shiva Nataraja als Schöpfer in der Rechten seine Damaru, eine sanduhrförmige Trommel, in den Fingern hält. Ihr Klang ist die erste und zarteste Offenbarung des Absoluten in der Welt der Erscheinungen und begleitet seinen wilden Tandava-Tanz. Das Feuer in seiner Linken symbolisiert die Vernichtung des gesamten Universums.

Die Fingerhaltung beim Verschliessen der Nasenlöcher wird in verschiedenen Quellen auf unterschiedliche Art und Weise gelehrt. Die orthodoxe Methode entsprechend der «Hathayoga-Pradipika» ist das Verschliessen des rechten Nasenlochs mit dem Daumen und des linken Nasenlochs mit kleinem Finger und Ringfinger, wobei Zeige- und Mittelfinger an die Handfläche gedrückt werden.

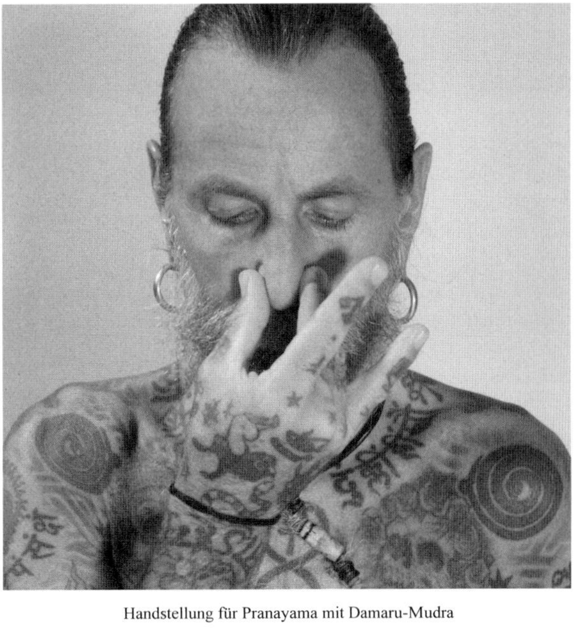

Handstellung für Pranayama mit Damaru-Mudra

Übung: Der Vorgang von Pranayama besteht aus Einatmung (Puraka), Atemanhalten (Kumbhaka) und Ausatmung (Recaka). Das Mass der jeweiligen Dauer beträgt 1:4:2, also ein Intervall für die Einatmung, vier Intervalle Atemanhalten und zwei Intervalle für die Ausatmung. Die Länge der Intervalle soll kontinuierlich ausgedehnt werden, bis man das Zeitmass von 20 Matras erreicht hat (Puraka 20 Sek. – Kumbhaka 80 Sek. – Recaka 40 Sek.) Diese Steigerung soll aber langsam erfolgen, damit man den Organismus nicht überbelastet.

In der «Gheranda-Samhita» wird die Dauer von Kumbhaka in drei Kategorien aufgeteilt:

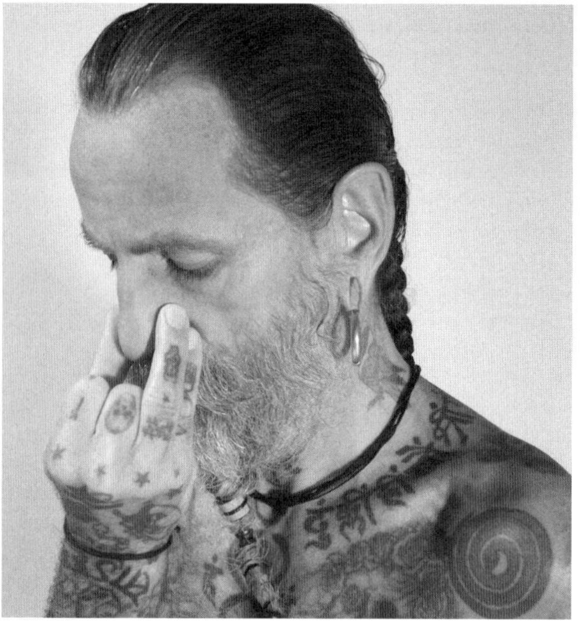

Handstellung für Pranayama entsprechend der «Hathayoga-Pradipika»

Anfangsstufe: Puraka 12 Sekunden – Kumbhaka 48 Sekunden – Recaka 24 Sekunden
Mittelstufe: Puraka 16 Sekunden – Kumbhaka 64 Sekunden – Recaka 32 Sekunden
Oberstufe: Puraka 20 Sekunden – Kumbhaka 80 Sekunden – Recaka 40 Sekunden

Diese Obergrenze von Kumbhaka muss nicht etwa überschritten werden, um den Zweck dieses reinigenden Pranayamas zu erfüllen, denn Kevala-Kumbhaka, absolutes und spontanes Atemanhalten, kann nicht mit Gewalt erreicht werden.

Die Beherrschung von Prana muss ganz langsam und schrittweise erfolgen. Anfänger sollten deshalb den Einstieg sogar noch tiefer wählen, zum Beispiel Einatmung 4 Sekunden – Atemanhalten 16 Sekunden – Ausatmung 8 Sekunden.

Bei Anuloma-Viloma sieht eine Runde für Einsteiger folgendermassen aus:

1. Verschliessen Sie mit dem Daumen das rechte Nasenloch, und atmen Sie tief durch das linke Nasenloch ein, indem Sie langsam bis vier zählen.
2. Verschliessen Sie beide Nasenlöcher, halten Sie den Atem an, und zählen Sie langsam bis 16.
3. Öffnen Sie das rechte Nasenloch, und atmen Sie langsam aus, wobei Sie bis acht zählen.
4. Atmen Sie durch das rechte Nasenloch ein, wobei Sie bis vier zählen.
5. Verschliessen Sie beide Nasenlöcher, und halten Sie den Atem an, wobei Sie bis 16 zählen.
6. Öffnen Sie das linke Nasenloch, und atmen Sie langsam aus, indem Sie bis acht zählen.

Das ist eine Runde. Beginnen Sie wieder auf der linken Seite, und führen Sie diese Übung Runde für Runde für die Zeitdauer von etwa 15 Minuten aus. Wechseln Sie dann die Fussstellung und führen Sie Anuloma-Viloma erneut für 15 Minuten aus.

Mit zunehmender Praxis wird die Zeitdauer der einzelnen Intervalle erhöht, bis man bequem und ohne grosse Anstrengung in der Lage ist, die angegebene Zeitdauer für die Mittelstufe einzuhalten. Dafür ist die gleichzeitige Ausführung der Bandhas Vorschrift!

Fortgeschrittene Sadhakas führen während der Praxis von Anuloma-Viloma die Verschlüsse Mula-Bandha und Jalandhara-Bandha aus, um dadurch das Einschliessen und Bewegen der Energien im Körper zu gewährleisten.

Eine Übungsrunde sieht für Mittel- und Oberstufe folgendermassen aus:

1. Sitzen Sie in Padmasana, die linke Hand im Schoss und die rechte in Damaru-Mudra an der Nase. Führen Sie gleichzeitig Mula-Bandha und Jalandhara-Bandha aus. Verschliessen Sie mit dem Daumen das rechte Nasenloch, und atmen Sie durch das linke Nasenloch ein, indem Sie bis 16 zählen.
2. Verschliessen Sie beide Nasenlöcher, und führen Sie Kumbhaka aus, wobei Sie bis 64 zählen.
3. Öffnen Sie dann das rechte Nasenloch, und atmen Sie langsam aus, wobei Sie bis 32 zählen.
4. Atmen Sie durch das rechte Nasenloch ein, indem Sie bis 16 zählen.
5. Verschliessen Sie beide Nasenlöcher, und zählen Sie bis 64.
6. Öffnen Sie das linke Nasenloch, und atmen Sie langsam aus, wobei Sie bis 32 zählen.

Wiederholen Sie das Pranayama für 15 Minuten, wechseln Sie dann die Stellung der Füsse, und beginnen Sie erneut, 15 Minuten lang dieselbe Atemübung durchzuführen. Die zwei Verschlüsse Mula-Bandha und Jalandhara-Bandha sollten ununterbrochen gehalten werden.

Wenn Sie dieses Zeitmass ohne Anstengung beherrschen, steigern Sie die Anzahl der Matras auf das Mass der Oberstufe (20:80:40).

Wirkung und Nutzen: Durch regelmässige Ausführung dieser Atemtechnik wird das gesamte Nadi-System von Unreinheiten befreit, und der Geist kommt zur Ruhe. Ida- und Pingala-Nadi werden aktiviert, was wiederum eine Vorbedingung ist, um in Bauch und Unterleib die notwendige Hitze zu erzeugen, durch welche Kundalini geweckt wird. Der Körper wird gesund, schlank und strahlend. Anhaltendes Praktizieren führt zur Erlangung von Yoga-Kräften.

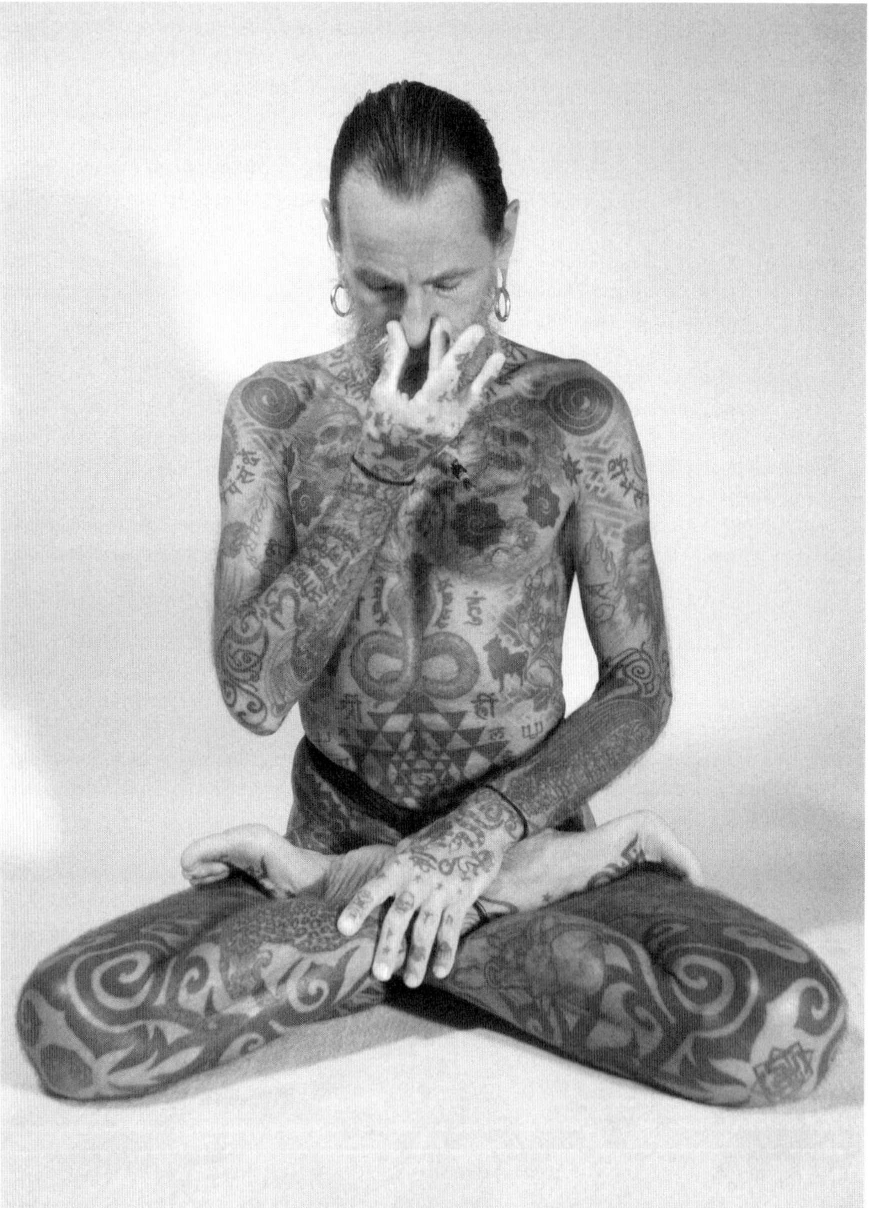

1. Sitzhaltung und Fingerstellung für Anuloma-Viloma und Surya-Bhedi

In der Lehrschrift «Shiva-Samhita» wird empfohlen, vier Mal täglich zu den festgelegten Zeiten, das heisst bei Tagesanbruch, am Mittag, am Abend und vor Mitternacht, 20 Kumbhakas auszuführen. Weiter steht in Kapitel III, Vers 26–29: *«Wenn man so mit Beständigkeit während drei Monaten jeden Tag übt, werden die Nadis im gesamten Körper mit Sicherheit von allen Unreinheiten befreit. – Wenn der die Wahrheit erkennende Yogi dergestalt seine Energiebahnen reinigt, werden alle seine Krankheiten und Gebrechen beseitigt, und er erreicht die erste Stufe der höheren Yoga-Praxis, die Arambha genannt wird. – Gewisse körperliche Anzeichen weisen darauf hin, dass ein Yogi seine Nadis von sämtlichen Verunreinigungen befreit hat. Ich werde diese verschiedenen Anzeichen kurz aufzählen. – Der Körper eines Menschen, der diese Atemkontrolle praktiziert, entwickelt sich harmonisch, verströmt einen wohlriechenden Duft und ist schön und lieblich anzusehen.»*

2. Surya-Bhedana oder Surya-Bhedi *(Durchstechen der Sonne)*

Gheranda sagte zu Candakapali: *«Ich habe Dir Sahita-Kumbhaka erklärt, nun lerne Surya-Bhedana. Atme mit aller Kraft die äussere Atemluft durch den Sonnenkanal ein, halte diese Luft mit grösster Sorgfalt zurück und führe dabei Jalandhara-Bandha aus. Dehne Kumbhaka so lange aus, bis der Schweiss aus den Fingernägeln und den Haarwurzeln herausfliesst.»* (Gheranda-Samhita, Kapitel V, Vers 59–60)

Stellung: Setzen Sie sich in Padmasana auf den Boden und legen die Finger der rechten Hand in Damaru-Mudra an die Nase. Führen Sie den Hals-Verschluss (Jalandhara-Bandha) aus, und richten Sie die Augen in Nasikagra-Drishti auf die Nasenspitze.

Übung: Wie bei allen Pranayamas gibt es auch hier verschiedene Stufen und Schwierigkeitsgrade, und es empfiehlt sich, mit einer einfachen Variante zu beginnen:

1. Verschliessen Sie mit Mittel- und Ringfinger der rechten Hand das linke Nasenloch, und ziehen Sie langsam Luft durch das rechte Nasenloch ein.
2. Verschliessen Sie beide Nasenlöcher und halten Sie so lange wie möglich den Atem an, wobei Sie zusätzlich Mula-Bandha ausführen.
3. Nun öffnen Sie das linke Nasenloch und atmen langsam und geräuschlos durch den Mondkanal wieder aus.

Führen Sie diese einseitige Atemübung für etwa 15 Minuten durch und wechseln dann die Stellung der Füsse. Wiederholen Sie Surya-Bhedi erneut für 15 Minuten.

Nachdem Sie sich an die Übung gewöhnt haben, können Sie Puraka, Kumbhaka und Recaka wiederum mit genau definierten Zeiteinheiten (Matras) ausführen. Dies wird ebenfalls in Padmasana und in Verbindung mit Jalandhara-Bandha und Nasikagra-Drishti praktiziert:

1. Verschliessen Sie mit Mittel- und Ringfinger der rechten Hand das linke Nasenloch, und ziehen Sie langsam den Atem durch das rechte Nasenloch ein, indem Sie bis zwölf zählen.

2. Verschliessen Sie beide Nasenlöcher, und halten Sie den Atem an, indem Sie bis 48 zählen. Führen Sie dabei Mula-Bandha aus.
3. Nun öffnen Sie das linke Nasenloch und atmen langsam aus, indem Sie bis 24 zählen.

Wiederholen Sie diese einseitige Atemübung für etwa 15 Minuten, und wechseln Sie dann die Stellung der Füsse, um erneut eine Runde von 15 Minuten durchzuführen. Steigern Sie die Länge der Zeitintervalle, bis Sie das Mass 20:80:40 erreicht haben.

Mit zunehmender Übung sollten Sie versuchen, beim Anhalten des Atems alle drei Verschlüsse auszuführen, indem Sie gleichzeitig Jalandhara- und Mula-Bandha halten und dazu noch die Bauchdecke nach vorn pressen (Udara-Bandha).

Wirkung und Nutzen: In der «Hathayoga-Pradipika» beschreibt der Yogi Svatmarama in Kapitel II, Vers 50 den Nutzen dieser Atemübung folgendermassen: *«Dieses vortreffliche Surya-Bhedana, das man immer und immer wieder üben sollte, reinigt den Kopf, vernichtet Krankheiten der Atemwege und beseitigt alle durch Würmer entstehende Verdauungsstörungen.»*

Durch regelmässige Ausführung dieses Pranayamas wird der Sonnenkanal gereinigt und aktiviert, das heisst, Pingala-Nadi wird von allen Unreinheiten befreit und zu verstärkter Aktivität gebracht. Durch dieses einseitige Ansteigen des Energieflusses im Körper wird ebenfalls der Mondkanal Ida-Nadi in seiner Funktion verstärkt, wodurch im Körper Hitze entsteht, die notwendig ist, um Kundalini zu wecken.

Der Sonnenkanal Pingala ist Träger der weiblichen, solaren, aktiven und feurigen Energie. Er trägt in sich das Prinzip von Shakti und vermag durch seine Kraft den Mondkanal Ida ebenfalls zu reinigen, zu aktivieren und zu verstärkter Tätigkeit zu zwingen. Wie in den alten Schriften der Hindus an verschiedenen Stellen erklärt wird, ist der Gott Shiva ohne Shakti nur «Shava», das heisst ein Leichnam. Die Kraft der weiblichen, schöpferischen, das ganze Universum gestaltenden Urenergie allein macht aus ihm einen lebendigen Gott. Wenn also ein Yogi in sich das kosmische Bewusstsein von Shiva verwirklichen möchte, benötigt er dazu die Hilfe von Shakti, womit gesagt wird, dass ohne die Erweckung dieser Kraft Selbstverwirklichung im Yoga unmöglich ist.

Die Richtigkeit dieser Behauptung lässt sich einfach anhand der Gestirne belegen: Shiva, der Mond, wird nur sichtbar, wenn er von den Strahlen der Sonne, der Shakti, beleuchtet wird. Ohne sie würde alles im Dunkel der Formlosigkeit verschwinden, und nur sie vermag allen Dingen in diesem Universum Gestalt und Leben zu verleihen.

Damit wird erklärt, warum die grossen Yogis Surya-Bhedi, eine Atemübung zum Durchstechen des Sonnenkanals, nicht aber Candra-Bhedi, eine solche zum Durchstechen des Mondkanals, entwickelt haben. Sie waren Shaktas, Verehrer der Shakti, und sie wussten, dass es die Kraft der Sonne braucht, um die linke, lunare Seite ebenfalls zu verstärkter Aktivität anzuregen und dadurch den körperlichen Elektromagnetismus zu steigern. Ein Durchstechen des Mondkanals allein birgt Gefahren in sich, denn dadurch würde sich die lunare, kühle, negative Energie verstärken, ohne dass dadurch der Sonnenkanal angeregt würde. Das wiederum würde bewirken, dass eine Art körperliche «Eiszeit» entsteht, wodurch die latent vorhandenen Kräfte im Menschen in einen Winterschlaf versinken. Ziel des Yoga ist es aber, in progressiver Art und Weise Verschüttetes wieder auszugraben, Dunkles zu beleuchten und Erstarrtes durch Wärme lebendig zu machen.

Echte Yogis sind Sonnenanbeter, und Sonnenbaden nimmt innerhalb der Sadhana einen wichtigen Platz ein. Durch diese Hingabe an das göttlichste unter den Gestirnen erwacht das Bewusstsein für die Schönheit und Mystik des gesamten Planetariums, und die Magie und Faszination des Mondes und der dunklen Seite des Menschen kann sich dem von der inneren und äusseren Sonne durchglühten Adepten gefahrlos offenbaren.

Surya-Bhedi weckt durch ständige Praxis die innere Hitze und befreit dadurch den Körper von allen Verunreinigungen, was ihn strahlend und gesund macht. Durch das Erwachen der Kundalini wird der Yogi langsam reif für seine Befreiung.

In der «Gheranda-Samhita» steht dazu in Kapitel V, Vers 68–69: *«Der Suryabheda-Kumbhaka beseitigt Alter und Tod. Dadurch wird die Kundalini-Shakti geweckt und das innere Feuer verstärkt. Somit habe ich Dir, o Canda, dieses grosse Surya-Bhedana dargelegt.»*

3. Ujjayi -Kumbhaka *(Sieg verheissendes Atemanhalten)*

Diese Atemtechnik erhält ihren Namen durch die Tatsache, dass sie ein sicheres und unfehlbares Mittel ist, um Pranayama erfolgreich zu meistern und die Lebenskraft Prana unter die Kontrolle des Bewusstseins zu bringen.

Stellung: Setzen Sie sich im Lotos-Sitz auf den Boden, und halten Sie den Rücken gerade. Die Hände liegen auf den Knien, im Schoss oder sind seitlich am Boden abgestützt.

Übung a: Atmen Sie langsam und tief durch beide Nasenlöcher ein, und erzeugen Sie dabei im Hals ein stöhnendes Geräusch, ähnlich dem Laut, der beim Weinen entsteht. Halten Sie den Atem an und führen Sie Mula-Bandha aus. Atmen Sie dann durch beide Nasenlöcher wieder aus, indem Sie erneut einen stöhnenden Laut erzeugen. Wiederholen Sie diese Ein- und Ausatmung für etwa 15 Minuten und wechseln dann die Stellung der Füsse, um dieselbe Atemübung zu wiederholen.

Wirkung und Nutzen: In der «Hathayoga-Pradipika» wird empfohlen, diese Atemtechnik wiederholt von Zeit zu Zeit auszuführen, selbst wenn man nicht in Padmasana sitzt. Diese einfache Variante kann beim Stehen, Gehen oder Sitzen ausgeführt werden, wobei man sich auf die leisen Vibrationen beim Ein- und Ausatmen konzentriert. Durch den immer wiederkehrenden leichten Stimulus in Hals und Nasenrachenraum wächst sehr schnell das intuitive Verständnis für die subtilen Vorgänge von Pranayama.

Übung b: Von Ujjayi gibt es noch eine anspruchsvollere Variante, die mehr Konzentration und Anstrengung erfordert, dann aber auch eine weitaus grössere Wirkung zeigt. Atmen Sie langsam und tief durch beide Nasenlöcher ein, und erzeugen Sie dabei im Nasenrachenraum ein schnarchendes Geräusch von gleichmässiger Intensität. Halten Sie die Luft an, blasen Sie die Backen auf, schliessen Sie die Augen und führen Sie nun Jalandhara-Bandha aus, indem Sie das Kinn aufs obere Brustbeinende senken. Führen Sie nun zusätzlich den Bauch-Verschluss (Udara-Bandha) aus, indem Sie die Bauchdecke nach vorn wölben und dann den Wurzel-Verschluss (Mula-Bandha), indem Sie den Schliessmuskel des Afters anspannen.

Halten Sie diese Position mit allen drei Verschlüssen so lange wie möglich. Heben Sie dann den Kopf, öffnen die Augen und atmen langsam und geräuschlos durch beide Nasenlöcher aus, wobei Sie die Wangen und den Bauch wieder absenken.

Wiederholen Sie diesen Vorgang 25 Mal. Wechseln Sie dann die Haltung der Beine und wiederholen dieses Ujjayi-Kumbhaka erneut 25 Mal.

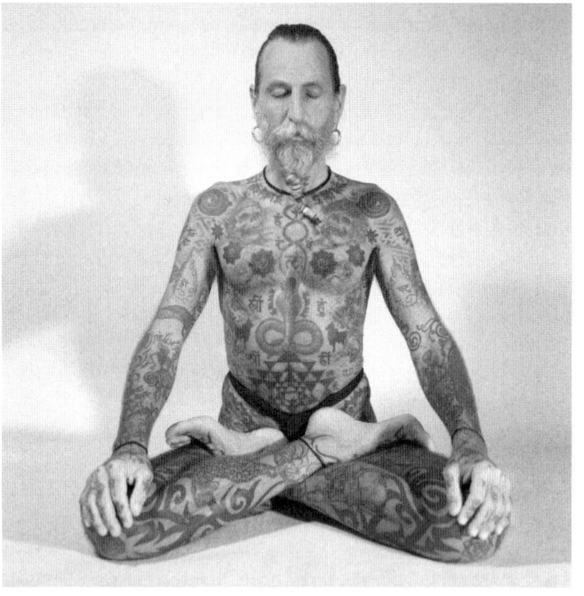

3 a. Ujjayi-Kumbhaka (Variante mit Mula-Bandha)

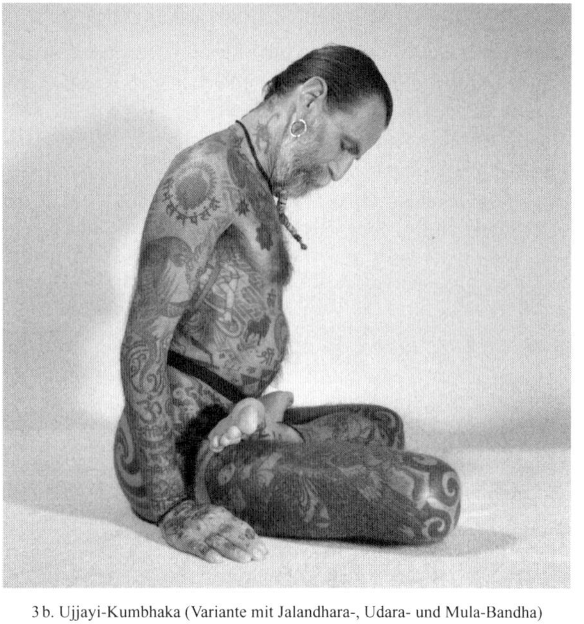

3 b. Ujjayi-Kumbhaka (Variante mit Jalandhara-, Udara- und Mula-Bandha)

Wirkung und Nutzen: Diese Übung vermag sehr rasch das Bewusstsein für die Atmung zu wecken. Das bei dieser Variante entstehende schnarchende Geräusch beim Einatmen versetzt die Nervenenden im Bereich des Nasenrachenraums in starke Vibrationen, wodurch die in diesem Bereich liegende Hirnanhangsdrüse (Hypophyse) sehr in ihrer Funktion angeregt wird. Von ihr aus werden alle anderen hormonalen Organe im Körper beeinflusst und gesteuert, und an sie gehen anderseits die Rückmeldungen der kontrollierten Organe.Dadurch vermag diese Variante von Ujjayi in viel stärkerem Mass als zum Beispiel die Schwingung eines Mantras auf diese wichtige Drüse einzuwirken, die auch als «Schicksalsdrüse» bezeichnet wird, da sie zusammen mit der Zirbeldrüse und der Schilddrüse das gesamte Wesen eines Menschen bestimmt und beeinflusst.

Diese Atemtechnik erfordert eine gründliche Vorbereitung der Atemwege durch Sutra- und Jala-Neti sowie Kapalabhati. Erst wenn die Schleimhäute im Nasenrachenraum ausreichend vorbereitet sind, vermögen sie der anhaltenden starken Belastung durch diese intensive Reibung und Vibration der Luft ohne Überreizung standzuhalten und daraus auch einen Nutzen zu gewinnen.

Durch das Aufblähen der Wangen werden alle Gesichtsmuskeln ausgewogen trainiert und durchblutet, wodurch Falten und Tränensäcke verschwinden und Augen, Ohren und Mundhöhle energetisiert werden. Zusammen mit dem Basis- und dem Bauch-Verschluss ergibt das eine wirkungsvolle Kombination von Stimuli auf alle wichtigen Drüsen und Nerven im ganzen Körper, wodurch sehr schnell subtile Yoga-Kräfte entstehen.

In der «Gheranda-Samhita» steht darüber in Kapitel V, Vers 72–73: *«Durch Ujjayi-Kumbhaka können alle Werke erfolgreich durchgeführt werden. Weder durch Schleim hervorgerufene Krankheiten, noch Nervenschwächen, Verdauungsprobleme, Durchfall, Auszehrung, Husten, Fieber oder Milzerkrankungen können denjenigen befallen, der diese Übung ausführt. Wenn ein Yogi den körperlichen Zerfall und den Tod besiegen will, so soll er Ujjayi üben.»*

4. Sitkari *(den Laut «Sit» erzeugender Atem)*

Es gibt zwei leicht verschiedene Techniken, um Sitkari auszuführen, von denen beide gleichermassen effektiv und nutzbringend sind.

Stellung: Dieses Pranayama kann sowohl im Stehen als auch im Sitzen ausgeführt werden. Um den höchsten Nutzen zu erzielen, empfiehlt es sich, diese Übung in Padmasana auszuführen, wobei die Hände im Schoss oder auf den Knien liegen.

Übung a: Halten Sie den Kopf aufrecht und die Augen offen. Halten Sie die Zähne geschlossen, und öffnen Sie die Lippen. Ziehen Sie nun mit einem scharfen, zischenden Geräusch die Luft durch die geschlossenen Zähne ein. Halten Sie den Atem so lange wie möglich an und führen dabei Mula-Bandha aus. Atmen Sie dann sanft und langsam durch beide Nasenlöcher aus und entspannen Sie gleichzeitig die Muskulatur des Gesässes.

Wiederholen Sie diese Atemübung 25 Mal, wechseln Sie dann die Stellung der Füsse, und führen Sie Sitkari erneut 25 Mal aus.

Während Sie Kumbhaka ausführen, empfiehlt es sich, die Verschlüsse anzuwenden, wie es bei Ujjayi-Kumbhaka erklärt wird.

Übung b: Halten Sie den Kopf aufrecht und die Augen offen. Legen Sie die Zungenspitze an die oberen Vorderzähne, und öffnen Sie leicht den Mund. Ziehen Sie nun die Luft zwischen den Vorderzähnen ein, so dass sie zwischen Gaumen und Zunge in den Rachen einfliesst, was wiederum ein zischendes Geräusch erzeugt. Halten Sie nun den Atem an und führen dabei Mula-Bandha aus. Atmen Sie dann langsam und fein durch beide Nasenlöcher aus, und entspannen Sie die Muskulatur des Gesässes.

Wiederholen Sie diese Atemübung 25 Mal, wechseln Sie dann die Stellung der Füsse und führen Sitkari erneut 25 Mal aus.

Auch bei dieser Variation von Sitkari dürfen alle drei Bandhas angewendet werden. Mula-Bandha sollte jeweils spontan und automatisch ausgeführt werden, während Jalandhara und Uddiyana als Optionen freigestellt sind.

Wird Jalandhara-Bandha ausgeführt, empfiehlt es sich, die Augen zu schliessen oder in Nasikagra-Drishti auf die Nasenspitze zu fixieren.

Wirkung und Nutzen: Diese Atemtechnik hat einen äusserst wohltuenden Effekt auf die Mundhöhle. Krankheiten der Zähne, der Zunge und des Gaumens werden geheilt.

Durch die Zufuhr von frischem Sauerstoff werden Mundhöhle und Rachen von Bakterien befreit. Durch die erhöhte Konzentration bei der Einatmung wird das Bewusstsein für die Atemtätigkeit geschärft, und durch die Aufnahme von Prana wird dieser Bewusstseinsprozess in immer subtilere Bereiche gelenkt, was ein wichtiges Ziel von Pranayama ist.

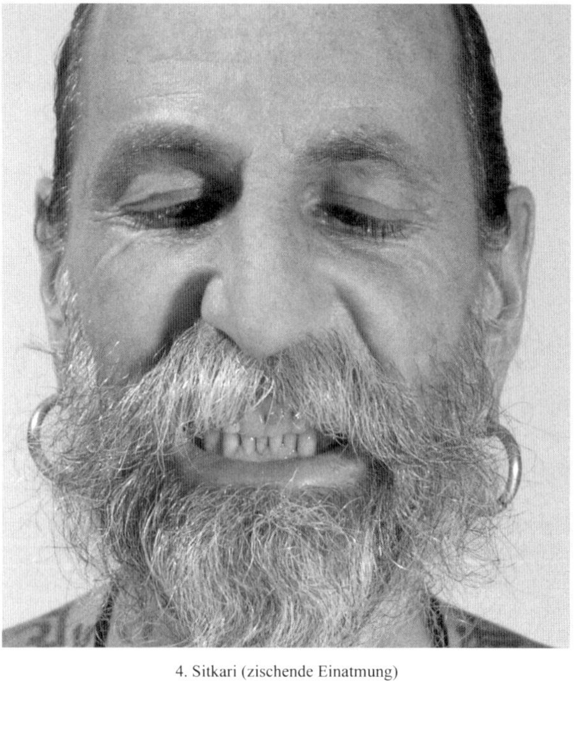

4. Sitkari (zischende Einatmung)

Der Psychologe Carl Gustav Jung hat gesagt: *«Das Bewusstsein ist das Mittel, das Bewusstsein ist der Schlüssel, das Bewusstsein ist das Ziel.»*

Damit bezog er sich auf das Bewusstsein psychologischer Zusammenhänge im Menschen.
Yogis haben diesen Vorgang der Bewusstwerdung in allen seinen Aspekten und in seiner Ganzheit als Entwicklung des körperlichen, intellektuellen und geistigen Bewusstseins zur Blüte gebracht, und durch sukzessive Kontrolle von Prana wird nicht nur ein psychoanalytischer Prozess im Gehirn in Gang gesetzt, sondern der Körper in seiner Gesamtheit wird als Datenspeicher von Informationen ausgelotet, die sich in allen unseren Körperzellen befinden. Darauf basierend entwickelt sich ein Bewusstsein, das in sich alle Facetten des pflanzlich-tierisch-menschlich-göttlichen Seins widerspiegelt.

In der «Hathayoga-Pradipika» steht in Kapitel II, Vers 54–56: *«Mit dem Mund macht man den Laut ‹sit› und atmet durch die Nase wieder aus. Durch die Praxis dieser Übung wird der Yogi wie ein zweiter Liebesgott. – Er wird von den Yoginis als begehrenswert empfunden und ist imstande, die ganze sichtbare Welt zu vernichten. In ihm entstehen weder Hunger, noch Durst, noch Schlaf, noch Trägheit. – Durch diese Übung wird sein Körper stark und frei von Krankheiten, und er wird wahrlich der König unter allen Yogis auf dieser Welt.»*

5. Shitali
(kühlender Atem)

Stellung: Diese Atemtechnik kann sowohl im Stehen als auch im Sitzen ausgeführt werden. Wie bei allen Pranayamas empfiehlt sich auch hier die Ausführung in Padmasana mit den Händen auf den Knien oder im Schoss.

Übung a: Strecken Sie die Zunge heraus und formen damit eine Röhre. Durch diese ziehen Sie nun langsam und tief den Atem ein. Verschliessen Sie nun den Mund, halten Sie den Atem an und führen gleichzeitig Mula-Bandha aus. Dann atmen Sie langsam und fein durch beide Nasenlöcher

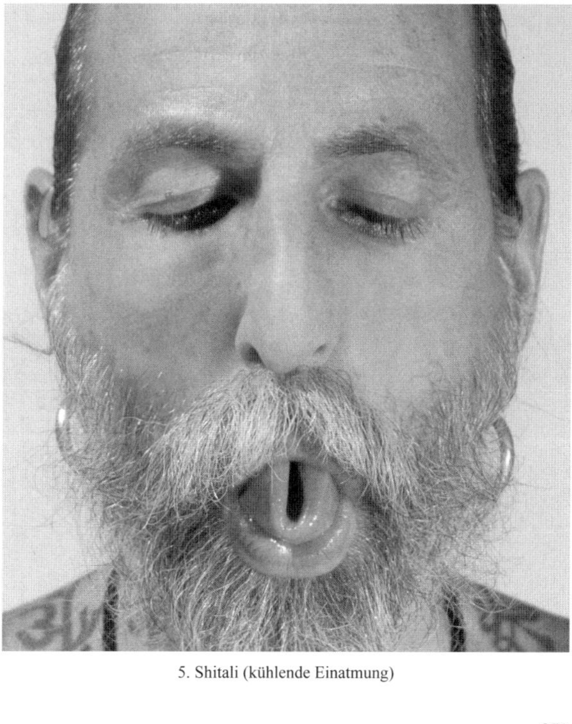

5. Shitali (kühlende Einatmung)

wieder aus. Führen Sie dies mindestens 25 Mal durch, wechseln Sie dann die Stellung der Füsse und wiederholen die Übung.

Übung b: Legen Sie die Zunge nach hinten, und pressen Sie die Zungenspitze nach oben gegen den weichen Gaumen. Öffnen Sie etwas den Mund, und ziehen Sie die Luft durch den Mund ein, schliessen Sie nun den Mund und halten Sie den Atem an, indem Sie gleichzeitig Mula-Bandha ausführen. Atmen Sie dann langsam und sanft durch beide Nasenlöcher wieder aus. Führen Sie dies mindestens 25 Mal durch, wechseln Sie dann die Stellung der Füsse, und wiederholen Sie die Übung.

Wird Shitali im Lotos-Sitz ausgeführt, ist es stets vorteilhaft, alle drei Verschlüsse anzuwenden, um die Wirkung von Kumbhaka zu verstärken. Führt man die Übung im Stehen aus, so sollten die Füsse immer geschlossen sein und der Körper gerade, so dass beim Atemanhalten die Gesässbacken ohne Anstrengung angespannt werden können.

Wirkung und Nutzen: Das Einziehen der Atemluft durch die mit der Zunge geformte Röhre bewirkt eine Kühlung derselben, was sich bei heissen Temperaturen angenehm auf Kopf, Hals und Unterleib auswirkt. Wenn man während der heissen Sommermonate in Indien Pranayama oder Asanas übt, fliesst der Schweiss in Strömen, und der Organismus kann sich exzessiv erhitzen. Um die Körpertemperatur in einem erträglichen Mass zu halten, verwenden die Yogis diese Atemtechnik, die neben einer willkommenen Abkühlung des Körpers auch noch andere Vorteile hat.

Durch die reichliche Versorgung der Mundhöhle mit Sauerstoff werden Krankheiten der Zähne, des Rachens und des Halses wirksam bekämpft und beseitigt. Durch die Stimulierung der winzigen Speicheldrüsen an der Zungenwurzel wird der Speichelfluss angeregt, und reine, wohltuende Sekretionen fliessen in den Verdauungstrakt, wodurch Krankheiten des Unterleibs geheilt werden.

Diese spezielle Art der Einatmung birgt ebenfalls den Vorteil in sich, dass das Bewusstsein für die Atmung sich entwickelt und der Übende mit zunehmender Praxis den Vorgang der Sauerstoffaufnahme bewusst wahrnimmt. Dadurch verändert sich die Art des Atmens, und die Atemtätigkeit wird verlangsamt und vertieft, was ein wichtiges Ziel der Yoga-Praxis ist.

In der Lehrschrift «Hathayoga-Pradipika» wird die Wirkung von Shitali in Kapitel II, Vers 58, folgendermassen beschrieben: *«Dieses Shitali-Kumbhaka beseitigt Koliken, Vergrösserung der Milz, Fieber, Gallenbeschwerden, Hunger und Durst und kann sogar Gifte unschädlich machen.»*

6. Bhramari
(Bienengesumm)

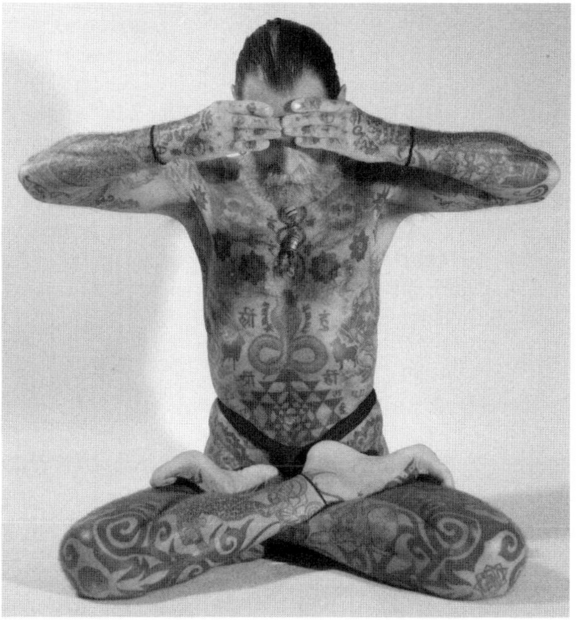

6. Bhramari (summendes Ein- und Ausatmen)

Stellung: Setzen Sie sich in Padmasana auf den Boden und halten Sie den Rücken gerade. Verschliessen Sie nun mit den Daumen die Ohren und legen Sie die Fingerspitzen geschlossen an die Stirn. Senken Sie dann das Kinn in Jalandhara-Bandha auf das obere Ende des Brustbeins und schliessen Sie die Augen.

Übung: Atmen Sie langsam durch beide Nasenlöcher ein, und erzeugen Sie dabei hinten im Nasenrachenraum ein summendes Geräusch von möglichst gleichmässiger Intensität, ähnlich dem Summen einer Biene.

Die dabei entstehende Vibration im Innenohr ähnelt der Schwingung eines leise gesungenen Bija-Mantras. Halten Sie den Atem an, und führen Sie gleichzeitig Mula-Bandha aus. Atmen Sie dann langsam wieder aus, indem Sie wieder ein summendes Geräusch erzeugen.

In der «Hathayoga-Pradipika» ist diese Atemtechnik in Kapitel II, Vers 68, wie folgt beschrieben: *«So stark, dass es hörbar wird, atme man mit dem Summen einer männlichen Biene ein, und langsam, mit dem Summen einer weiblichen Biene, atme man wieder aus. Durch angestrengtes Üben entsteht so in der Seele der grossen Yogis ein Gefühl der Wonne.»*

Die «Gheranda-Samhita» weist in ihrer Schilderung darauf hin, dass ausdauerndes Üben dieser Atemtechnik zum Entstehen von inneren Klängen und zu ekstatischen Zuständen führen kann, wie das in Kapitel V, Vers 79–82, beschrieben ist: *«Um Mitternacht, wenn die Geräusche der Menschen verstummt sind, hält der Yogi mit den Fingern die Ohren zu und übt diesen grossartigen Puraka. – Im Innern des Ohrs hört der Weise einen Ton, zuerst wie von einer Grille, dann wie von einer Laute. Dann vernimmt er Donnergrollen wie von einem Gewitter, dann eine Trommel, eine Biene, eine Glocke und einen Gong. – Wie von Pauken, Trompeten, Trommeln und Vina-Klängen stellt sich bei stetem Üben mancherlei Ton ein. – Und zuletzt hört er den unangeschlagenen Ton aus dem Herzen (Anahata-Nada). Durch dessen Vibration entsteht ein Licht, und dieses Licht absorbiert den Geist. Wenn sich dadurch die Gedanken auflösen, erreicht er den Thron von Vishnu. Wenn er so Bhramari erfolgreich meistert, wird er Samadhi verwirklichen.»*

Wirkung und Nutzen: Die ausdauernde Praxis dieser Übung erzeugt im Innern des Kopfes intensive Vibrationen, wodurch Nerven und Drüsen stimuliert werden. Dadurch entsteht grosse Konzentration nach innen, wodurch wiederum viele unbewusste Bereiche des Gehirns angeregt werden. Die Nervenenden im Innenohr werden durch diese subtilen Tonschwingungen gereinigt und erregt, wodurch Geräuschwahrnehmungen im Innern entstehen können. Solche Erscheinungen werden in den Beschreibungen des Laya-Yoga erwähnt. Ihr Auftreten führt zu starken meditativen Zuständen und schlussendlich zu den höchsten Zielen des Yoga. Laya-Yoga (Yoga der Verschmelzung) ist eine überlieferte Art tantrischer Verwirklichung, die ähnlich wie Hatha-Yoga die Praxis von Asana und Pranayama empfiehlt, sich dann aber vor allem auf die Realisierung innerer Töne und inneren Lichts konzentriert, um den Adepten zu Samadhi zu führen.

7. Murccha-Kumbhaka *(Ohnmacht)*

Diese Atemtechnik wird in den alten Schriften nur sehr rudimentär und verschlüsselt erklärt, weshalb sie oft zu missverständlichen Deutungen Anlass gibt. Ihre Ausführung erfordert eine gründliche Vorbereitung des Schülers, da sie in sehr rigoroser Art und Weise auf das Hirn und die Sinnesorgane des Kopfes, insbesondere die Augen, einwirkt. Der für das Entstehen eines ohnmachtsähnlichen Zustandes notwendige Druck im Innern des Schädels sollte erst erzeugt werden, nachdem der Sadhaka Shirshasana, den Kopfstand, für mindestens zehn Minuten halten kann, und zwar genau entsprechend der in diesem Buch beschriebenen Anleitung (S. 472).

7a. Murccha-Kumbhaka – Vorübung in Vajrasana

Damit der Schüler sich an die kraftvolle Wirkung von Murccha-Kumbhaka gewöhnen kann, gibt es eine Vorübung, durch die der gesamte Organismus und insbesondere das Gehirn auf den ohnmachtsähnlichen Stimulus vorbereitet wird:

Stellung: Knien Sie sich auf den Boden, Füsse und Knie etwas auseinander, so dass Sie sich bequem zwischen den Füssen auf den Boden setzen können. Die Handflächen liegen an den Fusssohlen, Finger bei den Fussballen, Handballen an den Fersen. Dies ist eine Variante von Vajrasana, die auch beim Üben von Yoni-Mudra verwendet wird (S. 450).

Übung: Atmen Sie tief ein und dann nach der Blasebalgmethode fünf Mal kräftig aus und ein, atmen Sie nach der fünften Ausatmung tief ein, halten Sie den Atem an, richten Sie die Augen in Bhru-Madhya zwischen die Augenbrauen und legen Sie den Kopf so weit wie möglich in den Nacken (Jalandhara-Bandha), wobei der Rücken etwas nach hinten gewölbt wird. Nun beginnen Sie mit grösster Konzentration, die Bauchdecke so stark wie möglich nach vorn zu wölben (Udara-Bandha). Verharren Sie in dieser Stellung, so lange Sie können. Beim Ausatmen kommen Sie wieder in die Ausgangsstellung zurück. Wiederholen Sie diese Übung drei bis fünf Mal.

Dieselbe Übung kann in ihrer Wirkung gesteigert werden, indem Bhastrika mehrmals durch den zu einem «O» geformten Mund ausgeführt wird, wonach Sie genau wie oben mit Kumbhaka, Jalandhara-Bandha nach hinten und Udara-Bandha vorgehen.

Diese Variante sollte aber erst ausgeführt werden, wenn man bereits mit der dadurch entstehenden Beeinflussung des Nervus vagus und auch der damit verbundenen Leere des Geistes vertraut ist.

Wirkung und Nutzen: Diese Atemtechnik vermag durch die Stimulation des Nervus vagus und durch die Dehnung von Solarplexus, Herzmuskel und Herznervengeflecht den Blutfluss im Gehirn dermassen zu verlangsamen, dass ein ohnmachtsähnlicher Zustand entstehen kann. In diesem Moment des Wegtretens erfasst das Gehirn alle Impulse des vegetativen Nervensystems im Unterleib, die so allmählich bewusst werden. Daraus entstehen automatisch starke intuitive Fähigkeiten. Aus dem Unterbewusstsein, das zum grossen Teil im Unterleib angesiedelt ist, werden Informationen an die daran gekoppelten Hirnteile gesandt, die den Prozess der Selbsterkenntnis und Selbstfindung wirksam unterstützen.

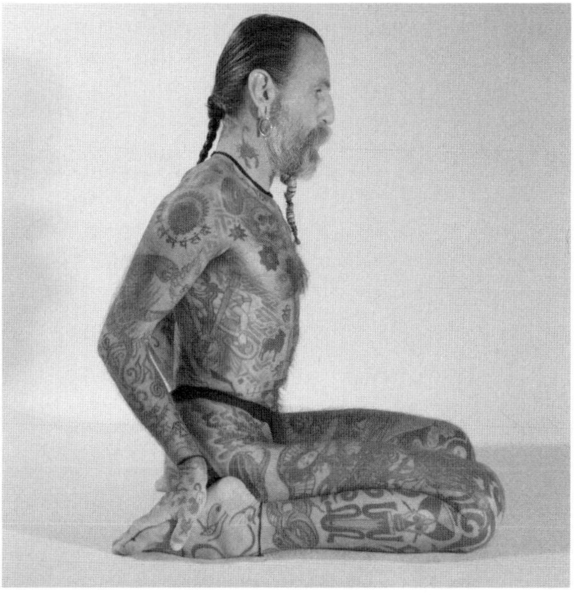

7 a. Murccha (Vorübung in Vajrasana mit Bhastrika)

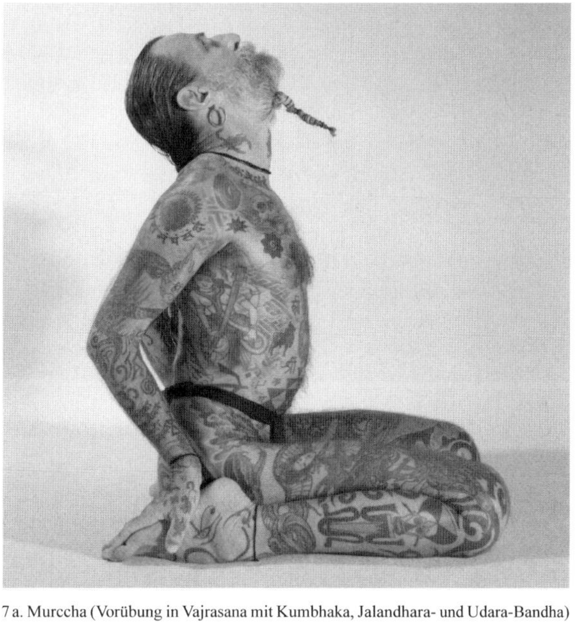

7 a. Murccha (Vorübung in Vajrasana mit Kumbhaka, Jalandhara- und Udara-Bandha)

Diese Verschmelzung von Bewusstsein und Unterbewusstsein ist der Keim zur Erweckung der Kundalini, die das Potential absoluter Bewusstheit darstellt, in dem sich alle Informationen vom Uranfang bis zum Ende der Zeit befinden.

7b. Murccha-Pranayama – vollendete Technik

Nachdem der Sadhaka sich mit dieser Vorübung vertraut gemacht hat und die Wirkensweise von Murccha kennt, sollte er mit dem konzentrierten Üben von Murccha-Kumbhaka beginnen, dessen Technik nun beschrieben wird:

Stellung: Setzen Sie sich in den Lotos-Sitz, und halten Sie den Rücken gerade. Die linke Hand liegt im Schoss, die Finger der rechten Hand sind zu Damaru-Mudra geformt und verschliessen beide Nasenlöcher. Der Mund ist geöffnet, die Lippen zu einem runden O geformt.

Übung: Atmen Sie tief durch die Nase ein und führen Sie dann durch den geöffneten Mund 25–100 Mal heftig Bhastrika aus. Betätigen Sie dabei den Bauch wie einen Blasebalg, indem Sie ihn beim Ausatmen zurückziehen und beim Einatmen nach vorn stossen.

Atmen Sie dann tief durch den Mund ein, verschliessen ihn, halten ebenfalls die Nasenlöcher mit Hilfe der Finger zu und halten den Atem an. Richten Sie die Augen in Bhru-Madhya zwischen die Augenbrauen und blasen die Backen auf. Senken Sie das Kinn in Jalandhara-Bandha auf das obere Brustbeinende, führen Sie Mula-Bandha aus und wölben Sie die Bauchdecke in Udara-Bandha nach vorn. Nun beginnen Sie, im Kopf einen gewaltigen Druck zu erzeugen, indem Sie die Atemluft durch die Nasenlöcher herauspressen, die Sie aber fest geschlossen halten. Halten Sie diesen Druck so lange wie möglich aufrecht, heben Sie dann den Kopf in die Normalstellung, öffnen Sie die Nasenlöcher und atmen Sie ganz sachte durch die Nase aus, während Sie Backen und Bauch wieder absenken.

Wiederholen Sie diese Übung mehrmals, wechseln Sie dann die Stellung der Füsse, und beginnen Sie erneut mit Murccha-Kumbhaka.

Wirkung und Nutzen: Durch diese kraftvolle Art der Atmung und das nicht minder kraftvolle Anhalten der Atemluft entsteht im Innern des Schädels ein gewaltiger Druck, durch den alle Nerven, Drüsen und Sinnesorgane im Kopfbereich äusserst stark stimuliert werden. Insbesondere der 10. Hirnnerv, der sogenannte Nervus vagus, wird in seiner Funktion stark aktiviert, wodurch sich die wichtigsten Körperfunktionen wie der Herzschlag automatisch zu verlangsamen beginnen. Dadurch wird einerseits der Blutandrang im Gehirn verstärkt, anderseits wird aber die Durchblutung verlangsamt, wodurch ein ohnmachtsähnliches Gefühl entsteht. In diesem Zustand ist es möglich, den Atem für längere Zeit mühelos anzuhalten, und es tritt spontan eine Gedankenleere ein, die dem Sadhaka ermöglicht, tief in sein Unterbewusstsein einzutauchen und die Grundlage für die meditativen Praktiken des Yoga zu schaffen.

Man muss sich bewusst sein, dass dabei mit einem grossen Gespür für die Belastbarkeit des eigenen Körpers vorgegangen werden muss, damit sensible Organe wie die Augen und

Ohren keinen Schaden nehmen. An diese vehemente Atemtechnik sollten sich aus diesem Grund nur geübte Menschen heranwagen, die psychischen und physischen Herausforderungen mit Mut und entsprechender Vorsicht entgegentreten. Der Lotos-Sitz ist dafür eine wichtige Vorbedingung, da er die einzige Sitzhaltung ist, die selbst bei einer auftretenden Ohnmacht beibehalten werden kann. Padmasana garantiert eine stabile körperliche Basis während Zuständen, die nicht mehr vom Bewusstsein kontrolliert werden können.

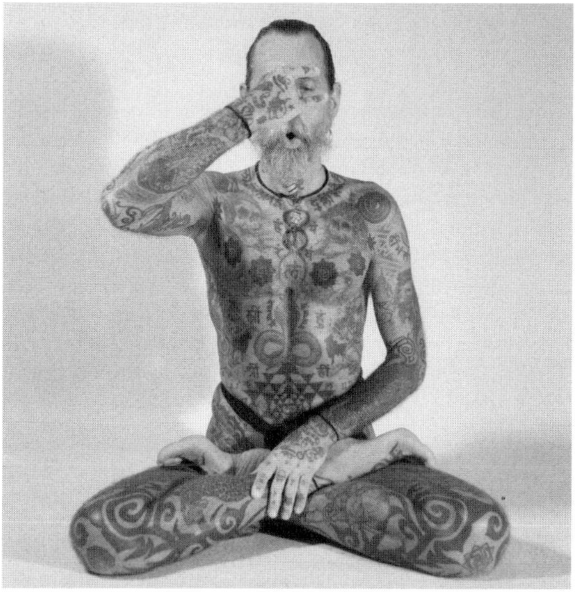

7 b. Murccha (Blasebalgatmung durch den Mund)

In der «Hathayoga-Pradipika» steht zu dieser speziellen Übung in Kapitel II, Vers 69: *«Nach der Einatmung soll man den Jalandhara-Bandha kraftvoll halten und dann langsam ausatmen. Das wird Murccha genannt, denn es betäubt den Geist und verleiht ein angenehmes Gefühl.»*

In der «Gheranda-Samhita» wird dieselbe Übung in Kapitel V, Vers 84–85, beschrieben: *«Nachdem man den Atem angehalten hat, soll man den Geist von allen Objekten lösen und ihn auf die Stelle zwischen den Augenbrauen konzentrieren. Dadurch schwinden die Sinne,*

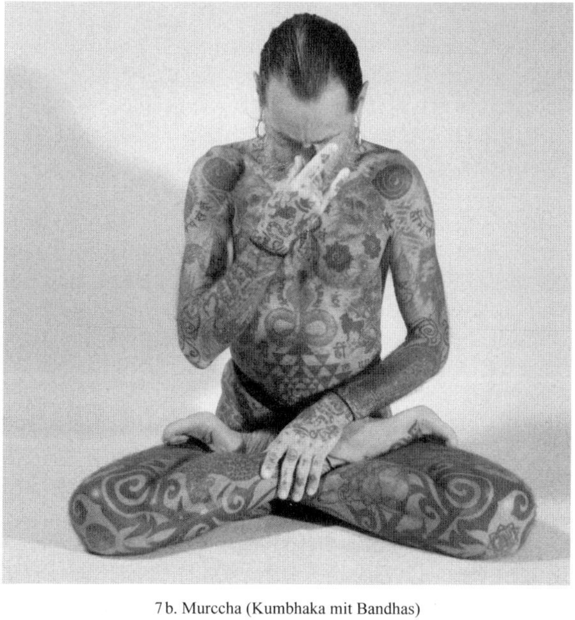

7 b. Murccha (Kumbhaka mit Bandhas)

und ein Gefühl der Glückseligkeit entsteht. – Wenn Manas, das Gemüt, im Atman, dem Selbst, aufgeht, stellt sich mit Gewissheit Wonne ein.»

Diese Beschreibungen belegen die Tatsache, dass die geheimen Praktiken des Hatha-Yoga gewöhnlich nicht aufgeschrieben, sondern mündlich vom Guru an den Shishya weitergegeben wurden. Die uns überlieferten schriftlichen Dokumente, die zumeist aus dem frühen Mittelalter stammen, sind in einer knappen, bildhaften und oft verschlüsselten Sprache abgefasst, was den Sinn ihrer Texte nur den Adepten eröffnet. Leider haben immer wieder vor allem Gelehrte den Versuch unternommen, verschiedene unklare Textpassagen intellektuell zu deuten, was oft zu einer völligen Verstümmelung der beschriebenen Techniken führte. Aus diesem Grund soll noch einmal darauf hingewiesen werden, dass man Yoga nicht einfach nur aus Büchern lernen sollte, sondern von einem Lehrer, der über echte praktische Erfahrung verfügt, die auf das Wissen der ungebrochenen Yoga-Tradition zurückgeht.

8. Plavini *(Schwimmer)*

Diese Atemübung trägt ihren Namen nicht nur daher, weil man mit ihrer Hilfe wie ein Stück Treibholz auf dem Wasser schwimmen kann, sondern auch, weil der Geist sich durch ihre Ausübung wie ein Ozean ausweitet, auf dessen Wassern die Gedanken in die endlose Weite davonschwimmen und sich schlussendlich in Nichts auflösen. Dadurch wird auch der Yogi auf einer Woge der Seligkeit davongetragen.

Stellung: Setzen Sie sich in Padmasana und legen Sie sich dann flach auf den Rücken. Die Hände werden verschränkt und unter den Kopf gelegt, wobei die Daumen am Hals sind. Die Ellbogen müssen auf beiden Seiten niedergedrückt werden, bis sie den Boden berühren. Diese Haltung wird Mukta-Padmasana (befreite Lotos-Stellung) genannt; in alter Zeit nannten die Yogis sie Supta-Kamalasana, den liegenden Lotos.

Übung: Atmen Sie langsam und tief durch die Nase ein und füllen Sie Brust und Bauch vollständig mit Luft. Halten Sie den Atem an und führen Sie gleichzeitig kraftvoll Mula-Bandha aus. Halten Sie Kumbhaka so lange wie möglich und atmen Sie dann langsam durch beide Nasenlöcher wieder aus.

Wechseln Sie nach 15–20 Minuten die Stellung der Füsse und beginnen Sie erneut, Plavini-Kumbhaka auszuführen.

Wirkung und Nutzen: Diese Atemtechnik hat verschiedene Vorteile, weshalb sie unter den Pranayamas eine besondere Bedeutung hat. Durch die tiefe Einatmung in der gestreckten Haltung werden Brustkorb und Rippen kräftig und elastisch, und durch die vermehrte Aufnahme von Sauerstoff werden die Alveolen der Lungenflügel gereinigt. Gleichzeitig strömt Sauerstoff und Prana in Bauch und Unterleib, wodurch die dort liegenden Nervenzentren aktiviert werden. Prana und Apana beginnen sich zu vereinigen, und aus dieser Fusion von

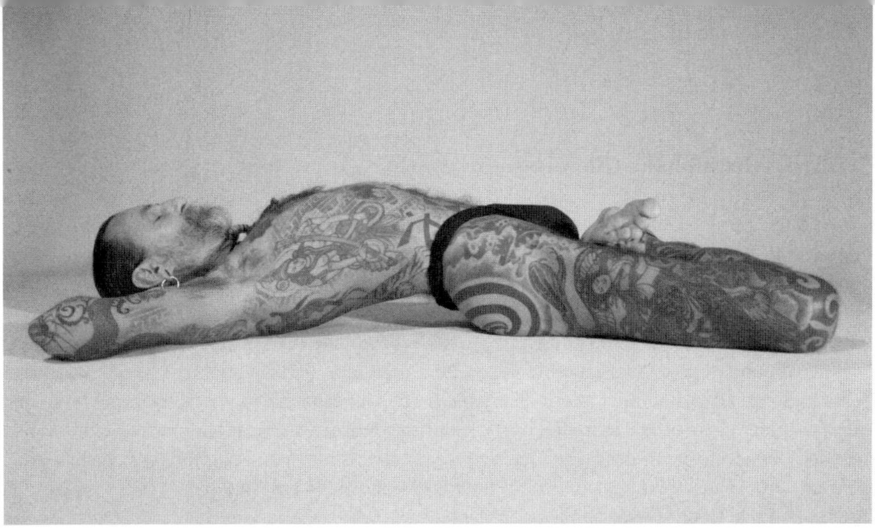

8. Plavini (Schwimmer)

gegensätzlichen Energien entsteht Hitze, wodurch wiederum Kundalini sehr schnell geweckt wird. Das Strecken der Wirbelsäule macht sie elastisch und gesund, und Prana beginnt durch die Sushumna zu fliessen.

Durch beständiges Praktizieren von Plavini-Kumbhaka wird der Geist still, und die für Samadhi notwendige Kontemplation fällt leichter.

Diese Atemtechnik wird in der «Hathayoga-Pradipika» erwähnt. In Teil II, Vers 70, heisst es darüber: *«Wenn der Yogi seinen Bauch mit eingeatmeter, vorzüglicher Luft füllt, so schwimmt er einem Lotosblatt gleich leicht auf tiefem Wasser.»*

Mit dieser Metapher will der grosse Yogi Svatmarama den Zustand beschreiben, den diese Atemübung entstehen lässt: Auf dem unendlich tiefen Teich seines eigenen Bewusstseins schwimmt der Yogi sanft wie das Blatt einer Lotosblüte.

Diese Haltung ähnelt der Fisch-Stellung (Matsyasana; S. 193), und kann ebenfalls dazu verhelfen, den Körper wie ein Stück Holz auf dem Wasser treiben zu lassen.

9. Bhastra-Kumbhaka *(Blasebalg-Kumbhaka)*

Unter allen Sahita-Kumbhakas ist Bhastra-Kumbhaka der König. Die Ausführung dieser Atemtechnik stellt grosse Ansprüche an den Übenden und bedingt eine robuste Gesundheit sowie eine stabile psychophysische Konstitution, um der Intensität dieser Atemtechnik standhalten zu können. In ihr vereinigen sich viele der Praktiken, die der Sadhaka sich vorgängig angeeignet haben muss, um die höheren Stufen des Ashtanga-Yoga zu erreichen.

Die Atmungsorgane müssen durch Sutra-Neti, Jala-Neti und Kapalabhati genügend vorbereitet und gekräftigt und die Unterleibsorgane durch Ganesha-Kriya und Kriyas wie Vasti und Varisara gereinigt worden sein, die drei Verschlüsse müssen vollkommen beherrscht werden, und der Übende sollte in der Lage sein, den durch die Bandhas und Kumbhakas entstehenden grossen Druck auszuhalten, ohne dass innere Organe oder empfindliche Sinnesorgane wie Augen und Ohren dadurch Schaden nehmen.

Aus diesen Gründen empfiehlt es sich, mit der Praxis von Bhastra-Kumbhaka erst dann zu beginnen, wenn der Körper durch Shat-Karma, Asana und Anuloma-Viloma-Pranayama entsprechend darauf vorbereitet wurde.

Diese Atemtechnik ist die beste Vorbereitung des Körpers, um die Kundalini zu wecken. Sie ist auch ein unentbehrliches Hilfsmittel zum Ausführen von Shakti-Calana-Mudra (S. 469).

Übung a: Setzen Sie sich in Padmasana aufrecht hin, so dass beide Knie den Boden berühren. Die linke Hand liegt im Schoss, die rechte in Damaru-Mudra an der Nase, die Augen sind geöffnet. Atmen Sie durch beide Nasenlöcher ein, und beginnen Sie, Kapalabhati auszuführen, indem Sie zuerst das rechte Nasenloch verschliessen und durch das linke Nasenloch heftig aus- und einatmen, dann das linke Nasenloch verschliessen und durch das rechte genauso heftig aus- und einatmen.

Führen Sie diese wechselseitige Blasebalgatmung 25–100 Mal durch und atmen dann tief durch das rechte Nasenloch ein. Verschliessen Sie nun beide Nasenlöcher und die Augen und führen gleichzeitig Mula-Bandha, Jalandhara-Bandha und Udara-Bandha aus, indem Sie die Bauchdecke so stark wie möglich nach vorn wölben. Halten Sie Antar-Kumbhaka so lange wie möglich, atmen dann sanft und langsam durch das linke Nasenloch aus, halten weiterhin den Atem an und führen nun Uddiyana aus, indem Sie den Bauch tüchtig ein- und hochziehen.

Wenn Ihre Kapazität, Bahya-Kumbhaka zu halten, erschöpft ist, atmen Sie tief durch beide Nasenlöcher ein, heben den Kopf und öffnen die Augen. Nun führen Sie erneut, beginnend mit dem linken Nasenloch, wechselseitige Blasebalgatmung aus und wiederholen das Ganze.

Führen Sie Bhastra-Kumbhaka 15–20 Minuten in der oben beschriebenen Art aus, wechseln Sie dann die Stellung der Füsse, und beginnen Sie erneut, diesen anstrengenden Atmungsprozess durchzuführen.

Wenn Sie exzessiv zu schwitzen beginnen oder wenn der Körper anfängt zu zittern, legen Sie eine kurze Pause ein, indem Sie die Stirn auf den Boden legen, die Augen geschlossen halten und ruhig und gleichmässig durch beide Nasenlöcher ein- und ausatmen. Führen Sie Bhastra-Kumbhaka nicht länger als eine Stunde aus und legen Sie sich anschliessend für einige Minuten in Shavasana.

Wirkung und Nutzen: Diese Variante von Bhastra-Kumbhaka vereinigt in sich die Vorteile von Kapalabhati, Anuloma-Viloma, Surya-Bhedi und den drei Bandhas. Der Sonnenkanal Pingala und der Mondkanal Ida werden gleichermassen gereinigt und aktiviert, wobei durch die tiefe Einatmung durchs rechte Nasenloch die Aktivität von Surya-Nadi (Pingala) in stärkerem Mass angeregt wird. Die Energie dieses Kanals wiederum vermag Candra-Nadi (Ida) zu stimulieren. Auf diese Weise wird sukzessive das Energielevel im ganzen Körper angehoben. Dadurch wiederum werden die Auswirkungen von Kumbhaka und Bandha verstärkt, und der Sadhaka setzt die Spirale einer unvergleichlichen Energetisierung des gesamten grob- und feinstofflichen Organismus in Gang.

In der «Hathayoga-Pradipika» wird diese Übung in Kapitel II, Vers 59–67, folgendermassen beschrieben: *«Man legt die beiden Füsse gekreuzt auf die Oberschenkel. Das ist Padmasana, wodurch alle Sünden vernichtet werden. – Wenn der Weise den Lotos-Sitz richtig eingenommen hat, so dass Nacken und Bauch eine gerade Linie bilden, schliesse er sorgfältig den Mund und stosse den Atem durch die Nase heraus. – Dann ziehe er die Luft sofort wieder ein, bis sie die Höhe des Herzlotos (Anahata-Cakra) erreicht hat, indem sie Geräusch erzeugt und im Hals, der Brust und im Kopf spürbar ist. – Immer wieder soll man auf diese Weise aus- und eintamen, wie der Blasebalg, der vom Schmied kraftvoll betätigt wird. – Auf diese Art sollte er mit Einsicht den in seinem Körper befindlichen Atem in Bewegung bringen. Zeigt sich im Körper Müdigkeit, so atme er durch Surya tief ein. – Während der Bauch mit Luft angefüllt ist, halte man sich mit den Fingern die Nase fest zu. – Nachdem man Kumbhaka vorschriftsgemäss ausgeführt hat, atme man durch Ida die Luft wieder aus. Dadurch werden Krankheiten aufgrund von Luft (Vata), Galle (Pitta) und übermässigem Schleim (Kapha) beseitigt, und das Feuer der Verdauung wird entfacht. – Dieser Kumbhaka weckt schnell die Kundali, reinigt, macht glücklich und beseitigt alle Verunreinigungen und Hindernisse am Eingang von Brahma-Nadi (Sushumna). – Dadurch werden alle drei im Körper befindlichen Granthi, die Knoten entlang der Sushumna, gelöst. Aus diesem Grund sollte dieser Bhastra genannte Kumbhaka ganz besonders geübt werden.»*

Übung b: Setzen Sie sich in Padmasana aufrecht hin, so dass beide Knie fest den Boden berühren. Die Hände liegen auf den Knien, und der Blick ist in Sama-Drishti starr nach vorn gerichtet. Atmen Sie mit der Blasebalgmethode 25–100 Mal stark und gleichmässig durch den zu einem runden Loch geformten Mund ein und aus, atmen Sie dann tief durch den Mund ein und führen Antar-Kumbhaka aus. Nun richten Sie die Augen in Bhru-Madhya-Drishti zwischen die Augenbrauen, legen den Kopf weit in den Nacken und führen Mula-Bandha und Udara-Bandha aus, indem Sie die Bauchdecke nach vorn wölben.

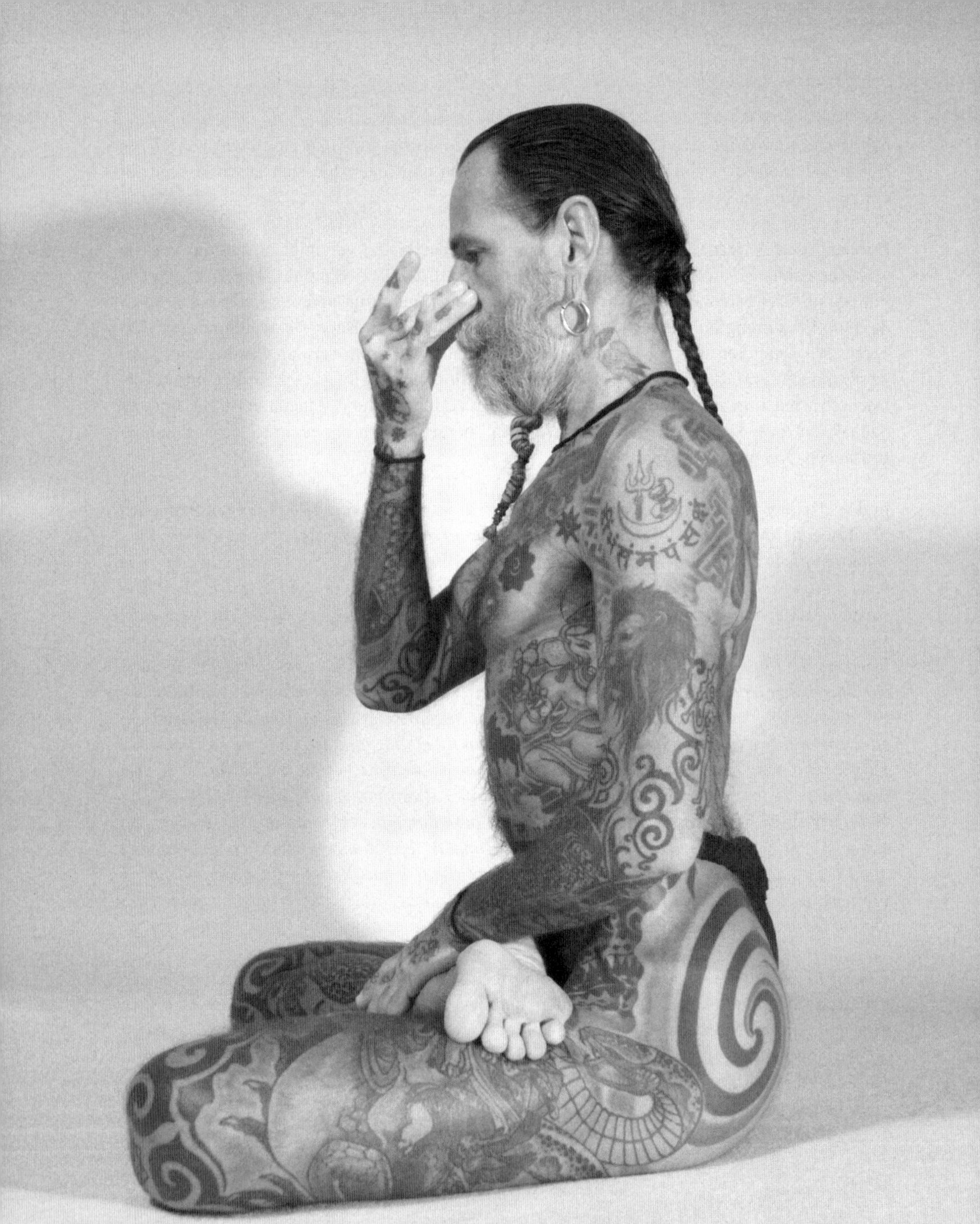

9 a. Bhastra-Kumbhaka (wechselseitige Blasebalgatmung)

Atmen Sie nach einiger Zeit durch die Nase aus, wobei Sie den Kopf aufs Brustbein senken und die Augen in Nasikagra-Drishti auf die Nasenspitze richten. Halten Sie Bahya-Kumbhaka so lange wie möglich, wobei Sie gleichzeitig Uddiyana- und Mula-Bandha ausführen.

Heben Sie dann den Kopf wieder in die Normalstellung, und beginnen Sie erneut mit Bhastrika.

Wirkung und Nutzen: Bei dieser Version von Bhastra-Kumbhaka erfahren sowohl der Nervus vagus als auch der Hypothalamus einen gewaltigen Stimulus, wodurch weitreichende positive Auswirkungen auf den Herzschlag, den Blutkreislauf und den gesamten Metabolismus erzielt werden. Durch den grossen inneren Druck werden die Körperorgane besser durchblutet und massiert. Der Blutfluss im Gehirn wird verlangsamt, wodurch dieses wichtige Organ besser und gleichmässiger mit Blut und Sauerstoff versorgt wird. Durch die willentliche Verlangsamung gewisser Körperfunktionen und durch die Versorgung von Gehirn und Unterleib mit grossen Mengen von Prana entsteht wachsende Kontrolle über subtile autonome Körperfunktionen.

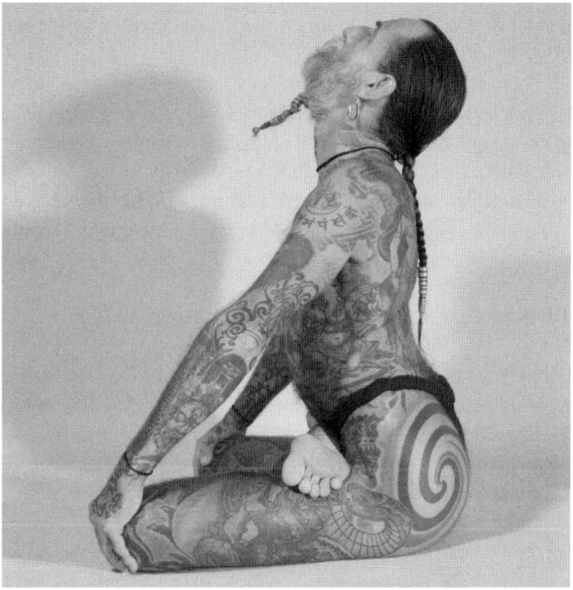

9 b. Bhastra-Kumbhaka (Antar-Kumbhaka mit Jalandhara-, Udara- und Mula-Bandha)

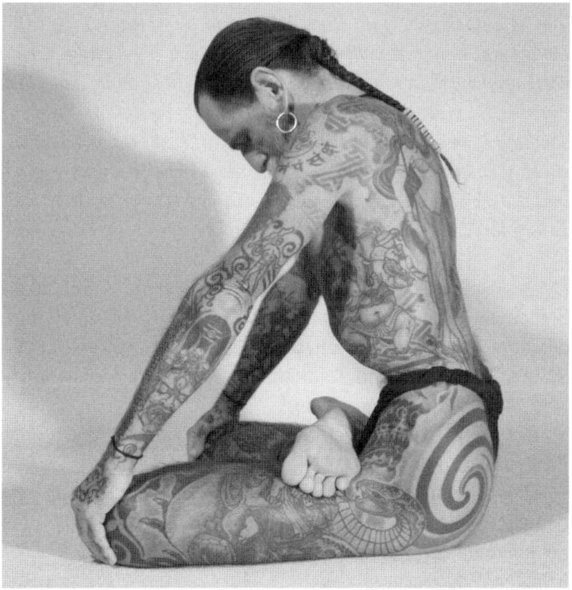

9 b. Bhastra-Kumbhaka (Bahya-Kumbhaka mit Jalandhara-, Uddiyana- und Mula-Bandha)

Der Geist des Yogi wird ruhig und klar, womit eine solide Basis für die höheren Praktiken des Yoga geschaffen wird.

Wenn man Bhastra-Kumbhaka praktiziert, ist eine auf viel Milch basierende Ernährung von höchster Bedeutung, denn dieses Pranayama setzt einen exzessiven Verbrennungsprozess in Gang, und der Körper würde Schaden nehmen, wenn ihm nicht die in der Milch enthaltenen wertvollen Nahrungsbestandteile zugeführt würden. Es empfiehlt sich, diese Übung zeitlich so anzusetzen, dass man anschliessend an die Leichenlage eine Pause einlegen kann, die man mit einem wohlschmeckenden Milchgetränk namens Trikatu (S. 338) versüsst.

10. Kevala-Kumbhaka *(absolutes Atemanhalten)*

«Von Pranayama wird gesagt, dass es aus drei Teilen besteht: Puraka, Kumbhaka und Recaka. Kumbhaka seinerseits ist zweierlei Art, nämlich Sahita und Kevala. – Der Yogi soll Sahita üben, bis ihm Kevala glückt, welches darin besteht, dass er spontan und ohne besondere Anstrengung, ohne Einatmung (Puraka) und Ausatmung (Recaka), den Atem anhalten kann. – Wenn man Pranayama übt und Erfolg darin erzielt, indem man den Atem ohne Ein- und Ausatmung beliebig anhalten kann, wird das Kevala-Kumbhaka genannt. – Es gibt nichts in den drei Welten, was einem Menschen unmöglich wäre, der die Fähigkeit erlangt, den Atem mittels Kevala-Kumbhaka nach Belieben anzuhalten. – So ein Mensch wird mit Sicherheit die Stufe des Raja-Yoga erreichen, denn durch dieses Kumbhaka wird die Kundalini wach, und dadurch wird die Sushumna von allen Hindernissen befreit und somit Hatha-Yoga von Erfolg gekrönt. – Ohne Hatha-Yoga gibt es keinen Erfolg in Raja-Yoga, und ohne Raja-Yoga gibt es keinen Erfolg in Hatha-Yoga. Daher soll man beide fleissig üben, bis sich der Erfolg darin einstellt. – Hat man das Ziel des vollkommenen Atemanhaltens erreicht, so löse man den Geist von der Sinnenwelt und mache ihn still. So erreicht man das Ziel des Raja-Yoga. – Wenn der Körper schlank wird, das Gesicht strahlend, wenn sich im Innern Anahata-Nada (der mystische Ton im Anahata-Cakra) manifestiert, wenn die Augen klar werden, der Körper gesund, wenn der Samen unter Kontrolle kommt und das Verdauungsfeuer erwacht, dann weiss man, dass die Nadis gereinigt sind und sich der Erfolg im Hatha-Yoga einstellt.» (Hathayoga-Pradipika, Kapitel II, Vers 72–78)

Der grosse Yogi Svatmarama beschreibt Kevala-Kumbhaka als die süsse Frucht, die aus dem Samen von Asana und Pranayama entsteht. Durch sie gelingt es dem Yogi, die höheren Stufen des Raja-Yoga zu erreichen, die in den «Yoga-Sutras» des Weisen Patanjali beschrieben sind. Wahre Meditation und Kontemplation entsteht nur dann, wenn die Gedanken vollkommen zum Stillstand gekommen sind.

Die Yogis haben erkannt, dass drei Dinge im Wesen eines Mannes zu einer untrennbaren Einheit verknüpft sind: Atem, Samen und Gedanken.

Deshalb wird so viel Wert auf die Atembeherrschung gelegt, denn entsteht Kontrolle über den Atem, entsteht dadurch gleichzeitig auch Kontrolle über die Gedanken und den Samen, die beide beweglich und unstet wie Quecksilber sind.

Bei der Frau sind es, analog zum männlichen Samen, das «Rajas» genannte Menstrualblut und gewisse von ihren Sexualorganen und Drüsen produzierte Elixiere, die sich mit Gedanken und Atem zu einem labilen Gleichgewicht verbinden.

Meditation ist ein Zustand absoluter Trance, in welchem die normalerweise geltenden Gesetze der Natur ausgeschaltet werden. Um bis an den Rand dieser hohen Stufe zu gelangen, bedarf es einer gehörigen Portion Ausdauer und Willenskraft. Tritt ein Yogi aber in die Bereiche meditativer Selbstverwirklichung ein, ändern sich die Bedingungen, und zu viel Willenskraft erweist sich plötzlich als Hindernis. Pratyahara, Dharana, Dhyana und Samadhi sind Ebenen des Bewusstseins, wo die göttlichen Mächte unbeschränkt wirksam werden und der menschliche Wille als Beschränkung derselben überwunden werden muss. Vertrauen und absolute Hingabe sind die Mittel zum Überschreiten dieser Grenze zum höheren Bewusstsein.

Es gibt in der Südsee eingeborene Perlentaucher, die über einen hohen Grad an Atembeherrschung verfügen und ihren Atem bis zu zehn Minuten anhalten können, um ohne Sauerstoffgerät unter Wasser zu bleiben. Es gibt auch Taucher, die ihren sportlichen Ehrgeiz darin messen, in möglichst grosse Meerestiefen hinabzutauchen, was ebenfalls eine ausgefeilte Atemtechnik und die Kraft zu längerem Atemanhalten voraussetzt. Das alles hat aber nichts mit Yoga und Kevala-Kumbhaka zu tun. Es ist allgemein bekannt, dass solche Perlentaucher zumeist nicht alt werden und höchstens mit einer Lebenserwartung von rund 36 Jahren rechnen können. Und bei Tauchsportlern wirkt sich dieses übermässige Training von Lungen und Herz ebenfalls negativ aus und führt oft zu Herzfehlern und Schädigungen des Gehirns.

Man hört zuweilen auch von sogenannten Yogis und Fakiren, dass sie sich stunden- oder tagelang lebendigen Leibes unter der Erde begraben lassen und dann unversehrt wieder zum Vorschein kommen. In den Ankündigungen solcher Spektakel wird meist von «Samadhi» gesprochen, und der unwissende Zuschauer schreibt diesen Schaustellern dieselben Kräfte zu, wie sie durch Kevala-Kumbhaka entstehen können. Das ist aber ein grundlegender Irrtum, denn ausser einer gehörigen Portion Todesverachtung und Mut gehört nichts dazu, um sich in einer grossen Kiste in einem Erdloch zuschütten zu lassen, da darin immer noch genügend Raum und Sauerstoff ist, um längere Zeit ruhig atmend zu überleben.

Kevala-Kumbhaka hat nichts mit solchen Willensanstrengungen gemein, obschon es dazu auch eines Gewaltaktes bedarf, um sich als Schüler der rigorosen Disziplin einer Sadhana zu unterwerfen und geduldig, beharrlich und ausdauernd die vorgeschriebenen Praktiken auszuführen. Dadurch kann er schlussendlich durch das Erwachen der Kundalini die Yoga-Praxis transzendieren und in energetische Bereiche eintreten, die bildlich gesprochen den Vorhof zum Reich unendlicher Glückseligkeit darstellen. Wer dorthin gelangt, vereinigt sich ganz mit seinem innersten Selbst und wird selber zu Gott und damit unsterblich und frei. In Samadhi verharrend, ist er ein richtiger Yogi geworden.

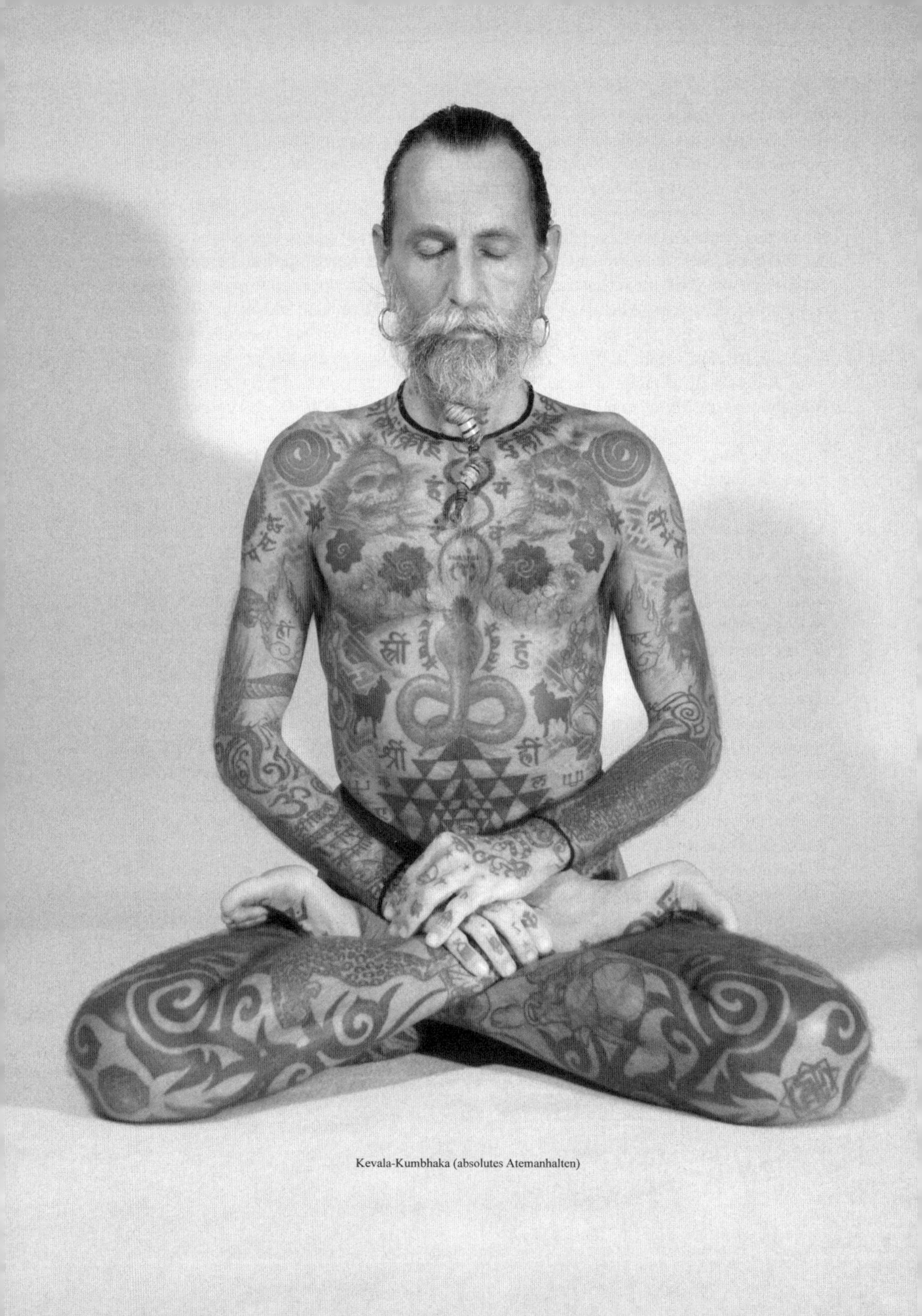

Kevala-Kumbhaka (absolutes Atemanhalten)

Die als «Sahita-Kumbhaka» bezeichneten Pranayamas sind ein wichtiger Schritt zu diesem hohen Ziel. Daneben gibt es auch einige Stellungen, die sich günstig auf die sukzessive Verminderung und Verlangsamung der Atemtätigkeit auswirken. Drei davon sollen hier speziell erwähnt werden:

1. Bhunamanasana
(Niederbeugung; S. 304)

2. Supta-Vajrasana
(liegender Diamant; S. 168)

3. Viparita-Shirsha-Dvihasta-Baddhasana
(umgekehrter Kopf-Arm-Verschluss; S. 232)

Diese Asanas eignen sich vorzüglich als Vorbereitung des Körpers auf den Zustand absoluten Atemanhaltens, der spontan und sozusagen als ein Geschenk göttlicher Gnade auftreten kann, wenn der Yogi reif wird, um Samadhi zu erfahren.

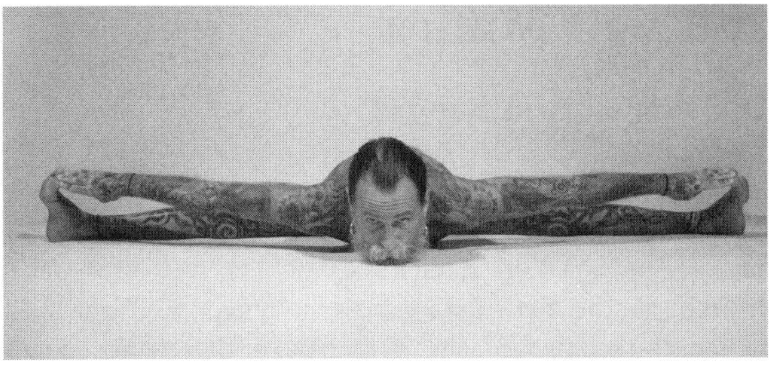

1. Bhunamanasana

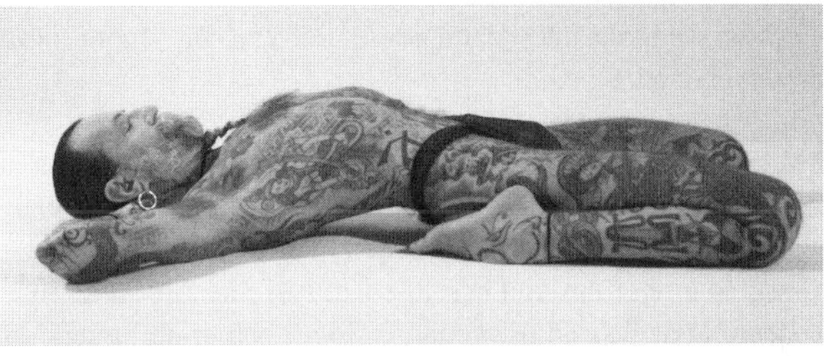

2. Supta-Vajrasana

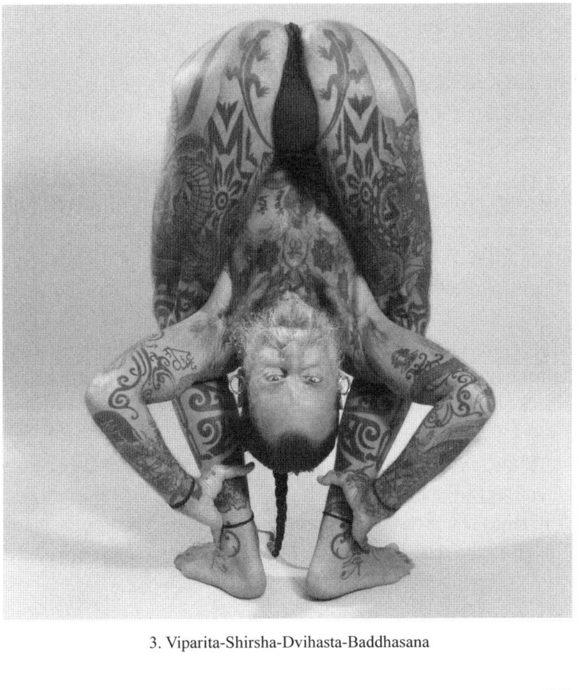

3. Viparita-Shirsha-Dvihasta-Baddhasana

Teil VI – Mudra

Die yogischen Siegel

Das Sanskrit-Wort «Mudra» bedeutet «Siegel, Stempel» und bezeichnet im Hatha-Yoga eine Anzahl von Praktiken, die eine übergeordnete Rolle auf dem Weg vom Schüler und Adepten zum vollendeten Yogi spielen. Gewöhnlich werden in den Yoga-Schriften rund 25 Mudras erwähnt, die bei der Ausführung ganz unterschiedliche Ansprüche an den Übenden stellen. Einige sind relativ einfache Methoden zur Steigerung energetischer Prozesse im Körper, wie die Bandhas, die am Anfang von Teil V über Pranayama erklärt werden. In den Lehrschriften «Hathayoga-Pradipika» und «Gheranda-Samhita» werden die drei Verschlüsse Mula-Bandha, Uddiyana-Bandha und Jalandhara-Bandha zu den Mudras gezählt, da sie in ihren Auswirkungen diesen ebenbürtig sind.

Mudras sind in ihrer Ausführung sehr verschieden und können von einfachen Gesten, Atemtechniken oder Körperhaltungen bis hin zu anspruchsvollen und schwierigen Praktiken alle Übungsstufen umfassen. Sie werden in diesem Teil des Buches entsprechend ihrem Schwierigkeitsgrad aufgeführt und beschrieben. Auf ihre Art und Weise sind alle diese yogischen Siegel bedeutungsvolle und notwendige Glieder einer umfassenden Sadhana, aber der Übende wird erkennen, dass darunter Techniken sind, die von ihrer Kraft und Wirkung her überragende Bedeutung im Yoga haben und deshalb eine Vorrangstellung geniessen. Die wohl wichtigste Mudra ist Viparita-Karani, der Kopfstand, gefolgt von Khecari-Mudra, Vajroli, Amaroli und Sahajoli. Die korrekte Ausführung von Khecari und Vajroli erfordert für den Laien eine gewisse Überwindung; werden diese Techniken aber unter Anleitung eines vollendeten Gurus erlernt, können ihre Früchte für den Sadhaka sehr süss sein. Auf sie sollte das Augenmerk jedes am echten Yoga interessierten Schülers ganz besonders gerichtet werden.

Das Wort «Mudra» wird im Tantrismus und Yoga oft in recht unterschiedlichem Sinn verwendet. Fast immer bleibt aber die Grundbedeutung des Wortes erhalten, und es weist in verschiedener Form auf den Akt des Besiegelns hin, auf den göttlichen Stempel, den der suchende Mensch seinem körperlichen, geistigen und seelischen Streben aufdrückt.

Am geläufigsten ist wohl die Verwendung der Bezeichnung «Mudra» für besondere Handhaltungen, die für die rituelle Yoga-Praxis, die Meditation und den klassischen indischen Tanz eine Rolle spielen.

Im Tantra wird ebenfalls die Yogini als «Mudra» bezeichnet, mit welcher der Yogi im sogenannten «Panca-Tattva-Ritual» den Akt des Maithuna, der geschlechtlichen Vereinigung, vollzieht. Die Yogini wird zur lebendigen Verkörperung des Siegels und beschliesst durch ihre Hingabe das lange und mühselige Suchen des Yogi nach Verschmelzung der Gegensätze.

Orthodoxe Anhänger des «rechtshändigen» Tantrismus sahen in dieser Form fleischlicher, lustvoller Vereinigung einen Widerspruch zu echtem geistigen Streben und ersetzten die weibliche «Mudra» mit geröstetem Getreide, das rituell verspeist wird, und die geschlechtliche Vereinigung durch die geistige Vorstellung der Vereinigung von Shiva und Shakti nach dem Aufstieg der Kundalini. Wie man anhand der Vajroli-Praktiken jedoch ersieht, ist für den Hatha-Yogi der echte Geschlechtsakt nichts Verwerfliches, sondern ein hohes Ziel, das es anzustreben und zu verwirklichen gilt.

Des Weiteren werden mit «Mudra» auch die grossen Ohrringe bezeichnet, die von den Mitgliedern des Kanphata-Ordens getragen werden. Kanphata-Yogis sind Anhänger von Goraksha, dem Begründer des Hatha-Yoga. «Kanphata» heisst «geschlitztes Ohr» und bezieht sich auf die Tatsache, dass diesen Yogis bei der Einweihung die Ohrknorpel duchstochen und mit grossen Ohrringen geschmückt werden, die der Yogi zeitlebens als Zeichen der Zugehörigkeit trägt.

Eine sehr deutliche und direkte Form von «Mudra» in seiner Bedeutung als «Stempel, Zeichen» ist der heutzutage in Indien selten gewordene Brauch des Tätowierens, den man noch in Nagaland und bei der aussterbenden Sekte der Namdhari antrifft. Diese Sadhus sind Verehrer des Gottes Rama und pflegen sich dessen Namen in endlosen Wiederholungen auf Gesicht und Körper zu tätowieren und auf ihre Tücher und Kleider zu drucken.

Die Körpertätowierung war bei alten Kulturen stets ein Ausdruck grosser Hingabe und eine Vereinigung mit der Kraft der in die Haut gestochenen Symbole, die als unauslöschlicher Stempel der Initiation in den Körper gebrannt wurden. Einige Völker des Ostens glauben fest an die Vorstellung, dass dieser unter Schmerzen erworbene Schmuck des Leibes selbst nach dem Tod noch auf dem Astralkörper sichtbar ist und dem Träger als Fahrkarte in die Gefilde der Glückseligkeit im Jenseits dient.

Hasta-Mudras (Stellungen und Gebärden der Hände und Arme)

Im hinduistischen und buddhistischen Tantra gibt es eine grosse Zahl von Gebärden und Gesten, mit denen die verschiedenen Gottheiten verehrt werden.

Im klassischen Tanz und in der Ikonographie werden bei der Darstellung der Götter ebenfalls Mudras und Hastas (Armposen) verwendet, die zusammen mit den Stellungen und Attributen zu den Unterscheidungsmerkmalen der zahlreichen Gottheiten gehören. In ihnen offenbart sich dem Gläubigen die göttliche Macht, und in den mystischen Handstellungen erkennt er die Kraft und Fähigkeit einer bestimmten Gottheit sowie ihren jeweiligen Gefühlsausdruck.

Generell spricht man von 108 solcher Handstellungen, da diese Zahl im Hinduismus eine heilige Zahl ist. (Es gibt 108 Upanishaden, der Gott Shiva trägt 108 Namen, ebenso die Shakti, Mantras werden oft 108 Mal repetiert ...). In Tat und Wahrheit sind es viel mehr, und es würde den Rahmen dieses Werks sprengen, auf alle einzugehen. Deshalb werden im nachstehenden

Abschnitt nur neun Hasta-Mudras beschrieben, die für die yogische Meditation und Anbetung eine Rolle spielen und die Sadhana bereichern und wirksam unterstützen können.

Diese rituellen Handstellungen sind symbolische, archetypische Zeichen, die auf der bildhaften Ebene dieselbe Macht besitzen wie ein Mantra auf der Ebene der Tonschwingungen. Sie wecken im Geist des Übenden die Vorstellung der göttlichen Mächte und sogar die Gottheiten selbst, wodurch die Konzentration des Übenden verstärkt wird.

1. Anjali-Mudra *(Siegel der Ehrerbietung)*

Stellung: Stellen Sie sich aufrecht hin oder setzen sich in einer Meditationsstellung auf den Boden. Legen Sie Ihre Hände mit festem Druck aneinander, so dass die Daumen am oberen Brustbeinende liegen. Pressen Sie die Handflächen mit leichtem Druck zusammen und halten Sie die Unterarme gegen den Oberkörper gedrückt.

Wirkung und Bedeutung: Diese Geste drückt in Orient und Okzident tiefste Verehrung für die Gottheit aus. Sie erinnert an die auch in Europa gebräuchliche Handhaltung beim Gebet. In Indien werden beim «Namaskar», der alltäglichen Begrüssung unter Menschen, die Hände auf diese Art und Weise zusammengelegt, womit der Hindu sich vor dem Göttlichen im Menschen neigt.

Bei der Ausführung dieser Mudra spielt der Druck der Handflächen gegeneinander und der Druck der Daumen gegen das Brustbein eine wichtige Rolle (S. 32). Dadurch wird Manovaha-Nadi stimuliert, wodurch die Sexualkraft sublimiert und unter Kontrolle des Bewusstseins gebracht wird. Die daraus resultierende Konzentration des Geistes wiederum wirkt sich überaus günstig auf die allgemeine Entwicklung des Menschen aus.

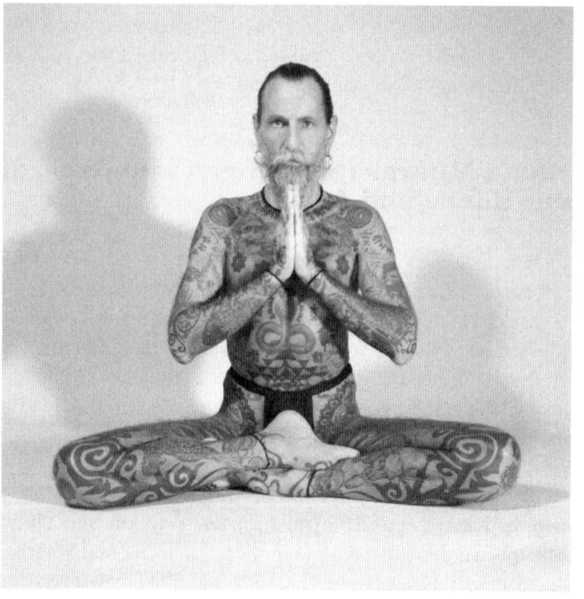

1. Anjali-Mudra

2. Avahani-Mudra
(Siegel der Einladung)

Stellung: Setzen Sie sich in einer Meditationsstellung auf den Boden. Legen Sie die Hände in den Schoss, indem Sie die Daumen zwischen den Handflächen aneinanderpressen.

Wirkung und Bedeutung: Mit dieser Gebärde wird die Shakti eingeladen, bei der rituellen Puja oder der Yoga-Sitzung anwesend zu sein. Der Sadhaka fordert sie damit auf, von ihm Besitz zu ergreifen, und bekundet dadurch seinen Willen zur absoluten Hingabe.

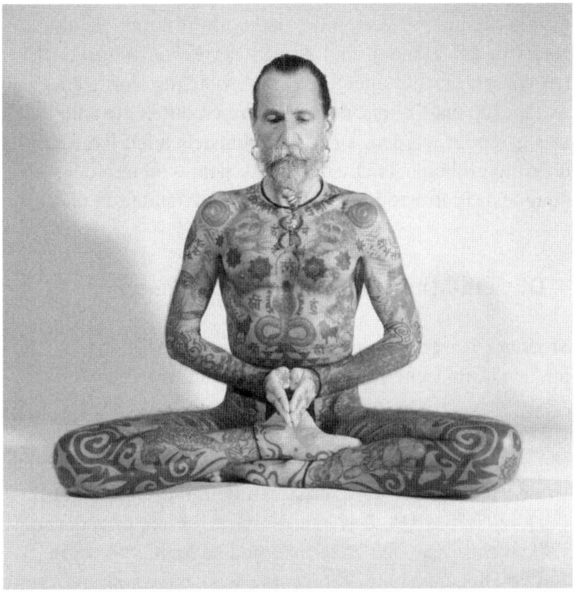

2. Avahani-Mudra

3. Jnana-Mudra
(Siegel der Weisheit)

Stellung: In Padmasana oder Siddhasana sitzend legen Sie die Handrücken auf die Knie und formen mit Daumen und Zeigefingern beider Hände einen Kreis. Die restlichen Finger werden ganz ausgestreckt, so dass in den Händen eine subtile Spannung entsteht.

Wirkung und Bedeutung: Diese Stellung von Fingern und Händen wird in einigen Quellen auch Cin-Mudra (Siegel des Bewustseins) oder Yoga-Mudra (Siegel des Yoga) genannt und symbolisiert die göttliche Weisheit. Sie wird

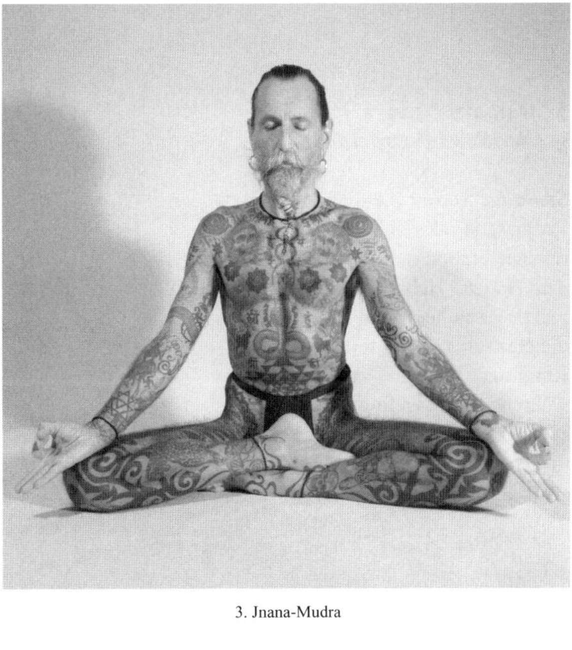

3. Jnana-Mudra

für die Meditation verwendet und verhilft durch die aktive Stimulation gewisser Nerven und Nadis in den Händen und Armen der Erweckung von Energiezentren im Unterleib. Adepten wissen um die energetische Verbindung von Händen und Armen mit dem Bereich des Svadhishthana-Cakras, dessen Energien durch die anhaltende Spannung der Finger stimuliert und gereinigt werden. Die daraus entstehenden Kräfte im Unterleib verhelfen zur Kontrolle über die gröberen Triebe des Menschen, wodurch der Geist sich beruhigt, was Vorausbedingung zum Eintreten in den Bereich von Meditation und Kontemplation ist.

4. Dhyana-Mudra *(Siegel der Versenkung)*

Stellung: Setzen Sie sich in Padmasana oder Siddhasana auf den Boden. Legen Sie die Hände mit den Handflächen nach oben übereinander in den Schoss, so dass die Daumen sich berühren.

Wirkung und Bedeutung: Diese Handhaltung symbolisiert den Zustand tiefster Meditation, in welchem sich das gegenständliche Bewusstsein auflöst und der Yogi die Stufe von Samadhi erreicht. Sie ist ein wirksames Mittel, um die Laghima-Shakti zu stärken, damit Körper und Geist leicht werden. Das kann so weit führen, dass der in Meditation versunkene Yogi einen starken Aufwärtstrieb empfindet und zu levitieren beginnt.

Die Dhyana-Mudra fördert die Konzentration und ermöglicht dadurch das Loslösen der Sinne von der Aussenwelt (Pratyahara), was wiederum eine Vorbedingung zum Erreichen der höheren Stufen des Ashtanga-Yoga ist.

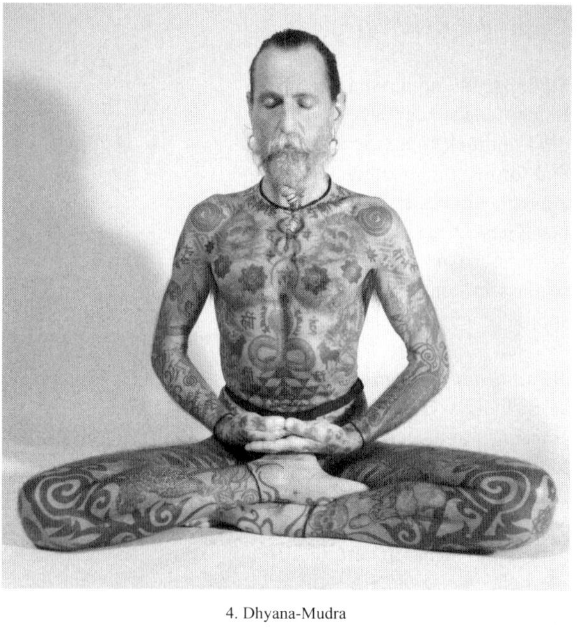

4. Dhyana-Mudra

5. Damaru-Mudra *(Siegel der Sanduhrtrommel)*

Stellung: Setzen Sie sich in Padmasana oder einer anderen Meditationsstellung auf den Boden. Heben Sie die rechte Hand hoch und legen die Spitzen von Mittel- und Ringfinger an den Daumen, während Sie Zeigefinger und kleinen Finger strecken.

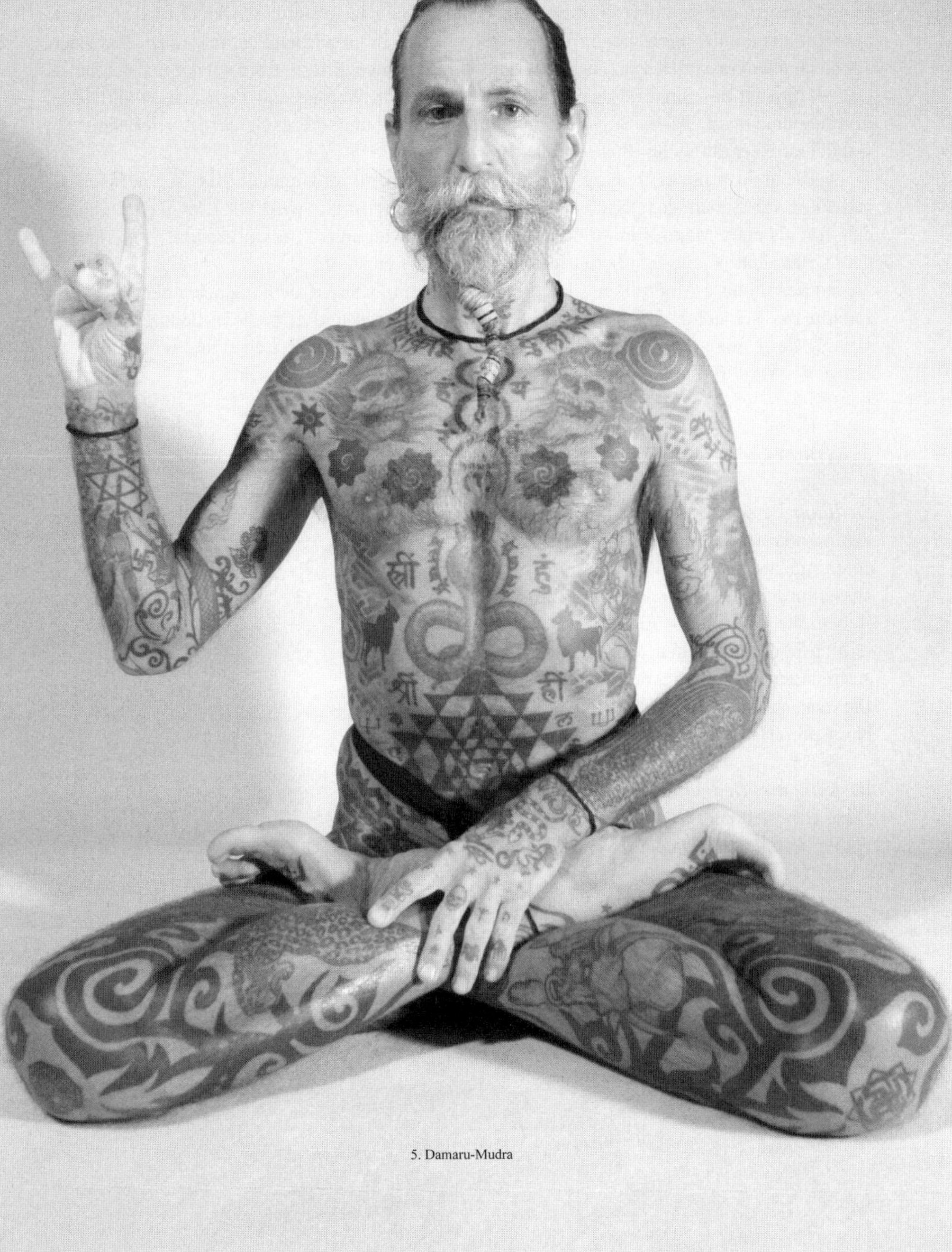

5. Damaru-Mudra

Wirkung und Bedeutung: Mit dieser Fingerstellung hält Shiva Nataraja, der kosmische Tänzer, seine Damaru, die Sanduhrtrommel, in der Hand. Der Klang dieser Trommel ist der Urlaut, aus dem alle manifestierte Schöpfung hervorgeht. Zu ihrem wirbelnden Takt tanzt Shiva den Tandava, einen rasenden Tanz, in dem er die Welten hinwegrafft und sie wieder neu erschafft. Dieser Tanz ist das Sinnbild des ewigen Kreislaufs von Werden und Vergehen. Während er trommelt und tanzt, lächelt Shiva erhaben und unberührt über dieses Spiel (Lila) der Natur als wandelbare, vergängliche Illusion (Maya).

Die Sanduhrtrommel Damaru ist ein uraltes Instrument im Himalaya, das seit Menschengedenken von Schamanen, Sadhus und Yogis rituell verwendet wird. Ihr Klang symbolisiert den Ton als erste Manifestation der ätherischen Schwingungen im Universum, vergleichbar dem Urlaut «Om», aus dem heraus die sichtbare Welt entsteht.

Mit der Damaru-Mudra identifiziert sich der Yogi mit Shiva, dem höchsten der Götter. Er zerstört das Schlechte und Dämonische in seinem Wesen und ermöglicht dadurch die Entstehung des Guten. So macht er sich zum Herrn über sein eigenes Leben und wird selber zu Shiva, der Verkörperung des reinen, absoluten, kosmischen Bewusstseins.

6. Ardhacandra-Mudra *(Siegel des Halbmonds)*

Stellung: Setzen Sie sich in Padmasana oder einer anderen geeigneten Meditationsstellung auf den Boden. Heben Sie den linken Arm seitlich hoch und halten die gestreckten Finger und den Daumen so, dass sich die Form eines Halbmonds bildet.

Wirkung und Bedeutung:
Diese Handstellung ist wie die vorher besprochene Damaru-Mudra ebenfalls charakteristisch für Nateshvara oder Shiva Nataraja, den Herrn des Tanzes und Schöpfer und Zerstörer des Universums. In der geöffneten Linken hält er das reinigende Feuer, durch dessen Flammen am Ende eines jeden Zeitalters die Welt aufgelöst wird.

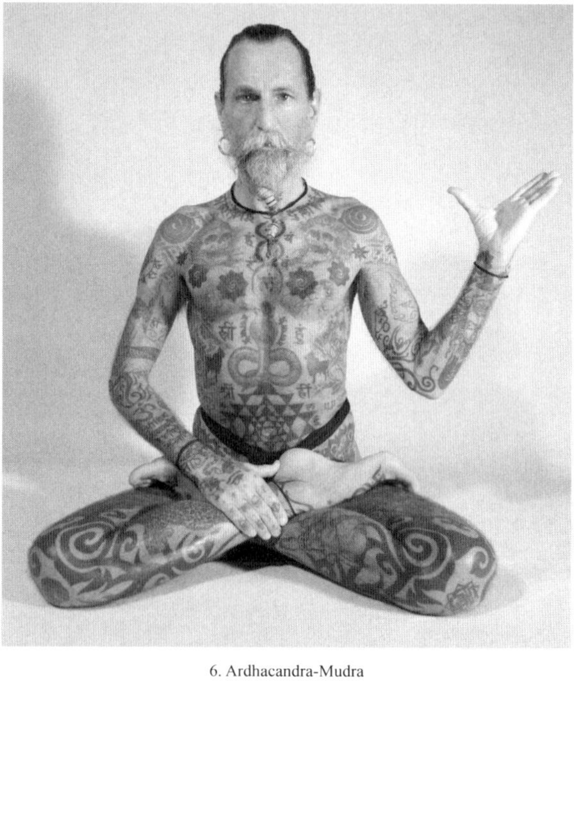

6. Ardhacandra-Mudra

Die Geste der Hand stellt den zunehmenden Halbmond dar, eines der Attribute Shivas und Symbol für Erschaffung und Erneuerung. Der Halbmond ist der Kelch des Samens, Ausdruck sublimierter erotischer Kraft, in dem das Feuer innerer Reinigung und Busse lodert.

Ardhacandra-Mudra und Damaru-Mudra bilden als Handstellungen ein Paar von grösster Symbolkraft. Durch ihre Ausführung während Meditation und Anbetung drückt der Yogi diesen höchsten Bewusstseinszustand, den Shiva darstellt, auf der physischen Ebene aus, und er wird in der Meditation eins mit ihm.

7. Sambodhini-Mudra *(Siegel des Festhaltens)*

Stellung: Ballen Sie die Fäuste mit den Daumen nach innen und pressen Sie Handballen und Finger aneinander.

Wirkung und Bedeutung: Diese Handstellung drückt das Verlangen des Übenden aus, die Shakti während der ganzen Zeit der Meditation oder des Übens in seiner Nähe zu halten. Er fordert sie auf, dazubleiben, bis er seine rituelle Pflicht erfüllt hat.

Das Drücken der Daumen bewirkt auf der physischen Ebene eine Aktivierung von Nerven an den Daumenwurzeln, die ähnlich wie analoge Nerven in den grossen Zehen eine wichtige Rolle spielen, wenn es um die Erweckung latenter Kräfte im Unterleib geht. Im übertragenen Sinn soll das Drücken der Daumen Glück und Gedeihen verheissen, welches nur entsteht, wenn die positiven vitalen Kräfte sich ganz ungehindert entfalten können. Solche Kräfte haben ihren Sitz meist im Unterleib, zum Beispiel die im Bereich des Steissbeins zusammengerollt schlafende Kundalini. Der Wächter vor ihren Toren ist der Gott Ganesha, der als Beseitiger aller Hindernisse und Hüter der Schwelle verehrt wird.

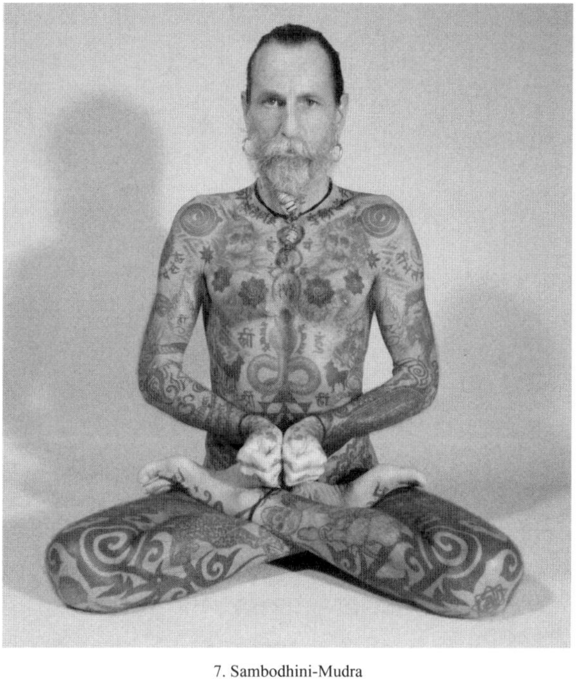

7. Sambodhini-Mudra

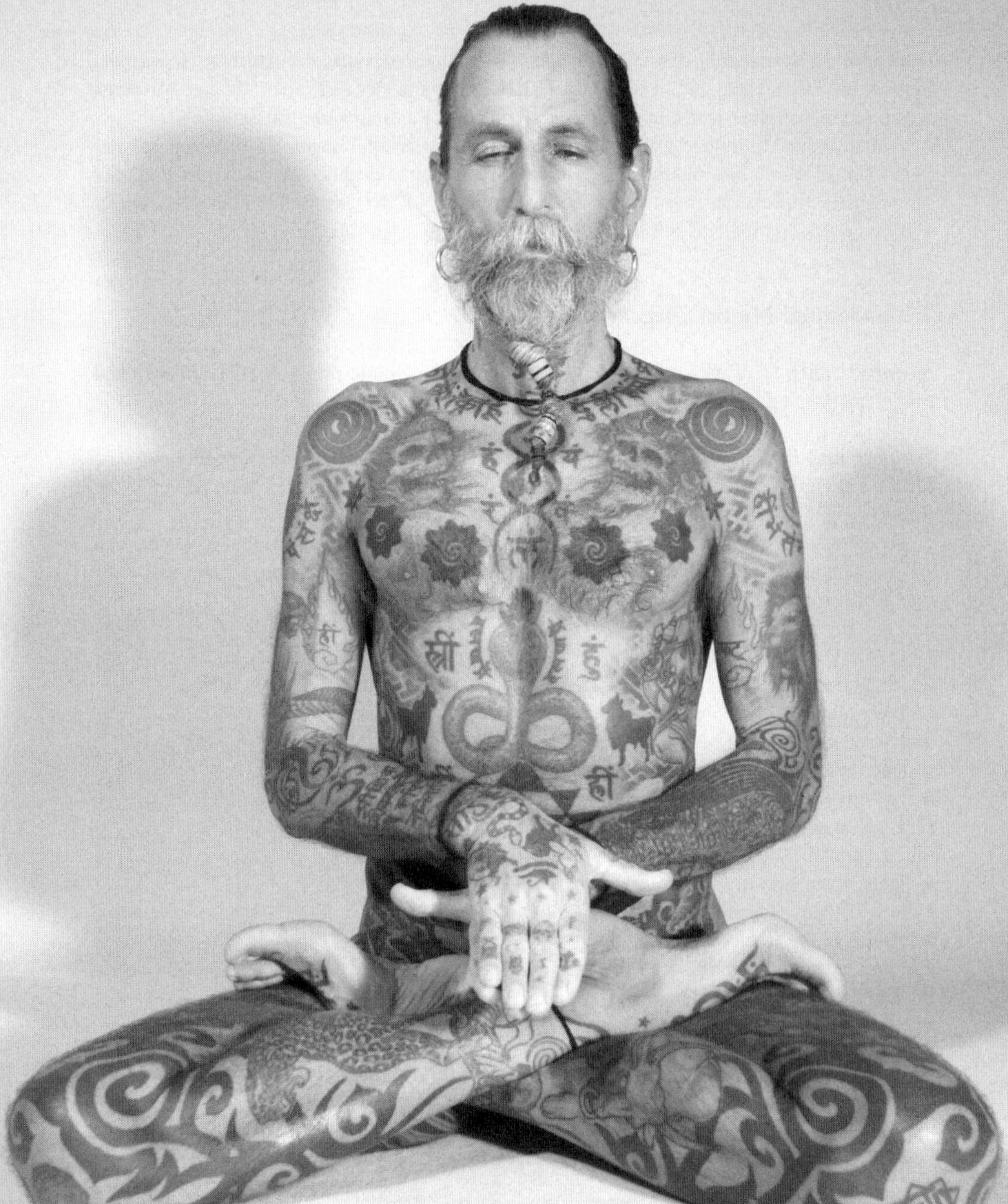

8. Matsya-Mudra

8. Matsya-Mudra *(Siegel des Fisches)*

Stellung: Setzen Sie sich in einer Meditationsstellung auf den Boden. Spreizen Sie die Daumen beider Hände ab und halten Sie die Finger gestreckt zusammen. Legen Sie die rechte Hand mit der Handfläche auf den Handrücken der linken und halten Sie die Hände auf der Höhe des Nabels, während die Unterarme an den Körper gelegt sind.

Wirkung und Bedeutung: Diese Handstellung stellt symbolisch einen Fisch dar und drückt damit die Fähigkeit aus, ohne Angst den Ozean der Zeit durchschwimmen zu können.

Die abgespreizten Daumen können als Flossen oder aber als «Barthaare» eines Welses gedeutet werden. Der Wels heisst auf Englisch «Mudfish», womit auf seine Angewohnheit hingewiesen wird, sich in schlammigen Gewässern auf dem Grund aufzuhalten. Er schwimmt im Morast, wird aber dadurch nicht beschmutzt und symbolisiert so den idealen Suchenden, der sich im Schmutz der Welt aufhält, von diesem aber nicht berührt wird. Der Wels gilt in Afrika und anderen Teilen der Welt als heiliger Fisch mit magischen Kräften, und in vielen Legenden und Märchen findet sich in seinem Bauch ein Ring, der Wünsche gewähren und Türen öffnen kann.

9. Yoni-Mudra *(Siegel der göttlichen Vulva)*

Von dieser Mudra gibt es verschiedene Varianten. Die anschliessend beschriebene Handstellung wird für die rituelle tantrische Verehrung der Göttin verwendet und hat vor allem eine symbolische Bedeutung, während die im folgenden Kapitel beschriebene Hatha-Yoga-Variante der Erweckung und Beherrschung subtiler Energien im Unterleib dient.

Beide Formen sind auf ihre Art und Weise wichtig und können für die Sadhana verwendet werden.

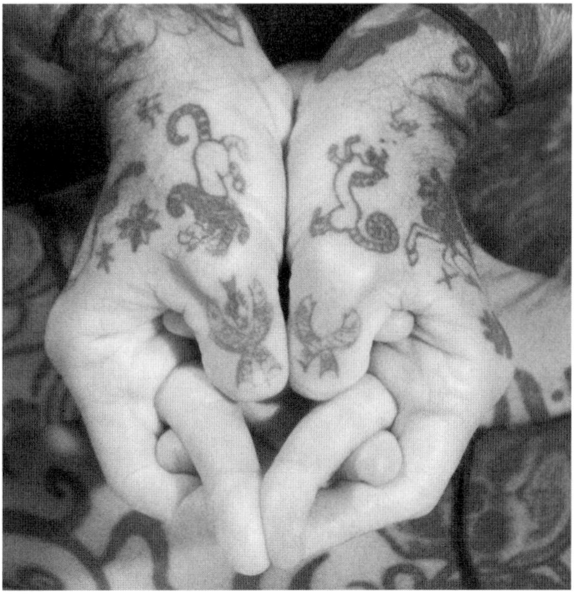

9. Yoni-Mudra

Stellung: Setzen Sie sich in den Lotos-Sitz. Legen Sie Ihre Hände mit der Handkante aneinander, die Handflächen nach oben gerichtet. Kreuzen Sie die kleinen Finger und die Ringfinger an der Wurzel, so dass die kleinen Finger in der Handfläche liegen. Legen Sie nun die gestreckten Mittelfinger über den Ringfingern mit der Spitze zusammen und führen Sie die Zeigefinger hinter den Mittel- und Ringfingern durch, bis Sie die Fingerspitzen hinter denjenigen der Mittelfinger aneinanderbringen. Die Spitzen der Ringfinger sind zwischen Zeige- und Mittelfingern eingeklemmt. Zum Schluss werden die Daumen so aneinandergelegt, dass die Spitzen der kleinen Finger an der Daumenwurzel sichtbar sind.

Wirkung und Bedeutung: Diese komplizierte Handstellung symbolisiert die Yoni, die Vulva der Göttin, die für einen Verehrer der Shakti das höchste Heiligtum darstellt. Der kosmische Mutterschoss ist für den Shakta das Sinnbild reinster Weiblichkeit, die Quelle aller manifestierten Schöpfung, die Darstellung von Fruchtbarkeit, Mütterlichkeit und Sinnlichkeit und das Objekt der Anbetung.

Mit dieser rituellen Gebärde drückt der Shakta seine höchste Verehrung und seinen Wunsch nach Vereinigung mit der Göttin aus. Aus dieser Mudra strömt die Kraft des Lebens und segnet den Übenden mit kreativer Energie. Durch den Druck und die Spannung der Finger werden Nerven beeinflusst, die ihren Ursprung im Sakralplexus auf der Höhe von Kreuz- und Schambein haben. Yogis glauben, dass die sexuelle und geistige Potenz eines Menschen innig miteinander verbunden sind, weshalb es ein wichtiges Ziel des Hatha-Yoga ist, durch das Entfachen und Sublimieren sexueller Energien geistige Kraft zu erzeugen. Yoni-Mudra hilft, im Sadhaka die geistige Voraussetzung für absolute Hingabe zu schaffen und dadurch diesen Prozess der Verfeinerung gröberer Triebe in Gang zu setzen.

Divya-Mudras, die göttlichen Siegel des Hatha-Yoga

«Diese von Adinatha, dem uranfänglichen Shiva, verkündeten Mudras können dem Übenden die acht Siddhis verleihen. Sie sind bei allen vollendeten Yogis besonders beliebt und selbst für die unsterblichen Götter schwer zu erlangen. – Sie sollen sorgfältig, wie ein Schatz, geheimgehalten werden. So wie über den Liebesgenuss mit einer Frau aus gutem Hause soll man zu anderen darüber nicht sprechen.» (Hathayoga-Pradipika, Kapitel III, Vers 8–9)

Mehr als die eher symbolhaften Hasta-Mudras, die im vorhergehenden Abschnitt besprochen wurden, sind die Mudras des Hatha-Yoga Praktiken und Übungen von unvergleichlicher Kraft, die auf allen drei Ebenen des menschlichen Wesens, körperlich, geistig und seelisch, Wirkung zeigen. Sie besitzen eine grosse Heilkraft und vermögen den Körper zu verjüngen. Einige davon, zum Beispiel Vajroli-Mudra, sind mit Genuss verbunden, welcher bei richtiger Anwendung als Katalysator für die Befreiung dienen kann.

In der Yoga-Shastra wird darauf hingewiesen, dass die Mudras vom Lehrer nicht an charakterlich ungeeignete Schüler weitergegeben werden sollen, da sie grossen Schaden anrichten könnten. Dieser Hinweis besagt, dass man sich einigen dieser Praktiken mit gebührendem Respekt nähern sollte, und dies erst, nachdem der Körper und Geist entsprechend darauf vorbereitet wurden.

Damit dieser Schlüssel zu Kraft und übernatürlichen Verwirklichungen nicht in falsche Hände geraten konnte, wurde das Wissen in alter Zeit direkt vom Guru an den Schüler vermittelt. Später wurden die Grundlagen der Praxis in einigen wenigen Lehrbüchern aufgeschrieben, jedoch in einer Form, die jeglichen Missbrauch vereitelte. Viele der Praktiken wurden sehr rudimentär oder bildhaft abstrakt dargelegt, so dass gewisse Textpassagen nur von Eingeweihten richtig verstanden werden können. Dies hat vor allem unter den Sanskrit-Gelehrten zu allerlei Missdeutungen der beschriebenen Techniken geführt, da das Verständnis für die Yoga-Praxis nicht über den Intellekt, sondern einzig und allein über die Arbeit am eigenen Körper entsteht. Und wie früher bedarf es auch heute eines Gurus, um die Geheimnisse des Yoga ergründen zu können. Dieser göttliche Lehrer manifestiert sich aber nur denjenigen Schülern, die das theoretische Wissen über Yoga Schritt für Schritt in die Praxis umsetzen.

Die meisten dieser hathayogischen «Siegel» dürfen auch von Anfängern ohne Bedenken angewendet werden, da sie die Übungspraxis stark unterstützen und einen gesunden Einfluss auf den gesamten Metabolismus, und somit auch auf den Geist des Praktizierenden, ausüben.

Bei einigen Mudras wird jeweils unmissverständlich auf die Vorsichtsmassnahmen und Gefahren hingewiesen. Jeder Sadhaka sollte sich bewusst sein, dass unvorsichtiger Umgang mit diesen subtilen Techniken nachteilige Konsequenzen haben kann. Aus diesem Grund empfiehlt es sich, die Mudras mit allen ihren Feinheiten von einem erfahrenen Lehrer zu erlernen.

1. Kaki-Mudra *(Siegel der Krähe/Krähenschnabel)*

Übung a: Halten Sie die Augen offen, spitzen Sie die Lippen zu einem Krähenschnabel und saugen Sie die Luft mit einem zischenden Geräusch durch den Mund ein. Atmen Sie jeweils langsam und geräuschlos durch die Nase wieder aus.

Die Kaki-Mudra kann im Stehen, Sitzen oder sogar Gehen ausgeführt werden.

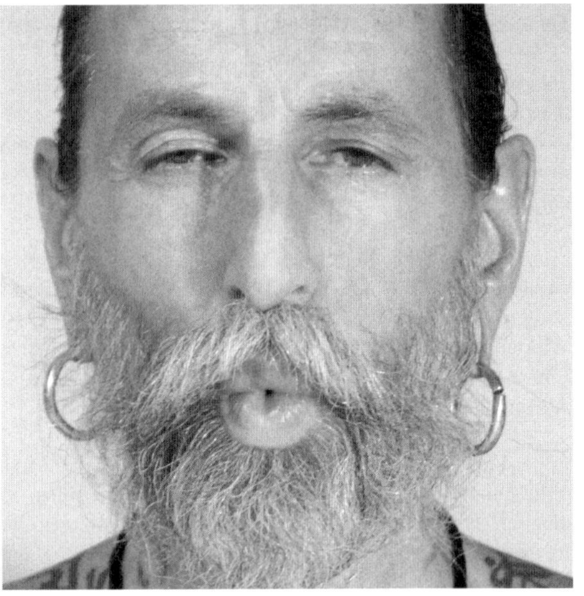

1 a. Kaki-Mudra

Übung b: Setzen Sie sich in Padmasana auf den Boden, die Hände auf den Knien und die Augen weit geöffnet. Spitzen Sie nun die Lippen zu einem Krähenschnabel, saugen die Luft mit einem zischenden Geräusch ein, halten den Atem an, blasen die Backen so stark wie möglich auf, schliessen Sie die Augen und senken das Kinn in Jalandhara-Bandha auf das obere Brustbeinende. Halten Sie die Luft so lange wie möglich an, und heben Sie dann den Kopf wieder in seine normale Lage, wobei Sie die Augen öffnen und langsam und geräuschlos durch die Nase wieder ausatmen. Wiederholen Sie diese Übung 15 Minuten, wechseln Sie dann die Stellung der Füsse, um eine weitere Runde anzuhängen.

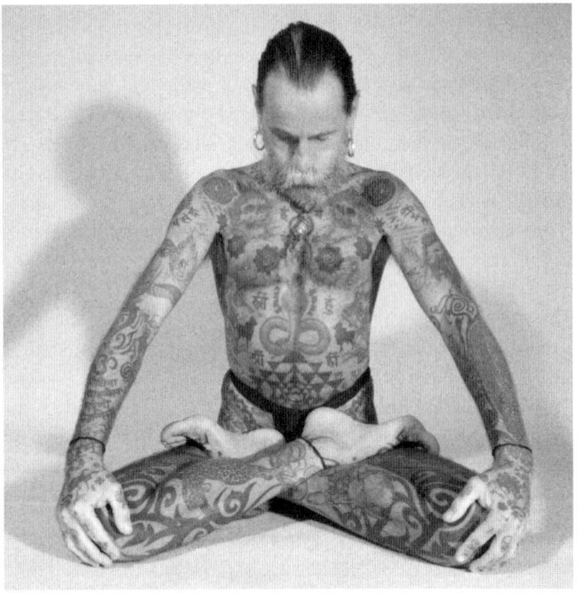

1 b. Kaki-Mudra in Padmasana

Wirkung und Nutzen: Durch die Kaki-Mudra wird die Mundhöhle mit frischer Luft und Sauerstoff versorgt, wodurch Krankheitskeime in Mund und Rachen bekämpft und Mundinfektionen verhindert werden. Die Zähne werden gestärkt, und durch das Aufblasen der Backen erhalten die Gesichtsmuskeln neue Spannkraft, wodurch Falten und eingesunkene Wangen verschwinden.

Das mit dem Sauerstoff in den Mund einströmende Prana wirkt sich anregend auf die Speicheldrüsen im Mund aus, welche vermehrt reine Absonderungen produzieren. Diese fliessen in Magen und Darm und unterstützen so die Funktion der Verdauungsorgane, was wiederum dem ganzen Körper zugute kommt.

Der Yogi Gheranda schreibt in der «Gheranda-Samhita», Kapitel III, Vers 86–87: *«Wie durch einen Krähenschnabel zieht man durch den Mund die Luft ganz langsam ein. Das ist die Kaki-Mudra, welche alle Krankheiten ausrottet. – Diese aussergewöhnliche Mudra wird in den Tantras geheimgehalten. Wer sie ausübt, den befreit sie von allen Krankheiten und schenkt ihm die Langlebigkeit einer Krähe.»*

2. Shanmukhi-Mudra *(Siegel der sechs Gesichter)*

«Shan-Mukhi» (sechs Gesichter) wird in den meisten Büchern fälschlicherweise als «sechs Öffnungen» übersetzt, da bei dieser Mudra die Öffnungen des Kopfes verschlossen werden. Die Tatsache, dass man dabei insgesamt sieben Öffnungen mit den Fingern zuhält, erweist diese Deutung jedoch als unrichtig. Die «sechs Gesichter» bezeichnen nämlich die Organe der äusseren Sinneswahrnehmung (Indriyas), welche mit Hilfe dieser Übung entwickelt werden. Mit den fünf üblicherweise bei allen Menschen vorhandenen Sinnen (Seh-, Gehör-, Geruchs-, Geschmacks- und Tastsinn) entwickeln Yogis durch die Praxis der Mudra zusätzlich noch den «sechsten Sinn» der übersinnlichen Wahrnehmung.

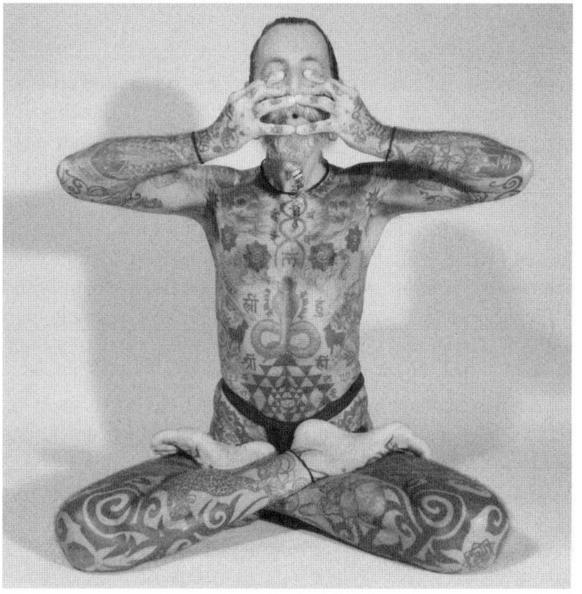

2. Shanmukhi-Mudra

Übung: Setzen Sie sich in Padmasana auf den Boden. Schliessen Sie den Mund, verstopfen die Ohren mit den Daumen, legen die Zeigefinger auf die geschlossenen Augen, die Mittelfinger an die Nase, während Ring- und kleine Finger den Mund umfassen, der zum Krähenschnabel gespitzt wird.

Jetzt saugen Sie die Luft durch den Mund ein, blasen die Backen auf, schliessen den Mund, halten den Atem an und senken Ihr Kinn in Jalandhara-Bandha auf das obere Brustbeinende. Führen Sie so lange wie möglich Kumbhaka aus, wobei Sie gleichzeitig Mula-Bandha ausführen und den Bauch so stark wie möglich nach vorn wölben.

Dann heben Sie den Kopf wieder in seine normale Lage zurück, öffnen dabei die Augen, während Sie gleichzeitig langsam und sachte durch die Nase ausatmen und die Wangen und den Bauch wieder absinken lassen. Ziehen Sie nach der Ausatmung den Bauch so weit wie möglich zurück und hoch, während Sie mit den Fingern die Augen wieder verschliessen und den Mund erneut zum Krähenschnabel spitzen.

Wiederholen Sie diese Übung anfangs für 15 Minuten, wechseln Sie dann die Stellung der Füsse und führen Shanmukhi-Mudra erneut für 15 Minuten aus.

Wirkung und Nutzen: Diese Übung hat einen wohltuenden Einfluss auf die Ohren. Durch den Druck im Mund wird die Luft in die eustachische Röhre gedrängt, die Mundhöhle und Mittelohr miteinander verbindet. Diese Röhre ist für den Druckausgleich inner- und ausserhalb des Ohres verantwortlich, und ihre gesunde Funktion ermöglicht eine freie Vibration des Trommelfells, wodurch Hörfehler beseitigt werden. Patienten, die an Tinnitus leiden, können die störenden Geräusche im Ohr durch die Praxis von Shanmukhi-Mudra zum Verschwinden bringen.

Durch die Krümmung des Nackens bei Jalandhara-Bandha werden die endokrinen Drüsen sowie verschiedene willkürliche und autonome Nervenstränge im Kopfbereich beeinflusst, die in enger Beziehung mit Nervengeflechten in Bauch und Unterleib stehen. Durch die Verbindung von Kopf und Unterleib entsteht eine «globale Vernetzung» innerhalb unseres Körpers, durch welche die Sinneswahrnehmung verfeinert und verstärkt wird.

Viele Krankheiten im Kopfbereich haben ihre Ursache im Darm, und insbesondere der Mastdarm steht in inniger Verbindung zum Gehör des Menschen. Bei Störungen in diesem untersten Darmabschnitt kann es rasch zu gravierenden Problemen der Ohren kommen. Ohrenschmerzen, Tinnitus, Ausfluss oder übermässige Schmalzabsonderung haben ihren Ursprung oft nicht im Kopf, sondern im Darm, und im Gegenzug entstehen Krankheiten im Unterleib vielfach durch mentalen Stress, der bei uns zivilisierten Menschen zum Alltag gehört.

Shanmukhi-Mudra vermag die Konzentration des Übenden nach innen zu lenken, weshalb sie für eine Sadhana wichtig ist. Ausdauernde Praxis kann bis zur Manifestation innerer Töne führen, was ein Ziel sowohl des Hatha- als auch des Laya-Yoga ist. Letztere Bezeichnung wird vielfach als Synonym für die höchsten Stufen des Ashtanga-Yoga verwendet, wo der Yogi die Ebenen der Nada-Avasthas betritt, in deren kosmischen Klängen sich sein Bewusstsein langsam auflöst.

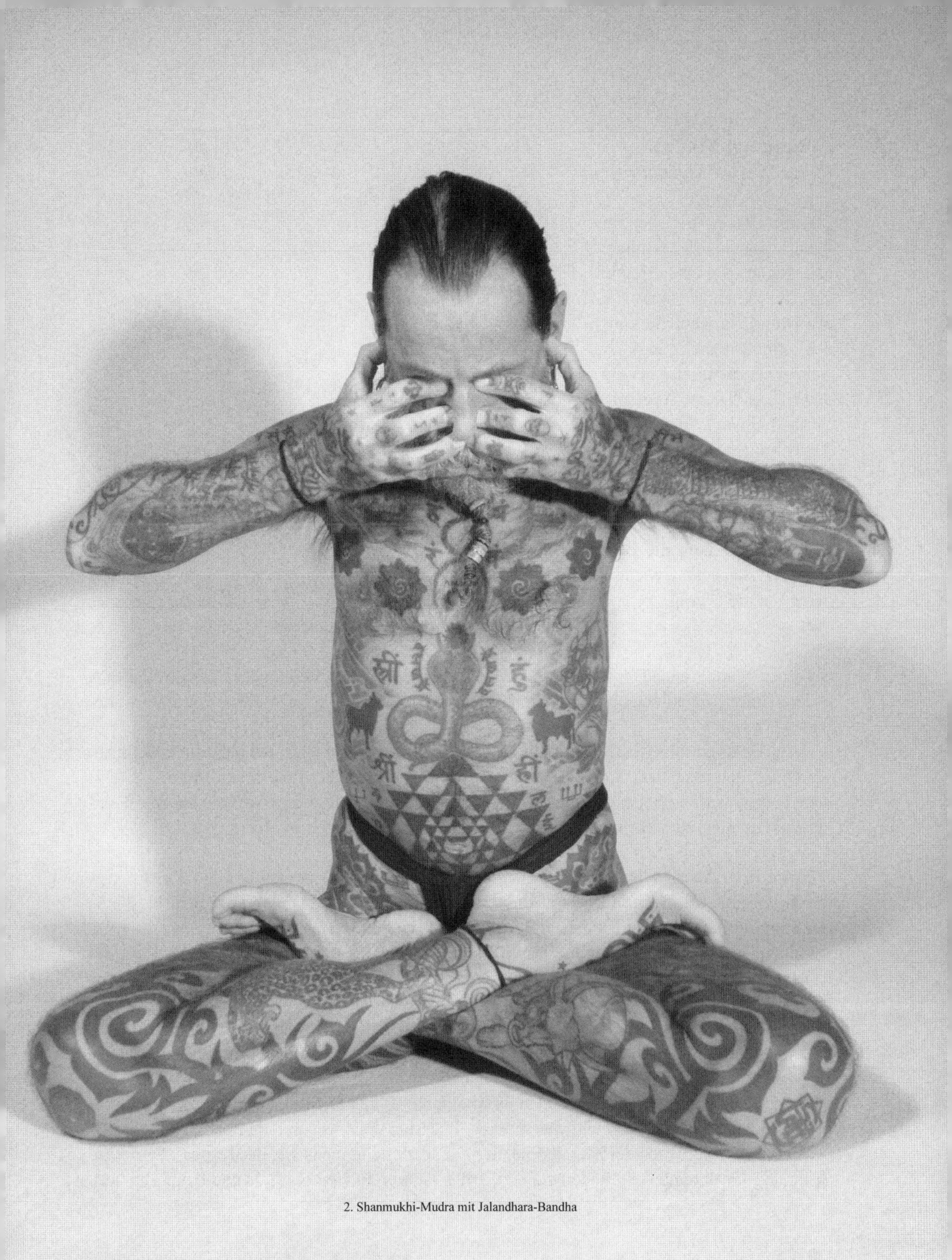

2. Shanmukhi-Mudra mit Jalandhara-Bandha

3. Bhujangi-Mudra
(Siegel der Königskobra)

Übung: Setzen Sie sich in Padmasana auf den Boden, und legen Sie die Hände auf die Knie. Öffnen Sie den Mund, so weit Sie können, strecken die Zunge so weit wie möglich heraus und richten Sie die Augen in Bhru-Madhya zwischen die Augenbrauen. Die Atmung erfolgt durch den Mund.

Halten Sie diese Stellung zu Anfang fünf Minuten, wechseln Sie dann die Haltung der Beine und wiederholen Sie die Übung.

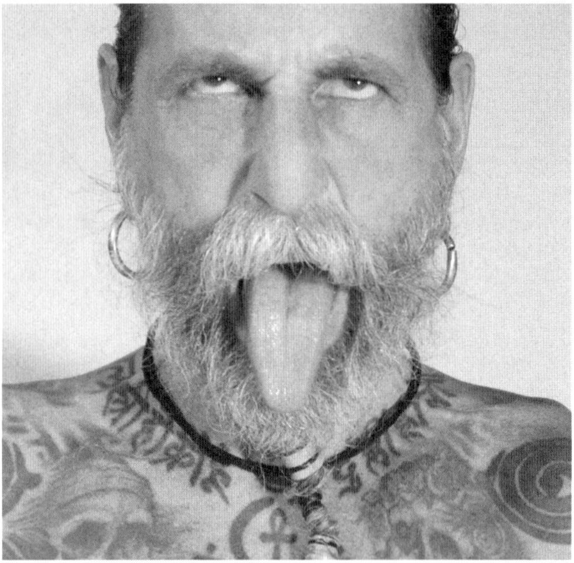

3. Bhujangi-Mudra

Bhujangi-Mudra (auch Bhujangini) ist Teil verschiedener Yoga-Stellungen, weshalb sich auch andere Haltungen anbieten, um von den segensreichen Auswirkungen dieser Mudra profitieren zu können.

Kala-Bhairavasana (S. 227) und Simhasana (S. 173) zum Beispiel sind ohne sie undenkbar. Sie kann auch eine wirksame Unterstützung sein, um Praktiken wie Maha-Mudra (S. 434) oder Stellungen wie Vrishabhasana (S. 212) zu variieren. Viele dieser Variationen und Feinheiten kann man von einem erfahrenen Lehrer erlernen.

Wirkung und Nutzen: Die weibliche Königskobra (Bhujangi) ist das Symbol für die kosmische Urkraft Kundalini. Ihr Mund ist weit geöffnet und ihre Zunge herausgestreckt. Sie ist das Sinnbild für die mächtigste Energie, die ein Mensch durch Yoga-Übungen erwecken und in seinem Leben wirksam werden lassen kann. Sie wird assoziiert mit der Göttin Kali, der gewaltigsten Dämonenbezwingerin, die ebenfalls mit weit herausgestreckter blutroter Zunge dargestellt wird. Indem der Sadhaka diese Mudra ausführt, identifiziert er sich mit dieser Energie reinsten Bewusstseins, und durch diese Identifikation nimmt sie von ihm Besitz und hilft ihm, sich von allem zu befreien, was der Vereinigung mit seinem göttlichen Wesen im Wege steht.

Abgesehen von dieser überragenden Symbolik hat Bhujangi-Mudra auch auf der physiologischen Ebene einiges zu bieten, was ihre regelmässige und ausdauernde Praxis rechtfertigt.

Sie heilt Krankheiten der Mundhöhle, der Zähne, des Gaumens und des Kiefers. Durch die Spannung im Bereich der Zungenwurzel werden Nerven in Genick, Hals und Kopf aktiviert, welche wiederum einen Einfluss auf die Funktion der endokrinen Drüsen in diesem Bereich haben. Hypophyse, Epiphyse und Schilddrüse werden von den Yogis als «Schicksalsdrüsen» bezeichnet, da sie auf die allgemeine Entwicklung des Menschen einen nicht unbedeutenden Einfluss haben.

Durch diese Mudra entstehen im Kopfbereich Energien, die in den Yoga-Schriften als «Nektar» bezeichnet werden. Wer die Kraft hat, durch intensive Praxis von Bhujangini diesen Nektar in Fluss zu bringen und zu trinken, vermag damit das Bewusstsein für energetische Vorgänge und Zusammenhänge im Körper zu wecken. Denn er ist wie das Öl, welches das Feuer entfacht, durch dessen Wärme die Göttin Kundalini wach wird.

4. Matangi-Mudra *(Siegel der Elefantenkuh)*

Matangi-Mudra (auch Matangini) ist in ihrer Ausführung und ihrem Nutzen dem Kriya Jala-Neti ähnlich (S. 82). Diese Mudra wird am besten frühmorgens als Abschluss von Jala-Neti-Kriya oder auch allein ausgeführt.

Übung: Nehmen Sie eine Kanne mit lauwarmem Wasser. Geben Sie genügend Salz hinein, um eine alkalische Flüssigkeit zu erhalten, deren Salzgehalt leicht über demjenigen der Schleimhäute liegt.

Stellen Sie eine Wanne vor sich auf den Boden und kauern Sie sich in Kagasana nieder. Halten Sie die linke hohle Hand unter die Nase und giessen Sie mit der rechten Salzwasser hinein, welches Sie durch die Nasenlöcher aufsaugen und durch den Mund wieder ausstossen.

Wenn Sie das einige Male getan haben, füllen Sie den Mund mit Salzwasser und versuchen, dieses durch die Nasenlöcher wieder hervorzubringen. Dazu müssen Sie durch leichtes Gurgeln das Wasser genügend weit nach hinten in den Rachen fliessen lassen, um es dann mit Hilfe der Zunge in den Nasenraum hochzudrücken, wonach Sie

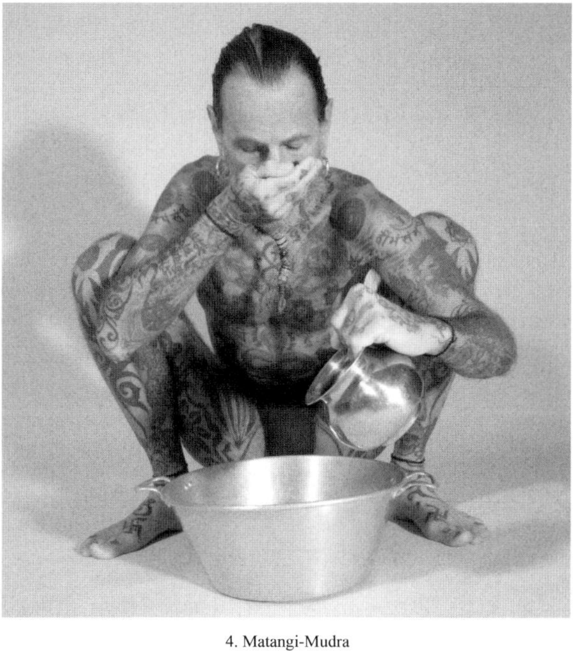

4. Matangi-Mudra

es durch die Nase ausstossen können. Am Anfang empfiehlt es sich, jeweils ein Nasenloch mit den Fingern zu verschliessen, wodurch der Druck des Wassers in der Nase grösser wird, was das Ausstossen erleichtert. Führen Sie dies wechselseitig durch je ein Nasenloch aus und versuchen Sie dann, das Wasser durch beide Nasenlöcher gleichzeitig hervorzubringen.

Wirkung und Nutzen: Diese Übung heilt Krankheiten der Zähne, des Rachens, der Nase und der Augen. Durch den erhöhten Salzgehalt des Wassers und die damit einhergehende leichte Reizung der Schleimhäute werden die im Bereich der Nasenwurzel endenden Ida- und Pingala-Nadi erregt, wodurch sie zu verstärkter Aktivität gebracht werden. Dies wiederum führt zu einem Ansteigen der elektromagnetischen Frequenz im Körper, was sich kräftigend auf den gesamten Metabolismus auswirkt. Das Verdauungsfeuer in der Nabelregion wird entfacht und hilft mit, im Unterleib die energetische Basis zur Erweckung der Kundalini zu schaffen.

«Stelle Dich in halstiefes Wasser und ziehe durch die Nase Wasser ein, das dann durch den Mund ausgestossen wird. Dann ziehe Wasser durch den Mund ein und wirf es durch die Nase wieder aus. Wiederhole das wieder und wieder. Das ist das Siegel der Elefantenkuh, durch welches Alter und Tod vernichtet wird. – An einem einsamen, menschenleeren Ort soll der Yogi mit vollkommener Konzentration diese Matangini-Mudra üben. Dadurch wird er selber wie ein Elefant. Und wo immer er sich aufhält, geniesst er dadurch grosses Wohlbefinden. Deshalb soll diese Mudra sehr sorgfältig geübt werden.» (Gheranda-Samhita, Kapitel III, Vers 88–91)

Obenstehende Beschreibung ist eine Darstellung des Akts, wie er von Elefanten an Wasserstellen ausgeführt wird. Ein Yogi würde dies höchstens in salzigem Meerwasser ebenso ausführen, jedoch nie in einem Süsswasserfluss oder -see. Viele der Praktiken sind in der Shastra in bildhafter und teilweise verschlüsselter Form beschrieben, was sie einerseits anschaulich macht, anderseits ihre Ausübung durch Uneingeweihte erschwert. So ist auch die Beschreibung von Matangi zu verstehen, denn kein richtiger Yogi würde ungesalzenes Wasser in die Nase ziehen, und kein richtiger Guru würde seinen Schüler ermuntern, solches zu tun, denn dadurch könnten die empfindlichen Schleimhäute in der Nase Schaden nehmen.

Die alten Yogis haben durch Beobachtung und Intuition vieles aus der Natur gelernt, aber sie waren sich immer vollkommen bewusst, dass ein Mensch weder ein Elefant noch irgendein anderes Tier ist. Aus diesem Grund ist es wichtig, sich einen Guru zu suchen, der sich über die Feinheiten der Praxis im Klaren ist, und nicht einen, der sein Wissen nur aus Büchern hat.

5. Nabho-Mudra *(Siegel des Weltalls)*

Nabho-, Manduki-, Khecari- und Bhujangi-Mudra werden gelegentlich auch «Jihva-Bandha» (Zungen-Verschlüsse) genannt, weil durch die verschiedenen Stellungen der Zunge Einfluss auf die Energien im Kopfbereich ausgeübt werden kann.

«Nabhas» ist ein Synonym für «Akasha» und bedeutet «Weltraum, All, Äther». Diese Bezeichnung deutet auf die Wirkung der Nabho-Mudra hin, durch deren Anwendung sich das Bewusstsein des Yogis erweitert, bis es schlussendlich den gesamten Weltraum umfasst.

Übung: Wölben Sie die Zunge nach hinten und drücken Sie die Zungenspitze vor dem Halszäpfchen fest gegen den weichen Gaumen hoch. Halten Sie die Zunge in dieser Position fest, indem Sie den Druck der Zungenspitze nach oben unvermindert aufrechterhalten.

Es ist empfehlenswert, sich diese Zungenstellung anzugewöhnen und sie während der Praxis von Asanas, Pranayama und Dhyana unablässig auszuführen. Sie kann in fast jeder Yoga-Stellung praktiziert werden und entfaltet ihre segensreiche Wirkung insbesondere beim Üben von umgekehrten Haltungen wie Shirshasana, Urdhva-Sarvangasana, Sarvangasana, Dhanurasana und Vistrita-Pada-Sarvangasana, unterstützt aber auch die meisten anderen Stellungen äusserst wirkungsvoll. Es ist ratsam, sich dabei auf die Atmung zu konzentrieren und Kumbhaka, das heisst Atemanhalten, auszuführen, wodurch die Wirkung dieser Mudra verstärkt wird.

In der «Gheranda-Samhita» wird sogar empfohlen, Nabho-Mudra im Stehen und Gehen auszuführen. In Kapitel III, Vers 9, heisst es: *«Mit was auch immer der Yogi beschäftigt sein mag und wo immer er sich aufhält, soll er stets die Zunge nach oben an den Gaumen drücken und dazu den Atem anhalten. Das wird Nabho-Mudra genannt und vernichtet alle Krankheiten.»*

Wirkung und Nutzen: Diese Mudra geniesst unter allen Zungenstellungen eine besondere Bedeutung, da ihre Ausführung einfach ist und sie problemlos über längere Zeiträume praktiziert werden kann. Sie birgt in sich viele Vorteile von Bhujangi-Mudra, Manduki-Mudra und Khecari-Mudra und sollte aus diesem Grund so lange geübt werden, bis ihre dauernde Anwendung zur Gewohnheit wird.

Durch den Druck der Zungenspitze an den weichen Gaumen entstehen Nervenimpulse, die sich auf die Tätigkeit der Hypophyse äusserst positiv auswirken. Wenn die Hirnanhangsdrüse optimal funktioniert, wirkt sich das segensreich auf den gesamten Stoffwechsel aus, und der Mensch wird stark und gesund. Durch die Spannung im Zungenmuskel werden auch viele der im Bereich der Zungenwurzel gelegenen kleinen Drüsen aktiviert, wodurch der Speichelfluss angeregt und verfeinert wird. Die Speichelflüssigkeit wird rein und trägt so zur Aufrechterhaltung einer gesunden Verdauung bei, was dem gesamten Wohlbefinden förderlich ist.

Durch anhaltendes Praktizieren von Nabho-Mudra entstehen im Laufe der Zeit starke Empfindungen von Energien in Hals und Nacken, die zur Bildung von «Amrita» beitragen. Dieser «Nektar» unterstützt die Aktivierung von verborgenen Energiezentren im ganzen Körper und weckt das Bewusstsein für die Aktivitäten von Prana innerhalb dem grob- und feinstofflichen energetischen System des Menschen. Wird dieses Bewusstsein wach, erblickt der Adept seinen eigenen Leib als vollkommenes Abbild des Kosmos, und er wird Herr über den gesamten Weltraum.

6. Manduki-Mudra *(Siegel des Frosches)*

Diese Mudra trägt ihren Namen daher, dass man wie ein Frosch die Zunge nach hinten rollt, das Maul in die Breite zieht und den Hals aufbläht. Yogis behaupten, dass die Frösche während der Winterstarre die Zunge nach hinten rollen, wodurch sie ihre Körperfunktionen auf ein Minimum reduzieren und so ohne Atmung und Herzschlag monatelang unter dem Eis verharren können. Genauso können Yogis sich Manduki-Mudra zunutze machen, um bewusst auf ihre Körperfunktionen einzuwirken und diese zu verlangsamen.

Übung: Wölben Sie die Zunge nach hinten und drücken die Zungenspitze vor dem Halszäpfchen fest gegen den weichen Gaumen hoch. Halten Sie die Zunge in dieser Position fest, indem Sie den Druck der Zungenspitze nach oben unvermindert aufrechterhalten. Ziehen Sie nun genau wie ein Frosch die Mundwinkel seitlich weit auseinander und spannen Sie dabei den am Unterkiefer und Hals liegenden Platysma-Hautmuskel an, so dass er sich wie ein Fächer spreizt.

Wirkung und Nutzen: Die Praxis von Manduki-Mudra hat ähnliche Auswirkungen wie die oben beschriebene Nabho-Mudra. Durch das Anspannen des Halsmuskels wird der Fluss von Amrita verstärkt, wodurch nach längerer Praxis Kontrolle über Nerven und Nadis im Körper entsteht. «Amrita», der göttliche Nektar, ist eine Verbindung aus Elixieren, die in Hypophyse, Epiphyse und Schilddrüse gebildet werden und sich so auf das Bewusstsein des Menschen auswirken, dass aktive Kontrolle über Nerven und autonom funktionierende Organe entsteht. Dieser subtile Prozess yogischer Körperkontrolle kann nur mit Hilfe eines vollendeten Gurus verstanden und in Gang gesetzt werden.

Manduki-Mudra ist eine wirksame Hilfe, um wie ein Frosch die Atmung und die Herztätigkeit zu verlangsamen, und so dem Yogi den Weg zu Pratyahara, Dharana und Dhyana zu ermöglichen.

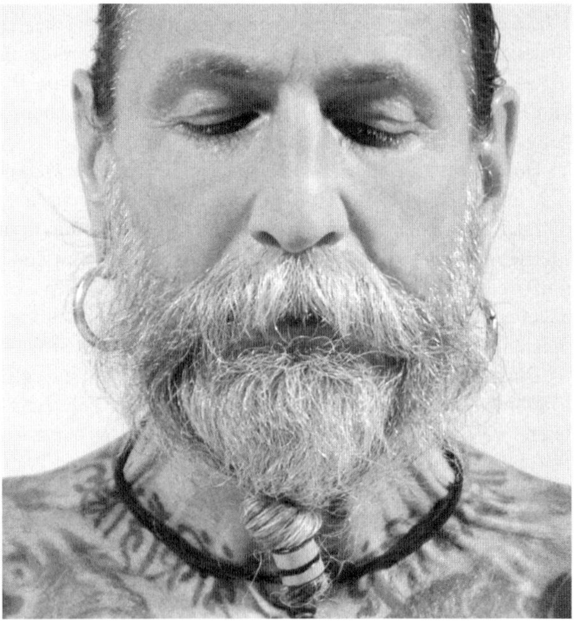

6. Manduki-Mudra

Ganz besonders wirksam erweist sie sich in Verbindung mit Mandukasana (S. 239) und Garbhasana (S. 186). Es gibt aber fast keine Stellung, die durch diese Mudra nicht in ihrer Wirkung verstärkt würde, und insbesondere im Zusammenhang mit Umkehrstellungen ist sie ein Segen für alle, die nach Selbstverwirklichung streben.

In der Gheranda-Samhita» wird sie in Kapitel III, Vers 62–63, folgendermassen beschrieben: *«Man hält den Mund geschlossen, führt die Zungenspitze zum Gaumen und bewegt die Zungenwurzel. Dann kostet man den dadurch fliessenden Nektar. – So können weder Runzeln noch graues Haar entstehen, und der Yogi bleibt für immer jung. Wer dies regelmässig praktiziert, dessen Haar wird nie vom Alter weiss.»*

Das hier beschriebene «Bewegen» der Zungenwurzel entsteht durch die Zungenstellung in Verbindung mit dem gleichzeitigen Anspannen des Platysma-Hautmuskels, welches das froschähnliche «Aufblähen» des Halses darstellen soll. Die Nervenimpulse in Nacken und Hals werden verstärkt, und die im Kopfbereich befindlichen Schicksaldrüsen beginnen Amrita zu produzieren, womit wunderbare Auswirkungen auf Leib und Leben des Adepten einhergehen.

7. Khecari-Mudra *(Siegel des Weltraum-Durchwanderns)*

«Keine Asana kommt Siddhasana gleich, kein Kumbhaka dem Kevala-Kumbhaka, keine Mudra der Khecari-Mudra. Und nichts nimmt einen so gefangen wie Nada, der innere Ton.» (Hathayoga-Pradipika, Teil I, Vers 43)

Diese Mudra ist im Hatha-Yoga von eminenter Bedeutung, da sie die Grundlage für die vollkommene Beherrschung von Svara und anderer subtiler innerer Vorgänge bildet. Ihre Ausführung ist schwierig, weshalb sie von vielen Geheimnissen umwittert ist. Man sollte sie unter der Anleitung eines vollendeten Gurus erlernen und praktizieren, damit man ihre vielfältigen Wirkensweisen und Feinheiten ergründen kann.

Um Khecari-Mudra allen Regeln der Kunst entsprechend zu meistern, bedarf es einer sorgfältigen Vorgehensweise, welche im folgenden Kapitel Schritt für Schritt dargelegt wird.

Das Einschneiden des Zungenbändchens ist ein wichtiger Bestandteil der ganzen Prozedur, denn durch den wiederholt beigefügten leichten Schmerz des Schnitts wird Sarasvati-Nadi geweckt, ein in die Zunge verlaufender Energiekanal. Er steigt im Bereich der Sushumna-Nadi in der Mitte des Körpers entlang der Wirbelsäule auf und wird assoziiert mit der Göttin Sarasvati, der Schöpferin des Klangs, der Künste und der Wissenschaft, deren Kraft das Bewusstsein des Sadhaka schärft und entwickelt.

Schritt 1: Beginnen Sie, nach dem Zähneputzen mit der Zahnbürste die Zunge zu reinigen, indem Sie den Belag sorgfältig abbürsten. Drehen Sie dann den Bürstkopf nach oben und reinigen Sie ebenfalls den weichen Gaumen bis zum Halszäpfchen, indem Sie ihn von allem Schleim befreien. Diese Reinigung der Zunge wird Jihva-Mula-Dhauti (Waschung der Zungenwurzel)

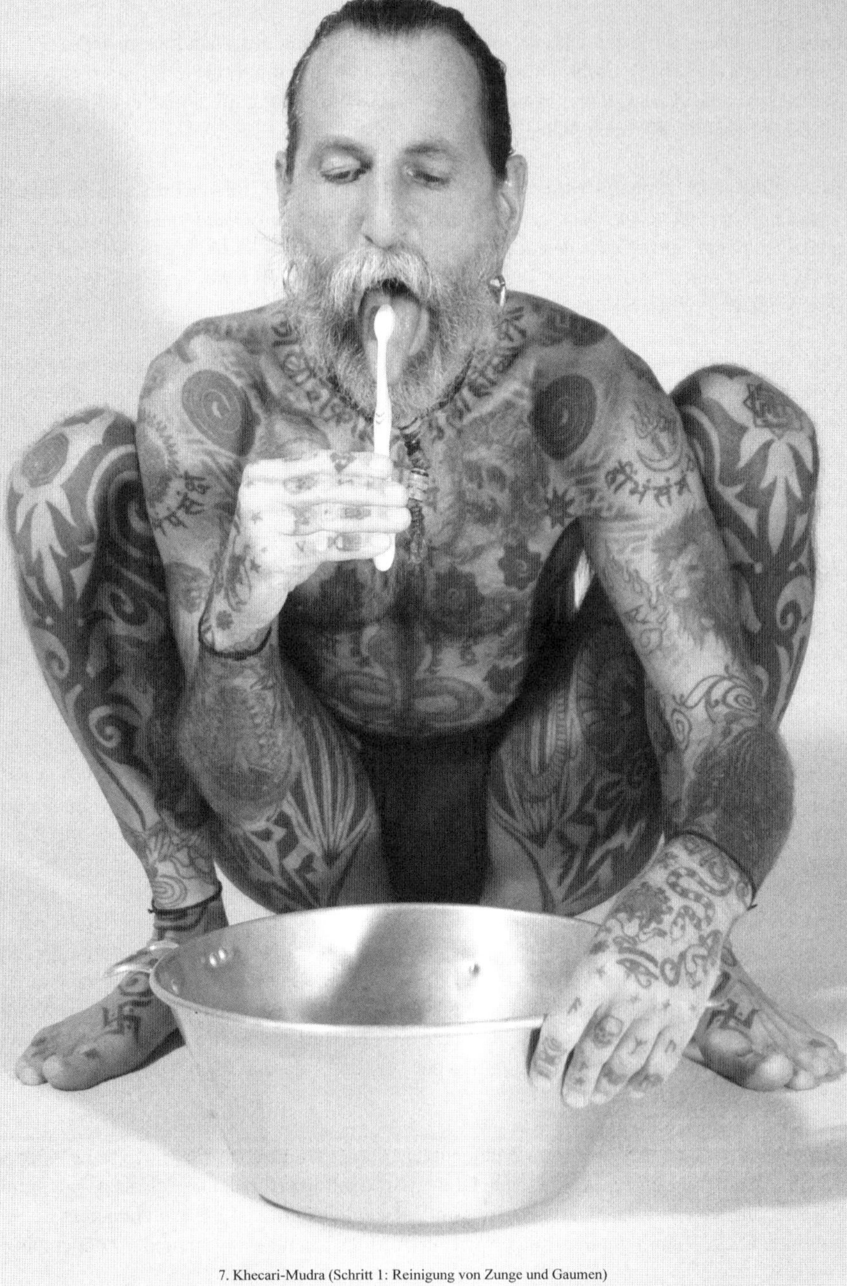

7. Khecari-Mudra (Schritt 1: Reinigung von Zunge und Gaumen)

oder Jihva-Shodhana (Zungenreinigung) genannt.

Der Gebrauch der Zahnbürste ist den Zungenschabern aus Metall vorzuziehen, da mit der Zahnbürste die Oberfläche der Zunge schonend und gründlich bis zur Zungenwurzel gereinigt werden kann und die Bürste zudem ideal ist, um auch den Gaumen von Schleim zu befreien.

Strecken Sie nun die Zunge weit heraus und beginnen Sie, diese mit Zeige-, Mittelfinger und Daumen beider Hände gründlich zu «melken». Versuchen Sie dabei, die Zunge gut zu massieren und in die Länge zu ziehen.

Diese Prozedur muss täglich ausgeführt werden, bis die Reinigung der Zunge ein fester Bestandteil des Zähneputzens geworden ist.

Schritt 2: Nehmen Sie ein Stück Baumwollgewebe und ergreifen mit seiner Hilfe die Zungenspitze. Das Tuch ermöglicht das feste Zupacken an der glatten Zunge, und Sie können nun beginnen, nach erfolgter Zungenreinigung und nach dem «Melken» die Zunge in die Länge zu ziehen.
Ziehen Sie die Zunge langsam und kräftig nach vorn, und bewegen Sie sie dann nach links und nach rechts, indem Sie sie in Richtung

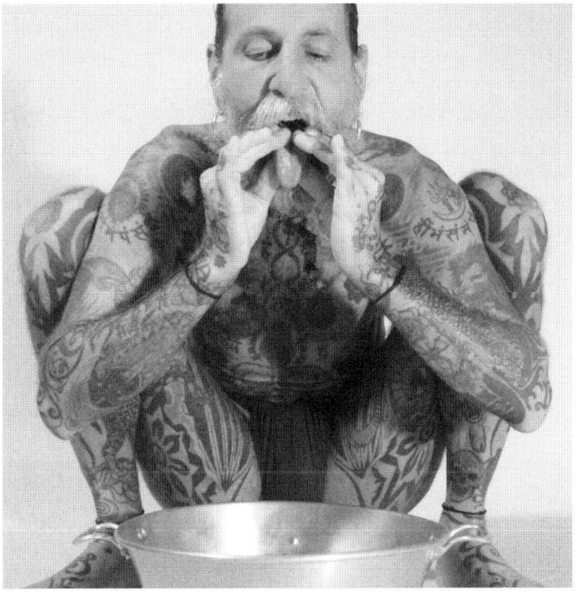

7. Khecari-Mudra (Schritt 1: Melken der Zunge)

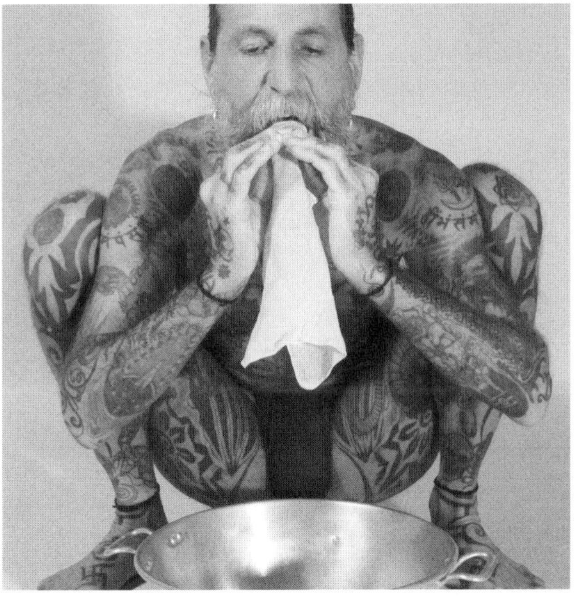

7. Khecari-Mudra (Schritt 2: Dehnen der Zunge)

der Mundwinkel dehnen. Wiederholen Sie diese Prozedur täglich, bis Sie nach einigen Tagen feststellen, dass sich am Zungenbändchen (Frenulum linguae) durch das Hin- und Herbewegen der Zunge über die unteren Schneidezähne eine leichte Kerbe zu bilden beginnt. Diese Kerbe markiert den Punkt, wo das Zungenband eingeschnitten werden muss.

Schritt 3: Mischen Sie sich nun eine Portion eines blutstillenden Pulvers, um das Anschneiden des Zungenbändchens damit zu unterstützen. Dieses Adstringens kann auf zweierlei Art hergestellt werden:

1. Nehmen Sie einen Teil Haritaki (Terminalia chebula/gelbe Myrobalane; S. 336). Brechen Sie die getrockneten Früchte auf und geben die Fruchtrinde in einen Mörser. Geben Sie nun einen Teil Steinsalz (Halit) dazu, welches in Indien «schwarzes Salz» (Kala Namak) genannt wird, und zerstossen das Ganze zu einem feinen Pulver. Dies ist die traditionelle Zubereitungsart gemäss der «Hathayoga-Pradipika».

   Da Haritaki nicht überall erhältlich ist, empfiehlt sich die Zubereitung des folgenden Pulvers, das an Wirksamkeit der ersten Variante ebenbürtig ist:

2. Nehmen Sie einen Teil Kurkuma-Pulver (Turmeric, Gelbwurz, in Indien «Haldi»; Curcuma longa; S. 335), einen Teil Alaun (Kaliumaluminiumsulfat; als Pulver in Apotheken erhältlich) und einen Teil Steinsalz (Halit). Vermischen Sie diese adstringierenden und desinfizierenden Pulver zu exakt gleichen Teilen miteinander.

   Nehmen Sie nun ein scharfes Messer, eine Rasierklinge oder ein Skalpell; in der Shastra wird die ideale Klinge zum Schneiden als «blattförmig» beschrieben, das heisst, ein kleines Skalpell eignet sich dafür am besten.

   Machen Sie am frühen Morgen nach dem Reinigen und Melken der Zunge vorsichtig an der durch die unteren Schneidezähne perforierten Stelle einen haarfeinen Einschnitt ins Zungenbändchen, bis Blut zu fliessen beginnt. Nehmen Sie nun eine Prise dieses adstringierenden

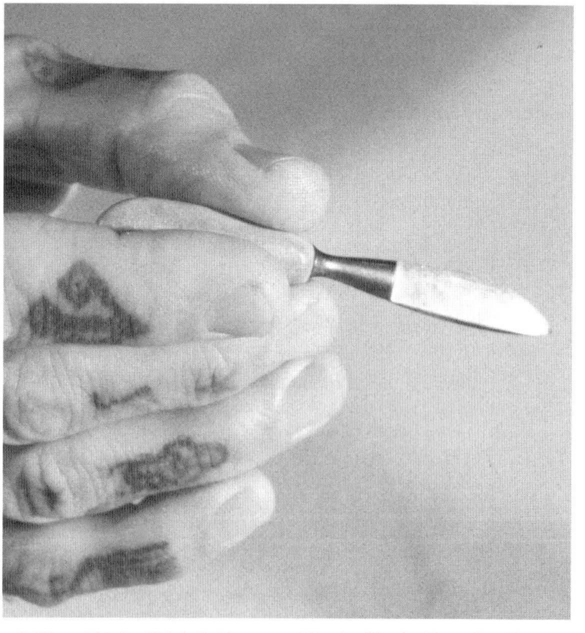

7. Khecari-Mudra (Schritt 3: Messer zum Einschneiden des Zungenbändchens)

Pulvers und reiben es gut in diesen Einschnitt ein, damit das Blut sofort gerinnt und sich ein leichter Belag bildet, der das Zusammenwachsen der Schnittstelle verhindert. Behandeln Sie die Schnittstelle auch abends vor dem Schlafengehen mit dem Pulver. Warten Sie dann, bis die Schnittstelle soweit verheilt ist, dass Sie den auf der Wunde entstandenen Schorf mit dem Fingernagel problemlos abkratzen können, ohne dass es zu bluten beginnt. Bei Aspiranten mit guter Konstitution kann die Hautbildung schon nach drei bis vier Tagen genügend fortgeschritten sein, bei anderen kann es bis zu einer Woche dauern. Es kann sogar vorkommen, dass man den Einschnitt täglich vornehmen kann. Sollten sich bei der Verheilung der Schnittstelle Verzögerungen ergeben, warten Sie geduldig den Heilungsprozess ab, bis Sie wieder zu schneiden beginnen, denn der Schnitt sollte jeweils ohne Schmerzen oder Komplikationen durchführbar sein.

Seien Sie sich bewusst, dass solche Operationen mit grösster Konzentration, Sorgfalt und Geduld ausgeführt werden müssen, denn es dürfen dabei keine Fehler gemacht werden!

Diese Prozedur des Melkens und Einschneidens dauert normalerweise etwa zwei bis fünf Monate, dann sollte das Zungenbändchen genügend vorbereitet und gedehnt sein, um die Zunge in den Rachen zu legen und hinter dem Halszäpfchen in den Nasenraum einzuführen.

Der anfänglich wie eine klaffende Spalte wirkende Einschnitt flacht sich im Lauf der Zeit ab, so dass mit blossem Auge kaum mehr wahrnehmbar ist, dass eine Operation stattfand.

Wichtig: Das Zungenbändchen (lat. Frenulum linguae) ist ein sehnenartiges Gewebeband, durch welches die Zunge am Mundboden befestigt ist und das ihr Halt verleiht. Es darf unter keinen Umständen ganz durchgeschnitten werden.

Dies ist der Grund, weshalb man die Khecari-Mudra nur unter Anleitung eines vollendeten Gurus ausführen sollte, damit dieser den Schüler anleitet, das Schneiden im richtigen Moment abzubrechen.

Um den Vorgang des Einführens der Zunge in den Nasenraum zu erleichtern, wird gleichzeitig mit der Vorbereitung des Zungenbändchens auch der weiche Gaumen gelockert. Dies wird so ausgeführt, dass man den Stiel eines Löffels umbiegt, so dass

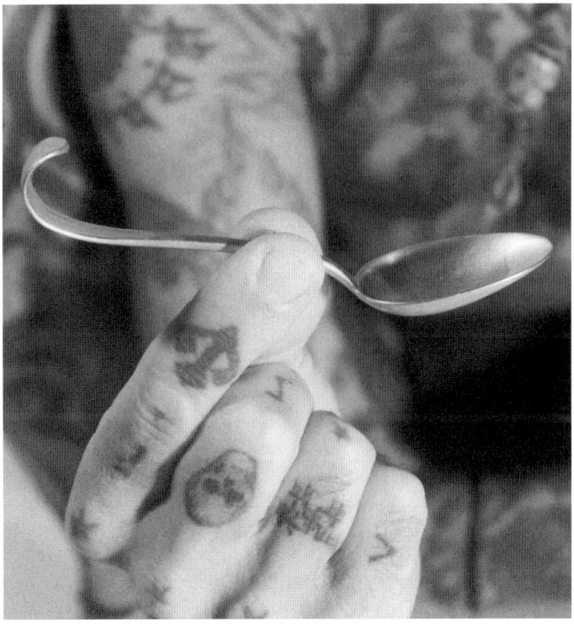

7. Khecari-Mudra (Schritt 3: Löffel zum Dehnen der Gaumenmembran)

er die Form eines Hakens annimmt. Diesen Haken führt man nun in den hinteren Teil des Rachens ein, man fasst damit beim Halszäpfchen die Membrane des weichen Gaumens und zieht sie vorsichtig nach vorn gegen die Zähne, damit sie sich dehnt und elastisch wird. Dies wird nun täglich nach der Reinigung und dem Melken der Zunge ausgeführt.

Nach einiger Praxis wird man in der Lage sein, den weichen Gaumen fast bis an die Vorderzähne zu ziehen. Diese Dehnbarkeit der oberen Gaumenpartie erleichtert das Einführen der Zunge in den Nasenraum, und man wird rasch fähig sein, die Zunge von innen bis an die Öffnungen der Nasenlöcher zu schieben, so dass man wechselseitig oder beidseitig von innen den Atem blockieren kann.

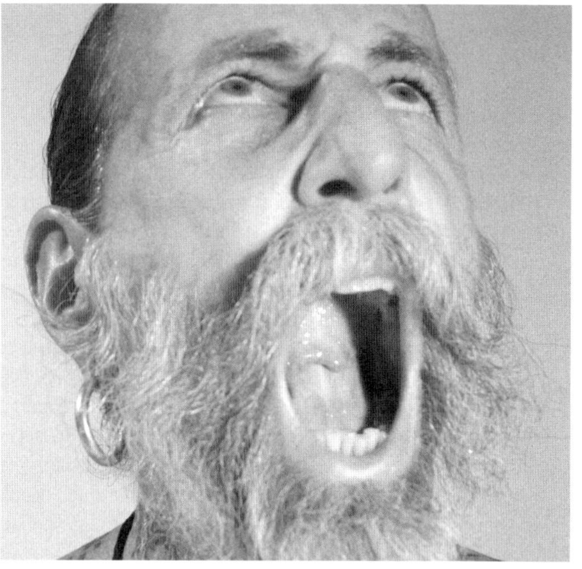

7. Khecari-Mudra (Schritt 3: Hochschieben der Zunge in den Nasenraum)

Wirkung und Nutzen: Unter allen Mudras nimmt Khecari den bedeutendsten Platz ein, denn sie ist buchstäblich der Schlüssel zum Herzen der Shakti. Es gibt nichts, was der Yogi mit ihrer Hilfe nicht verwirklichen könnte. Es wäre jedoch falsch, anzunehmen, dass derjenige sogleich in den Weltraum entschwebt, welcher die Zunge in den Nasenraum stecken kann. Vielmehr bedarf es grosser Geduld, Intuition und vor allen Dingen eines fähigen Gurus, um die erregenden Geheimnisse der Khecari-Mudra zu lüften.

Diese Zungenstellung sollte während allen Yoga-Übungen, während Kriya, Asana, Pranayama und bei der Meditation angewandt werden, damit sie nach und nach ihre verborgenen Eigenschaften preisgibt. Zuallererst wird sich dadurch der Speichelfluss verändern, was sich auf die Verdauungsfunktionen und damit verbundene Organe, Drüsen und Nerven im Unterleib auswirkt. Dann wird die Sekretion der Schicksalsdrüsen im Kopfbereich stimuliert, wodurch wiederum wichtige Nerven und Nadis in Kopf, Nacken und Hals zu verstärkter Aktivität gezwungen werden, was die Tätigkeit des Hirns massgeblich beeinflusst.

Yogis von grossem Kaliber verwenden zumeist Khecari-Mudra, um Svara zu beherrschen und den Atemstrom von einem Nasenloch ins andere umzuleiten.

Um Svara bei jeder beliebigen Tätigkeit oder in schwierigen Yoga-Stellungen wie Baddha-Padmasana kontrollieren zu können, bedarf es der subtilen Meisterschaft über die Aktivität von Ida und Pingala bzw. der damit verbundenen Atemtätigkeit durchs linke oder rechte

Nasenloch. Um den entsprechenden Stimulus auf die Nerven auszuüben, welche die Atmung auf der linken oder rechten Seite kontrollieren, können Yogis in der Nasenhöhle mit der Zungenspitze die Enden von Ida- und Pingala-Nadi erregen und so den Atemstrom mühelos von einem Nasenloch ins andere umlenken.

Oberhalb des Gaumens, im Bereich der Hypophyse, befindet sich eine Stelle, welche die Yogis «Candra» nennen, den «Mond». Dort bilden sich im Verlauf der Sadhana Elixiere, die gemäss der Yoga-Lehre zur Unsterblichkeit führen können. Diese Elixiere zu produzieren und dem Körper nutzbar zu machen, ist ein primäres Ziel der höheren Yoga-Praktiken. Indem der Sadhaka die Energien im Unterleib, insbesondere die Sexualkraft, zurückzuhalten und zu kontrollieren beginnt, schafft er die Basis zur Bildung subtiler Energie, die «Ojas» genannt wird, was so viel wie «Kraft, Stärke,Vitalität» bedeutet. Ojas ist aber wie alles im machtvollen System des Hatha-Yoga nicht einfach ein abstrakter, philosophischer Begriff, sondern bezeichnet substantiellen Fluss von Energie, die sich im ganzen Körper zu verteilen beginnt. Durch entsprechende Praktiken fliessen diese Energien aufwärts und sammeln sich im Bereich des Schädels, besonders am Hirnstamm, wo nach und nach vom «Mond» eine «Amrita» oder «Soma» genannte Flüssigkeit gebildet wird, der «Nektar der Unsterblichkeit», den zu bewahren und dem Körper nutzbar zu machen ein wichtiges Ziel eines echten Yogi ist. Wie alle Flüssigkeiten im Körper unterliegt auch Amrita den Gesetzen der Schwerkraft und hat die Tendenz, nach unten zu fliessen, wo dieser Nektar von der «brennenden Sonne der Nabelregion» verzehrt wird. Um dies zu verhindern, haben die Yogis Mudras wie die Khecari-Mudra und die hinten beschriebene Viparita-Karani-Mudra entwickelt, durch welche der durch Brahmacarya (Zurückhaltung des Samens) erzeugte Nektarfluss dem Hirn und dem ganzen Körper erhalten und nutzbar gemacht wird.

Speziell erwähnenswert ist nach vorangegangener Beschreibung des durch Brahmacarya in Gang gesetzten Nektarflusses noch die Tatsache, dass der Mond, gewöhnlich als Quelle der negativen, zerstörerischen Kräfte betrachtet, sich durch die Sublimierung der sexuellen Energien in eine Quelle des Lebens verwandelt. Er wird assoziiert mit Shiva, dem Zerstörer, der in Form des Linga, des göttlichen Phallus, die Kraft der Erschaffung und Erhaltung in sich trägt. Und die Sonne, Quell des Lebens und der positiven, erhaltenden Kräfte, wird durch das Auflodern ihrer Strahlen zur Zerstörerin der Langlebigkeit spendenden Energien, die vom Mond produziert werden. Sie wird gleichgesetzt mit der Göttin Mahakali, der Shakti in ihrem destruktiven Aspekt, deren durch Yoga entfachtes Feuer alle Unreinheiten des Körpers verbrennt.

Durch Praktiken wie Khecari und Viparita-Kharani wird es dem Yogi möglich, die Kräfte der Zerstörung in ihr Gegenteil zu verwandeln und sie für seine spirituelle Entwicklung einzusetzen. Werden diese zwei Löwen unter den Mudras zusammen angewandt, wird es dem Adepten praktisch ermöglicht, den Zerfall des Körpers anzuhalten und Unsterblichkeit zu erlangen. Indem es ihm gelingt, die Kräfte in seinem Innern zu beherrschen, zu kanalisieren und zu transzendieren, wird er zum Herrscher über Leben und Tod.

In der Lehrschrift «Hathayoga-Pradipika» preist der Yogi Svatmarama die Vorzüge dieser Mudra in Kapitel III, Vers 37–54: *«Wenn man die Zunge rückwärts gebogen hat, bringe man sie mit dem Tripatha in Berührung. An diesem Punkt liegt das Vyoma-Cakra, und durch seine Aktivierung entsteht die Khecari-Mudra. – Wenn der Yogi die Zunge nur für die Dauer eines halben Kshana nach hinten gebogen hat, wird er von Gift, Krankheit und Tod befreit. – Derjenige, welcher mit der Khecari-Mudra vertraut ist, kennt nicht Krankheit, Erschöpfung, Schlaf, Hunger, Durst oder Ohnmacht. – Wer die Khecari kennt, wird von Krankheit nicht geplagt, vom Karma nicht befleckt und vom Tod nicht getötet. – Die Siddhas nennen dies Khecari aufgrund der Tatsache, dass durch die Stellung der Zunge im Nasenraum das Bewusstsein sich im Äther auflöst. – Wer vermittels der Khecari die Höhlung oberhalb des Halszäpfchens versiegelt hat, wird keinen Tropfen Bindu vergiessen, selbst wenn er von einer schönen Frau umarmt wird. – Sollte aber dennoch ein Tropfen herausfliessen, so wird er in der Gegend des Perineums aufgehalten und von der Shakti durch die Kraft der Yoni-Mudra wieder hochgesogen. – Der Yogi, welcher mit nach oben gerichteter Zunge unbeweglich dasitzt und Soma trinkt, wird ohne Zweifel innerhalb eines halben Monats den Tod besiegen. – Wenn der Körper des Yogi sich durch die Praxis der Khecari mit Soma füllt, kann ihm selbst der Biss einer Giftschlange nichts mehr anhaben. – Wie das Feuer das Brennholz nicht verlässt und die Flamme nicht den Öldocht, so verlässt auch das Leben den Körper nicht, solange derselbe mit Soma angefüllt ist. – Wer so täglich das Fleisch der Kuh isst und den Wein der Unsterblichkeit trinkt, kann als Mann aus gutem Haus betrachtet werden. Die anderen sind nicht viel mehr als eine Schande für ihre Familie. – Durch das Wort «Kuh» wird die Zunge bezeichnet, durch das Essen ihres Fleisches ihr Eindringen in den Rachenraum. Dies aber bewirkt die Zerstörung aller Todsünden. – Der Saft, der durch die Hitze erzeugt wird, welche das Eindringen der Zunge in die Nasenhöhle bewirkt, dieser aus dem Candra herausfliessende Nektar, wird Amrita genannt (wörtl. «amaravaruni», das heisst Unsterblichkeit verleihende Flüssigkeit). – Wenn die Zunge in dieser Position festgehalten wird, beginnt der Nektar zu fliessen, zuerst salzig, bitter, sauer, dann wie Milch, wie Honig und Butter. Dadurch werden alle Krankheiten des Yogi geheilt, dem Alter wird ein Ende bereitet, er wird immun gegen Angriffe mit Waffen, und durch die Macht der acht Siddhis wird er unsterblich und vermag himmlische Feen anzuziehen. – Der Yogi, welcher diesen Nektar der Wonne trinkt, diese köstliche, aus dem Kopf herabtröpfelnde Flüssigkeit, die vom sechzehnblättrigen Lotos des Vishuddha-Cakras im Hals aufgenommen wird, während er Pranayama übt, dabei die Zunge in die Nasenhöhle steckt und über die höchste Shakti meditiert, der wird von allen Krankheiten befreit, er wird langlebig, und sein Körper wird schlank und biegsam wie eine Lotosfaser. – Ganz oben auf der Spitze des Meru befindet sich in einer Höhlung der Unsterblichkeit verleihende Nektar. Hier, am Ende der Wirbelsäule, münden die drei Flüsse Ida, Pingala und Sushumna wie der Ganges, die Yamuna und die Sarasvati (drei grosse Ströme in Indien). An dieser Stelle fliesst der vom Mond erzeugte Nektar des Lebens ununterbrochen in den Unterleib, wodurch der Mensch sterblich wird. Um diesen Prozess des Todes aufzuhalten, muss man die Khecari-Mudra ausführen, denn auf keine andere Art kann Vollkommenheit des Körpers erlangt werden. – Diese Höhle voller Soma birgt in sich übernatürliches Wissen. Dort münden die fünf Flüsse (Nadis) Ida, Pingala, Sushumna, Gandhari und Hastijiva. In dieser Höhle voller absoluter Stille kommt die Khecari-Mudra zustande. – Es gibt nur einen Samen, aus dem das gesamte*

Universum entspringt. Und es gibt nur eine Mudra, die Khecari genannt wird. Es gibt nur einen absoluten Gott und nur einen Manonmani genannten Zustand.»

Diese Textpassage bedarf einiger Erklärungen, damit sie in ihrer Deutlichkeit auch dem Laien begreiflich wird: «Tripatha» heisst wörtlich «Dreifachpfad» und bezeichnet die Stelle im oberen Teil des Nasenraums, wo die drei Hauptkanäle Ida, Pingala und Sushumna zusammenfliessen. Dieser Treffpunkt der drei wichtigsten Nadis unterhalb des Brahma-Randhra wird von den Yogis oft auch Triveni, Sangama oder Prayaga genannt, wie die heilige Stadt Allahabad im nordindischen Bundesstaat Uttar Pradesh, wo Ganges und Yamuna zusammenfliessen und der Legende zufolge der unsichtbare Himmelsfluss Sarasvati ebenfalls dazuströmt. Dort wird alljährlich von Mitte Januar bis Mitte Februar eine Magha-Mela abgehalten, ein riesiges Badefest mit Scharen von Pilgern, das alle zwölf Jahre in einer gigantischen Kumbha-Mela gipfelt.

Beim Hirnstamm, zwischen Epiphyse und Hypophyse, befindet sich ein subtiles Energiezentrum, das Vyoma-Cakra, das massgeblich für die Entstehung von Amrita (Nektar) verantwortlich ist, der vom oberhalb des Gaumens gelegenen «Mond» produziert wird. Das Vyoma-Cakra wird erst durch das Aufsteigen von Prana durch Sushumna und durch den damit einhergehenden Fluss von Ojas aktiviert. Amrita ist eine ätherische Substanz, die aber dennoch bis zu einem gewissen Grad den Gesetzen der Schwerkraft unterliegt und somit nutzlos im Verdauungsfeuer des Yogi verdampfen würde, wenn er diesen Abwärtsfluss durch Khecari-Mudra nicht hemmen könnte, um mit der Energie dieses göttlichen Nektars wichtige «Kommandozentralen» im Kopfbereich zu beeinflussen.

Mit dem Hinweis, dass es genügt, die Zunge für einen halben Kshana, also für einen Sekundenbruchteil, nach hinten zu legen, um die Vorteile der Khecari am eigenen Leib zu erfahren, wird die Wichtigkeit dieser Übung betont, denn neben ihren Auswirkungen auf den Energiefluss im Schädel ist sie ein wesentliches Hilfsmittel, um Einfluss auf die Samenkontrolle zu nehmen. Der Samen wird in den Yoga-Schriften zumeist «Bindu» genannt, was übersetzt «Tropfen» heisst. Er wird oft mit Shiva gleichgesetzt und ist die im Körper befindliche Flüssigkeit, die am meisten Prana enthält. Shiva ist die Verkörperung des reinsten, absoluten Bewusstseins, und seine Gleichsetzung mit dem männlichen Samen impliziert die Tatsache, dass diese pranische Substanz nicht nur Träger neuen Lebens, sondern auch Initiator umfassender Bewusstseinserweiterung ist. Ihre Bewahrung ist eines der obersten Gebote des Hatha-Yoga. Dafür gibt es spezielle Übungen wie Vajroli-Mudra, wobei aber nachdrücklich darauf hingewiesen wird, dass Khecari-Mudra nicht nur die gesamte Praxis des Yogi, sondern ganz besonders die Samenkontrolle effizient unterstützt, was vor allem in Verbindung mit anderen Übungen wirksam wird, zum Beispiel mit Yoni-Mudra oder mit Viparita-Karani, der Königin aller Mudras.

Khecari ist die Basis zur Bildung von starken Energien innerhalb des Körpers, insbesondere im Kopfbereich, die von den Yogis als «Nektar» oder «Soma» bezeichnet werden. Das Verschlucken der Zunge wird in der Yoga-Shastra, den Lehrbüchern des Yoga, oft bildlich als «Kuhfleisch essen» bezeichnet, und der daraus entstehende Nektar als «Wein». Darin erkennt man den unorthodoxen Charakter von Shiva und seinen Anhängern, die sich über brahmanische Ängste lustig machen und ihren Status als Nichtbrahmanen und ausserhalb des hinduistischen

Kastenwesens Stehende betonen. Der Gott Shiva ist älter als der Hinduismus und wurde lange vor dem Einfall der Arier in Indien von den dortigen Ureinwohnern als Schöpfergott verehrt, zusammen mit Kali, der Grossen Mutter und Verkörperung der Kräfte der Natur. Shiva ist seiner Natur nach ein Nichtbrahmane, ein kastenloser Aussenseiter, dessen schöpferische und zerstörerische Kraft diejenige der anderen Götter bei weitem übersteigt.

Der Hinweis, dass durch Khecari geschmackliche Veränderungen des Speichelflusses von bitter bis wunderbar süss stattfinden, will ausdrücken, dass sich durch die Anwendung dieser Mudra Auswirkungen auf die Drüsensekretionen im Kopfbereich ergeben. Werden die Schicksalsdrüsen derart stimuliert, wird das Leben entscheidend beeinflusst, und die Adjektive bitter, salzig, sauer oder süss beziehen sich ebenfalls auf die folgenden Lebenspassagen des Sadhaka, die anfänglich geprägt von lehrreichen, aber bitter-sauren Erfahrungen sein können. Denn es geht in den ersten Jahren oder Jahrzehnten der Yoga-Praxis vor allem darum, altes Karma aufzuarbeiten und alte Sünden und Verunreinigungen aus dem Schüler zu tilgen, bis er die süssen Früchte der Selbstverwirklichung ernten kann.

Yogis nennen die Wirbelsäule oft «Mount Meru» (S. 310). Der Meru ist ein mythologischer Weltenberg, auf dessen Gipfel, das heisst beim am oberen Ende der Wirbelsäule gelegenen Hirnstamm, durch Zurückhaltung der Sexualkraft Amrita zu fliessen beginnt. Dadurch kann ein Yogi die Tätigkeit des Hypothalamus wesentlich beeinflussen, wodurch wiederum Kontrolle über Körperfunktionen entsteht, die normalerweise nicht bewusst gesteuert werden können. Der Hypothalamus ist eine Region des Zwischenhirns, von der die wesentlichen Impulse zur Steuerung des vegetativen Nervensystems und des Metabolismus ausgehen. Von diesem Hirnbereich werden die Wärmeregulation des Körpers, der Wach- und Schlafrhythmus, die Blutbeschaffenheit, die Schweisssekretion, der Wasserhaushalt, die Nahrungsaufnahme und die Sexualfunktionen gesteuert. Ein Teil dieser Steuerung erfolgt indirekt über sogenannte Releasing-Hormone, welche die Hypophyse steuern, während die meisten anderen Regulationsfunktionen direkt über die Nervenbahnen des vegetativen Nervensystems erfolgen. Durch diese Wirkung von Amrita auf den Hypothalamus erlangt der Yogi Einfluss auf eine der wichtigsten Schaltstellen zur Steuerung psychophysischer Prozesse und wird dadurch Meister über sein Schicksal, indem er die im Kopfbereich liegenden «Schicksalsdrüsen» willentlich beeinflusst. Die entsprechend den Gesetzen der Schwerkraft nach unten fliessende «Unsterblichkeit verleihende Flüssigkeit» aktiviert ebenfalls Vishuddha-Cakra im Kehlkopfbereich und damit auf der physischen Ebene die Schilddrüse, wodurch wiederum das gesamte Drüsensystem im unteren Teil des Körpers in seiner Funktion massgeblich beeinflusst und verfeinert wird. Durch diese Harmonie der Drüsentätigkeit entsteht integrale, dauerhafte Gesundheit und ein damit einhergehendes Erwachen des Bewusstseins. Der Körper wird dadurch so stark, dass ihm selbst Gift nichts mehr anhaben kann. Dadurch verschwinden viele Ängste, und der Yogi kann sich in jeder Umgebung und zu jeder Zeit entspannt der Yoga-Praxis hingeben. Wenn sich psychische Verknotungen lösen und altes Karma verschwindet, entsteht die Basis zur Schaffung eines neuen, freien und starken Menschen, der ganz mit seinem göttlichen Urgrund verbunden ist. So ein Mensch wird «Yogi» genannt, einer, der den «Yoga», die Verbindung von Gott und Mensch, vollbracht hat.

Am Schluss dieser Textpassage in der «Hathayoga-Pradipika» wird die Khecari-Mudra in ihrer Bedeutung gleichgesetzt mit «Manonmani» (auch «mana-unmani»), dem Zustand tiefster Meditation und Versenkung und dem Erreichen von Nirvikalpa-Samadhi, der höchsten Stufe der Selbstverwirklichung. Damit wird angedeutet, welch ausserordentliche Wichtigkeit die Praxis dieser Mudra besitzt und wohin die Ausführung solcher schwieriger Prozeduren schlussendlich führen kann.

Die Yogis haben diese Mudra als «Siegel des Weltraum-Durchwanderns» bezeichnet und damit Nahrung für viele Spekulationen und Irrmeinungen geliefert. Viele Leute nahmen an, dass man mit ihrer Hilfe sofort zu levitieren beginnen und sich in die Lüfte erheben würde. Auch wenn die Idee nicht unbedingt falsch ist, den Körper des Yogi mit einem Raumschiff zu vergleichen, so ist sich doch jeder Adept im Klaren, dass die Reise nach innen geht und mit dem Durchwandern des Weltraums das Entdecken und Erforschen der eigenen Innenwelt gemeint ist. Und Khecari ist für diese Entdeckungsreise ohne Zweifel eine tüchtige und wertvolle Begleiterin. Sie hat das Potential, alle Stellungen und Übungen zu intensivieren und so dem Sadhaka zu ermöglichen, den äusseren Ablauf der Yoga-Praxis immer mehr ins Innere zu verlegen. Werden die Drüsen im Körper durch erhöhte Arbeitsfrequenz der Schicksalsdrüsen im Kopfbereich stimuliert, kann das zu grösserer Kontrolle über autonome Körperfunktionen infolge erhöhter intuitiver Körperbeherrschung führen. Im Laufe der Zeit lernt der Yogi, durch veränderte Stellungen des Kiefers Spannungen im Kopfbereich zu erzeugen und so ganz direkt auf die Funktion von Sinnesorganen wie Ohren und Augen einzuwirken. Besonders der Bereich des Gehörsinns ist mit vielen anderen subtilen Körperfunktionen verbunden, und durch den Stimulus der Nerven im Ohr werden latente Funktionen des Gehirns geweckt, wodurch der Übende immer tiefer in die verborgenen Schichten seines eigenen Wesens eindringt.

Wie gesagt bedarf es wie bei allen anderen Verwirklichungen im Yoga grosser Geduld und Ausdauer, um die Auswirkungen einer so gewaltigen Mudra ganz entfalten und verstehen zu können. Und ganz besonders braucht es einen Guru, der die Fähigkeit hat, den Schüler von innen heraus anzuleiten. Will man also Khecari verwirklichen, sollte man zuerst einen solchen vollendeten Yogi und Lehrer finden.

8. Ashvini-Mudra *(Siegel des himmlischen Pferdes)*

Die pferdeköpfigen himmlischen Zwillinge Sahadeva und Nakula sind die Leibärzte der Götter und werden «Ashvins» genannt. Sie sind Boten der Morgendämmerung und entsprechen den griechischen Himmelsgöttern Kastor und Pollux.

Von Ashvini-Mudra gibt es verschiedene Varianten, von denen fünf unten beschrieben werden. Die wiederholte rhythmische Kontraktion des Afters kann aber theoretisch in jeder Körperhaltung durchgeführt werden, sogar wenn man auf einem Stuhl sitzt.

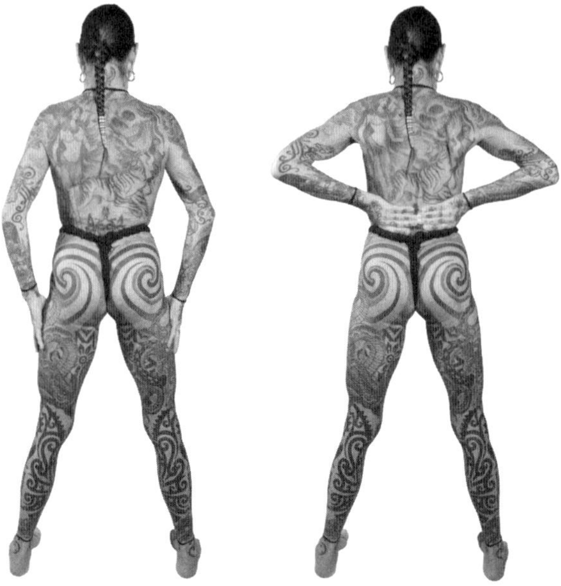

8a. Ashvini-Mudra (Kontraktion des Schliessmuskels im Stehen)

Übung a: Stellen Sie sich aufrecht hin, die Beine breit, die Füsse auf Schulterbreite auseinander, die Arme an den Seiten, Hände an den Oberschenkeln. Führen Sie nun mehrmals rhythmische Kontraktionen des Rektums aus, indem Sie die Muskeln des Gesässes anspannen, den After zusammenziehen und den Mastdarm hochziehen. – Zu Anfang 25 Mal.

Stützen Sie nun die Hände in die Hüften, Daumen vorn, Finger hinten am Rücken, und wiederholen Sie dieselbe Übung 25 Mal.

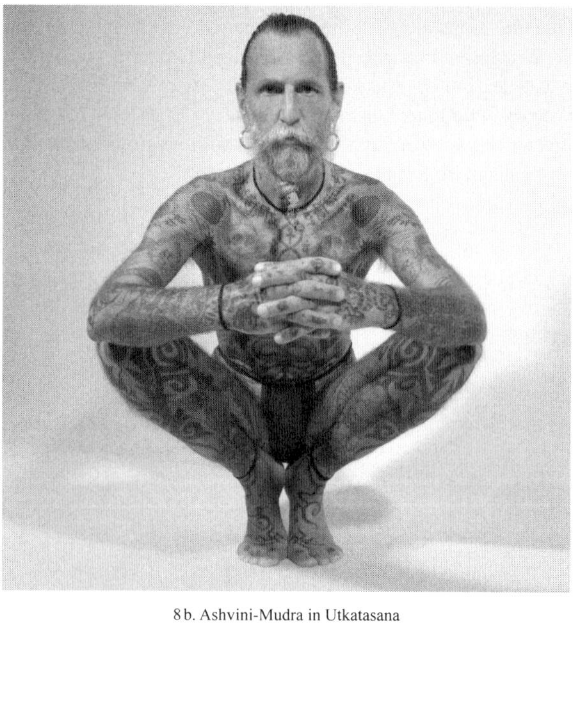

8b. Ashvini-Mudra in Utkatasana

Übung b: Hocken Sie sich in Utkatasana nieder. Führen Sie erneut rhythmische Kontraktionen des Rektums aus. – Zu Anfang 25 Mal.

Übung c: Setzen Sie sich in Padmasana, die Hände auf den Knien, und beginnen Sie damit, die Muskeln Ihres Gesässes rhythmisch anzuspannen und wieder zu entspannen. Führen Sie dies etwa 15 Minuten lang durch, wechseln Sie dann die Stellung der Beine, und beginnen Sie erneut mit den Kontraktionen des Rektums.

Übung d: Knien Sie sich hin, und stellen Sie sich wie ein Pferd auf alle viere. Heben Sie den Kopf an, atmen Sie dann tief ein und wieder aus. Nach erfolgter Ausatmung führen Sie Uddiyana-Bandha aus, indem Sie den Bauch ein- und hochziehen, so dass der Nabel fast an die Wirbelsäule drückt. Halten Sie diesen Verschluss, und beginnen Sie nun, einige Male kraftvoll und rhythmisch After und Mastdarm zusammenzuziehen. Versuchen Sie dabei, After und Nabel möglichst nahe zusammenzubringen. Atmen Sie dann wieder ein, indem Sie Bauch und Rektum entspannen, und wiederholen Sie diese Übung wieder und wieder.

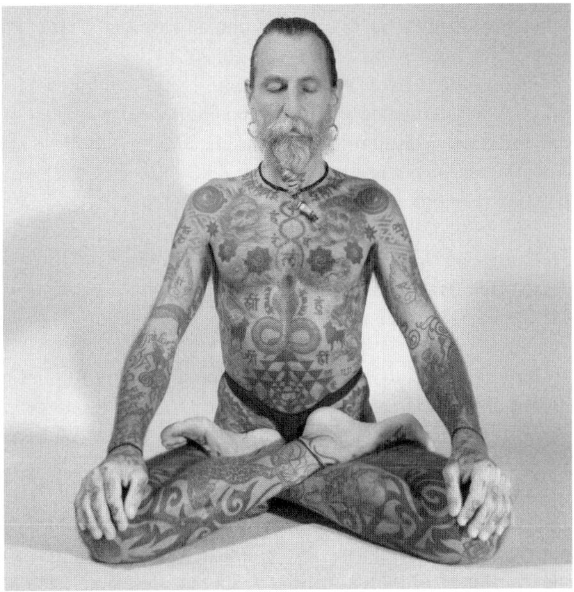

8 c. Ashvini-Mudra in Padmasana

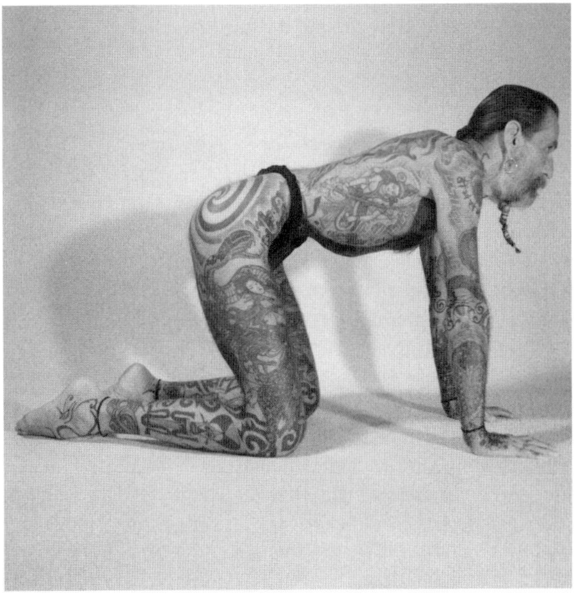

8 d. Ashvini-Mudra in Pferdehaltung

Übung e: Nehmen Sie ein Becken mit lauwarmem Wasser, kauern Sie sich in Kagasana nieder und führen Sie Ganesha-Kriya aus (S. 103).

Wenn After und Mastdarm gereinigt sind, beginnen Sie damit, den After so kräftig wie möglich zusammenzuziehen und ihn dann wieder so weit wie möglich zu öffnen, indem Sie das Ende des Mastdarms rausdrücken. Führen Sie diese extreme Gegenbewegung mehrere Male hintereinander durch, bis Sie erschöpft sind, machen Sie dann eine kurze Pause und beginnen Sie erneut. – Zu Anfang 15 Minuten.

Wirkung und Nutzen: Bei dieser Übung imitiert man die Bewegung eines Pferdehintern beim Auswerfen der Pferdeäpfel, weshalb sie Ashvini genannt wird, das «Siegel des Pferdes der Morgendämmerung».

In der Lehrschrift «Gheranda-Samhita» wird sie in Kapitel III, Vers 82–83, folgendermassen beschrieben: *«Man zieht die Öffnung des Afters zusammen und entspannt sie wieder und wieder. Das ist Ashvini-Mudra, durch welche die Shakti erwacht. – Diese höchste Mudra beseitigt verborgene Krankheiten und verleiht grosse Kraft sowie ein hohes Alter.»*

Durch diese Mudra werden die Muskeln von After und Mastdarm so gekräftigt, dass man mit der Zeit imstande ist, den After willkürlich zu öffnen und den untersten Teil des Mastdarms herauszubringen. Dadurch werden Reinigungstechniken wie Mula-Dhauti oder Ganesha-Kriya erleichtert, zu deren Ausführung zusätzlich Nauli erforderlich ist. Durch die entstehende vollkommene Kontrolle über die Muskulatur des Rektums wird Mula-Bandha, der Wurzel-Verschluss, sehr einfach, und die zur Erweckung der Kundalini notwendigen Nervenimpulse im Unterleib werden spontan erzeugt.

9. Pashini-Mudra *(Siegel der Fesselung)*

Die Seilschlinge (Pasha) ist ein Attribut von Göttern wie Shiva, Ganesha, dem Totengott Yama oder dem Wassergott Varuna. Sie ist eine Waffe voller symbolischer Kraft, mit der die Seele an den Körper, das Denken, das Leben und an die Kette der Wiedergeburten gefesselt wird.

Wenn der Yogi sich jedoch mit Hilfe dieser Mudra selber in eine Seilschlinge verwandelt, kann er so die unterhalb des Nabelzentrums schlummernde Shakti wecken und einfangen und sich mit ihrer Hilfe aus der Schlinge von Karma und Wiedergeburt befreien.

Stellung: Liegen Sie flach auf den Rücken. Heben Sie dann beide Beine nach hinten und legen den linken Fuss in den Nacken. Dann legen Sie den rechten Fussknöchel über den linken, verschränken die Finger hinter dem Rücken und verharren in dieser Stellung. Atmen Sie tief durch die Nase ein, halten Sie den Atem an und führen dann Mula-Bandha aus, indem Sie gleichzeitig die Bauchdecke hochdrücken und das Nabelzentrum gleichmässig anspannen.Wiederholen Sie dies mehrmals und wiederholen dann die Übung mit gewechselter Fussstellung.

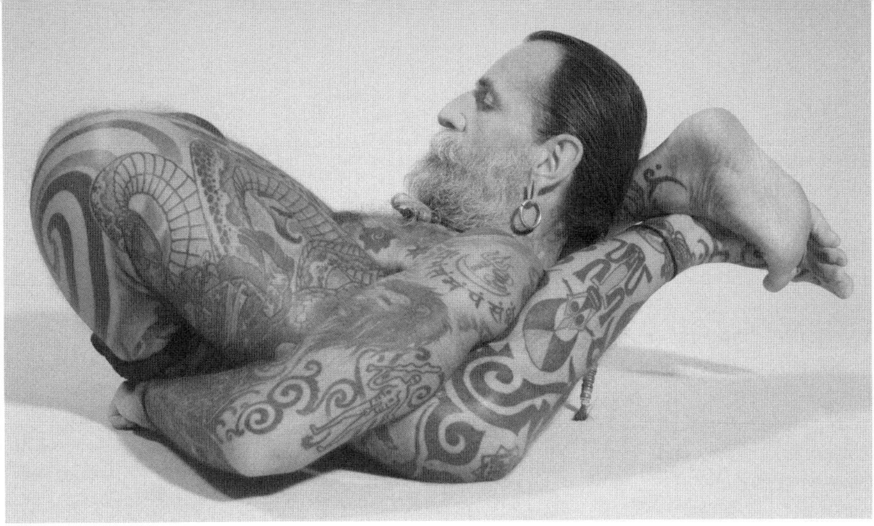

9. Pashini-Mudra

Wirkung und Nutzen: Diese Mudra wird in der «Gheranda-Samhita» in Kapitel III, Vers 84–85, erwähnt: *«Wie mit einer Schlinge umfängt man mit den Füssen fest den Nacken. Das ist die Pashini-Mudra, durch welche die Shakti geweckt wird. Diese grossartige Mudra bewirkt, dass die Körperkraft des Yogi zunimmt. Für den Sadhaka, der sich nach Erfolg im Yoga sehnt, ist es notwendig, sie sorgfältig zu üben.»*

Diese Mudra ähnelt der Stellung Pranavasana (S. 266), mit dem Unterschied, dass dabei Kumbhaka und Bandha angewendet werden. Dadurch vereinigen sich Prana und Apana sehr schnell, wodurch Kundalini geweckt wird. Die Wirbelsäule wird geschmeidig und gesund, und Prana beginnt durch Sushumna-Nadi aufwärts zu fliessen.

Frauen, die Kinder haben wollen und ein normales Familienleben führen, sollten diese Mudra nur sehr beschränkt üben, da sie im Uterus hormonelle Veränderungen bewirken kann, welche die Empfängnis eines Kindes erschweren oder verhindern. Für Frauen, die sich ganz dem Yoga hingeben und Yoginis werden wollen, ist Pashini-Mudra jedoch ein Segen, da durch ihre Praxis auf den Prozess der Menstruation eingewirkt werden und das Menstrualblut dem Körper erhalten werden kann. Durch anhaltendes Üben entsteht bewusste Kontrolle über autonome Vorgänge im Unterleib und damit eine solide Basis zur Erhaltung und Sublimierung der Sexualkraft.

10. Tadagi-Mudra *(Siegel des Teiches)*

Tadagi-Mudra kann in verschiedenen Körperhaltungen ausgeführt werden, was den Effekt der Übung auf einzelne Körperteile, nicht aber die Grundwirkung auf das Nerven- und Drüsensystem in Unterleib, Bauch, Hals und Nacken verändert.

Übung a: Setzen Sie sich auf den Boden und ziehen Sie die Ferse des linken Fusses nahe an den After, so dass sie dicht am Perineum liegt. Legen Sie den rechten Fuss so vor den linken, dass beide Fersen schön unterhalb des Nabels liegen. Strecken Sie nun die Arme aus und legen Sie die Hände mit gespreizten Fingern in Armlänge vor den Füssen flach auf den Boden, so dass die Daumen sich berühren. Halten Sie dabei den Kopf gerade, und blicken Sie starr nach vorn.

Atmen Sie nun tief durch die Nase ein, halten Sie den Atem an und wölben Sie den Bauch so weit wie möglich nach vorn. Verharren Sie nun zuerst einige Zeit so, atmen Sie dann ganz tief wieder aus und ziehen Sie den Bauch so weit wie möglich zurück und hoch. Verharren Sie in dieser Position wiederum so lange wie möglich. – Zu Anfang

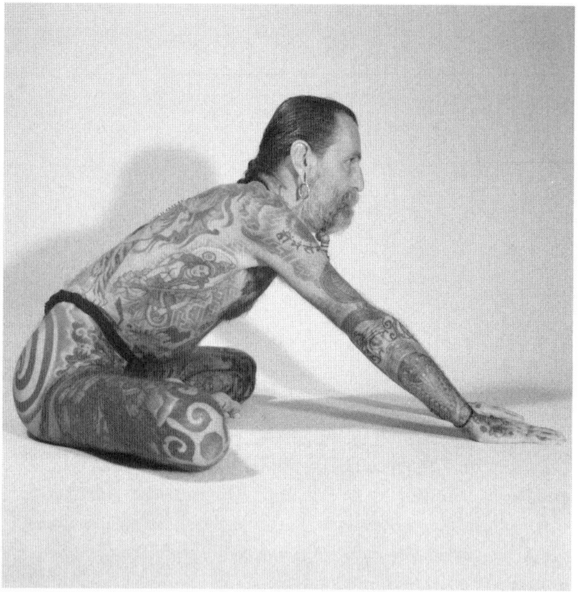

10 a. Tadagi-Mudra (Udara-Bandha)

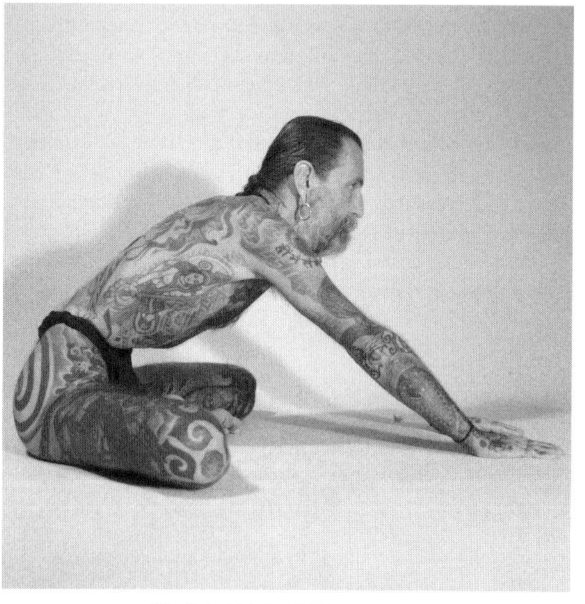

10 a. Tadagi-Mudra (Uddiyana-Bandha)

zehn Mal. Wiederholen Sie diese Übung, indem Sie die Stellung der Füsse wechseln.

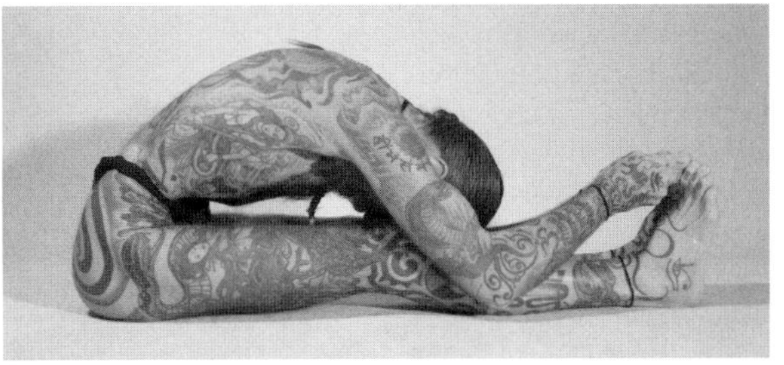
10 b. Tadagi-Mudra in Pashcimottanasana

Übung b: Setzen Sie sich mit geschlossenen, ausgestreckten Beinen auf den Boden, ergreifen Sie mit den Fingern die grossen Zehen und nehmen Sie Pashcimottanasana ein, indem Sie die Stirn auf die durchgedrückten Knie legen. Atmen Sie nun tief ein, halten Sie den Atem an und wölben Sie die Bauchdecke so stark wie möglich nach vorn. Atmen Sie dann ganz tief aus, und ziehen Sie den Bauch so weit wie möglich ein und hoch. Verharren Sie jeweils solange Sie können in eingeatmeter und ausgeatmeter Position. – Zu Anfang zehn Mal.

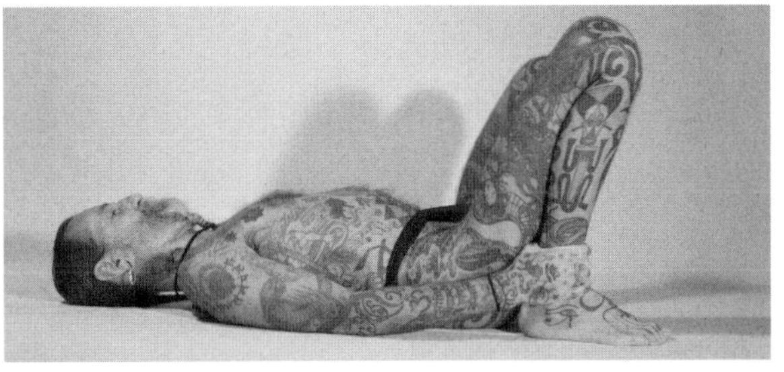
10 c. Tadagi-Mudra (Udara-Bandha im Liegen)

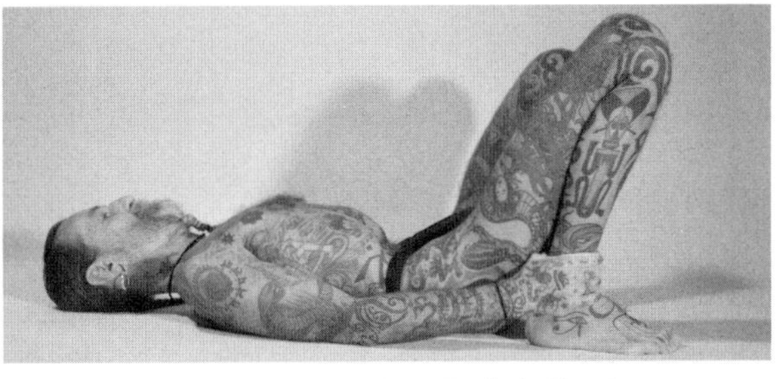
10 c. Tadagi-Mudra (Uddiyana-Bandha im Liegen)

Übung c: Legen Sie sich flach auf den Rücken und ziehen Sie die Beine zum Körper, so dass die geschlossenen Füsse flach nahe beim Gesäss auf dem Boden stehen. Ergreifen Sie mit den Händen Ihre Unterschenkel nahe bei den Knöcheln und achten Sie darauf, dass Fersen und Zehen den Boden berühren. Legen Sie den Kopf so auf den Boden, dass der Nacken vollkommen gestreckt und der Hals leicht zusammengedrückt wird.

Atmen Sie nun tief ein, halten Sie den Atem an und wölben Sie den Bauch so kräftig wie möglich nach oben. Halten Sie diese Anspannung, solange Sie können, atmen Sie dann ganz tief aus, ziehen Sie den Bauch ein und hoch, und halten Sie diese Position wiederum so lange wie möglich. Strengen Sie sich dabei an, aber vermeiden Sie übermässige Anstrengung. – Zu Anfang zehn Mal.

Übung d: Legen Sie sich auf den Rücken, und ergreifen Sie mit den Fingern die grossen Zehen. Halten Sie sich daran fest, und strecken Sie die Beine seitwärts aus, bis die Knie ganz durchgestreckt sind. Diese Haltung ähnelt der Kiebitz-Stellung (Tittibhasana; S. 282), wobei der Kopf aber nicht angehoben wird, sondern am Boden liegenbleibt.

Atmen Sie nun tief ein, halten Sie den Atem an, und wölben Sie die Bauchdecke so stark wie möglich nach vorn. Atmen Sie dann tief aus und ziehen Sie den Bauch so weit wie möglich zurück und hoch.– Zu Anfang zehn Mal.

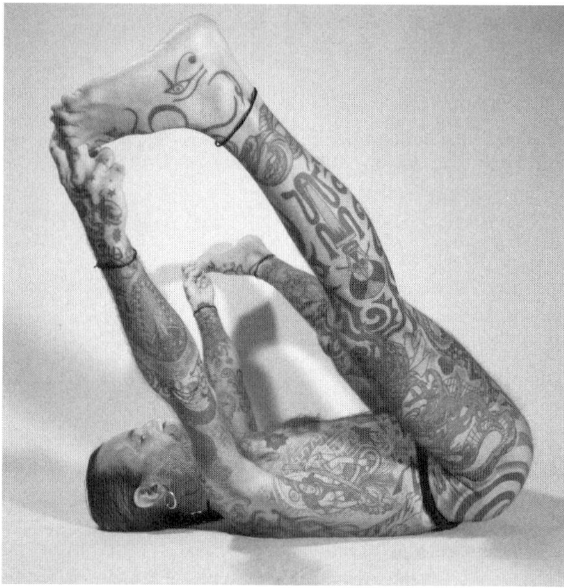

10 d. Tadagi-Mudra (Udara-Bandha im Liegen mit gespreizten Beinen)

Übung e: Setzen Sie sich aufrecht hin, und stellen Sie die Füsse geschlossen auf den Boden, so dass sie etwa eine Unterarmlänge vom Gesäss entfernt sind. Greifen Sie mit den Armen hinter den Kniekehlen durch, verschränken Sie die Finger, und legen Sie die Hände auf die Füsse (Baddha-Hasta-Padasana; gebundene Arm-Bein-Stellung).

Blicken Sie starr geradeaus, und führen Sie Ajagari aus, indem Sie nach der Einatmung Ihren Bauch in Udara-Bandha möglichst weit nach vorne wölben und dann nach der Ausatmung Uddiyana-Bandha ausführen. Versuchen

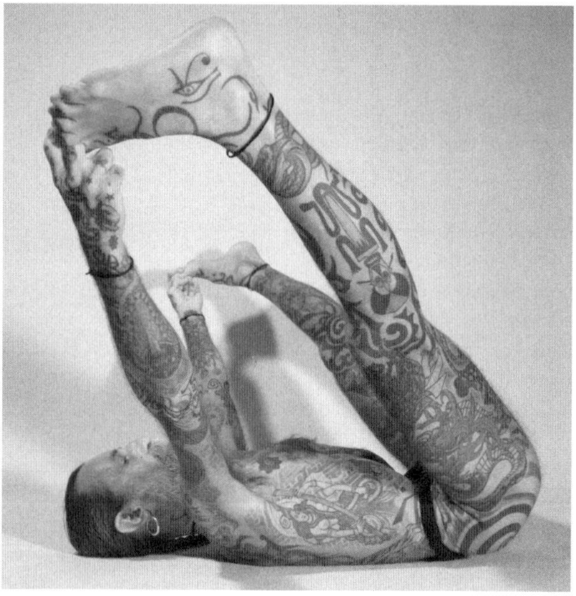

10 d. Tadagi-Mudra (Uddiyana-Bandha im Liegen mit gespreizten Beinen)

Sie, Udara- und Uddiyana-Bandha jeweils so lange wie möglich zu halten.

Drücken Sie nun den Kopf weit in den Nacken, richten Sie die Augen zwischen die Augenbrauen, und beginnen Sie erneut, Ajagari auszuführen. – Zu Anfang zehn Mal.

Wirkung und Nutzen: Bei dieser Mudra wird dieselbe Technik verwendet wie bei Ajagari (S. 57). Sie wirkt auf den Solarplexus und den Nervus vagus, wodurch verschiedene Körperfunktionen verlangsamt und gleichzeitig verstärkt werden. Von den im Bauch befindlichen Nerven aus werden Nervenknoten im gesamten Körper beeinflusst, zum Beispiel das Herznervengeflecht und Nerven in Hals und Nacken. Dadurch wird einerseits der Herzschlag und damit der Blutfluss im Gehirn verlangsamt, wodurch sämtliche Hirnzellen besser durchblutet werden, anderseits werden durch die erhöhte Nerventätigkeit in Hals und Genick auch die Nerven im Kopfbereich aktiviert, was sich positiv auf die Drüsentätigkeit in diesem Bereich auswirkt. Die Tätigkeit der endokrinen Drüsen, der sogenannten «Schicksalsdrüsen» Schilddrüse, Hypophyse und Epiphyse, wird harmonisiert, und die dadurch in Fülle

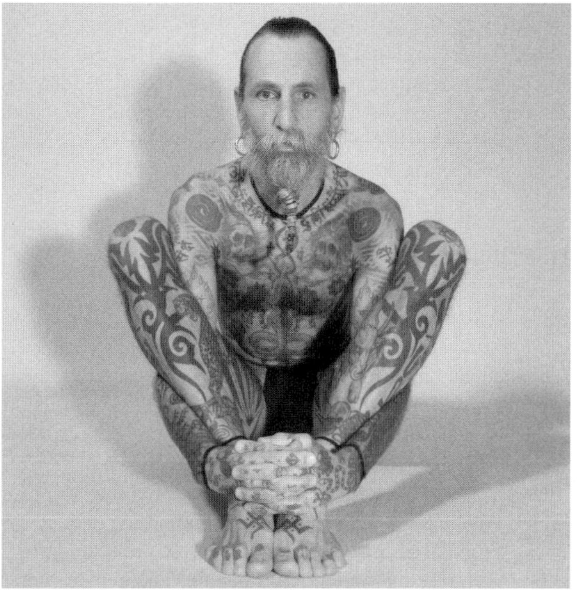

10e. Tadagi-Mudra in Baddha-Hasta-Padasana

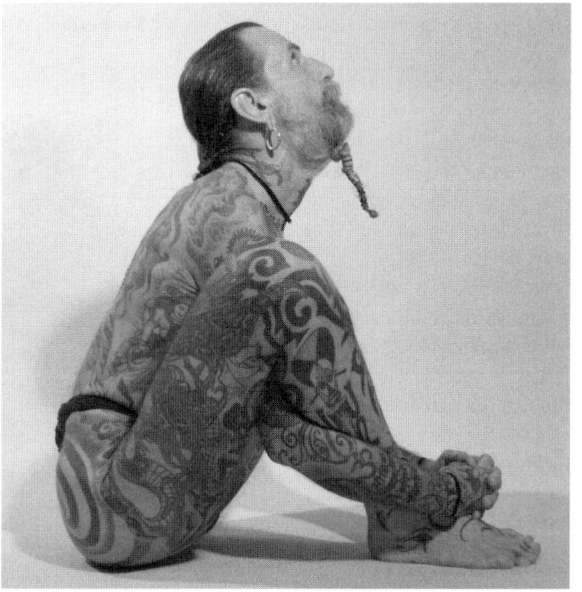

10e. Tadagi-Mudra in Baddha-Hasta-Padasana mit Genick-Verschluss produzierten Drüsensekrete wirken sich aufbauend auf den gesamten Metabolismus aus. Tadagi-Mudra ermöglicht Kontrolle über subtile Funktionen von Bauch und Unterleib, und durch den wohltuenden Einfluss auf das Gehirn werden die Gedanken stillgelegt, wodurch der Yogi im Teich des Unterbewusstseins versinkt. Die Übung hat ihren Namen auch daher, dass der Bauch wie ein Teich eingezogen wird. Genau wie ein unergründlicher Teich voller Geheimnisse birgt sie in sich eine Fülle von Kraft und Verwirklichungen.

11. Maha-Mudra *(grosses Siegel)*

Diese Mudra wird «grosse Mudra» genannt, weil sie aus vielen verschiedenen Variationen und Praktiken besteht. Einige davon sind im nachstehenden Abschnitt erwähnt, andere jedoch kann man nur unter der Anleitung eines vollkommenen Gurus erlernen. Sie trägt ihren Namen aber auch, weil in ihr ein riesiges Potential steckt und sie es vermag, die inneren Energien zu entfachen und den Aspiranten mitten ins Herz der Yoga-Kraft zu führen.

Von Maha-Mudra gibt es verschiedene Varianten, die jede in besonderer Weise das Erwachen der Shakti fördern. Nachfolgend werden die wichtigsten Grundübungen beschrieben; subtile Feinheiten können jedoch nicht mündlich oder schriftlich vermittelt werden, und nur ein sogenannter «Shri-Guru» kann einen Aspiranten darin einweihen. Ein Shri-Guru ist ein Lehrer von grösstem Kaliber, der über die Fähigkeit verfügt, die Schüler von innen anzuleiten.

Die bei allen Variationen angegebene Anzahl der Wiederholungen ist wie die Anzahl der Bhastrika-Atemzüge ein solides Minimum, um anzufangen. Intensität und Dauer der Übungen können mit zunehmender Praxis erhöht werden. Wie bei allen Prozeduren im Hatha-Yoga ist es aber empfehlenswert, nicht im Schnellzugstempo vorgehen zu wollen, da dem Organismus immer genügend Zeit gewährt werden sollte, um sich an das Anwachsen der Energien zu gewöhnen.

Übung a: Setzen Sie sich mit ausgestreckten Beinen auf den Boden. Ergreifen Sie mit den Fingern die grossen Zehen. Halten Sie den Kopf aufrecht, und blicken Sie, ohne zu blinzeln, geradeaus, oder halten Sie die Augen halb geschlossen.

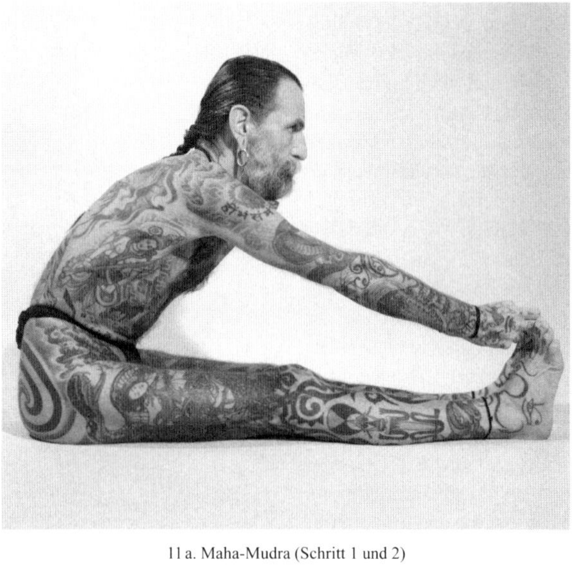

11 a. Maha-Mudra (Schritt 1 und 2)

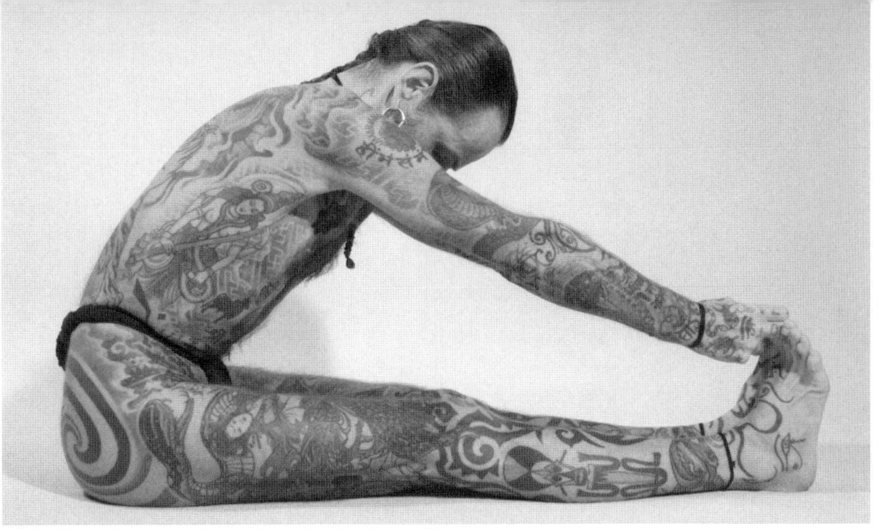

11 a. Maha-Mudra (Schritt 3 und 4)

1. Atmen Sie fünf Mal nach der Blasebalgmethode aus und ein, atmen Sie dann tief ein, halten Sie den Atem an, und führen Sie Mula-Bandha aus. Wiederholen Sie dies fünf Mal.

2. Atmen Sie fünf Mal nach der Blasebalgmethode aus und ein, atmen Sie dann tief ein, halten Sie den Atem an, führen Sie Mula-Bandha aus, und drücken Sie die Bauchdecke so weit wie möglich in Udara-Bandha nach vorn. Wiederholen Sie dies fünf Mal.

3. Halten Sie den Kopf in Normalstellung, atmen Sie fünf Mal nach der Blasebalgmethode aus und ein, atmen Sie dann tief ein, halten Sie den Atem an, senken Sie das Kinn in Jalandhara-Bandha aufs Brustbein, richten Sie die Augen in Nasikagra-Drishti auf die Nasenspitze, und führen Sie Mula-Bandha aus. Heben Sie dann beim Ausatmen wieder den Kopf, und wiederholen Sie die Übung fünf Mal.

4. Halten Sie den Kopf in Normalstellung, atmen Sie fünf Mal nach der Blasebalgmethode aus und ein, atmen Sie dann tief ein, halten Sie den Atem an, senken Sie das Kinn in Jalandhara-Bandha aufs Brustbein, richten Sie die Augen in Nasikagra-Drishti auf die Nasenspitze, und führen Sie Mula-Bandha und Udara-Bandha aus, indem Sie die Bauchdecke nach vorn wölben. Heben Sie dann beim Ausatmen wieder den Kopf, und wiederholen Sie die Übung fünf Mal.

5. Heben Sie nun den Kopf wieder in die Normalstellung, und atmen Sie fünf Mal nach der Blasebalgmethode aus und ein, atmen Sie dann tief ein, halten Sie den Atem an, führen Sie Mula-Bandha aus, heben Sie den Kopf so weit wie möglich in den Nacken, richten Sie die

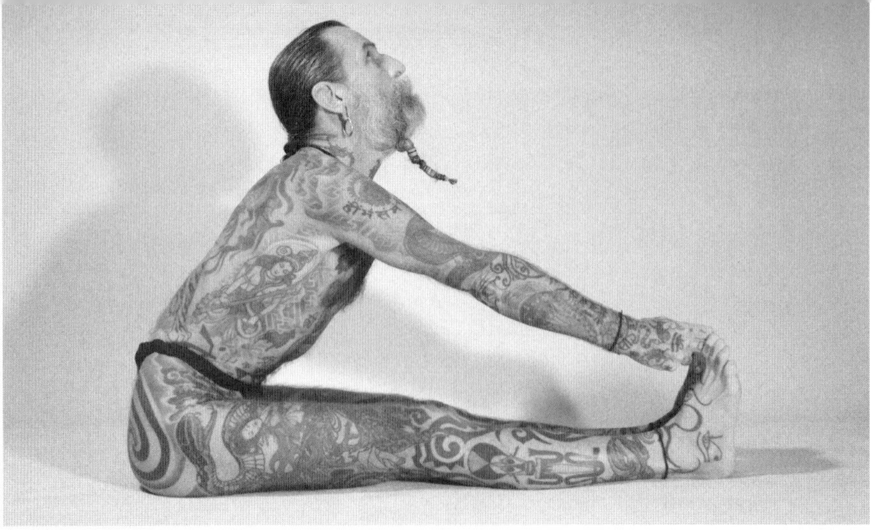

11 a. Maha-Mudra (Schritt 5)

Augen in Bhru-Madhya zwischen die Augenbrauen, und drücken Sie die Bauchdecke in Udara-Bandha nach vorn.

6. Legen Sie den Kopf auf die Knie, schliessen Sie die Augen, und verweilen Sie einige Zeit in der Stellung. Die Atmung erfolgt ganz normal und regelmässig durch die Nase. Diese Stellung ist als Pashcimottanasana bekannt (S. 211).

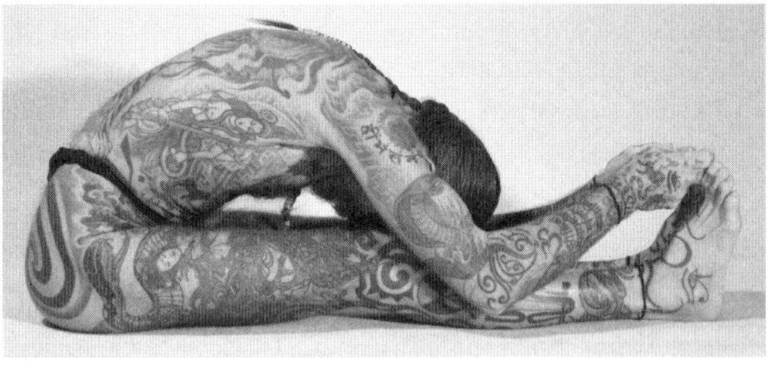

11 a. Maha-Mudra (Schritt 6)

Übung b: Sitzen Sie mit ausgestreckten Beinen auf dem Boden. Nehmen Sie nun den rechten Fuss, und legen Sie die Ferse ans Perineum, so dass die Fusssohle am linken Oberschenkel liegt. Ergreifen Sie mit beiden Händen den linken Fuss, halten Sie den Kopf in Normalstellung, und blicken Sie starr geradeaus, oder halten Sie die Augen halb geschlossen.

1. Atmen Sie fünf Mal nach der Blasebalgmethode aus und ein, atmen Sie dann tief ein, halten Sie den Atem an, senken Sie das Kinn in Jalandhara-Bandha aufs Brustbeinende, richten Sie die Augen in Nasikagra-Drishti auf die Nasenspitze, und führen Sie Mula-Bandha aus. Heben Sie dann beim Ausatmen wieder den Kopf, und wiederholen Sie die Übung fünf Mal.

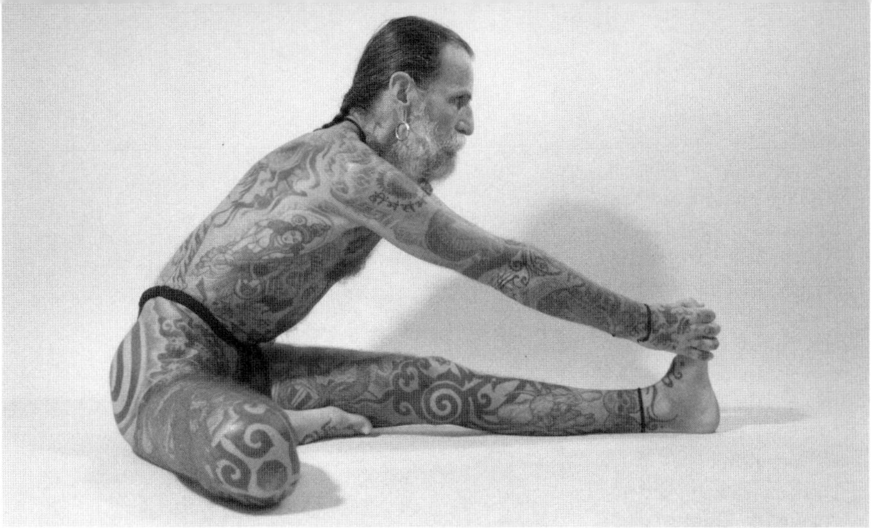

11 b. Maha-Mudra (Grundstellung)

2. Halten Sie den Kopf in Normalstellung, die Augen blicken starr geradeaus oder sind halb geschlossen. Atmen Sie nun fünf Mal nach der Blasebalgmethode aus und ein, atmen Sie dann tief ein, halten Sie den Atem an, führen Sie Jalandhara- und Mula-Bandha aus, richten Sie die Augen auf die Nasenspitze, und drücken Sie die Bauchdecke in Udara-Bandha so weit wie möglich nach vorn. Heben Sie nun jeweils beim Ausatmen für Bhastrika wieder den Kopf, und wiederholen Sie diese Übung fünf Mal.

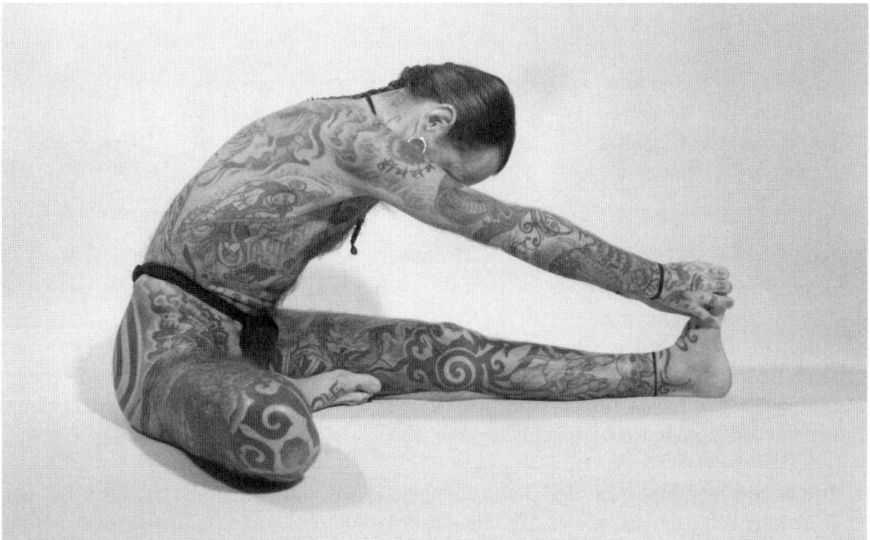

11 b. Maha-Mudra (Schritt 1 und 2)

3. Mit dem Kopf in Normalstellung blicken Sie starr geradeaus oder halten die Augen halb geschlossen. Atmen Sie fünf Mal nach Blasebalgmethode aus und ein. Atmen Sie dann tief ein, halten den Atem an, führen Sie Mula-Bandha aus, heben Sie den Kopf so weit wie möglich in den Nacken, richten Sie die Augen in Bhru-Madhya zwischen die Augenbrauen, und pressen Sie nun die Bauchdecke in Udara-Bandha nach vorn.

4. Legen Sie den Kopf auf das ausgestreckte linke Knie, schliessen Sie die Augen und verweilen Sie einige Zeit in dieser Stellung. Die Atmung erfolgt normal und regelmässig durch die Nase. Wiederholen Sie diese vier Übungen, indem Sie die Beinstellung wechseln.

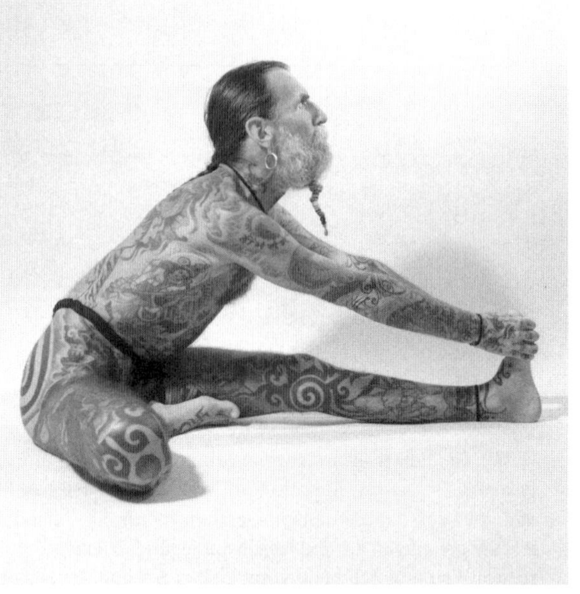

11 b. Maha-Mudra (Schritt 3)

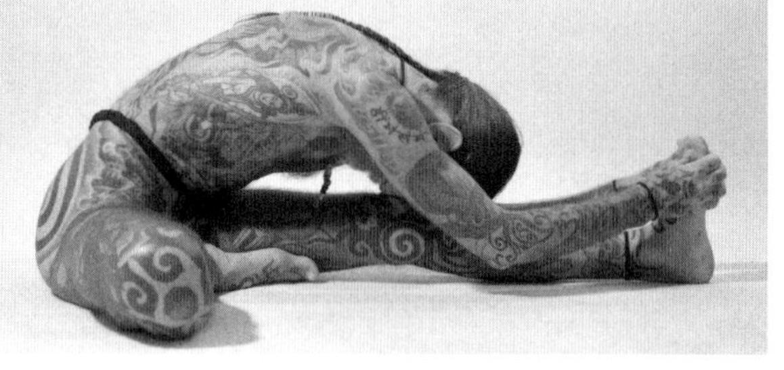

11 b. Maha-Mudra (Schritt 4)

Übung c: Setzen Sie sich mit ausgestreckten Beinen auf den Boden. Nehmen Sie nun das linke Bein, und stellen Sie es angewinkelt auf den Boden, so dass der linke Fuss ganz nahe am Becken fest am Boden steht. Ergreifen Sie mit beiden Händen die Zehen des rechten Fusses, und achten Sie darauf, dass das linke Knie an die linke Körperseite angedrückt bleibt. Halten Sie den Kopf aufrecht, und blicken Sie, ohne zu blinzeln, starr geradeaus.

1. Atmen Sie fünf Mal nach der Blasebalgmethode aus und ein, atmen Sie dann tief ein, halten Sie den Atem an, führen Sie Jalandhara-Bandha aus, richten Sie die Augen auf die Nasenspitze, und führen Sie Mula-Bandha aus. Heben Sie beim Ausatmen wieder den Kopf, und wiederholen Sie die Übung fünf Mal.

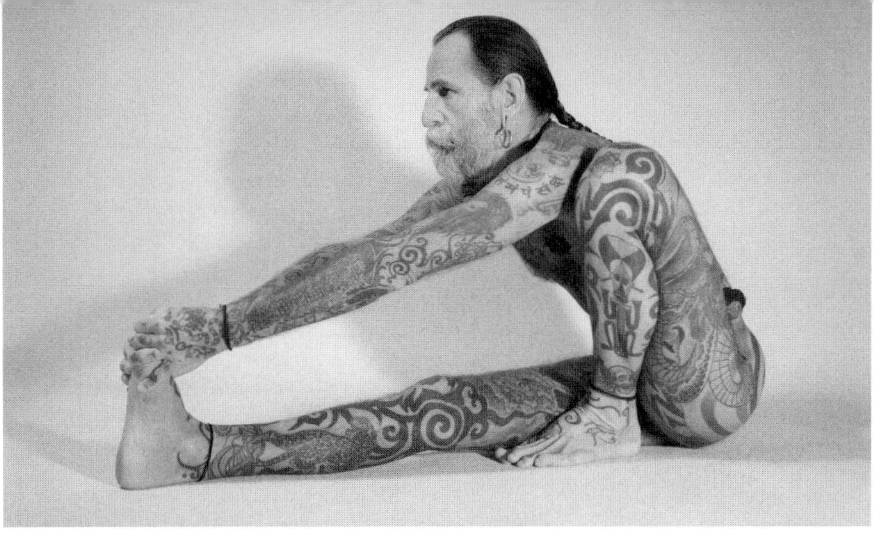

11 c. Maha-Mudra (Grundstellung)

2. Halten Sie den Kopf in Normalstellung, die Augen starr geradeaus gerichtet oder halb geschlossen, atmen Sie dann fünf Mal nach der Blasebalgmethode aus und ein, atmen Sie tief ein, halten Sie den Atem an, führen Sie Jalandhara- und Mula-Bandha aus, richten Sie die Augen auf die Nasenspitze, und drücken Sie die Bauchdecke in Udara-Bandha so weit wie möglich nach vorn. Heben Sie bei der Ausatmung wieder den Kopf und wiederholen die Übung fünf Mal.

3. Heben Sie den Kopf in die Normalstellung, blicken Sie starr geradeaus, atmen Sie fünf Mal mit Bhastrika ein und aus, atmen Sie dann tief ein, halten Sie den Atem an, führen Sie Mula-Bandha aus, heben Sie den Kopf so weit wie möglich in den Nacken, während Sie gleichzeitig die Augen in Bhru-Madhya zwischen die Augenbrauen richten, und führen Sie Udara-Bandha aus, indem Sie die Bauchdecke nach vorn wölben.

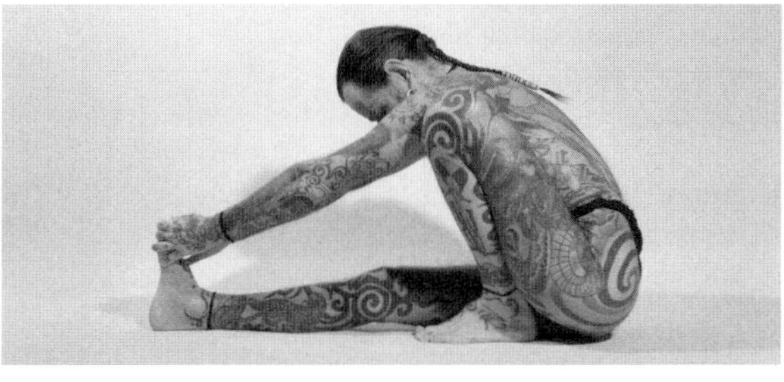

11c. Maha-Mudra (Schritt 1 und 2)

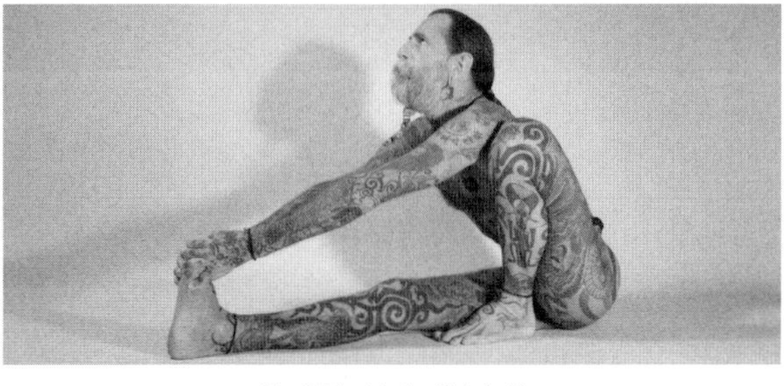

11 c. Maha-Mudra (Schritt 3)

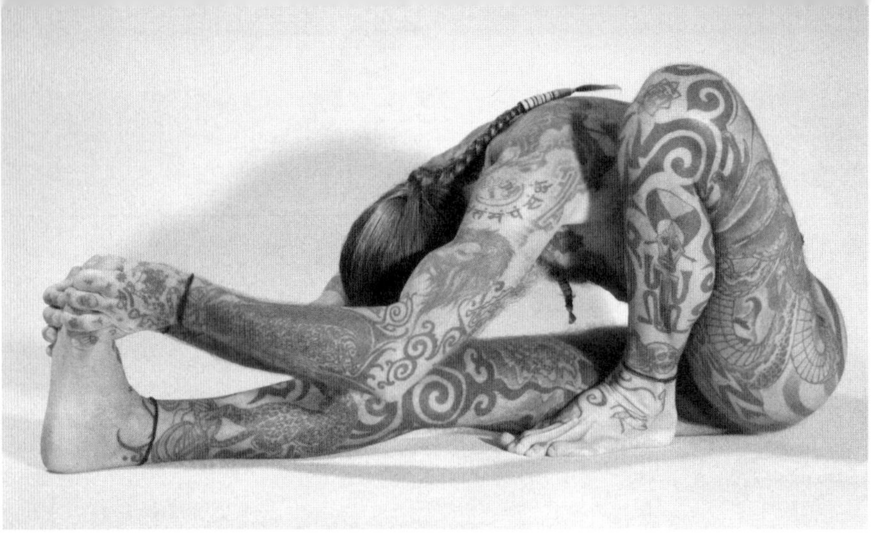

11 c. Maha-Mudra (Schritt 4)

4. Legen Sie den Kopf auf das ausgestreckte rechte Knie, schliessen Sie die Augen, und verweilen Sie einige Zeit in dieser Stellung. Die Atmung erfolgt normal und regelmässig durch die Nase. Wiederholen Sie diese vier Übungen, indem Sie die Beinstellung wechseln.

Übung d: Setzen Sie sich mit ausgestreckten Beinen auf den Boden. Legen Sie den linken Fuss auf Ihren rechten Oberschenkel, so dass die Ferse nahe zum Nabel kommt. Dann fassen Sie mit den Händen die Zehen des rechten Fusses, halten den Kopf gerade und blicken starr geradeaus.

1. Atmen Sie fünf Mal nach der Blasebalgmethode aus und ein, atmen Sie dann tief ein und halten Sie den Atem an. Nun senken Sie das Kinn in Jalandhara-Bandha auf das Brustbeinende. Richten Sie die Augen in Nasikagra-Drishti auf Ihre Nasenspitze und führen Mula-Bandha aus. Bei der Ausatmung heben Sie den Kopf. Wiederholen Sie die Übung fünf Mal.

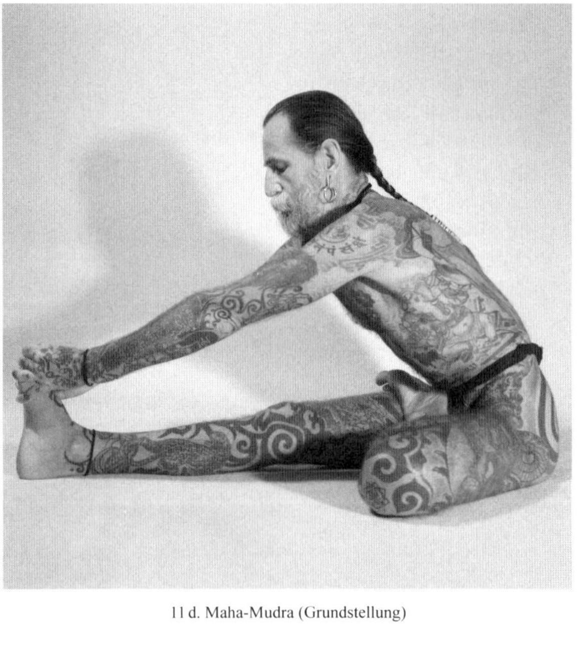

11 d. Maha-Mudra (Grundstellung)

2. Mit Ihrem Kopf in der Normalstellung atmen Sie fünf mal nach der Blasebalgmethode aus und ein, atmen Sie dann tief ein, halten Sie den Atem an, führen Sie Jalandhara- und Mula-Bandha aus, richten Sie die Augen auf die Nasenspitze, und drücken Sie zusätzlich die Bauchdecke in Udara-Bandha so weit wie möglich nach vorn. Heben Sie beim Ausatmen wieder den Kopf, und wiederholen Sie die Übung fünf Mal.

3. Heben Sie nun den Kopf wieder in Normalstellung, blicken Sie starr geradeaus, und atmen Sie fünf Mal nach der Blasebalgmethode aus und ein. Atmen Sie nun tief ein, halten Sie den Atem an, führen Sie Mula-Bandha aus, heben Sie den Kopf so weit wie möglich in den Nacken, richten die Augen in Bhru-Madhya zwischen die Augenbrauen und führen Sie Udara-Bandha aus, indem Sie die Bauchdecke nach vorn herausdrücken.

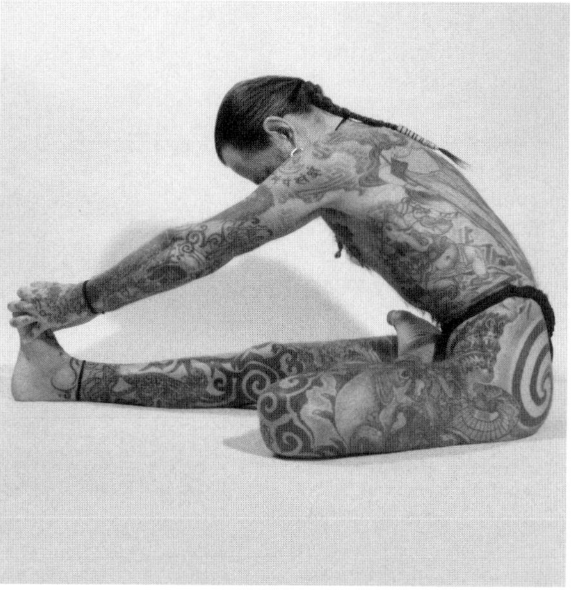

11 d. Maha-Mudra (Schritt 1 und 2)

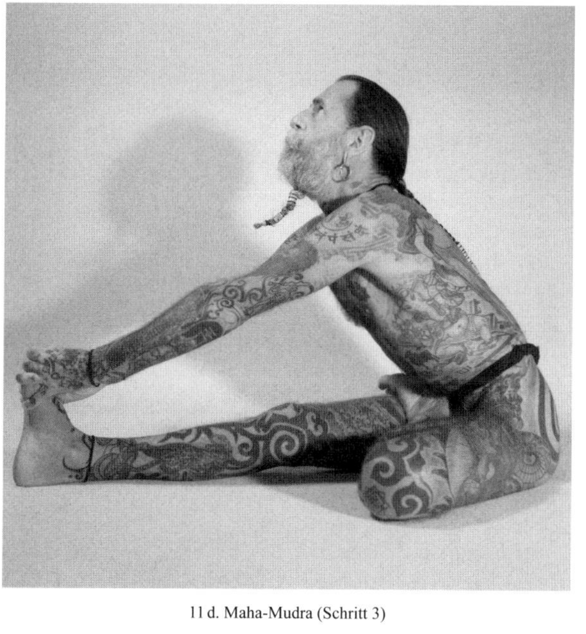

11 d. Maha-Mudra (Schritt 3)

4. Legen Sie den Kopf auf das ausgestreckte rechte Knie, schliessen Sie die Augen und verweilen Sie einige Zeit in dieser Stellung. Die Atmung erfolgt normal und regelmässig durch die Nase. Wechseln Sie die Beinstellung, und wiederholen Sie dann diese vier Übungen.

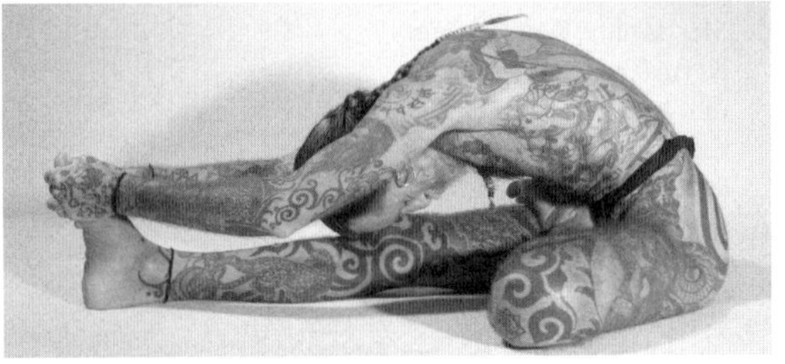

11 d. Maha-Mudra (Schritt 4)

Übung e: Setzen Sie sich mit ausgestreckten Beinen auf den Boden. Legen Sie den linken Fuss auf den rechten Oberschenkel, so dass die Ferse nahe an den Nabel kommt. Die rechte Hand greift um den Rücken herum und versucht, die linke Ferse zu berühren. Dann drehen Sie die Handfläche nach innen und halten sich in der Taille fest. Die linke Hand greift zu den Zehen des ausgestreckten rechten Fusses, der Kopf ist in Normalstellung, die Augen blicken geradeaus oder sind halb geschlossen.

1. Atmen Sie fünf Mal mit Bhastrika aus und ein, atmen Sie tief ein, halten Sie den Atem an, senken Sie das Kinn in Jalandhara-Bandha auf das Brustbeinende, richten Sie Ihre Augen in Nasikagra-Drishti auf die Nasenspitze, und führen Sie Mula-Bandha aus. Heben Sie den Kopf bei der Ausatmung und wiederholen Sie dann die Übung fünf Mal.

2. Halten Sie den Kopf normal, atmen Sie fünf Mal nach der Blasebalgmethode aus und ein, atmen Sie dann tief ein und halten Sie den Atem an. Führen Sie daraufhin Jalandhara-Bandha, Nasikagra-Drishti

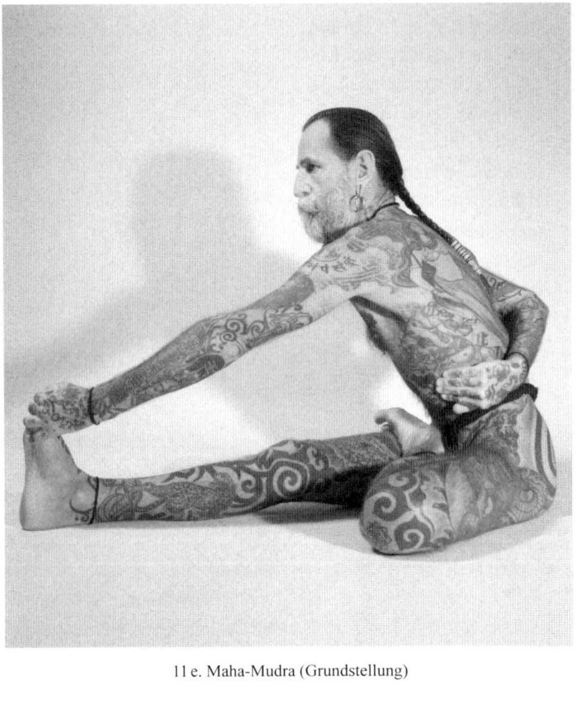

11 e. Maha-Mudra (Grundstellung)

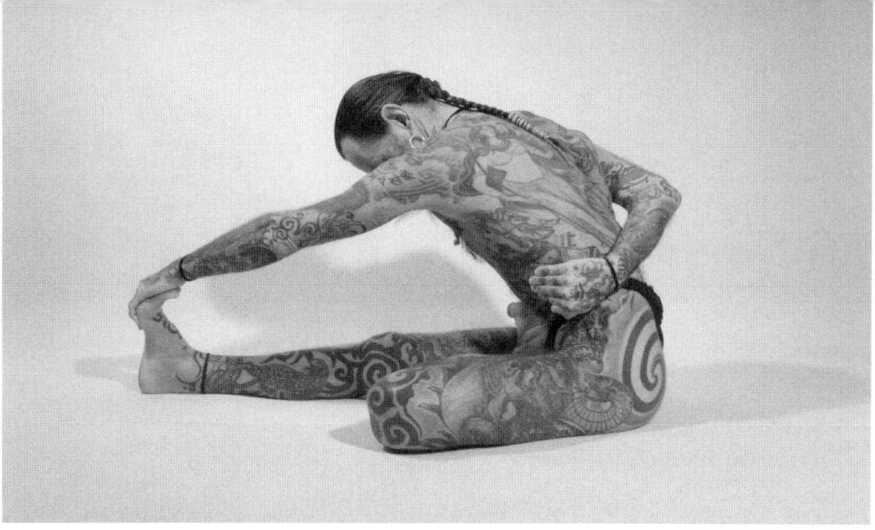

11 e. Maha-Mudra (Schritt 1 und 2)

sowie Mula-Bandha aus, und drücken Sie zusätzlich noch die Bauchdecke möglichst weit in Udara-Bandha nach vorn. Heben Sie beim Ausatmen wieder den Kopf und wiederholen Sie die Übung fünf Mal.

3. Halten Sie Ihren Kopf in Normalstellung, blicken Sie starr geradeaus, und atmen Sie fünf Mal mit Bhastrika aus und ein. Atmen Sie dann tief ein. Halten Sie den Atem an und führen Sie daraufhin Mula-Bandha aus. Während Sie Ihre Augen in Bhru-Madhya zwischen die Augenbrauen richten, heben Sie gleichzeitg den Kopf weitmöglichst in den Nacken und drücken Sie die Bauchdecke in Udara-Bandha nach vorn.

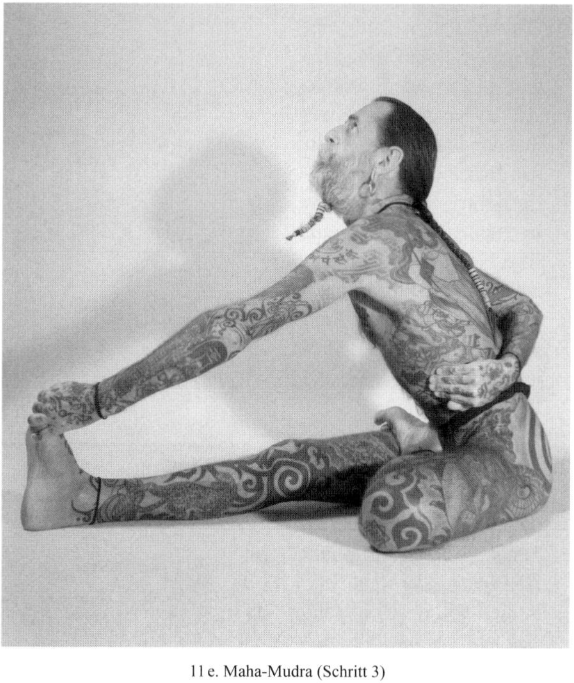

11 e. Maha-Mudra (Schritt 3)

4. Legen Sie den Kopf auf das ausgestreckte rechte Knie, schliessen Sie Ihre Augen und verweilen Sie einige Zeit in dieser Stellung. Die Atmung erfolgt normal und gleichmässig durch die Nase. Wiederholen Sie diese vier Übungen, indem Sie Ihre Bein- und Armstellung wechseln.

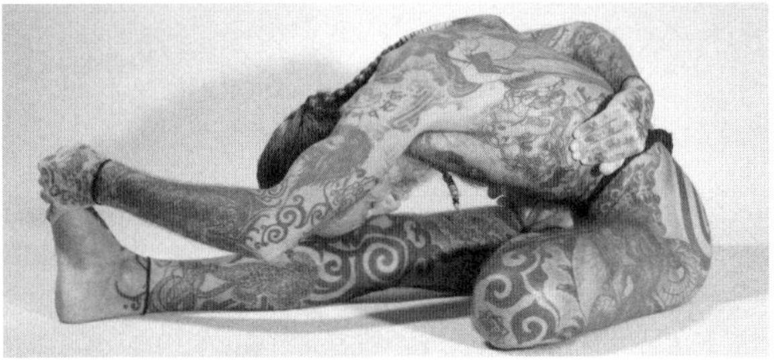

11 e. Maha-Mudra (Schritt 4)

Übung f: Setzen Sie sich mit ausgestreckten Beinen auf den Boden. Legen Sie den linken Fuss auf den rechten Oberschenkel, so dass die Ferse nahe an den Nabel kommt. Nun greifen Sie mit der linken Hand um den Rücken herum und fassen den grossen Zeh des linken Fusses. Achten Sie darauf, dass das linke Knie immer am Boden bleibt. Die rechte Hand greift zum grossen Zeh des ausgestreckten rechten Fusses, der Kopf bleibt aufrecht, und die Augen blicken, ohne zu blinzeln, starr geradeaus oder werden halb geschlossen.

1. Atmen Sie fünf Mal mit Bhastrika aus und ein. Atmen Sie tief ein, halten Sie den Atem an und senken Sie dann das Kinn in Jalandhara-Bandha auf das Brustbein. Gleichzeitig richten Sie die Augen in Nasikagra-Drishti auf Ihre Nasenspitze. Führen Sie zudem Mula-Bandha aus. Heben Sie beim Ausatmen wieder den Kopf, und wiederholen Sie die Übung fünf Mal.

2. Halten Sie den Kopf in Normalstellung, die Augen geradeaus gerichtet, atmen Sie fünf Mal mit Bhastrika aus und ein. Atmen Sie anschliessend tief ein, halten Sie den

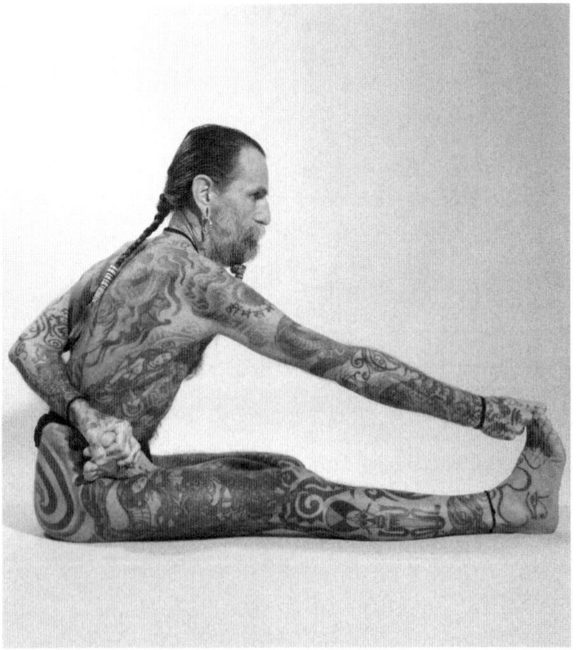

11 f. Maha-Mudra (Grundstellung)

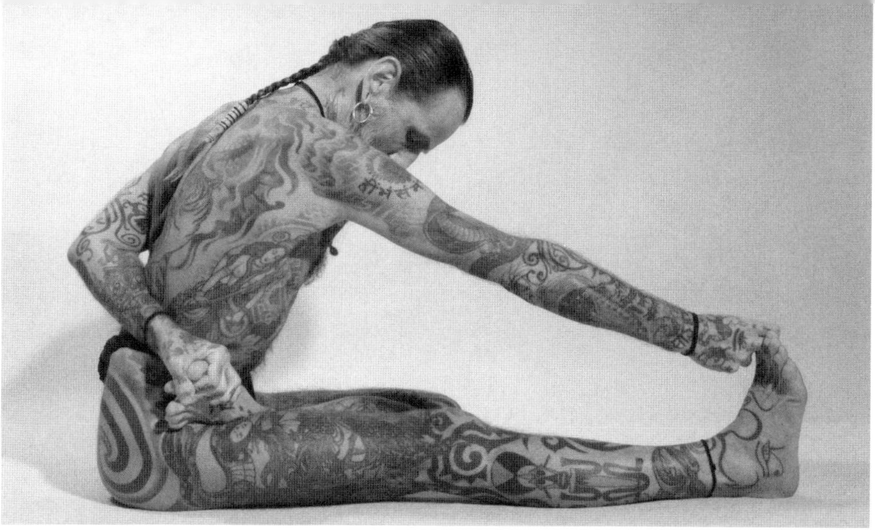

11 f. Maha-Mudra (Schritt 1 und 2)

Atem an, und führen Sie dann noch Jalandhara-Bandha in Kombination mit Nasikagra-Drishti, Mula-Bandha und Udara-Bandha aus, indem Sie die Bauchdecke so weit wie möglich nach vorn pressen. Heben Sie bei der Ausatmung wieder den Kopf, und wiederholen Sie die Übung fünf Mal.

3. Halten Sie den Kopf normal, die Augen entweder starr geradeaus gerichtet oder halb geschlossen. Atmen Sie fünf Mal nach der Blasebalgmethode aus und ein, atmen Sie dann tief ein, und halten Sie den Atem an. Führen Sie nun Mula-Bandha aus, heben Sie Ihren Kopf so weit wie möglich in den Nacken, richten Sie die Augen in Bhru-Madhya zwischen die Augenbrauen, zusätzlich drücken Sie die Bauchdecke in Udara-Bandha nach vorn.

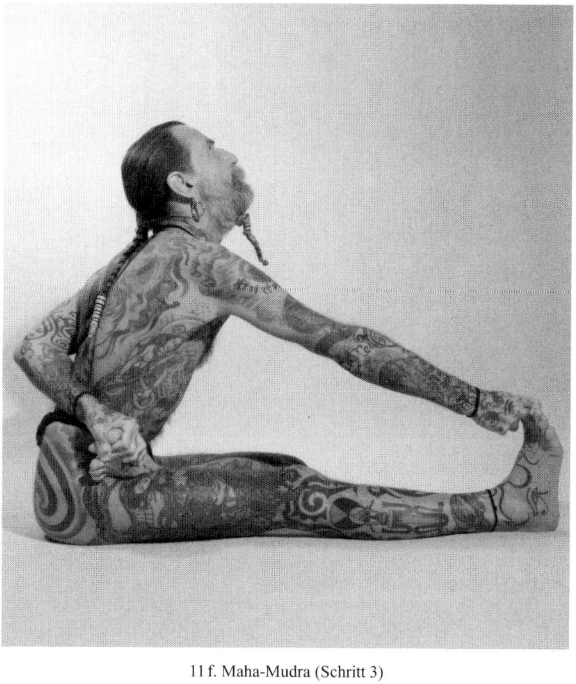

11 f. Maha-Mudra (Schritt 3)

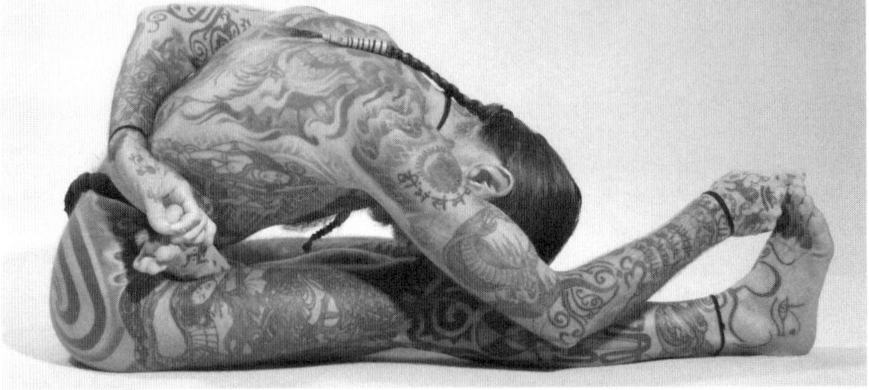

11 f. Maha-Mudra (Schritt 4)

4. Legen Sie den Kopf auf Ihr ausgestrecktes rechtes Knie, schliessen Sie die Augen und verweilen Sie einige Zeit in dieser Stellung. Die Atmung erfolgt normal und regelmässig durch die Nase. Wiederholen Sie diese vier Übungen, indem Sie Ihre Bein- und Armstellung wechseln.

Übung g: Setzen Sie sich mit ausgestreckten Beinen auf den Boden. Nun nehmen Sie den rechten Fuss und legen ihn hinter das Gesäss, so dass der grosse Zeh direkt am Gesäss unter dem Steissbein liegt. Achten Sie darauf, dass beide Gesässhälften am Boden bleiben und Sie nicht auf dem rechten Fuss sitzen. Ergreifen Sie nun mit der linken Hand den grossen Zeh Ihres rechten Fusses und mit der rechten Hand denjenigen Ihres linken, ausgestreckten Fusses. Der Kopf wird aufrecht gehalten, die Augen blicken, ohne zu blinzeln, starr geradeaus oder werden halb geschlossen.

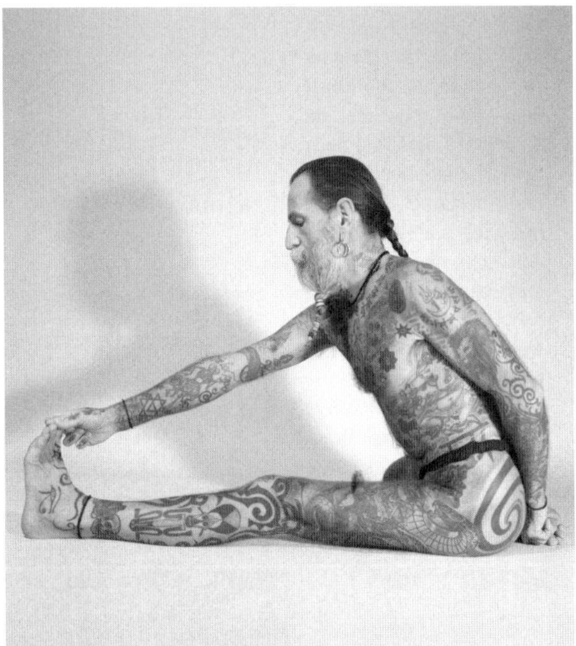

11 g. Maha-Mudra (Grundstellung)

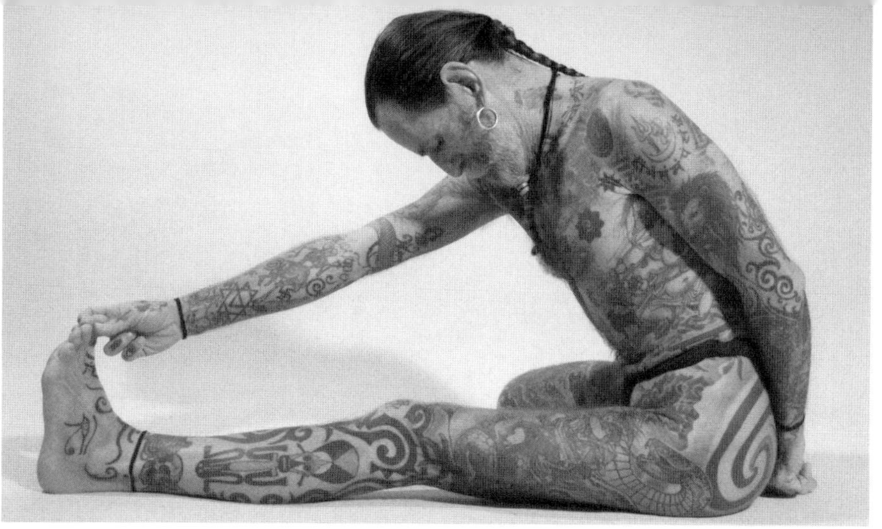

11 g. Maha-Mudra (Schritt 1 und 2)

1. Atmen Sie fünf Mal nach der Blasebalgmethode aus und ein. Dann atmen Sie tief ein, halten den Atem an, und führen Jalandhara-Bandha, Nasikagra-Drsthi und Mula-Bandha aus. Heben Sie beim Ausatmen wieder den Kopf, und wiederholen Sie die Übung fünf Mal.

2. Heben Sie Ihren Kopf in die Normalstellung, blicken Sie starr geradeaus und atmen Sie fünf Mal nach der Blasebalgmethode aus und ein. Dann atmen Sie tief ein, halten den Atem an, führen dazu Jalandhara-Bandha, Nasikagra-Drishti und Mula-Bandha aus und drücken die Bauchdecke in Udara-Bandha so weit wie möglich nach vorn. Heben Sie beim Ausatmen wieder den Kopf und wiederholen die Übung fünf Mal.

3. Halten Sie Ihren Kopf normal, blicken Sie geradeaus und atmen Sie fünf Mal nach der Blasebalgmethode aus und ein.

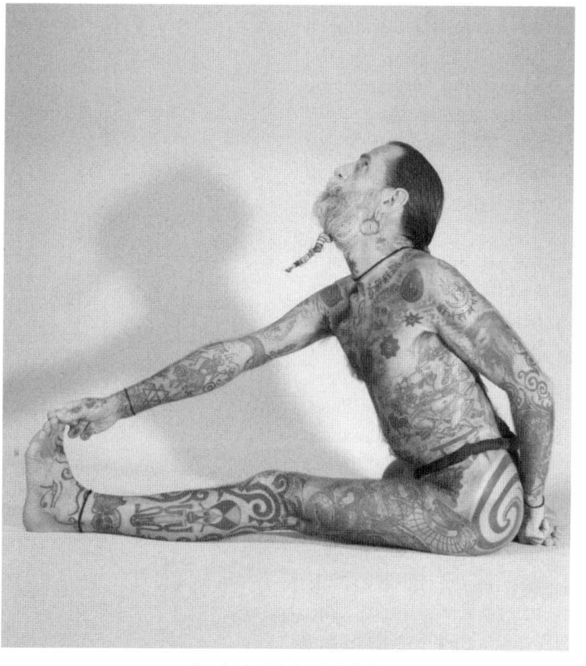

11 g. Maha-Mudra (Schritt 3)

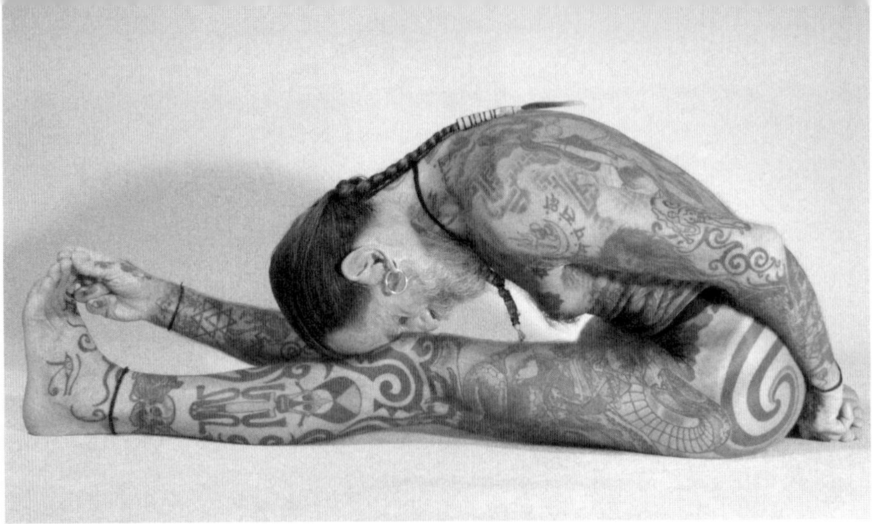

11 g. Maha-Mudra (Schritt 4)

Dann atmen Sie tief ein, halten den Atem an, führen Mula-Bandha aus, heben den Kopf so weit wie möglich in den Nacken, richten gleichzeitig die Augen in Bhru-Madhya zwischen die Augenbrauen und drücken dann die Bauchdecke in Udara-Bandha nach vorn.

4. Legen Sie den Kopf auf Ihr ausgestrecktes linkes Knie, schliessen Sie die Augen und verweilen Sie einige Zeit in dieser Stellung. Die Atmung erfolgt normal und regelmässig durch die Nase.

5. Setzen Sie sich mit aufrechtem Oberkörper hin, nehmen Sie den linken Fuss und legen Sie ihn mit der Ferse ans Perineum und mit der Fusssohle an Ihren rechten Oberschenkel. Halten Sie nun mit der linken Hand den rechten grossen Zeh hinten am Gesäss fest und legen Sie die rechte Hand aufs linke Knie. Nun drehen Sie Kopf und

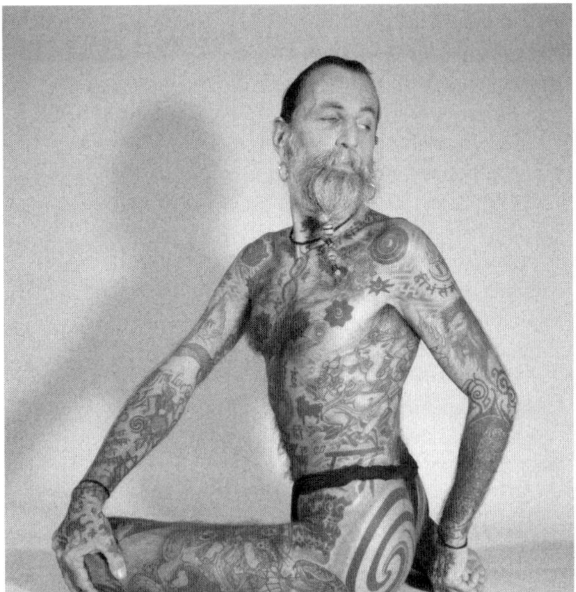

11 g. Maha-Mudra (Schritt 5: Drehung)

Oberkörper so weit wie möglich nach links, indem Sie versuchen, das Kinn an die linke Schulter zu bringen und mit den Augen gerade nach hinten zu blicken. Verweilen Sie einen Moment in dieser Drehstellung, wobei Sie normal durch die Nase weiteratmen.

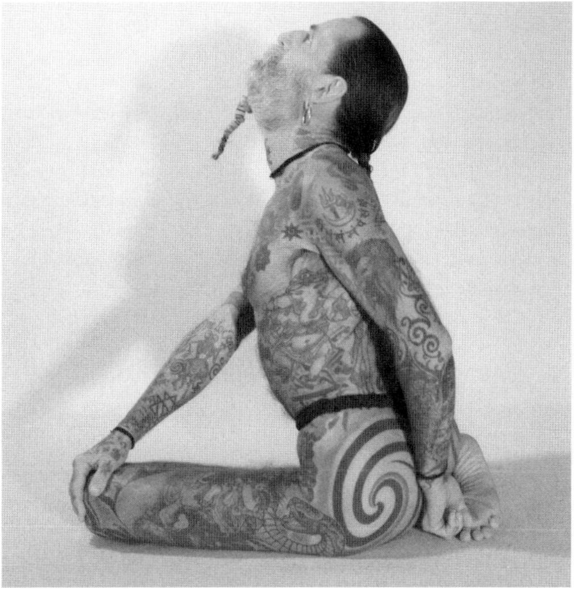

11 g. Maha-Mudra (Schritt 5: Bhastrika, Jalandara- und Udara-Bandha)

Nachdem Sie aus der Drehung zurückkommen, blicken Sie starr geradeaus in Richtung Ihres linken Knies und beginnen wieder mit Bhastrika. Atmen Sie fünf Mal mit der Blasebalgmethode durch die Nase ein und aus, atmen Sie daraufhin tief ein, halten Sie den Atem an, drücken Sie den Kopf weit in den Nacken, die Augen zwischen die Augenbrauen gerichtet. Beginnen Sie dann mit höchster Konzentration und Kraft Udara-Bandha auszuführen, indem Sie die Bauchdecke nach vorn pressen. Beim Ausatmen heben Sie den Kopf wieder in die Normalstellung. Wiederholen Sie diese fünf Übungen, nachdem Sie die Bein- und Armstellung gewechselt haben.

Wirkung und Nutzen: Um das volle Potential der Maha-Mudra ausschöpfen zu können, empfiehlt es sich, diese sieben Doppelsequenzen in der angegebenen Reihenfolge auszuführen. Daraus ergeben sich der Nutzen und die geballte Kraft von Asana, Pranayama und Bandha, und durch ausdauerndes Üben lassen sich sehr schnell grossartige Resultate erzielen. Durch diese Mudra wird der gesamte Unterleib mit grossen Mengen an Prana versorgt, wodurch sich Prana und Apana vereinigen. Aus dieser Fusion gegensätzlicher Energie entsteht Hitze, und diese Hitze wiederum ist in der Lage, latente Energiezentren im Becken und dadurch Kundalini-Shakti zu wecken.

Der Körper wird von einer Woge der Vitalität durchspült, und Prana beginnt, durch die Sushumna nach oben zu fliessen, wodurch ein Prozess der Bewusstseinserweiterung in Gang kommt.

In der «Shiva-Samhita» wird in Kapitel IV, Vers 18, darüber gesagt: *«Auf diese Weise werden sogar die unglücklichsten unter den Yogis Erfolg erzielen. Durch diese Mudra werden alle Nerven und Nadis des Körpers erweckt und zu grosser Aktivität gezwungen. Die Lebenskraft wird dadurch stark, der körperliche Zerfall wird angehalten, und alle Sünden werden vernichtet. Alle Krankheiten werden geheilt, und das Verdauungsfeuer wird entfacht. Der Körper wird makellos schön, und er wird frei von Zerfall und Tod. Die Mudra schenkt dem Übenden süsse Früchte und sinnliche Freuden, und gleichzeitig vermag man mit ihrer Hilfe die Sinne unter Kontrolle zu bringen. Indem der Yogi sich durch die Praxis der Maha-Mudra in die Bereiche der Meditation begibt, wird er die köstlichsten Früchte ernten. Deshalb sollte man nicht zögern, diese Mudra mit Ausdauer zu praktizieren.»*

12. Yoni-Mudra *(Siegel der göttlichen Vulva)*

Die Yoni-Mudra wurde bereits im vorangegangenen Kapitel über Hasta-Mudras, die rituellen Handstellungen, erwähnt. Die von den Hatha-Yogis praktizierte Variante hat im Gegensatz dazu direkte Auswirkungen auf die Beherrschung der Sexualkraft, auf die der Name «Yoni-Mudra» hinweist. Sie ist eine wirksame Vorbereitung und Unterstützung auf die Vajroli-Praktiken und ermöglicht eine grundlegende Zurückhaltung des männlichen Samens oder analoger weiblicher Sexualsekretionen.

Die beste Beschreibung dieser Übung finden wir in der «Shiva-Samhita», einem der wichtigsten Textbücher über Hatha-Yoga, das wahrscheinlich etwa im 17 Jh. verfasst wurde.

Die Yoni-Mudra wird in der «Shiva-Samhita» in Kapitel IV, Vers 1–5, folgendermassen beschrieben: *«Zuerst zieht man mit Hilfe der Einatmung (Puraka) den Geist zusammen mit dem Atem zum Basis-Zentrum (Muladhara-Cakra) hinunter und hält ihn dort fest. Dann versucht man mit aller Kraft, die Stelle der Yoni zwischen dem After und den Genitalien anzuspannen. – Nun konzentriert man sich auf das Zentrum dieser Yoni, wo der aus Brahma entsprungene, mit Blütenpfeilen bewehrte Liebesgott Kama residiert, brennend wie Millionen leuchtender Sonnen, aber gleichzeitig kühl wie Millionen von Monden. Darüber züngelt ein Flämmchen aus reinstem göttlichem Bewusstsein, mit dem zu verschmelzen man sich vorstellt. – Aus diesem Ort der Yoni steigt die Lebenskraft durch den mittleren Kanal (Sushumna-Nadi) empor, wobei sie die drei Linga durchdringt (Svayambhu-Linga im Muladhara-Cakra, Bana-Linga im Anahata-Cakra und Itara-Linga im Ajna-Cakra), um dann in den Bereich des Schädels einzudringen, wo der Yogi den göttlichen, in leuchtenden Kaskaden sich ergiessenden Nektar Amrita trinkt. Wenn er diesen Unsterblichkeit verleihenden Nektar getrunken hat, soll er sich wieder zur im Perineum gelegenen Wohnstätte der Göttin hinunterbegeben. – Mit Hilfe von Pranayama, nicht anders, kann er wieder zum Sitz der Kundalini hinuntergehen. Diese Leben verleihende höchste Yoni-Mudra wurde von mir (Shiva) in diesem Buch dargelegt. Durch sie wird das lodernde Feuer des Todes vernichtet, und es gibt nichts, was man durch sie nicht verwirklichen könnte.»*

Übung: Setzen Sie sich in Padmasana auf den Boden, die Hände auf den Knien und das Kinn in Jalandhara-Bandha aufs Brustbein gesenkt. Nun konzentrieren Sie sich mit aller Kraft auf den Genitalbereich, wo sich oberhalb des Perineums die von den Yogis «Yonisthana» genannte Stelle befindet, das Zentrum der Sexualkraft. Atmen Sie nun tief ein, halten Sie den Atem an und beginnen Sie, die Muskeln im Bereich von Perineum und Rektum anzuspannen und mit aller Kraft die Genitalien hochzuziehen.

Als Vorbereitung dafür dient die Übung Upasthatatha-Svadhishthana-Cakra-Shuddhi zur Reinigung und Kräftigung der Geschlechtsorgane (S. 64).

Halten Sie die Anspannung, solange Sie können, und versuchen Sie dabei, die in diesem Bereich herrschende Liebeskraft zu visualisieren. Führen Sie diese kraftvollen Kontraktionen während etwa 15 Minuten wiederholt durch. Wechseln Sie dann die Stellung der Füsse und beginnen Sie erneut, die Yoni-Mudra zu praktizieren.

Um Yoni-Mudra auf wirkungsvolle Art zu praktizieren, kann man auch die folgenden zwei Varianten von Vajrasana, dem Diamantsitz, verwenden:

Übung a: Knien Sie sich nieder, die Knie geschlossen, die Füsse etwas voneinander gespreizt, und setzen Sie das Gesäss zwischen den Füssen auf den Boden. Der Oberkörper wird vollkommen gerade gehalten, und die Hände liegen mit festem Druck auf den Knien.

Diese Haltung ähnelt der Brahmacaryasana (S. 293), wobei die Füsse aber dicht neben dem Gesäss liegen und die Knie nicht zusammen sind.

Atmen Sie tief ein und halten Sie dann den Atem an. Führen Sie mit voller Konzentration Mula-Bandha aus, indem Sie die Muskeln rund um den After gleichmässig anspannen. Halten Sie diese Spannung einen Moment und atmen Sie dann wieder aus. Wiederholen Sie diese Übung mehrmals.

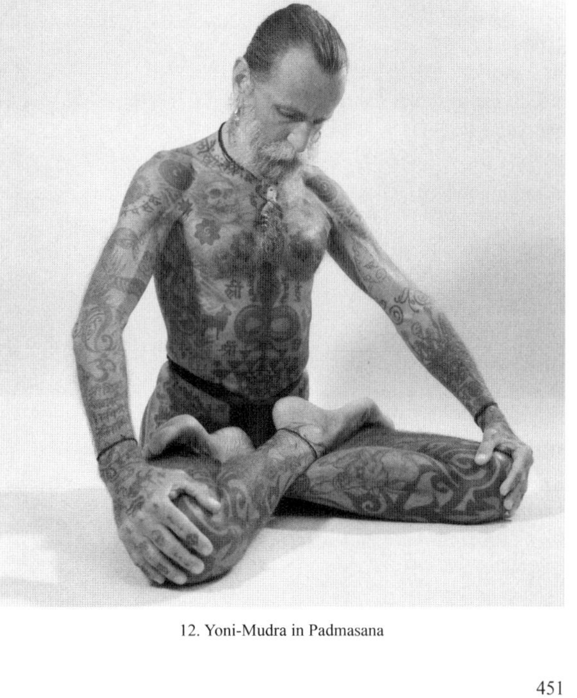

12. Yoni-Mudra in Padmasana

Übung b: Setzen Sie sich in dieselbe Stellung wie bei Übung a beschrieben, atmen Sie erneut tief ein und halten Sie den Atem an. Beginnen Sie, Yoni-Mudra auszuführen, indem Sie nun die Muskulatur in der Leistengegend und am Perineum anspannen und versuchen, die Genitalien hochzuziehen. Atmen Sie daraufhin ruhig aus und wiederholen diese Übung mehrmals.

Übung c: Setzen Sie sich auf den Boden und ziehen Sie den linken Fuss an die rechte Gesässhälfte. Dann legen Sie das rechte Bein über das linke und ziehen den rechten Fuss nahe an die linke Gesässhälfte, so dass die Knie genau übereinander gekreuzt sind und die Füsse auf einer möglichst geraden Linie neben dem Becken am Boden liegen. Die Finger der rechten Hand halten den grossen Zeh des linken Fusses, diejenigen der linken umklammern den grossen Zeh des rechten Fusses.

Diese Variante von Vajrasana ähnelt in ihrer Form einem Donnerkeil (Vajra), der eine Waffe des Sturmgottes Indra ist. Das Wort «Vajra» wird auch als Synonym für den Penis des Yogi verwendet.

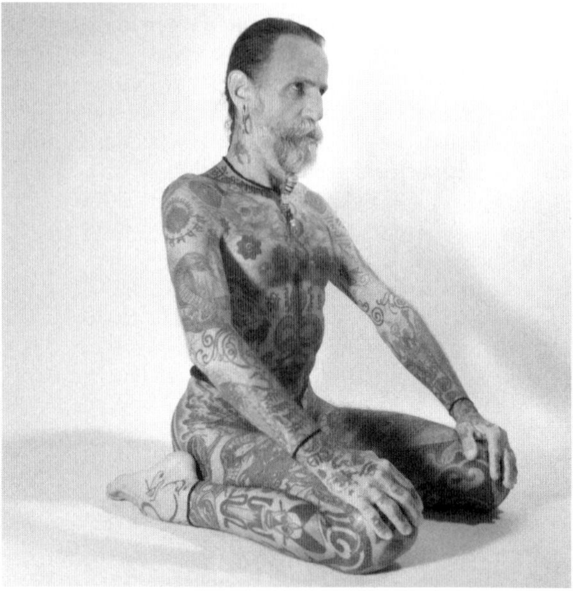

12 a. / 12 b. Yoni-Mudra in Vajrasana-Variante

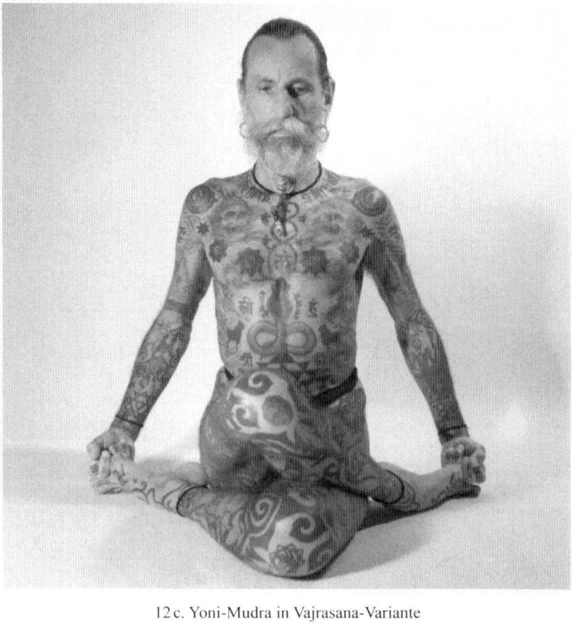

12 c. Yoni-Mudra in Vajrasana-Variante

Beginnen Sie nun wie bei Übung a, nach erfolgter tiefer Einatmung Kumbhaka und Mula-Bandha auszuführen. Wiederholen Sie dies mehrmals.

Dann beginnen Sie wie bei Übung b Yoni-Mudra auszuführen, indem Sie versuchen, alle Muskeln im Leistenbereich während des Atemanhaltens anzuspannen, um die Genitalien hochzuziehen.

In dieser Haltung werden durch den Druck im Genitalbereich und die starke Kontraktion gewisser Muskelpartien die Geschlechtsorgane reichlich durchblutet, was vor allem für Männer ein Segen ist, da sie dadurch zur Vorbeugung gegen altersbedingte Leiden an Hoden und Prostata beitragen können.

In der «Shiva-Samhita» wird in Kapitel IV, Vers 101–104, noch eine andere wirkungsvolle Methode zur Beherrschung der Yoni-Mudra erklärt, um willkürliche Samenkontrolle ausführen zu können: *«Wer beim Urinieren nach einer tiefen Einatmung den Strahl des Urins willentlich unterbricht und ihn dann wieder loslässt, um ihn in kurzen Intervallen wieder zu stoppen und wieder fliessen zu lassen, und solches täglich gemäss den Anleitungen des Gurus ausführt, erlangt so auch Meisterschaft über den Samen. Dadurch kann er eine Vielzahl von Kräften gewinnen. – Wenn er dies nach den Anweisungen des Gurus während sechs Monaten täglich ausführt, wird er seinen Samen nicht verlieren, selbst wenn er mit hundert Frauen in intimen Kontakt käme. – Wenn er den Schlüssel zu dieser Samenkontrolle gefunden hat, gibt es in dieser Welt nichts mehr, das ihm unmöglich wäre. Meine eigene Göttlichkeit ist das Resultat dieser glücksverheissenden Praxis.»*

Dieses willentliche Unterbrechen des Harnstrahls ist eine gute Übung, um gewisse Muskeln und Nerven des Genitaltrakts bewusst zu betätigen und sie unter Kontrolle zu bringen. Man kann dies auch so ausführen, dass man sich zum Urinieren auf die Zehenspitzen stellt und dann den Harnstrahl mehrmals unterbricht. Diese Methode ist noch wirksamer und weitreichender, und sie empfiehlt sich allen, die unter urogenitalen Beschwerden leiden.

Wirkung und Nutzen: Diese wichtige Mudra muss von allen Menschen geübt werden, die das Ideal der im Tantra-Yoga angestrebten geschlechtlichen Vereinigung verwirklichen wollen. Sie bildet sowohl in den ersten Jahren oder Jahrzehnten der Einweihung, wo sie allein geübt wird, bis zur geschlechtlichen Vereinigung von Yogi und Yogini auf den höheren Stufen der Vajroli-Praxis eine wesentliche Grundlage zur Bemeisterung der sexuellen Energie.

Durch die Praxis der Yoni-Mudra wird das gesamte Becken belebt, und die Geschlechtsorgane erfahren eine grundlegende Kräftigung. Die normalerweise autonom funktionierenden Muskeln der Genitalien werden unter die Kontrolle des Willens gebracht, wodurch es dem Übenden ermöglicht wird, Kontrolle über die Ejakulation zu erhalten. Wird diese Mudra von einer Frau ausgeführt, lernt sie dadurch, die Muskeln im Bereich der Vagina vollkommen zu beherrschen, wodurch die Grundlage für die bei den höheren Stufen der Vajroli-Mudra angewandten Sexualtechniken mit einem männlichen Partner entsteht. Anhaltendes Praktizieren der Yoni-Mudra führt zu Kontrolle über Sivani-Nadi, und daraus wiederum entsteht durch die Zurückhaltung der Sexualkraft ein verstärkter Energiefluss im Unterleib, woraus Ojas gebildet wird, die Essenz reinster Vitalität und Gesundheit. Durch die Praxis von Yoni-Mudra und verwandten Techniken wie Brahmacaryasana (S. 293) beginnen die Energien im Körper des Übenden aufwärts zu fliessen, und im Bereich des Hirnstamms, im sogenannten Vyoma-Cakra, beginnt sich der Fluss von Amrita, dem göttlichen Nektar der Unsterblichkeit, zu entwickeln, was Amaroli genannt wird.

Die Übung ist ein ausgezeichnetes Hilfsmittel zur Beseitigung von Krankheiten der Harnwege. Durch die geistige Kontrolle über die Tätigkeit der inneren und äusseren Geschlechtsorgane lassen sich Impotenz, Frigidität und ähnliche sexuelle Störungen beheben, was sich positiv auf die psychische Verfassung des Menschen auswirkt. Es ist eine bekannte Tatsache, dass die Sexualkraft unser ganzes Wesen entscheidend beeinflusst und formt. Ihre rechte Beherrschung ist deshalb ein grosser Nutzen für die persönliche Entwicklung des Menschen.

Wie dies in der «Shiva-Samhita» in Kapitel IV, Vers 7–10, treffend geschrieben steht: *«Wer diese Yoni-Mudra praktiziert, wird von Sünden nicht beschmutzt, selbst wenn er tausend Brahmanen ermorden oder alle Bewohner der drei Welten töten würde. – Selbst wenn er seinen Lehrer umbringen, Wein trinken, einen Diebstahl begehen oder die Frau seines Gurus verführen würde, könnten ihm diese Untaten dank der Kraft dieser Mudra kein Unheil bringen. – Deshalb sollte man sie täglich praktizieren, wenn man sich nach Befreiung sehnt. Denn durch anhaltendes Üben entsteht der Erfolg, und nur durch Übung erlangt man Emanzipation. – Bewusstseinserweiterung erlangt man durch fleissiges Üben, und Yoga entsteht einzig und allein durch Übung. Die Bemeisterung der Mudras entsteht durch Übung, und ebenso der Erfolg in Pranayama. Durch Übung kann man den Tod um seine Beute betrügen, und der Mensch wird durch Übung zum Besieger des Todes.»* (Anm.: Mit den drei Welten ist hier Triloka gemeint, die drei Welten der hinduistischen Kosmologie: Svarga [der Himmel], Bhumi [die Erde], und Patala [die Unterwelt].)

13. Vajroli-, Sahajoli- und Amaroli-Mudra *(Beherrschung der Sexualkraft)*

Von allen Praktiken des Hatha-Yoga sind Vajroli, Sahajoli und Amaroli am meisten von Geheimnissen umwittert. Die Techniken wurden in der Yoga-Shastra bruchstückhaft und nicht immer klar verständlich dargelegt, weshalb sie später von unfähigen oder uneingeweihten Lehrern oft falsch interpretiert wurden. In der bekanntesten englischen Übersetzung der «Shiva-Samhita» von R. B. S. C. Vasu aus dem Jahr 1914 wurden die Textpassagen zu Vajroli sogar weggelassen, weil sie im sittenstrengen viktorianischen Zeitalter gegen die Regeln des damals herrschenden prüden Anstands verstiessen. Laut Anmerkung des Übersetzers handelt es sich dabei um «obszöne» Praktiken für Tantriker mit niedriger Gesinnung. Solche krassen Fehleinschätzungen machten sie zu einem Rätsel und zum Gegenstand wilder Spekulationen, und durch teilweise gravierende Missdeutungen der Sanskrit-Texte erhielten diese Techniken den Status von Stolpersteinen, um unwürdige Aspiranten vom Eindringen in die yogischen Geheimnisse abzuhalten. Besonders die Gleichsetzung von Amaroli mit dem Trinken von Urin ist eine gravierende Missdeutung echter Amaroli-Praxis und entlarvt gewisse moderne

Verkünder des Yoga als intellektuelle Spekulanten ohne praktische Erfahrung. Für echte Yogis ist Urin genauso wie Kot ein Ausscheidungsprodukt des Körpers, dessen Einnahme mit an Sicherheit grenzender Wahrscheinlichkeit nicht in die höheren Sphären der Yoga-Wonnen führt. Hier beginnt sich die Tatsache zu bewahrheiten, dass Yoga nicht einfach aus Büchern oder aus dem Mund von Uneingeweihten gelernt werden sollte, sondern dass es eines vollendeten Gurus bedarf, um den Shishya in die mysteriösen Aspekte der Praxis einzuweihen.

Wie dies in der «Hathayoga-Pradipika» in Kapitel III, Vers 129, geschrieben steht: *«Wer diese Mudras in der Weise lehrt, wie sie von Guru zu Guru überliefert wurden, der wird selber zum Guru und damit zum Gott Shiva in menschlicher Gestalt.»*

Bindu und Rajas

Yogis sehen den menschlichen Körper nicht einfach nur als grobstoffliches Vehikel, durch das man Sinnenfreuden und Leid erfahren kann, sondern als materielle Erscheinung spiritueller Energie und demzufolge als Kraftinstrument von besonderer Qualität. Deshalb messen sie der Verfeinerung und Vervollkommnung des Körpers sehr grossen Nutzen bei, um die wahre Wonne, Seligkeit und Befreiung (Moksha; Mukti) zu erleben, die alle drei Ebenen des Seins umschliesst, nämlich die körperliche, geistige und seelische. Um den Körper zu einem Instrument spiritueller Verwirklichung zu machen, muss man ihn zunächst von karmischen Verunreinigungen säubern, und durch diesen grundlegenden Reinigungsprozess den Fluss der Lebens- und Bewusstseinsenergien in Gang setzen. Um den Zugang zu diesem verborgenen Netzwerk kosmischer Bewusstseinskraft finden zu können, das durch die Kundalini-Shakti versinnbildlicht wird, bedarf es eines Schlüssels mit mystisch-magischer Potenz. Die Yogis sagen, dass dieser Schlüssel die Sexualkraft ist, und zwar im Besonderen die lebensspendenden sexuellen Flüssigkeiten von Mann und Frau.

In der «Shiva-Samhita» wird die Bedeutung dieser Elixiere in Kapitel IV, Vers 86–90, beschrieben: *«Wisse, dass die Samenflüssigkeit der Mond ist, und die Flüssigkeiten und das Blut in der Vagina die Sonne. Es ist notwendig, diese beiden Flüssigkeiten im eigenen Körper zu vereinigen. – In Tat und Wahrheit bin Ich, Shiva, der Same, und die Vaginalflüssigkeit ist die Shakti. – Wenn diese zwei Säfte im Körper des Yogi vereint werden, wird er selber göttlich. Der Verlust des Samens bedeutet den Tod, seine Bewahrung das Leben. Aus diesem Grund ist es notwendig, ihn mit aller Kraft zu bewahren. – Zweifellos ist der Same die Ursache von Geburt und Tod. Wenn der Yogi sich dessen bewusst wird, soll er mit allen Mitteln Samenkontrolle ausüben. – Wenn diese Samenflüssigkeit mit grösster Vorsicht kontrolliert wird, entsteht daraus Kontrolle über alles und jedes in der Welt. In Tat und Wahrheit bin Ich selber dadurch zu meiner Macht gekommen.»*

Und in der vom Yogi Gorakshanatha verfassten Lehrschrift «Goraksha-Paddhati» wird darüber in Teil I, Vers 71–75, geschrieben: *«Überdies ist der Samen von zweifacher Art, weiss und rot. Der weisse wird Shukra (oder Bindu) genannt, während der rote als Maha-Rajas bekannt ist. – Rajas befindet sich im Bereich des Nabels und gleicht einer roten Flüssigkeit. Die Quelle des Bindu ist in der Region des Mondes. Ihre Vereinigung ist schwierig zu vollbringen. – Der Bindu ist Shiva, Rajas ist Shakti. Bindu ist der Mond, Rajas ist die Sonne. Nur durch die Vereinigung dieser zwei kann der Yogi den höchsten Zustand erreichen. – Wenn mit Hilfe von Pranayama die Shakti geweckt wird und Rajas sich zu bewegen beginnt, gelingt die Vereinigung mit Bindu, und der Körper des Yogi wird göttlich. – Shukra ist mit dem Mond verbunden, Rajas mit der Sonne. Wer mit diesen grundlegenden Tatsachen vertraut ist, gilt als Kenner des Yoga.»*

Diese Textpassagen betonen nicht nur die überragende Wichtigkeit der Samenkontrolle, sondern offenbaren auch die grundlegende Ansicht der Yogis über das Wesen des weiblichen und männlichen kosmischen Prinzips, die auf matriarchalen Strukturen beruht. Das Weibliche ist demnach solar, feurig, aktiv und schöpferisch, und seine körperliche Essenz bilden Menstruationsblut und Ei. Das Männliche ist lunar, kühl, und passiv, und seine körperliche Essenz ist Sperma. Diese Ansicht spiegelt sich auch in der yogischen Annahme, dass der Mondkanal Ida-Nadi, der auf der linken Seite der Wirbelsäule verläuft, männlich und negativ ist, der Sonnenkanal Pingala-Nadi auf der rechten Seite dagegen weiblich und positiv.

Männliches Sperma, der «Bindu», und das weibliche Menstrualblut, das «Rajas», gelten unter eingeweihten Hatha-Yogis als die edelsten Substanzen im menschlichen Körper. Ihrer Bewahrung und rechten Verwendung wird grösster Wert beigemessen. «Bindu» (Tropfen) wird in den Schriften oft auch «Shukra» (das Weisse) oder «Retas» (Samen) genannt, und sein Verlust gilt unter Adepten als grösstes Hindernis für spirituelle Verwirklichung. Ein Yogi heisst demzufolge «Urdhva-Retas», das heisst einer, der seinen Samen aufwärts fliessen lässt. Sperma ist nicht einfach eine schleimige Flüssigkeit, die man zwecks damit einhergehendem Lustempfinden aus dem Körper herausfliessen lassen sollte, sondern eine Substanz von göttlichem Gehalt, voll an Lebens- und Bewusstseinskraft und fähig, neues Leben und neues Bewusstsein zu schaffen. Generell wird von Novizen verlangt, dass sie jahre- oder jahrzehntelang sexuell enthaltsam leben, um die für Maithuna, rituellen Geschlechtsverkehr, notwendige Kontrolle zur Zurückhaltung des Samens zu erlangen. Findet Geschlechtsverkehr statt, der von echten Yogis nicht als etwas Verwerfliches, sondern als Mittel zur Bewusstseinserweiterung angesehen wird, muss der Yogi in der Lage sein, die Ejakulation vollkommen beherrschen zu können. Dies geschieht durch schrittweise Aktivierung und Kontrolle von Sivani-Nadi, auch Citrakhya- oder Viryavaha-Nadi genannt (S. 121). Durch diese Zurückhaltung der gewaltigsten Energie im Menschen werden latente Kräfte geweckt und sublimiert, was sich in der Bildung von «Ojas», einer vitalen, heissen Energie im Körper, manifestiert. In der Yoga-Shastra wird der Same direkt mit dem Mond und Shiva in Verbindung gebracht oder sogar mit ihm gleichgestellt. Sein Verlust bedeutet die Zerstörung des potentiell im Menschen existierenden höchsten kosmischen Bewusstseins, und seine Bewahrung die Entfaltung desselben.

Genauso verhält es sich auch mit dem während des weiblichen Menstruationszyklus angesammelten Blut in der Schleimhaut der Gebärmutter, das durchdrungen von Prana ist und dem Ei und dem Samen den Nährboden zur Bildung eines neuen Lebewesens schafft. Diese kostbare Flüssigkeit wird «Rajas» (Leidenschaft, Emotion) genannt und ist der «weibliche Same», den die Yogini zusammen mit anderen Vaginalsekreten dem Körper zu erhalten sucht.

Während einige Religionen und Philosophien menstruierende Frauen und insbesondere Menstruationsblut als unrein betrachten, sieht der tantrische Yogi im roten Blut die Glut der Sonne und die grosse Kraft der Göttin oder sogar ihre Materialisation. Wenn ein Yogi mit einer menstruierenden Frau Geschlechtsverkehr hat und es ihm gelingt, ihr Blut und ihre Sekrete mit seinem Penis in sich aufzunehmen, vereinigt er sich mit der Kraft der Maha-Shakti und nimmt ihre lebensspendende Energie in sich auf. Maithuna mit einer menstruierenden Frau birgt in sich aber auch Gefahren, weshalb diese Praxis den Yogis der höheren Stufen vorbehalten ist, da dabei die zerstörerischen Kräfte der Göttin geweckt werden könnten.

Mit einsetzender Pubertät beginnt der menschliche Körper bei Frau und Mann Sexualsekrete zu bilden, die der natürlichen Veranlagung aller Lebewesen entsprechend ausgeschieden werden, um neues Leben zu bilden. Diese Flüssigkeiten setzen sich aus den wertvollsten Bestandteilen von Blut, Knochenmark und Gehirn zusammen, und um sie herstellen zu können, muss der Körper Raubbau an der eigenen Substanz betreiben. Mit dem ersten Samenerguss oder der ersten Menstruation setzt automatisch die Degeneration des menschlichen Körpers ein, in dem bis zu diesem Moment die latent vorhandene Sexualkraft als aufbauender Faktor wirksam war und die lebensspendende Funktion gewisser Sekretionen verwendet wurde, um die körpereigenen Zellen zum Wachsen zu bringen. Diese Sekrete sind verantwortlich für das Ticken unserer biologischen Uhr. Indem die Yogis sich gegen diesen natürlichen Vorgang des Verlustes von Lebensenergie wehren und imstande sind, dem Ausfliessen gewisser Elixiere einen Riegel vorzuschieben, vermögen sie sich über die grundlegenden Gesetzmässigkeiten der urtümlichen, primitiven Natur emporzuschwingen und aus dem Kreislauf von Werden und Vergehen auszubrechen.

Die Sexualkraft ist die stärkste Kraft im ganzen Universum, sie ist Gott in kreativer und destruktiver Form, und die ganze Schöpfung entspringt aus ihrem ewigen Wirken. Jedes Lebewesen unterliegt ihrer zwingenden Macht, mit der sie Mikro- und Makrokosmos formt, erhält und zerstört. Eine so gewaltige Kraft zurückhalten und beherrschen zu wollen, ist eine nicht ungefährliche Angelegenheit, denn sie birgt in sich nicht nur göttliche, sondern auch dämonische Aspekte. Dies zeigt sich leider oft in den Bestrebungen orthodoxer kirchlicher Kreise, die das Zölibat predigen, ohne über praktische Methoden zu verfügen, um diese Unterdrückung der Sexualität gefahrlos in spirituelle Energie umzusetzen. Es kommt immer wieder vor, dass sich die diesbezüglichen Ambitionen von Angehörigen des Klerus zu pädophilen Neigungen pervertieren oder sie in die Zerrissenheit heimlich gelebter Selbstbefriedigung treibt.

Yoga lehrt, dass eine Zurückhaltung der Sexualkraft mit einer Läuterung und Säuberung des eigenen Wesens und insbesondere des Körpers einhergehen muss.

Zu diesem Zweck wurde das geniale System des Hatha-Yoga mit all seinen so subtil wirkenden Kriyas, Asanas, Pranayamas, Mudras und Bandhas entwickelt, um eine ungefährliche Sublimierung dieser exorbitanten Urkraft überhaupt erst zu ermöglichen. Sie verwandelt sich im Prozess der Sadhana in eine Göttin, die von den Hindus als Durga dargestellt wird. Durga ist die allermächtigste Shakti, ausgerüstet mit den Waffen aller Götter und dadurch fähig, das Dämonische im Menschen an der Wurzel auszurotten. Sie reitet auf einem Tiger, dem Sinnbild wilder, ungezügelter Sexualität, und ist somit die Verkörperung der Macht, durch welche dieses gefährliche Raubtier dann gezähmt und gebändigt wird.

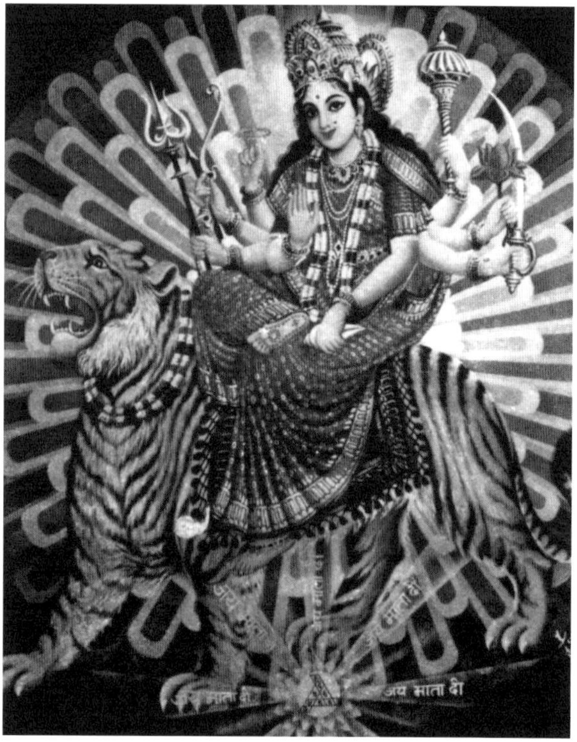

Die Göttin Durga

13 a. Vajroli-Mudra *(Siegel des Donnerkeils)*

Da die Sexualorgane von Frau und Mann sich unterscheiden, sind verschiedene Praktiken erforderlich, um die Beherrschung und rechte Kanalisation der Sexualsekretionen zu üben. Vajroli-Mudra ist nicht nur eine Technik für den Yogi, sondern auch für die Yogini, die sich gleich wie ihr männliches Ebenbild auf den rituellen Geschlechtsverkehr vorbereiten muss. Gewisse Grundübungen wie Shirshasana, Brahmacaryasana, Guptasana, Padangushthasana und Yoni-Mudra sind für Yogi und Yogini identisch. Sie dienen dazu, die autonomen Funktionen des Genitalsystems unter die Beherrschung des Willens zu bringen. Die in der Shastra erwähnte Vajroli-Technik mit Katheter eignet sich nur für Männer. Auch Pashini-Mudra wird zumeist von Yogis praktiziert, während Sarvangasana in Verbindung mit Uddiyana-Bandha eine für Yoginis empfohlene Übung ist.

Vajroli-Praxis für Yoginis

Übung 1: Legen Sie sich auf den Rücken und heben Sie die geschlossenen Beine und den Rumpf hoch, so dass der Körper nur auf Nacken und Schultern ruht. Die Taille wird mit den Händen abgestützt, und der Körper von Schultern bis zu den Füssen sollte absolut gerade sein. Nun senken Sie langsam die gestreckten Beine, bis diese in einem Winkel von 60° nach oben gestreckt sind.

Verharren Sie in dieser Stellung und führen Sie nach der Ausatmung Uddiyana-Bandha aus, indem Sie den Bauch so weit wie möglich zurück- und in den Brustkorb einziehen.

Wiederholen Sie dies, bis Ermüdung eintritt, und legen Sie sich dann in Shavasana auf den Rücken.

Nun strecken Sie in der selben Haltung die Beine in einem Winkel von 90° parallel zum Boden nach hinten und praktizieren erneut mehrmals den Bauch-Verschluss, bis Ermüdung eintritt.

Übung 2: Legen Sie sich genau wie bei Übung 1 auf den Rücken, und senken Sie die gestreckten Beine in einem Winkel von 60° nieder. Führen Sie in dieser Haltung

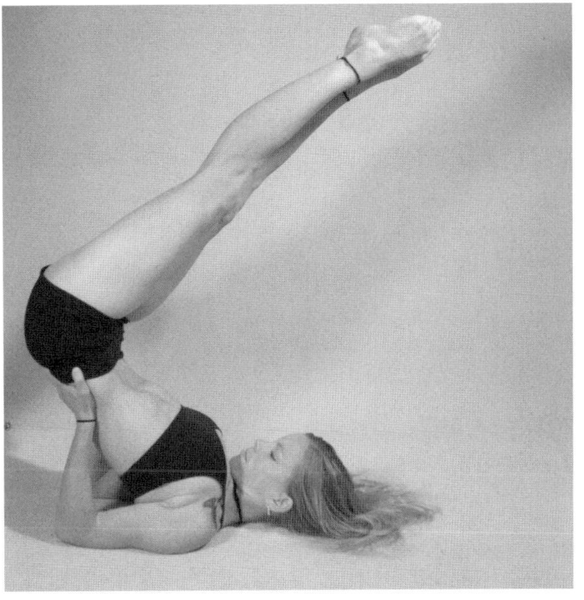

Vajroli-Praxis für Frauen (Übung 1 im 60°-Winkel)

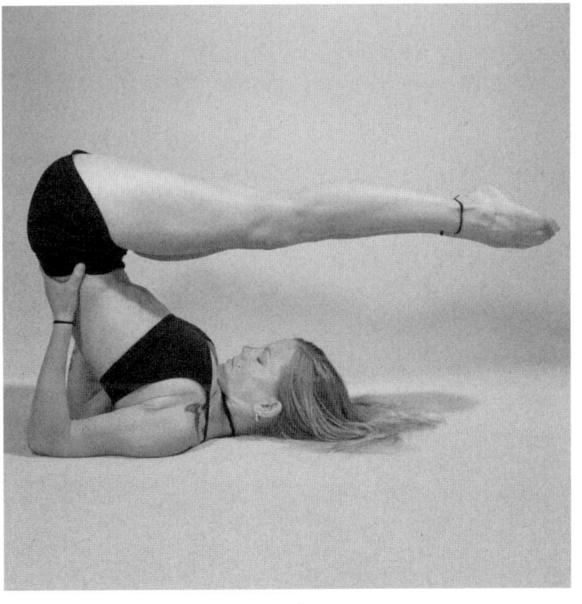

Vajroli-Praxis für Frauen (Übung 1 im 90°-Winkel)

mehrmals die vollständige Ajagari-Atmung aus, indem Sie den Bauch nach der Einatmung in Udara-Bandha vorwölben und nach der Ausatmung in Uddiyana-Bandha einziehen. Sobald Ermüdung eintritt, legen Sie sich in Shavasana auf den Rücken.

Wiederholen Sie dann die Übung, indem Sie die Beine in einem Winkel von 90° parallel zum Boden nach hinten ausstrecken und wieder mehrmals die vollständige Ajagari-Atmung ausführen, bis Ermüdung eintritt.

Diese beiden Übungen sind auch für die Männer empfehlenswert, da dadurch der männliche Unterleib ebenfalls von pranischer Kraft erfüllt und gestärkt wird.

Wirkung und Nutzen: Dies ist eine der wunderbarsten Übungen für die Frau, um den ganzen Unterleib unter Kontrolle des Bewusstseins zu bringen. Durch die Bewegung des Bauches und die tiefe Ein- und Ausatmung werden sämtliche Unterleibsorgane der Frau massiert und mit reichlich Blut und Sauerstoff versorgt. Durch das während Uddiyana-Bandha im Unterleib entstehende Vakuum wird der Fluss der Energien umgekehrt, wodurch viele der vom Genitalsystem produzierten Elixiere und Flüssigkeiten dem Körper und dem Hirn zugute kommen.

Diese Übung sollte insbesondere während der Menstruation praktiziert werden, da dadurch das wertvolle Menstrualblut daran gehindert wird, nach unten zu fliessen. Durch die Erhaltung dieser Flüssigkeit vermag der Körper von Vitalität und Prana erfüllte Nährstoffe im Organismus aufzunehmen, die zur Bildung von Ojas führen und genau wie der Same des Yogi wirksam die Erweckung von Kundalini und damit die Bewusstseinserweiterung unterstützen.

In der «Hathayoga-Pradipika» werden in Kapitel III, Vers 99–102, die Charakteristika einer solchen Yogini erwähnt: *«Die Frau, die ihre weibliche Zeugungskraft, entsprechend dem männlichen Samen, bewahren und so wie bei Vajroli ihr Menstrualblut zurückhalten kann, wird eine Yogini genannt. – Wenn sie überhaupt keine lebensspendende Flüssigkeit mehr vergeudet, entsteht in ihrem Körper der innere Klang. – Diejenige Frau, die bei Ausführung der Vajroli-Mudra den Samen und das Menstrualblut vereinigt, wird mit übernatürlichen Kräften gesegnet. – Wenn sie ihr Blut ständig zum Aufsteigen bringen kann, ist sie eine Yogini. Sie kennt Vergangenheit und Zukunft und wird in der Luft schweben können.»*

Eine anerkannte Vajroli-Variante für Frauen, die zusätzlich eine wirksame Reinigung und Stärkung des weiblichen Urogenitaltrakts darstellt, ist die Spülung der Vagina mit einer Abkochung von Haritaki (gelbe Myrobalane/Terminalia chebula). Dabei wird die Fruchtrinde einiger getrockneter Haritaki-Früchte im Mörser zerstossen und anschliessend in einem Liter Wasser etwa 30 Minuten ausgekocht. Den entstandenen Sud mischt man mit lauwarmem Wasser und füllt damit ein Waschbecken von etwa 35 cm Durchmesser und 15 cm Randhöhe, wie es für Ganesha-Kriya verwendet wird. Dann setzt die Sadhika (nach Selbstverwirklichung strebende Yoga-Schülerin) sich in Kagasana hin, taucht ihren Hintern und die Vagina in das Wasser ein und führt nach voller Ausatmung Madhya-Nauli (S. 92) aus, worauf das Wasser automatisch durch die Scheide hochzufliessen beginnt. Dies wird mehrmals ausgeführt, damit der Unterleib der Frau viel von dieser Haritaki-Abkochung aufnehmen kann. Dies bewährt sich besonders bei unangenehmen Beschwerden von Blase und Harntrakt, wie Blasenkatarrh (Zystitis) oder Reizblase (Neuralgia vesicae), und der Unterleib der Yogini wird stark, rein und gesund.

Vajroli-Praxis für Yogis

Übung: Für die Ausführung von Vajroli benötigen Sie einen Harnröhrenkatheter von etwa 40 cm Länge und 6 mm Durchmesser, Kokosöl oder Ghee, ein Gefäss mit etwa 5 dl lauwarmem Wasser und ein Waschbecken.

Hocken Sie sich in die Utkatasana-Stellung. Ölen Sie den Katheter ein und schieben ihn dann in die Harnröhre hoch, bis er in die Harnblase eindringt. Das erkennen Sie daran, dass unvermittelt Harn durch den Katheter zu fliessen beginnt. Nehmen Sie nun das Gefäss mit lauwarmem Wasser und tauchen das Ende des Katheters darin ein.

Atmen Sie nun tief ein, dann aus, und isolieren Sie mit Hilfe von Madhya-Nauli (S. 92) den vorderen geraden Bauchmuskelstrang (Musculus rectus abdominis), der von den Yogis «Nala» genannt wird. Dadurch entsteht ein Vakuum, durch das Wasser in die Blase hochgesogen wird. Wiederholen Sie dies mehrmals, bis alles Wasser in die Blase hochgesogen wurde.

Sobald Sie den Bauchmuskelstrang jeweils entspannen, wird das aufgesogene Wasser wieder ausfliessen.

Sobald Sie das Wasser komplett hochgesogen haben, atmen Sie noch einmal tief ein und aus und beginnen, den Nala-Muskel rhythmisch zu spannen und wieder zu entspannen, wodurch Luft durch den Katheter in die Blase rein- und rausströmt.

Durch dieses rhythmische An- und Entspannen der Muskulatur entsteht ein verstärkter Reiz der Prostata, der sich wie eine Massage auf die Vorsteherdrüse auswirkt.

Für diese Übung kann an Stelle von Wasser auch lauwarme Milch verwendet werden.

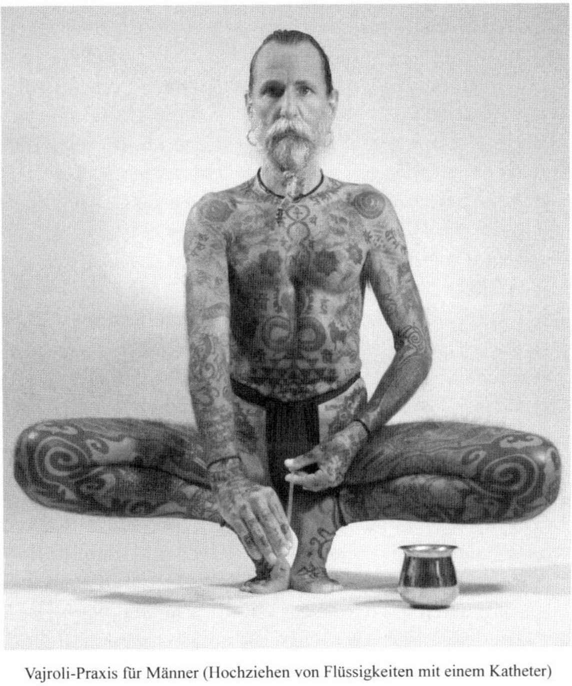

Vajroli-Praxis für Männer (Hochziehen von Flüssigkeiten mit einem Katheter)

Wirkung und Nutzen: Durch diese Prozedur werden die Nerven und Drüsen der männlichen Geschlechts- und Harnwege, die Cowper-Drüse und die Prostata, durch eine starke Reizung stimuliert. Das zeigt sich darin, dass nach Ausführung der Vajroli-Mudra während einiger Stunden beim Harnlassen ein intensives Brennen zu spüren ist. Dieses Gefühl ist vollkommen normal und ein Signal des Körpers, das Bewusstsein in diesen Regionen zu verankern. Damit erklärt sich auch die ausgeprägte Wirkung dieser Praxis, durch welche alle Nerven und Nadis der Genitalien, insbesondere Sivani-, Citrakhya- und Viryavaha-Nadi (S. 121), erregt werden. Dadurch können diese bewusst gemacht und unter die Kontrolle des Willens gebracht werden. Obschon in der «Hathayoga-Pradipika» darauf hingewiesen wird, dass ein Yogi mit dieser Technik selbst vergossenen Samen wieder zurückziehen könnte, ist nicht das Hochsaugen von Samen in die Harnblase von speziellem Nutzen, sondern die willkürliche Beherrschung autonomer Zentren des Genitalsystems, um eine Ejakulation im Keim ersticken und verhindern zu können. Sollte es beim Vollzug von Maithuna, dem rituellen Geschlechtsverkehr, dennoch dazu kommen, dass Sperma zu fliessen beginnt, wird mit Hilfe der Yoni-Mudra dafür gesorgt, dass die Samenflüssigkeit in den Samenleitern zurückgehalten wird.

In der Lehrschrift «Hathayoga-Pradipika» von Svatmarama wird der Prozess von Vajroli in Kapitel III, Vers 83–91, detailliert beschrieben: *«Selbst wenn ein Mann nach eigenem Gutdünken lebt, ohne die Regeln des Yoga zu beachten, kann er übernatürliche Kräfte und den Status eines Yogi erlangen, wenn er Vajroli praktiziert. – Dafür braucht es zwei Dinge, die für einen Normalsterblichen schwierig zu beschaffen sind: Das eine ist genügend Milch, das andere eine Frau, die sich in der rechten Art und Weise verhält.*

Während des Koitus bringt der Yogi seinen Samen langsam dazu, durch willentliche Kontraktion aufzusteigen. Dies können männliche und weibliche Eingeweihte gleichermassen praktizieren. – Indem der Yogi sich eine Röhre in den Penis einführt und dadurch Luft hochzieht, bereitet er den Weg vor, auf dem die Energie nach oben steigen kann. – Wenn der Same beim Geschlechtsakt in die Scham der Frau zu fliessen beginnt, zieht er ihn zurück und bewahrt ihn. – Auf diese Art und Weise den Samen bewahrend besiegt der Yogi den Tod. Denn so wie das Ausfliessen von Bindu den Tod bedeutet, so bedeutet sein Zurückhalten das Leben. – Indem er so den Samen bewahrt, beginnt sein Körper einen wohlriechenden Duft zu verströmen, und die Angst vor dem Tod verschwindet. – Der männliche Same ist ein Produkt des Geistes, und in ihm enthalten ist das Leben. Also wird durch die Bewahrung des Samens auch das Leben erhalten. – Um bei dieser Übung die Energien in vollkommenem Gleichgewicht zu halten, zieht der Yogi durch seinen Penis auch die Sekretionen der Frau in sich hinein und bewahrt sie.»

In der oben zitierten Textpassage wird auf die Wichtigkeit von Milch hingewiesen. Sie ist heutzutage leichter zu beschaffen, als dies im alten Indien für einen in Einsamkeit und Isolation lebenden Yogi möglich war. Mit diesem Hinweis soll ausgedrückt werden, dass es sich dabei um ein Nahrungsmittel handelt, das in der Yoga-Tradition Kultstatus geniesst und die Grundlage richtiger yogischer Ernährung bildet. Das zweite Requisit, eine willige, eingeweihte Yogini, ist höchstens durch die Gnade des Gurus zu finden. Vajroli kann nicht mit jeder beliebigen Frau praktiziert werden. Es braucht dafür eine Partnerin, welche den weiblichen Shakti-Aspekt des

Yogi verkörpert und seine Anstrengungen zur Bewahrung der Sexualkraft effektiv unterstützt. Die dadurch entstehenden Energien führen zur tantrischen Vereinigung der männlich-weiblichen Gegensätze und zu einem Gefühl der Ureinheit, welches die Basis von Samadhi bildet.

Durch die Praxis von Vajroli-Mudra werden selbst die feinsten Regungen sexueller Empfindungen bewusst erfahrbar gemacht, und der Yogi wird selbst im Schlaf in der Lage sein, einen Samenerguss zu verhindern. Dieses Zurückhalten des Samens bewirkt gleichzeitig eine Steigerung der Samenproduktion, und das Sperma wird rein und gesund.

Die Hoden haben als Produzenten der männlichen Samenzellen eine zweifache Funktion und wirken sowohl als endokrine als auch exokrine Drüsen, die nicht nur männliche Hormone in die Blutbahnen abgeben, sondern ihre Sekrete auch nach aussen in den Magen-Darm-Trakt und sogar in die Haut abgeben können. Das erklärt die Tatsache, dass der von den Yogis in reichlichem Mass produzierte männliche Same nicht verloren geht, sondern, angeregt und unterstützt von yogischen Praktiken, im gesamten Körper verteilt wird, woraus «Ojas», die bewusstseinserweiternde Energie, entsteht, die schlussendlich im Bereich des Hirnstamms zur Erweckung des Vyoma-Cakras und zum Fliessen von Amrita führt. Die Fähigkeit, die Sexualkraft in diesem Zentrum in Nektar zu verwandeln, wird von den Yogis Amaroli genannt.

Vajroli-Praxis für Yogis und Yoginis

In der «Shiva-Samhita», einer undatierten Schrift, welche direkt dem Mund Shivas entsprungen sein soll, werden Vajroli, Sahajoli und Amaroli in Kapitel IV, Vers 78–98, sehr detailliert und klar beschrieben: *«Ich werde jetzt zum Nutzen der mir Ergebenen die geheimste aller Mudras offenbaren, die Vajroli genannt wird und alle weltlichen Illusionen rasch vertreibt. – Durch die Praxis dieser Vajroli-Mudra kann selbst ein Familienvater, sofern er nach Höherem strebt, Befreiung erlangen, auch wenn er sich nicht in allem an die Yoga-Regeln hält. – Die Praxis von Vajroli befreit selbst diejenigen, die in weltliche Vergnügungen verstrickt sind. Es ist deshalb die Pflicht eines Yogi, sie entsprechend den Regeln sorgfältig zu praktizieren. – Der Weise sollte während des Koitus die das Ei nährende Flüssigkeit in der Vagina absorbieren, indem er sie durch sein Glied einsaugt, und den Geschlechtsakt ausführen, ohne seinen Samen zu verlieren. – Sollte es dennoch zu einer Ejakulation kommen, muss er diese durch die Yoni-Mudra verhindern. Danach sollte er versuchen, die beiden Flüssigkeiten in seinen Körper aufzunehmen und so den Koitus in die Länge ziehen. – Dann soll er, entsprechend den Anweisungen des Gurus, Apana hochziehen und den Rest der Vaginalflüssigkeit in die Yoni zurückfliessen lassen. – Auf diese Art und Weise wird der Yogi in kurzer Zeit seinen Yoga erfolgreich meistern und, indem er sich zu Füssen seines Gurus neigt, bald den köstlichen Nektar der Götter geniessen. – Wisse, dass die Samenflüssigkeit der Mond ist, und die Flüssigkeiten und das Blut in der Vagina die Sonne. Es ist notwendig, diese beiden Flüssigkeiten im eigenen Körper zu vereinigen. – In Tat und Wahrheit bin Ich, Shiva, der Same, und die Vaginalflüssigkeit ist die Shakti. – Wenn diese zwei Säfte im Körper des Yogi vereint werden, wird er selber göttlich. Der Verlust des Samens bedeutet den Tod, seine Bewahrung das Leben. Aus diesem Grund ist es notwendig, ihn mit aller Kraft zu bewahren. – Zweifellos ist der Same die Ursache von*

Geburt und Tod. Wenn der Yogi sich dessen bewusst wird, soll er mit allen Mitteln Samenkontrolle ausüben. – Wenn diese Samenflüssigkeit mit grösster Vorsicht kontrolliert wird, entsteht daraus Kontrolle über alles und jedes in der Welt. In Tat und Wahrheit bin Ich selber dadurch zu meiner Macht gekommen. – Die von Verblendung heimgesuchten Menschen, die in dieser Welt eine leichte Beute von Tod und Verderben sind, können die Dualität von Freude und Leid vollkommen überwinden, indem sie Samenkontrolle praktizieren. – Dies ist eine wohltuende Form des Yoga, und sie ist von besonderer Wohltat für einen Yogi. Selbst Leute, die mit weltlichen Dingen beschäftigt sind, erlangen Erfolg, wenn sie sich um diese Kontrolle bemühen. – Erfolg stellt sich in diesem Leben automatisch ein, wenn der Samen zurückgehalten wird, und diese Zurückhaltung beendet die Schwierigkeiten des Alltags. – Der Yogi erlangt daraus seine ganze Kraft und erfährt unbeschreibliche Wonne. Deshalb sollte dies ausdauernd und täglich geübt werden. – Sahajoli und Amaroli sind die zwei anderen Formen von Vajroli. Auch sie verhelfen zum Erfolg bei der Zurückhaltung des Samens. – Sollte der Same allen Anstrengungen zum Trotz dennoch unbeabsichtigt ausfliessen und daraus die Vereinigung von Sonne und Mond, das heisst von Vaginalsekreten und Samen, entstehen, sollten die beiden Flüssigkeiten sofort durch die Öffnung des Penis hochgesogen werden. Diese Praxis führt zu Amaroli. – Wenn der Yogi mit Hilfe der Yoni-Mudra die Ejakulation spontan verhindern kann, wird dies Sahajoli genannt. Dies ist ein in den Tantras wohlgehütetes Geheimnis. – Sahajoli und Amaroli sind dem Namen nach von Vajroli verschieden, aber in Tat und Wahrheit sind sie ein- und dasselbe. Deshalb soll der Yogi mit entsprechender Achtsamkeit alle diese Techniken nutzen.»

Vajroli-Mudra besteht aus mehreren Stufen, in deren Verlauf auf die Drüsen, Nerven und Nadis eingewirkt wird, die das Genitalsystem kontrollieren. Zumeist wird mit der Praxis dieser Mudra erst begonnen, nachdem der Sadhaka Erfahrungen mit Stellungen wie Brahmacaryasana (S. 293), Guptasana (S. 178) und Padangushthasana (S. 291) gesammelt hat, wodurch Sivani-Nadi aktiviert wird. Zudem muss Nauli, das Rotieren des mittleren Bauchmuskelstrangs, vollkommen beherrscht werden (S. 92).

Die nachfolgend beschriebenen Übungen a, b und c müssen von beiden Geschlechtern praktiziert werden, da sie für alle Menschen eine überaus vorteilhafte Wirkung auf den gesamten Beckenbereich haben.

Übung a: Setzen Sie sich mit geschlossenen Beinen und ausgestreckten Knien auf den Boden. Die Arme sind durchgestreckt, und die Hände werden neben den Knien auf den Boden gelegt. Achten Sie darauf, dass die Füsse vollkommen gestreckt sind und sich während der Übung die Stellung der Hände nicht verändert. Atmen Sie nun tief durch die Nase ein, halten Sie den Atem an und heben Sie das gestreckte linke Bein etwa 30–40 cm hoch. Halten Sie es so lange wie möglich in dieser Position und atmen Sie dann wieder aus, wobei Sie das Bein gleichzeitig senken.

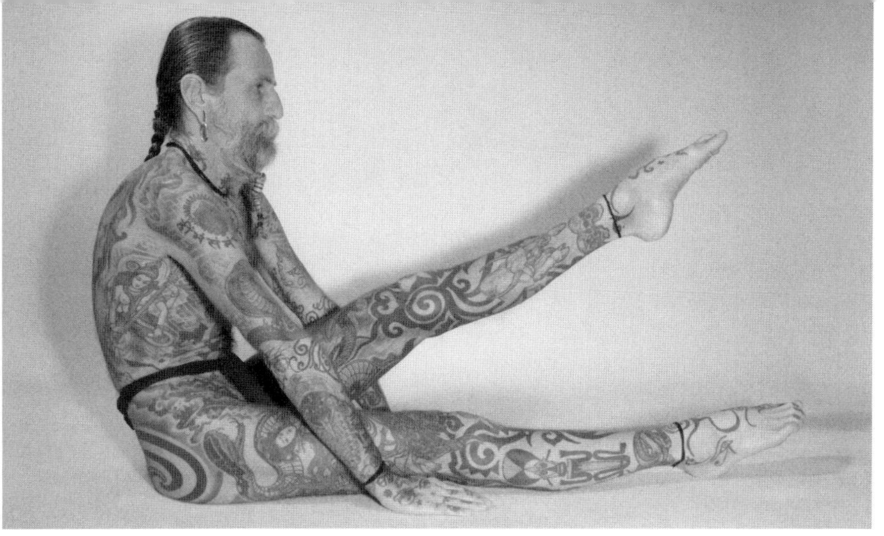

Vajroli-Paxis für Frauen und Männer (Übung a: Hochheben eines Beines)

Wiederholen Sie dieselbe Übung anschliessend mit dem rechten Bein. Dann führen Sie dieselbe Übung aus, indem Sie beide Beine zusammen hochheben.

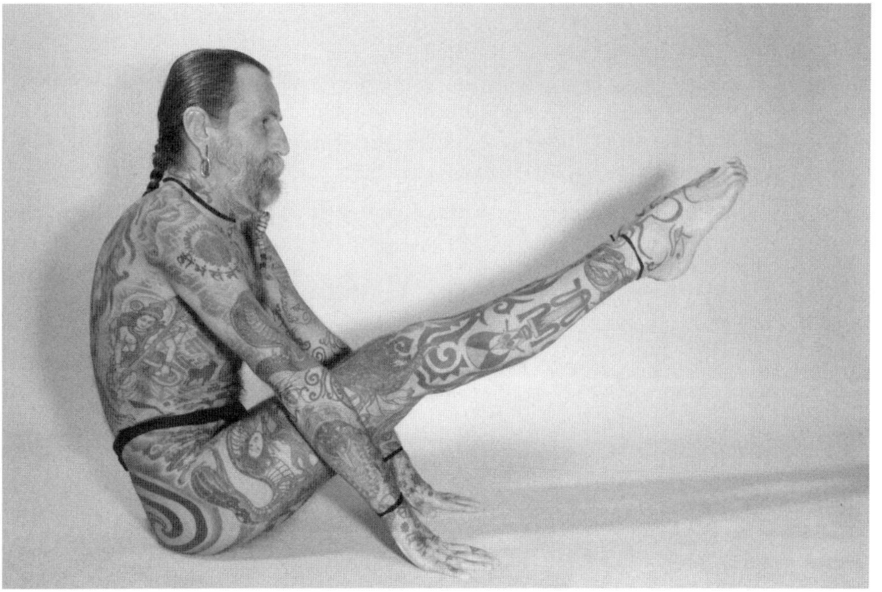

Vajroli-Paxis für Frauen und Männer (Übung a: Hochheben beider Beine)

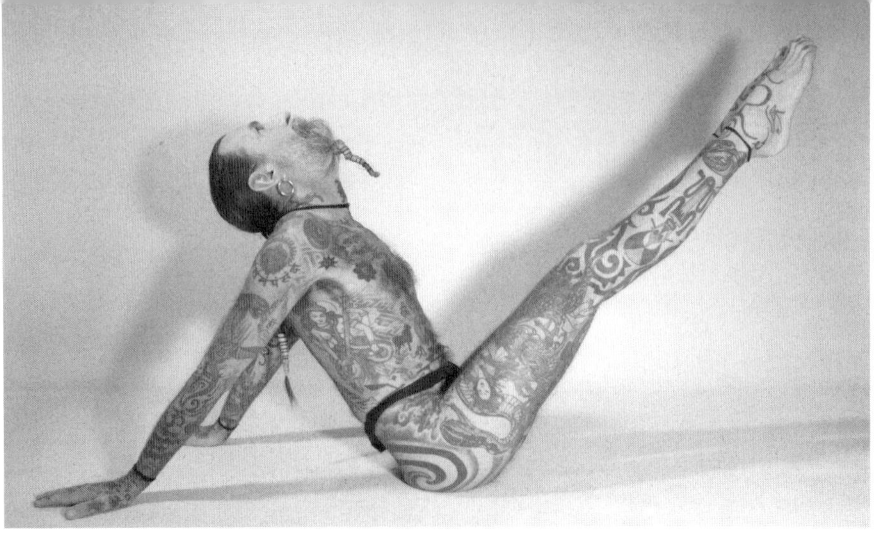

Vajroli-Paxis für Frauen und Männer (Übung b)

Übung b: Setzen Sie sich auf den Boden, beide Beine und Füsse nach vorn ausgestreckt, die Knie geschlossen. Stützen Sie die gestreckten Arme möglichst weit hinten auf dem Boden ab, wobei die Finger nach hinten zeigen.

Heben Sie nun beide Beine zusammen gestreckt hoch, und versuchen Sie, diese parallel zu den gestreckten Armen in der Luft zu halten. Der Kopf wird dann so weit wie möglich in den Nacken gelegt und die Augen in Bhru-Madhya zwischen die Augenbrauen gerichtet. Die Atmung ist normal.

Übung c: Setzen Sie sich auf den Boden, lehnen Sie sich etwas zurück und stützen Sie die Ellbogen und Unterarme hinten am Boden auf, wobei die Hände am Gesäss liegen. Heben Sie nun die in den Knien angewinkelten Beine hoch und schlingen Sie das rechte Bein um das linke, so dass Sie den rechten Fuss um die linke Wade herum einhaken können. Die Beine werden wie bei Garudasana (S. 220) oder Sankatasana (S. 222) zu einem Seil verschlungen.

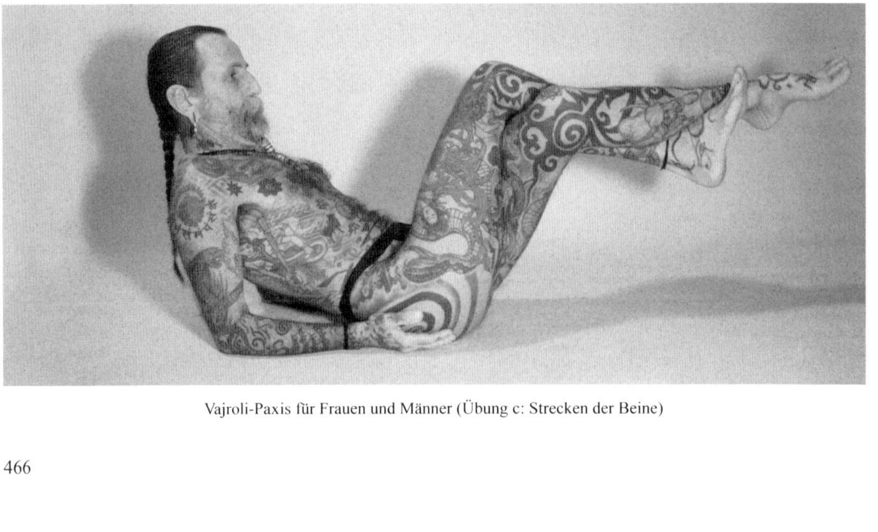

Vajroli-Paxis für Frauen und Männer (Übung c: Strecken der Beine)

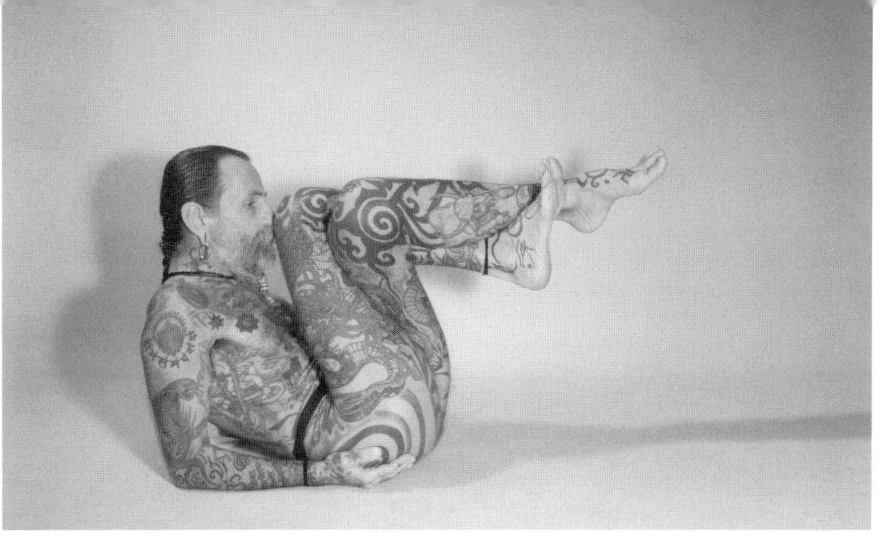

Vajroli-Paxis für Frauen und Männer (Übung c: Berühren der Nasenspitze mit den Knien)

Strecken Sie nun die Beine so weit wie möglich nach vorn, verharren Sie einen Moment lang in dieser Position. Ziehen Sie dann die verschlungenen Beine langsam wieder zum Körper zurück, wobei Sie das rechte Knie mit der Nasenspitze berühren. Die Atmung ist normal.

Diese Vor- und Rückwärtsbewegung wird fünf Mal wiederholt. Wechseln Sie dann die Beine und führen dieselbe Übung auf der anderen Seite ebenfalls fünf Mal durch.

13 b. Sahajoli-Mudra *(Siegel der spontanen Seligkeit)*

Vajroli, Sahajoli und Amaroli sind Teile derselben Übung und entstehen automatisch aus der Bemeisterung der grundlegenden Praktiken. Während Vajroli, wie dies aus der Bezeichnung der Übung hervorgeht, den männlichen Penis zu einem «Vajra» macht, einem Donnerkeil, dem die Kräfte der Erschaffung und Zerstörung innewohnen, ist Sahajoli entsprechend der Bedeutung des Wortes «sahaja», das übersetzt «spontan» heisst, die aus Vajroli entstehende spontane Fähigkeit der absoluten Samenkontrolle beim yogischen Geschlechtsakt.

Wie dies in der «Hathayoga-Pradipika» in Kapitel III, Vers 92, erklärt wird: *«Sahajoli und Amaroli sind, weil sie zum gleichen Resultat führen, bloss zwei Arten von Vajroli.»*

Über Sahajoli wird in der Yoga-Shastra nur so viel gesagt, als dass diese Übung mit Genuss verbunden sei und gleichzeitig auch zur Erlösung führe. Wenn der Yogi und die Yogini den Geschlechtsakt vollzogen haben, sollen sie sich mit der Asche aus verbranntem Kuhdung einreiben und die meditative Musse pflegen.

13c. Amaroli-Mudra *(Siegel des Nektars der Unsterblichkeit)*

Bringt es ein yogisches Paar in dieser hohen Kunst der Liebe und Kontrolle sexueller Kraft zur Meisterschaft, so wird dies «Amaroli» genannt. «Amar» bedeutet «Unsterblichkeit verleihend» und weist darauf hin, dass durch ausdauernde Praxis dieser sexo-yogischen Übungen und das Aufsteigen innerer Energie im «Mond», also im Vyoma-Cakra auf der Höhe der Hypophyse, der Fluss des Unsterblichkeit verleihenden Nektars in Gang kommt.

An dieser Stelle muss mit Nachdruck darauf hingewiesen werden, dass die verschiedenen Yoga-Disziplinen und insbesondere Hatha-Yoga seit alters okkulte Wissenschaften waren, deren archaische Praktiken der Allgemeinheit verschlossen blieben. Die fundierten und wirksamen Techniken und Methoden wurden bis in die heutige Zeit den Schülern von den echten Gurus zumeist mündlich oder durch geistige Übertragung weitergegeben und nur in beschränktem Mass niedergeschrieben. Und dennoch spielen die uns erhaltenen schriftlichen Dokumente der Yoga-Shastra für die Sadhana eine wichtige Rolle, und trotz oft nur fragmentarischer oder ungenauer Angaben zu den einzelnen Übungen bilden sie eine Art Wegweiser auf der Reise in unser Inneres.

Von einigen der populärsten Werke, wie der «Hathayoga-Pradipika» von Yogi Svatmarama, gibt es mehrere undatierte Schriftdokumente, die sich in der Anzahl der Verse und Gliederung des Inhalts zum Teil erheblich voneinander unterscheiden. Die davon bis heute existierenden Übersetzungen aus dem Sanskrit weisen noch gröbere Abweichungen und auch fehlerhafte Deutungen der oft sinnbildlich verschlüsselten Textpassagen auf, was besonders bei heiklen und anspruchsvollen Praktiken wie Vajroli, Sahajoli und Amaroli zu teilweise extremen Fehlinterpretationen führte.

In den glaubwürdigsten Übersetzungen der «Hathayoga-Pradipika» und der «Shiva-Samhita» entsprechen sich die Passagen über sexuelle Yoga-Techniken in allen wesentlichen Aspekten. Gleichzeitig decken sie sich mit den mir von meinem Guru persönlich vermittelten Lehren, deren Authentizität und Wirksamkeit sich in meiner persönlichen Sadhana trefflich beweist.

In einer 1970 in Lonavla publizierten Ausgabe der «Hathayoga-Pradipika» wird Amaroli folgendermassen beschrieben: *«Wenn durch die tägliche Praxis von Vajroli in der Nasenregion der Nektar zu fliessen beginnt, nennt man das Amaroli».* (Hathayoga-Pradipika, Kapitel III, Vers 93)

Die Stufe von Amaroli entsteht dann, wenn die Energie durch den mittleren Kanal zu fliessen beginnt. Damit meinen die Texte die Sushumna, in welcher die im Unterleib durch Vajroli gespeicherte pranische Energie aufzusteigen beginnt. Mit dem Fluss von Prana beginnt der Aufstieg der Kundalini-Shakti in die höher gelegenen Zentren, wodurch wiederum im Bereich des Kopfes Amrita zu fliessen beginnt.

Wie bereits zu Beginn dieses Kapitels über die Vajroli-Techniken erwähnt, bedarf es grosser Fantasie und eines gravierenden Mangels an praktischer Erfahrung, Amaroli mit dem Trinken von Urin gleichzusetzen, wie dies in einigen populären Übersetzungen der Fall ist. Wenn in der «Hathayoga-Pradipika» erwähnt wird, dass Amar durch die Nase fliesst, so bezieht sich das direkt auf die im Vyoma-Cakra entstehende starke Energie, welche die Yogis als «Nektar» bezeichnen.

Dies wird in der «Hathayoga-Pradipika» in Kapitel IV, Vers 14, betont: *«Amaroli, Vajroli und Sahajoli kommen erst zustande, wenn der Geist vollkommen ruhig geworden ist und Prana sich im mittleren Kanal (Sushumna) bewegt.»*

Wer die zu Beginn erklärten Übungen zu Vajroli regelmässig und über einen längeren Zeitraum ausführt, wird den Charakter und die Wirkung von «Amar» am eigenen Leib spüren und den Sinn der rudimentär überlieferten Verse von Svatmarama verstehen können. Yoga ist eine exakte Wissenschaft, und nur durch korrekte Instruktionen eines Meisters kann man die erregenden Geheimnisse gewisser Praktiken lüften, die aufgrund ihrer sexuellen Natur vor der Öffentlichkeit geheimgehalten wurden. Vajroli, Sahajoli und insbesondere Amaroli sind anspruchsvolle Techniken, die den Yogis der höheren Stufen vorbehalten sind. Anfänger sollten sich der gefährlichen Natur der Sexualkraft bewusst sein, die von der Wildheit eines Tigers ist und der man sich erst nähern sollte, wenn man sich darauf vorbereitet hat. Hatha-Yoga ist die hohe Schule des echten Tantra und hat nicht primär zum Ziel, das Sexualleben attraktiver zu machen. Es geht dabei um die Verwendung der stärksten Energien im Menschen zum Zweck der Selbstverwirklichung, was vom Yogi Svatmarama in der «Hathayoga-Pradipika» in Kapitel III, Vers 103, zum Ausdruck gebracht wird: *«Durch den Yoga von Vajroli erlangt man ebenfalls körperliche Vollendung. Dieser heilbringende Yoga führt zur Erlösung, während er zugleich mit Genuss verbunden ist.»*

14. Shakti-Calana-Mudra *(Siegel des Bewegens der Shakti)*

In den alten Texten über diese eminente Mudra wird stets der zentrale Aspekt der Kundalini-Shakti beleuchtet, ohne deren Erwachen eine erfolgreiche Yoga-Praxis unmöglich ist. Diese Übung ist den Yogis der höheren Stufen vorbehalten, denn um sie korrekt ausführen zu können, wird vorausgesetzt, dass alle vorhergehenden Stufen, Yama, Niyama, Kriya, Asana und Pranayama, gemeistert sind und Baddha-Padmasana, der gebundene Lotos, beherrscht wird.

Übung: Setzen Sie sich auf den Boden, ziehen Sie den linken Fuss mit der Ferse zum Nabel, und legen Sie ihn auf den rechten Oberschenkel. Dann verfahren Sie genauso mit dem rechten Fuss, der auf den linken Oberschenkel zu liegen kommt, so dass sich beide Fersen unterhalb des Nabels berühren. Greifen Sie dann mit der rechten Hand hinter dem Rücken durch, und fassen Sie den rechten grossen Zeh. Die linke Hand greift dann ebenso zum linken grossen Zeh. Mit beiden Händen die grossen Zehen fest haltend, setzen Sie sich aufrecht hin, wobei Sie den Oberkörper und die Wirbelsäule gerade halten. Diese Stellung wird Baddha-Padmasana genannt, der gebundene Lotos (S. 183).

Führen Sie nun Nabho- oder Khecari-Mudra aus, und beginnen Sie, durch beide Nasenlöcher 25–100 Mal Bhastrika (Blasebalgatmung) auszuführen. Atmen Sie dann tief ein, halten den Atem an (Kumbhaka), richten Sie die Augen auf die Nasenspitze (Nasikagra-Drishti) und führen

Sie Jalandhara-, Udara- und Mula-Bandha aus. Atmen Sie danach tief durch die Nase wieder aus und führen Sie Uddiyana-Bandha aus. Bei der folgenden Einatmung heben Sie den Kopf und beginnen erneut, Bhastrika auszuführen.

Wechseln Sie nach etwa 15–20 Minuten die Stellung der Füsse und Arme und beginnen Sie erneut, Bhastrika auszuführen.

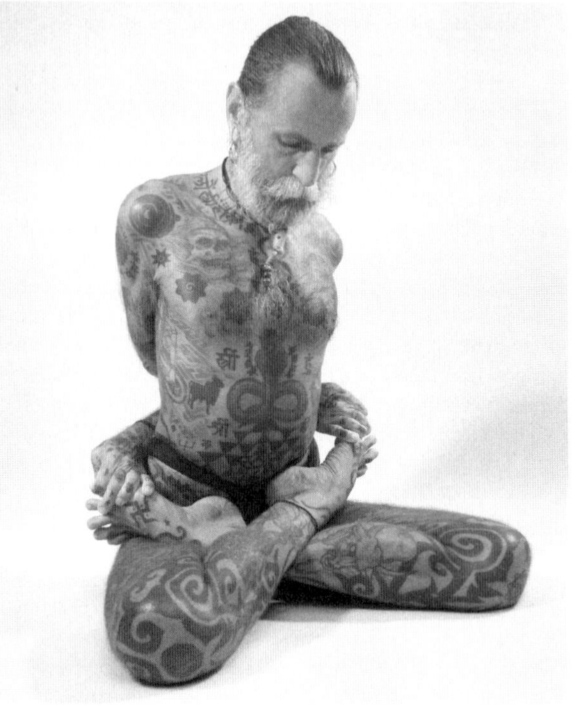

14. Shakti-Calana-Mudra

Wirkung und Nutzen: Durch Shakti-Calana wird in kurzer Zeit ein loderndes Feuer im Bauchbereich entfacht, das die Kundalini aus ihrem Schlummer reisst und so die Schlangenkraft in Bewegung setzt.

Die detaillierte Beschreibung von Shakti-Calana-Mudra findet man in der «Hathayoga-Pradipika» in Kapitel III, Vers 104–123: *«Folgende Namen bezeichnen alle dieselbe: Kutilangi (von gekrümmter Gestalt), Kundalini (die Schlangenförmige), Bhujangi (weibliche Kobra), Shakti (Kraft), Ishvari (Herrin, Gebieterin), Kundali (die Zusammengerollte), Arundhati (die Personifizierung perfekter Weiblichkeit). – Genau so wie man durch die Kraft eines Schlüssels eine Tür öffnet, so öffnet der Hatha-Yogi mit Hilfe der Kundalini die Pforte zur Erlösung. – Die Parameshvari (die höchste Herrin) schläft, indem sie mit ihrem Kopf die Öffnung des Weges versperrt, der zum Brahma-Randhra führt. –* (Anm.: Damit ist Sushumna-Nadi gemeint.) *Im Kanda schläft die Göttin Kundalini. Sie ist die Ursache für die Knechtschaft der Unwissenden und die Emanzipation des Yogi. Wer sie kennt, kennt Yoga. –* (Anm.: Kanda ist ein eiförmiges Gebilde im Astralkörper des Menschen, etwa zwei Fingerbreiten unterhalb des Bauchnabels gelegen, von wo 72 000 Nadis entspringen. Dieser Punkt entspricht auf der physischen Ebene dem Nabelzentrum.) *Kundalini ist von gekrümmter Gestalt wie eine Schlange. Wer diese gewaltige Shakti in Bewegung setzt, wird reif für die Befreiung. – Zwischen Ganges und Yamuna sitzt sie wie eine büssende junge Witwe. Man soll sie mit Gewalt packen und sie an den höchsten Ort führen. – Ida ist der heilige Fluss Ganges, Pingala der Fluss Yamuna, und dazwischen sitzt die junge Witwe Kundali. –* (Anm.: Die Shakti wird hier als trauernde Witwe bezeichnet, die man zum Sahasrara-Cakra führen muss, damit sie sich mit Shiva vereinigen kann.) *Die schlafende Bhujangi soll man am Schwanz packen und sie aufwecken. Durch die Kraft von Hatha-Yoga erwacht sie und beginnt ihren Aufstieg. – Morgens und abends soll man die Kundalini für die Dauer eines halben Prahara (1½ Std.) durch das Sonnenfeuer des Bauches nähren und sie in Bewegung setzen, nachdem man sich ein Lendentuch umgebunden hat. –* (Anm.: Im Text steht das Wort «Paridhana-Yukti», das in den meisten Übersetzungen falsch interpretiert und als eine obskure Atemtechnik gedeutet wird, da die Übersetzer keine Kenntnis yogischer Bekleidung hatten. «Paridhana» ist die Bezeichnung für ein aus einem Stück Stoff bestehendes Yogi-Lendentuch, den sogenannten Langot, und «Yukti» verweist auf das Binden desselben. Es handelt sich dabei um ein kunstvoll aus einem ungefähr 3,6 m langen und 35 cm breiten Stoffstreifen gebundenes Kleidungsstück, wie es vom Autor des Buches getragen wird. Die Methode des richtigen Bindens ist eine Kunst, die der Chela vom Guru lernt. Korrekt gebunden erzeugt das Tuch einen leichten Druck auf den Kanda, wodurch das Erwachen der Kundalini unterstützt wird.) *Eine Spanne über dem Muladhara-Cakra befindet sich der Kanda, der vier Finger breit von diesem weichen Kleidungsstück bedeckt wird. – Der Yogi soll den Lotos-Sitz einnehmen, mit den Händen die Füsse festhalten und so mit den Fersen Druck auf den Kanda ausüben. –* (Anm.: Im Sanskrit-Text wird der Lotos-Sitz «Vajrasana» genannt, eine Bezeichnung, die gelegentlich auch für Siddhasana verwendet wird. Hier wird durch den Hinweis auf das Festhalten der Füsse mit den Händen unmissverständlich Baddha-Padmasana beschrieben) *Im Lotos-Sitz verweilend soll der Yogi Bhastrika üben und so die Kundalini wecken und in Bewegung setzen. – Durch Kontraktion der Sonnenregion wird die Kundalini in Bewegung gesetzt. Wie sollte sich dann selbst einer, der sich im Rachen des Todes befindet, noch fürchten? –* (Anm.: Die Kontraktion und Entfachung der brennenden Sonne der Nabelregion entsteht durch Udara- und Uddiyana-Bandha.) *Durch diese Bewegung wird die Shakti nach zwei Muhurtas (etwa 1½ Std.) zur Mündung der Sushumna gebracht und dort aufwärts gesogen. – Dadurch wird der Eingang zur Sushumna freigemacht, und Prana beginnt von selber nach oben zu strömen. – Darum muss man immer wieder diese schlafende junge Witwe bewegen, denn dadurch wird der Yogi von allen Krankheiten befreit. – Der Yogi, der so die Shakti bewegt, wird alle acht Siddhis erlangen. Was sollte man dazu noch mehr sagen? Er wird spielerisch den Tod besiegen. – Wenn ein Yogi diese Shakti-Calana-Mudra übt, die Sexualkraft zurückhält und sich gemäss den yogischen Richtlinien ernährt, werden seine Bemühungen schon nach 40 Tagen von Erfolg gekrönt. – Wenn ein Yogi ausgiebig Blasebalg-atmung und Atemanhalten praktiziert und so die Kundalini bewegt, wird er alle Furcht vor dem Tod ablegen. – Wie könnte man die 72 000 Nadis besser reinigen als mit dieser Übung und dem dadurch entstehenden Erwachen der Kundalini?»*

Präziser als der grosse Yogi Svatmarama kann man die Praxis von Shakti-Calana kaum beschreiben. Der Text der «Hathayoga-Pradipika» erwähnt dabei die Wichtigkeit yogischer Ernährung, was bedeutet, dass man viel Milch, Butter und Ghee zu sich nehmen und eine yogische Lebensweise pflegen sollte, die auf der Zurückhaltung der Sexualkraft basiert. Kein Aspekt unseres Wesens kann sich der kraftvollen Wirkung von Shakti-Calana-Mudra entziehen, weshalb solche Vorsichtsmassregeln unbedingt beachtet werden müssen. Erfolg in der Übung führt schnell zum Erfolg im Yoga.

15. Viparita-Karani-Mudra oder Shirshasana
(Siegel des umgekehrten Handelns oder Kopfstand)

Der Kopfstand gilt unter Eingeweihten als die beste Technik, um Körper und Geist jung und gesund zu erhalten. Leider wird diese überragende Stellung oft fehlerhaft gelehrt und ausgeführt, so dass sich ihre Vorteile nicht entfalten können und sich die vielen positiven Auswirkungen ins Gegenteil verkehren. Wie jede andere seriöse Wissenschaft ist aber auch die Yoga-Wissenschaft eine exakte, und es bedarf einer unfehlbaren Methode, um den Weg durchs Labyrinth der Dualitäten und schlussendlich das Tor ins Reich der Glückseligkeit zu finden.

Es empfiehlt sich deshalb, die folgenden Grundregeln zur korrekten Ausführung von Shirshasana aufmerksam zu studieren und sich Schritt für Schritt daran zu halten, um die wohltuenden Auswirkungen von Viparita-Karani (wörtl. «umgekehrtes Handeln») am eigenen Leib zu erfahren.

Während der normale Mensch auf den Füssen steht, tut der Yogi dies mit Vorliebe auf dem Kopf. Diese umgekehrte Haltung wirkt so, wie wenn man eine Sanduhr umdreht, damit die Zeit wieder zurückläuft. Es wird oft behauptet, Viparita-Karani sei gleichzusetzen mit der Kerzen-Stellung (Urdhva-Sarvangasana; S. 263). Das ist nicht gänzlich falsch, ist die Kerze doch ebenfalls eine Haltung, durch die man sich ähnliche Vorteile wie mit dem Kopfstand verschaffen kann. Wenn Adepten des Hatha-Yoga jedoch von Viparita-Karani sprechen, so meinen sie stets Shirshasana, diese einzigartigste und wirkungsvollste unter allen Yoga-Praktiken.

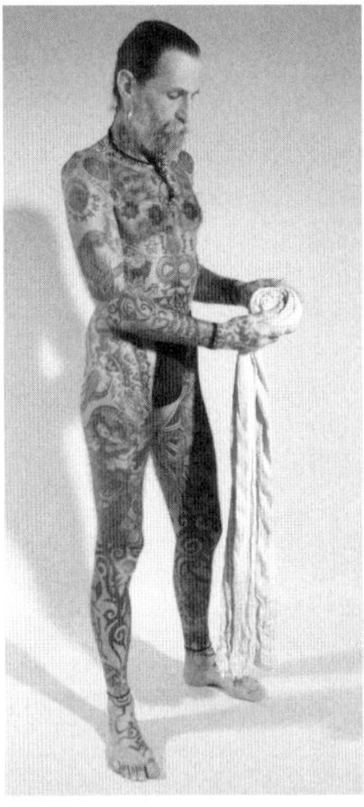

Rollen des Genduri für den Kopfstand

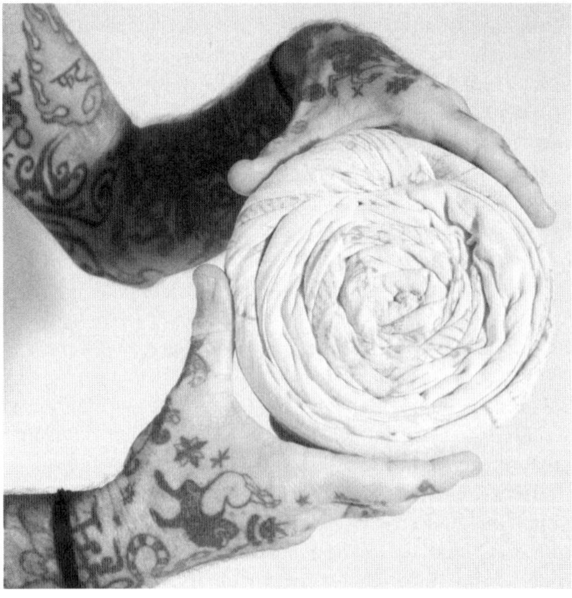

Der fertig gerollte Genduri

Stellung:

1. Nehmen Sie einen Lungi, ein baumwollenes Hüfttuch von etwa 100 × 160 cm Grösse. Rollen Sie diesen zu einem Genduri zusammen, wie er in Indien von den Frauen benützt wird, um damit schwere Wasserkrüge auf dem Kopf zu tragen.

   Diese Tuchrolle ist ein wichtiges Requisit, um Shirshasana korrekt ausführen zu können. Genauso wie eine Yogamatte aus Wolle oder Baumwolle gehört daher der Lungi zum festen Gepäck eines echten Yogi.

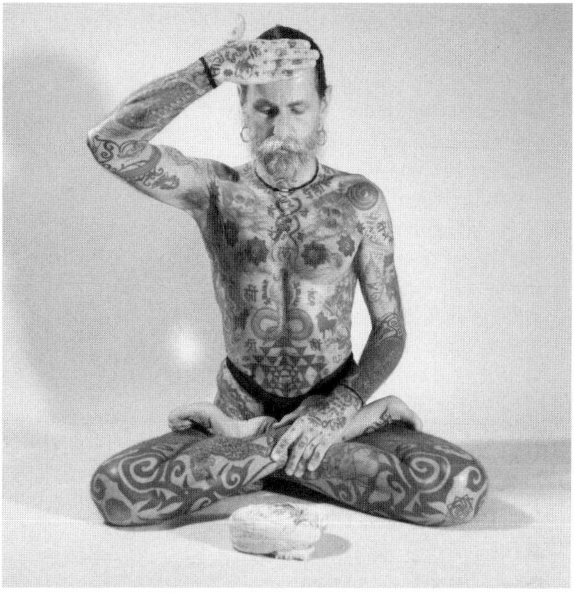

Kopfstelle, auf der man stehen sollte

2. Den Genduri legen Sie unter Ihren Kopf. Der Teil des Kopfes, der sich dazu eignet, ist vier Finger breit und befindet sich zur Hälfte auf der Stirn vor dem Haaransatz und zur andern Hälfte genau über Ihrem Haaransatz. Diese Stelle lässt sich genau messen:

   Legen Sie die Daumen von unten an die Nasenlöcher und die Fingerspitzen zusammen. Heben Sie nun die gestreckten Finger hoch, bis Sie damit die Stirn berühren. So treffen Sie genau den Punkt, an dem Sie den Kopf auf die Tuchrolle stellen müssen.

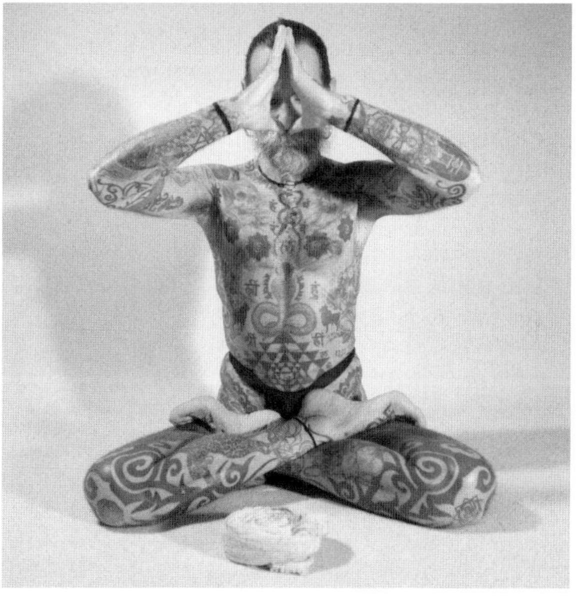

Abmessen der korrekten Kopfstelle

Stellen Sie den Kopf nie auf die grosse Fontanelle, also auf die Mitte des Schädeldachs! In den Yoga-Schriften wird diese Stelle Brahma-Randhra genannt. Wenn es einem Yogi gelingt, durch die Sushumna den Fluss von Prana aufsteigen zu lassen und die Lebenskraft an dieser Stelle festzuhalten, kann er Gotteserkenntnis (Gnosis) erlangen. Diese Stelle ist bei Kleinkindern ungewöhnlich weich, bleibt auch später sehr empfindlich und lässt sich leicht durchstechen. Steht man beim Kopfstand auf diesem Kopfteil, können dadurch die feinen Kapillargefässe, Hirnzellen und Nerven beschädigt werden. Daraus können zahlreiche Krankheiten resultieren, die sich dann auch durch medizinische Behandlung nicht mehr heilen lassen.

Auf dem hinteren Teil des Kopfes zu stehen, wo viele Hindus die «Shikha» (ein Haarbüschel), tragen, wäre absolut sinnlos, auch wenn es nicht ausgesprochen schaden würde.

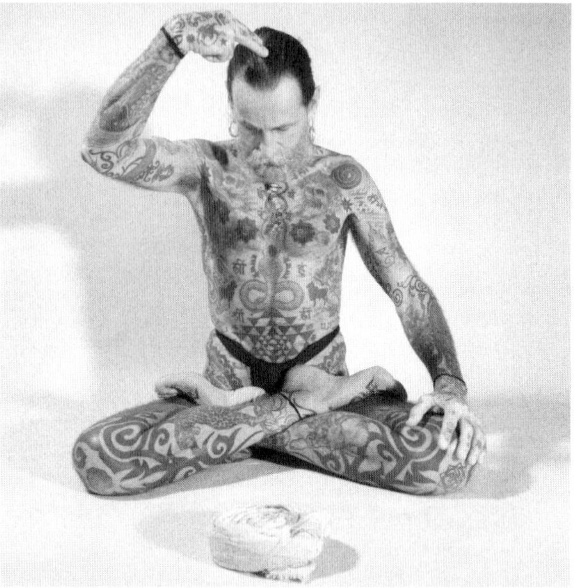

Die Kopfstelle, auf der man auf keinen Fall stehen darf

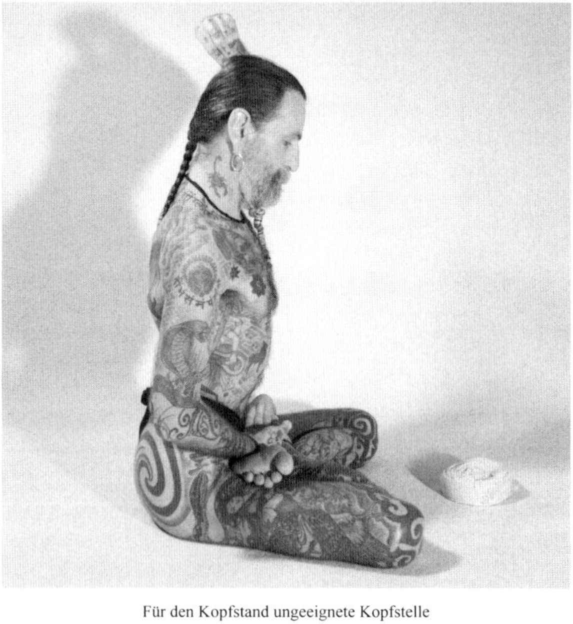

Für den Kopfstand ungeeignete Kopfstelle

3. Die Hände werden gefaltet und hinter dem Kopf um die Tuchrolle gelegt. Die Unterarme und Ellbogen bilden ein gleichschenkliges Dreieck. Um die richtige Position der Ellbogen zu finden, kann man auch wieder eine genaue Messung durchführen, indem man nach dem Falten der Hände die Ellbogen auf den Boden stellt und dann die rechte Hand in die linke Armbeuge legt. So ergibt sich ganz präzise der korrekte Winkel der Unterarme.

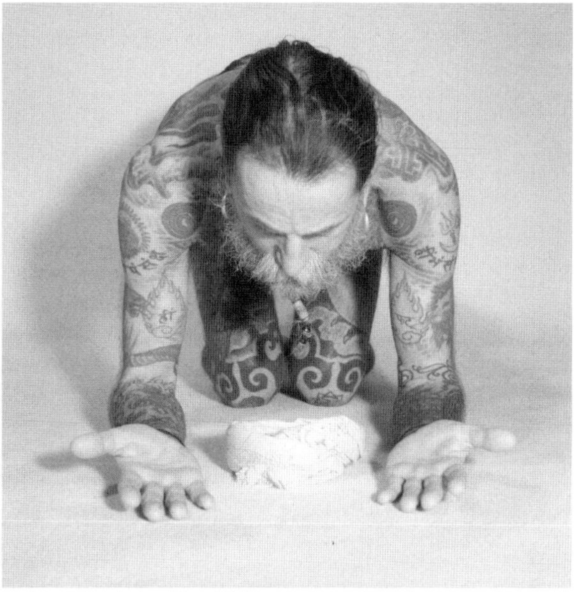

Platzieren des Kopfes auf dem Genduri

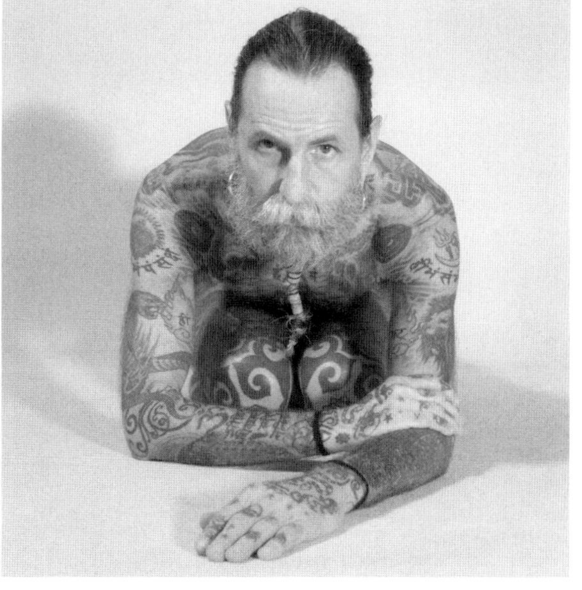

Korrekte Position der Ellbogen

4. Nun legt man den Kopf wie oben beschrieben auf den Genduri.

   Dann werden die Knie so weit angehoben, bis die Beine ganz gestreckt sind.

   Ziehen Sie nun die Beine, eines nach dem anderen, an den Rumpf heran, so dass sich die Knie den Achselhöhlen nähern.

   Dann werden die Beine angewinkelt und die Füsse vom Boden abgehoben.

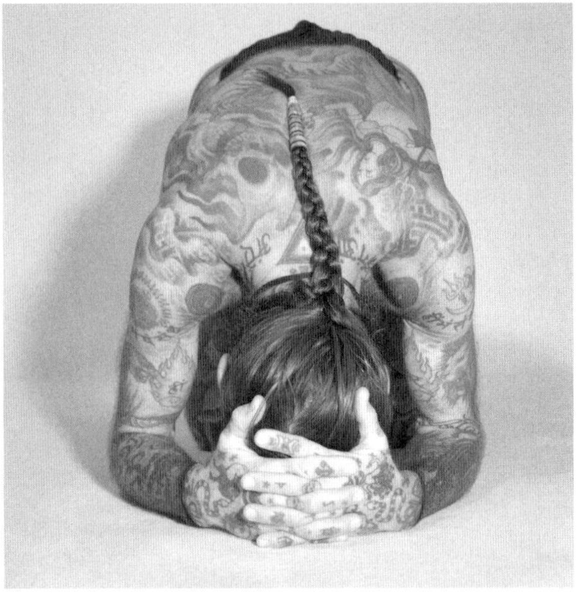

Korrekte Position der Ellbogen und Hände

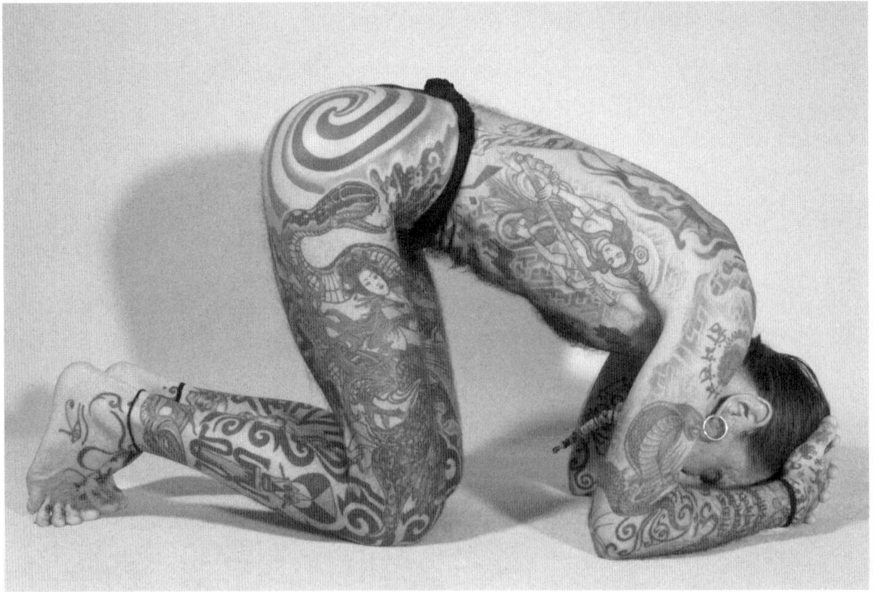

Startposition zum Kopfstand

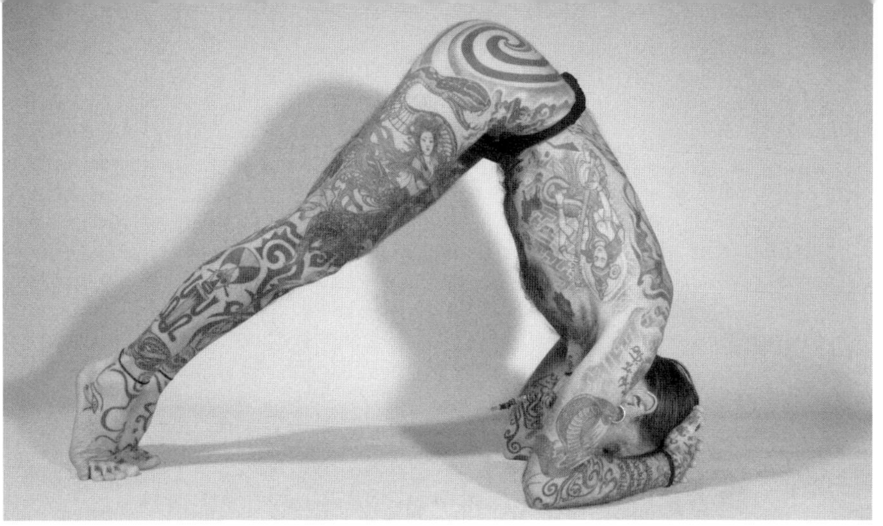

Startposition zum Kopfstand (Strecken der Beine)

5. Sobald der Körper in dieser Position gut ausbalanciert verharren kann, strecken Sie die Beine gerade nach oben.

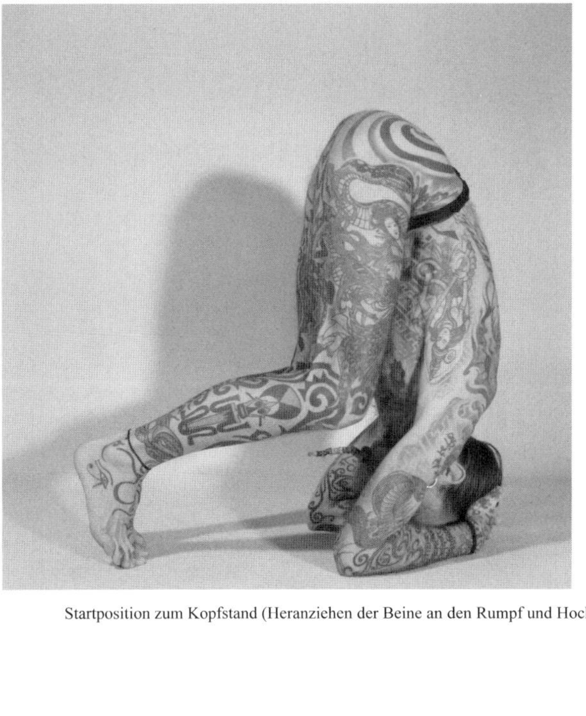

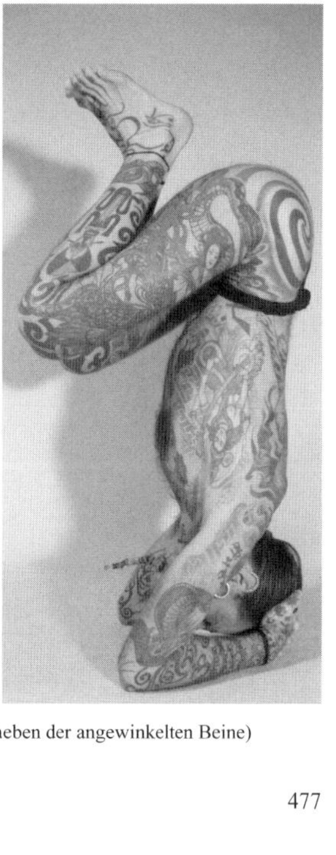

Startposition zum Kopfstand (Heranziehen der Beine an den Rumpf und Hochheben der angewinkelten Beine)

Versucht man zu plötzlich, die Beine emporzustrecken, ohne dass man vorher den notwendigen Gleichgewichtssinn erworben hat, wird man höchstwahrscheinlich umkippen. Es empfiehlt sich daher, den Kopfstand stets in gebührendem Abstand von Objekten und Möbeln zu üben. Ängstliche Menschen können hinter sich eine weiche Bettdecke oder einige Kissen legen, um einen möglichen Fall abzufedern. Bei einigen Menschen kann es Monate oder gar Jahre dauern, bis sie die notwendige Geschicklichkeit zum Halten des Gleichgewichts erlangt haben, um Shirshasana korrekt auszuführen. Mit der oben beschriebenen Technik sollte es aber den meisten möglich sein, diese Stellung nach wenigen Tagen zu beherrschen.

Mit zunehmender Übung kann man in Shirshasana verschiedene Beinstellungen ausführen.

Übt man Shirshasana gegen eine Wand, so kann sich das als schädlich erweisen, da man so leicht die eigenen physischen Fähigkeiten überschätzt. Übt man die Stellung aber wie oben beschrieben, so ist es unmöglich, sie über die eigenen körperlichen Reserven hinaus beizubehalten, denn sobald die physische Kapazität erschöpft ist, kann man in der Position nicht länger verharren.

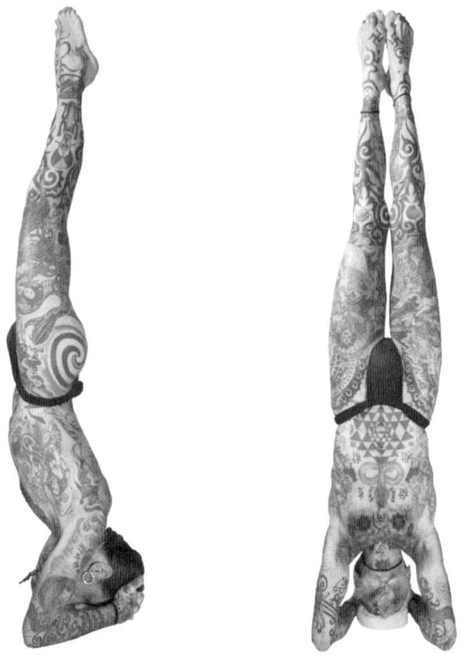

Shirshasana (Grundhaltung mit gestreckten Beinen)

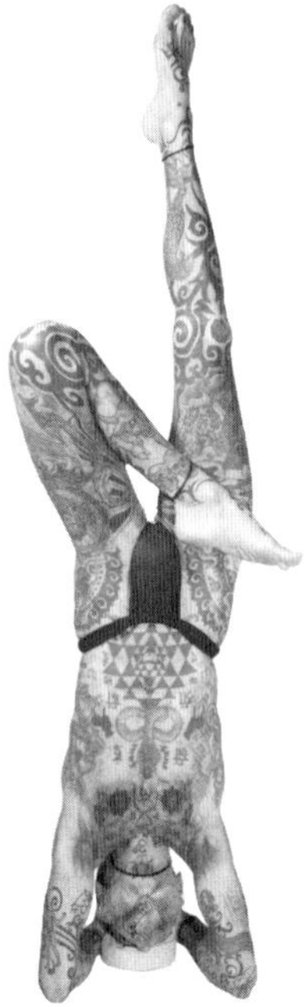

Shirshasana mit Ardha-Padmasana

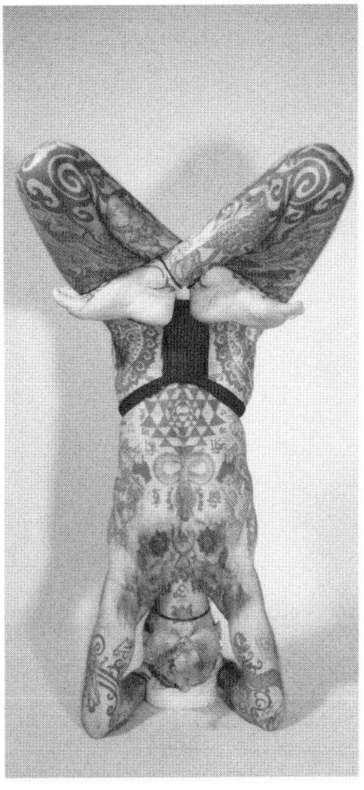

Shirshasana mit Padmasana

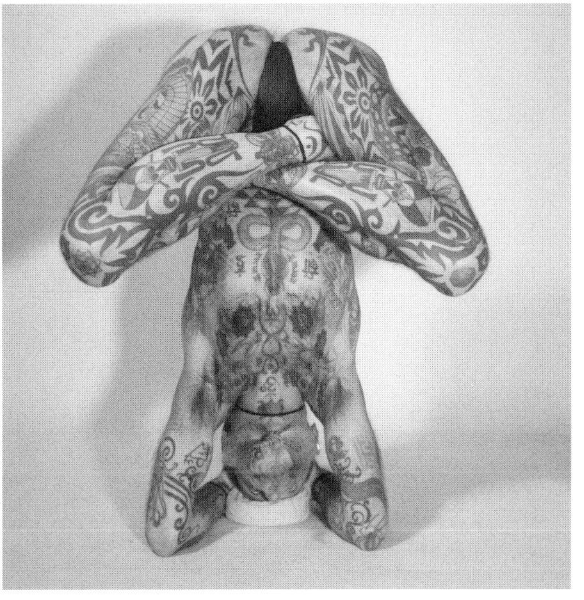

Shirshasana mit gesenkter Lotos-Stellung

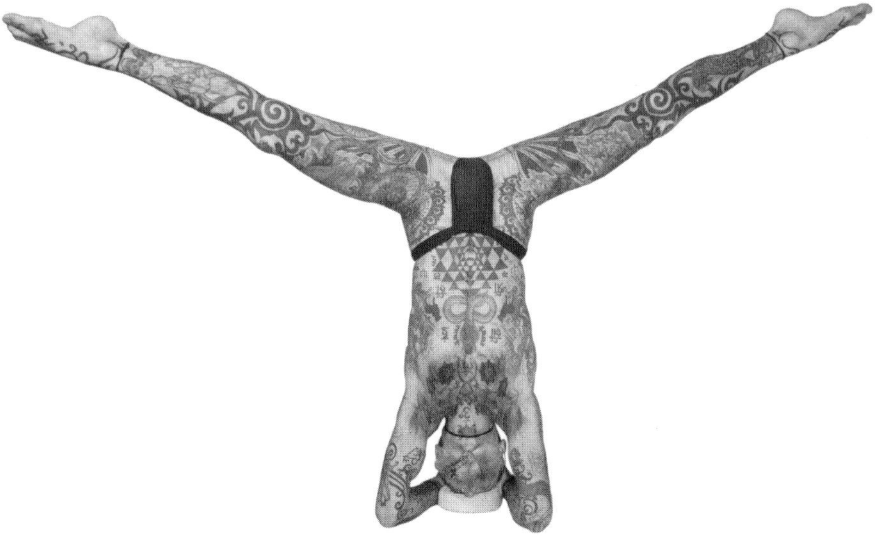

Shirshasana mit seitwärts gespreizten Beinen

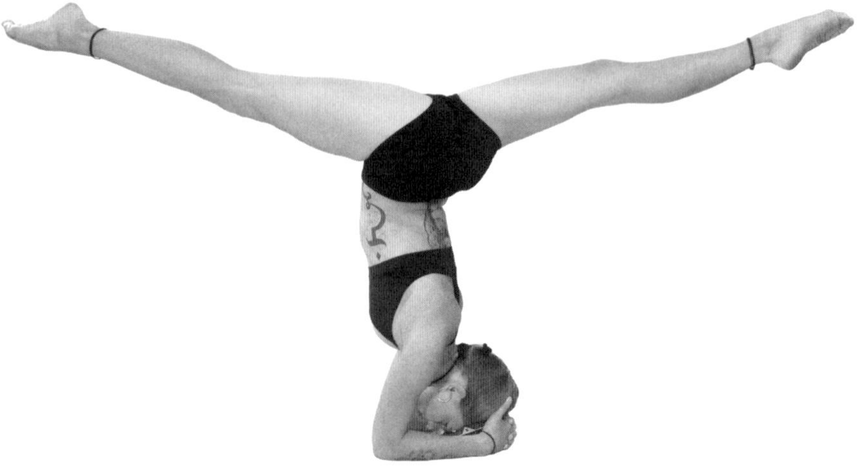

Shirshasana mit nach vorn und hinten gespreizten Beinen

6. Wenn Sie den Kopfstand beenden, senken Sie die gestreckten Beine langsam wieder zum Boden. So wird noch einmal ein starker Impuls auf die Stelle im Genick ausgeübt, welche die Yogis als Sitz der Geisteskraft bezeichnen. Dort liegen wichtige Rückenmarksnerven, die mit Kleinhirn und Hirnstamm verbunden sind und Impulse an den Hypothalamus abgeben, der die Tätigkeit von Hypophyse und Epiphyse und die unbewussten, vegetativen Funktionen des Nerven- und Drüsensystems kontrolliert.

7. Nach dem Herunterkommen stellen Sie sich sofort aufrecht hin und strecken beide Arme gerade nach oben. Ballen und entspannen Sie die Fäuste kräftig wenigstens zehn Mal.

   Dies ist nötig, um die während des Kopfstandes in Ida- und Pingala-Nadi kumulierte pranische Energie im unteren Teil des Rückens verfügbar zu machen und so den Aufstieg von Prana durch das Sushumna-Nadi gut vorzubereiten. Dadurch wird das ganze Nervensystem, insbesondere die vegetativen Nervengeflechte im

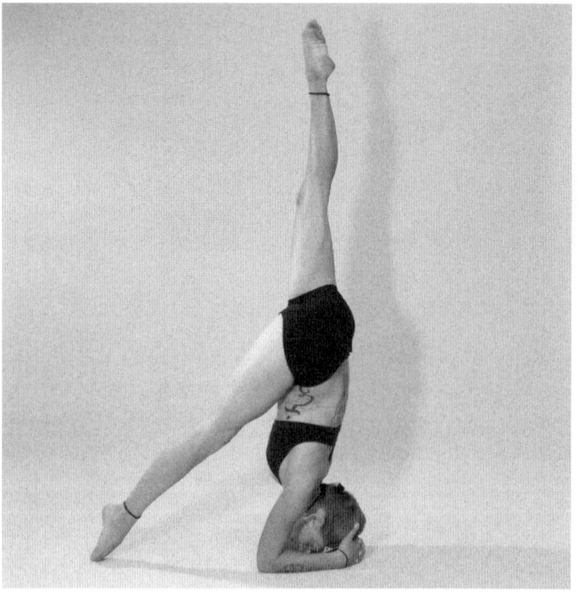

Shirshasana mit gesenktem Bein

Unterleib, energetisiert und unter die Kontrolle des Bewusstseins gebracht. Wenn man längere Zeit auf dem Kopf steht, beginnen sich gewisse Muskelgruppen, und damit auch Nerven, stark anzuspannen und zu verkrampfen. Durch diese Spannung beginnen die Nerven und Nadis stärkere Energieströme zu leiten und Prana an wichtigen Marma-Punkten im Körper zu konzentrieren. Das geschieht insbesondere im Bereich des Nackens, der Schultern, des unteren Rückens und des Nabelzentrums. Durch die ruckartige Lockerung der Energiebahnen während dieser Handbewegung strömt das gespeicherte Prana in die umliegenden Körperteile der entsprechenden Marmas, wodurch der ganze Körper und insbesondere der Bereich des Muladhara-Cakras gleichmässig mit Lebenskraft versorgt wird.

8. Nun massieren Sie den ganzen Körper leicht von den Füssen bis zum Kopf. Wenn Sie durch die Stellung ins Schwitzen geraten sind, reiben Sie sich den Schweiss gut in die Haut ein. Durch Yoga-Übungen erzeugter Schweiss ist das beste Hauttonikum, das es gibt, und die Haut wird dadurch gesund, glatt und rein.

   Diese Massage ist Vorschrift, um für den notwendigen physiologischen Ausgleich in der Mechanik der Blutströmung des Körpers zu sorgen, sobald man sich nach dem Kopfstand aufrecht hingestellt hat. Das Blut, das sich während Shirshasana in Herz und Gehirn angesammelt hat, fliesst in einem mächtigen Strom wieder nach unten, wenn man sich nach der Übung aufrichtet. Dieser ungewöhnlich starke Fluss wird durch die sanfte Massage verlangsamt, so dass die feinen Gewebe und Adern nicht geschädigt, sondern belebt werden und das Blut seinen normalen Kreislauf ohne unerwünschte Nebenwirkungen wieder aufnimmt.

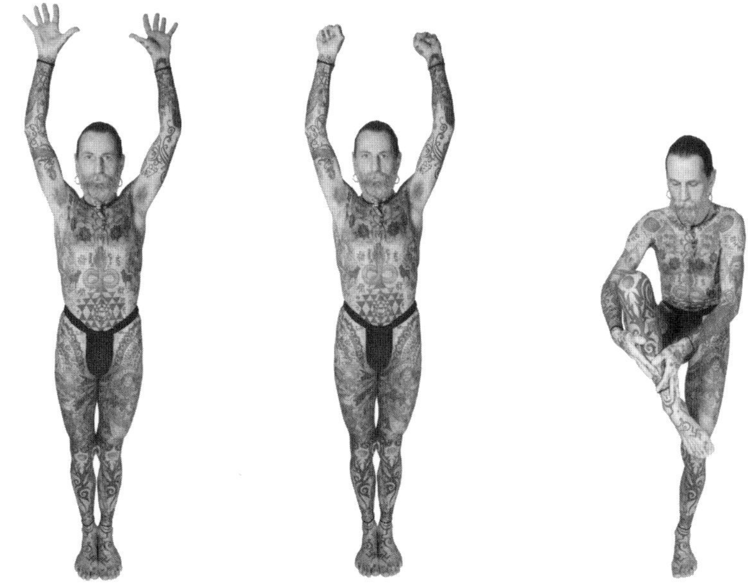

Beenden des Kopfstandes: Aufstehen, Arme strecken, Hände öffnen und schliessen und Massage des Körpers von unten nach oben

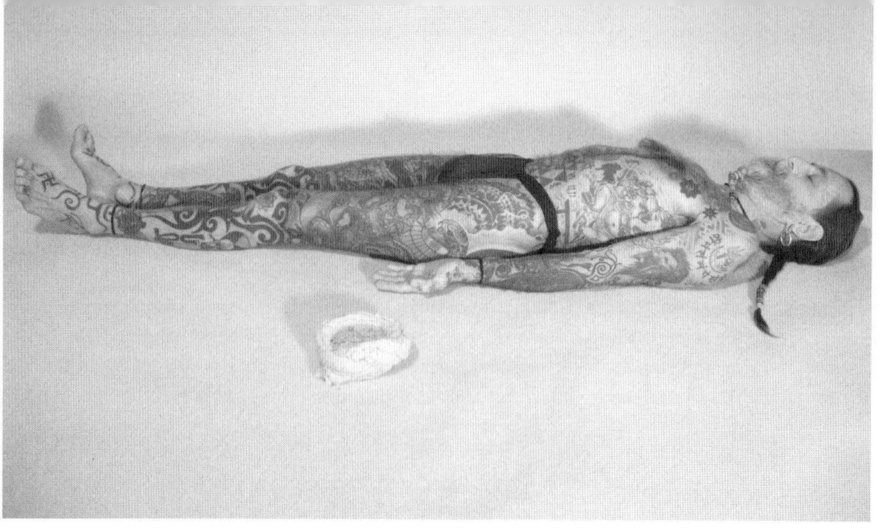

Schlussentspannung nach dem Kopfstand: Shavasana

9. Nun muss Shavasana, die Leichenlage, folgen, und zwar am besten für dieselbe Zeitdauer, die man für Shirshasana verwendet hat. Achten Sie mit Hilfe einer Uhr stets darauf, wie lange Sie auf dem Kopf stehen, und führen Sie danach mindestens für die Hälfte der Zeitdauer des Kopfstandes Shavasana aus. Noch besser aber gleich lange!
   Durch Shavasana (S. 328) wird das Blut dazu gebracht, sich gleichmässig im ganzen Körper zu verteilen, weshalb diese Übung nach dem Kopfstand unbedingt Pflicht ist und dementsprechend auch für eine angemessen lange Zeitspanne dauern muss.

Wichtige Hinweise: Sind die Nasenlöcher verstopft, wenn Sie mit Shirshasana beginnen wollen, sollten Sie die Stellung nicht ausführen. Wenigstens ein Nasenloch muss frei sein, und die Atmung sollte problemlos durch die Nase erfolgen können, da es sonst zu einer Schädigung der feinen Gewebe im Gehirn kommt.

Wer keine vegetarische, einfache und ausgewogene yogische Diät befolgt, darf diese Stellung nie länger als zehn Minuten üben. Wer sie länger als zehn Minuten ausführen möchte, sollte unbedingt die Sexualkraft zurückhalten und das Leben eines Brahmacari führen und zudem viel Milch, Butter und Ghee (reines Butterfett) zu sich nehmen. Missachtet man diese Warnungen und Vorschriften, könnte das schädliche Folgen haben.

Mit zunehmender Übung kann die Dauer der Stellung bis zu drei Stunden ausgedehnt werden. Es ist jedoch ratsam, die Fortschritte nicht nur an der Zeitdauer zu messen, sondern auf den eigenen Körper zu hören und nur so lange auf dem Kopf zu stehen, wie es sich gut anfühlt. Die im Laufe der Zeit entstehenden Energien können sehr stark werden. Wie bei allen anderen Yoga-Praktiken gilt es, den der Körper so gut wie möglich vorzubereiten, damit er durch diese intensiven Yoga-Kräfte keinen Schaden nimmt.

Der bei korrekter Stellung entstehende Druck im Genick ist nötig, um so auf die dort liegenden Nervenstränge und damit auf Bereiche des Kleinhirns einzuwirken, das oft auch die Bezeichnung «Lebensbaum» trägt. Yogis nennen diese Stelle im unteren Bereich des Hinterkopfs «Sitz der Geisteskraft», womit sie weniger die Intelligenz als die Intuition und die Instinkte meinen, die subtile und unbewusste Aktivitäten des Körperbewusstseins und des vegetativen Nervensystems wahrnehmen und kontrollieren können. Durch die Stimulierung dieses Kopfteils können Nervenzentren in anderen Teilen des Körpers bewusst aktiviert werden, da dadurch Impulse auf den Hypothalamus erfolgen, der im Hirnstamm am oberen Ende der Wirbelsäule liegt und von dem aus alle Funktionen des vegetativen Nervensystems und der gesamte Metabolismus kontrolliert werden. Ebenfalls stark beeinflusst werden die Hypophyse und die Epiphyse oder Zirbeldrüse, die oft auch «biologische Uhr» genannt wird, weil dort während der Nacht Melatonin gebildet wird, ein Hormon, das sich bremsend und regulierend auf die Funktionen der anderen Drüsen im Körper auswirkt. Da die Konzentration von Melatonin bei Kindern deutlich höher ist als bei Erwachsenen, wird es oft auch als «Jugendhormon» bezeichnet und könnte bei der durch Shirshasana bewirkten Verjüngung des Körpers eine Rolle spielen.

Wird der Kopfstand korrekt ausgeführt, ergibt sich automatisch der «Genick-Verschluss» (Jalandhara-Bandha; S. 344), wodurch der Blutstrom in den Kopf reguliert und auch etwas gebremst wird. Dies ist notwendig, um die feinen Haargefässe (Kapillaren) vor übermässigem Blutandrang zu schützen, der entstehen würde, wenn man auf dem obersten Punkt des Schädeldachs steht und dadurch die Halswirbelsäule ganz gestreckt hält, was verboten ist.

Viele Menschen beginnen mit Shirshasana, sobald sie in Büchern von den Segnungen der Stellung gelesen haben oder von wenig kompetenten Lehrern in die Praxis eingeführt wurden. Das birgt aber Gefahren und dürfte sich eher schlecht als gut auswirken. Eine falsche Ausführung des Kopfstandes kann ein ganzes Heer von Krankheiten heraufbeschwören, zum Beispiel vorzeitiges Ergrauen der Haare, Haarausfall, Augenprobleme wie überhöhter Augeninnendruck, Konzentrationsschwäche, Kopf- und Rückenschmerzen, Probleme der Ohren, Verlagerung des Nabelzentrums, übermässiger Verlust von Samen, Menstruationsstörungen und sogar Geisteskrankheiten. Solche durch einen falsch ausgeführten Kopfstand hervorgerufene Beschwerden können durch die richtige Ausführung der Stellung wieder behoben werden.

Wirkung und Nutzen: Wie der Löwe der unbestrittene König der Tiere ist, so wird Shirshasana aufgrund ihrer Fähigkeit, Krankheiten wirkungsvoll zu heilen, die Königin der Yoga-Asanas genannt. Es gibt kaum ein Leiden, das der überragenden Wirkung dieser Übung standhalten könnte. Sie vereint in sich die Vorteile aller von Shiva dargelegten 8 400 000 Asanas. Ihre Praxis hilft nicht nur gegen Sehstörungen, vorzeitiges Grauwerden, Haarausfall, Falten, schlechten Körpergeruch und andere Erscheinungen, die das Äussere eines Menschen beeinträchtigen können, sondern auch gegen viele teilweise als unheilbar geltende Krankheiten wie Blutdyskrasie, Hämochromatose, Psoriasis, Vitiligo, Epilepsie, Migräne, Krebs, Lepra, Alzheimer oder Parkinson. Shirshasana kann sich sogar als wirksames Mittel im Kampf gegen Aids erweisen. In Fällen von solchen schweren Erkrankungen ist es selbstverständlich notwendig, im Anfangsstadium der Krankheit mit der Praxis von Shirshasana zu beginnen, und zwar in Verbindung mit einer vollkommen gesunden, ausgewogenen und yogischen Lebens- und Ernährungsweise.

Durch die Stimulierung des Hypothalamus, einer Region des Zwischenhirns, von der die wesentlichen Impulse zur Steuerung des vegetativen Nervensystems und des Metabolismus ausgehen, werden die Sexualfunktionen des Menschen sehr günstig beeinflusst. Viparita-Karani ist ein unfehlbares Mittel gegen sämtliche Störungen der Geschlechtsorgane und erweist sich in den meisten Fällen von Pollution, Spermatorrhoe, Impotenz, sexueller Übererregbarkeit, vorzeitiger Ejakulation, Unfruchtbarkeit, Beschwerden während der Menstruation, Frigidität und anderen anorektalen Krankheiten von enorm zuverlässiger Wirkung. Die sexuellen Energien können mit Hilfe dieser Übung sublimiert, also verfeinert und in kreative geistige Energie verwandelt werden. Der männliche Samen wird rein und gesund, und Gesicht und Augen beginnen zu strahlen. Auch Frauen können in dieser Hinsicht von Viparita-Karani-Mudra profitieren, denn durch regelmässige Ausübung des Kopfstandes entsteht Kontrolle über die Ausscheidung von wichtigen Körperflüssigkeiten während Menstruation und Geschlechtsverkehr, wodurch eine Yogini sich die Grundlage schafft, um die höchsten Ziele des Yoga zu verwirklichen.

Ein hervorragendes Charakteristikum dieser Asana ist, dass sich mit ihrer Hilfe eine Reihe von psychosomatischen Leiden wie Allergien, Phobien, Depressionen, Paranoia, Zwangsneurosen, und sogar Demenz erfolgreich behandeln lassen. Sogar in Fällen von schweren Geisteskrankheiten hat sie sich als vorteilhaft erwiesen, und selbst Wahnsinnige konnten mit Hilfe dieser Übung wirksam behandelt und geheilt werden. Aufgrund ihrer unfehlbaren Auswirkung auf das gesamte Nerven- und Drüsensystem des Menschen lassen sich durch diese Stellung sämtliche psychosomatischen Leiden an der Wurzel packen und ausrotten. Regelmässiges Üben wirkt sich verfeinernd auf das menschliche Bewusstsein aus, verhilft zur Erkenntnis psychophysischer Zusammenhänge und wird damit zu einem wirksamen Mittel, um eigenes Fehlverhalten zu erkennen und zu korrigieren und damit eine Basis für vitale Harmonie zu schaffen.

Allerdings darf der Kopfstand nur praktiziert werden, nachdem man seine korrekte Ausführung von einem erfahrenen Lehrer gelernt hat. Für Menschen, die herzkrank sind oder an zu hohem Blutdruck leiden, ist die Ausführung dieser Stellung strikt verboten. Solche Krankheiten müssen zuerst durch andere Yoga-Techniken geheilt werden. Für gesunde Menschen ist diese umgekehrte Haltung ein Tonikum fürs Herz, das vom reichlichen und mühelosen Blutandrang und damit von einer erhöhten Menge an Sauerstoff profitiert. Ist das Herz jedoch krank, würde dieser Blutstrom das geschwächte Organ überfordern und könnte zu gravierenden Störungen des Kreislaufs führen.

Eine weitere wunderbare Eigenschaft von Shirshasana ist, dass dadurch der Alterungsprozess aufgehalten und sogar gestoppt werden kann. Es gab in der Vergangenheit zahlreiche berühmte Yogis, die dank der Praxis von Viparita-Karani uralt oder, wie im Falle des grossen Maha-Siddha Gorakshanatha, unsterblich wurden. Dieses Phänomen ewiger Jugend wird bewirkt durch die Tatsache, dass die Nektar-Sekretion des «Mondes», das heisst die Bildung von Amrita, der Unsterblichkeit verleihenden Flüssigkeit, die im Bereich des Gaumens, beim Hirnstamm, stattfindet, nicht vom gewaltigen, sengenden Hauch der in der Nabelregion liegenden «Sonne» vernichtet wird.

Svatmarama, Jünger des grossen Yogi Gorakshanatha, schreibt in der «Hathayoga-Pradipika» in Kapitel III, Vers 77–79: *«Der Körper ist dem Alterungsprozess unterworfen, weil das vom*

Mond im Nasenrachenraum erzeugte göttliche Soma von der brennenden Sonne der Nabelregion verschlungen wird. – Um diesen göttlichen Nektar zu bewahren, muss der Schlund der Sonne vermieden werden. Dies aber kann man nur durch die Lehre eines vollendeten Gurus verstehen, nicht durch das blosse Studium zahlreicher Schriften. – Der umgekehrte Prozess, bei dem die Sonne oberhalb des Mondes zu liegen kommt, lässt sich durch die Unterweisung eines Gurus erlernen.»

Die Umkehrung der gegensätzlichen Kraftquellen «Mond» und «Sonne» als Erzeuger bzw. Krematorium des Unsterblichkeit verleihenden Amrita sollte logischerweise dieses kostbare Elixier vor der Vernichtung bewahren und somit den Alterungsprozess aufhalten. Die Bedeutung von «Sonne», «Mond» und «Amrita» werden in der Yoga-Literatur häufig hervorgehoben. Im Zusammenhang mit der Khecari-Mudra werden diese wichtigen Aspekte der Yoga-Praxis ausführlich besprochen (S. 415), und es wird eine zusätzliche Methode beschrieben, um diesen Nektar dem Körper zu erhalten.

Es ist etwas schwierig, diese hohen Yoga-Prozesse in der modernen medizinischen Terminologie zu erklären. Solange man nicht mehr über die physiologische Bedeutung der verschiedenen Körperfunktionen und Sekrete weiss, ist es auch gar nicht erstrebenswert, dies zu versuchen. Trotzdem lassen sich durch Erklärung der Vorgänge im Körper während der Ausführung dieser bemerkenswerten Asana die vorteilhaften Auswirkungen der Stellung verständlicher machen.

Bei Viparita-Karani bleibt der grösste Teil des Körpers über dem Niveau des Herzens. Nur einige Organe und ein sehr begrenztes Gebiet des Körpers liegen dann unter dem Herzen. Aufgrund der Schwerkraft wird diesen Partien nun eine verstärkte Durchblutung zuteil. Normalerweise erhalten diese Körperteile die Blutzufuhr entgegen den Gesetzen der Schwerkraft, weshalb ihre Versorgung nie sehr verschwenderisch ausfällt, obschon zum Beispiel die Leistungsfähigkeit des Gehirns enorm von den ihm zugeführten Mengen an Blut und Sauerstoff abhängt. Gleichzeitig mit der besseren Versorgung dieser Partien findet in der umgekehrten Haltung ein viel wirksamerer und leichterer Rückstrom venösen Blutes aus den Körperteilen statt, die sich normalerweise unterhalb des Herzens befinden und dem Gesetz der Schwerkraft unterliegen. Eigentlich müsste es ständig zu einer Blutstauung in diesen Regionen kommen, wenn nicht die Aktivität der Muskeln dies verhindern würde. Der verstärkte Rückstrom des venösen Blutes zum Herzen dehnt während der Übung den Herzmuskel und erzeugt einen verhältnismässig kräftigen kontraktilen Impuls. Diese erhöhte Kontraktionsaktivität des Herzens beeinflusst den gesamten Körper positiv wie auch das Herz selber, das ebenfalls in verstärktem Mass von dem Blut profitiert, das es wieder hinauspumpt. Die heilsamen Auswirkungen machen sich aber vor allem im Bereich des Gehirns bemerkbar, wo die Durchblutung jetzt von der Schwerkraft unterstützt wird. Für die Venen in Kopf und Nacken ist es charakteristisch, dass sie keine Klappen besitzen. Das Fehlen solcher Venenklappen verhilft bei normaler, aufrechter Haltung zu einem besseren Abfluss des Blutes in Richtung Herz. Wird der Körper umgedreht, führt das aber zu einem venösen Blutandrang und Druck. Die arterielle Blutversorgung lässt (aufgrund der im Kopfstand günstigeren Lage zur Schwerkraft und der verstärkten Kontraktion des Herzens) mehr Nährflüssigkeit aus den feinen Kapillargefässen hervortreten und in die umliegenden Bereiche der Gewebe eindringen. Alle Zellen dieser Region werden also von einer gesunden Gewebeflüssigkeit umspült, die mit Nährstoffen und lebenswichtigen Gasen wie Sauerstoff gesättigt ist. Das garantiert einen besseren strukturellen und funktionellen Zustand aller Organe im Kopfbereich. Hier liegen die wichtigen endokrinen Drüsen, Hypophyse, Epiphyse und Schilddrüse, die ihre Hormone direkt ins Blut absondern. Diese Drüsen werden aufgrund ihrer vielseitigen, wesentlichen Auswirkungen auf alle Bereiche des menschlichen Lebens wie Charakter, Geist, Wachstum, Sexualität und andere mehr oder weniger subtile Aspekte der jeweiligen Persönlichkeit ganz zutreffend «Schicksalsdrüsen» genannt. Somit wird klar, dass in dieser umgekehrten Stellung ungeheure physiologische Möglichkeiten stecken.

Der allgemein stärkende Effekt dieser ungewöhnlichen, den Blutfluss anregenden Stellung erstreckt sich auch auf andere, weniger hochentwickelte Organe des Körpers, die ebenfalls wichtige Funktionen zu erfüllen haben. Ein solches Organ ist zum Beispiel die Haut. Die Haut des gesamten Körpers ist ein Indikator für die Gesundheit eines Menschen. Innere Störungen im Körperhaushalt können sich äusserlich durch Pickel, Furunkel und Hautausschläge bemerkbar machen. Die Kopfhaut beispielsweise ist ein sehr sensibles Instrument. Psychische Anspannung aufgrund von Stress und Ängsten kann sich dort unmittelbar durch eine Reizung der Kopfhaut, Jucken und Schuppen manifestieren und bei anhaltender innerer Spannung zu Psoriasis führen. Haarausfall und eine damit einhergehende Glatzenbildung sind ebenfalls unwillkommene Anzeichen einer gestörten Energieversorgung der Kopfhaut und für viele Menschen ein Grund zur Beunruhigung. Shirshasana kann hier durch bessere Ernährung der Kopfhaut Abhilfe schaffen und diese neu kräftigen und beleben, so dass es nicht zu Haarausfall und vorzeitigem Ergrauen der Haare kommt. Zudem wirkt die Stellung sehr stark beruhigend auf den menschlichen Geist und harmonisierend auf alle Körperfunktionen, so dass viele Hautkrankheiten gar nicht erst auftreten können.

Shavasana, die Leichenlage, sorgt für die absolute Ruhe und Entspannung nach Shirshasana, Der Kopfstand verlangt von verschiedenen Körperteilen und Organen eine ungewöhnliche Anspannung und sollte immer als letzte Stellung ausgeführt werden, damit der Entspannungszustand in Shavasana vertieft wird.
Es empfiehlt sich, die am Anfang aufgeführten Warnungen und Hinweise sehr aufmerksam zu studieren und zu beherzigen. Wie bereits erwähnt ist es gefährlich, Shirshasana ohne korrekte Anleitung eines erfahrenen Lehrers auszuführen.

«Wenn man die Zeitdauer von Viparita-Karani jeden Tag um einen Kshana (einen kurzen Augenblick) verlängert, so wird man nach sechs Monaten an seinem Körper weder Runzeln noch graue Haare sehen. Wer die Stellung für einen ganzen Yama hält (3 Std.), der besiegt den Tod.» (Hathayoga-Pradipika, Kapitel III, Vers 82)

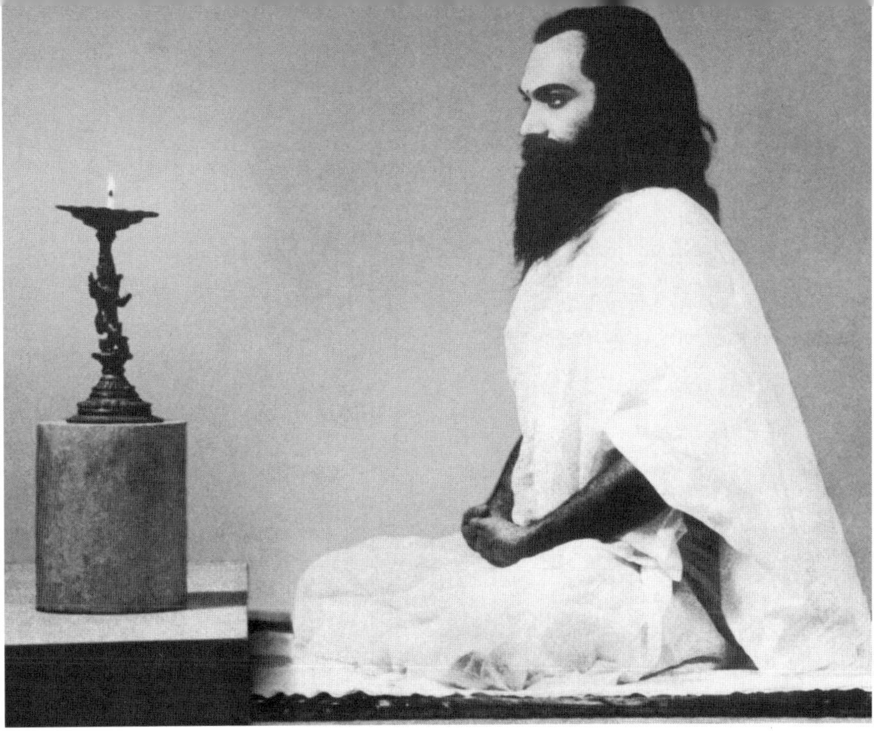

16. Shambhavi-Mudra

16. Shambhavi-Mudra *(Siegel der Glückseligkeit)*

Der Name «Shambhu» bedeutet «der Glückseligkeit Gewährende» und ist eine der zahlreichen Bezeichnungen, mit denen der grosse Gott Shiva verehrt wird. «Shambhavi» heisst wörtlich übersetzt «die zu Shambhu Gehörende» und verweist auf die segensreichen Auswirkungen dieser Mudra, durch deren Praxis ein Yogi die höchsten Höhen des Yoga erklimmen kann. Dhirendra Brahmachari hat als junger Mann unter Anleitung seines Gurus Maharshi Kartikeya in einer unterirdischen Höhle exzessiv solche Konzentrationsübungen ausgeführt und dadurch Zustände der vollkommenen Loslösung, Einswerdung und Selbstverwirklichung (Samadhi) erfahren. Bedingung zur Ausführung der Shambhavi-Mudra ist die Beherrschung von Trataka (S. 113).

Übung: Setzen Sie sich in einem abgedunkelten Raum in Padmasana auf den Boden. Stellen Sie in etwa 1½ Metern Entfernung eine brennende Kerze oder eine Ghee-Lampe auf, wobei Sie darauf achten müssen, dass die Flamme ungefähr auf Augenhöhe ist.

Richten Sie nun Ihren Blick starr und ohne zu blinzeln auf diese Flamme und versenken Sie sich ganz in dieses Licht. Ihre Konzentration muss so stark sein, dass Sie nur noch dieses Licht sehen, bis Sie letztlich darin versinken und selbst zu diesem Licht werden. Wenn Sie sich dieser Absorption der Sinne vollkommen hingeben, werden sich spontan ein Glücksgefühl und ein Zustand vollkommenen geistigen Friedens einstellen. Sie werden imstande sein, die Schwelle zu Meditation und Kontemplation zu überschreiten.

In der «Hathayoga-Pradipika» wird in Teil IV, Vers 37, über diesen erhabenen Zustand geschrieben: *«Wenn Lebenskraft und Geist gänzlich in dem Yogi aufgehen, der in der Trataka-Übung versunken dasitzt und seinen Blick unverwandt auf den wie einen hellen Stern leuchtenden Punkt richtet, dann wird dieser Zustand das hohe Shambhavi-Stadium genannt. Dies kann aber nur durch die grosse Güte des Gurus und durch die Gnade Gottes erreicht werden. In diesem Zustand erzeugt die vollkommene Stille wundervollen, sublimen Shiva-Tattva, einen Zustand, in dem jedes Leid vergeht. Der Gott Shiva, Kenner aller Tantras, hat ihn geheimgehalten. Dieses Erlebnis emanzipiert und absorbiert. Wer sich ihm hingibt und seinen Blick unverwandt für immer auf den leuchtenden Punkt gerichtet hält, der hat Gemeinschaft mit seinem innersten Selbst.»*

Diese Mudra kann in ihrer Vollendung zu Unmani führen, einem Zustand vollkommener Seligkeit, der mit Nirvikalpa-Samadhi gleichgesetzt wird. «Unmani» heisst wörtl. «Verzückung» und wird oft auch «Manonmani» oder «Mana-Unmani» genannt, was «Verzückung des Geistes» heisst.

«Der Geist ist der Same, Hatha das Feld, höchste Entsagung das Wasser. Aus diesen drei erwächst schnell die Zauberliane Unmani.» (Hathayoga-Pradipika, Teil IV, Vers 104)

Panca-Dharana-Mudras, die Siegel der Konzentration auf die fünf Elemente

Wenn der Yogi die höheren Stufen des Ashtanga-Yoga erreicht, wird Hatha-Yoga zu Raja-Yoga, und es eröffnen sich die Sphären von Konzentration und Meditation. Dort sind die folgenden fünf in der «Gheranda-Samhita» beschriebenen Mudras angesiedelt. Ihre korrekte Ausführung ist den Yogis der höheren Stufen vorbehalten, und ihre Praxis bedingt, dass Kundalini-Shakti wach ist und Prana in Sushumna-Nadi fliessen kann. Nur so kann sich das Bewusstseinspotential der entsprechenden Cakras entfalten und die darin enthaltene elementare Kraft aktiv werden.

«Die Shambhavi-Mudra habe ich erläutert. So höre nun von der Pancadharana-Mudra. Was kann man dadurch auf der Welt nicht zustandebringen? Der Yogi kann mit ihrer Hilfe körperlich in den himmlischen Sphären ein- und ausgehen, er kann sich an jeden Punkt im Universum hinbewegen und er kann frei durchs Weltall wandeln.» (Gheranda-Samhita, Kapitel III, Vers 68–69)

1. Parthivadharana-Mudra oder Adhodharana-Mudra *(Siegel der Konzentration auf das Erd-Element)*

Übung: Die folgende Konzentrationsübung sollte in Padmasana ausgeführt und unter Zuhilfenahme von Mula-Bandha und Jalandhara-Bandha praktiziert werden. Nasikagra-Drishti, die Blickfixierung auf die Nasenspitze, ist eine vorteilhafte Unterstützung der Praxis, da sich dadurch eine Vision des Erd-Elements erzeugen lässt (S. 160; Anm.: Nasikagra führt bei Beherrschung zur Entstehung von Visionen der fünf Elemente, weshalb diese Blickfixierung absolut notwendig ist).

«Für 5 Ghatikas (2 Std.) konzentriere man sich auf das Prinzip der Erde (Bhauma-Tattva). Es verbirgt sich im Herzen einer goldgelben viereckigen Ebene, wo auf einem Lotos der Gott Ganesha thront und das Bija-Mantra ‹Lam› vibriert. Dort soll man mittels Kumbhaka die Lebensenergie Prana festhalten und die Konzentration des Geistes fokussieren. Durch diese Adhodharana (nach unten gerichtete Konzentration) entsteht Festigkeit, man bezwingt die Erde, und das Erd-Element wird einem nie Schaden zufügen. – Wer die Parthivadharana-Mudra ausdauernd praktiziert, besiegt den Tod und wird sich als Siddha auf der Erde bewegen.» (Gheranda-Samhita, Kapitel III, Vers 70–71)

Wirkung und Nutzen: Hat der Sadhaka Kundalini-Shakti geweckt und Brahma-Granthi durchstochen, wird der Eingang von Sushumna-Nadi frei, Prana beginnt aufzusteigen und der Yogi erreicht die Stufe von Arambha-Avastha (S. 133). Die Kundalini als absolute Bewusstseinskraft beginnt ihren Aufstieg und macht die den einzelnen Cakras innewohnenden Energien frei. Dies ist ein nicht ungefährlicher Prozess, da sich auf jedem Level neben positiven Kräften auch zerstörerische Elemente befinden. Nur Kundalini kann dem Adepten helfen, die Kraft rechter Unterscheidung (Viveka) zu entwickeln und alles Negative zu eliminieren, damit auf jeder Ebene eine sichere Basis für den weiteren Aufstieg gebildet wird. Zuallererst gilt es, das Muladhara-Cakra zu aktivieren und die dort verborgenen Energien lebendig und bewusst zu machen (S. 127). Dadurch erhält der Adept geistige und körperliche Stabilität. Wer nicht mit beiden Beinen fest auf der Erde steht, sollte nicht versuchen, den Geist in die Weiten des Alls emporzuschwingen, denn allzu leicht könnte man dadurch den Boden unter den Füssen verlieren. Diese Praxis der Erweckung des Muladhara-Cakras macht den Körper stark und den Geist ruhig. Daraus resultiert Selbstvertrauen, und der Übende verliert die Furcht vor dunklen, negativen Mächten, so dass er sich gefahrlos in die Tiefen dieses unterweltlichen Bereiches und damit seines eigenen Unterbewusstseins hineinwagen kann.

2. Ambhasadharana-Mudra *(Siegel der Konzentration auf das Wasser-Element)*

Übung: Die folgende Konzentration auf Svadhishthana-Cakra sollte ebenfalls in Padmasana ausgeführt und unter Zuhilfenahme von Mula-Bandha und Jalandhara-Bandha praktiziert werden. Nasikagra-Drishti, die Blickfixierung auf die Nasenspitze, ist eine vorteilhafte Unterstützung der Praxis, da sich dadurch eine Vision des Wasser-Elements erzeugen lässt.

«Für 5 Ghatikas (2 Std.) konzentriere man sich auf das Prinzip des Wassers, das wie eine Muschel ist, rund wie die Sichel des Mondes und weiss wie Jasmin. In diesem Zentrum verborgen ist der Nektar der Unsterblichkeit, es enthält die Schwingungen des Bija-Mantras ‹Vam›, und darin herrscht die erhaltende Kraft des Gottes Vishnu. (Anm.: Gewöhnlich wird diesem Cakra der Wassergott Varuna als herrschende Kraft zugeordnet) *Dabei soll man mit Hilfe des Atems Prana an dieser Stelle festhalten und so gleichzeitig das Bewusstsein. Das ist die Ambhasa-Dharana, durch welche alle aus der Glut des Verlangens entstehenden Qualen beseitigt werden. – Wer diese hohe Ambhasi-Mudra kennt, kann als Eingeweihter bezeichnet werden. Auch in tiefen und schrecklichen Wassern wird der Tod ihm nichts anhaben. Man sollte diese Mudra als Geheimnis bewahren, denn wenn sie offenbart wird, verliert sie ihre Kraft. Wahrlich, ich spreche die Wahrheit.»* (Gheranda-Samhita, Kapitel III, Vers 72–74)

Wirkung und Nutzen: Durch das Festhalten von Prana im Svadhishthana-Cakra wird Kundalini-Shakti in dieses Energiezentrum bewegt. Der Adept betritt diesen Raum ausgestattet mit der Kraft und Stabilität, die er aus dem Muladhara-Cakra gewonnen hat. Im zweiten Cakra verbergen sich starke Kräfte der Erhaltung und des Aufbaus, aber naturgemäss auch deren Gegenteil. Nur der Yogi, der frei von Gier und Eigensucht ist, kann mit Hilfe der Kundalini-Shakti die Macht aus diesem Energiekreis schöpfen und sie zu seiner weiteren Selbstvollendung nutzbar machen (S. 129).

Der Körper und die Erdkugel bestehen beide zu rund 70 Prozent aus Wasser. Das ist einerseits ein weiterer Beweis für die Identität von Mikro- und Makrokosmos und unterstreicht anderseits die grosse Bedeutung der Tatsache, ein so gewaltiges Element zum Verbündeten zu machen.

3. Vaishvanaradharana-Mudra *(Siegel der Konzentration auf das Feuer-Element)*

Übung: Die Vaishvanaradharana sollte ebenfalls in Padmasana ausgeführt und unter Zuhilfenahme von Mula-Bandha und Jalandhara-Bandha praktiziert werden. Nasikagra-Drishti, die Blickfixierung auf die Nasenspitze, unterstützt die Praxis, da sich dadurch eine Vision des Feuer-Elements erzeugen lässt.

«Für 5 Ghatikas (2 Std.) konzentriere man sich auf das beim Nabel gelegene Element des Feuers. Es befindet sich im Herzen einer dreieckigen Ebene, von flammendroter Tönung, erfüllt von der Kraft des Gottes Rudra-Shiva und vibrierend durch das Bija-Mantra ‹Ram›. (Anm.: Dem Manipura-Cakra wird oft der Feuergott Agni als herrschende Kraft zugeordnet, weshalb diese Mudra auch «Agneyi» genannt wird.)

Dorthin konzentriert man die Lebenskraft Prana und mit ihr das Bewusstsein. Dies ist die Vaishvanaradharana-Mudra, durch welche alle Todesfurcht verschwindet. – Selbst wenn der Sadhaka in ein loderndes Feuer stürzen würde, bliebe er mit Hilfe dieser Mudra unbeschadet und am Leben.» (Gheranda-Samhita, Kapitel III, Vers 75–76)

Wirkung und Nutzen: Wenn es dem Sadhaka gelingt, die Kundalini durch Kumbhaka und Konzentration von Prana im Manipura-Cakra festzuhalten, werden die Kräfte des «Hara» geweckt (S. 130). Die Körpermitte ist die bedeutendste Stelle unseres energetischen Systems, und die Öffnung des Nabelzentrums wird begleitet durch das Erwachen zahlreicher übernatürlicher Verwirklichungen. Der Yogi wird zu einem wahren «Siddha», einem Träger göttlicher Macht. In ihm beginnt ein gewaltiges inneres Feuer zu lodern. Dieses Feuer ist nicht nur ein wirksamer Schutz vor Winterkälte, sondern ein Hilfsmittel, um die Kundalini-Shakti zu ihrem weiteren Aufstieg zu bewegen. Besonders in kalten Bergregionen wie im Tibet wurde von den dort lebenden Yogis die Technik des inneren Feuers, «Tumo» oder «g'Tum-mo» genannt, kultiviert, um so die Körperwärme willkürlich zu steigern, bis der Adept gewissermassen «in Flammen steht». Dadurch wird der Körper im Feuer des Yoga gehärtet, und das unberechenbare feurige Element wird zu einem Helfer auf dem Weg zu vollkommener Selbstverwirklichung.

4. Vayavadharana-Mudra *(Siegel der Konzentration auf das Luft-Element)*

Übung: Die Vayava-Dharana sollte ebenfalls in Padmasana ausgeführt und unter Zuhilfenahme von Mula-Bandha und Jalandhara-Bandha praktiziert werden. Nasikagra-Drishti, die Blickfixierung auf die Nasenspitze, wird auch hier angewendet, um so eine Vision des Luft-Elements zu erzeugen.

«Für 5 Ghatikas (2 Std.) konzentriere man sich auf das höchste Prinzip des Windes, dessen Qualität Sattva ist. Es ist von schwarzer Farbe, ähnlich der Augenschminke, in seinem Innern vibriert die Keimsilbe ‹Yam›, und es wird beherrscht von Ishvara, dem Gott Shiva. (Anm.: Diesem Zentrum wird oft der Windgott Vayu als beherrschende Kraft zugeordnet.) *Dorthin soll man Prana, und damit das Bewusstsein, konzentrieren. Das ist die Vayava-Dharana, mit deren Hilfe der Yogi sich durch die Lüfte bewegen wird. – Durch diese hohe Mudra werden Alter und Tod vernichtet, und man wird keinen Schaden durch die Macht des Windes erleiden. Sie verleiht die Fähigkeit, sich frei im Luftraum zu bewegen. Man sollte sie keinem Unwürdigen verraten, da sie sonst ihre Macht verliert. Wahrlich, höre meine Worte, o Canda!»* (Gheranda-Samhita, Kapitel III, Vers 77–79)

Wirkung und Nutzen: Durch den Aufstieg von Prana und das Eindringen der Kundalini ins Anahata-Cakra auf der Höhe des Herzens wird das flüchtige Element der Luft unter die Herrschaft des Bewusstseins gebracht. Es ist von sattvischer Qualität, durchdrungen von Leichtigkeit und der positiven Tendenz zum Guten und zur Harmonie (S. 130). Seine Aktivierung erweckt starke geistige Kräfte, und der Körper des Yogi wird leicht, beweglich und beginnt, einen guten Duft auszuströmen. Es kann zu Zuständen der Levitation kommen, weshalb der Lotos-Sitz zum Üben dieser Mudra Vorschrift ist. Dies ist die einzige Stellung, die unverändert beibehalten werden kann, selbst wenn der Körper sich vom Boden abhebt.

Auf diesem Level befindet sich Vishnu-Granthi, der zweite von drei Knoten entlang der Sushumna, dessen Durchstechen von allergrösster Bedeutung für die spirituelle Verwirklichung des Yogi ist. Er betritt dadurch die Stufe von Ghata-Avastha und wird langsam reif für die höheren Stufen der Meditation (S. 136).

5. Nabhodharana-Mudra *(Siegel der Konzentration auf das ätherische Element)*

Übung: Die Nabho-Dharana sollte ebenfalls in Padmasana ausgeführt und unter Zuhilfenahme von Mula-Bandha und Jalandhara-Bandha praktiziert werden. Nasikagra-Drishti, die Blickfixierung auf die Nasenspitze, wird auch hier angewendet, um so eine Vision des ätherischen Elements erzeugen zu können.

In der «Gheranda-Samhita» steht dazu in Kapitel III, Vers 80–81: *«Für 5 Ghatikas (2 Std.) konzentriere man sich auf das oberste Prinzip des luftleeren, ätherischen Raums. Es ist vollkommen durchsichtig wie reinstes Wasser, erfüllt von der Kraft von Sadashiva, dem fünfköpfigen, ewigen Gott, und in ihm vibriert das Bija-Mantra ‹Ham›.*

Hierhin soll der Yogi das Bewusstsein mit Hilfe von Prana lenken. Dies ist die Akashi-Mudra, durch welche das Tor zur Befreiung geöffnet wird. – Wer diese Mudra kennt, kann als Eingeweihter bezeichnet werden. Für einen solchen Menschen gibt es keinen Tod, und selbst beim Weltuntergang wird er weiterbestehen.» (Anm.: «Akasha» wird hier als Synonym für «Nabhas» verwendet und bedeutet «Luftraum, All, Äther».)

Wirkung und Nutzen: Gelingt es dem Yogi, Prana und Kundalini im Vishuddha-Cakra zu konzentrieren, das sich im Bereich des Kehlkopfs befindet, werden subtile, geistige Energien geweckt, die den Adepten mit gewaltiger Macht versehen können. Sein Bewusstsein beginnt sich von der Ebene der Materie zu lösen und kosmische Dimensionen anzunehmen. Die Körperstruktur wird sehr fein, und die Transformation des Menschen zu einem wahrhaft spirituellen Wesen erfährt ihre Vollendung. Innere Feinde wie Krankheiten, aber auch Feinde in der Aussenwelt verlieren ihre destruktive Kraft, denn der gesamte Organismus wird zu einem Katalysator, der negative Schwingungen in positive umwandeln kann.

Erreicht ein Yogi diesen hohen Zustand ätherischer Konzentration, bereitet er den Weg vor, um Kundalini ins Ajna-Cakra aufsteigen zu lassen, wo er schlussendlich Rudra-Granthi öffnen muss, um in Paricaya-Avastha einzugehen (S. 137). Er erreicht so die Stufe höherer Meditation und Kontemplation, die Savikalpa-Samadhi genannt wird.

Die fünf bei den Panca-Dharana-Mudras erwähnten Energiezentren im Körper des Menschen finden ihre Entsprechung in der äusseren Welt in Gestalt eines Kontinents (S. 128). Dieses Wissen eröffnet dem nach Selbstverwirklichung dürstenden Globetrotter die interessante und wirkungsvolle Möglichkeit, eine bestimmte Dharana-Mudra jeweils im entsprechenden Kontinent zu praktizieren, um eine vollkommen integrale Wirkung zu erzielen. Vollendete Yogis haben es da einfacher, denn wie man aus der Überlieferung weiss, verfügen die Adepten grossen Kalibers über diverse Siddhis, wodurch sie die Möglichkeit erhalten, Zeit und Raum beherrschen zu können. Eine dieser Kräfte ist zum Beispiel die, dass ein Siddha sich astral in jeden Winkel dieses Universums projizieren und sich dort auch wieder materialisieren kann, was ihm mühsame Flugreisen erspart. Für einen Sadhaka ohne derartige Verwirklichungen dürfte es aber eine bedenkenswerte Option sein, sich während einer Reise auf einen anderen Kontinent an Ort und Stelle mit solchen Konzentrationspraktiken zu beschäftigen, um die innere Entwicklung von aussen her zu unterstützen und das Wesen der Cakras verstehen zu können. Von besonderem Vorteil wäre dabei, diese Reise ins eigene Ich an den Wurzeln (Roots) zu beginnen und sich ins Herz von Schwarzafrika zu begeben, um dort an der Erweckung der Kundalini-Shakti zu arbeiten. Da dies aber eine nicht ungefährliche Angelegenheit ist, empfiehlt es sich, vorher zu Hause mit Hilfe von Sukshma Vyayama (S. 32) und Shat-Karma (S. 78) eine solide Grundlage für solche Abenteuer zu legen.

Pratikopasana, die Anrufung des eigenen Schattens

In der Lehrschrift «Shiva-Samhita» wird eine Übung zur Anrufung des eigenen Schattens beschrieben, die insofern für jeden Sadhaka von Interesse ist, als man mit ihrer Hilfe Verbindung mit einem Teil des eigenen Wesens aufnimmt, dem die Yogis ebenfalls Gewicht beimessen. Der Schatten ist so etwas wie ein Abbild der eigenen Persönlichkeit, ein Zeichen unseres körperlichen Heraustretens aus dem Licht und damit ein Beweis unserer materiellen Existenz. Er spiegelt unsere Seele in der Aussenwelt. Yogis erachten es als glückverheissend, wenn man diesem dunklen Schemen die gebührende Verehrung entgegenbringt und sein Bild in den Weltraum oder in sein Inneres projiziert. Damit geben Sie diesem Teil unseres Wesens einen ähnlichen Status wie dem Elefantengott Ganesha, der als Beseitiger der Hindernisse gilt und vor jeder Unternehmung oder Reise entsprechend verehrt werden sollte.

«Durch die Anrufung des Schattens realisiert der Eingeweihte das Sichtbare und das Unsichtbare, und durch diesen Anblick wird er rein. – An einem sonnenhellen, klarblauen Himmel soll er mit stetem Blick sein eigenes göttliches Abbild betrachten. Wer das nur für eine einzige Sekunde tut, erblickt Gott am Firmament. – Wer auf diese Art jeden Tag seinen eigenen Schatten an den Himmel projiziert, wird die Anzahl seiner Lebensjahre vergrössern und nie eines unfallbedingten Todes sterben. – Wenn das volle Abbild seines Schattens den weiten Himmel bedeckt, werden alle seine Bemühungen im Leben siegreich sein, und er wird als Herr über die Lebenskraft seine Schritte überallhin lenken können. – Wenn die Sonne am Himmel aufsteigt, oder wenn der Vollmond scheint, soll er mit festem Blick die Augen genau auf den Nacken seines eigenen Schattens konzentrieren. Dann soll er nach einiger Zeit den Blick in den Himmel richten. Wenn er dort ein weissgraues Abbild seines Schattens erblickt, verheisst dies Glück. – Wer das immer wieder praktiziert und sich dadurch seiner Allseele bewusst wird, erlangt durch die Gnade seines Schattens vollkommenes Glück. – Bevor man eine Reise antritt, vor einer Hochzeit oder einer wichtigen Arbeit, oder wenn man sich in Schwierigkeiten befindet, ist diese Anrufung des Schattens von grösstem Nutzen, denn dadurch werden Sünden vernichtet und Tugenden vermehrt. – Wenn ein Yogi dies immer wieder tut, beginnt er das Abbild seines Schattens in seinem Innern zu sehen, und der unermüdliche Sucher wird reif für seine Befreiung.» (Shiva-Samhita, Kapitel V, Vers 15–21)

Übung: Bei wolkenlos blauem Himmel, wenn die Sonne nicht allzu hoch steht, oder bei hellem Vollmond stellen Sie sich mit dem Rücken zur Lichtquelle hin, so dass Ihr Schatten auf dem Boden klar und deutlich sichtbar ist. Nun fixieren Sie den Blick auf den Nacken des Schattenbilds und halten die Augen, ohne zu blinzeln, darauf gerichtet, bis Sie um den Schatten herum eine hell leuchtende Umrisslinie wahrzunehmen beginnen. Dann heben Sie den Kopf zum Himmel hoch, wo Sie das riesige Abbild Ihres eigenen Schattens als weissliche Projektion erblicken.

Mit zunehmender Übung können Sie nach dem Fixieren des Schattens die Augen schliessen, und Sie werden vor Ihrem inneren Auge ein flammendes Bild des eigenen Schattens sehen, das die Yogis mit der eigenen Seele gleichsetzen.

Die Praxis von Pratikopasana ist eine wundervolle Trataka-Übung und sollte von allen denjenigen regelmässig ausgeführt werden, die sich auf die Shambhavi-Mudra vorbereiten wollen. Seinen eigenen Schatten bewusst wahrzunehmen und in den Raum zu projizieren, ist eine Erweiterung der eigenen Persönlichkeit um eine wichtige Dimension.

Der Schatten wird in vielen Kulturen als dunkler Aspekt des menschlichen Wesens betrachtet, als «Alter Ego», aber auch als Abbild der Einzelseele. Er gilt als Symbol für die primitive, unbewusste und instinktive Seite des Menschen, und indem der Yogi diese bewusst wahrnimmt, akzeptiert er sich selber als ganzheitliches, vielschichtiges Wesen, das um die innige Beziehung von hell und dunkel weiss und negative, gefährliche Bereiche in seinem Innern ans Licht bringt und transzendiert. Gleichzeitig umfasst er mit dem hellen Abbild seines unergründlichen Selbst den ganzen Kosmos, und vor seinem inneren Auge verwandelt sich das Schwarz des Schattens in feuriges Licht.

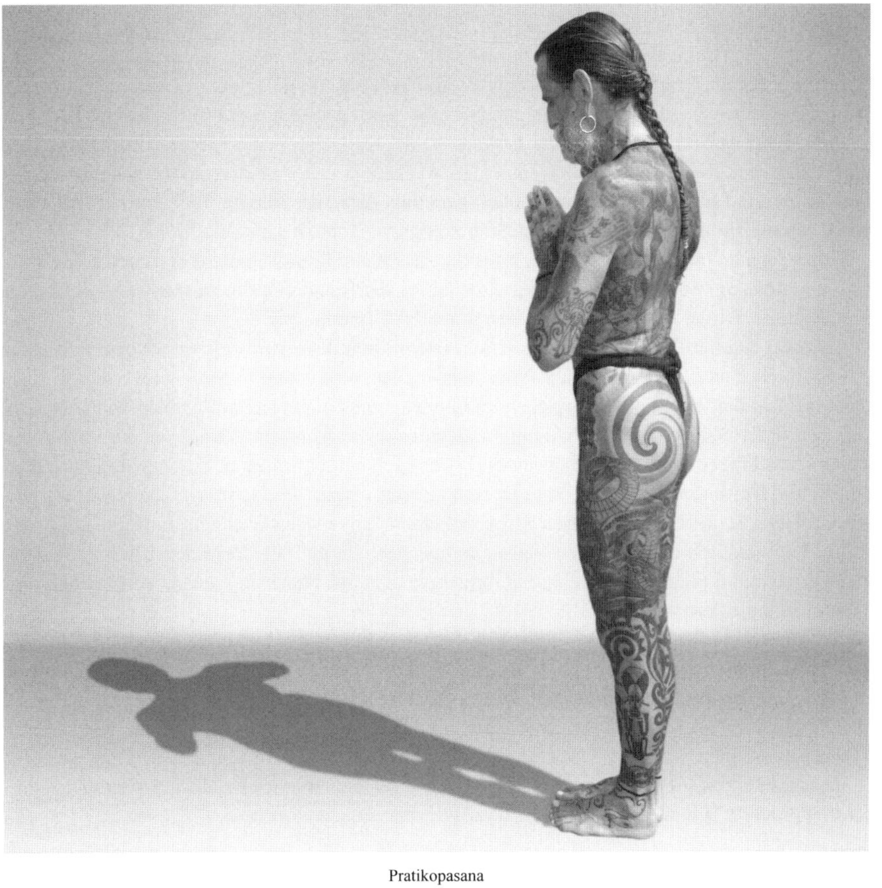

Pratikopasana

Epilog: Raja-Yoga

Der königliche Yoga

«Alle Mittel von Hatha und Laya führen zum Erfolg im Raja-Yoga; wer den Raja-Yoga erklommen hat, der wird den Tod überwinden.» (Hathayoga-Pradipika, Kapitel IV, Vers 103)

«Solange Prana nicht in der Sushumna fliesst, solange der Same nicht durch Pranayama unter Kontrolle gebracht wurde, solange der Geist sich nicht ohne Anstrengung bei der Meditation mit dem Göttlichen verbindet, solange bleibt alles Reden über Wissen und Weisheit nur das unsinnige Gestammel eines Toren.» (Hathayoga-Pradipika, Kapitel IV, Vers 114)

Es gibt immer wieder Menschen, die Hatha- und Raja-Yoga als zwei ihrem Wesen nach verschiedene Disziplinen betrachten. Tatsächlich sind sie aber Teile eines einzigen Ganzen, das unter dem Namen «Ashtanga-Yoga», dem achtfachen Yoga-Pfad, bekannt ist. Hatha ist die Wurzel dieses Baumes, während Raja die Krone darstellt. Genauso wie man einen Baum als Samen ins Erdreich pflanzt, muss der Guru den Samen zur Erweckung der Kundalini im Sadhaka anlegen, den dieser dann durch die Praktiken des Hatha-Yoga zum Wachsen bringt. Aus diesen Bemühungen bilden sich Stamm und Krone, und schlussendlich gedeihen daran die süssen Früchte von Meditation und Kontemplation, die als «Raja-Yoga», der königliche Yoga, bekannt sind.

Raja-Yoga beginnt dort, wo Yama, Niyama, Asana und Pranayama vollkommen gemeistert sind und der Yogi durch Pratyahara, die Loslösung der Sinne von der Aussenwelt, die Stufen von Dharana, Dhyana und schlussendlich Samadhi erreicht.

Im oben zitierten Vers 114 aus der «Hathayoga-Pradipika» wird treffend ausgedrückt, dass es vollkommen sinnlos ist, über Raja-Yoga zu sprechen, wenn man die Stufen des höheren Yoga nicht erreicht hat. Und um sie erreichen zu können, muss man ganz am Anfang beginnen und sich Schritt für Schritt nach oben kämpfen, genau wie ein Musiker, der auf seinem Instrument zuerst viele Fingerübungen machen muss, bis er nach Jahren imstande ist, schwierige Stücke zu spielen. Das Instrument eines Yogi ist sein Körper, Träger des Gemüts und des Geistes und Abbild seiner Seele. Indem er diesen Körper zu einem universalen Werkzeug umformt, kann der wahre Yogi dadurch auf Geist und Seele Einfluss nehmen und die drei Ebenen seines Wesens zu einer wahrhaft göttlichen Synthese verbinden, um so den höchsten Zustand von Freiheit und Emanzipation zu erreichen.

So wie ein Pianist seine Ausbildung mit einfachen Tonleitern und nicht mit einem Klavierkonzert von Beethoven beginnt, so widmet sich auch der nach Samadhi dürstende Yogi zuerst mit grosser Hingabe den Grundstufen, wie sie in diesem Buch Schritt für Schritt dargelegt sind. Wer diesen Weg bei Alpha beginnt, wird mit an Sicherheit grenzender Wahrscheinlichkeit einen echten Guru finden, der ihn bis zu Omega führen kann. Aus diesem Grund sollen hier alle acht Stufen erläutert werden, die der ernsthaft nach Verwirklichung Strebende ausnahmslos gehen muss, um ans Ziel zu gelangen.

1. Yama – die Regeln sozialen Verhaltens

Die beiden ersten Stufen Yama und Niyama sind die zehn Gebote der Yogis. Sie werden oft auch als «Maha-Vrata» bezeichnet, das «grosse Gelübde», welches die Basis der Yoga-Praxis bildet und immer und überall eingehalten werden muss. In der modernen Zeit beschäftigen sich viele Menschen mit Yoga-Stellungen und Atemübungen, ohne sich um diese Vorschriften zu kümmern. Das ist jedoch ein grosser Fehler, denn kein richtiger Guru würde einen Schüler annehmen, dessen Einstellung nicht den geforderten Ansprüchen genügt. Jeder ernsthaft nach Verwirklichung strebende Schüler sollte sich deshalb zuallererst moralisch darauf vorbereiten, diesen anspruchsvollen Weg zu begehen, und an Lebensweise und Charakter arbeiten, damit dieser Weg auch wirklich zu den Zielen des Yoga führt.

Das Sanskrit-Wort «Yama» bedeutet «Zurückhaltung, Kontrolle» und besteht gemäss dem Yoga-Sutra des Patanjali aus fünf Vorschriften zur persönlichen Einstellung eines Sadhaka dem Leben und den Menschen gegenüber.

Ahimsa (Gewaltlosigkeit)
Diese erste Verhaltensregel erinnert an die politische Einstellung von Mahatma Gandhi, der durch gewaltlosen Widerstand gegen die englische Kolonialmacht bewies, dass daraus eine unbesiegbare, befreiende Kraft entstehen kann. Ahimsa ist eine gelebte Gewaltlosigkeit, die auf der physischen und psychologischen Ebene praktiziert wird und Parallelen zur christlichen Lehre hat, die besagt, dass man selbst seinen Feinden keine Gewalt antun und den Mitmenschen gegenüber keine Feindseligkeit zeigen sollte. Im Yoga wird jedoch diese Regel noch erweitert, indem alle Lebewesen darin einbezogen werden und eine vegetarische Ernährung gefordert wird. Yogis töten weder Menschen noch Tiere. Sie essen kein Fleisch, und sie behandeln Menschen und Tiere mit Liebe und Respekt. Sie pflegen aber diese Regel nicht so extrem auszulegen wie die Jainas, Angehörige einer indischen Religionsgruppe, die selbst das Töten von Mücken oder ähnlichem Ungeziefer als Sünde betrachten.

Satya (Wahrhaftigkeit)
Satya und Asteya bilden ihrem Wesen nach eine Einheit, wobei Satya mehr eine Wahrhaftigkeit im Geiste ist und Asteya eine solche in der Tat. Ein Shishya sollte nicht lügen und betrügen und alle Hinterlist aus seinem Wesen verbannen. Aufrichtigkeit sich selber und anderen gegenüber bedingt eine richtige Einschätzung des eigenen Wesens und desjenigen der Mitmenschen, woraus Selbstvertrauen und Treue resultieren.

Asteya (Ehrlichkeit)
Ein Yogi darf nicht stehlen und sollte ein aufrichtiges, ehrliches Wesen entwickeln und pflegen. Gier gilt als eines der grössten Hindernisse auf dem Yoga-Weg und ist einer der Dämonen, mit denen ein Sadhaka kämpfen muss. Erst wenn alle Gier aus seinem Wesen verbannt ist, entsteht echte Furchtlosigkeit und damit die mentale Voraussetzung, ein Yogi zu werden.

Brahmacarya (Enthaltsamkeit)
Damit ist sexuelle Enthaltsamkeit oder das Zölibat gemeint. Diese rigorose Forderung wird zumeist vom Guru an diejenigen Schüler gestellt, die sich für die Initiation in die höheren Praktiken eignen. Im Hatha-Yoga gilt die Überzeugung, dass Kundalini-Shakti nur von denen geweckt werden kann, die ihre Sexualkraft vollkommen zurückhalten. Einem Yogi der höheren Stufen ist der Geschlechtsverkehr jedoch nicht verboten, da er selbst bei dessen Ausführung stets ein Brahmacari bleibt, das heisst einer, der seine Sexualkraft vollkommen zügeln und eine Frau lieben kann, ohne dabei wertvolle Lebensenergie zu verlieren.

Aparigraha (Begierdelosigkeit)
Diese Forderung geht Hand in Hand mit der Vorschrift, ein ehrlicher Mensch zu sein. Sie erinnert an das christliche Gebot «Du sollst nicht begehren deines Nächsten Haus, und nicht deines Nächsten Weib» und spricht damit erneut die negative Kraft der Gier an, durch die das Wesen eines Menschen vergiftet und verfälscht wird. Ein Yoga-Schüler sollte jegliche Gier aus seinem Wesen verbannen und nur noch das annehmen, was das Leben ihm schenkt. Einige indische Philosophien haben dieses Gelübde in sehr extremer Form als völlige Besitzlosigkeit ausgelegt. Yogis hingegen sehen in Besitz und Reichtum kein Hindernis für spirituelle Verwirklichung, sofern man nicht daran hängt und sein Streben darauf richtet.

2. Niyama – der Kodex persönlicher Lebensführung

Das Sanskrit-Wort «Niyama» bedeutet «zähmen, unterwerfen» und weist darauf hin, dass es sich bei diesen Vorschriften zur eigenen Lebensweise um Regeln der Selbstzucht und Ordnung handelt. Niyama bildet das Zwillingsglied zu Yama. Auch hier werden grundsätzlich fünf Regeln als gültig und wichtig erachtet:

Shauca (Reinheit bzw. Reinlichkeit)
Ein Yogi sollte täglich baden und den Körper gründlich waschen und pflegen. Das Bad erfolgt vor dem Üben, so wie man einen Tempel vor dem Gottesdienst reinigt. Neben dem Waschen mit Wasser und Seife gehört dazu unter Umständen auch die Pflege der Haut mit Öl. Dazu kommen die Praktiken von Shat-Karma zur innerlichen Reinigung, womit Hand in Hand eine Psychohygiene einhergeht. Weitere wichtige Apekte sind das Essen von gesunder, reiner Nahrung und das Ausmerzen unreiner Gedanken und Handlungen.

Samtosha (Genügsamkeit)
Ein Yogi soll zufrieden sein mit dem, was das Leben ihm schenkt. Sein Wesen sollte geprägt sein von Gleichmütigkeit gegenüber der Welt. Er sollte ohne Anhaftung an Besitz, Titel oder Menschen durchs Leben gehen.

Tapas (Askese)
Diese Vorschrift wurzelt tief in der hinduistischen Tradition. In der Mythologie der Hindus sind viele Geschichten überliefert, die davon erzählen, wie selbst Dämonen durch die Kraft der Askese göttliche Kräfte erlangt haben. Tapas ist die Fähigkeit, Entbehrungen und Anstrengungen auf sich zu nehmen, um spirituelle Ziele zu verwirklichen. Das Wort «Tapas» bedeutet «Glut, Feuer» und verweist auf den Grad der Hingabe, mit dem ein Yoga-Schüler sich der Disziplin unterwirft, ebenso auf die durch diese Unterwerfung entstehende innere Hitze und Kraft. Im Yoga wird diesem Aspekt der Selbstbemeisterung grosse Bedeutung zugemessen, jedoch nur bis zu dem Grad, wo die asketische Bemühung die Sadhana wirkungsvoll unterstützt, ohne dass der Körper dabei Schaden nimmt. Es gibt in Indien Asketen, die nach übernatürlichen Kräften streben, indem sie ihren Körper auf teilweise brutale Art und Weise züchtigen, zum Beispiel durch jahrelanges Hochhalten der Arme oder ebenso langes Stehen auf einem Bein. Solche Praktiken sind unter den Yogis verpönt, denn erstens ist der Körper ein Tempel und stellt das Mittel zur Selbstverwirklichung und nicht ein Hindernis dar, das es zu zerstören und überwinden gilt, und zweitens ist es nicht das Ziel eines Yogi, übernatürliche Kräfte (Siddhis) zu erlangen. Diese können durch die Praxis von selber entstehen und sind Hilfsmittel, um unüberwindlich scheinende Hindernisse zu beseitigen.

Svadhyaya (Studium)
Ein Yoga-Schüler sollte die heiligen Bücher und Schriften studieren, damit er sich so grundlegendes Wissen über die Philosophie des Yoga erwirbt. Dadurch werden die praktischen Übungen wirkungsvoll unterstützt, und der Geist der alten Yogis und Rishis beginnt zu erwachen. Es geht dabei nicht darum, ein Schriftgelehrter zu werden, denn diese Art von Gelehrtheit ist dem Hatha-Yoga fremd. Grundsätzlich betrachten die Yogis ihren eigenen Körper als «Buch mit sieben Siegeln», wobei die Cakras die Siegel sind, die durch Kundalini-Shakti aufgebrochen werden. In diesem Körper ist alles Wissen der Welt gespeichert, aber um es zu finden, kann ein Impuls von aussen notwendig und erwünscht sein. Durch das Studium der Yoga-Shastra wird der Sadhaka vertraut mit den Inhalten echter Yoga-Praxis, wodurch die Motivation entsteht, sich den Zielen des Yoga nähern zu wollen. Durch das Studium der heiligen Schriften entsteht Nähe zu Gott.

Ishvara-Pranidhana (Hingabe an Gott)
Hingabe und Gottesliebe (Bhakti) sind die wichtigsten Pfeiler, auf denen der Tempel des Yoga aufgebaut wird. Hingabe an den Guru, an Gott, an die Yoga-Praxis und damit ans eigene Schicksal sind wesentliche Voraussetzungen, um diesen schwierigen Weg gehen und Selbstverwirklichung erlangen zu können. Daraus entstehen Vertrauen und Glauben, und der Sadhaka erlangt die notwendige Ausdauer, um allen Schwierigkeiten und Entbehrungen des Wegs trotzen zu können. Alle Taten sollten nur zu dem Zweck erfolgen, sein eigenes göttliches Selbst zu verwirklichen.

In der «Hathayoga-Pradipika» werden in Teil I, Vers 17, sogar zehn Yamas und ebenso viele Niyamas aufgezählt:

Yama	**Niyama**
1. nicht töten bzw. verletzen	*1. Askese*
2. Wahrhaftigkeit	*2. Genügsamkeit*
3. Ehrlichkeit	*3. Glaube*
4. Enthaltsamkeit	*4. Barmherzigkeit*
5. Geduld	*5. Hingabe an Gott*
6. Festigkeit	*6. Studium der heiligen Schriften*
7. Mitleid	*7. Gehorsamkeit gegenüber dem Guru*
8. Aufrichtigkeit	*8. Bescheidenheit*
9. Mässigkeit im Essen	*9. Durchhaltewillen*
10. Reinheit	*10. Opferbereitschaft*

3. Asana – die Körperstellungen des Yoga

«Die Sitzstellung (ist) fest und angenehm.» (Patanjala Yoga Darshana, Kapitel II, Sutra 46)

Um dieser Forderung nach einer Sitzhaltung nachzukommen, welche ohne Anstrengung über längere Zeiträume gehalten werden kann, haben die Yogis ein ganzes System von Übungen, Stellungen und Praktiken entwickelt, um die Energiebahnen des Körpers zu reinigen und die Energie in Fluss zu bringen. Nur vollendeten Yogis ist es möglich, eine relativ einfach anmutende Sitzhaltung wie Siddhasana (S. 156) vorschriftsgemäss und allen Regeln der Yoga-Kunst entsprechend zu halten, so dass dadurch eine wirkungsvolle Basis für echte Meditation entsteht. Deshalb ist es unumgänglich, sich den teilweise anstrengenden und sich über Jahre oder gar Jahrzehnte hinziehenden Prozeduren des Hatha-Yoga zu unterwerfen und sich mit Leib und Seele dem Üben der Asanas hinzugeben, die in Teil IV dieses Werkes beschrieben sind.

4. Pranayama – Kontrolle der Lebenskraft

«(Sobald man) in diesem (Zustand ist, erfolgt als) Unterbrechung der Bewegung von (keuchendem) Aus- und Einatmen die Atemausdehnung.» (Patanjala Yoga Darshana, Kapitel II, Sutra 49)

Durch die Praktiken von Pranayama erfolgt die Reinigung aller Nadis, der feinstofflichen Energiebahnen im Astralkörper. Die Hauptkanäle Ida und Pingala werden zu verstärkter Aktivität gebracht, und Prana beginnt durch Sushumna-Nadi zu fliessen. Dadurch werden ebenfalls Nerven- und Drüsensystem des physischen Körpers willkürlich beeinflusst, und der Energiefluss wird derart angeregt, dass der Sadhaka seine Konzentration automatisch auf diese kraftvollen und feurigen inneren Empfindungen zu richten beginnt.

5. Pratyahara – Loslösung der Sinne von der Aussenwelt

«Rückzug der Sinne ist gleichsam Nachahmung der Eigengestalt des Bewusstseins, sobald (dessen) Nicht-Verbindung zum eigenen Bereich besteht.» (Patanjala Yoga Darshana, Kapitel II, Sutra 54)

Wenn das energetische System des Yogi von allen Verunreinigungen befreit ist und Prana durch Sushumna zu fliessen beginnt, erlebt der Adept Gefühle von unbeschreiblicher Intensität, das nach aussen gerichtete Bewusstsein zieht sich automatisch von der Aussenwelt zurück und beginnt, sich im Fluss der inneren Energie aufzulösen. Dieser Vorgang des Zurückziehens der Sinne wird oft verglichen mit dem Wesen einer Schildkröte, die ihren Kopf ins Innere des Panzers zurückzieht.

6. Dharana – Konzentration

«Konzentration ist Binden des Bewusstseins an einen Ort.» (Patanjala Yoga Darshana, Kapitel III, Sutra 1)

Wenn Prana sich in den verschiedenen subtilen Zentren des Körpers zu konzentrieren beginnt, entströmen daraus feurige Gefühle der Wonne, und der normalerweise rastlos nach aussen schweifende Geist wird davon eingefangen und beginnt, sich vollkommen auf diese Punkte innerhalb des Körpers zu richten. Ohne diese substantiellen Empfindungen gewaltiger Kraft im Innern ist es schwierig oder gar unmöglich, den Geist von der Aussenwelt abzulösen, weshalb Hatha-Yoga so viel Wert auf die Vorbereitung des Körpers legt.

7. Dhyana – Meditation und Kontemplation

«Dort (ist) die Auf-eines-Gestrecktheit der Vorstellung (die) Meditation.» (Patanjala Yoga Darshana, Kapitel III, Sutra 2)

Wenn das Bewusstsein des Yogi sich vollkommen auf diese im Innern auftretenden Empfindungen von höchster Wonne zu konzentrieren beginnt, entsteht daraus Meditation. Auf dieser hohen Stufe der Verwirklichung befindet sich der Körper in einem kataleptischen Zustand völliger Starre, die Körperfunktionen senken sich ähnlich wie bei einem Frosch in der Winterstarre auf ein absolutes Minimum ab, und der Yogi sinkt in einen todesähnlichen Zustand.

Meditation im Sinne des echten Yoga hat nichts mit dem gemein, was in der heutigen Zeit vielfach als solche propagiert wird und bestenfalls ein erster bescheidener Versuch der inneren Sammlung ist. Meditation ist ein Zustand höchster Ekstase, ein Überwinden und Ablegen der eigenen Körperlichkeit durch ein Eingehen in die Bereiche der Körperlosigkeit und des Todes. Dadurch lösen sich alle Dualitäten auf und die Pforten der Selbstverwirklichung öffnen sich.

8. Samadhi – Erleuchtung oder Selbstverwirklichung

«Wenn genau diese (Meditation) von nichts als dem Sinn erstrahlt und gleichsam leer von der Eigengestalt ist, ist das die tiefe Versenkung.» (Patanjala Yoga Darshana, Kapitel III, Sutra 3)

Der Zustand von Samadhi kann nicht mit Worten beschrieben werden. Wenn das Göttliche und Menschliche sich vollständig verbinden, wenn das Innen und das Aussen verschmelzen, wenn Raum und Zeit transzendiert werden und sich gleichzeitig alles und nichts manifestiert, ist das Samadhi. Es ist das Überwinden aller körperlichen und geistigen Beschränkungen und findet seinen Ausdruck in einem Eintauchen in unbeschreibliche Gefühle von Seligkeit und Wonne.

Solange in diesem Zustand von Versenkung noch eine Empfindung des individuellen Bewusstseins bestehen bleibt, wird das Savikalpa-Samadhi genannt, die «Selbstverwirklichung mit Form», das heisst, der Yogi befindet sich zwar in einem Zustand höchster Trance, verliert aber nicht das Gefühl seiner eigenen Identität.

Patanjali beschreibt in seinen Yoga-Sutras in Kapitel III, wie aus Konzentration (Dharana), Meditation (Dhyana) und Samadhi ein Zustand entsteht, der Samyama genannt wird, was man als «absolute Kontrolle» umschreiben könnte. Wird diese vollkommene Konzentration und meditative Versenkung perfektioniert, wird der überwältigende Zustand der Trance von klarer innerer Erkenntnis erfüllt, so dass der Yogi sich bewusst mit dem Objekt der Betrachtung identifizieren und mit ihm eins werden kann. Dadurch erwirbt er verschiedene übernatürliche Kräfte (Siddhis), die ihm auf dem weiteren Weg zu Nirvikalpa-Samadhi nützlich sind. Zudem helfen ihm diese Kräfte, in der Welt der Erscheinungen zu wirken und andere Lebewesen auf ihrem Weg zur Selbstverwirklichung zu unterstützen.

Die höchste Stufe von Samadhi wird Nirvikalpa-Samadhi genannt, die «Selbstverwirklichung ohne Form», wo der Mensch sich vollkommen in der Unendlichkeit des göttlichen Bewusstseins auflöst und jegliches Selbst-Gefühl verschwindet. Der Weise Patanjali nennt diesen Zustand auch Dharma-Megha-Samadhi, «Erleuchtung in der Wolke dessen, was unser wahres Wesen ausmacht». Dies ist die Offenbarung des höchsten göttlichen Selbst, das letzte Ziel unserer Existenz und deren Erfüllung.

In der Yoga-Shastra wird Samadhi mit verschiedenen Bezeichnungen erwähnt, die alle diesen höchsten Zustand absoluter Vereinigung meinen: Raja-Yoga (königlicher Yoga), Yoga-Nidra (Yoga-Schlaf), Unmani (Verzückung), Manonmani (Verzückung des Geistes), Laya (Auflösung), Sahaja (aus dem Selbst entstehend), Turya (jenseits aller Zustände).

In der «Hathayoga-Pradipika» wird in Kapitel IV, Vers 107–113, der aus der Beherrschung von Prana entstehende Zustand der Selbstverwirklichung beschrieben: *«Von allen Zuständen befreit, von allen Gedanken verlassen ist nun der Yogi gleich einem Toten, aber erlöst. – Der Yogi, der Samadhi erreicht hat, wird vom Tod nicht verzehrt, vom Karma nicht gequält und kann von niemandem überwunden werden. – Der Yogi, der Samadhi erreicht hat, kennt weder Geruch, noch Geschmack, noch Farbe, noch Tastgefühl, noch Geräusch, noch sich selbst oder einen anderen. – Sein Geist schläft nicht, noch wacht er nicht, ist von Erinnerung und Vergessen befreit. Er geht nicht zugrunde, auch entsteht er nicht. Wer diesen Zustand erlangt hat, der ist erlöst. – Der Yogi, der Samadhi erreicht hat, kennt weder Kälte noch Wärme, weder Glück noch Unglück, weder Ehre noch Verachtung. – Wer gesund und im wachen Zustand gleich einem Schlafenden verweilt und weder ein- noch ausatmet, der ist sicherlich erlöst. – Der Yogi, der Samadhi erreicht hat, ist unverletzlich für alle Waffen, von Sterblichen nicht zu überwältigen, unangreifbar für jegliche Zauberei.»*

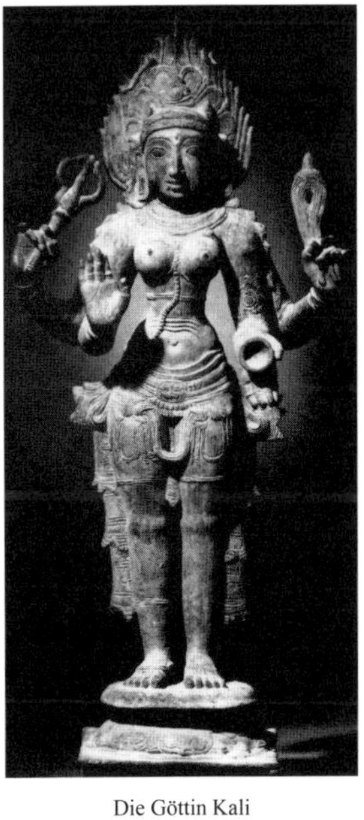

Die Göttin Kali

Wenn die Hitze der Shakti lebendig wird und dadurch alle menschliche Anmassung verschwindet, wenn das Individuum sich vor der unendlichen Macht der Schöpferkraft neigt und sich aufmacht, den Weg der höchsten Erkenntnis zu gehen und den Ozean der Zeit zu überqueren, dann wird der Mensch langsam bereit, Samadhi zu verwirklichen.

Das ist der Zeitpunkt, wo dieses geflügelte Wort der Yogis seinen tiefsten Sinn zu offenbaren beginnt:

«Nasti Yogat Param Balam.»
(Es gibt keine grössere Kraft als Yoga.)

Jay Shri Shakti!

Glossar

A

Adept: Eingeweihter in eine Geheimlehre.

Adhara: wörtl. «Stütze»; im Hatha-Yoga spricht man generell von 16 Adharas im Körper, also voll energetisierten Marmas, wo sich Prana in besonderem Mass speichert. Aus ihnen entstehen Energievibrationen, die zu Pratyahara und Dharana führen *(s. a. Marma).*

Adinatha: die uranfängliche Gottheit. Bezeichnung des Gottes Shiva als Verkünder und als erster Eingeweihter des Hatha-Yoga.

Adrenalin (auch Epinephrin): ein Hormon des Nebennierenmarks, dessen Ausschüttung eine Reaktion auf Stress (wie Gefahr, Bedrohung oder körperliche Anstrengung) ist. Es erhöht die Herz- und Pulsfrequenz, wirkt über das vegetative Nervensystem auf Blutdruck und Atemwege und steigert Blutzucker und Blutfettgehalt, dämpft jedoch die Aktivität des Verdauungssystems *(s. a. Noradrenalin).*

Adrenalsystem: Drüsen, insbesondere Nebennieren, Nebennierenmark und Nebennierenrinde, von denen das lebenswichtige Hormon Adrenalin gebildet wird, das unter anderem den Zuckerstoffwechsel reguliert.

Adstringens: zusammenziehend wirkendes, blutstillendes Mittel.

Aghori: wörtl. «nicht schrecklich»; tantrischer Sadhu-Orden, dessen Mitglieder Schädel-Schalen bei sich tragen und oft auf Leichenverbrennungsplätzen leben, wo sie sich dem Kult der Shmashan-Kali und extremen nekromantischen Ritualen hingeben.

Agni: Feuer. Eines der fünf grobstofflichen Elemente, aus denen der Kosmos besteht. Im Hatha-Yoga wird damit auch das innere Feuer bezeichnet.

Agnisara: Erweckung des inneren «Verdauungsfeuers» durch wiederholtes, intensives Praktizieren von Ajagari.

Ahimsa: Gewaltlosigkeit, Nichtverletzen. Eine der fünf Regeln des sozialen Verhaltens, die Yama bilden; das erste Glied des achtfachen Yoga-Pfads.

Aids: Acquired Immune Deficiency Syndrome. Eine durch Viren übertragene Krankheit, die sich auf die Fähigkeit des Immunsystems auswirkt, mit Infektionen und Tumoren fertigzuwerden. Ansteckung erfolgt über die Samen- und Scheidenflüssigkeit oder direkt über das Blut.

Aim: ein sogenanntes Bija-Mantra; eine Keimsilbe, in der die Kraft der Weisheitsgöttin Sarasvati schwingt.

Ajagari: wörtl. «Riesenschlange» (von sanskr. Aja, Ziegenbock, und Gari, weibliche Schlange; eine Schlange, die einen ganzen Ziegenbock verschlingen kann); auch Purna-Uddiyana (voller Bauch-Verschluss) oder Cheetah-Kriya (Panther-Übung) genannt. Besteht aus der Praxis von Udara- und Uddiyana-Bandha mit Kumbhaka.

Ajna-Cakra: wörtl. «Rad der Befehlsgewalt»; einer der sieben Energiekreise entlang der Wirbelsäule, in der Mitte des Schädels auf der Höhe der Augen; auch «drittes Auge» oder Guru-Cakra genannt.

Akasha: Strahlung, Licht. Bezeichnung für das fünfte feinstoffliche, ätherische Element. Im übertragenen Sinn ist damit auch das äussere und innere Weltall gemeint.

Alambusha: ins Becken und in den Mund verlaufender feinstofflicher Energiekanal (Nadi) mit Ursprung im Kanda.

Alaun: Mineralsalz, das als blutstillendes Mittel verwendet wird.

Allergie: falsche Reaktion des Immunsystems auf körperfremde, aber an sich harmlose Substanzen. Gründe dafür sind erblich oder psychosomatisch bedingt.

Alveolen: Lungenbläschen, in denen der Gasaustausch des Blutes stattfindet. Sauerstoff wird aufgenommen und Kohlendioxyd wird abgegeben.

Alzheimer: zumeist im Alter auftretende Degeneration des Gehirns, wobei dieses schrumpft und sich darin Ablagerungen bilden. Die Krankheit wird begleitet von völliger Desorientierung und Gedächtnisverlust. Sie tritt bei Frauen häufiger auf als bei Männern.

Amar, Amrita: wörtl. «unsterblich». Der durch die Yoga-Praxis von feinstofflichen Energiezentren im Gaumenbereich gebildete «Nektar der Unsterblichkeit».

Amaroli: der durch ausdauernde Praxis der Samenzurückhaltung (Vajroli) und Beherrschung der Ejakulation (Sahajoli) entstehende Nektarfluss im Vyoma-Cakra, im Bereich des «Mondes» auf Höhe der Hypophyse.

Ambrosia: Speise der Götter, durch Yoga entstehender göttlicher Nektar.

Ambu: das Element Wasser.

Aminosäuren: Grundbausteine der Eiweisse (Proteine), die für den Eiweissstoffwechsel des Körpers verwendet werden. Das menschliche Körpereiweiss wird aus zwanzig verschiedenen Aminosäuren aufgebaut, von denen zehn nicht vom Körper selbst hergestellt werden können und über die Nahrung aufgenommen werden müssen.

Anahata-Cakra: wörtl. «Rad des unangeschlagenen Tons»; einer der sieben Energiekreise entlang der Wirbelsäule, auf der Höhe des Herzens.

Anahata-Nada: der «unangeschlagene Ton», der im Anahata-Cakra erklingt, wenn Vishnu-Granthi geöffnet wird.

Ananda: Glückseligkeit.

Anandamaya-Kosha: die Hülle der Glückseligkeit, die unsere Seele (Atman) umhüllt *(s. a. Kosha; Karana-Sharira).*

Ananta: In symbolischen Abbildungen des Hinduismus sieht man oft eine fünfköpfige Schlange, Ananta (Unendlichkeit) oder Shesha (die Bleibende) genannt. Sie ist die kosmische Weltenschlange, die das Universum umschliesst, Sinnbild des Wassers und der unendlichen Schöpferkraft. Vielfach wird sie mit Darstellungen des Gottes Vishnu in Verbindung gebracht, der als Erhalter der Schöpfung auf ihr ruht.

Androgene: Sammelbegriff für die männlichen Geschlechtshormone, die in den Hoden und zu einem kleinen Teil auch in der Nebennierenrinde und den Eierstöcken gebildet werden. Wichtigstes Androgen ist Testosteron.

Angada: Sohn des Affenkönigs Bali, der an der Seite von Hanuman mit Rama und Lakshmana gegen den Dämon Ravana kämpfte *(s. a. Ramayana).*

Angina: Entzündung der Mandeln.

Angina pectoris: anfallartig auftretender Schmerz in der Herzregion, wenn die Herzkranzgefässe das Herz nicht mehr ausreichend mit Blut und Sauerstoff versorgen, zum Beispiel wegen einer Arteriosklerose.

Anhidrosis: mangelnde Schweissabsonderung.

animales Nervensystem: das somatische willkürliche Nervensystem, dessen Funktion willentlich beeinflusst werden kann *(s. a. Nervensystem).*

Animan-Siddhi: eine der Siddhis, der durch Yoga erreichbaren übernatürlichen Kräfte. Die Fähigkeit, sich so klein wie ein Atom zu machen.

Anjali-Mudra: Gebetshaltung mit zusammengelegten Händen, mit welcher der Hindu beim Grüssen seinen Respekt vor dem Göttlichen bekundet.

Annamaya-Kosha: die «Nahrungshülle», die unseren grobstofflichen Körper bildet *(s. a. Kosha; Sthula- bzw. Bhuta-Sharira).*

anorektal: Mastdarm und After betreffend.

Antar-Kumbhaka: wörtl. «inneres Atemanhalten»; nach Puraka (Einatmung) ausgeführtes Atemanhalten

Anuloma-Viloma: wechselseitiges Pranayama zur Reinigung der Nadis.

Ap: das Element Wasser.

Apana: einer der zehn Lebenshauche (Vayus). Im unteren Teil des Körpers herrschender, mit der Ausatmung verbundener negativer «Todeshauch». Eine Energie, die Ausscheidung, Zersetzung und Auflösung bewirkt.

Aparigraha: Begierdelosigkeit. Eine der vom Sadhaka geforderten Tugenden, die im Ashtanga-Yoga unter «Yama» aufgeführt sind.

Aparna-Ashram: Der Name «Aparna» bedeutet «ohne ein Blatt» und bezieht sich auf Parvati, die sich härtesten asketischen Bussübungen unterwarf, um die Gunst von Shiva zu gewinnen. Wochenlang nahm sie nur Wasser zu sich und ass nicht einmal Blätter und Kräuter. Der Aparna-Ashram befand sich im Bergdorf Mantalai im indischen Kashmir, wohin Swami Dhirendra Brahmachari sich oft zurückzog, um zu meditieren. Dort baute er eine luft- und wasserdichte Höhle, um Samadhi zu praktizieren.

Arambha-Avastha: die «Anfangsstufe», die entsteht, wenn der Yogi das Nadi-System gereinigt, Meisterschaft über Prana erlangt und Brahma-Granthi durchstochen hat *(s. a. Nada-Avastha).*

Arambha-Nada: der mystische innere Ton, der entsteht, wenn der Yogi im Muladhara-Cakra den Brahma-Granthi durchstochen hat, und Prana zum Anahata-Cakra aufsteigt.

Ardhonmesha: eine der Blickfixierungen mit halbgeschlossenen Augenlidern.

Arier: sanskr. «Arya», wörtl. «edel, rein»; im 4. Jahrtausend v. Chr. von Nordwesten aus dem Gebiet Zentralasiens über den Hindukush in die Indus-Zivilisation einfallende Reitervölker, die das Schrifttum des Veda mit sich brachten und das Matriarchat und den damit verbundenen Shakti-Kult der indischen Vorzeit durch patriarchale Gesellschaftsstrukturen ersetzten.

Arjuna: der heldenhafte Königssohn aus dem Geschlecht der Pandavas, der in der Schlacht von Kurukshetra gegen die Kauravas kämpfte. In der «Bhagavad-Gita» wird er von Krishna, einer Inkarnation des Gottes Vishnu und Lenker seines Kriegswagens, in Form eines Dialogs über die Wege zur Befreiung belehrt.

Arterie, arteriell: die «Schlagadern»; Blutgefässe, in denen das Blut vom Herzen weg transportiert wird.

Arteriosklerose: Arterienverkalkung durch Fettablagerungen; beeinträchtigt die Blut- und Sauerstoffversorgung der Organe, was in den Herzkranzgefässen zu einem Herzinfarkt, im Gehirn zu einem Schlaganfall führen kann.

Artha: wörtl. «Ziel, Zweck, Objekt, Wunsch»; eines der drei hinduistischen Lebensideale in Form von Staatskunst, Kriegsführung und Mehrung des Wohlstandes *(s. a. Kama; Moksha).*

Arthritis: akute oder chronische, schmerzhafte Gelenkentzündung.

Arthrose: dauerhafter Verschleiss eines Gelenkknorpels durch Überbeanspruchung.

Arundhati: Name der Kundalini-Shakti als Personifizierung perfekter Weiblichkeit.

Asana: wörtl. «Sitz». Ursprünglich bezeichnet Asana die Sitzgelegenheit, auf welcher der Yogi übt und meditiert. Später wurde das Wort «Asana» generell für die yogischen Körperstellungen verwendet. Asana-Praxis bildet die 3. Stufe des Ashtanga-Yoga.

Ashram: Bezeichnung eines Ortes, zum Beispiel einer Einsiedelei, wo ein Meister das Wissen des Yoga an geeignete Schüler weitergibt. Das Wort «ashrama» wird im Hinduismus auch für die vier Lebensstufen verwendet, die man als Mensch durchläuft: 1. Brahmacarya, die Stufe des Studenten; 2. Garhasthya, die Stufe des Familienvaters (grihastha); 3. Vanaprasthya, die Stufe des Einsiedlers (vanaprastha); 4. Samnyasa, die Stufe des Entsagenden (samnyasin).

Ashtanga-Yoga: der achtfache Yoga-Pfad, der vom Hatha- zum Raja-Yoga führt. Die acht Stufen sind: 1. Yama; 2. Niyama; 3. Asana; 4. Pranayama; 5. Pratyahara; 6. Dharana; 7. Dhyana; 8. Samadhi. Das berühmteste Werk über die Segnungen des Ashtanga-Yoga ist das Werk «Patanjala Yoga Darshana» mit den 194 Yoga-Sutras des Weisen Patanjali, das etwa im 3. Jh. v. Chr. entstanden ist.

Ashtanga-Yogavarnana: Teil der Lehrschrift «Bhaktisagara-Grantha» des Weisen Carana Dasa über die Praxis des Ashtanga-Yoga.

Asteya: Ehrlichkeit, Aufrichtigkeit. Eine der fünf Regeln des sozialen Verhaltens, die Yama (das erste Glied des achtfachen Yoga-Pfads) bilden.

Asthenie: Kraftlosigkeit, Schwächezustand.

Astralkörper: ätherischer, feinstofflicher, transzendentaler Zweitkörper des Menschen, auch Sukshma- oder Linga-Sharira genannt. Besteht aus Denkorgan, Sinnesorganen und übersinnlichen Organen. Existiert auch nach dem Tod weiter und vermag einen neuen grobstofflichen Körper zu bilden. Ein Teil des Astralkörpers ist zum Beispiel auch unser Traumkörper, in dem der Jiva sich während der Träume aufhält. Der Astralkörper konstituiert sich aus Pranamaya-Kosha, Manomaya-Kosha und Vijnanamaya-Kosha, also aus Atem, Denken und Intelligenz.

Atharva-Veda: der vierte Veda, der dem Wissen von den Mantras, Beschwörungen und Zaubersprüchen gewidmet ist. Er entstammt etwa aus der Epoche von 1000 v. Chr. und beinhaltet etwa 6000 magische Anrufungen und erste Darlegungen der Pranayama-Praxis. Ihm sind einige Upanishaden angeschlossen.

Atishunya: wörtl. «sehr leer»; transzendentaler Zustand nach dem Durchstechen von Vishnu-Granthi im Anahata-Cakra, wenn Kundalini in den Bereich des Vishuddha-Cakras im Hals aufsteigt und dort ein trommelartiger Laut entsteht.

Atman: das transzendentale Selbst des Menschen, die Seele.

Augiasstall: Sinnbild katastrophaler Verunreinigung. Der Pferdestall von Augias, dem König der Elier, war 30 Jahre nicht ausgemistet worden. Dem Götterhelden Herakles gelang es, ihn in einem einzigen Tag zu reinigen, indem er die Flüsse Alpheios und Peneios hindurchleitete.

Aum (Om): Urklang, aus dem sich die gesamte Schöpfung manifestiert. Auch Mula-Mantra (Wurzel-Mantra) genannt, da alle anderen heiligen Buchstaben, Silben und Klänge aus dieser kosmischen Urschwingung entstanden sind.

autonomes Nervensystem: auch vegetatives Nervensystem; im Gegensatz zum bewussten, animalischen Nervensystem reguliert es alle dem Willen nicht untergeordneten, unbewussten Stoffwechselvorgänge und Muskelbewegungen, zum Beispiel den Herzschlag und die Drüsentätigkeit.

Avastha: Stufe der Verwirklichung. Im Hatha-Yoga werden vier solche Nada-Avasthas, das heisst Ebenen der yogischen Selbstverwirklichung, erwähnt: Arambha-Avastha, Ghata-Avastha, Paricaya-Avastha und Nishpatti-Avastha.

Avatara: wörtl. «Herabkunft»; Inkarnation des Göttlichen auf Erden.

Avidya: wörtl. «Nichterkennen»; Zustand der Verblendung, in dem die Lebewesen sich vom Trugbild der Maya täuschen lassen und sich darin verstricken.

Ayurveda: wörtl. «das Wissen vom langen Leben»; naturheilkundliches System Indiens, sozusagen das medizinische Lehrbuch der Veden, das als ein Teil des Atharva-Veda angesehen wird.

B

Baghi: wörtl. «Tiger-Übung»; Bezeichnung für die Magenreinigung Vamana-Dhauti.

Bahya-Kumbhaka: wörtl. «äusseres Atemanhalten»; das nach Recaka (Ausatmung) ausgeführte Anhalten des Atems.

Bakterien: winzigste Lebewesen, die nur aus einer einzigen Zelle bestehen. Es gibt nützliche Bakterien, die den Darm, die Haut und die Mundhöhle besiedeln und uns davor schützen, dass sich schädliche, krankheitserregende Bakterien in uns ansiedeln, die durch giftige Absonderungen unseren Stoffwechsel stören können.

Bali: ein mythologischer Affen-König, Sohn des Gottes Indra, dessen Sohn Angada an der Seite von Rama gegen den Dämon Ravana kämpfte *(s. a. Ramayana; Valmiki).*

Bana-Linga: wörtl. «pfeilförmiges Linga»; im Anahata-Cakra gelegenes Shiva-Lingam, dessen Energie durch die Praxis von Yoni-Mudra geweckt wird *(s. a. Itara-Linga; Svayambhu-Linga).*

Bandha: wörtl. «Verschluss»; im Hatha-Yoga verwendete willkürliche Muskelkontraktion zur Beeinflussung innerer Energien. Grundsätzlich werden drei hauptsächliche Bandhas unterschieden: Mula-Bandha, Uddiyana-Bandha und Jalandhara-Bandha.

Basti (Vasti): Reinigung des Darmtrakts mit Wasser. Eines der unter Shat-Karma aufgeführten Kriyas.

Bauchmuskelstrang (vorderer, gerader): der Musculus rectus abdominis, von den Yogis Nala genannt, der vom Zwerchfell bis in die Leistengegend führt. Seine Beherrschung ermöglicht die Ausführung von Techniken wie Nauli, Vasti, Ganesha-Kriya oder Vajroli.

Bauchspeicheldrüse: wie ein dicker Schlauch hinter dem Magen liegende Drüse, die Verdauungssekrete und Hormone (Insulin, Glukagon) absondert und den Blutzuckerspiegel reguliert *(s. a. Diabetes mellitus).*

Bauch-Verschluss: die willentliche Kontraktion der Bauchmuskulatur. Besteht aus Uddiyana-Bandha und Udara-Bandha, dem Einziehen und Rausdrücken der Bauchwand *(s. a. Purna-Uddiyana; Ajagari).*

bewusstes Nervensystem: auch «animales» Nervensystem. Sensorische und motorische Nerven, welche die Verarbeitung äusserer Reize (der Sinnesorgane) und die bewussten Körperbewegungen erledigen.

Bhaga: die Vagina. Wird mit dem Schoss der Göttin assoziiert, aus dem Glück und Gedeihen entspringt. Objekt tantrischer Verehrung *(s. a. Yoni).*

Bhagavad-Gita: wörtl. «Gesang des Erhabenen». Berühmtester Teil des indischen Nationalepos «Mahabharata», in dem der Gott Krishna dem Helden Arjuna die Wege des Karma-, Jnana- und Bhakti-Yoga als Mittel zur Befreiung erklärt. Das «Mahabharata» geht in seinen Anfängen bis in das 4. Jh. v. Chr. zurück.

Bhairava-Drishti: wörtl. «schrecklicher Blick»; eine der weniger häufig verwendeten Blickfixierungen, bei welcher die Augenlider umgedreht werden. Führt zu einer Stimulierung der Nerven des Augapfels und zu Hellsichtigkeit.

Bhakti: Hingabe, Gottesliebe. Bhakti-Yoga bildet einen integralen Bestandteil jeder Yoga-Praxis.

Bhaktisagara-Grantha: Lehrschrift des Weisen Carana Dasa. Enthält das «Ashtanga-Yogavarnana», worin in einem Zwiegespräch zwischen Guru und Shishya detaillierte Lehrsätze über die acht Stufen des Ashtanga-Yoga erläutert werden.

Bharata: weiser König und Urvater Indiens, der in grauer Vorzeit über das Königreich Bharata-Varsha herrschte. Der Name «Bharata» hat sich bis auf den heutigen Tag als Bezeichnung für den indischen Subkontinent erhalten.

Bhastra-Kumbhaka: eines der höheren Pranayamas.

Bhastrika: wörtl. «Blasebalg»; reinigende Atemtechnik, die sowohl Teil von Shat-Karma als auch von Pranayama ist *(s. a. Kapalabhati).* Sie wird durch die Nase oder den Mund ausgeführt und verdankt ihre Wirkung der erhöhten Aufnahme von Sauerstoff und Prana.

Bhauma-Tattva: das Grundprinzip des Elements Erde.

Bhramari: das «Bienengesumm», ein Pranayama.

Bhru-Madhya-Drishti: eine der Blickfixierungen mit zwischen die Augenbrauen gerichteten Augen.

Bhucari-Siddhi: Levitation; eine der aus der Yoga-Praxis entstehenden übernatürlichen Fähigkeiten, auch «Darduri-Siddhi» genannt. Dabei wird der Körper des Yogi so leicht, dass er wie ein Frosch hüpfen und springen und sich vom Boden abheben kann.

Bhujangi (auch Bhujangini): eine weibliche Königskobra. Ein Name der Kundalini-Shakti, auch Bezeichnung einer Mudra.

Bhumi: die Göttin der Erde, ein Name der Shakti und Synonym für die Göttin Lakshmi.

Bhuta: einerseits Bezeichnung für einen Natur- oder Elementargeist, anderseits die Bezeichnung für die fünf Elemente, aus denen sich der materielle Kosmos zusammensetzt *(s. a. Panca-Bhuta).*

Bhuta-Sharira: der grobstoffliche, aus den Elementen (Bhutas) aufgebaute, physische Körper des Menschen.

Bija/Bija-Mantra: wörtl. «Same». Bijas sind Keimsilben, die in sich die Kraft einer Gottheit tragen. Sie bilden einen wichtigen Aspekt in einer tantrischen Mantra-Sadhana, da ihre Schwingungen Energiezentren im Körper wecken können. Bijas sind zum Beispiel Gam (Ganesha), Dum (Durga), Hum (Shiva), Shrim (Maha-Lakshmi), Krim (Kali), Aim (Sarasvati) und weitere.

Bindu: wörtl. «Tropfen, Punkt». Bezieht sich einerseits auf den durch einen Punkt dargestellten nasalisierten Endklang eines Bijas, anderseits wird diese Bezeichnung im Tantra und Yoga zumeist für den männlichen Samen verwendet *(s. a. Retas; Shukra; Nada; Kala).*

Blut-Dyskrasie: ungünstige oder krankhafte Zusammensetzung des Blutes.

Brahma: der Schöpfergott, einer der Hauptgötter in der klassischen hinduistischen Trinität, neben Vishnu, dem Erhalter, und Shiva, dem Zerstörer.

Brahmacarya: Die gängige Auffassung von Brahmacarya ist diejenige von Keuschheit. Sie bildet eine der wesentlichen Forderungen von Yama, den Verhaltensregeln des Ashtanga-Yoga. Ein Brahmacari ist jedoch nicht nur die Bezeichnung für einen enthaltsam lebenden Sadhaka, sondern kann einen Yogi der höchsten Stufen bezeichnen, der seine Sexualkraft völlig unter Kontrolle und den Geist ständig auf das Göttliche konzentriert hat. Gemäss der Auffassung des Yoga ist es einem solchen Menschen nicht verboten, Geschlechtsverkehr zu haben *(s. a. Vajroli).* Als Brahmacari wird auch ein junger Mensch auf der ersten der vier vedischen Lebensstufen (ashrama) bezeichnet, wo er weltliche und religiöse Anweisungen erhält und Tugenden für ein spirituelles Leben entwickelt.

Brahma-Granthi: ein innerhalb des Wurzelzentrums (Muladhara-Cakra) befindlicher mystischer Knoten, den der Yogi mittels Prana durchstechen muss, um der Kundalini den Aufstieg zum Anahata-Cakra auf der Höhe des Herzens zu ermöglichen *(s. a. Nada-Avastha).*

Brahman: das Ewige, Unvergängliche und Absolute. Die höchste, nichtduale göttliche Wirklichkeit, aus der heraus die Shakti in ihrem Aspekt als Maya das gesamte Universum mit allen Göttern, Dämonen und Lebewesen erschafft *(s. a. Atman).*

Brahma-Nadi: ein Name von Sushumna-Nadi, dem vom Muladhara-Cakra zu Brahma-Randhra führenden mittleren Energiekanal.

Brahma-Randhra: wörtl. «Brahmas Öffnung»; bezeichnet die Stelle der grossen Fontanelle, den Schnittpunkt dreier Schädelknochen oben am Kopf. Diese sehr empfindliche Kopfstelle wird von den Yogis als heilig verehrt, da durch sie Kundalini ins Sahasrara-Cakra aufsteigen und sich mit Shiva vereinigen kann. Auf diesem Punkt den Kopf abzustützen ist tabu.

Bronchitis: Entzündung der Bronchienschleimhäute.

Brustbein (lat. Sternum): senkrecht in der Mitte des Brustkorbs verlaufender Knochen, der Lunge und Herz schützt. Im Yoga spielt bei Jalandhara-Bandha das obere Brustbeinende eine Rolle, dort, wo man mit den Fingern eine kleine Delle fühlen kann, die rechts und links von den Enden der beiden Schlüsselbeine und unten vom Brustbein begrenzt wird. Dieser Punkt wird von den Yogis «Kantha-Kupa» genannt.

Buddhi: weibliche Form des Wortes «buddha»; in der ursprünglichen Bedeutung ein im Yoga und in der Samkhya-Philosophie verwendeter Begriff für die erste Emanation der Natur (Prakriti), das feinste und einfachste erste Produkt der Schöpfung und der Grundstoff aller anderen materiellen und geistigen Grundelemente (Tattvas) im Universum. Andere Bezeichnungen für «buddhi» sind «linga» oder auch «sattva». Das Wort «buddhi» steht oft auch für Weisheit und die höheren geistigen Qualitäten des Menschen, ein Organ der intuitiven Wahrnehmung, das über dem «Manas» steht, dem Denkorgan des Menschen, das die Sinneseindrücke verarbeitet.

C

Caduceus: ein sogenannter «Heroldsstab», um den sich eine Doppelschlange windet. Alchimistisches Symbol, Attribut von Hermes (griech.) und Merkur (röm.), das Macht und die Vereinigung der dualistischen Gegensätze bedeutet. Im Yoga werden die bipolaren Nadis Ida und Pingala, die sich um die Sushumna winden, ähnlich dargestellt.

Cakra: wörtl. «Rad, Kreis». Zentren feinstofflicher, subtiler Energie im Astralkörper des Menschen, die sich entlang der Wirbelsäule befinden.

Camunda: eine furchterregende Form der Göttin Durga.

Candakapali: ein Schüler des Weisen Gheranda, der sich in der Lehrschrift «Gheranda-Samhita» mit Fragen an diesen wendet.

Candra: der Mond. Im Hatha-Yoga wird damit der Bereich oberhalb des Gaumens bezeichnet, wo im Vyoma-Cakra der Nektar der Unsterblichkeit (Amrita) entsteht. Die Bezeichnung Candra-Nadi wird auch für den auf der linken Seite des Körpers verlaufenden Mondkanal (Ida-Nadi) verwendet.

Candra-Nadi: «Candra» ist der Name des Mondgottes; Bezeichnung für Ida-Nadi, den auf der linken Seite des Körpers verlaufenden Mondkanal, der mit Shiva assoziiert wird. Ida ist der Name einer Tochter des Manu, die mit einem Sohn des Mondgottes Candra verheiratet war, und bezeichnet auch die weissliche, bleiche Farbe des Mondes.

Carana Dasa: ein Wanderasket und Yogi, der die Lehrschrift «Bhaktisagara-Grantha» verfasste.

Chakra: *s. Cakra.*

Chinnamasta: kopflose Form der Göttin Durga, die in ihrer Hand den eigenen Schädel hält und damit das ihrem Hals entströmende Blut trinkt. Sie symbolisiert den ewigen Kreislauf von Werden und Vergehen und die grausame Kraft der Natur, die sich aus sich selber ernährt. Sie gilt als die Herrin der Yogis, denen sie hilft, aus diesem Zyklus von Leben und Tod auszubrechen.

Cholesterin: ein Steroid, das viele lebensnotwendige Funktionen erfüllt und Ausgangsstoff zur Bildung zahlreicher Hormone ist. Hilft beim Aufbau von Körperzellen und Nervenzellen. Der Körper benötigt pro Tag etwa 1 g Cholesterin, das hauptsächlich in der Leber produziert und zu einem Teil durch die Nahrung aufgenommen wird.

Cit: das reine, transzendente Bewusstsein.

Citrakhya-Nadi (auch Citra-Nadi)***:*** wörtl. «Kanal des Tigers»; andere Bezeichnung für Sivani-Nadi, einen vom After entlang des Perineums zu den Genitalien verlaufenden Energiekanal. Kontrolliert bei Mann und Frau insbesondere die Funktion der Sexualorgane *(s. a. Sivani-Nadi).*

Citrini-Nadi: der «leuchtende Kanal» im Innern von Sushumna-Nadi, ein feinster Energiekanal, durch den Kundalini-Shakti zum Brahma-Randhra aufsteigen kann *(s. a. Vajra-Nadi).*

Citta: die «Denksubstanz», das geistige Wesen des Menschen.

Cortison: das wichtigste in der Nebennierenrinde produzierte Hormon, das auf den Eiweiss- und Blutzuckerstoffwechsel wirkt und von entzündungshemmender Wirkung ist.

Cowper-Drüsen: zwei erbsengrosse Drüsen, die unterhalb der Prostata in die männliche Harnröhre münden. Sie befeuchten Harnröhre und Eichel mit Schleim.

D

Damaru: Sanduhrtrommel; altes Schamaneninstrument im Himalaya und Attribut des Gottes Shiva Nataraja, zu deren Wirbel er den rasenden Tandava tanzt. Aus ihrem Klang manifestiert sich die gesamte Schöpfung.

Damaru-Mudra: «Siegel der Sanduhrtrommel». Symbolische Handhaltung, die Erschaffung und Geburt symbolisiert.

Danda-Dhauti: das Schlucken einer dicken Kordel zur Reinigung von Speiseröhre und Magen.

Darduri-Siddhi: die übernatürliche Kraft der Levitation, auch «Bhucari-Siddhi» genannt. Dabei wird der Körper des Yogi so leicht, dass er wie ein Frosch hüpfen und springen und sich vom Boden abheben kann.

Darshana: wörtl. «Vision, Anblick»; persönliches Beisammensein mit dem Guru oder einem Heiligen. Die von grossen Sehern überlieferten sechs philosophischen Systeme des alten Indien werden ebenfalls Darshana oder ihrer Anzahl enstprechend Shad-Darshana genannt. Diese sind Nyaya, Vaisheshika, Samkhya, Yoga, Mimamsa und Vedanta. Sie alle haben zum Ziel, den Menschen aus dem Rad der Wiedergeburten zu befreien und mit Gott zu vereinen.

Darshanopanishad: geheime Lehrschrift, die Techniken zur Selbstverwirklichung durch Yoga und Tapas beschreibt.

Depression: Zustand grösster Bedrückung und Niedergeschlagenheit, auch «depressives Syndrom» genannt. Durch starken Lebensüberdruss entsteht völlige Antriebsschwäche und Selbstmordrisiko.

Devadatta: einer der zehn Lebenshauche (Vayus). Zirkuliert in Haut und Knochen und bewirkt Gähnen und Gefühle der Müdigkeit.

Devi: wörtl. «Göttin»; Synonym für alle Emanationen der weiblichen Schöpferkraft.

Dhananjaya: einer der zehn Lebenshauche (Vayus). Ist im gesamten Körper aktiv. Bewirkt Gefühle von Trägheit und das Entstehen von Schleim und Schluckauf. Dieser Hauch verlässt den Körper auch nach dem Eintreten des Todes nicht und bewirkt das Aufblähen des Leichnams.

Dharana: Konzentration; die 6. Stufe des achtfachen Yoga-Pfads (Ashtanga-Yoga). Vorbereitung auf die höheren Stufen der Meditation und Kontemplation (Raja-Yoga).

Dharma: wörtl. «tragen, halten»; umfassender Ausdruck für alles, was unser wahres inneres Wesen ausmacht. Auf Rechtschaffenheit und Tugend basierendes universales Lebensgesetz, Grundlage aller Religionen und Stützpfeiler von menschlicher Moral und Ethik und der göttlichen Ordnung im Universum.

Dharma-Megha-Samadhi: wörtl. «Erleuchtung in der Wolke dessen, was unser wahres Wesen ausmacht»; von Patanjali verwendete Bezeichnung für Nirvikalpa-Samadhi.

Dhatus: die Körperelemente: Haut, Fleisch, Blut, Knochen, Fett, Sehnen, Nerven, Knochenmark und Sperma.

Dhauti: eine der Praktiken (Kriya) von Shat-Karma zur Reinigung des Magens. Hrid-Dhauti, die Reinigung des Herzens, besteht aus Vastra-Dhauti (auch Vaso-Dhauti), dem Schlucken einer Stoffbinde, Danda-Dhauti, dem Schlucken einer Kordel, und Vamana-Dhauti (auch Baghi, die Tiger-Übung), dem Erbrechen von Wasser. Dhauti wird auch als Bezeichnung für andere Reinigungen des Körpers verwendet, zum Beispiel Danta-Dhauti, die Reinigung der Zähne, oder Mula-Dhauti (auch Mula-Shodhana oder Ganesha-Kriya), die Reinigung von After und Mastdarm.

Dhirendra Brahmachari: herausragender Yoga-Meister des 20. Jh., dessen genaues Geburtsdatum und der Geburtsort unbekannt sind. Er wurde vermutlich Anfang des letzten Jh. geboren. Bereits in jungen Jahren durchwanderte er ganz Indien auf der Suche nach seinem Guru, den er schliesslich in Maharshi Kartikeya fand, einem Maha-Siddha, der bei Gopal Khera, in der Nähe von Lucknow im nordindischen Bundesstaat Bihar, meditierte. In dessen Vishwayatan-Yogashram erreichte er durch hingebungsvolle Praxis die höheren Stufen des Ashtanga-Yoga und wurde 1953 der Nachfolger des Maharshi. In dieser Zeit wurde er der Yoga-Lehrer von Pandit Nehru, dem ersten indischen Staatspräsidenten nach der Unabhängigkeit, und dessen Tochter Indira Gandhi, die ihn zeitlebens unterstützte und förderte. 1980 sagte er seinen Tod durch einen Flugzeugabsturz voraus, und am 9. Juni 1994 zerschellte seine einmotorige Maschine an einem Hügel bei Mantalai, einem winzigen Dorf in Kashmir, wo sein Aparna-Ashram stand.

Dhritarashtra: blinder König aus dem Epos «Mahabharata», dem seine Gattin Gandhari 100 Söhne gebar, die Kauravas, die gegen die Pandavas kämpften.

Dhyana: Meditation, Kontemplation; die 7. Stufe des achtfachen Yoga-Pfads (Ashtanga-Yoga). Eintritt in die Bereiche der Erleuchtung und Selbstverwirklichung (Samadhi).

Diabetes mellitus: Zuckerkrankheit; Stoffwechselkrankheit mit erhöhtem Blutzuckerspiegel aufgrund mangelnder Ausscheidung des Hormons Insulin in der Bauchspeicheldrüse. Häufige Ursachen sind Bewegungsmangel und Übergewicht.

Digestive Drüsen: Drüsen, die Sekretionen für die Verdauung produzieren.

Diksha: wörtl. «Einweihung»; die Initiation durch einen vollendeten Guru hat im Yoga den höchsten Stellenwert überhaupt. In der Shastra wird von Shiva selber an verschiedenen Stellen darauf hingewiesen, dass ohne Initiation Befreiung und Selbstverwirklichung nicht verwirklicht werden können und dass die Einweihung nur durch einen qualifizierten Meister erfolgen kann. Dadurch wird der Schüler ein Teil der Parampara, der alten Tradition, und in ihm wird vom Guru der Keim der Yoga-Shakti gesät.

Divya: wörtl. «göttlich»; die höchste, seltene Kategorie von Menschen mit gottgleichen Attributen und Verwirklichungen wie Heiligen, Propheten und Seher.

Divya-Mudra: wörtl. «göttliches Siegel»; Bezeichnung für die von den Hatha-Yogis verwendeten anspruchsvollen Mudras zur Erweckung der Shakti, die zumeist eine vollendete Mischung aus Asana, Bandha und Kumbhaka sind.

Dosha: im Ayurveda und Yoga verwendeter Begriff für die drei Grundtypen physischer Konstitution: Vata, Pitta und Kapha. In einigen Yoga-Schriften werden mit Dosha auch die charakterlichen Mängel bezeichnet, die als Feinde der Selbstverwirklichung gelten: Wollust, Ärger, Gier, Angst und Trägheit.

Dum: sogenanntes Bija-Mantra, eine Keimsilbe, in der die Kraft der Göttin Durga schwingt.

Dura-Drishti: übernatürliche Fähigkeit (Siddhi) der Yogis. Die Kraft der Hellsichtigkeit.

Durga: wörtl. «die Unzugängliche» oder «die schwer Zugängliche»; die oberste Göttin im Hinduismus, aus der Muttergöttin des vorarischen Indien entstanden. Sie ist das Ebenbild der Göttin Kali und der Kundalini-Shakti, ausgestattet mit den Waffen aller göttlichen Mächte, eine unbesiegbare Dämonenbezwingerin. Sie reitet auf einem Löwen oder Tiger und symbolisiert so die höchste bewusste Kraft der Natur, die über die instinktiven und wilden Triebe, insbesondere den Sexualtrieb, herrscht, und diese Triebe sublimieren, also verfeinern und in schöpferische Energie verwandeln, kann. Sie wird unter vielen Namen und Formen verehrt, zum Beispiel als Maheshvari (oberste Herrin), Maha-Devi (grosse Göttin), Maha-Lakshmi (Herrin des Schicksals und Gewährerin transzendentaler Glückseligkeit), Kali (die Schwarze, Verkörperung der Zeit), Parvati (die Tochter des Himalaya, makellose Gefährtin des Gottes Shiva), Lalita (die liebevoll Verspielte), Ambika (die grosse Mutter), Kamakshi (die Göttin mit den «wollüstigen Augen», Verkörperung von Lust und Erotik), Annapurna (Göttin der Fülle und des Wohlstands), Tara (Göttin der Sterne), Chamunda (Zerstörerin der bösen Geister), Chinnamasta (die Enthauptete, die Kraft des Opfers)...

Dvapara-Yuga: das dritte, «bronzene» von vier Weltzeitaltern, in dem die Rechtschaffenheit der Menschheit um die Hälfte geschrumpft ist *(s. a. Krita-Yuga; Treta-Yuga; Kali-Yuga).*

E

Eierstöcke (lat. Ovarium): innere Organe der Frau, in denen die Eizellen heranreifen, die dann beim Eisprung in den Eileiter gelangen und von dort in die Gebärmutter wandern. Die unreifen Eizellen werden vom weiblichen Fötus bereits vor der Geburt gebildet und reichen für das ganze Leben. In den Eierstöcken wird während des Eisprungs der sogenannte Gelbkörper gebildet, der bei Befruchtung des Eis Östrogen und sogenannte Gestagene ausschüttet, das sind Hormone, welche die Schwangerschaft aufrechterhalten und die Menstruation unterbinden *(s. a. Gebärmutter).*

Eingeweidebruch: *s. Hernie.*

Ejakulation: der Samenerguss des Mannes, der beim Orgasmus reflexartig ausgelöst wird.

endokrine Drüsen: Drüsen, die lebenswichtige Hormone produzieren und ihre Sekretionen in die Blutbahn abgeben.

Epilepsie: «Fallsucht»; krampfartige Anfälle und Bewusstseinsausfall durch Störung der Gehirntätigkeit.

Epiphyse: Zirbeldrüse; Hormondrüse im Zwischenhirn, die das Hormon Melatonin produziert, das die sexuelle Entwicklung beeinflusst.

eustachische Röhre: die Ohrtrompete; Verbindung zwischen Mittelohr und Rachenraum.

Exostose: Wucherung an den Gelenken, die von der Knochenoberfläche ausgeht und sich in entzündlichen Beschwerden und Schwellungen manifestiert.

F

Fistel: ein krankhafter, röhrenförmiger Kanal, der sich zwischen verschiedenen Körperhöhlungen, Hohlorganen oder der Körperoberfläche ausgebildet hat.

Fontanelle: Schnittpunkt dreier Schädelknochen am Schädeldach. Bei Neugeborenen ist an dieser Stelle eine Knochenlücke, die nur mit einer dünnen Hautschicht überzogen ist, was eine Verformbarkeit des Schädels zur Erleichterung der Geburt ermöglicht. Auch bei Erwachsenen ist diese Kofpstelle sehr empfindlich und sollte nie belastet werden *(s. a. Brahma-Randhra).*

Furunkel: Entzündung des Haarfollikels, die zu schmerzhaften Schwellungen und Eiterbildung führen kann.

G

Gajakarani: auch Kunjala oder Vamana-Dhauti genannt; das Erbrechen von Wasser zur Reinigung des Magens. Das erste der Kriyas, das vor der Ausführung von Shat-Karma praktiziert werden sollte.

Galle: Flüssigkeit zur Fettverdauung, die in der Leber produziert und in der Gallenblase gespeichert wird.

Gallenstein (Cholelith): durch Störung des Galleabflusses aus Gallenpigment und Cholesterin gebildete Steine, die Beschwerden verursachen können. Treten vor allem bei älteren Frauen auf.

Gam: eine Keimsilbe (Bija-Mantra), in der die Kraft des Elefantengottes Ganesha schwingt.

Ganapati: wörtl. «Herr der göttlichen Scharen», ein Name des Elefantengottes Ganesha.

Gandha: wörtl. «Geruch»; das dem grobstofflichen Element Erde (Prithivi) innewohnende Tanmatra, die feinstoffliche energetische Qualität dieses Elements (Bhuta). Wird mit dem Geruchssinn assoziiert.

Gandhari-Nadi: vom Kanda zum linken grossen Zeh und zum linken Auge verlaufender feinstofflicher Energiekanal.

Ganesha: elefantenköpfiger Gott, Sohn von Shiva und Parvati, Herrscher über das Muladhara-Cakra, Gott der Klugheit, des Lernens, der Wissenschaft und Politik. Er beseitigt Hindernisse auf dem Weg der Selbstverwirklichung und gewährt Fruchtbarkeit und Wohlergehen.

Ganesha-Kriya: Reinigung von After und Mastdarm mit Wasser, auch Mula-Dhauti oder Mula-Shodhana genannt.

Ganges (Ganga)***:*** heiliger Fluss Indiens, der am Fuss der Bhagirathi-Berge bei Gaumukh, in der Nähe von Gangotri im nördlichen Bundesstaat Uttar Pradesh, entspringt und bei Kalkutta in die Bucht von Bengalen mündet. Der Legende zufolge ist die Göttin Ganga die Schwester von Parvati, der Gemahlin des Gottes Shiva.

Gariman-Siddhi: die übernatürliche Fähigkeit eines Yogis, sich so schwer zu machen, dass er wie ein Berg nicht mehr bewegt werden kann.

Garima-Shakti: wörtl. «Schwerkraft». Das Entstehen von Gewicht und Stabilität in Siddhasana oder Padmasana, indem die Hände auf die Knie gelegt werden.

Garuda: mythologischer Sonnenadler, Reittier von Vishnu. Verkörperung des Lichts und Vernichter der Dunkelheit.

Gayatri-Mantra: heilige Hymne an die Sonnengottheit aus dem Rig-Veda.

Gebärmutter (lat. Uterus): Organ im weiblichen Unterleib, in dem sich im Falle einer Befruchtung der Embryo einnistet *(s. a. Eierstöcke).*

Gelbwurz (Curcuma longa; auch Haldi, Kurkuma, Turmeric): natürliches Antibiotikum, stärkt Verdauung und Darmflora, reinigt das Blut und macht die Gelenke und Bänder geschmeidig.

Genduri: aus einem baumwollenen Hüfttuch verfertigte Tuchrolle, um den Kopf beim Tragen von Lasten oder beim Kopfstand zu schützen.

Genitalien: die männlichen und weiblichen Geschlechtsorgane. Die weiblichen Genitalien sind die Scheide (Vagina), die Schamlippen, der Schamhügel, die Harnröhre, der Gebärmutterhals (Zervix), die Gebärmutter (Uterus), die Eierstöcke (Ovarien) und die Eileiter. Die männlichen Genitalien sind der Penis, die Harnröhre, die Hoden und Nebenhoden, die Samenbläschen und die Prostata. Diese primären Geschlechtsmerkmale sind bereits bei der Geburt vorhanden. Die sekundären entwickeln sich erst später, zum Beispiel die weibliche Brust oder die Schambehaarung.

Ghata-Avastha: wörtl. «Wasser-Topf»; bezeichnet die auf Arambha-Avastha folgende Stufe, wenn die Kundalini in den Herz-Lotos (Anahata-Cakra) aufsteigt, und Vishnu-Granthi geöffnet wird *(s. a. Nada-Avastha).*

Ghatika/Ghati: eine Zeiteinheit der alten Yogis; die Dauer von 24 Minuten, der sechzigste Teil eines Tages.

Ghee: reines Butterfett; zerlassene, gesottene Butter.

Gheranda: ein Yogi, Rishi (Seher, Weiser) und Verkünder des Hatha-Yoga; Verfasser des berühmten Lehrbuchs «Gheranda-Samhita». Über seine genaue Lebenszeit (etwa 1450 n. Chr.) können nur Vermutungen angestellt werden.

Gheranda-Samhita: «Sammlung des Gheranda», auch «Perle des Yoga» genannt. Eines der wichtigsten authentischen Lehrbücher des Hatha-Yoga.

Glaum: eine Keimsilbe (Bija-Mantra), in der die Kraft des Elefantengottes Ganesha schwingt.

Glukose: der wichtigste in der Natur vorkommende Zucker, der neben Fett dem Körper am meisten Energie liefert. Seine Konzentration im Blut wird genau geregelt, und bei zu hoher Konzentration wird von der Bauchspeicheldrüse sofort Insulin ausgeschüttet, das für den Transport der Glukose in die Körperzellen sorgt.

Gnosis: Gotteserkenntnis; Offenbarung und Wissen von den göttlichen Geheimnissen des Universums.

Gopeshvara Mahadeva: Beiname des Gottes Shiva, nachdem dieser sich in eine Gopi (Milchmädchen) verwandelt hatte, um am Tanzreigen von Krishna teilzunehmen.

Gopi: Kuhhirtin, Milchmädchen. Der Gott Krishna pflegte mit 84 000 Gopis zu tändeln. Seine Favoritin war Radha.

Goraksha: wörtl. «Kuhhirte» (auch Gorakshanatha oder Goraknath); grösster Adept des Hatha-Yoga und vollkommener Maha-Siddha, der als Unsterblicher gilt. Sein Ursprung ist legendenumrankt, sein Geburtsort könnte in Assam oder Bengalen gewesen sein, und seine Lebenszeit wird von Gelehrten im 9. oder 10. Jh. n. Chr. vermutet, obwohl Adepten glauben, dass er bereits viel früher gelebt hat. Er war ein Schüler von Matsyendranatha, einem Schamanen, der als Begründer des Hatha-Yoga gilt.

Goraksha-Paddhati: wörtl. «Fussspur von Goraksha»; eine aus 202 Versen bestehende Lehrschrift des Hatha-Yoga, in der ein sechsfacher Yoga-Pfad (Shad-Anga-Yoga) dargelegt wird, der über hatha-yogische Praktiken zu Meditation und Samadhi führt. Darin werden Methoden zur Erweckung der Kundalini und Erläuterungen zur feinstofflichen yogischen Anatomie der Nadis und Cakras beschrieben.

Goraksha-Shataka: eine Gorakshanatha zugeschriebene Lehrschrift von 201 Versen, die allgemein als ein Fragment der «Goraksha-Paddhati» angesehen wird.

Gral: wörtl. «Kelch, Gefäss»; ursprünglich heidnisches, später christliches Symbol der spirituellen Suche und Selbstverwirklichung. Über den Heiligen Gral wird in den keltischen Sagen von König Artus und seinen Gralsrittern Parzival und Galahad erzählt.

Granthi: wörtl. «Knoten»; im Hatha-Yoga spricht man von Tri-Granthi, den drei Knoten, die der Yogi mittels Pranayama durchstechen muss, um die Kundalini ins Sahasrara-Cakra aufsteigen lassen zu können. Es sind Brahma-Granthi im Wurzel-Lotos (Muladhara), Vishnu-Granthi im Lotos des Herzens (Anahata) und Rudra-Granthi im «dritten Auge» (Ajna). Das Wort «Granthi» wird auch für die Knoten verwendet, welche die Perlen einer Gebetskette (Grantha-Mala) voneinander trennen.

Grihastha (auch Garhasthya): wörtl. «Haushälter»; die zweite Lebensstufe (Ashrama) der Hindus, in der geheiratet und eine Familie gegründet wird. Im traditionellen Hatha-Yoga wird darauf hingewiesen, dass auch ein Familien-vater ein Yogi werden kann, obwohl das Ideal der unverheiratete Brahmacari ist.

Guna: Qualität der Natur (Prakriti); nach der Philosophie des Yoga ist die manifestierte Natur von dreifacher Qualität: Tamas (Trägheit, Erdenschwere), Rajas (Aktivität, Bewegung) und Sattva (Leichtigkeit, Reinheit, Feinheit).

Guru: Der spirituelle Lehrer und Meister; das Wort «guru» bedeutet «gewichtig, gross, verehrungswürdig», darin enthalten ist alles, was grössten Respekt gebietet. Der Guru ist die Verkörperung des Göttlichen auf Erden, derjenige, der die Dunkelheit vertreibt. Die Beziehung zwischen dem Guru und seinen Jüngern ist eine ewige, sie besteht schon, wenn der Schüler sich dessen noch gar nicht bewusst ist. Seinen persönlichen Guru zu finden ist sehr schwierig, und es bedarf dazu grosser innerer Anstrengung des Schülers. Erst wenn er rein und bereit ist, wird der Meister sich ihm offenbaren.

Guru-Cakra: *s. Ajna-Cakra.*

H

Haldi: das Hindi-Wort für Gelbwurz.

Halitosis: übelriechender Atem.

Hallux valgus: zum Kleinzeh gekrümmte grosse Zehen. Belastungsdeformation, begünstigt durch enge, spitze Schuhe.

Ham: das Wurzelmantra (Bija) des Halszentrums (Vishuddha-Cakra).

Hämochromatose: sogenannte «Eisenspeicherkrankheit»; Eisenstoffwechselstörung, bei der Eisen in grossen Mengen in den Körpergeweben abgelagert wird, wodurch es zu Schädigungen der inneren Organe kommt.

hämodynamisch: den Blutkreislauf, insbesondere Blutdruck und Strömungsmechanik des Blutes betreffend.

Hämorrhoiden: Krampfadern (geschwollene Venen) im Bereich der feinen Blutgefässe des Afters, die zu Blutungen führen können.

Hanuman: heldenhafter Affengott aus dem Epos «Ramayana», General des Affenkönigs Sugriva, der mit einem Heer dem Götterhelden Rama beistand, um dessen Geliebte Sita aus den Fängen des Dämons Ravana zu befreien. Hanuman ist das Sinnbild des selbstlosen Kriegers, der sich für eine gute Sache opfert. Ihm zu Ehren wird die Stellung Virasana auch Hanuman-Asana genannt *(s. a. Ramayana).*

Hara: die Körpermitte, ein japanischer Ausdruck für «Unterleib, Eingeweide»; Synonym für Manipura- oder Nabhi-Cakra. In der hinduistischen Tradition ist «Hara» (der Hinwegraffer) ein Name von Shiva in seiner Form als Zerstörer, als Tod und Auflösung aller manifestierten Schöpfung.

Haritaki: gelbe Myrobalane (Chebulic Myrobalan; Terminalia chebula). Haritaki ist die wichtigste ayurvedische Heilpflanze und wird in Tibet als «König aller Arzneien» betrachtet. Sie findet im Yoga Verwendung im Chay, dem traditionellen Gewürztee, und als Adstringens bei der Ausführung von Khecari-Mudra.

Harnsteine (auch Nierensteine): *s. Nephrolithiasis.*

Hasta-Mudra: wörtl. «Hand-Siegel»; rituelle Gebärde zur Erweckung innerer Energie, die für Puja (Gottesanbetung), Meditation und Tanz verwendet wird.

Hastijihva-Nadi: wörtl. «Elefantenzunge»; ein subtiler Energiekanal, der vom Kanda zum rechten grossen Zeh und zum rechten Auge verläuft.

Hastinapura: Reich von König Pandu, dem Stammvater der Pandavas, die von den verfeindeten Kauravas von dort vertrieben wurden *(s. a. Mahabharata).*

Hatha-Yoga: der integrale Yoga-Weg, der alle Ebenen des Menschen, die körperliche, geistige und seelische, einbezieht und dem Körper als «Tempel» des Göttlichen einen hohen Stellenwert einräumt. Das Sanskrit-Wort «Hatha» bedeutet «Gewalt, Kraft, Anstrengung» und weist auf die Schwierigkeit dieser archaischen und wirkungsvollen Form des Yoga hin, die auch unter den Bezeichnungen Ashtanga-Yoga, Kundalini-Yoga oder Raja-Yoga bekannt ist. In der Shastra wird Hatha die Wurzel und der Stamm des Baumes genannt, an dem die goldenen Früchte des Raja-Yoga wachsen. Ashtanga-Yoga ist der Pfad der acht Stufen, die vom Hatha- zum Raja-Yoga führen, also zu Samadhi, der göttlichen Selbstverwirklichung. Der Schlüssel dazu ist die Kundalini-Shakti, die Schlangenkraft, in der sich die ganze Macht des Unter- und Überbewusstseins vereinigt. Hatha-Yoga entstammt direkt dem Mund des Gottes Shiva und wurde in alter Zeit vom Yogi-Schamanen Matsyendra an seinen Schüler Goraksha weitergegeben. «Hatha-Yoga» wird im esoterischen Sinn auch als «Sonne-Mond-Yoga» bezeichnet, die Silben Ha und Tha werden also direkt mit diesen zwei Gestirnen und analog dazu mit Pingala- und Ida-Nadi, den positiven und negativen Energieströmen im Körper, in Verbindung gebracht.

Hathayoga-Pradipika: eine der drei bedeutendsten Lehrschriften des Hatha-Yoga, wörtl. «Die Leuchte des Hatha-Yoga», verfasst von Svatmarama, der sich selber als Schüler von Goraksha und Matsyendra bezeichnet. Das Alter dieser aus vier Kapiteln und insgesamt 389 Versen bestehenden Schrift ist unbestimmt, aber sie dürfte im frühen Mittelalter entstanden sein. Darin werden systematisch die einzelnen Schritte beschrieben, die von Yama-Niyama, Shat-Karma, Asana, Pranayama, Mudra und Bandha zu den höheren meditativen Stufen der Nada-Avastha und schlussendlich zu Samadhi führen.

Helminthiasis: Wurmbefall der Gedärme.

Herkules (griech. Herakles): Sohn des Zeus und der Alkmene, der berühmteste Held der griechischen Sage und Vorbild männlicher Kraft.

Hernie: Eingeweidebruch; das Hervortreten von Eingeweideteilen durch eine Schwachstelle oder Lücke in der Bauchwand. Typische Stellen für Hernien sind die Leistengegend (Leistenbruch) und der Bauchnabel (Nabelbruch). Ursache eines Eingeweidebruchs ist eine Schwäche des Bindegewebes. Der Bruch kommt aber meist durch ein äusseres Ereignis zustande, das den Druck im Bauchraum ansteigen lässt, zum Beispiel starker Husten, schweres Heben, Verstopfung oder Schwangerschaft.

Herzkranzgefässe: den Herzmuskel wie ein Kranz umlaufende Arterien. Ablagerungen (Arteriosklerose) in diesen Blutgefässen sind gefährlich, da sie zu Angina pectoris oder zu einem Herzinfarkt führen können.

Herznervengeflecht (lat. Plexus cardiacus): Nerven des autonomen, vegetativen Nervensystems, die mit dem sogenannten Erregungsleitungssystem des Herzens, speziellen Muskelzellen zur Aufrechterhaltung des Herzschlags, zusammenarbeiten. Die Anpassung des Herzschlages an die Bedürfnisse des Körpers wird über das vegetative Nervensystem an den Sinusknoten weitergegeben, ein spezielles Muskelgewebe, welcher der Rhythmusgeber für den Herzschlag ist. Das Steuerungszentrum der Herzfrequenz ist die sogenannte Medulla im Bereich des Hirnstamms.

Hiranyagarbha: wörtl. «goldener Keim» oder «goldenes Ei»; das uranfängliche Wesen, aus dem die Menschheit sich entwickelt hat. Hiranyagarbha gilt als Schöpfer der Yoga-Philosophie, da in diesem zweigeschlechtigen göttlichen Wesen das Wissen um die Wiedervereinigung der Gegensätze enthalten ist.

Hirnanhangsdrüse: *s. Hypophyse.*

Hirnstamm: oberster Teil der Wirbelsäule, eigentlich verlängertes Rückenmark, der über Nervenbahnen mit Grosshirn, Zwischenhirn (Hypothalamus) und Kleinhirn verbunden ist. Von diesem Zentrum aus erfolgen zum Beispiel die Impulse des Nervus vagus, des sogenannten 10. Hirnnervs. Der Hirnstamm enthält die Steuerungszentren des vegetativen Nervensystems, welche unter anderem die Atmung, den Kreislauf, das Schlucken und das Erbrechen regulieren. Viele Yoga-Übungen wie Kunjala, Ajagari, Uddiyana und natürlich insbesondere der Kopfstand wirken sich fördernd auf die gesunde Funktion dieses wichtigen Hirnteils aus.

Hoden: Teil der männlichen Geschlechtsorgane, wo die Samenzellen und die männlichen Geschlechtshormone (Androgene; Testosteron) gebildet werden.

Hormone: Botenstoffe, die von den Körperdrüsen gebildet werden. Die einzelnen Hormone haben zumeist eine ganze Reihe von Auswirkungen und stehen in enger Wechselbeziehung zueinander, indem sie sich ergänzen oder entgegenwirken.

Hrid-Dhauti: wörtl. «Waschung des Herzens» *(s. a. Dhauti).*

Hyperhidrosis: übermässige Schweissabsonderung.

Hypophyse (Hirnanhangsdrüse): ein kirschgrosses Organ, das mit dem Hypothalamus im Zwischenhirn verbunden ist und mit diesem Hirnteil eine funktionelle Einheit bildet. In dieser Drüse werden Hormone ausgeschüttet, die wiederum andere Drüsen zur Hormonproduktion anregen. Schilddrüse, Nebennierenrinde, Keimdrüsen und Milchdrüsen der Frau werden durch entsprechende Hormone der Hypophyse in ihrer Funktion gesteuert. Erkrankungen der Hirnanhangsdrüse wirken sich in schwerwiegender Art und Weise auf den gesamten Metabolismus aus.

Hypothalamus: eine Region des Zwischenhirns, von der die wesentlichen Impulse zur Steuerung des vegetativen Nervensystems und des Metabolismus ausgehen. Wärmeregulation des Körpers, Wach- und Schlafrhythmus, Blutbeschaffenheit, Schweisssekretion, Wasserhaushalt, Nahrungsaufnahme und Sexualfunktionen werden von diesem Hirnteil gesteuert. Ein Teil dieser Steuerung erfolgt indirekt über sogenannte Releasing-Hormone, welche die Hypophyse steuern, während die meisten anderen Regulationsfunktionen direkt über die Nervenbahnen des vegetativen Nervensystems erfolgen.

I

Ida-Nadi: eines der drei wichtigsten Nadis im Astralkörper des Menschen. Auf der linken Seite der Wirbelsäule aufsteigender feinstofflicher Energiekanal, der im linken Nasenloch endet und in dem die lunare, kühle, negative, männliche Energie fliesst. Wird mit Shiva assoziiert.

Indra: der König der Götter, dem in den Vedas mehr Hymnen gewidmet sind als allen anderen Göttern. Er ist ein Sturm- und Wettergott, und neben verschiedenen Waffen wie Pfeil und Bogen trägt er in seiner Hand den Vajra, einen Donnerbolzen. Er ist der Beschützer der Krieger und steht für Kraft, Sieg und reiche Beute.

Indriya: wörtl. «von Indra gelenkt»; die in den Sinnesorganen wirksamen Kräfte. Gemäss der Samkhya-Philosophie besitzt der Mensch insgesamt elf Organe der sinnlichen Wahrnehmung. Diese sogenannten

Indriyas sind in zwei Klassen unterteilt: 1. Jnana-Indriyas oder Buddhi-Indriyas, die fünf Sinne der empfangenden Wahrnehmung (Seh-, Gehör-, Geruchs-, Geschmack- und Tastsinn); 2. Karma-Indriyas, die Sinne der ausführenden Tätigkeitsorgane (Stimme, Hände, Füsse, Anus, Genitalien und Denkorgan). Die Beherrschung der Sinne ist ein Ziel des Yoga und wird «Indriya-Jaya» genannt. Durch Praktiken wie Shanmukhi-Mudra entwickeln die Yogis mit den fünf Jnana-Indriyas ebenfalls einen sechsten Sinn der übersinnlichen Wahrnehmung *(s. a. Shanmukhi-Mudra).*

Insulin: ein Hormon, das den Blutzuckerspiegel reguliert. Es wird von der Bauchspeicheldrüse ausgeschüttet und bringt die Körperzellen dazu, nach einer kohlenhydratreichen Mahlzeit den Blutzucker (Glukose) aufzunehmen.

Iris: die Regenbogenhaut des Auges, der farbige Teil des Auges. Sie umschliesst die schwarze Pupille, deren Grösse sie mit Hilfe der Augenmuskulatur bestimmt, wie die Blende in einem Fotoapparat.

Ischias(nerv): die längste Nervenverbindung des Körpers, die vom Rückenmark bis in den Fuss reicht. Durch Druck (zum Beispiel bei Bandscheibenvorfall) oder durch Erkältung kann dieser Nerv gereizt werden, wobei im Lendenbereich Schmerzen auftreten, die bis in den Fuss ausstrahlen können.

Ishitva-Siddhi: eine der acht grossen Siddhis (übernatürlichen Kräfte) der Yogis; die Fähigkeit, wie ein Gott Dinge zu erschaffen und zu vernichten und auf allen Ebenen und zu allen Zeiten anwesend zu sein.

Ishvara/Ishvari: wörtl. «Gottheit»; das Göttliche in seiner männlichen oder weiblichen Form als oberste, beherrschende Kraft des Universums, das transzendentale Selbst, das über Raum und Zeit gebietet.

Itara-Linga: wörtl. «einzig übriges Linga»; im Ajna-Cakra befindliches Shiva-Lingam, dessen Energie sich wie ein Blitz entlädt, wenn Prana durch die Praxis von Pranayama und Yoni-Mudra in Sushumna-Nadi aufsteigt *(s. a. Bana-Linga; Svayambhu-Linga).*

J

Jaina (Jainismus): von Mahavira, einem Zeitgenossen von Buddha, gegründete Religionsgemeinschaft, die in ihrer Grundstruktur weit in die Vergangenheit Indiens zurückreicht. Ihre Basis ist «Ahimsa», das Nichtverletzen von anderen Lebewesen, und zwar in einer sehr rigorosen Form. Jainas dürfen weder Tiere zum Verzehr töten noch zertreten oder einatmen, weshalb die Jaina-Mönche Staubwedel und Mundschutz tragen.

Jalandhara-Bandha: wörtl. «Wasserleitung-Verschluss»; Jalandhara ist einer der drei wichtigsten Verschlüsse des Hatha-Yoga und besteht aus Genick-Verschluss und Hals-Verschluss.

Jala-Neti: eines der Kriyas von Shat-Karma; die Spülung der Nasengänge mit Salzwasser.

Jihva-Bandha: wörtl. «Zungen-Verschluss»; Sammelbegriff für Nabho-, Manduki-, Khecari- und Bhujangi-Mudra.

Jihva-Shodhana: auch Jihva-Mula-Dhauti genannt; die Reinigung von Zunge und Zungenwurzel.

Jiva-Atman: wörtl. «lebendes Selbst»; die Einzelseele des Menschen. Die Befreiung des menschlichen Wesens aus allen Dualitäten besteht in der Vereinigung dieser Einzelseele mit Parama-Atman, dem «höchsten Selbst» oder der Allseele.

Jivan-Mukti: der Zustand vollkommener Befreiung eines inkarnierten Menschenwesens. Ein Befreiter wird Jivan-Mukta genannt.

Jnana-Mudra: wörtl. «Siegel der Weisheit»; eine Handstellung für Meditation und Kontemplation.

Jnana-Yoga: wörtl. «Yoga des Wissens»; Weg der Selbstverwirklichung durch geistige Erkenntnis Gottes.

K

Kailash: wörtl. «silberner Berg»; der heiligste Berg der Hindus (6714 m). Er befindet sich mitten im Himalaya im Westen Tibets und ist das Ziel vieler Pilgerfahrten. Auf seinem Gipfel sitzt der Überlieferung zufolge der grosse Gott Shiva in tiefster Meditation.

Kala (Kala mit kurzem und langem Vokal): wörtl. «Teil»; wird im Hatha-Yoga und Tantrismus oft zusammen mit «Nada» und «Bindu» erwähnt. Kala bezeichnet den 16. Teil von etwas, ganz besonders den 16. Teil des Mondes, nämlich die Mondsichel (Ardha-Candra), die Shiva in seinen Haaren trägt. Die Kraft von Shiva ist im Samen (Bindu) enthalten, im mystischen inneren Klang (Nada) und auch im Mond (Kala), durch dessen Wirken im Bereich des Hypothalamus der Nektar der Unsterblichkeit abgesondert wird. Damit wird auf den Zustand von «Shiva-Tattva» hingewiesen, den ein Yogi erreicht, wenn er den Samen durch Vajroli kontrollieren kann und so mystische Klänge und Energieschwingungen im Innern erzeugt, durch deren Vibration der Mond im Gehirn Amrita auszuschütten beginnt. Dies wird in der «Hathayoga-Pradipika» in Kapitel I, Vers 42, als «Unmani-Kala» bezeichnet, sozusagen als die aus dem Nektarfluss des Mondes entstehende Verzückung des Geistes.

Kala-Bhairava (Kala mit zwei langen Vokalen): wörtl. «die schreckliche Zeit» oder «der furchterregende Schwarze»; eine Emanation des Gottes Shiva in seiner zerstörerischen Form als alles verschlingende Zeit, die aber gleichzeitig die Ursache aller Schöpfung ist. Oft auch Maha-Kala genannt, das männliche Ebenbild der Göttin Maha-Kali.

Kali (mit zwei langen Vokalen): wörtl. «die Schwarze»; die mächtigste Göttin im Hinduismus, Verkörperung der Zeit, des Vergehens und Werdens. Sie ist eine Emanation der Göttin Durga und gilt als die Dämonenbezwingerin schlechthin. Sie bezwang den Dämon Raktavira, der durch grimmige Askese von Brahma die Macht erlangt hatte, sich aus jedem Blutstropfen neu manifestieren zu können. Sie verwundete ihn mit ihrem Speer und leckte mit ihrer Zunge das aus ihm strömende Blut auf.

Ihre Ursprünge reichen weit in die vorarische Zeit zu den Kulten der grossen Muttergöttin zurück, aus der sie entstanden ist. Das Zentrum ihrer Verehrung ist der Kalighat-Tempel in Kalkutta, der Hauptstadt des ostindischen Staates Bengalen. Sie wird assoziiert mit Bhairavi, der Gefährtin von Shiva-Bhairava, einer zerstörerischen Form von Shiva, ebenfalls mit Chinnamasta, der kopflosen Göttin, die als Herrin der Yogis (Yogeshvari) verehrt wird, und mit Camunda, einer besonders furchterregenden Form der Göttin Durga. Auf einem Leichnam sitzend, verkörpert sie als Shmashan-Kali die Macht des Todes. Oft wird sie als halbnackte, üppige, mit Totenschädeln geschmückte Frau dargestellt, die mit herausgestreckter blutroter Zunge auf dem leblos daliegenden Shiva tanzt, der als Herr des Yoga (Yogeshvara) verzückt in Trance auf dem Boden ausgestreckt ist. Aus diesem Zustand von Samadhi manifestiert sich aus ihm die unbezwingbare Kraft der Kali, die in wilder Raserei ganze Heerscharen von Dämonen vernichtet.

Kali-Yuga (Kali mit zwei kurzen Vokalen): wörtl. «Zeitalter des Konflikts»; das letzte «eiserne» von vier Weltzeitaltern. Zeit der Auseinandersetzungen, der Kriege und der Zerstörung, in der die Rechtschaffenheit der Menschheit auf ein Viertel geschrumpft ist *(s. a. Krita- bzw. Satya-Yuga; Treta-Yuga; Dvapara-Yuga).*

Kama: wörtl. «Verlangen»; Name des indischen Liebesgottes. Eines der drei hinduistischen Lebensziele: Artha, materielles Wohlergehen, Kama, Erotik und Liebesgenuss, und Moksha, Befreiung. Kama in seiner Form des Begehrens wird zusammen mit Krodha, dem Zorn, und Lobha, der Gier, oft auch als Hindernis auf dem Weg betrachtet, als eines der drei Tore zur Hölle.

Kamacari-Siddhi: übernatürliche Kraft, sich nach Belieben in jeden Winkel dieses Universums zu projizieren.

Kamakshi: wörtl. «die Göttin mit den wollüstigen Augen»; eine Emanation der Parvati als personifizierte Macht der göttlichen Erotik, wie sie im Tantrismus zelebriert wird. Ihr Tempel befindet sich in Kanchipuram im süd-indischen Bundesstaat Tamil Nadu.

Kamakhya: wörtl. «die Lustvolle»; eine mächtige Form der Shakti als Verkörperung der Liebeskraft und Erotik. Ihr Tempel befindet sich in Gauhati im ostindischen Bundesstaat Assam und ist eines der Hauptzentren des Shakti-Kults.

Kanda: wörtl. «Knolle»; der Ursprung der 72 000 feinstofflichen Nadis im Astralkörper. Dieser zentrale, eiförmige Energieknotenpunkt liegt etwa zwei Fingerbreiten unterhalb des Nabelzentrums. Gewöhnlich tragen die Yogis zum Üben einen Langot, ein straff gebundenes Lendentuch, womit Druck auf den Kanda ausgeübt wird.

Kanphata: wörtl. «geschlitztes Ohr»; dabei werden den Novizen der Nathas die Ohrknorpel durchschnitten, um grosse Ringe durchzuziehen, die erst aus Ton, dann zumeist aus Elfenbein, Rhinozeroshorn oder Edelmetall sind. Dies soll ein im Ohr endendes Nadi aktivieren, wodurch der Yogi mit magischen Kräften versehen wird.

Kanphata-Yogi: ein Angehöriger des Natha-Ordens, der auf Gorakshanatha und Matsyendranatha zurückgeht. Die Mitglieder dieses Ordens sind Sadhus, deren Ohrknorpel durchstochen und von grossen, schweren Ringen geschmückt sind.

Kantha-Kupa: wörtl. «Halsgrube»; in der Yoga-Terminologie die Bezeichnung für das obere Brustbeinende, worauf in Jalandhara-Bandha das Kinn gedrückt wird.

Kapalabhati: wörtl. «Erleuchten des Schädels»; die sogenannte «Blasebalgatmung» (Bhastrika), zur Reinigung der Nadis. Bhastrika und Kapalabhati sind verschiedene Bezeichnungen für ein und dieselbe Atemtechnik, die durch beide Nasenlöcher, wechselseitig oder durch den Mund ausgeführt wird.

Kapalika: wörtl. «Schädelträger»; Bezeichnung eines alten tantrischen Sadhu-Ordens, der sich in ähnlicher Form wie die Angehörigen der Aghori-Sekte in extremen «linkshändigen» Praktiken erging, zum Beispiel dem Trinken von Urin, Blut und Wein, dem Essen von Exkrementen und (Menschen-)Fleisch und dem Geschlechtsverkehr mit jungfräulichen Mädchen. Die Erwähnung des Wortes «Kapalika» als Attribut zum Namen des Yogis Khanda in der «Hathayoga-Pradipika» (Kapitel I, Vers 8) führte in der Folge zu gravierenden Missdeutungen der in derselben Lehrschrift erwähnten Amaroli-Praxis (Kapitel III, Vers 96).

Kapha: wörtl. «Schleim»; einer der drei Grundtypen (Dosha) der physischen Konstitution gemäss der Lehre des Ayurveda. Seine Eigenschaften sind schwer, erdig, nass, kalt und stumpf, und es erhält Substanz und Gewicht im Körper. Menschen mit vorherrschender Kapha-Konstitution sind zumeist gross, gut entwickelt, langsam und neigen zu Übergewicht *(s. a. Vata; Pitta).*

Kapila: ein Rishi (Seher) und grosser Yogi, der etwa im 6. Jh. v. Chr. gelebt hat. Er ist der Begründer der Samkhya-Philosophie, auf deren tiefer Weisheit die praktische Wissenschaft des Yoga beruht. Von Kapila ist nichts bekannt, und von seinen Texten existiert nur noch das aus 54 Wörtern bestehende «Tattvasamasa» («Zusammenfassung der Wahrheit»), worin aber keine Hinweise und Aufschlüsse über die genauen Anfänge der Samkhya-Lehre zu finden sind. Das älteste noch erhaltene authentische Textbuch ist die «Samkhya-Karika» von Ishvarakrishna, die aus dem 5. Jh. n. Chr. stammen dürfte.

Kapillargefässe: die feinsten Blutgefässe des Körpers, auch Haargefässe genannt. In die Kapillaren wird das Blut aus den Arterien geleitet, wo der Stoffaustausch zwischen Blut und Zellen stattfindet. Anschliessend fliesst das Blut in die Venen und ins Herz zurück.

Karana-Sharira: sogenannter «Kausalkörper»; feinste und ätherischste der drei menschlichen Körperhüllen. Ein Abbild der Einzelseele (Jiva-Atman), in dem diese wie in einem traumlosen Schlaf lebt, bis sie sich mit Parama-Atman vereint, dem höchsten körperlosen Geist oder der Allseele *(s. a. Bhuta-Sharira; Linga- od. Sukshma-Sharira).*

Karies: ursprünglich allg. Bezeichnung für Knochenfäule («Knochenfrass»), heute aber nur noch für Zahnkaries verwendet, den durch Bakterien verursachten Zahnzerfall.

Karma: wörtl. «Tat, Handlung»; die Konsequenz einer geistigen oder körperlichen Handlung oder die Summe aller Konsequenzen der Taten eines Individuums in diesem oder einem vorangegangenen Leben. Karma ist die Kette von Ursache und Wirkung aller Handlungen und Gedanken, deren Früchte in Form von Freude und Leid geerntet werden.

Karma-Yoga: die Vereinigung mit dem Göttlichen durch selbstlose Arbeit, indem alle Früchte des eigenen Tuns Gott als Opfer dargebracht werden. Karma-Yoga als Mittel zur Selbstverwirklichung ist die Essenz der «Bhagavad-Gita».

Karzinom: bösartiges Krebsgeschwür (Tumor).

Kashmir-Shivaismus: auf dem Shiva-Sutra basierendes philosophisches System Indiens, auch Trikashastra (dreifache Belehrung) genannt, weil darin das dreifache Prinzip von Gott, Seele und Materie behandelt wird. Der Begründer dieses geistigen Systems ist Vasugupta, der an der Wende des 8./9. Jahrhunderts in Shrinagar gelebt hat. Die Basis des Kashmir-Shivaismus sind die Tantras, speziell für das Kali-Yuga verfasste Lehrschriften zur Befreiung des Menschen.

Katalepsie: abnormaler Zustand völliger Starre, der gewöhnlich nur bei gewissen Geisteskrankheiten auftritt. Yogis können sich auf den höheren Stufen von Meditation und Kontemplation in kataleptische, todesähnliche Zustände vollkommener Erstarrung versetzen, indem die Körperfunktionen wie bei Fröschen in der Winterstarre auf ein Minimum reduziert werden.

Katechin: in der Rinde von Akazienarten (Acacia catechu) enthaltener Gerbstoff, der sich positiv auf die Gesundheit des Zahnfleischs auswirkt. In Indien wird die Rinde des Babul-Baumes (Acacia arabica) zur Herstellung von Zahnpflegeprodukten verwendet. Der Wirkstoff findet sich auch im Schwarztee.

Kaula: der Yoga-Weg (Kaula-Marga), der den Körper als Instrument göttlicher Selbstverwirklichung benützt, um durch den Aufstieg der Kundalini die Vereinigung von Shiva und Shakti zu erreichen, das heisst des kosmischen Bewusstseins durch vollkommene Vereinigung von Urnatur und Allgeist. Kaula-Marga ist Hatha- oder Kundalini-Yoga, wie er von Matsyendranatha im tantrischen Werk «Kaula-Jnana-Nirnaya» dargelegt wird.

Kauravas: wörtl. «von Kuru stammend»: altindischer Volksstamm, der die Pandavas aus ihrem Reich vertrieb. In der Schlacht von Kurukshetra gelang es den Pandavas, zu denen auch der heldenhafte Arjuna gehörte, die Kauravas zu besiegen *(s. a. Arjuna; Bhagavad-Gita; Mahabharata).*

Kedara: Name von Kedarnath, einem dem Gott Shiva heiligen Wallfahrtsort am Südabhang des Himalaya in Uttar Pradesh, 205 km nordöstlich von Rishikesh. Im übertragenen Sinn Bezeichnung des Punktes zwischen den Augenbrauen (Ajna-Cakra), wo der Gott Shiva seine Wohnstätte hat.

Keimdrüsen: die Geschlechtsdrüsen der Frau (Eierstöcke) und des Mannes (Hoden), in denen die Samen- bzw. Eizellen und ein Grossteil der Geschlechtshormone gebildet werden.

Kevala-Kumbhaka: spontanes Atemanhalten ohne Puraka und Recaka, wodurch der Yogi in einen meditativen Zustand der Trance gerät, der zu Samadhi führt. Dabei kann der Atem für Minuten, Stunden oder gar Tage angehalten werden. Kevala-Kumbhaka ist die höchste Form von Pranayama und tritt auf, wenn der Sadhaka die Schwelle zur Meditation überschreitet und die höheren Stufen des Ashtanga-Yoga betritt *(s. a. Sahita-Kumbhaka).*

Khecari-Mudra: wörtl. «Siegel des Weltraum-Durchwanderns»; anspruchsvolle Technik, bei der Yogis das Zungenbändchen einschneiden, um die Zunge in den Nasenraum legen zu können. Dadurch werden Nerven und Nadis stimuliert, um Svara zu kontrollieren und den Fluss von Amrita in Gang zu setzen.

Klim: das Bija-Mantra (Keimsilbe) von Kameshvara, dem Herrn der Liebe, in dem die Kraft der spirituellen und sinnlichen Liebe schwingt.

Klistier: Darmspülung mittels eines Einlaufs. Im Hatha-Yoga verpönte «Schwachstromvariante» der Darmreinigung.

Kohlendioxyd: ein Endprodukt des Stoffwechsels, das durch die Verbrennung von Kohlenhydraten oder Fetten entsteht und bei der Ausatmung über die Lungen abgebaut wird.

Kohlenhydrate: Stoffklasse aus Kohlenstoff, Sauerstoff und Wasserstoff, zu der Zucker und alle aus Zucker zusammengesetzten Substanzen gehören.

Kolik: krankhafter Schmerzanfall, zum Beispiel wegen Nierensteinen.

Kosha: wörtl. «Hülle, Schicht»; unser höchstes Selbst (Atman oder Jivatman) wird von fünf Hüllen umschlossen, die unser menschliches Wesen konstituieren: 1. Annamaya-Kosha (Nahrungshülle); 2. Pranamaya-Kosha (Vitalhülle); 3. Manomaya-Kosha (Denkhülle); 4. Vijnanamaya-Kosha (Bewusstseinshülle); 5. Anandamaya-Kosha (Hülle der Glückseligkeit); *(s. a. Sukshma- und Stula-Sharira).*

Krebs: allg. Bezeichnung für eine bösartige Tumorerkrankung. Die Wucherung von Krebszellen ist auf eine Schwächung des Immunsystems zurückzuführen und bildet eine der häufigsten Todesursachen der heutigen Zivilisation.

Kreuzbein (lat. Os sacrum): über dem Steissbein gelegener Teil der unteren Wirbelsäule, in dem sich das sogenannte «Kreuzbeingeflecht», ein Nervenplexus des vegetativen Nervensystems, befindet.

Krikala (auch Krikara): wörtl. «Eidechse»; einer der zehn Lebenshauche (Vayus), der zur Gruppe der weniger bedeutenden fünf Nagadi-Vayus gehört. Er beeinflusst das Hungergefühl im Bauch und bewirkt den Niesreiz.

Krim: Keimsilbe (Bija), in der die Kraft der Göttin Kali enthalten ist.

Krishna: wörtl. «dunkel, schwarz»; der Name ist ein Symbol für den unendlichen kosmischen Raum. Krishna ist ein Angehöriger der Yadavas, der sogenannten «Mondrasse», die vermutlich ein von Westen eingewanderter arischer Hirtenstamm waren. Hauptzentren seines Kultes sind Vrindavan und Mathura im Bundesstaat Uttar Pradesh, in der Nähe von Agra am Fluss Yamuna. Krishna ist die achte Inkarnation (Avatara) des Gottes Vishnu. Hauptquellen seiner Lebensgeschichte sind das Mahabharata und das Bhagavata Purana, und die Essenz seiner Lehre ist in der «Bhagavad-Gita» enthalten, die das bedeutendste philosophische Lehrgedicht Indiens darstellt. Krishna ist ein Gott der Gnade, dem die Gläubigen in Liebe und Hingabe (Bhakti) zugetan sind. Über ihn gibt es zahllose Geschichten und Legenden.

Krita-Yuga: auch «Satya-Yuga» genannt. Das erste «goldene» von vier Weltzeitaltern, in dem die Menschheit von hohen ethischen Idealen geleitet ist *(s. a. Satya-, Treta-, Dvapara-, Kali-Yuga).*

Kriya: wörtl. «ritueller Akt»; im Hatha- oder Ashtanga-Yoga sind Kriyas die Reinigungsübungen von Shat-Karma, welche die Basis der Praxis bilden.

Krodha: wörtl. «Zorn, Ärger»; eines der drei grössten Hindernisse auf dem Weg zur Selbstverwirklichung *(s. a. Kama; Lobha).*

Kshana: ein kurzer Augenblick, die Dauer eines Sekundenbruchteils.

Kuhu-Nadi: ein feinstofflicher Energiekanal (Nadi), der die Funktion der Ausscheidung von Kot regelt.

Kula: Synonym für Kundalini-Shakti; das absolute, weibliche Urpotential der Natur, das tiefste Unterbewusstsein, das der Yogi mit dem göttlichen Allbewusstsein vereinigen will *(s. a. Kundalini).*

Kumbhaka: das Anhalten des Atems bei Asana und Pranayama. Es wird unterschieden zwischen Antar-Kumbhaka, dem «inneren Atemanhalten» nach der Einatmung (Puraka), und Bahya-Kumbhaka, dem «äusseren Atemanhalten» nach der Ausatmung (Recaka).

Kumbha-Mela: wörtl. «Wasserkrug» (Kumbha); «Versammlung» (Mela); heiliges Fest am Ganges, zu dem sich Sadhus, Heilige und Pilger in Massen einfinden, um ein rituelles Bad zu nehmen. Die grösste Kumbha-Mela findet alle zwölf Jahre in Allahabad in Uttar Pradesh statt, wo Ganges und Yamuna zusammenfliessen *(s. a. Triveni).*

Kundali; Kundalini; Kundalini-Shakti: wörtl. «die Zusammengerollte»; im übertragenen Sinn «Schlange, Schlangenkraft»; kosmisches Urpotential der Natur, latent im Menschen schlummernde Macht des tiefsten Unterbewusstseins. Kundalini schläft im Unterleib, im Bereich des Steissbeins beim Muladhara-Cakra, und sie kann durch Yoga-Praktiken erweckt und zum Aufsteigen durch die entlang der Wirbelsäule liegenden Cakras gebracht werden, wo sie sich mit dem göttlichen Überbewusstsein vereinigt und so dem Yogi zur Erleuchtung (Samadhi) verhilft.

Kunjala: wörtl. «Elefanten-Übung»; auch als Gajakarani bekanntes Kriya, bei dem eine grosse Menge ungesalzenes Wasser getrunken und erbrochen wird.

Kurkuma: *s. Gelbwurz.*

Kurma: wörtl. «Schildkröte»; einer der zehn Lebenshauche (Vayu) im Körper. Gehört zu den weniger bedeutenden Nagadi-Vayus, zirkuliert in Haut und Knochen und bewirkt die Bewegung der Augenlider.

Kurma-Nadi: *s. Manovaha-Nadi.*

Kurukshetra: wörtl. «das Feld der Kurus»; eine Ebene in der Nähe des heutigen Delhi, wo die blutige Schlacht zwischen den Kauravas und den Pandavas ausgetragen wurde, die im Mahabharata beschrieben wird *(s. a. Arjuna).*

Kusha-Gras: Gras, das für Pujas und als Unterlage zur Meditation verwendet wird.

Kutilangi: wörtl. «von gekrümmter Gestalt»; ein Synonym für Kundalini.

L

Laghiman-Siddhi: eine der acht übernatürlichen Kräfte (Siddhis), die durch Yoga entstehen können. Die Fähigkeit, ganz leicht zu werden, das heisst die Erdanziehungskraft zu überwinden und zu levitieren.

Laghima-Shakti: die Kraft der Leichtigkeit und Levitation.

Lakshmana: Sohn des Königs Dasharatha von Ayodhya und Halbbruder des Götterhelden Rama, dem er sehr ergeben war und bei der Befreiung von Sita aus den Händen des Dämons Ravana zur Seite stand.

Lakshmi: Göttin des Glücks, der Liebe, der Schönheit und des Wohlergehens. Sie ist die Gemahlin des Gottes Vishnu und wird oft als Gaja-Lakshmi, Personifizierung des Reichtums, zusammen mit Elefanten dargestellt.

Lalita: wörtl. «die Verspielte»; ein Name der Grossen Göttin Shri in ihrer bezauberndsten Form. Sie ist der zentrale Inhalt der Shri-Yantra-Verehrung.

Lam: Keimsilbe (Bija-Mantra) des Muladhara-Cakras, in der die Kraft des Erdelements schwingt.

Langot: straff gebundenes Lendentuch der Yogis, das die Genitalien bedeckt und Druck auf den Kanda ausübt.

Laryngitis: Kehlkopfentzündung.

Laya-Yoga: wörtl. «Auflösung, Verschmelzung»; überlieferte Art tantrischer Verwirklichung, die ähnlich wie Hatha-Yoga die Praxis von Asana und Pranayama empfiehlt, sich dann aber vor allem auf die Realisierung innerer Töne und inneren Lichts konzentriert, um den Adepten zu Samadhi zu führen. Laya ist auch ein Synonym für Samadhi, das heisst für die höchsten Stufen der Yoga-Praxis, wenn das Wesen des Yogi sich vollständig im Göttlichen auflöst.

Leber: eines der lebenswichtigsten Organe des Stoffwechsels im rechten Oberbauch, sozusagen das «Labor des Körpers», wo wichtige Flüssigkeiten zur Aufrechterhaltung des gesamten Stoffwechsels produziert werden (Cholesterin, Galle...).

Leistenbruch: *s. Eingeweidebruch.*

Lepra: Aussatz; besonders in der Dritten Welt verbreitete Infektionskrankheit, die durch Bakterien übertragen wird.

Lethargie: Zustand körperlicher und geistiger Trägheit, Schwermut und Bedrückung, der zu Depression führen kann.

Leukorrhoe (lat. Fluor albus): Weissfluss; farblose, schleimige Absonderung aus der Vagina. Ursache sind Zirkulationsstörungen, Entzündungen oder Reizung durch Fremdkörper.

Linga: wörtl. «Zeichen, Symbol»; im übertragenen Sinn wird das Wort Linga stets für den Phallus des Gottes Shiva verwendet, das Symbol der Erschaffung. In hinduistischen Tempeln stellen Lingas aus Stein den schöpferischen Aspekt des Gottes oder sogar den Gott selbst dar. Sie ragen aus einer Yoni, der Vulva der Göttin, und symbolisieren so die Einheit der weiblich-männlichen Zeugungskraft, den Urgrund allen Seins.

Linga-Sharira: auch Sukshma-Sharira genannt, der feinstoffliche Körper des Menschen *(s. a. Astralkörper).*

Lobha: wörtl. «Gier»; eines der drei Tore zur Hölle *(s. a. Kama; Krodha).*

Lota: ein kleiner runder Messingtopf, der als Wassergefäss verwendet wird. Im Hatha-Yoga der Name für das bei Jala-Neti benützte Nasenkännchen.

Lungi: Hüfttuch aus Baumwolle (etwa 100 × 160 cm), das für den Kopfstand zu einem Genduri gerollt wird.

lymphatisches System: mit wichtigen Aufgaben des Immunsystems (Blutreinigung) betraute Organe (Milz, Mandeln, Lymphknoten...).

M

Madya: wörtl. «Wein»; Synonym für Amrita oder Soma, den berauschenden, Unsterblichkeit verleihenden Nektar, der durch Hatha-Yoga zu fliessen beginnt.

Magha-Mela: alljährlich im Januar/Februar stattfindendes heiliges Badefest in Allahabad, im nordindischen Bundesstaat Uttar Pradesh, beim Zusammenfluss von Ganges und Yamuna. Gipfelt alle zwölf Jahre in einer riesigen Kumbha-Mela mit Millionen von Pilgern *(s. a. Triveni).*

Maha-Bandha: wörtl. «grosser Verschluss»; das Zusammenwirken von Jalandhara-, Uddiyana- und Mula-Bandha.

Mahabharata: indisches Nationalepos, das etwa im 5. Jh. v. Chr. aufgeschrieben wurde. Das aus 18 Büchern mit insgesamt 106 000 Versen bestehende Werk ist neben dem Ramayana das bedeutendste Heldenepos des Hinduismus. Als Verfasser des «Mahabharata» gilt der mystische Weise Vyasa. Darin wird der Kampf zwischen den miteinander verwandten, vom König Bharata abstammenden Familien der Pandavas und Kauravas um das Königreich Hastinapura beschrieben. Der bedeutendste Teil, die «Bhagavad-Gita», findet sich im 6. Buch, worin die Unterweisungen des Gottes Krishna an den Helden Arjuna enthalten sind, bevor dieser in die Schlacht von Kurukshetra zieht.

Maha-Kala: *s. Kala-Bhairava.*

Maha-Kali: wörtl. «die grosse Schwarze»; die alles verschlingende Zeit, weibliches Ebenbild des Gottes Shiva als Maha-Kala *(s. a. Kali).*

Maha-Lakshmi: wörtl. «grosses Glück»; eine der mächtigsten Manifestationen der Devi, eine Form der Durga in ihrem glückverheissenden Aspekt. Wird besonders mit Shiva assoziiert, obwohl sie die Macht aller Götter in sich trägt. Wird auch Shri (Erhabene) genannt und mit dem Shri-Yantra verehrt.

Maha-Mudra: wörtl. «grosses Siegel»; eine sogenannte Divya-Mudra (göttliches Siegel) des Hatha-Yoga. Wird «grosse Mudra» genannt, weil sie aus vielen verschiedenen Variationen besteht und weil in ihr ein riesiges Potential steckt. Durch sie wird das Erwachen und der Aufstieg der Kundalini vorbereitet. Nur ein vollendeter Guru kann einem Sadhaka die Geheimnisse und Feinheiten der Maha-Mudra offenbaren.

Maharishi (auch Maharshi): wörtl. «grosser Seher»; Bezeichnung für die Weisen aus alter Zeit, denen die Vedas enthüllt wurden. Ehrentitel für Heilige und Erleuchtete.

Maharshi Kartikeya: Guru von Dhirendra Brahmachari, ein Maha-Siddha, der im Vishwayatan Yogashram bei Gopal Khera, nahe bei Lucknow im nordindischen Bundesstaat Bihar, lehrte. Er war ein Avatara, der im 17. Jh. geboren wurde, um der Menschheit zu dienen. Er besass vollkommene Kenntnis von allen Yoga-Systemen und weihte den jungen Dhirendra in deren Geheimnisse ein. Am 24. September 1953 verliess er während einer Abendandacht am Guptar Ghat, beim Fluss Sarayu in Ayodhya, dem Geburtsort des Götterhelden Rama, seinen Körper und ging in Maha-Samadhi ein. Er wurde 336 Jahre alt.

Maha-Samadhi: wörtl. «grosser Samadhi»; bewusstes Austreten aus dem physischen Körper während der Meditation und Zurücklassen desselben, um in andere Bereiche des Daseins einzudringen. Grosse Heilige wählen gelegentlich diese Art des Todes, während sie sich noch bester körperlicher Gesundheit erfreuen.

Maha-Shakti: wörtl. «grosse Kraft»; Synonym für die Kundalini.

Maha-Shunya: wörtl. «grosse Leere»; im Hatha-Yoga wird so der Zustand bezeichnet, wenn die Kundalini in den Lotos des dritten Auges (Ajna-Cakra) aufgestiegen ist und der Yogi durch Auflösen von Rudra-Granthi in den Zustand von Paricaya-Avastha eintritt.

Maha-Siddha: wörtl. «grosser Vollendeter»; Heiliger und Erleuchteter, der die höchsten Ziele spirituellen Strebens verwirklicht hat und mit göttlichen Qualitäten und Kräften gesegnet ist. In der hinduistisch-buddhistischen Tradition sind die Geschichten von 84 Maha-Siddhas überliefert, zu denen auch Goraksha und Matsyendra gehören.

Mahatma Gandhi: als Mohandas Karamchand Gandhi am 2. Oktober 1869 geboren. Wurde einer der bedeutendsten religiös-politischen Führer Indiens während des Kampfes um die Unabhängigkeit von England und eine Symbolfigur des gewaltlosen Widerstands. Wurde am 30. Januar 1948 von einem Fanatiker ermordet.

Mahatma: wörtl. «grosse Seele»; Ehrentitel für herausragende Menschen und Heilige.

Maha-Vedha: wörtl. «grosses Durchstechen»; eine Technik zur Erweckung der Kundalini, die als Ergänzung zu Maha-Bandha und Maha-Mudra ausgeführt wird.

Maha-Vrata: wörtl. «grosses Gelübde»; das Befolgen und Einhalten der Regeln von Yama und Niyama gemäss den Yoga-Sutras von Patanjali.

Mahiman-Siddhi: eine der übernatürlichen Fähigkeiten, die durch Yoga erlangt werden können. Die Kraft, sich so weit wie das gesamte Universum auszudehnen.

Maithuna: ritueller Geschlechtsverkehr *(s. a. Panca-Tattva).*

Makara: mythologisches Seeungeheuer; Reittier des Wassergottes Varuna.

Mamsa: wörtl. «Fleisch»; Synonym für die Zunge, die bei Khecari-Mudra «gegessen» wird. Die Zunge wird gelegentlich auch als «Go» (Kuh) bezeichnet, deren Fleisch der Yogi verzehren darf, ohne sich zu versündigen, wie das beim Genuss von richtigem Kuhfleisch der Fall wäre.

Manas: das «Denkorgan» des Menschen, das man gemeinhin als «Gemüt» oder «Geist» bezeichnet und wodurch die Sinneseindrücke verarbeitet werden.

Manduki-Mudra: wörtl. «Siegel des Frosches»; eine Zungenstellung, durch welche der Energiefluss von Amrita angeregt wird *(vgl. Nabho-Mudra).*

Manipura-Cakra: wörtl. «Rad der juwelengeschmückten Stadt»; einer der sieben Energiekreise entlang der Wirbelsäule, auf der Höhe des Nabels gelegen und deshalb auch Nabhi-Cakra genannt.

Manomaya-Kosha: die Denkhülle; die dritte der fünf Hüllen, welche die Seele des Menschen umschliessen *(s. a. Kosha).*

Manonmani (Mana-Unmani): wörtl. «Verzückung des Geistes»; Zustand tiefster Meditation und Versenkung und Eintritt in Nirvikalpa-Samadhi, der höchsten Stufe der Selbstverwirklichung; auch Unmani genannt.

Manovaha-Nadi: wörtl. «Träger des Bewusstseins»; ein aus der Schädelmitte dem Brustbein entlang zum Unterleib verlaufender Energiekanal, durch den Konzentration erlangt und die Willenskraft gestärkt werden kann. Entspricht auf der physischen Ebene dem Nervus vagus und wird in Patanjalis «Yoga-Sutra» «Kurma-Nadi» (Schildkröten-Kanal) genannt, weil er dem Yogi ermöglicht, wie eine Schildkröte in der Winterstarre den Herzschlag zu verlangsamen. Wenn er sich im Zustand tiefster Trance (Samyama) darauf konzentriert, entsteht daraus unerschütterliche Festigkeit.

Mantalai (Jammu & Kashmir): Bergdorf im indischen Kashmir, etwa 100 km nördlich von Jammu, auf 1850 m ü. M. gelegen. Dort befand sich der «Aparna-Ashram», wo der Autor von Shri Dhirendra Brahmachari in den Kundalini-Yoga eingeweiht wurde.

Mantra: heilige Formel, die aus Namen Gottes oder sogenannten Bijas (Keimsilben) besteht, deren Wiederholung (Japa) den Geist beruhigt, zu Konzentration und Kontemplation führt und den Übenden schliesslich mit der Gottheit vereinigt.

Mantra-Yoga: Selbstverwirklichung durch Mantra-Japa.

Manu: wörtl. «Mensch»; einer der Stammväter der Menschheit, Sohn der Sonne und Überbringer der Lebensgesetze.

Marici: wörtl. «Lichtstrahl»; ein Name der Sonne.

Marmas (Marmasthanas): wörtl. «Ort der Vitalität»; vitale, empfindliche Punkte entlang der wichtigsten Meri-diane im physischen Körper. Im Hatha-Yoga spricht man generell von 18 Marmas, deren einwandfreies Funktionieren durch Zufuhr der Lebensenergie Prana gewährleistet wird *(s. a. Adhara).*

Mastdarm: *s. Rektum.*

Matangi (auch Matangini): wörtl. «Elefantenkuh»; Name einer Mudra, durch welche der Magen gereinigt wird.

Matra: Zeiteinheit bei Pranayama, die Dauer eines Atemzugs, etwa eine Sekunde.

Matsya: wörtl. «Fisch»; tantrisches Symbol für die männlichen Zeugungsorgane.

Matsyendra: wörtl. «Herr der Fische»; einer der 84 Maha-Siddhas, der etwa im 9. Jh. n. Chr. gelebt haben soll. Adepten halten ihn für einen Schamanen aus vorvedischer Zeit. Er gilt als Begründer des Hatha-Yoga, dessen Lehre er in einem Fischbauch versteckt teilhaftig wurde, als Shiva auf einer entlegenen Insel seine Gemahlin Parvati darin unterrichtete. Er hatte zwölf Jünger, von denen Goraksha der bekannteste ist.

Maya: wörtl. «Täuschung, Illusion»; die Shakti in ihrem Aspekt als Schöpferin des kosmischen Trugbilds, das sie aus der formlosen Energie des Brahman erschafft und in dem alle Lebewesen gefangen sind. Die Praxis des Yoga führt zu Vidya (Erkenntnis), wodurch der Mensch sich aus den Stricken der Maya befreien kann. Avidya (Verblendung) führt den Menschen weg vom Göttlichen zu Leidenschaften und zu Gier.

Melanin: Farbpigmente, welche Haut, Haare und Regenbogenhaut des Auges färben und die Haut bei Sonneneinwirkung braun werden lassen. Auch Muttermale und Sommersprossen haben ihre Färbung den Melaninzellen (Melanozyten) der Haut zu verdanken. Angeregt wird die Bildung von Melanin vom melanozytenstimulierenden Hormon MSH (Melanotropin), das von der Hypophyse ausgeschüttet wird.

Melatonin: ein in der Zirbeldrüse (Epiphyse) gebildetes Hormon, das auch als «Jugendhormon» bekannt ist, da es bei jungen Menschen stärker vorhanden ist.

Menstruation: die monatliche Regelblutung der Frau, bei der ein Teil der Gebärmutterschleimhaut mitsamt Blut aus der Scheide ausgestossen wird. Der Ablauf wird durch Hormone aus der Hypophyse gesteuert, die in den Eierstöcken das Reifen einer Eizelle bewirken. Dabei wird Östrogen gebildet, ein Hormon, das die Gebärmutterschleimhaut anschwellen lässt, welche vermehrt durchblutet wird. Tritt keine Befruchtung des Eis ein, wird die Gebärmutterschleimhaut und das reichlich vorhandene Blut ausgeschieden. Ziel des Hatha-Yoga ist es, diesen Blutverlust zu vermindern oder gänzlich zu stoppen, da dadurch viel Prana verloren geht.

Meru: auch Mount Meru oder Sumeru genannt; der «Weltenberg», der nach hinduistischer Überlieferung im Zentrum des Universums steht, worin alle Götter, Dämonen, Menschen und Tiere leben und woran alle Kontinente und Länder aufgereiht sind. Synonym für die Wirbelsäule, welche die Weltachse des inneren Mikrokosmos bildet.

Metabolismus: Stoffwechsel; die Gesamtheit aller im Körper stattfindenden chemischen Prozesse, die durch die Hormondrüsen gesteuert werden. Es gibt einen aufbauenden (Anabolismus), einen abbauenden (Katabolismus) und einen intermediären Stoffwechsel, der körpereigene Substanzen in andere körpereigene Substanzen umwandelt. Eigentlich besitzt jeder im Körper vorhandene Stoff (Fette, Kohlenhydrate...) einen eigenen Stoffwechsel.

Migräne: in heftigen Anfällen auftretender Kopfschmerz, begleitet von Übelkeit, Erbrechen und Empfindlichkeit gegen Licht. Psychosomatisches Leiden, dessen Ursachen in Störungen der Nerven und Blutgefässe im Gehirn vermutet werden.

Milchdrüsen: die Brustdrüsen der Frau.

Milz: im linken Oberbauch auf der Höhe des Magens befindliches lymphatisches Organ.

Mimamsa: wörtl. «Betrachtung»; eines der sechs philosophischen Systeme (Shad-Darshana) des alten Indien. Es basiert auf den Vedas und Upanishaden und wurde vom Weisen Jaimini begründet, dessen Lebensdaten unbekannt sind. Es befasst sich mit der korrekten Interpretation vedischer Rituale und Texte. Daraus hervorgegangen ist die Philosophie des Vedanta.

Mitahara: wörtl. «bemessene Nahrung»; das Einhalten einer ausgewogenen, nahrhaften Diät, basierend auf pranischen, sattvischen Nahrungsmitteln wie Milch, Ghee, Getreide und Früchten.

Moksha: wörtl. «Befreiung»; das letzte und höchste der drei hinduistischen Lebensideale, das Streben nach Erlösung aus dem Kreis der Wiedergeburten *(s. a. Artha; Kama).*

Mond: *s. Candra.*

Mudra: wörtl. «Siegel»; im indischen Tanz und im Yoga verwendete Gebärden und Körperstellungen für Gebet, Meditation und zur Erweckung subtiler Energie. Man unterscheidet Hasta-Mudras, rituelle Handhaltungen von symbolischer Kraft, und Divya-Mudras, energetische Praktiken des Hatha-Yoga, die eine wirkungsvolle Verbindung von Asana, Kumbhaka und Bandha sind. Im Tantra ist «Mudra» auch die Bezeichnung der Yogini als Partnerin beim rituellen Geschlechtsverkehr.

Muhurta: Zeitspanne von 48 Minuten, der dreissigste Teil eines Tages.

Mukti: wörtl. «Befreiung»; ein Synonym für Moksha.

Mula-Bandha: wörtl. «Wurzel-Verschluss»; starke Kontraktion der Afterschliessmuskulatur, wodurch Apana zur Vereinigung mit Prana gebracht wird.

Muladhara-Cakra: wörtl. «die Wurzel stützendes Rad»; der unterste der sieben entlang der Wirbelsäule gelegenen Energiekreise, im Bereich des Steissbeins.

Mula-Dhauti: wörtl. «Wurzel-Waschung»; wird auch Mula-Shodhana (Wurzelreinigung) genannt und besteht aus dem Waschen des Rektums mit Wasser.

Mula-Mantra: wörtl. «Wurzel-Mantra»; der Urklang «Om» (Aum), aus dem sich die gesamte Schöpfung und alle anderen heiligen Silben und Klänge manifestieren.

Mula-Shodhana: *s. Mula-Dhauti.*

Murccha: wörtl. «Ohnmacht, Betäubung»; eines der höheren Pranayamas, das man nur von einem erfahrenen Lehrer oder Guru erlernen sollte.

Musculus rectus abdominis: der vordere, gerade Bauchmuskelstrang, auch «Nala» genannt, der vom Brustbein zum Schambein verläuft. Seine Beherrschung mittels Nauli ist für Hatha-Yogis von grösster Bedeutung, um Ganesha-Kriya, Vasti und Vajroli auszuführen.

N

Nabelbruch: *s. Eingeweidebruch.*

Nabhi-Cakra (Nabelzentrum): *s. Manipura-Cakra.*

Nabhi-Pariksha: die Untersuchung des Nabelzentrums auf eine allfällige Verlagerung.

Nada: wörtl. «Laut, Klang, Ton»; mystische Manifestation göttlicher Schwingungsenergie im Innern des Körpers, die dem Yogi zu Konzentration verhilft *(s. a. Bindu; Kala).*

Nada-Avastha: wörtl. «Zustand des (mystischen) Klangs»; Stufen transzendentaler Verwirklichung im Hatha-Yoga, die beim Aufstieg der Kundalini in die höheren Cakras durch das Durchstechen der Granthi erreicht werden. Sie sind charakterisiert vom Auftreten mystischer Klänge, in denen der Geist des Yogi vollkommen aufgeht. In der Shastra werden vier Nada-Avastha erwähnt: 1. Arambha; 2. Ghata; 3. Paricaya; 4. Nishpatti.

Nadi: wörtl. «Röhre, Gefäss, Kanal»; 1. Bezeichnung feinstofflicher Energiekanäle im Astralkörper, auch für Nerven und Blutgefässe; 2. Selten verwendeter Ausdruck für das Zeitmass von 24 Minuten *(s. a. Ghatika).*

Nadi-Shodhana-Pranayama: Reinigung der Nadis mit Anuloma-Viloma-Pranayama.

Naga: wörtl. «Schlange»; einer der zehn Lebenshauche (Vayu), der die Funktion von Rülpsen und Erbrechen kontrolliert. Gehört zu den fünf weniger bedeutenden Nagadi-Vayus.

Naina Devi: wörtl. «Göttin der Augen»; eine Emanation der Durga.

Nala: *s. Musculus rectus abdominis;* auch Name eines altindischen Königs aus dem Mahabharata, der mit der liebreizenden Damayanti verheiratet war, und eines Affenkriegers, der in Hanumans Armee diente.

Namaskar/Namaste: in Indien gebräuchliche Begrüssungsform mit zusammengelegten Handflächen (Anjali-Mudra), durch welche der Hindu seine Ehrerbietung vor dem Göttlichen in seinem Gegenüber bezeugt.

Namdhari: aussterbender Sadhu-Orden, dessen Mitglieder zur Verehrung des Gottes Rama oft seinen Namen auf Körper und Gesicht tätowieren.

Nandi: der Stier des Gottes Shiva.

Nasikagra-Drishti: eine der Blickfixierungen mit auf die Nasenspitze gerichteten Augen.

Nataraja: wörtl. «König des Tanzes»; ein Name des Gottes Shiva, der als Begründer der Tanzkunst und des Yoga gilt. Als Nataraja tanzt er den wirbelnden Tandava, den Tanz von Schöpfung und Zerstörung.

Natas: Tänzer und Akrobaten im alten Indien.

Natavara: ein Name des Gottes Krishna, der ein Meister der Tanzkunst war.

Nateshvara: wörtl. «Herr des Tanzes»; Synonym für Nataraja.

Natha-Orden: Mönchsorden des tantrischen Shivaismus, der auf Matsyendranatha und Gorakshanatha zurückgeht. Die Mitglieder sind Sadhus, unter anderem die Kanphata-Yogis, die viel zur Entwicklung des Hatha-Yoga beigetragen haben.

Nauli: das Isolieren und Rotieren des Musculus rectus abdominis. Gilt als «Krone des Hatha-Yoga» und ist wesentlicher Bestandteil wichtiger Praktiken wie Ganesha-Kriya, Vasti und Vajroli. Das Isolieren des mittleren Bauchmuskelstrangs heisst Madhya-Nauli, das Bewegen des Muskels nach links Vama-Nauli und die Bewegung nach rechts Dakshina-Nauli.

Nebennieren: daumengrosse Drüsen, die sich direkt bei den Nieren befinden und die Aufgabe haben, Hormone zu produzieren. Sie bestehen aus Nebennierenrinde und Nebennierenmark. Störungen der Nebennieren haben schwerwiegende Auswirkungen auf den gesamten Körperhaushalt.

Nebennierenmark: innerer Teil der Nebennieren, wo Adrenalin und Noradrenalin produziert werden.

Nebennierenrinde: Teil der Nebennieren, in dem über 40 verschiedene Hormone produziert werden, zum Beispiel Cortison, Androgene und Östrogene. Eine Fehlfunktion kann zu gravierenden Stoffwechselkrankheiten führen.

Nebenschilddrüsen: linsengrosse, auf der Rückseite der Schilddrüse liegende Drüsen, welche auf den Kalziumstoffwechsel einwirken. Ihre gesunde, ausgewogene Funktion ist lebenswichtig.

Nephrolithiasis: Krankheit mit Bildung von Steinen in Niere, Nierenbecken und Harnleiter. Diese sind aus Mineralsalzen des Urins gebildet und können schmerzhafte Störungen (Nierensteinkolik) verursachen.

Nervenplexus: Nervengeflechte.

Nervensystem: alle Nervenbahnen des Körpers. Das zentrale Nervensystem besteht aus Gehirn und Rückenmark und ist mit der Informationsverarbeitung beschäftigt, das heisst, es empfängt und analysiert sensorische Daten, worauf Reaktionen ausgelöst werden. Das periphere Nervensystem stellt die Verbindungen des zentralen Nervensystems mit dem Körper her. Das gesamte Nervensystem besteht aus dem animalen, willkürlichen, und dem vegetativen, unbewussten Nervensystem. Ersteres verarbeitet äussere Reize der Sinnesorgane und kontrolliert bewusste Bewegungen, während das zweite die Stoffwechselvorgänge und unbewussten Muskelbewegungen wie. den Herzschlag steuert.

Nervus vagus: sogenannter 10. Hirnnerv; steuert den Parasympathikus, einen Teil des vegetativen Nervensystems. Er dient der Energiespeicherung und Erholung von Organen wie dem Herzen, dessen Tätigkeit durch seine Aktivierung verlangsamt wird. Entspricht auf der feinstofflichen Ebene Manovaha-Nadi.

Neti: Der Name bezeichnet eine grobe Schnur, die in ländlichen Gegenden Indiens bis zum heutigen Tag dazu dient, den in einem Tontopf drehenden Rührstab anzutreiben, um Butter herzustellen. Neti werden auch die Schnüre genannt, die für Sutra-Neti verwendet werden, wobei das Wort Sutra (Faden) darauf hinweist, dass es sich dabei um feine, aus Baumwollfäden gedrehte Schnüre handelt.

Netra-Bandha: eine der Blickfixierungen mit geschlossenen Augen.

neurologisch: die Funktionen des Nervensystems betreffend.

Nierensteine: *s. Nephrolithiasis.*

Nirgarbha-Pranayama: Der Ausdruck «Nirgarbha» heisst wörtlich «ohne Embryo» und besagt, dass bei dieser Art von Pranayama zum Zählen der Matras bei Puraka, Kumbhaka und Recaka kein Bija-Mantra verwendet wird. Nirgarbha ist eine Form von Sahita-Kumbhaka *(s. a. Sagarbha-Pranayama).*

Nirmanu: Reinigung der Nadis «ohne Mantra», das heisst durch die Reinigungsübungen von Shat-Karma. «Ohne Mantra» weist darauf hin, dass bei dieser Art der Nadi-Reinigung keine Bija-Mantras verwendet werden, wie dies bei Nadi-Shodhana-Pranayama oft der Fall ist, um die Matras zu zählen *(s. a. Samanu).*

Nirvikalpa-Samadhi: wörtl. «Selbstverwirklichung ohne Form»; höchster transzendentaler Zustand vollkommener Ekstase und Einswerdung mit dem Göttlichen, in dem sich das Gefühl der eigenen Identität gänzlich im Unendlichen auflöst *(s. a. Dharma-Megha-Samadhi).*

Nishpatti-Avastha: wörtl. «Zustand der Erfüllung»; der auf Paricaya-Avastha folgende höchste Zustand vollkommener Glückseligkeit, wenn Kundalini sich im Sahasrara-Cakra mit Shiva vereinigt. Dies ist der Zustand von Samadhi, der Erleuchtung und Gotteserkenntnis *(s. a. Nada-Avastha).*

Niyama: wörtl. «zähmen, unterwerfen»; 2. Glied des Ashtanga-Yoga, der Kodex persönlicher Lebensführung.

Noradrenalin (auch Norepinephrin): wird im Nebennierenmark und im ganzen sympathischen Nervensystem gebildet und hilft, die Wirkung von Adrenalin auszugleichen und den Blutdruck konstant zu halten.

Nyaya: wörtl. «logisch, richtig»; eines der sechs philosophischen Systeme Indiens (Shad-Darshana), als dessen Begründer Gautama gilt, ein Zeitgenosse Buddhas, der etwa 550 v. Chr. gelebt haben soll. Nyaya ist eine Wissenschaft des logischen Denkens, eine fundierte Methode der philosophischen Untersuchung von Subjekt und Objekt durch analytische Erforschung.

O

Ojas: wörtl. «Körperkraft, Energie, Männlichkeit»; durch Zurückhaltung des Samens (Vajroli) im Körper des Yogi gebildete Energie, die sich in allen Körperteilen ausbreitet und besonders im Gehirn Auslöser für die Aktivierung feinstofflicher Energiezentren ist. Ojas unterstützt den Fluss von Amrita und die damit einhergehende Transformation.

Om (Aum): auch «Mula-Mantra» (Wurzel-Mantra), «Adi-Bija» (Ur-Keim) oder «Pranava» genannt, die heiligste Formel des Hinduismus. Der Ton des tonlosen Alls, der vibrierende Klang, aus dem sich die ganze Schöpfung manifestiert, das elektromagnetische Summen der Atome im Universum, aus deren Tanz sich das Wesen der materiellen Welt offenbart.

Osteoporose: Verlust der Knochensubstanz, wodurch die Knochen brüchig werden.

Östrogen: weibl. Geschlechtshormon, das in den Eierstöcken und zum Teil in der Nebennierenrinde hergestellt wird. Wird auch vom Mann in geringen Mengen in den Hoden gebildet. Die Östrogene kontrollieren das Geschehen beim Eisprung und bei der Schwangerschaft und haben Einfluss auf den Stoffwechsel.

Ovarium: *s. Eierstöcke.*

P

Panca-Bhuta: die fünf grobstofflichen Elemente von Prakriti (Natur, Materie), aus denen sich der Kosmos zusammensetzt: Prithivi (Erde), Ambu oder Ap (Wasser), Tejas (Feuer), Vayu (Luft) und Akasha (Äther); *(s. a. Tanmatra).*

Panca-Tattva-Ritual: wörtl. «Ritual der fünf Essenzen»; auch «Panca-Makara-Ritual»genannt, das «aus fünf Ms bestehende Ritual». Diese fünf mit dem Buchstaben «M» beginnenden Glieder sind «Madya» (wörtl. «Wein»; Synonym für Amrita), «Mamsa» (wörtl. «Fleisch»; Synonym für die Zunge, die bei Khecari-Mudra verschlungen wird), «Matsya» (wörtl. «Fisch»; Synonym für die Zeugungsorgane), «Mudra» (wörtl. «Siegel»; Synonym für die Yogini, Partnerin beim Geschlechtsakt) und «Maithuna» (ritueller Geschlechtsverkehr). Den Yogis der höheren Stufen dient der rituelle Geschlechtsakt als Mittel zur Steigerung des Flusses von Ojas und Amrita. Um diesen Prozess der energetischen Transformation vor der Öffentlichkeit geheimzuhalten, bedienten sie sich einer verschlüsselten Ausdrucksweise. Dies wurde in der Folge oft missverstanden und im sogenannten «linkshändigen» Tantrismus in degenerierter Art und Weise direkt als Genuss von Wein, Fleisch, Fisch und Getreide mit anschliessendem Geschlechtsakt praktiziert.

Pandavas: die Nachkommen des Königs Pandu (wörtl. «der Bleiche»), König von Hastinapura. Die fünf Prinzen, zu denen auch Arjuna gehörte, führten den Krieg gegen die verfeindeten Kauravas, der im Epos «Mahabharata» erzählt wird.

Parakay-Praveshana: eine der übernatürlichen Kräfte (Siddhis) der Yogis. Die Kraft, in andere Körper einzudringen.

Parama-Atman: wörtl. «das höchste Selbst»; die Weltseele, der uranfängliche Geist, der identisch ist mit Brahman.

Parameshvari: wörtl. «höchste Herrin»; ein Synonym der Göttin Durga.

Parampara: wörtl. «vom einen zum andern»; die uralte Tradition der mündlichen Überlieferung des Yoga vom Lehrer (Guru) zum Schüler (Shishya). Für einen Sadhaka gibt es nichts Besseres, als einer solchen Linie anzugehören, da viele wichtige Inhalte der Praxis nicht aufgeschrieben werden. Die mündliche und geistige Übertragung des Wissens, das heisst die Einweihung (Diksha) durch einen vollendeten Guru, gilt als sehr glückbringend.

Paranoia: geistige Fehlfunktion, die sich in Form eines Wahns bemerkbar macht, zum Beispiel als Verfolgungs- oder Grössenwahn, oder auch als übersteigerte Eifersucht.

Parasympathikus: Teil des vegetativen Nervensystems, das der Energiespeicherung und Erholung der Stoffwechselprozesse dient, indem es gewisse körperliche Vorgänge wie den Herzschlag verlangsamt, gleichzeitig aber die Verdauung anregt, was für Yogis von Bedeutung ist, da so die Wärmeprozesse des Unterleibs gesteigert werden. Der Hauptnerv zur Steuerung des parasympathischen Nervensystems ist der Nervus vagus (10. Hirnnerv), der zum Beispiel.Herz, Blutgefässe, Lunge, Speiseröhre, Magen und Darm versorgt *(s. a. Hypothalamus).*

Paricaya-Avastha: wörtl. «Zustand der Anhäufung»; bezeichnet die Stufe nach Ghata-Avastha, wenn die Kundalini ins Ajna-Cakra aufsteigt und Rudra-Granthi aufgelöst wird *(s. a. Nada-Avastha).*

Paridhana: Lendentuch *(s. a. Langot).*

Parkinson: Erkrankung des Nervensystems, die zumeist bei älteren Männern auftritt. Es handelt sich dabei um eine Degeneration der Basalganglien, Nervenzellen im Gehirn, die an der Steuerung der Körperbewegungen beteiligt sind. Sichtbares Symptom ist das unwillkürliche Zittern und Zucken und die Verlangsamung der Bewegungen. Ist häufig verbunden mit starker Melancholie und Depression. Verantwortlich ist eine verminderte Produktion des Neurotransmitters Dopamin, der im Gehirn von der sogenannten Substantia nigra freigesetzt und für die einwandfreie Funktion der Basalganglien benötigt wird.

Parodontose: Zahnfleischschwund, der zu Lockerung und Ausfall der Zähne führt.

Parvati: wörtl. «Tochter der Berge»; ein Name der Gefährtin von Shiva. Sie war die Tochter des Himalaya und Mutter des elefantenköpfigen Ganesha. Auch war sie an der Zeugung von Skanda (auch Karttikeya oder Subrahmanya) beteiligt *(s. a. Skanda).*

Pashcima: wörtl. die Himmelsrichtung «Westen». Im Hatha-Yoga wird es als Synonym für die Wirbelsäule verwendet (Pashcimottanasana).

Pashu: wörtl. «durch Schlingen gebunden»; Synonym für Tiere und «tierhafte» Menschen mit wenig entwickeltem Bewusstsein, sogenannte «Herdentiere», die sich an der Masse orientieren und unfähig sind, den Yoga-Weg konsequent zu gehen.

Patala: Unterwelt; der hinduistischen Überlieferung zufolge eine schöne Welt, die nichts mit einer unseren Vorstellungen entsprechenden «Hölle» oder einem «Totenreich» zu tun hat, sondern ein Ort der sinnlichen Freuden und des Reichtums ist, der von Halbgöttern, Schlangengöttern und seltsamen Ungeheuern bevölkert ist.

Patanjala-Yoga-Darshana: wörtl. «Patanjali's Betrachtung des Yoga»; auch als «Patanjala-Sutra» oder «Yoga-Sutra» bekanntes Werk über die Praxis des Ashtanga-Yoga, dessen acht Glieder eine vollkommene Synthese aus Hatha- und Raja-Yoga bilden. Wurde schätzungsweise im 3. Jh. v. Chr. verfasst und bildet bis heute die Grundlage zur Erläuterung der acht Stufen, die von Yama / Niyama über Asana und Pranayama zu Samadhi führen.

Patanjali: Verfasser der berühmten «Yoga-Sutras» über die Methoden von Konzentration und Meditation, die zu den Siddhis und zu Samadhi führen. Er lebte etwa im 3. Jh. v. Chr. und gilt als eigentlicher Begründer des achtfachen Yoga-Pfads (Ashtanga-Yoga) und der Yoga-Philosophie, da er der Erste war, der die acht Stufen von Hatha- und Raja-Yoga systematisch erläuterte. Über seine Herkunft und Lebenszeit ist nichts Genaues bekannt, obwohl es Quellen gibt, die ihn mit einem im 2. Jh. v. Chr. lebenden Grammatiker in Verbindung bringen. Da es aber in der indischen Geistesgeschichte verschiedene bekannte Männer mit diesem Namen gab, dürfte es sich beim Verfasser des «Patanjala Yoga Darshana» um einen praktizierenden Yogi und nicht um einen intellektuellen Wissenschaftler gehandelt haben.

Pavana: wörtl. «Wind»; Synonym für Vayu und Prana.

Payasvini-Nadi: wörtl. «von milchiger Farbe»; einer der feinstofflichen Energiekanäle (Nadis) im Astralkörper, der mit dem rechten grossen Zeh und dem rechten Ohr verbunden ist.

Perineum: sogenannter «Damm»; eine Weichteilbrücke zwischen After und äusseren Geschlechtsteilen.

peripheres Nervensystem: die Nervenbahnen im Körper, die mit dem zentralen Nervensystem verbunden sind und so alle körperlichen Vorgänge mit dem Gehirn koordinieren.

Peristaltik: Bewegungen der Ringmuskulatur des Darms, um den Darminhalt zu tranportieren.

Pharyngitis: Entzündung des Rachens mit Halsschmerzen, Schluckbeschwerden, Fieber und oft auch Ohrenschmerzen, wobei die Lymphknoten des Halses anschwellen.

Phobie: übersteigerte, krankhafte und unangemessene Angst vor teilweise banalen Dingen und Ereignissen (Platzangst, Tierangst, Angst vor Staub und Dreck …).

Phosphaturie: Anhäufung von Kalk und Phospaten im Urin, die zur Bildung von Harnsteinen führen kann *(s. a. Nephrolithiasis).*

Physiologie, physiologisch: die Lehre von den Lebensvorgängen im Körper.

physisch: den Körper betreffend.

Pingala-Nadi: wörtl. «Feuer-Kanal»; ein auf der rechten Seite der Wirbelsäule aufsteigender feinstofflicher Energiekanal, der im rechten Nasenloch endet und in dem die solare, heisse, positive, weibliche Energie fliesst, die mit der Shakti assoziiert wird.

Pippali (indischer langer Pfeffer; Piper longum): gehört zur Familie des schwarzen Pfeffers und wirkt stärkend auf das Genitalsystem. Yogis verwenden die getrocknete Frucht für die Zubereitung von Chay und als Abkochung in Milch, da dadurch die Erweckung des inneren Feuers unterstützt wird.

Pitta: wörtl. «Galle»; einer der drei Grundtypen (Dosha) der physischen Konstitution gemäss der Ayurveda-Lehre. Seine Eigenschaften sind heiss, scharf, flüssig, und es wirkt auf die chemischen Reaktionen und die Temperatur des Körpers. Menschen mit vorherrschender Pitta-Konstitution sind meist von mittlerer Statur, mit weicher Haut, und sie besitzen eine gute Verdauung und einen guten Stoffwechsel *(s. a. Kapha; Vata).*

Platysma: an Unterkiefer und Hals liegender «Hautmuskel», der im Yoga wegen seiner Einflussnahme auf den Nervus Vagus eine Rolle spielt (zum Beispiel bei Manduki-Mudra).

Plavini: wörtl. «Schwimmer»; eines der höheren Pranayamas, womit die Gedanken stillgelegt werden.

Plexus cardiacus: *s. Herznervengeflecht.*

Plexus nasociliaris: Nervengeflecht, das von der Nasenhöhle aus Bewegungen der Nasen- und Augenmuskeln steuert.

Pollution: unwillkürlicher Samenerguss.

Prahara: die Dauer von drei Stunden, der achte Teil eines Tages *(s. a. Yama).*

Prakamya-Siddhi: übernatürliche Kraft der absoluten Wunscherfüllung und Realisierung des eigenen Willens.

Prakriti: wörtl. «das Erschaffende»; die Urmaterie der Natur, aus der das innere und äussere Universum sich herausbildet. Wird in der Samkhya-Philosophie auch «Pradhana» genannt und bezeichnet die Schöpfung, die aus dem ewigen, absoluten, göttlichen Bewusstsein (Purusha) entsteht und die Welt des Denkens und der Erscheinungen schafft. Ihre Struktur besteht aus den drei Gunas Tamas, Rajas und Sattva.

Prana: wörtl. «Lebensatem»; die kosmische Lebenskraft (Prana-Shakti), die alle Schöpfung erhält und sich in der Atmung aller Lebewesen manifestiert. Prana wird vor allem mit dem eingeatmeten Sauerstoff, aber auch mit der Nahrung aufgenommen. Von den zehn Lebenshauchen (Vayu) ist Prana der wichtigste und beeinflusst in hohem Mass die menschliche Bewusstseinsentwicklung. Hatha-Yoga legt grössten Wert auf die Speicherung und Nutzbarmachung dieser wertvollen Lebensenergie, die als Schlüssel zur Selbstverwirklichung gilt *(s. a. Pranayama; Mitahara).*

Pranamaya-Kosha: feinstoffliche Vitalhülle, die zusammen mit vier anderen Hüllen das Wesen des Menschen konstituiert. Ihre Manifestation ist der Atem, der Körper und Denken belebt *(s. a. Kosha).*

Pranava: *s. Om.*

Pranayama: wörtl. «Ausdehnung des Atems»; 4. Stufe des Ashtanga-Yoga, die sich mit Atemübungen befasst. Pranayama besteht aus Puraka (Einatmung), Kumbhaka (Atemanhalten) und Recaka (Ausatmung) und wird zur Reinigung des feinstofflichen Nadi-Systems praktiziert, um den Fluss von Prana im Körper zu verstärken und so den Sadhaka für die Stufen von Pratyahara und Dharana vorzubereiten.

Prapti-Siddhi: eine der acht grossen Siddhis der Yogis; die übernatürliche Fähigkeit, sich nach Belieben auszudehnen und sich an irgendeinen Ort im Universum zu bewegen.

Pratikopasana: die Anrufung des eigenen Schattens; Konzentrationstechnik auf das Schattenbild zur Visualisierung des eigenen Selbst.

Pratyahara: wörtl. «zurückziehen»; die 5. Stufe des achtfachen Yoga-Pfads, wenn sich die Sinneswahrnehmung durch das Auflodern innerer Energie von der Aussenwelt löst und der Yogi langsam zur Konzentration (Dharana) fähig wird *(s. a. Adhara).*

Prayaga: *s. Triveni.*

Prithivi: das Element Erde, eines der fünf Bhutas, aus denen sich das Universum zusammensetzt.

Prostata: männliche Vorsteherdrüse; etwa kastaniengross, legt sich um die Harnröhre. Ihre Hauptaufgabe ist die Produktion von Substanzen, welche sich mit dem Sperma vermischen und dessen Beweglichkeit erhöhen.

Protein: Eiweiss; der wichtigste Baustoff des Körpers, dessen Bausteine die Aminosäuren sind.

Psoriasis: Schuppenflechte; psychosomatische Zivilisationskrankheit. Dabei treten besonders an den Ellbogen, dem behaarten Kopf und den Knien Stellen mit starker, von Juckreiz begleiteter Schuppenbildung auf. Gilt als unheilbar, kann jedoch mit Praktiken wie Shirshasana und Sonnenbädern besiegt werden.

Psychokinese: Bewegen eines Gegenstandes durch geistige Kraft.

psychophysisch: Körper (Physis) und Geist (Psyche) betreffend.

psychosomatisch: Zusammenhang von psychischen und körperlichen (somatischen) Vorgängen.

Puja: rituelle Gottesanbetung in Indien; Zeremonie mit Räucherwerk, Mantra, Gesang und oft auch instrumentaler Begleitung. Der Ausführende wird Pujari genannt.

Puraka: die Einatmung bei Pranayama *(s. a. Kumbhaka; Recaka).*

Purana: wörtl. «alt»; die Puranas sind mythologisch-religiöse Erzählungen der Hindus, die Legenden aus dem Leben der Götter enthalten.

Purna-Uddiyana: der «volle Bauch-Verschluss»; die Praxis von Uddiyana- und Udara-Bandha mit Kumbhaka, was auch Ajagari oder Cheetah-Kriya genannt wird.

Purusha: wörtl. «Mann, Mensch»; das ewige, unwandelbare, höchste göttliche Selbst, aus dessen Schwingungen in Verbindung mit der Urnatur (Prakriti) das gesamte Universum entsteht. Purusha, die höchste Seele, ist identisch mit Atman und Brahman.

Pusha-Nadi (von «pushan», poetisch für Sonne): feinstofflicher Energiekanal, der mit dem Sonnenkanal Pingala auf der rechten Körperseite aufsteigt und mit dem Gehör- und Sehsinn verbunden ist.

R

Rachitis: Erkrankung des Skeletts durch Kalziummangel, die durch fehlende Bildung von Vitamin D aufgrund von mangelndem Sonnenlicht entsteht.

Radha: eines der Milchmädchen (Gopis), mit denen sich der Gott Krishna in Vrindavan beim Liebesspiel (Rasa-Lila) vergnügt. Radha ist seine Lieblingsgespielin, und zusammen symbolisieren sie das ewige Spiel zwischen Gott und der individuellen Seele.

Raghus: Angehörige der auf den mythologischen König Raghu zurückgehenden «Sonnenrasse», zu denen auch der Götterheld Rama gehört.

Rajas: wörtl. «Leidenschaft, Emotion, Bewegung»; eine der drei Qualitäten (Guna) der Natur (Prakriti). Im Menschen ist sie das dynamische Prinzip und zeigt sich als Gier, Leidenschaft, Verlangen, Lust und Unausgeglichenheit *(s. a. Tamas; Sattva).* Rajas ist auch die Bezeichnung für das Menstruationsblut der Frau, dessen Bewahrung ein Ziel des Hatha-Yoga ist. Rajas wird generell als Name für den dynamischen, weiblichen Aspekt der Natur (Shakti) verwendet.

Raja-Yoga: wörtl. «königlicher Yoga»; aus den Praktiken des Hatha-Yoga erwachsender Yoga der Kraft und Energie, der den Übenden auf die Stufen von Meditation, Kontemplation und Selbstverwirklichung führt *(s. a. Ashtanga-Yoga).*

Ram: Keimsilbe (Bija-Mantra) des Manipura-Cakras, in der die Kraft des Feuergottes Agni schwingt.

Rama (auch Ramacandra): ein Avatara und Angehöriger der Raghus (Sonnenrasse), der am Ende des Treta-Yuga als 7. Inkarnation des Gottes Vishnu auf der Erde erschien. Er war der älteste Sohn des Königs Dasharatha von Ayodhya und steht für das Sattva im Menschen. Seine Gemahlin Sita und er gelten als Ideal der Beziehung zwischen Mann und Frau. Der Weise Valmiki schildert im «Yoga-Vasishtha» den spirituellen Werdegang von Rama, und im monumentalen Versepos «Ramayana» erzählt Valmiki, wie Rama zusammen mit seinem Bruder Lakshmana und dem Affengott Hanuman die schöne Sita aus den Fängen des Dämons Ravana befreit. Die Heldentaten von Rama und seinen Gefährten werden in Indien alljährlich während des Festes Rama-Lila öffentlich aufgeführt.

Ramayana: wörtl. «der Lebenslauf des Rama»; das älteste Sanskrit-Epos, das dem heiligen Valmiki zugeschrieben wird und etwa aus dem 2. Jh. v. Chr. stammen dürfte. Es schildert das Leben von Rama und Sita, ihre Entführung durch den Dämon Ravana, den Krieg mit den Dämonen und die Rückkehr nach Ayodhya. Zusammen mit dem «Mahabharata» ist das Ramayana das wichtigste Werk der frühen Sanskrit-Literatur.

Rasa: wörtl. «Saft, Elixier, Essenz»; das Sanskrit-Wort «Rasa» bezeichnet Flüssigkeiten, im übertragenen Sinn die Empfindung von Geschmack und den durch Sinnesreize entstehenden Fluss der Gefühle und Empfindungen. Es ist verbunden mit dem Element Wasser und der Zunge, mit der die Welt geschmeckt wird. Im Hatha-Yoga wird es verwendet für Körperflüssigkeiten wie die lebensspendenden und -erhaltenden Säfte Bindu (Samen) und Rajas (Menstruationsblut), oder ganz besonders für Amrita, den im Kopfbereich durch die Praxis von Khecari- und Nabho-Mudra entstehenden Nektar. Im Bhakti-Yoga steht «Rasa» für die Essenz des reinsten Entzückens, das durch die Hingabe an Gott entsteht. In der Alchemie ist «Rasa» die Bezeichnung für Quecksilber.

Ravana: der Dämonenkönig des Reiches Lanka (heute Sri Lanka), Halbbruder von Kubera, dem Hüter der irdischen Schätze. Er ist der Anführer der Rakshasas, der Dämonen, und als Verkörperung des Bösen war er in der Lage, jede Gestalt anzunehmen. Nachdem er die schöne Sita geraubt hatte, wurde er in der Folge von Rama, Lakshmana und Hanuman endgültig besiegt.

Recaka: die Ausatmung bei Pranayama *(s. a. Puraka; Kumbhaka).*

Reizblase (lat. Neuralgia vesicae): eine bei Frauen zwischen 30 und 50 Jahren häufig vorkommende Blasenstörung, bei der es zu diffusen Schmerzen in der Blasengegend und zu häufigem Harndrang kommt. Wird durch eine Störung im Hormonsystem verursacht, die zumeist psychische Ursachen hat *(s. a. Zystitis).*

Rektum: After und Mastdarm (etwa 15 cm langer unterster Abschnitt des Darms, wo sich der Kot ansammelt, bevor er ausgeschieden wird).

Retas: Synonym für Sperma *(s. a. Bindu; Shukra).*

Rig-Veda: wörtl. «das in Versen dargelegte Wissen»; die älteste und umfangreichste Textsammlung der Vedas, deren Ursprünge anhand der in den Vedas enthaltenen astronomischen Angaben ungefähr im Jahr 4500 v. Chr. anzusetzen sind.

Rishi: wörtl. «Seher; Prophet»; Bezeichnung für Heilige und inspirierte Dichter, insbesondere für die Seher, denen die Vedas offenbart wurden.

Rudra: wörtl. «Heuler, Brüller»; alter Name für Shiva in seinem zerstörerischen Aspekt als Sturm- und Feuergott.

Rudra-Granthi: mystischer Knoten im Ajna-Cakra, dessen Durchstechen den Yogi in den Zustand von Paricaya-Avastha führt *(s. a. Nada-Avastha).*

Rupa: wörtl. «Form, Gestalt»; dem Element Feuer innewohnende Kraft, die mit dem Sehsinn verknüpft ist *(s. a. Bhuta; Tanmatra).* Rupa bezeichnet generell die körperliche Form aller sichtbaren Dinge.

S

Saccidananda: wörtl. «Sein, Bewusstsein, Seligkeit»; zusammengesetzt aus Sat (Sein), Cit (Bewusstsein) und Ananda (Glückseligkeit). Die drei grundlegenden Aspekte des Göttlichen (Brahman).

Sada-Shiva: wörtl. «ewiger Shiva»; ein Name des Gottes Shiva.

Sadhaka: nach spiritueller Selbstverwirklichung strebender Yoga-Schüler (weibl. Sadhika; Bezeichnung für eine tugendhafte Frau).

Sadhana: der Weg von Yoga und Tantra, der zur Selbstverwirklichung führt.

Sadhu: wörtl. «tugendhaft»; ein heiliger Mann, ein hinduistischer Bettelmönch.

Sagarbha-Pranayama: «Sagarbha» wörtl. «mit Embryo»; bezieht sich auf das Bija-Mantra, das bei dieser Art von Pranayama für das Zählen der Matras bei Puraka, Kumbhaka und Recaka verwendet wird. Sagarbha ist eine Form von Sahita-Kumbhaka *(s. a. Nirgarbha-Pranayama).*

Sahaja: wörtl. «naturgegeben, spontan»; wird zum Beispiel verwendet, um die Verwirklichung der Samenzurückhaltung durch Vajroli zu charakterisieren (Sahajoli), oder um das Wesen von Samadhi zu beschreiben, wenn unser Selbst in seinem natürlichen, entschleierten Zustand ist. Es weist darauf hin, dass viele übernatürlich erscheinende Fähigkeiten und Zustände an und für sich als natürliche Anlagen im Menschen vorhanden sind und darauf warten, verwirklicht zu werden.

Sahajoli: wörtl. «spontane (Beherrschung)»; aus der Zurückhaltung des Samens (Vajroli) entstehende spontane Beherrschung der Ejakulation *(s. a. Amaroli).*

Sahasrara-Cakra: wörtl. «Rad der tausend Speichen»; das oberste der sieben entlang der Wirbelsäule liegenden Energiezentren, über der Fontanelle (Brahma-Randhra) gelegen. Auch «tausenblättriger Lotos» genannt.

Sahita-Kumbhaka: Atemanhalten mit Puraka (Einatmung) und Recaka (Ausatmung), das heisst, die Atemtätigkeit verläuft normal und wird vom bewussten Willen des Übenden unterstützt und in Gang gehalten *(s. a. Kevala-Kumbhaka).*

Samadhi: wörtl. «Grabstätte»; die achte und letzte Stufe des Ashtanga-Yoga; Zustand göttlicher Selbstverwirklichung und Erleuchtung.

Sama-Drishti: eine der Blickfixierungen mit starr geradeaus gerichteten Augen.

Samana: einer der zehn Lebenshauche (Vayu) im Körper, zur Gruppe der sogenannten Pranadi-Vayus gehörend. Hat seinen Sitz im Bauch, durchdringt den ganzen Körper und ist verantwortlich für die Verteilung der nährenden Elemente.

Samanu: Reinigung der Nadis «mit Mantra», das heisst durch wechselseitiges Pranayama (Anuloma-Viloma). «Mit Mantra» weist darauf hin, dass bei Nadi-Shodhana-Pranayama vielfach Bija-Mantras verwendet werden, um die Zeitintervalle (Matras) zu zählen *(s. a. Nirmanu).*

Sama-Veda: der «Veda der Lieder» für die Darbringung des Soma-Opfers.

Samkhya: wörtl. «Anzahl»; eines der sechs Darshanas (Shad-Darshana) und wohl ältestes philosophisches

System Indiens das auf den Weisen Kapila zurückgeht, der vermutlich etwa im 6. Jh. v. Chr. gelebt hat und über den wenig bekannt ist. Der Name «Samkhya» (Anzahl, Aufzählung) weist darauf hin, dass diese Philosophie die Prinzipien und Stufen der kosmischen Evolution aufzählt. Ausgehend von den zwei höchsten Wirklichkeiten Purusha (Geist) und Prakriti (Natur), aus deren Zusammenwirken die Schöpfung entsteht, unternimmt Samkhya eine logische, systematische Gliederung aller wissenschaftlich erfassbaren Prinzipien in diesem Universum. Das System befasst sich auschliesslich mit der empirisch durch die Sinne und den Verstand wahrnehmbaren Welt und versucht, dem Menschen eine theoretische Grundlage zu Selbstverwirklichung und Befreiung zu schenken. Die Philosophie des Samkhya liefert die intellektuelle Basis zur praktischen Wissenschaft des Yoga.

Samnyasa: wörtl. «Entsagung»; vierte und letzte der vedischen Lebensstufen (ashramas), in der ein Mensch in völliger Besitzlosigkeit lebt und sein Trachten nur auf die Verwirklichung der Befreiung (Moksha) ausrichtet. Ein Samnyasin (auch Sannyasin) ist ein Entsagender, der zumeist als Bettelmönch herumwandert.

Samsara: wörtl. «Fliessen, Wanderung»; der ewige Kreislauf von Geburt, Tod und Wiedergeburt, der nur durch die Erkenntnis der Einheit mit dem Göttlichen (Samadhi) durchbrochen werden kann.

Samskara: wörtl. «verfeinern, polieren»; der Ausdruck bezieht sich generell auf rituelle Handlungen und Feste, wie Taufe, Hochzeit oder Begräbnis. Im Yoga werden jedoch die prägenden Eindrücke in unserem Bewusstsein als «Samskaras» bezeichnet, die aus Handlungen und Gedanken aus der Gesamtheit unserer Existenzen entstanden sind und aus denen sich unser Charakter konstituiert.

Samtosha: wörtl. «Genügsamkeit, Gleichmut»; eine der im Ashtanga-Yoga vom Sadhaka geforderten fünf Tugenden, die unter «Niyama» aufgeführt sind.

Samyama: absolute Konzentration im Zustand von Samadhi. Wenn der Yogi sich in tiefster Trance auf ein inneres oder äusseres Objekt konzentriert und mit diesem eins wird, kann er verschiedene übernatürliche Kräfte (Siddhis) erlangen, wie dies in Kapitel III der «Yoga-Sutras» von Patanjali beschrieben wird.

Sangama: *s. Triveni.*

Sarasvati: die Göttin der Musik und Künste, der Gelehrsamkeit und Sprache. Sie ist die Gemahlin des Gottes Brahma und Schöpferin der Sanskrit-Sprache und Devanagari-Schrift. Der Name «Sarasvati» bezeichnet auch einen mystischen Fluss, der bei Prayaga mit Ganges und Yamuna zusammenfliesst *(s. a. Triveni).*

Sarasvati-Nadi: wörtl. «die Fliessende»; ein in der Körpermitte aus dem Nabelzentrum entspringender subtiler Energiekanal, der mit Sushumna-Nadi in den Kopfbereich hochsteigt und in der Zunge mündet. Wird mit der Göttin Sarasvati assoziiert und spielt bei Khecari-Mudra eine wichtige Rolle.

Sarkom: bösartiger Tumor *(s. a. Karzinom; Krebs).*

Sat: absolutes, ewiges, unwandelbares Sein *(s. a. Saccidananda).*

Sattva: wörtl. «Güte, Reinheit, Wahrheit»; höchste der drei Qualitäten (Guna) der Urnatur (Prakriti). Im Yoga wird Wert darauf gelegt, diesen Wesensaspekt zu verstärken, da dadurch Gleichmut, Gelassenheit und Friedfertigkeit entstehen und Gemüt und Körper von Leichtigkeit erfüllt werden *(s. a. Tamas; Rajas).*

Satya: wörtl. «wahr, echt, wirklich, treu»; Wahrhaftigkeit des Wesens ist eine der fünf bei Yama geforderten Tugenden auf dem Pfad des Ashtanga-Yoga.

Satya-Yuga: wörtl. «Zeitalter der Wahrhaftigkeit» *(s. a. Krita-Yuga).*

Savikalpa-Samadhi: wörtl. «Selbstverwirklichung mit Form»; Zustand transzendentaler Selbstverwirklichung und Ekstase, in dem das Bewusstsein der eigenen Identität noch besteht.

Schambein (lat. Os pubis): auch «Schamhügel» genannt. Über den Schamlippen bzw. dem Penis liegender, erhöhter Teil des Beckenknochens, in dem sich Nerven des vegetativen Nervensystems befinden.

Schicksalsdrüsen: Bezeichnung für die lebenswichtigen Drüsen im Kopfbereich: Hypophyse, Epiphyse, Schilddrüse.

Schilddrüse: walnussgrosses Organ im Hals, vor der Luftröhre, unter dem Kehlkopf. Diese Drüse produziert Hormone, die sich auf den gesamten Stoffwechsel unseres Organismus auswirken. Reguliert wird sie von Hypophyse und Hypothalamus. Eine Fehlfunktion der Schilddrüse hat schwerwiegende Konsequenzen auf die psycho-physische Gesundheit des Menschen.

Schlangenkraft: *s. Kundalini-Shakti.*

Selbstverwirklichung: *s. Samadhi.*

Serotonin: ein Monoamin, das im Organismus als Gewebshormon (Neurotransmitter) im Zentralnervensystem, Darmnervensystem, Herz-Kreislauf-System und im Blut wirkt. Es beeinflusst den Blutdruck und den Tonus der Blutgefässe.

Shabda: wörtl. «Laut, Klang»; die dem Element Äther innewohnende feinstoffliche Energie, die mit dem Gehörsinn assoziiert wird *(s. a. Panca-Bhuta; Tanmatra).*

Shad-Darshana: *s. Darshana.*

Shakta: ein Anhänger des Shakti-Kults.

Shakti: wörtl. «Kraft, Macht, Energie»; die mit dem ewigen kosmischen Bewusstsein (Shiva) verbundene Urkraft aller Schöpfung. Sie ist der dynamische Aspekt des Göttlichen (Brahman), und sie erschafft, erhält und zerstört. Als Kundalini ist sie der Inhalt und der Sinn aller yogischen Anstrengungen, und nur durch ihre Gnade kann der Sadhaka auf diesem Weg vorwärtsschreiten *(s. a. Durga; Kali).*

Shakti-Calana-Mudra: wörtl. «Siegel des Kraft-in-Bewegung-Setzens»; eine dynamische Praxis der Hatha-Yogis, um Kundalini den Aufstieg zu ermöglichen.

Shambhavi-Mudra: wörtl. «Siegel der Glückseligkeit»; eine meditative Praxis des Hatha-Yoga, wobei der Yogi mit Trataka die Stufe von Dharana und Dhyana und den Zustand von Unmani erreichen kann.

Shankara: wörtl. «der Freudebringer»; einer der Namen des Gottes Shiva. Shankara oder Shankaracarya ist auch der Name eines indischen Heiligen und Philosophen, der von 788 bis 822 n. Chr. gelebt hat und als Hauptvertreter des Advaita-Vedanta und Erneuerer des Hinduismus gilt *(s. a. Vedanta).*

Shankha-Prakshalana: die Muschelreinigung, eine der wichtigsten Reinigungsübungen zur Waschung des gesamten Verdauungstrakts.

Shankhini-Nadi: ein mit dem Gehörsinn und dem Unterleib verbundener feinstofflicher Energiekanal.

Shanmukhi-Mudra: wörtl. «Siegel der sechs Gesichter»; eine Übung von Hatha- und Laya-Yoga zur Erweckung der inneren Töne. Stimuliert zusammen mit den fünf Organen der sinnlichen Wahrnehmung (Seh-, Gehör-, Geruch-, Geschmack- und Tastsinn) auch das «sechste Gesicht» der übersinnlichen Wahrnehmung *(s. a. Indriya).*

Shastra: wörtl. «Belehrung, Lehrbuch»; dazu gehören die Vedas, die Upanishaden und die Puranas, aber auch die alten Textbücher des Yoga wie die «Hathayoga-Pradipika» oder die «Gheranda-Samhita», die gewöhnlich als «Yoga-Shastra» bezeichnet werden.

Shat-Karma: wörtl. «sechsfache Praxis»; die Reinigungsübungen (Kriyas) des Hatha-Yoga, bestehend aus Dhauti, Vasti, Neti, Nauli, Trataka und Kapalabhati.

Shauca: wörtl. «Reinheit»; körperliche und geistige Reinheit bzw. Reinlichkeit ist eine der bei Niyama geforderten fünf Tugenden des Sadhaka, um den Weg des Ashtanga-Yoga zu gehen.

Shesha: *s. Ananta.*

Shikha: Haarbüschel, das die indischen Aryas am hintersten Scheitelpunkt wachsen lassen.

Shishya: wörtl. «Schüler, Jünger»; Aspirant für die spirituelle Einweihung, Schüler eines Gurus.

Shitali: ein kühlendes Pranayama.

Shiva: wörtl. «der Gnädige»; Verkörperung des kosmischen göttlichen Bewusstseins, aus dem Schöpfung und Zerstörung entspringen. Mächtigster Gott des Hinduismus und wohl ältester Gott der Menschheitsgeschichte, Äquivalent zum Wotan der Germanen und Dionysos der Griechen. Er ist Bhairava (der Schreckliche), Pashupati (Herr der Tiere; Gott der urzeitlichen Jäger und Schamanen), Aushadhishvara (Herr der Drogen und berauschenden Pflanzen). Er ist Rudra (der Heuler; wilder Sturm- und Totengott inmitten seines Heeres von Geistern und Dämonen) und er ist Mahadeva (grosser Gott), Ishvara (Herr), Maheshvara (grosser Herr) oder Parameshvara (höchster Herr), neben dem alle anderen Götter verblassen. Als Nataraja (König des Tanzes) tanzt er den wirbelnden Tandava-Tanz, durch den er alles erschafft und zerstört, und als Yogeshvara (Herr des Yoga) ist er der Ursprung und Schöpfer des Yoga. Sein Reittier (Vahana) ist der Stier Nandi, womit die geballte Potenz Shivas zum Ausdruck gebracht wird. Shiva wird oft als Phallus (Linga) verehrt, durch dessen Kraft das Universum entstanden ist. Bis heute wird in indischen Tempeln das in einer göttlichen Yoni (Vulva) ruhende Linga als Zeichen der Fruchtbarkeit verehrt. Seine Shakti ist die höchste Schöpfungskraft der Natur, die unter vielen Namen wie Parvati, Sati, Durga oder Kali in den mannigfaltigen Götterlegenden der Puranas erscheint. Der Verbindung von Shiva und Shakti entspringen zwei Söhne, der elefantenköpfige Ganesha (Herr der Scharen), und Karttikeya oder Skanda, Gott des Kampfes und Überwinder des Egos.

Shivalingam: der göttliche Phallus, Symbol des Gottes Shiva als Allerschaffer.

Shiva-Samhita: eine der wichtigsten Lehrschriften des Hatha-Yoga, die neben praktischen Anleitungen auch eine philisophische Einleitung enthält, in welcher der Gott Shiva seiner Gefährtin Parvati die Geheimnisse der Befreiung durch die Yoga-Praxis erklärt. Der Ursprung dieser Schrift liegt im Verborgenen, und allgemein nimmt man an, dass sie direkt dem Mund Shivas entsprungen ist.

Shiva-Svarodaya: wörtl. «die Verwirklichung von Shivas Klang»; nicht näher datiertes, wohl einige hundert Jahre altes Werk über die absolute Bemeisterung des Atems und der Lebenskraft (Prana). Es handelt sich dabei um ein obskures, aus dem Vedanta entstandenes intellektuelles Werk über die Früchte der Bemeisterung des Atems, zum Beispiel die Kraft der Weissagung, Macht über Menschen, Fruchtbarkeit, Langlebigkeit und Erfolg im Krieg.

Shiva-Tattva: wörtl. «so sein wie Shiva»; gottgleicher Zustand absoluter Bewusstheit, der aus Trataka und Pranayama resultiert.

Shri: wörtl. «Pracht, Schönheit, Glück, Reichtum, Majestät, Erhabenheit»; ein Name der grossen Göttin Lalita in ihrem glückverheissenden Aspekt (Maha-Lakshmi). Wird oft dem Namen grosser Yogis und Heiliger vorangestellt, um ihren erhabenen Status zu betonen.

Shrim: Keimsilbe (Bija-Mantra), das die Kraft der Göttin Shri in sich trägt.

Shri-Yantra: wörtl. «Yantra der Erhabenen», auch Shri-Cakra genannt; ein mystisches, aus neun übereinandergelagerten Dreiecken bestehendes Diagramm, das die höchste Vereinigung und die daraus resultierende Kraft von Shiva und Shakti symbolisiert. Eines der Hauptzentren des Shri-Yantra-Kults ist Kanchipuram in Tamil Nadu.

Shukra: Synonym für den männlichen Samen *(s. a. Bindu; Retas).*

Shunya: wörtl. «Leere»; Zustand meditativer Verwirklichung nach dem Erreichen von Arambha-Avastha, wenn der Yogi mit Hilfe von Prana den Brahma-Granthi gelöst hat und Kundalini ins Anahata-Cakra aufsteigt.

Siddhi: wörtl. «Verwirklichung»; durch die Yoga-Praxis entstehende übernatürliche Kraft, die dem Yogi hilft, Hindernisse auf dem gefahrvollen Weg der Selbstverwirklichung zu beseitigen. Es gibt eine Vielzahl von Siddhis, wobei man generell von acht besonders wichtigen Kräften spricht, den sogenannten «Maha-Siddhis» (grosse Kräfte): 1. Animan; 2.Mahiman; 3. Laghiman; 4. Gariman; 5. Prapti; 6. Prakamya; 7. Vashitva; 8. Ishitva.

Sinus: luftgefüllter Hohlraum im Körper, zum Beispiel. im Bereich des Schädels (Nasen-Rachenraum).

Sita: wörtl. «Ackerfurche»; Tochter des Königs Janaka von Videha. Sie gilt als Sinnbild von Schönheit und Tugend, und Rama gelang es, sie zu gewinnen, indem er als Einziger den Bogen des Königs Janaka spannen konnte.

Sitkari: ein Pranayama zur Reinigung und Belebung der Schädel- und Halspartie.

Sivani-Nadi: wörtl. «Kanal des Perineums»; auch Citrakhya- oder Citra-Nadi (Tiger-Kanal) oder Viryavaha-Nadi (Helden-Kanal) genannt. Ein vom After über das Perineum zu den Genitalien verlaufender Energiekanal, der beim Mann die Tätigkeit von Hoden, Samenblase, Samenleiter und Prostata kontrolliert, bei der Frau analog die Tätigkeit von Ovarium, Eileiter und Gebärmutter und damit den Prozess der Menstruation.

Skanda: wörtl. «Spritzer»; hinduistischer Kriegsgott und Herr des Planeten Mars, dessen Name auf seine phallische Kraft hinweist. Nach seinen Ziehmüttern, den Pleiaden oder «Krittikas», auch Karttikeya genannt, in Südindien meist Subrahmanya oder Murugan. Er gilt als Herr der Schlangen, und sein Reittier (Vahana) ist der Pfau oder der Hahn. An seiner Zeugung waren verschiedene Götter beteiligt, unter anderem Shiva, Agni, Ganga, Parvati und die sechs Pleiaden, Gestirnsgöttinnen im Sternbild des Stiers.

Skoliose: seitliche Verkrümmung der Wirbelsäule.

Skrotum: Hodensack.

Solarplexus: das «Sonnengeflecht»; wichtiges Nervengeflecht des vegetativen Nervensystems, das sich auf der Höhe der Nieren um die grossen Eingeweideschlagadern befindet.

Soma: Göttertrank, der oft aus Pilzen und berauschenden Kräutern hergestellt und während schamanistischen Ritualen getrunken wird. Im Hatha-Yoga wird Soma jedoch mit Amrita gleichgesetzt, dem Unsterblichkeit verleihenden Nektar, der im Vyoma-Cakra gebildet wird und den Körper des Yogi göttlich macht.

Sonnengeflecht: *s. Solarplexus.*

Sparsha: wörtl. «Berührung»; die dem Element Luft (Vayu) innewohnende feinstoffliche Energie *(s. a. Tanmatra).* Auch eine der Kräfte der Sinnesorgane der empfangenden Wahrnehmung (Jnana-Indriyas); wird mit dem Tastsinn assoziiert *(s. a. Indriya).*

Sperma: in den Hoden des Mannes gebildete Samenflüssigkeit.

Spermatorrhoe: Samenausfluss aus der Harnröhre ohne geschlechtliche Erregung.

Splenomegalie: krankhafte Vergrösserung der Milz.

Steroide: grosse Gruppe chemisch ähnlicher Verbindungen, zu denen zum Beispiel die Hormone der Nebennierenrinde, die Sexualhormone und auch Vitamin D gehören. Die menschlichen Steroidhormone werden aus Cholesterin gebildet, das selber ein Steroid ist.

Sthula-Sharira: auch Bhuta-Sharira genannt; der grobstoffliche Körper des Menschen.

Stoffwechsel: *s. Metabolismus.*

Subala: mythischer König aus dem Epos «Mahabharata», Vater der Gandhari, die dem blinden König Dhritarashtra die 100 Kauravas gebar.

Sugriva: mythologischer Affenkönig aus dem Epos «Ramayana»; ein Sohn der Sonne und Herrscher von Kishkinda, der dem Helden Rama ein von Hamuman befehligtes Affenheer zur Seite stellte, um Sita zu befreien.

Sukshma-Drishti: eine übernatürliche Kraft (Siddhi) der Yogis; die Fähigkeit, subtile Elemente und verborgene Dinge zu sehen.

Sukshma-Sharira: auch Linga-Sharira genannt, der feinstoffliche Körper des Menschen *(s. a. Astralkörper).*

Surya: Name des vedischen Sonnengottes. Auch Bezeichnung für die «brennende Sonne» der Nabelregion oder für Pingala-Nadi, den Sonnenkanal; verläuft auf der rechten Seite der Wirbelsäule und wird mit der Shakti assoziiert.

Surya-Bhedi-Pranayama: (auch Surya-Bhedana); ein höheres Pranayama zur Reinigung und Erweckung des Sonnenkanals Pingala-Nadi.

Surya-Nadi: Synonym für Pingala-Nadi.

Sushumna-Nadi: der wichtigste, mittlere, in der Wirbelsäule vom Muladhara zum Sahasrara-Cakra aufsteigende feinstoffliche Energiekanal, durch den Prana und Kundalini-Shakti aufsteigen und den Menschen zur Befreiung führen kann *(s. a. Brahma-Nadi; Ida; Pingala).*

Sutra: wörtl. «Faden, Schnur»; bezeichnet die «heilige Schnur» der Brahmanen, welche am Oberkörper getragen wird, ebenfalls die für die Nasenreinigung verwendeten Schnüre (Sutra-Neti). Das Wort «Sutra» ist auch ein Synonym für «Leitfaden» oder «Lehrsatz» und bezeichnet zahlreiche im Anschluss an die vedischen Offenbarungswerke in Versen niedergeschriebene Lehrbücher, zum Teil auch zur Yoga-Praxis (zum Beispiel Yoga-Sutras des Patanjali).

Sutra-Neti: ein Kriya des Hatha-Yoga, die Reinigung der Nase mit Schnüren.

Svadhyaya: das Studium der heiligen Schriften und Lehrbücher; eine der bei Niyama geforderten fünf Tugenden des Ashtanga-Yoga.

Svadhishthana-Cakra: wörtl. «in sich selbst verankertes Rad»; einer der sieben Energiekreise entlang der Wirbelsäule, auf der Höhe der Genitalien.

Svara: wörtl. «das, was an sich eine Bedeutung hat»; im übertragenen Sinn «Ton, Klang»; die Meisterschaft über Svara (Ton, Klang; Synonym für den Atem) bildet das Sanctum sanctorum des Hatha-Yoga. Durch die Kontrolle über den Wechsel des Atemstroms von einem Nasenloch zum andern entsteht vollkommenes Bewusstsein, woraus die übernatürlichen Kräfte (Siddhis) der Yogis resultieren *(s. a. Shiva-Svarodaya).*

Svara-Vijnana: wörtl. «die Wissenschaft vom Klang (des Atems)»; in der Lehrschrift «Shiva-Svarodaya» niedergelegtes Wissen von der aus der Bemeisterung des Atems entstehenden Kraft *(s. a. Shiva-Svarodaya).*

Svarga: der Götterhimmel, der von Indra regiert wird und sich zuoberst auf dem Berg Meru befindet.

Svastika: wörtl. «Glück verheissend»; das Hakenkreuz, eines der ältesten Symbole der Menschheit. Ein Sonnensymbol, das eng verknüpft ist mit dem Manipura-Cakra und auch mit dem Gott Ganesha, der als Beseitiger der Hindernisse Träger der Svastika-Energie ist.

Svatmarama: der Verfasser der berühmten Lehrschrift «Hathayoga-Pradipika». Er gilt als ein Schüler von Matsyendra und Goraksha und lebte vermutlich im frühen Mittelalter.

Svayambhu-Linga: wörtl. «aus sich selbst entstehender göttlicher Phallus»; ein goldenes Shiva-Lingam im Muladhara-Cakra, um welches die Kundalini-Shakti gewunden ist und schläft. Wird sie geweckt, beginnt Prana durch Sushumna-Nadi zu fliessen *(s. a. Bana-Linga; Itara-Linga).*

Swami (sanskr. Svamin): wörtl. «Herr, Besitzer»; Ehrentitel für Yogis und Heilige, die Meisterschaft über sich selbst erlangt haben.

Sympathikus: Teil des vegetativen Nervensystems, Gegenspieler des Parasympathikus und des Nervus vagus. Steuert unwillkürliche Körperfunktionen und tritt besonders bei körperlichen Anstrengungen in Aktion. Der Sympathikus regt den Herzschlag an, dämpft aber die Aktionen des Verdauungssystems und fördert eher abbauende Stoffwechselprozesse.

T

Tamas: wörtl. «Dunkelheit»; eine der drei Qualitäten (Guna) der Urnatur (Prakriti), aus der Unbeweglichkeit, Trägheit, Passivität und Unwissen entsteht. Sie ist der Grund für Verblendung und Angst und gilt als ein Hindernis auf dem Weg zur Selbstverwirklichung *(s. a. Rajas; Sattva).*

Tandava: rasender Tanz, mit dem der Gott Shiva in seiner Form als Nataraja zum wirbelnden Klang der Damaru die Schöpfung des Gottes Brahma vernichtet, um sie immer wieder neu zu erschaffen.

Tanmatra: feinstoffliche Energien, die den fünf grobstofflichen Elementen (Panca-Bhutas) innewohnen. Das Tanmatra von Erde (Prithivi) ist Geruch (Gandha), das von Wasser (Ambu) ist Geschmack (Rasa), das von Feuer (Tejas) ist Form, Sicht (Rupa), das von Luft (Vayu) ist Tastsinn, Gefühl (Sparsha), das von Äther (Akasha) ist Ton, Gehör (Shabda).

Tannin: Gallusgerbsäure; im Pflanzenreich weit verbreitete organische Stoffe, die zur Herstellung von Leder verwendet werden. Ist auch im Schwarztee enthalten und wirkt sich günstig auf die Haut aus.

Tantra: wörtl. «Gewebe»; alte, zumeist geheimgehaltene Lehren über die Praktiken der Selbstverwirklichung, der Gottesanbetung und der Kultivierung göttlicher Tendenzen im Menschen. Zentraler Inhalt aller Tantras ist Shiva und die göttliche Schöpferkraft (Shakti), insbesondere die Kundalini-Shakti, deren Erweckung der Schlüssel zu Emanzipation und Verwirklichung ist. Die Tantras lehren Disziplin und Selbstzucht als Weg zur Befreiung und bilden die empirischen Grundlagen der Yoga-Praxis.

Tantras: die Lehrschriften des Tantra, zum Beispiel das Kularnava-Tantra und das Mahanirvana-Tantra.

Tapas: wörtl. «(innere) Glut, Hitze, Feuer»; das durch spirituelle Observanzen und Askese entstehende innere Feuer. Bei Niyama, der zweiten Stufe des achtfachen Yoga-Pfads, geforderte Tugend des Sadhaka.

Tattva: wörtl. «So-Sein»; die Essenz, das Grundprinzip und wahre Wesen aller materiellen und geistigen Dinge und Elemente in diesem Universum.

Tejas: wörtl. «Feuer, Glanz, Glut»; das Element Feuer *(s. a. Panca-Bhuta).* Tejas kann auch die strahlende Aura eines Heiligen bezeichnen.

Telekinese: Bewegtwerden von Gegenständen durch übersinnliche Kräfte.

Testosteron: in den Hoden und zu einem kleinen Teil auch in der Nebennierenrinde und den Eierstöcken gebildetes Hormon, das massgeblich die Entwicklung der männlichen Geschlechtsmerkmale beeinflusst.

Thymus: das sogenannte Bries, eine Drüse im Brustbeinbereich, die zum lymphatischen System gehört. Sie entwickelt sich im Kindesalter bis zur Geschlechtsreife, dann wandelt sie sich in Fettgewebe um. Sie ist ein wesentlicher Faktor bei der Bildung des Immunsystems und beeinflusst Körperwachstum und Knochenbau.

Tinnitus: permanentes Ohrgeräusch, oft Folge eines Hörsturzes mit meist halbseitig auftretender Taubheit. Auslöser eines Hörsturzes kann Stress sein, wobei der konkrete Grund eine Durchblutungsstörung des Innenohrs ist. Die Folge davon ist in der Regel Tinnitus, dessen Ursache zumeist im Unterleib zu suchen ist. Yoga lehrt, dass die Nerven im Unterleib direkt mit Organen und Bereichen des Schädels verbunden sind und zum Beispiel eine Störung im Mastdarm Probleme im Ohr bewirken kann.

Trataka: ein Kriya von Shat-Karma, das anhaltende Fixieren der Augen auf ein Licht oder ein Objekt.

Treta-Yuga: das zweite «silberne» von vier Weltzeitaltern, in dem die Rechtschaffenheit der Menschen um ein Viertel abnimmt *(s. a. Krita-Yuga; Dvapara-Yuga; Kali-Yuga).*

Trikatu: Milchgetränk auf ayurvedischer Basis, welches das Blut reinigt sowie das innere Feuer entfacht.

Triloka: wörtl. «drei Welten»; Himmel (Svarga), Erde (Bhumi) und Unterwelt (Patala), die drei Welten der hinduistischen Kosmologie.

Trimurti: wörtl. «Dreigestalt»; die Trinität von Shiva, Vishnu und Brahma.

Tripatha: wörtl. «dreifacher Pfad»; Stelle im oberen Teil des Nasenraums, wo die drei Hauptkanäle Ida, Pingala und Sushumna zusammenfliessen *(s. a. Triveni).*

Triveni: Treffpunkt der drei wichtigsten Nadis unterhalb des Brahma-Randhra. Oft auch Sangama oder Prayaga genannt, wie die heilige Stadt Allahabad im nordindischen Bundesstaat Uttar Pradesh, wo Ganges und Yamuna zusammenfliessen und der Legende zufolge der unsichtbare Himmelsfluss Sarasvati ebenfalls dazuströmt. Allahabad ist alle zwölf Jahre Schauplatz der berühmten Kumbha-Mela.

Tryptophan: eine besonders in Nahrungsmitteln wie Milch, Käse und Datteln enthaltene Aminosäure, die im Körper zu Serotonin umgewandelt wird und sich wohltuend auf das psychische Wohlbefinden auswirkt. Sie ist von stimmungsaufhellender, beruhigender und gewichtsreduzierender Wirkung und gilt als «natürliches Antidepressivum», da ein erhöhter Serotoninspiegel depressive Gemütszustände beseitigt.

Tulsi: Basilikumgewächs (lat. Ocimum sanctum); eine dem Gott Vishnu heilige Pflanze.

Tulsidas: grosser indischer Dichter (1532–1623), der die berühmteste Version von Valmikis «Ramayana» verfasste, die «Rama-Carita-Manasa».

Tuberkulose: bakterielle Infektionskrankheit der Lunge, die sich auch auf andere Organe ausdehnen kann (Haut, Knochen).

Tumor: abnormales Wachstum von Geweben mit Geschwürbildung. Es gibt bösartige (Karzinome oder Sarkome) und gutartige Tumore.

Turmeric: *s. Gelbwurz.*

Turya: wörtl. «der Vierte»; Zustand jenseits der drei vertrauten Seinszustände von Wachen, Träumen und Tiefschlaf. Synonym von Samadhi.

U

Udana: einer der Lebenshauche (Vayu) im Körper, zur Gruppe der fünf wichtigeren Pranadi-Vayus gehörend. Bewirkt Aufstossen und Rülpsen.

Udara-Bandha: wörtl. «Bauch-Verschluss» («Udara» bezeichnet die Bauchhöhle); das Hervorwölben der Bauchdecke nach voller Einatmung; Bestandteil von Purna-Uddiyana *(s. a. Ajagari).*

Uddiyana-Bandha: wörtl. «Verschluss der auffliegenden (Lebenskraft)»; das Ein- und Hochziehen des Bauches nach voller Ausatmung; Teil von Purna-Uddiyana *(s. a. Ajagari).*

Ujjayi: wörtl. «siegreich»; Pranayama zur Stimulierung der Hypophyse und zur Bewusstseinsentfaltung.

Unmani: *s. Manonmani.*

Upanishaden: Schlussteil der Vedas, deren Inhalt Geheimlehren zur Befreiung des Individuums aus den Fesseln von Karma und Wiedergeburt sind. Die Erklärungen, Erkenntnisse und Wahrheiten der Upanishaden bilden das philosophische Fundament des Yoga.

Urdhva-Retas: wörtl. «aufwärts (fliessender) Same»; eine Bezeichnung für einen Yogi, der seinen Samen bewahren kann *(s. a. Vajroli; Sahajoli; Amaroli).*

Urogenitalsystem: das System der Harn- und Geschlechtsorgane.

Uterus: *s. Gebärmutter.*

V

Vahana: wörtl. «Fahrzeug»; Reittier eines Gottes, zum Beispiel der Stier Nandi von Shiva, der Adler Garuda von Vishnu, die Ratte von Ganesha, der Tiger von Durga und weitere.

Vaisheshika: wörtl. «sich auf die Unterschiede beziehend»; eines der sechs philosophischen Systeme Indiens (Shad-Darshana), begründet vom Weisen Kanada, der im 3. Jh. v. Chr. gelebt haben soll. Ein intellektuell und wissenschaftlich angelegtes System, das Erlösung durch Selbsterkenntnis und durch rechte Erkenntnis propagiert.

Vajra: wörtl. «Diamant, Donnerkeil»; Waffe des Gottes Indra. Synonym für den Penis des Yogi.

Vajra-Nadi: ein innerhalb der Sushumna-Nadi vom Unterleib in den Schädel aufsteigender Energiekanal, in dessen Innern sich Citrini-Nadi befindet, der Träger des reinsten Bewusstseins.

Vajroli: wörtl. «Donnerkeil (-Siegel)»; hathayogische Praxis zur Zurückhaltung von Bindu (Sperma) und Rajas (Menstruationsblut); *(s. a. Sahajoli; Amaroli).*

Vakya-Siddhi: die Gabe der Prophezeiung, eine übernatürliche Kraft der Yogis.

Valmiki: legendärer Einsiedler und Heiliger, der als eigentlicher Begründer der altindischen Kunstdichtung gilt. Ihm werden die berühmten Sanskrit-Werke «Yoga-Vasishtha» und «Ramayana» zugeschrieben, die schätzungsweise aus dem 2. Jh. v. Chr. stammen. Er war ein Strassenräuber, der zur Umkehr fand und sich durch Askese und Yoga von seinen Untaten reinigte.

Vam: Keimsilbe (Bija-Mantra) des Svadhishthana-Cakras mit der Kraft des Wassergottes Varuna.

Vamana-Dhauti: die Reinigung des Magens mit Wasser, auch Baghi (Tiger-Übung) genannt.

Vanaprastha: wörtl. «im Wald lebender Eremit»; Vanaprasthya ist die dritte Lebensstufe (Ashrama) der Hindus. Nachdem er die Pflicht des Haushälters (Grihasta) erfüllt hat, zieht der Mensch sich in die Waldeinsamkeit zurück, um sich dem Studium der heiligen Schriften und der Meditation hinzugeben.

Varisara-Dhauti: wörtl. «Reinigung mit Hilfe von Wasser»; Bezeichnung von Shankha-Prakshalana, der Muschelreinigung, mit deren Hilfe der gesamte Verdauungstrakt von Unreinheiten befreit wird.

Varuna: wörtl. «der Allumfassende»; einer der ältesten vedischen Götter, ursprünglich Herr über das ganze Universum, später Gott der Flüsse, Meere und des Regens. Verkörperung von Fruchtbarkeit und Gedeihen, aber auch von Tod und Verderben. Sein Reittier (Vahana) ist das Makara, ein mythisches Seeungeheuer.

Varuna-Nadi (Varuni): im Bereich der Genitalien verlaufender subtiler Energiekanal, der für die Ausscheidung des Urins verantwortlich ist. Wird mit dem Wassergott Varuna assoziiert.

Vashitva-Siddhi: eine der «grossen» übernatürlichen Fähigkeiten der Yogis (Maha-Siddhi); die Kraft, alle Wesen, Dinge und Elemente im Universum zu kontrollieren.

Vaso-Dhauti: *s. Vastra-Dhauti.*

Vasti (auch Basti): das Spülen des unteren Darmabschnitts mit Wasser; ein Kriya von Shat-Karma, den sechsfachen Reinigungspraktiken des Hatha-Yoga.

Vastra-Dhauti: Reinigen des Magens mit einem 7 m langen Stoffstreifen; eines der Kriyas von Shat-Karma *(s. a. Dhauti).*

Vata: wörtl. «Luft, Wind»; einer der drei Grundtypen (Dosha) der physischen Konstitution gemäss der Lehre des Ayurveda. Seine Eigenschaften sind trocken, kalt, hart und klar. Vata ist reine Lebensenergie und das stärkste der Doshas, weshalb es auch am meisten Krankheiten verursachen kann. Menschen mit vorherrschender Vata-Konstitution sind zumeist feingliedrig, mit flachem Brustkorb und unregelmässiger Verdauung, sie neigen dazu, viel zu schwitzen und sind oft kreativ, aktiv, wach, ruhelos und von ängstlichem, besorgtem Gemüt *(s. a. Kapha; Pitta).*

Vayu: wörtl. «Luft, Wind»; Name des hinduistischen Windgottes und Synonym für Prana. Auch Bezeichnung für die zehn Lebenshauche im Körper.

Veda: wörtl. «Wissen»; schriftliche Offenbarungen (Shruti) in vier Teilen, deren Ursprünge wohl etwa 4000–2500 v. Chr. zu finden sind und in die Zeit der arischen Eroberung zurückreichen. Dieser Schriftenkomplex vom sechsfachen Umfang der Bibel wurde den Rishis, heiligen Sehern, in tiefster Kontemplation enthüllt (Rigveda, Samaveda, Yajurveda, Atharvaveda).

Vedanta: wörtl. «Ende der Vedas»; aus der Philosophie der «Upanishaden» und der Lehre des Mimamsa hervorgegangenes geistiges System des alten Indien (Darshana), das sich mit dem Wissen und den Erkenntnissen der Vedas befasst. Es wurde vom Weisen Badarayana im «Vedanta-Sutra» dargelegt. Über dessen Lebenszeit gibt es keine genauen Angaben, sie variieren irgendwo zwischen dem 5. Jh. v. Chr. und dem 2. Jh. nach Christi Geburt. Wichtigster Zweig des Vedanta ist Advaita-Vedanta (nicht dualistischer Vedanta), der die Einheit von Welt, Gott und Seele zum Inhalt hat *(s. a. Shankara).*

vegetatives Nervensystem: autonomes Nervensystem; ist der Steuerung des bewussten Willens entzogen und kann normalerweise höchstens indirekt beeinflusst werden. Es gibt jedoch gewisse Yoga-Praktiken, die eine direkte Beeinflussung ermöglichen. Über das vegetative Nervensystem werden die Vitalfunktionen des Körpers gesteuert, zum Beispiel Atmung, Herzschlag, Magen- und Darmtätigkeit, Wasserhaushalt, Stoffwechsel, oder die Tätigkeit von Drüsen wie der Schilddrüse und der Nebennierenrinde. Das vegetative Nervensystem, bestehend aus Sympathikus und Parasympathikus, erhält gemeinsam mit dem endokrinen Drüsensystem das Gleichgewicht aller Systeme des Organismus aufrecht.

Vene: Blutgefässe, in denen das Blut aus den Organen zurück zum Herzen fliesst *(s. a. Arterien).*

Venenklappen: eine Art Rückschlagventil, das den Rückfluss des venösen Blutes zum Herzen (zum Beispiel aus den Beinen) unterstützt. Das Blut in den Beinen wird im Gegensatz zum arteriellen Blut nicht vom Herzschlag in Bewegung gesetzt, sondern fliesst in einer peristaltischen Bewegung allein zum Herzen zurück, teilweise sogar bergauf, indem es sich den Pulsschlag der Arterien und die Arbeit der Muskeln zunutze macht.

Vertigo: gestörtes Gleichgewichtsempfinden, das in Form von Schwindelanfällen auftritt und oft mit Übelkeit verbunden ist. Beruht zumeist auf einer Störung des zentralen Nervensystems oder des Innenohrs, kann aber auch durch Vergiftungen (Drogen, Alkohol) hervorgerufen werden.

Vidya: wörtl. «Erkenntnis»; das aus der Yoga-Praxis entstehende Erkennen des Trugbilds der Maya, wodurch Befreiung entsteht.

Vijnanamaya-Kosha: die Bewusstseins- oder Intelligenz-Hülle; eine von fünf Hüllen, die das menschliche Wesen konstituieren *(s. a. Kosha).*

Viparita-Karani: wörtl. «der umgekehrte Prozess»; wichtigste Mudra des Hatha-Yoga, auch Shirshasana (Kopfstand) genannt.

Vira: wörtl. «heldenhaft»; Synonym für Menschen mit ausgeprägtem Willen, Mut und Entschlossenheit. Mit solchen Qualitäten versehene Menschen werden als geeignete Kandidaten für den Yoga-Weg erachtet.

Virus/Viren: krankheitserregende Lebewesen, die kleiner als Bakterien sind. Sie sind allein nicht lebensfähig, sondern dringen in fremde Zellen ein, vermehren sich in ihnen und zerstören sie.

Viryavaha-Nadi: wörtl. «Träger der (männl.) Potenz»; Yoga-Bezeichnung für die Samenleiter *(s. a. Sivani-Nadi).*

Vishnu: wörtl. «Durchdringer»; Erhalter und Beschützer des Universums, einer der Hauptgötter der hinduistischen Trinität (Trimurti). War zunächst eine vedische Sonnengottheit und wurde dann immer mehr zu einer der Hauptgottheiten der Arier. Von den Vaishnavas, den Vishnu-Verehrern, wird er als höchste Kraft angebetet und unter zahlreichen Namen verehrt: Hari (der Gelbe), Bhagavan (der Erhabene), Jagannatha (Herr der Welt), Keshava (der Haarige), Vishvarupa (Allgestaltiger), Narayana (Menschensohn) und weitere. Seine Attribute sind Rad, Muschelhorn, Keule und Lotos, und oft wird er auf der Weltenschlange Shesha (auch Ananta) ruhend dargestellt. Seine Gemahlin und Shakti ist Lakshmi, die Göttin des Glücks, und sein Reittier ist der Sonnenadler Garuda. Es gibt von ihm viele Formen, unter denen besonders die zehn Herabkünfte (Avataras) herausragen, in denen Vishnu sich als Erretter der Welt von dämonischen Mächten manifestiert: Matsya (Fisch), Kurma (Schildkröte), Varaha (Eber), Narasimha (Mann-Löwe), Vamana (Zwerg), Parashurama (Rama mit der Axt), Rama (Ramacandra, der Held des «Ramayana»), Krishna *(s. a. Mahabharata; Bhagavad-Gita),* Buddha und schlussendlich Kalkin, der apokalyptische Reiter, der am Ende des Kali-Yuga die Kreaturen erlösen wird. Im «Bhagavata-Purana» werden all die Legenden um seine Herabkünfte erzählt.

Vishnu-Granthi: mystischer Knoten im Anahata-Cakra, durch dessen Durchstechen mittels Prana der Yogi den Zustand von Ghata-Avastha erreicht, worauf der Anahata-Nada erklingt *(s. a. Nada-Avastha).*

Vishuddha-Cakra: wörtl. «Rad vollkommener Reinheit»; eines der sieben entlang der Wirbelsäule gelegenen Energiezentren, auf der Höhe des Kehlkopfs.

Vishvodara-Nadi: ein in der Mitte des Bauches verlaufender subtiler Energiekanal, der die Verdauung kontrolliert.

Vishwayatan-Yogashram: ursprünglich der Ashram von Maharshi Kartikeya in Gopal Khera bei Lucknow im nordostindischen Bundesstaat Bihar. Wurde von Swami Dhirendra Brahmachari 1953 übernommen und nach New Delhi verlegt, wo er sich prächtig entfaltete und ein internationales Zentrum traditioneller Yoga-Praxis wurde.

Vitamine: für den Aufbau des Körpers, den Metabolismus und das Immunsystem lebensnotwendige Substanzen, die der Körper nicht selber produzieren kann. Mit Ausnahme von Vitamin D, das durch Sonnenbestrahlung im Körper aus Cholesterin hergestellt wird, werden die Vitamine durch die Nahrung aufgenommen.

Vitiligo: Weissfleckenkrankheit oder Scheckhaut; durch Stoffwechselstörung der Schilddrüse bedingte Hautkrankheit. Eine zu hohe Konzentration an Wasserstoffperoxid verhindert die Bildung des Hautpigments Melanin. Der Verlust der pigmentproduzierenden Zellen (Melanozyten) führt zu unregelmässigen, hellen Hautflecken.

Viveka: wörtl. «Unterscheidung»; das Unterscheidungsvermögen zwischen dem Unwirklichen, Vergänglichen, und dem Wirklichen, Göttlichen, und zwischen dem, was eine Sadhana, also die spirituelle Entwicklung, fördert oder sie behindert. Im Yoga gilt die Ansicht, dass nur das Erwachen der Kundalini zu wirklicher Viveka führen kann.

Vorsteherdrüse: *s. Prostata.*

Vrindavan: ein heiliger Wald und Pilgerort der Vaishnavas, in der Nähe von Mathura (Uttar Pradesh), dem Geburtsort des Gottes Krishna *(s. a. Krishna).*

Vyana: einer der fünf wichtigen Lebenshauche (Pranadi-Vayus). Wirkt auf die Augen, Ohren und die Atemtätigkeit; ermöglicht den Vorgang des Sprechens.

Vyasa: Name des Verfassers des indischen Nationalepos «Mahabharata». Der Name bezeichnet einen Autor, Redaktor oder Sammler von schriftlichen Dokumenten, und in der indischen Überlieferung werden mehrere Vyasas erwähnt, die zu verschiedenen Zeiten gelebt haben.

Vyoma-Cakra: feinstoffliches Energiezentrum beim Hirnstamm, zwischen Epiphyse und Hypophyse, das massgeblich für die Entstehung von Amrita (Nektar) verantwortlich ist, der vom oberhalb des Gaumens gelegenen «Mond» produziert wird.

W

willkürliches Nervensystem: sogenanntes «animales Nervensystem», dessen Funktion willentlich beeinflusst werden kann *(s. a. Nervensystem).*

Y

Yadus: Angehörige der sogenannten «Mondrasse», die auf Yadu, den Sohn des Königs Yayati, zurückgehen, der ein Ahnherr des Gottes Krishna war.

Yajur-Veda: der Veda der Opfersprüche, der etwa 1000 v. Chr. in fünf Büchern (Samhitas) zusammengestellt wurde.

Yam: die Keimsilbe (Bija-Mantra) des Anahata-Cakras.

Yama: wörtl. «Zurückhaltung, Kontrolle»; 1. Das erste Glied des achtfachen Yoga-Pfads, die Regeln sozialen Verhaltens; 2. Der Name des Totengottes in der hinduistischen Mythologie.; 3. Die Zeitdauer von drei Stunden *(s. a. Prahara).*

Yamuna: ein heiliger Fluss der Hindus, Zwillingsfluss des Ganges, nach Yamuna benannt, einer Tochter der Sonne und Schwester des Totengottes Yama. Fliesst durch New Delhi und vereinigt sich bei Allahabad (Uttar Pradesh) mit dem Ganges *(s. a. Triveni).*

Yashasvini-Nadi: feinstofflicher Energiekanal, der vom Kanda zum linken grossen Zeh und zum linken Ohr verläuft.

Yoga: wörtl. «Joch, Vereinigung»; eines der sechs alten philosophischen Systeme Indiens (Shad-Darshana) und wohl die älteste praktische Methode der Selbstverwirklichung. Als eigentlicher Begründer der Yoga-Philosophie gilt der Weise Patanjali, der im 3. Jh. v. Chr. gelebt haben soll. Die vielfältigen Praktiken und Wege zur Vereinigung des Individuums mit Gott sind jedoch viel älter und entstammen teilweise aus vorvedischer Zeit. Hatha-Yoga zum Beispiel wird direkt auf Adinatha, den uranfänglichen Gott Shiva, zurückgeführt, aus dessen Mund es in grauer Vorzeit an den Mahasiddha Matsyendranatha gegeben wurde. Yoga ist eng verbunden mit der Philosophie des Samkhya, und es wird gesagt, dass es in diesem Universum keine Wissenschaft gibt, die dem Samkhya eben-bürtig ist, und keine Kraft, die grösser ist als Yoga.

Es gibt verschiedene Yoga-Arten, um das Ziel der Gotteserkenntnis zu erreichen: Hatha-, Raja- oder Kundalini-Yoga, die als wirksamste Methoden angesehen werden und auch unter dem Namen Ashtanga-Yoga bekannt sind, ferner Mantra-Yoga, Bhakti-Yoga, Karma-Yoga und Jnana-Yoga.

Als Urquelle des Yoga gilt der Gott Shiva, Verkörperung des höchsten Bewusstseins, und die Macht, um diesen Evolutions- und Erleuchtungsprozess in Gang zu bringen, ist Kundalini-Shakti, ohne deren Erwachen Yoga nicht möglich ist.

Yogacudamanyupanishad: wörtl. «Geheimlehre vom Kronjuwel des Yoga»; aus 121 Versen bestehendes Textfragment mit Erläuterungen zu Theorie und Praxis des Shad-Anga-Yoga (sechsfacher Yoga-Pfad). Die darin vertretene Philosophie und Praxis entspricht grundsätzlich derjenigen der berühmten Lehrschrift «Goraksha-Paddhati», dem Hauptwerk des Mahasiddha Gorakshanatha.

Yoga-Nidra: wörtl. «Yoga-Schlaf»; ein Synonym für Samadhi, das heisst ein Zustand vollkommener, ekstatischer Trance.

Yogasana-Vijnana: wörtl. «Die Wissenschaft der Yoga-Stellungen»; das zweite Buch von Swami Dhirendra Brahmachari über die Asana-Praxis, das 1966 veröffentlicht wurde.

Yoga-Shastra: die Lehrbücher und Texte des Yoga, unter denen besonders die «Hathayoga-Pradipika», «Gheranda-Samhita», «Shiva-Samhita» und das «Goraksha-Shataka» herausragen *(s. a. Shastra).*

Yogashikhopanishad: wörtl. «Geheimlehre von der Haarlocke des Yoga»; eine der Yoga-Upanishaden, deren Inhalt sich mit dem Aufbau des feinstofflichen Körpers und dem Erwecken der Kundalini-Shakti durch das Feuer des Yoga befasst.

Yoga-Sutra: wörtl. «(Leit)faden des Yoga»; *(s. a. Patanjala Yoga Darshana).*

Yogatattvopanishad: wörtl. «Geheimlehre der Essenz des Yoga»; philosophisches Werk über die Erkenntnis des Göttlichen durch Yoga-Praxis, die Stufen des Pfades, die Hindernisse, Regeln zur Pranayama-Praxis, die übernatürlichen Verwirklichungen (Siddhis), die Konzentration (Dharana) und verschiedene Praktiken des Hatha-Yoga.

Yoga-Vasishtha: ein dem Weisen Valmiki zugeschriebenes Werk, in dem der Einsiedler Vasishtha den Prinzen Rama darin unterweist, wie man zur Erfahrung der unmittelbaren, göttlichen Realität finden kann.

Yogic Sthula Vyayama: wörtl. «kraftvolle Yoga-Praxis»; ein uraltes System mit Körperübungen, das im ersten Buch «Yogic Sukshma Vyayama» von Dhirendra Brahmachari erklärt wird.

Yogic Sukshma Vyayama: wörtl. «subtile Yoga-Praxis»; Titel des ersten Buches von Swami Dhirendra Brahmachari, das 1953 erschienen ist, mit Übungen zur Nadi-Reinigung und Erweckung der Kundalini.

Yoni: die Vulva der Göttin, Urgrund aller Schöpfung; generell Bezeichnung der Yogis für die Vagina.

Yoni-Mudra: wörtl. «Siegel der Vulva»; Hochziehen der Genitalien durch willentliche Kontraktion der Muskeln am Perineum und in der Leistengegend. Fundamentale Technik der Hatha-Yogis zur Beherrschung von Vajroli, Sahajoli und Amaroli, und zur Erlangung von Meisterschaft über die Sexualkraft.

Yuga: Oberbegriff für die vier Weltzeitalter, deren Dauer sich nach Götterjahren berechnet.

Z

zentrales Nervensystem: besteht aus Gehirn und Rückenmark und ist über das periphere Nervensystem mit dem Körper verbunden.

Zirbeldrüse: *s. Epiphyse.*

Zuckerkrankheit: *s. Diabetes mellitus.*

Zungenbändchen (lat. Frenulum linguae): sehnenartiges Gewebeband, durch welches die Zunge am Mundboden befestigt ist. Wird bei Khecari-Mudra eingeschnitten, um die Zunge beweglicher zu machen.

Zwangsneurose: psychische Störung, die von zwanghaftem Denken und Handeln geprägt ist (zum Beispiel Wasch- oder Putzzwang). Zumeist gepaart mit Ängsten, die als Auslöser verantwortlich sind.

Zyste: ein Hohlraum in einem Organ, der oft in mehrere Kammern unterteilt ist und sich mit Wasser, Blut oder Eiter füllen kann.

Zystitis: sogenannter Blasenkatarrh; Entzündung der Harnblasenschleimhaut, verursacht durch Bakterien oder Geschlechtsverkehr. Symptome sind Schmerzen beim Wasserlassen und häufiger Harndrang mit nur geringen Harnmengen. Tritt häufiger bei Frauen auf als bei Männern *(s. a. Reizblase).*

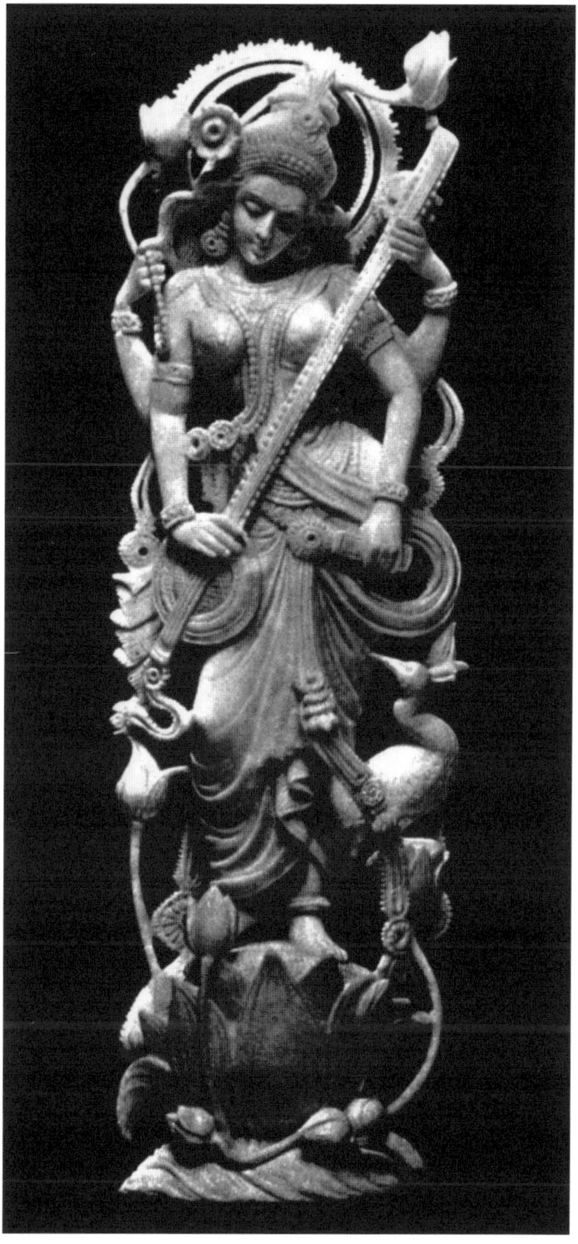

Sarasvati, Göttin der Gelehrsamkeit; Verkörperung von Kultur, Schrift und Kunst

Index

A

B

C

D

E

F

G

H

I

J

K

L

M

N

O

P

Q

R

S

T

U

V

W

Y

Z

Bibliografie

Swami Dhirendra Brahmachari:
«Yogic Sukshma Vyayama»
Dhirendra Yoga Publications,
New Delhi / India 1953

Swami Dhirendra Brahmachari:
«Yogasana Vijnana»
Dhirendra Yoga Publications,
New Delhi / India 1966

Maharishi Patanjali, Rama Prasada (Übers.):
«Patanjala Yoga Darshana» (Yoga-Sutra)
Panini Office, Allahabad / India 1912

Maharishi Patanjali, Dr. Reinhard Palm (Übers.):
«Der Yogaleitfaden des Patanjali»
(Patanjalayogasutram)
Philipp Reclam jr., Stuttgart / Germany 2010

Mahasiddha Gorakshanatha, Fausta Nowotny
(Übers.): «Das Gorakshashataka»
(Goraksha-Paddhati)
in: Dokumente der Geistesgeschichte
Köln / Germany 1976

Yogi Svatmarama, Hermann Walter (Übers.):
«Hatha-Yoga Pradipika»
Universität München (Hrsg.)
München / Germany 1893

Shyam Ghosh (Übers.):
«The Original Yoga»
daraus: «Shiva-Samhita»
Munshiram Manoharlal,
New Delhi / India 2004

Rai Bahadur Shrisa Chandra Vasu (Übers.) :
«The Shiva-Samhita»
Lahore / India (heute Pakistan) 1884

Rishi Gheranda, Peter Thomi (Übers.):
«Gheranda-Samhita»
Institut für Indologie (Hrsg.)
Wichtrach / Switzerland 1993

Yogi Carana Dasa:
«Bhaktisagara-Grantha»
(Ashtanga-Yogavarnana)
Kaivalyadhama (Hrsg.)
Lonavla / India ca. 1980

T.R. Srinivasa Ayyangar (Übers.):
«The Yoga-Upanishads»
daraus: «Yogacudamanyupanishad»,
«Yogashikhopanishad»,
«Yogakundalyupanishad»,
«Darshanopanishad»,
«Yogatattvopanishad»,
«Hamsopanishad»,
«Varahopanishad»
Adyar Library, Madras / India ca. 1920

Maharishi Vedavyasa, A. Kuppuswami (Übers.):
«Bhagavat Gita»
Chaukhambha Orientalia,
Varanasi / India 1983

Ram Kumar Rai (Übers.):
«Shivasvarodaya»
(Shankara Parvati Samvada)
Prachya Prakashan, Varanasi / India 1997